Ägyptologische Abhandlungen

Herausgegeben von Christian Leitz und Martin Andreas Stadler

Band 77

2020

Harrassowitz Verlag · Wiesbaden

Hans-Werner Fischer-Elfert,
Friedhelm Hoffmann

Die magischen Texte von Papyrus Nr. 1826 der Nationalbibliothek Griechenlands

mit Beiträgen von Andrea Donau
und Hermann Harrauer
sowie einer griechischen Übersetzung
von Diamantis Panagiotopoulos

2020

Harrassowitz Verlag · Wiesbaden

Gedruckt mit Unterstützung des Förderungsfonds Wissenschaft der VG WORT

Bibliografische Information der Deutschen Nationalbibliothek
Die Deutsche Nationalbibliothek verzeichnet diese Publikation in der Deutschen Nationalbibliografie; detaillierte bibliografische Daten sind im Internet über http://dnb.dnb.de abrufbar.

Bibliographic information published by the Deutsche Nationalbibliothek
The Deutsche Nationalbibliothek lists this publication in the Deutsche Nationalbibliografie; detailed bibliographic data are available in the internet at http://dnb.dnb.de.

Informationen zum Verlagsprogramm finden Sie unter
http://www.harrassowitz-verlag.de

Gedruckt auf alterungsbeständigem Papier.
Druck und Verarbeitung: Memminger MedienCentrum AG
Printed in Germany

ISSN 0563-0476
ISBN 978-3-447-11201-7

Vorwort

Wenn wir heute, nach über 20 Jahren Arbeit, endlich diese Publikation vorlegen, so verspüren wir ein Gefühl der Erleichterung und Freude. Immer wieder haben uns andere Verpflichtungen davon abgehalten, die Bearbeitung des Athener Magischen Papyrus voranzubringen. Die Verantwortlichen der Griechischen Nationalbibliothek und die Fachkollegen, die die Edition schon so lange erwarten, bitten wir daher um ihre Nachsicht.

Unsere Freude über die Veröffentlichung verbinden wir mit dem großen Dank an viele, die uns auf ganz unterschiedliche Weise bei der Erreichung unseres Ziels geholfen haben. Wir nennen sie hier in grob chronologischer Folge.

H. Harrauer, der damalige Direktor der Österreichischen Nationalbibliothek, hat F. Hoffmann 1994 auf den Papyrus aufmerksam gemacht und sich dafür eingesetzt, daß er das Publikationsrecht erhält. H. Harrauer hat auch einen Bericht über die Kontakte sowie die Vorbereitungen, die schließlich dazu geführt haben, daß unter seiner Leitung der seit der Antike ungeöffnete Papyrus aufgerollt werden konnte, beigesteuert.

E. Simon hat sich darum bemüht, den Kontakt zwischen F. Hoffmann und P. G. Nikolopoulos, dem seinerzeitigen Leiter der Griechischen Nationalbibliothek, herzustellen.

P. G. Nikolopoulos hat schließlich 1996 F. Hoffmann erlaubt, das Original zu studieren, ihm eine erste Kollationierung im selben Jahr ermöglicht und das Publikationsrecht erteilt.

G. Vittmann hat F. Hoffmann für diesen Aufenthalt in Athen mit Federn, Federhaltern, Tusche und Folie versehen, so daß die Faksimilierung der für die paläographische Datierung relevanten Zeichen ermöglicht wurde.

A. Kordouli, die damalige Leiterin der Handschriftenabteilung der Griechischen Nationalbibliothek, und ihre Mitarbeiter haben 1996 F. Hoffmann und 2000 ihn, A. Donau, K.-V. von Eickstedt sowie H.-W. Fischer-Elfert freundlich in der Handschriftenabteilung aufgenommen. A. Kordouli war stets an den Arbeiten und ihrem Fortschritt interessiert. Zudem hat sie uns eine UV-Lampe zur Verfügung gestellt, ohne deren Einsatz die Rubren über weite Strecken ganz unlesbar geblieben wären.

A. Donau, die Papyrusrestauratorin der Österreichischen Nationalbibliothek, hat nicht nur 1993 die Aufrollung geleistet, sondern im Jahr 2000 den Papyrus noch einmal gereinigt und gefestigt. Auch hat sie in Zusammenarbeit mit F. Hoffmann Fragmente angefügt. Über die Entrollung sowie die konservatorische Behandlung und die dabei gemachten Beobachtungen hat sie einen Beitrag für die vorliegende Publikation geschrieben.

Der Aufenthalt A. Donaus 2000 in Athen wäre ohne die Zustimmung der Generaldirektion der Österreichischen Nationalbibliothek nicht möglich gewesen.

K.-V. von Eickstedt verdanken wir nicht nur die meisten der hier veröffentlichten Fotos, sondern auch mancherlei praktische Hilfe bei unserer Arbeit 2000 in Athen.

Sehr wertvoll waren die Hinweise von H. van den Berg, der geholfen hat, Glyph, mit dem die Hieroglyphen in der vorliegenden Publikation gesetzt sind, lauffähig zu halten.

Ohne die finanzielle Unterstützung der Deutschen Forschungsgemeinschaft, die den Aufenthalt F. Hoffmanns 1996 und die Arbeiten A. Donaus, K.-V. von Eickstedts, H.-W. Fischer-Elferts und F. Hoffmanns 2000 in der Griechischen Nationalbibliothek durch Sachbeihilfen gefördert hat, wären die Kollationierungen, die Nachrestaurierung und die Fotos erheblich schwieriger zu realisieren gewesen. Die Deutsche Forschungsgemeinschaft hat außerdem F. Hoffmann 2002–2007 ein Heisenbergstipendium gewährt, während dem er neben anderen übernommenen Aufgaben auch am Athener Papyrus weiterarbeiten konnte.

G. Keil hat nicht nur zu einigen Stellen hilfreiche medizinische Anmerkungen beigesteuert, die nicht unwesentlich zu unseren Krankheits- und Symptomidentifizierungen beigetragen haben, sondern uns überdies ein Angebot zur Publikation in einer von ihm herausgegebenen Reihe gemacht.

Für andere medizinische Hinweise danken wir R. Plattner.

Mit unseren Studierenden hatten wir in verschiedenen Lehrveranstaltungen in Würzburg (Sommersemester 1997; F. Hoffmann), Yale (Sommer 2013; H.-W. Fischer-Elfert) und München (Wintersemester 2013/14; F. Hoffmann) Gelegenheit Ideen zu diskutieren. Wir waren in einem sehr positiven Sinne gezwungen, die eigenen Gedanken zu präzisieren.

In ähnlicher Weise waren Reaktionen von Kolleginnen und Kollegen in Diskussionen im Anschluß an Vorträge sehr hilfreich. Wir danken allen, die uns so mit unterschiedlichsten Hinweisen geholfen haben.

D. Panagiotopoulos gebührt ein großer Dank dafür, daß er Teile der Publikation ins Griechische übersetzt hat. Denn es war von Anfang an der Wunsch der griechischen Seite, daß der Papyrus auch einer griechischen Leserschaft erschlossen wird. D. Panagiotopoulos hat dankenswerterweise die Kontakte zur Griechischen Nationalbibliothek wieder hergestellt, nachdem dort die bisherigen Ansprechpartner aufgrund ihrer Pensionierung nicht mehr zur Verfügung standen.

J. F. Quack hat einige Hinweise zu Lesungen oder Sekundärliteratur beigesteuert, uns vor mehreren Fehlern bewahrt und uns vor allem dank seiner kritischen Anmerkungen zum gründlicheren Durchdenken einiger Stellen oder zur besseren Begründung unserer Positionen gezwungen.

Als C. Leitz und M. Stadler 2015 eine Veröffentlichung in den *Ägyptologischen Abhandlungen* anboten, haben wir diese gerne angenommen. Durch ihre kritische Lektüre haben die beiden Herausgeber uns noch auf einige Probleme oder Versehen aufmerksam gemacht und ebenfalls dazu beigetragen, daß wir unsere Aussagen stellenweise intensiver durchdacht haben.

Beim Einfügen der hieroglyphischen Transkriptionen in den layouteten Text war P. Brose behilflich.

Sehr erfreulich war die Zusammenarbeit mit dem Harrassowitz Verlag. Namentlich B. Krauss und J. Fetkenheuer möchten wir für ihre große Hilfe bei der Realisierung des Bandes und für seine gute Ausstattung ganz herzlich danken, aber auch W. Kurz vom Memminger MedienCentrum für die Geduld und die Mühen bei der Erstellung der Tafeln.

Die VG Wort hat einen Druckkostenzuschuß gewährt und so die letzte Etappe meistern helfen.

Wir bitten all die um Entschuldigung, die uns sonst noch in irgendeiner Weise geholfen haben, denen zu danken wir hier aber versäumt haben. Es ist bestimmt keine böse Absicht, sondern ein Versehen. Die lange Dauer unserer Untersuchung hat die Erinnerung an manche Schwierigkeiten, aber auch an manche Hilfe schwinden lassen. Daher sei hier noch einmal allen ausdrücklich gedankt, denen, die wir namentlich genannt haben, doch genauso auch allen anderen, die uns wertvolle Unterstützung gewährt haben.

H.-W. Fischer Elfert und F. Hoffmann
Leipzig und München im September 2017

Einleitung

Text

Einleitung

1. Vorbemerkung

Das Ziel, das wir mit der vorliegenden Edition verfolgen, besteht in erster Linie darin, das magische Text- und Bildmaterial, das der Athener Papyrus bietet, zu präsentieren und zu kommentieren.[1] Damit soll eine Grundlage für weitere Arbeiten geschaffen werden. Wir geben daher bei auch sonst überlieferten Texten keine Synopse aller Textzeugen, weisen aber auf das Vorhandensein der Parallelen hin.

Die von uns versuchten medizinischen Deutungen sind als Anregungen gedacht,[2] der Frage nach der Verarbeitung medizinischer Phänomene in ägyptischen magischen[3] Texten in Zukunft weiter nachzugehen. Denn wir sind davon überzeugt, daß magische Texte keine »Spinnereien«, sondern als der ägyptische Versuch zu verstehen sind, mit den Mitteln der Religion Krankheiten zu heilen, deren Auslöser nicht offensichtlich sind und für die daher eine dämonische[4] Ursache angenommen wurde. Die magischen Texte müssen folglich in irgendeiner Weise die Krankheitserscheinungen, gegen die sie gerichtet sind, widerspiegeln; sie müssen ja passen. Daher sollte es möglich sein, umgekehrt aus einer Analyse der Texte auf die Krankheiten zu schließen und die ägyptische Auffassung herauszuarbeiten. Uns ist bewußt, daß dabei zufällige Übereinstimmungen medizinische Deutungen nahelegen können, die letztlich nicht abzusichern sind. Eine »medizinische« Lesung ägyptischer magischer Texte ist bisher nicht verbreitet. Typischerweise wird ja ausschließlich paläographisch, philologisch, theologisch und religionswissenschaftlich an sie herangegangen. Doch wir halten es für angebracht, eine »medizinische« Interpretation ägyptischer magischer Texte wenigstens einmal zu versuchen, da nur sie unserer Ansicht nach eine Annäherung an den Grund für die Abfassung der Texte ermöglichen kann: die Beschwerden eines Patienten.

Wir haben die Edition so angelegt, daß sie der ägyptischen Gliederung (vgl. Kap. 13) möglichst genau entspricht. Zu jedem Abschnitt wird zunächst eine kurze Einleitung geboten, in der wir die wichtigsten Ergebnisse zum jeweiligen Abschnitt bereits zusammenfassen. Darauf folgen die textlichen Untereinheiten. Einleitend werden zu ihnen uns bekannte Parallelen genannt, darauf folgt die hieroglyphische Umschreibung des Textes, dann seine Transliteration. Einzelanmerkungen zu Lesungen und Umschrift sind dort untergebracht. Hieran schließt sich die Übersetzung an, die ihrerseits mit

---

[1] Die dokumentarischen Textreste der Erstbeschriftung behandeln wir hier nicht.

[2] Zur Problematik retrospektiver Diagnosen vgl. etwa BÖCK, *OLZ* 104 (2009) Sp. 381 ff. oder LEVEN (Hg.): *Antike Medizin* Sp. 220 f. sowie ausführlich aus ägyptologischer Sicht RADESTOCK: *Prinzipien* S. 17–118.

[3] Wir verzichten hier auf eine Definition oder Diskussion der Begriffe »Magie« oder »magisch«, da wir unsere erste Aufgabe darin sehen, den Papyrus der Forschung zugänglich zu machen, und verweisen beispielsweise auf OTTO: *Magie*, ROEDER / RÖPKE (Hgg.): *Zwischen Schein und Sein* oder THEIS: *Magie und Raum*, S. 10–18 sowie HOFFMANN in: COLLINS (Hg.): *Magic and Witchcraft*, S. 52–82.

[4] Vgl. KOUSOULIS in: ID. (Hg.): *Demonology*, S. IX–XXI. Uns ist bewußt, daß der Begriff »Dämon« als Oberbegriff modern ist und keine unmittelbare Entsprechung im Ägyptischen hat; s. die Diskussion bei QUACK in: JÖRDENS (Hg.): *Ägyptische Magie*, S. 101 ff.

Anmerkungen versehen ist. Abgeschlossen wird die Behandlung der Einzeltexte durch einen Kommentar, in dem wir zunächst die mythologische Ebene zu klären suchen, dann das ägyptische Verständnis der behandelten Krankheit eruieren, zuletzt eine mögliche moderne medizinische Perspektive einnehmen.

In Umschrift und Übersetzung werden die folgenden Zeichen verwendet, um den Zustand des Originaltextes zu beschreiben:

ḤKꜢ	Rubrum in Transliteration oder Übersetzung[5]
?	Unsicherheit in Transkription oder Transliteration
(?)	Unsicherheit in der Übersetzung
⌜ ⌝	Beschädigtes in der Transliteration
[ ]	Zerstörtes[6]
⟦ ⟧	vom Schreiber Getilgtes
〈 〉	vom Schreiber Vergessenes
‹ ›	vom Schreiber z. T. vergessenes Zeichen in der Transliteration
{ }	zu Tilgendes
( )	in der Transliteration: vom Schreiber nach den Konventionen seiner Zeit geschriebene Zeichen, die eigentlich überflüssig sind; in der Übersetzung: erläuternde Zusätze.

Auch in der hieroglyphischen Transkription haben wir demnach sicher erscheinende Emendationen vorgenommen und entsprechend gekennzeichnet. Wir haben es aber zugleich vorgezogen, den Hieroglyphentext nicht zu überfrachten, so daß stets Transliteration und Kommentar zu vergleichen sind. Ferner gilt für die Transkription: Auf die Wiedergabe des Punktes über dem Krugzeichen haben wir verzichtet. Unsichere liegende Pluralstriche erhalten nur ein gemeinsames Fragezeichen. Nicht alle Drucktypen sind ganz exakt: Mumie und *psḏ*-Zeichen sind im Original durchgehend mit Uräus versehen. Über andere Abweichungen gibt der Kommentar Auskunft.

Wir möchten betonen, daß wir nicht jede ungeschrieben gelassene Endung in den Text hineinemendiert oder z. B. jedes eigentlich überflüssige *w* getilgt haben. Zudem muß man diverse Inkonsequenzen der originalen Orthographie in Kauf nehmen, die aus der Spannung zwischen historischer Schreibweise, synchroner Lautung und ggf. angepaßter Orthographie resultieren. Diese Probleme sind längst auch von anderen schon benannt worden.[7]

Erklärungsbedürftig ist vielleicht unsere Verwendung der runden Klammern im Falle des bestimmten Artikels. Wenn er im ägyptischen Text nicht dasteht, weil die betreffende Passage sprachlich noch mittelägyptisch ist, setzen wir den Artikel in Klammern dazu, sofern er vom Deutschen her erforderlich ist. Weist eine neuägyptische Passage den Artikel auf, erscheint er natürlich unmarkiert in der Übersetzung. Wir differenzieren deswegen auf diese Weise, weil wir dem Leser auch in der Übersetzung einen Anhaltspunkt zum sprachgeschichtlichen Alter einer Stelle geben wollen.

---

[5] In den Anmerkungen ist auf diese Kennzeichnung in der Regel verzichtet worden.

[6] Eine absolut konsequente Setzung von Fragezeichen, Klammern und Winkeln in der Umschrift sowie von Fragezeichen, Klammern und Schraffur in der hieroglyphischen Wiedergabe ist, da die Tinte immer wieder unterschiedlich stark abgerieben ist, nicht möglich.

[7] Z. B. ERMAN: *Neuäg. Gr.* § 8 ff.; WINAND: *Études de néo-égyptien I* S. 1–2; JUNGE: *Neuägyptisch* S. 27 f.

Wir haben uns bemüht, den Text möglichst so zu akzeptieren, wie er dasteht, und versucht, Eingriffe zu vermeiden, die vielleicht zu einer glatteren Übersetzung führen könnten. Um den Überlieferungsstand des Textes zu dokumentieren, dabei aber die Verständlichkeit zu erhalten, haben wir Inkonsistenzen im Original, Brüche in der Konstruktion usw., soweit sie uns eben noch tragbar erscheinen, ohne oder mit möglichst geringen Emendierungen stehengelassen. Uns ist klar, daß das nicht ohne subjektive Entscheidungen geht. Gelegentlich bieten wir im Kommentar Alternativen. Aber wir sind der Überzeugung, daß eine Textfassung wie die im Athener Papyrus vorliegende das Ergebnis einer offenen Überlieferung mit ständigen Überarbeitungen und Veränderungen ist.[8] Daher ist es unser primäres Anliegen, dem Textverständnis nahezukommen, das der Schreiber des Athener Papyrus hatte, nicht, die Rekonstruktion eines Urtextes zu leisten.

Die Wahl des deutschen Tempus für die Wiedergabe eines ägyptischen *sḏm=f* ist uns nicht immer leichtgefallen, und wir sind sicher nicht ganz konsequent verfahren. Denn wir sehen die Texte in einem Spannungsfeld erstens von der Schilderung eines Geschehens in einer Vergangenheit, die zugleich *in illo tempore* archetypisch verallgemeinert wird, zweitens von gelegentlich nachweisbarer Adaption ritueller Texte, durch die das Geschilderte stets wiederholbar gedacht wird, und drittens von der Vergegenwärtigung eines solchen Vorgangs im aktuellen Behandlungsgeschehen.

Den primären Zweck einer Erstedition sehen wir darin, den neuen Text vorzulegen und zugänglich zu machen. Wir streben keine vollständige inhaltliche Kommentierung an.

2. Forschungsgeschichte

Der Papyrus, dessen *editio princeps* wir hier vorlegen, befindet sich spätestens seit den 90er Jahren des 19. Jahrhunderts im Besitz der Griechischen Nationalbibliothek. Nach mündlicher Auskunft durch A. Kordouli sei der Papyrus im 19. Jahrhundert von einem wohlhabenden Mann der Griechischen Nationalbibliothek geschenkt worden. Die früheste uns bekannte Erwähnung im Druck findet sich 1892 in SAKKELION / SAKKELION: *Katalogos* S. 306, wo der Papyrus bereits die Nummer 1826 trägt. Es heißt dort:
Θήκη λευκοσιδηρᾶ σχήματος κυλινδρικοῦ. Ἐν αὐτῇ περιέχεται εἱλητὸν ἐκ παπύρου πλάτ. 0,21, αἰγυπτιαστὶ γεγραμμένου, δυσκόλως δὲ ἀνελισσομένου διὰ τὸ ἐν καταστάσει διαλύσεως διακεῖσθαι.
»Dose zylindrischer Form aus Weißblech. Hierin enthalten ist eine 0,21 [m] breite, mit ägyptischen Zeichen beschriftete Papyrus-Rolle, die sich schwer entrollen lässt, weil sie sich in einem Auflösungszustand befindet.«

Die genaue Herkunft des Papyrus und der präzise Erwerbungsweg sind mit diesen Angaben natürlich leider nicht mehr greifbar (s. aber Kap. 15).

Bemerkenswert ist jedoch, daß man immerhin erkannt hatte, daß es sich um einen ägyptischen Papyrus handelt. Wegen seines fragilen Zustandes ließ man ihn aber in der

[8] Vgl. z. B. QUACK: *Ani* S. 18 ff.

Metallhülse, in der er sich auch 100 Jahre später noch befand, ehe A. Donau und H. Harrauer ihn öffneten (s. die Beiträge in den Kapiteln 3 und 4).

Mit der Aufrollung war die Voraussetzung geschaffen, dieses faszinierende Zeugnis der ägyptischen Magie zu bearbeiten. H.-W. Fischer-Elfert und F. Hoffmann haben diese Aufgabe übernommen und zwischenzeitlich bei verschiedenen Gelegenheiten von ihren Arbeiten am Athener magischen Papyrus berichtet oder einzelne Sprüche in Übersetzung vorgelegt:

H.-W. Fischer-Elfert:
- *aMun* 12 (2002) S. 20 ff.
- in: KOENIG (Hg.): *La magie en Égypte*, S. 167 ff.
- in: TAIT (Hg.): *Never Had the Like Occured*, S. 119 ff.
- *Zaubersprüche* Nrn. 8, 9, 10, 15, 16 und 66.

F. Hoffmann:
- »Ein hieratisch-magischer Papyrus aus Athen«, Vortrag am 26.11.1996 im Rahmen des Forschungskolloquiums in Heidelberg.
- in: *ICP* 23, S. 280.
- »Zu Risiken und Nebenwirkungen fragen Sie Ihren Arzt oder Zauberer. Ein neues ägyptisches Handbuch gegen Krankheitsdämonen«, Vortrag am 07.12.2010 im Ägyptischen Museum, München.
- »Kampf gegen Krankheitsdämonen«, Vortrag am 06.07.2013 beim 33. Treffen des Arbeitskreises *Alte Medizin* in Mainz.
- »Der Athener magische Papyrus«, Vortrag am 13.07.2013 auf der Ständigen Ägyptologenkonferenz in Heidelberg.

3. Ein Erinnerungspapier (Hermann Harrauer)

Was heute unter »International Community« plakatiert wird, ist ja keine Erfindung der Gegenwart, sondern hat seit jeher existiert und ist ohne den Kleister für die heute praktizierten Plakataktionen effektiver gewesen. Der hoch angesehene und im internationalen Kreis der Wissenschaftler beheimatete Wiener Byzantinist, viele Jahre lang auch Präsident der Österreichischen Akademie der Wissenschaften, Herbert Hunger († 2000), hielt enge Kontakte zur Athener gelehrten Welt, so auch zum damaligen Direktor der Athener Nationalbibliothek, Panayotis G. Nikolopoulos. Dieser hatte durch seine Verbindungen zum St. Katharinen-Kloster auf dem Sinai von den restauratorischen Aktivitäten der Wiener Papyrussammlung (u. a. von der Öffnung mehrerer σταχόσεις[9]), im besonderen von der Restaurierung von Papyri, erfahren. Dies gab für Nikolopoulos den Anlaß, Hunger von einer in Athen aufbewahrten ungeöffneten Papyrusrolle zu berichten und die Anfrage nach der Meinung des Wiener Papyrusteams hinsichtlich der Entrollung zu stellen. Herbert Hunger, von 1956–1964 Direktor der Wiener Papyrussammlung, pflegte die Folgejahre enge Kontakte zur Papyrologie, im

---

[9] *Stachoseis* = aus verschiedenen Materialien wie Papyrus, Pergament, Papier, Holz verklebte Bucheinbände; s. HARRAUER / LIVADARAS in: MANAPHIS (Hg.): *Sina*, S. 356 f.

besonderen zum damaligen Leiter der Papyrussammlung und Klassischen Philologen Hermann Harrauer. Bald schon nach der ersten Anfrage und einem persönlichen Vorausgespräch mit Nikolopoulos konnte Harrauer mit der Restauratorin der Wiener Papyrussammlung, Andrea Donau, zur Autopsie des Objektes nach Athen reisen.

Zu sehen bekamen sie eine Blechrolle (Durchmesser ca. 10 cm, Länge ±30 cm). Sie enthielt, wie nach dem Abnehmen des Deckels sichtbar war, eine eng gewickelte Papyrusrolle aus stärkerem Material. Die Frage nach der Länge der Rolle mußte unbeantwortet bleiben. Es bedeutete zwar keine geringe Courage, die Aufrollung ausführen zu können. Doch die Perspektiven vom Papyrus her besehen schienen günstig.

Nach zwei Jahren administrativer Vorbereitung seitens Athens wurde im Februar 1993 die Öffnung begonnen. Als Arbeitsraum wurde uns am Stadtrand von Athen ein von der Bibliothek angemietetes Gebäude zur Verfügung gestellt. Dabei gingen wir davon aus, daß der Raum Platz für um die 6–8 m Länge der geöffneten Rolle bieten müsse. Ein später als Büchermagazin vorgesehener Saal war geeignet. Was sich jedoch bald als unangekündigte, aber erwartete Herausforderung zeigte, war das Fehlen entsprechend langer Tische. Es war die eigene Findigkeit, die aus einem Tapezierertisch und diversen Holzplatten und Kartons letztlich eine mehr als 5 m lange »Arbeitsfläche« entstehen ließ. Ein anderer, teils mühevoller Umstand war eine fehlende Heizung. Doch die Hilfsbereitschaft der Athener Kollegen (besonders unseres täglichen Chauffeurs Nikolaos Karachristos) schaffte dann doch einen Heizstrahler mit einer Abstrahlung bis zu maximal 2 m Entfernung herbei, wodurch glücklicherweise die nun geforderten feinfühligen Hände der Restauratorin Andrea Donau die schon vorhandene leichte Kältestarre verloren.

Problematisch – und auch von uns nicht angenommene Autarkie hinsichtlich einer Photodokumentation (Athen konnte keinen Photographen bzw. Photoapparat bereitstellen) – war der Einsatz eines eigenen, alles andere als »hochwertigen« Photoapparates. Dies erklärt die modeste Photoqualität der ersten Arbeitsphotos. Es gab vor allem keine zusätzlichen Beleuchtungskörper.

Das Herausnehmen der Rolle aus dem Blechbehälter gestaltete sich unkompliziert. Es gab keinerlei Wegbrechen von Randteil(ch)en. Die Papyrusqualität war eine sehr gute. Wie üblich lag die Schrift auf der Innenseite der Rolle. Das Aufrollen machte nicht wirklich Probleme. Lediglich die Randbereiche waren brüchig, trugen aber meistens Schrift und sollten bei einer späteren wissenschaftlichen Bearbeitung die korrekte Zusammensetzung gewährleisten. Wie bei Rollen nicht anders möglich, war auch diese aus einzelnen Teilen zusammengeklebt. An dieser Rolle war sehr gut zu beobachten, daß man den Klebestellen bei der Herstellung der Rolle nicht unbegrenzt vertraute und zur Absicherung an den Klebungen zusätzlich auf der schriftlosen Außenseite »Hinterklebungen« mit Papyrusstreifen in einer Breite von ca. 3 cm angebracht waren.

Nach der konservatorischen Sicherung der Rolle nach den Methoden, die in Wien praktiziert werden, war die Rolle soweit »fertig«, daß Verglasung und Transport (ca. 20 km!) in die Panepistimiou anstanden. Wir bestanden darauf, daß die Rolle ein Ganzes bleiben muß. Nicht unmühevolle Erklärungen und Begründungen sowie Skizzen (für den Generaldirektor der Bibliothek, Prof. Nikolopoulos; für dessen Sekretärin; für unseren Chauffeur; für den Kassaverantwortlichen und für den Glaser und für den Tischler: historische Fakten!) erklärten unser System, den Papyrus als »Sandwich« einzupacken. Das sah also vor:

a) eine 4 m lange, 20 mm dicke Novopanplatte
b) darauf eine Glasplatte, 4–5 mm dick, 4 m lang, eventuell in zwei Teilen mit 3 + 1 m Länge
c) darauf säurefreies Papier (hatten wir aus Wien mitgebracht) in voller Länge von 4 m
d) darauf der Papyrus
e) darauf wiederum als Transport- (und Klima-)schutz erneut Papier (wie c)
f) darauf Glas (wie b)
g) die beiden Glasplatten unter und über Papier mit Tixo-Streifen zusammenkleben, um jedes Rutschen zu verhindern. An den Endbereichen der Platte rundumgehende Klebestreifen wie auch zweimal im Innenbereich. Gegen Verrutschen
h) nochmals eine Holzplatte wie a
i) zum Paket verschnüren, kleben.

Die Anschaffung dieser Materialien ist rasch und unbürokratisch gelungen!

Ein Lastwagen brachte Hölzer und Gläser. Der Transport in den zweiten Stock des Arbeitsgebäudes wurde zugleich unter dem Aspekt, daß in wenigen Stunden der Weg in der Gegenrichtung folgen würde, nun mit dem Objekt, angegangen. Es erwies sich der gute Wille aller als unglaubliche Hilfe.

Transport vom Stadtrand in das Zentrum Athens: Der Lastwagen stand dafür nicht zur Verfügung. Letztlich ergriff der Chauffeur Nikolaos Karachristos die Initiative, im Wissen um die große Verantwortung, die nun auf ihm und seinem Dienstauto ruhte. Er band mit großer Sorgfalt das »Objekt« auf den Dachträger seines Peugeot 504 Combi. Die Holzplatten ragten vorne fast bis zum Autoende vor und hinten stand gut 1 m frei weg. Die Sorge galt vor allem kaum zu verhindernden Schwingungen der Holzplatten, ausgelöst durch die Unebenheiten der Athener Straßen. Karachristos glich dies durch geduldige Fahrweise und exzellente Kenntnis der Straßenzustände in Athen aus. Diese in aller Stille geleistete Arbeit verdient noch heute höchste Anerkennung!

Vor anderer Herausforderung standen wir vor und in der Bibliothek, dem künftigen Verwahrort der Rolle. Es gab nur einen Platz, der im letzten Stockwerk des Gebäudes lag. In vertikaler Lage mit den exakt 4 m wurde die Athener Rolle im Stiegenhaus vom Parterre in das oberste Stockwerk hinaufgehievt. Problemreich und zeitintensiv war der Weg vom Stiegenbereich in den betreffenden Raum.

Hier endet meine Beteiligung. In den Abschlußgesprächen mit Prof. Nikolopoulos und seiner Stellvertreterin regte ich nachhaltig an, als wissenschaftlichen Bearbeiter – der auf Grund eines Kulturabkommens Griechenland – Ägypten ein Grieche und/oder Ägypter sein sollte, aber nicht namhaft gemacht werden konnte – Herrn Friedhelm Hoffmann (damals Würzburg) zu kontaktieren.

Hervorheben möchte ich die sehr engagierte, fachlich kompetente, nicht entbehrungsarme Arbeit von Andrea Donau. Daß die Rolle der Wissenschaft für alle Zeit erschlossen werden kann, ist auch A. Donaus unauslöschliches Verdienst. Die Athener Kollegen haben das hohe Lob in ihre Akten zu schreiben, daß sie mit aller Sorgfalt das

Objekt bis zum Tag der Öffnung sicher aufbewahrt hatten! Es waren jedenfalls keine Spuren von experimentellen, neugierstillenden Öffnungsversuchen zu erkennen.

4. Entrollung und konservatorische Behandlung (Andrea Donau)

Die konservatorische Bearbeitung des Papyrus wurde 1993 und 2000 durchgeführt (15. bis 26. Februar 1993 und 29. Februar bis 10. März 2000).

1993 erfolgte die allgemeine Untersuchung des Objekts, die Öffnung der Rolle, sowie Festigung, Glättung und Sicherung. Der Papyrus wurde zur Archivierung und Präsentation unter Glas gelegt.

2000 wurden in direkter Zusammenarbeit mit F. Hoffmann Fragmente zugeordnet, plaziert und fixiert. Die Oberfläche wurde nachgereinigt, nachgefestigt und zusätzlich gesichert.

1993

Allgemeine Untersuchung

Die Papyrusrolle war zu ihrem Schutz in Papiere unterschiedlichster Art und Qualität eingeschlagen, welche durch ihren hohen Holz- und Säureanteil mit der Zeit vergilbt und brüchig geworden waren. Es konnte aber nicht nachgewiesen werden, dass sich dies nachteilig auf das Objekt ausgewirkt hätte. Außerdem war die Rolle in eine zylindrische Metalldose mit Deckel gesteckt worden, wodurch sie auch bei klimatisch nicht so optimalen Bedingungen gut geschützt war. Mechanische Schäden und Fehlstellen waren vor allem in den unteren Randbereichen festzustellen. Diese wurden wahrscheinlich durch das oftmalige Herausnehmen und Hineinstecken in die Metallhülle verursacht. Die Rolle wies eine Höhe von durchschnittlich etwa 28 cm und einen Durchmesser von etwa 7 cm auf. Die relativ feste Wicklung der Rolle verhinderte weitestgehend mechanische Bewegungen im Materialgefüge, was sicher wesentlich zum guten Erhaltungszustand des Objekts beigetragen hat.

Papyrusmaterial

Der Schriftträger ist von guter, feiner, aber fester Qualität und nur mäßig abgebaut, trotzdem aber sehr spröde und brüchig. Durch vorsichtiges Abspreizen des Rollenanfangs waren die Schrift und somit auch die Tinte (schwarze Karbontinte) erkennbar. Da der Zustand des Materials verhältnismäßig gut war, die Papyrusfasern aber sehr stark ausgetrocknet und spröde gewesen waren, musste, um deren Flexibilität wiederherzustellen, Feuchtigkeit zugeführt werden. Erst dann würde es möglich sein, die Rolle nach und nach zu öffnen. Da die Feuchtigkeitsempfindlichkeit der Tinte in diesem Zustand des Objekts nur ungenügend überprüft werden konnte, durfte das wässrige Agens nur vorsichtig, sparsam und unter genauer Beobachtung in das Papyrusmaterial eingebracht werden.

Schreibstoffe

Es wurde sowohl schwarzer als auch roter Schreibstoff verwendet. Bei dem schwarzen handelt es sich eindeutig um Karbontinte. Der rote war nicht so leicht zu identifizieren.

Nach genauer mikroskopischer Untersuchung ließ sich feststellen, dass die rote Schrift unter UV-Licht reagiert; sie erscheint dann deutlich kräftiger und besser lesbar. Außerdem scheinen die Papyrusfasern teilweise eingefärbt zu sein, im Gegensatz zur Karbontinte, bei der die Pigmentkörner auf der Faser aufsitzen. Vergleiche mit roten Schreibstoffen aus dem Bestand der Papyrussammlung in Wien zeigten, dass diese unter UV-Licht ähnlich reagieren. Nach SCHRAMM ist das ein deutlicher Hinweis auf Anteile von Eisen.[10] Ich gehe daher von rotem Ocker als Schreibstoff aus. Merkwürdigerweise ändert sich der Farbton der roten »Tinte« in der Mitte des Schriftstücks. Ich kann es mir nur so erklären, dass der Farbstoff neu gemischt wurde und der Farbton durch den verwendeten Ocker variiert.

Die chemischen Analysen[11] bestätigten die Identifizierung als Ocker.

In den Proben wurden neben hohen Anteilen von Eisen und Calcium auch Silizium und Kohlenstoff, Sauerstoff, etwas geringere Anteile an Chlor, Schwefel, Aluminium, Natrium, Kalium und kleine Mengen Phosphor, Magnesium und Titan festgestellt. Chlor und Natrium stammen aus den Salzen im Material. Kohlenstoff und Silizium wurden auch in den Papyrusproben nachgewiesen.

Der farbgebende Bestandteil von roten Erdpigmenten ist Eisen-III-Oxid (Fe_2O_3) mit recht schwankendem Gehalt. Daneben enthalten die roten Ocker noch Tone und Quarz.

Öffnen der Papyrusrolle

Nach bestmöglicher Absicherung durch Voruntersuchungen entschloss ich mich, durch dosiertes und kontrolliertes Aufsprühen einer Mischung aus demineralisiertem Wasser und Ethanol (40 : 60%) die Papyrusfasern soweit anzuquellen, dass das Öffnen der Rolle möglich wurde, eine Arbeit, die sehr viel Geduld und Fingerspitzengefühl erforderte. Die verwendete schwarze und – wie sich während der Arbeit herausstellte – auch rote Tinte, erwiesen sich als gegen Feuchtigkeit stabil. Mit fortschreitender Öffnung sah man, dass auch Teile der Rollenaußenseite beschriftet sind. Außerdem waren beschriebene Papyrusfragmente über Risse geklebt worden. Es war nicht festzustellen, ob das bereits vor der Beschriftung der Rolle geschehen war oder erst in späterer Zeit. Diese hinterklebten Fragmente wurden abgenommen, einzeln bearbeitet und verglast.

Festigung und Glättung

Sobald ein Teil der Rolle geöffnet war, mussten Festigung und Glättung erfolgen. Aufgrund der Voruntersuchungen entschied ich mich für eine 1%ige Lösung aus Hydroxypropylcellulose (Klucel Typ L) in Ethanol und demineralisiertem Wasser. Die Glättung konnte wie die Festigung nur partiell erfolgen. Da keine Presse zur Verfügung stand, wurde der Papyrus mit schweren Glas- und Holzplatten sowie Büchern bis zur völligen Trocknung beschwert. Löschpapiere als Zwischenlagen nahmen die überschüssige Feuchtigkeit rasch auf. Obwohl die Papiere mehrmals gewechselt wurden, dauerte der Trocknungsprozess, verursacht durch die schlechten klimatischen Bedingungen, sehr lange. Die Luftfeuchtigkeit in den Arbeitsräumen war zu hoch und eine

---

[10] SCHRAMM: *Historische Malmaterialien* S. 35–36.

[11] Für die kollegialen und unbürokratischen Analysen der Proben möchte ich Herrn Dr. M. H. de Keijzer, Hoofd Laboratorium, Nederlands, ganz herzlich danken.

Klimatisierung nicht möglich. Während der gesamten Bearbeitungsdauer wurde die Fixierung der bereits geöffneten Teile der Papyrusrolle unter schweren Glasplatten beibehalten, da das Material durch die Festigung seine natürliche Flexibilität zurückerlangt hatte und auf Feuchtigkeitsschwankungen rasch reagierte. Durch die unterschiedlichen Spannungsverhältnisse zwischen den bearbeiteten und unbearbeiteten Teilen hätte es ansonsten zu Schäden in Form von Rissen im Material kommen können.

Sicherung des Objekts
Die vorhandenen Risse wurden mit Japanpapier hinterklebt. Die größeren Fragmente, vor allem die aus den Randbereichen, wurden platziert und mit Japanpapierstreifchen fixiert. Das dafür verwendete Klebemittel war, um im System zu bleiben, Hydroxypropylcellulose Typ G, 3%ig, in 96%igem Ethanol.

Da nicht alle Papyrusfragmente mit absoluter Sicherheit zugeordnet werden konnten, wurden die problematischen Stücke extra verglast. Bei einer erneuten wissenschaftlichen Bearbeitung durch einen Ägyptologen in Zusammenarbeit mit dem Restaurator würden diese Fragmente möglicherweise zugeordnet werden können. Das wurde in der Arbeitsphase 2000 tatsächlich teilweise erreicht.

Nach dem vollständigen Trocknen der Rolle, das, wie schon erwähnt, unter den gegebenen Umständen sehr langwierig war, wurde das überstehende Japanpapier beschnitten.

Die Sicherung musste aus Zeitgründen und aufgrund von Materialknappheit nicht nur mit feinem und flexiblem Japanpapier (Kinzuki Kozu / $6g/m^2$), sondern auch mit Usumino B5 / $14g/m^2$ erfolgen, was für das Objekt aber keine nachteilige Wirkung hat, vor allem da es sich unter schützendem Glas befindet.

Verglasung
Um eine optimale Sicherung für den Weiterbestand der Rolle zu gewährleisten und außerdem die spätere Überarbeitung zu erleichtern, wurde der Papyrus verglast, das heißt, dass die fast 4 m lange Papyrusrolle zwischen zwei Glasplatten gelegt wurde. Nach beendeter Konservierung war eine Krümmung des Papyrus mit einer Abweichung von etwa 5 cm, gerechnet auf die Gesamtlänge, festzustellen, daher hatte das Objekt eine maximale Breite von etwa 33 cm, bei einer um ca. 10 cm geringeren tatsächlichen Breite. Für den Transport und die Archivierung wurden die Glasplatten durch eine starke, stabile, mit Verstrebungen versehene Holzplatte unterstützt:

-----------------	Stoffabdeckung
——————	Glasplatte (2 mm)
###########	Papyrus
. . . .	Löschpapier
——————	Glasplatte (2 mm)
HHHHHHHH	Sperrholzplatte

Zwischen den Gläsern wurde das Objekt auf holz- und säurefreies Papier gelegt. Dieses dient als Puffermaterial, um kleinere Klimaschwankungen auszugleichen. Die Ränder der Glasplatten wurden mit Klebestreifen geschlossen. Diese Klebung darf allerdings nicht den ganzen Umfang der Glasränder umfassen, da sonst zwischen den

Platten ein Mikroklima entstehen könnte, welches das Wachstum von Mikroorganismen ermöglicht.

Bevor die Platten geschlossen werden konnten, wurden aus der Papierunterlage Fenster ausgeschnitten, um das Schriftbild auf der Unterseite (das ist die Außenseite der Rolle) sichtbar bzw. lesbar zu lassen. Das soll eine spätere wissenschaftliche Bearbeitung erleichtern und das Objekt schonen.

Durch die besondere Größe und Fragilität des Objekts sowie die Schwere und Zerbrechlichkeit der Verglasung muss ein Öffnen der Verglasung absolut vermieden werden. Es könnten irreparable Schäden am Objekt verursacht werden. Wenn unbedingt nötig, dann sollte dies nur von erfahrenen Restauratoren gemacht werden.

Die abgenommenen, nicht zuzuordnenden Papyrusstreifen wurden in sechs kleinen Glasplatten (Format Din A4) archiviert. Kleinstfragmente, die nicht mit absoluter Sicherheit platziert werden konnten, wurden ebenfalls extra verglast.

Archivierung
Trotz aller konservatorischen Maßnahmen, die am Objekt erfolgten, darf die Wichtigkeit und Bedeutung des Raumklimas, in dem die Papyrusrolle künftig verwahrt werden soll, nicht unberücksichtigt bleiben. Das richtige Verhältnis zwischen Temperatur und relativer Feuchtigkeit muss hergestellt und konstant gehalten werden. Die Temperatur sollte zwischen 18–20°C, die relative Luftfeuchtigkeit bei 50–55% liegen. Ein optimales Raumklima ist leider nicht vorhanden, und daher bleibt zu befürchten, dass Reaktionen, welche ein schnelleres Fortschreiten des Abbauprozesses zur Folge haben, begünstigt werden.

Ebenso wichtig wie die klimatischen Bedingungen sind die Lichtverhältnisse. 50 Lux wären die ideale Lichtstärke zur Präsentation von Papyrus. Direktes Tageslicht muss unbedingt vermieden werden, da durch Einwirkung von sichtbarem und unsichtbarem Licht photochemische Prozesse im Papyrusmaterial aktiviert werden. Dies führt zu einer Versprödung und Verbräunung des Materials bei gleichzeitigem Ausbleichen der Schreibstoffe. Ist der völlige Ausschluss von schädlicher UV- und IR-Strahlung nicht möglich, so sollte das Objekt durch eine Abdeckung geschützt werden. Dieser Schutz ist bei der derzeitigen Verwahrung gewährleistet.

2000

Nachreinigung und Nachfestigung
Das Papyrusmaterial stellte sich sehr trocken und spröde dar, was ich vor allem auf die nicht gerade idealen klimatischen Verhältnisse im Raum zurückführe. Ein Luftbefeuchter ist zwar vorhanden, aber die regelmäßige und fachmännische Handhabung der Gerätschaft fehlt. Im Sommer ist es sehr heiß und trocken, im Winter zu kalt. Der Raum wird einmal täglich gelüftet, eine gut gemeinte, aber trotzdem falsche Maßnahme. Durch das Lüften kann die im Sommer extrem durch Smog versetzte Luft neben Sonneneinstrahlung in den Raum eindringen. Beschläge auf dem Glas waren vielleicht die Folge davon.

Die Festigung wurde mit 1%iger Klucel L-Lösung in demineralisiertem Wasser und Ethanol durchgeführt. Partiell wurden lose Fasern oder Faserbündel auch noch mit einer 3%igen Klucel G-Lösung fixiert.

Auf der Innenseite der Rolle waren viel Sand, Schmutz und ausgeschwemmte Salzkristalle erkennbar. Diese grobkörnigen Verschmutzungen haben an einigen Stellen die Tinte abgerieben und schwerer lesbar gemacht. Dieses Schadensbild tritt in regelmäßigen Abständen auf. Wahrscheinlich ist dies durch die lange Lagerung der Rolle entstanden. Die Salzkristalle haben an manchen Stellen die Faserstruktur aufgebrochen, was nur unter dem Mikroskop erkennbar ist. Sichtbar sind weißliche Schleier auf der Papyrusoberfläche. Die Salze hatten sich durch die teilweise wässrige Behandlung verstärkt am Ende des Schriftstücks gesammelt. Die Reinigung erfolgte vor allem trocken, mit Skalpell und Pinsel, aber auch mit feuchten Kompressen, die sehr oft gewechselt werden müssen.

Auf der Rückseite und am Ende der Rolle waren 1993 Erstsicherungen mit Japanpapier Usumino B5 / 14g/m^2 gemacht worden. Diese wurden 2000 abgenommen und durch das feinere, dünnere und flexiblere Kinzuki Kozu / 6g/m^2 Japanpapier ersetzt. Leider konnte dies aus Zeitmangel nicht überall geschehen. Was für das Objekt aber, wie schon erwähnt, keine nachteilige Wirkung hat.

Nach abgeschlossener Festigung war das Material wieder so flexibel geworden, dass es – selbstverständlich nach abstützender Sicherung – umgeklappt werden konnte. So war es möglich, auch die Verso-Kolumnen zu lesen.

Platzierung kleiner Fragmente
Mehrere der 1993 nicht zuzuordnenden und daher extra verglasten Fragmente konnten in Zusammenarbeit mit F. Hoffmann platziert und mit Japanpapier fixiert werden.

Anmerkung
Während dieser Arbeit war ich oft mit neuen Schwierigkeiten und Problemstellungen konfrontiert worden, die bis dahin bei meiner Arbeit an der Wiener Papyrussammlung noch nie aufgetreten waren. Die Festigung des Schriftträgers war zwar erfolgreich, erreichte jedoch nicht das Ausmaß, welches ich gewünscht hätte. Das Resultat wäre ein anderes, besseres, gewesen, hätte eine Werkstatt mit allen Gerätschaften zur Verfügung gestanden. So waren der konservatorischen Bearbeitung Grenzen gesetzt.

Die bei der Bearbeitung verwendeten Materialien sind nach heutigen Erkenntnissen reversibel. Das Festigungs- und Klebemittel, Hydroxypropylcellulose, ist in diversen Lösungsmitteln löslich. So könnten Kaschierungen und Klebungen jederzeit leicht abgenommen werden.

5. Beschreibung

Im jetzigen Zustand hat der Papyrus ohne Berücksichtigung der zahlreichen unplazierten Fragmente, aber unter Einrechnung der anzusetzenden Abstände zwischen den Einzelstücken der Kolumnen x+1 und x+13 eine Länge von recht genau 4 m. Die Höhe bewegt sich zwischen 20 und 21,5 cm.

Skizze des Rectos (auf den nächsten beiden Seiten; noch ohne Fr. 33 in Kol. x+2)
Die Zahlen von 1 bis 16 bezeichnen die Blattklebungen.

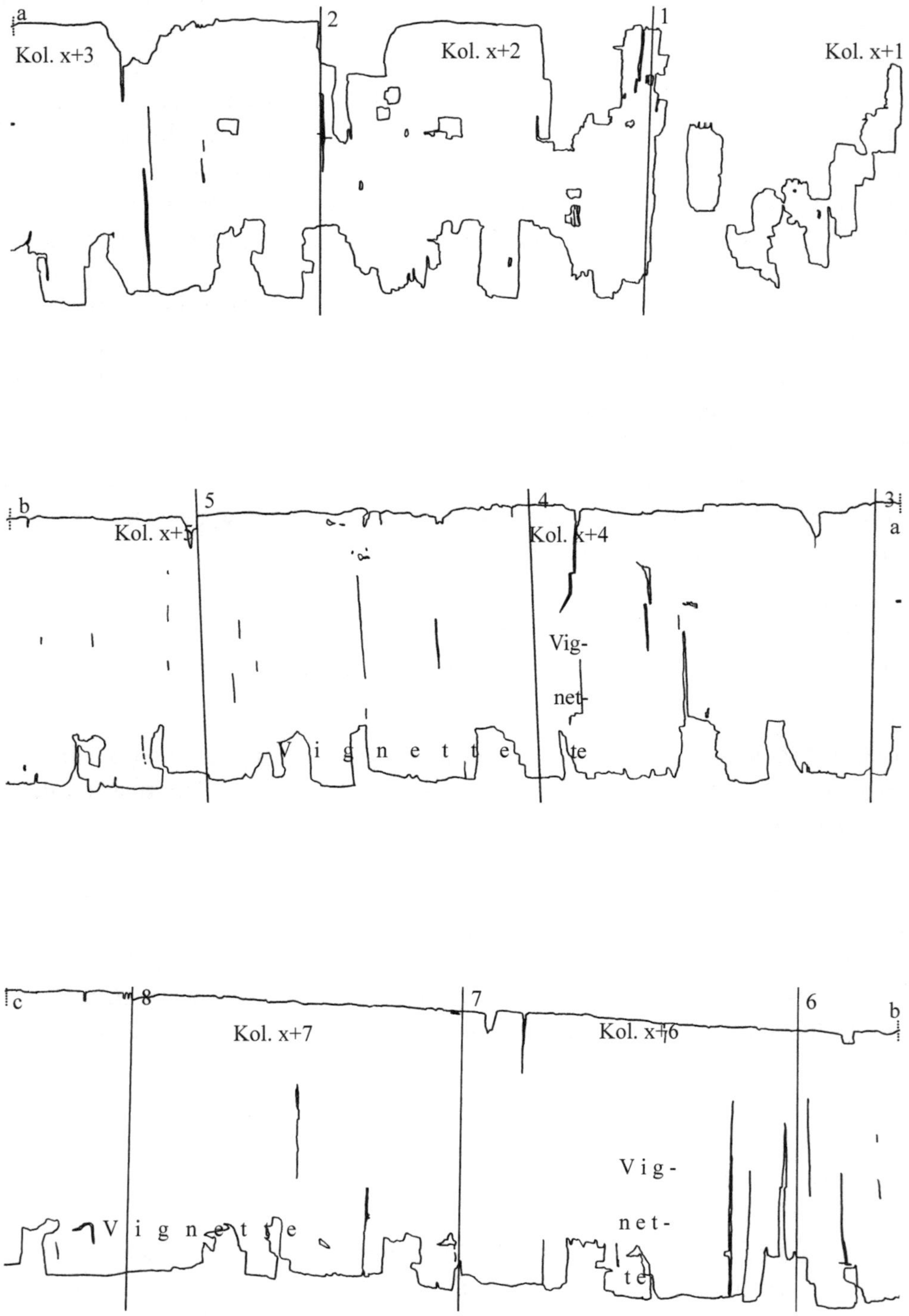
a
2
1
Kol. x+3
Kol. x+2
Kol. x+1
b
5
4
3
Kol. x+5
Kol. x+4
a
Vig-
net-
te
V i g n e t t e
c
8
7
6
b
Kol. x+7
Kol. x+6
Vig-
net-
te
V i g n e t t e

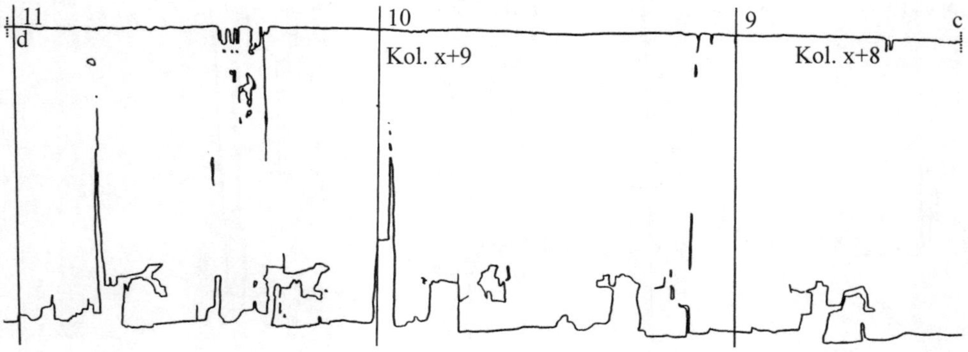
11
d
10
Kol. x+9
9
c
Kol. x+8

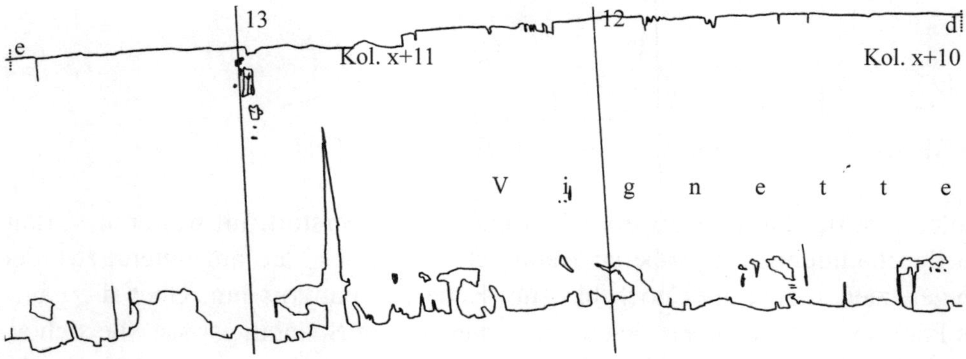
e
13
Kol. x+11
12
d
Kol. x+10
V i g n e t t e

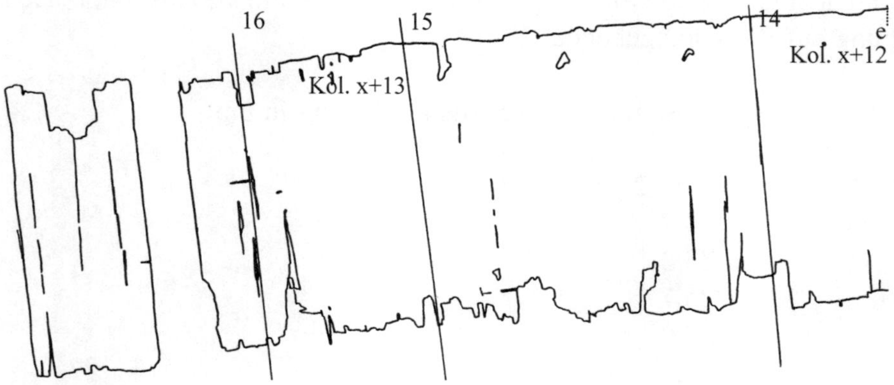
16
15
Kol. x+13
14
e
Kol. x+12

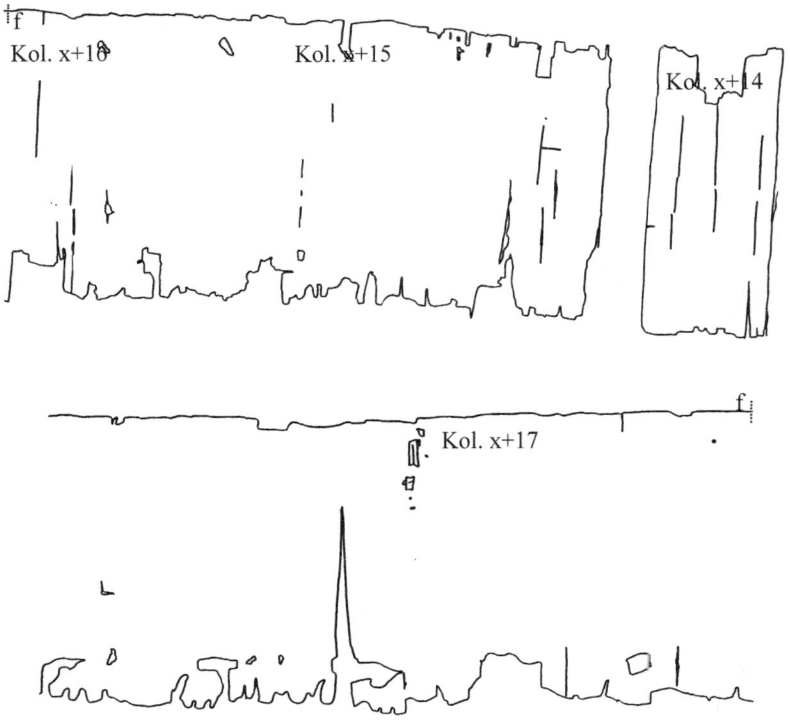

Skizze des Versos (soweit mit dem magischen Text beschriftet)

Am Anfang ist der Papyrus abgebrochen und stärker zerstört, im weiteren Verlauf gehen die Beschädigungen am oberen Rand schnell zurück, die am unteren werden zwar geringer, ziehen sich aber noch bis zum Ende des Papyrus hin. Über die ganze Länge des Papyrus verteilt finden sich auch immer wieder Spannungsrisse, die sich als vom unteren Rand her kommende schmale Keile zeigen. Fast ganz am Ende des Papyrus ist unter Verlust von Material ein größeres Fragment vom Hauptteil separiert.

Heute sind noch 16 Blattklebungen erhalten, deren Position der Übersichtsskizze zu entnehmen ist. Die Abstände von einer Klebung zur nächsten liegen meist zwischen 25 und 26 cm, einmal sind es 22,5 cm, und gegen Ende folgt in einem Fall schon nach 12 cm eine Klebung auf die vorangehende:

Klebung	Abstand zur vorherigen Klebung in cm[12]
1	> 19,2
2	24,7
3	25,2
4	25,7
5	25,0
6	22,4
7	25,3

[12] Gemessen auf halber Höhe.

8	24,9
9	25,3
10	25,2
11	25,5
12	25,9
13	25,2
14	25,3
15	24,2
16	12,0
Ende	> 19,9

Die sich daraus ergebenden Blattbreiten sind für das Neue Reich[13] offenbar ungewöhnlich groß.[14]

Beim Athener magischen Papyrus handelt es sich um ein Palimpsest.[15] Auf der Vorderseite, dem papyrologischen Recto, ist die ursprüngliche Beschriftung bis auf vereinzelt zu entdeckende geringe Reste[16] gut abgewaschen worden, auf der Rückseite sind hingegen zwei Partien der Erstbeschriftung komplett stehengeblieben.[17] Es handelt sich dabei um ramessidische dokumentarische Texte, der auf der Rückseite von Kolumne x+9 ist eine Abrechnung.[18] Gegenüber dem magischen Text steht die ursprüngliche Beschriftung des Versos auf dem Kopf, der Papyrus ist also vermutlich vor der Wiederbeschriftung umgedreht worden, falls nicht schon die Erstbeschriftung der Rückseite auf dem Kopf stand. Bei dergleichen vereinzelten »jottings« kommt das ja auch sonst vor. Der Schreiber des magischen Textes hat sich vermutlich einfach deshalb nicht der Mühe unterzogen, auch die Rückseite des Papyrus völlig freizuwaschen, da er den Platz für den magischen Text nicht benötigte, die ursprüngliche Beschriftung zudem weit weg vom Textende auf der Rückseite steht und somit umso weniger störte.

Sicherlich im Zuge der Wiederverwendung wurde der ursprüngliche Papyrus auch in der Höhe halbiert. Denn die aktuelle Höhe entspricht genau der Hälfte einer normalen 41–43 cm hohen ramessidischen Rolle.[19]

Auf der Vorderseite stehen noch 13 wenigstens teilweise erhaltene Kolumnen eines mit Vignetten versehenen magischen Textes, auf der Rückseite finden sich 4 weitere Kolumnen. Ihre Breite bewegt sich auf der Vorderseite um 30 cm, auf der Rückseite zwischen 20 und 25 cm:[20]

---

[13] Zur Datierung s. Kapitel 8.

[14] Černý: *Paper and Books* S. 8 gibt 16–20 cm als normal an.

[15] Das gilt womöglich auch von Fragment 1, das zur Verstärkung des Papyrus aufgeklebt war; vgl. die *ḫfty* betreffende Anmerkung zur Umschrift von Zeile 4 des Fragmentes.

[16] x+6.13, x+9.9 f., x+11.7, zwischen x+12.7 und x+12.8 (in Rot).

[17] Erstens im Bereich der Kolumnen x+1 und x+2 und zweitens auf der Rückseite von Kolumne x+9.

[18] Vergleichbar ist die Situation etwa bei P. Turin CGT 54053, auf dessen Verso in Höhe von Recto 6–7 auch Abrechnungen stehen (Roccati: *Magica Taurinensia* S. 45).

[19] Černý: *Paper and Books* S. 16.

[20] Unter Einschluß der Kolumnenzwischenräume gemessen vom Anfang einer Kolumne zum

	Kol.	Breite in cm
Recto	x+1	> 28,5
	x+2	32,0
	x+3	29,0
	x+4	31,0
	x+5	31,0
	x+6	28,0
	x+7	29,0
	x+8	28,0
	x+9	34,0
	x+10	36,5
	x+11	29,0
	x+12	30,5
	x+13	27,5[21]
Verso	x+14	25,0
	x+15	20,5
	x+16	22,0
	x+17	27,5[22]

6. Physische Rekonstruktion

Erhalten sind wenigstens teilweise 17 Blätter (mit 16 Klebungen; vgl. Kap. 5). Das Ende der Rolle ist, wie der Text zeigt, ebenfalls bewahrt. Berücksichtigt man nun, daß die übliche Blattzahl pro Rolle im Neuen Reich 20 betrug,[23] so liegt die Vermutung nahe, daß 3 Blätter vom Anfang der Rolle gänzlich fehlen. Vom Beginn des Papyrus bis zur ersten erhaltenen Klebung, mit der das erste (z. T.) erhaltene Blatt endet, ist daher mit einer Länge von ca. 100 cm zu rechnen, wenn man voraussetzt, daß alle Blätter vom Rollenanfang die durchschnittliche Breite von etwa 25 cm hatten.

Da die ersten vollständigen Kolumnen ca. 30 cm breit sind und es naheliegt, diesen Wert auch für die teilweise zerstörte Kolumne x+1 und die davor völlig verlorenen Kolumnen anzusetzen, ist es wahrscheinlich, daß zwei Kolumnen vor Kolumne x+1 verloren sind.[24]

Anfang der nächsten. Unberücksichtigt sind über den Schriftspiegelrand hinausragende Teile von Schriftzeichen oder Elemente der Vignetten.

[21] + Rand.

[22] Nur eine einzige Zeile.

[23] ČERNÝ: *Paper and Books* S. 9.

[24] Von den 100 cm Papyruslänge bis zur ersten erhaltenen Klebung entfallen auf Kolumne x+1 21 cm (9 cm dieser Kolumne stehen ja links von der ersten Klebung). Damit bleiben 79 cm für zwei jetzt ganz verlorene Kolumnen (ca. 60 cm) und einen freigelassenen Schutzstreifen (ca. 19 cm). Sollte dieser etwa später in Streifen geschnitten worden sein und zur Reparatur

Wir wissen allerdings nicht, ob der Schreiber vor der Wiederbenutzung des Papyrus ein vielleicht beschädigtes Anfangsstück abgeschnitten hat. Daher könnte natürlich auch weniger Text vom Anfang verlorengegangen sein – im Extremfall keine einzige zusätzliche Kolumne. Da eine beträchtliche Zahl unplazierter Fragmente geblieben ist, halten wir es jedoch für sehr unwahrscheinlich, daß sie alle noch zur x+1. Kolumne oder zum Hauptteil des Papyrus gehören. Vielmehr wird anzunehmen sein, daß die Fragmente u. a. Reste von wenigstens einer vorangehenden Kolumne darstellen.

Umgekehrt ist es sehr unwahrscheinlich, daß mehr als zwei Kolumnen fehlen. Zwar ist es prinzipiell denkbar, daß der Schreiber des magischen Textes ein Stück Papyrus vorne an die Rolle angeklebt hat, um sie zu verlängern. Doch ist dies nicht eben wahrscheinlich, da ja auf der Rückseite noch viel freier Platz zur Verfügung steht, der das Ankleben eines Zusatzstückes unmotiviert erscheinen läßt.

7. Rekonstruktion des Beschriftungsvorgangs

Es läßt sich feststellen, daß die Vignetten *vor* dem Text auf den Papyrus gekommen sind. Erhellend ist besonders Kolumne x+7. Während die Zeilen 1 bis 3 halbwegs ordentlich im selben Abstand voneinander links von der oberen Vignette anfangen, orientiert sich der Beginn von Zeile 4 sichtlich an der Position der Spitze des Krokodilschwanzes und ist dadurch zu hoch geraten. Der Schreiber korrigiert den zu engen Zeilenabstand, indem er die Zeile zunächst schräg nach unten verlaufen läßt, bis der korrekte Abstand zu Zeile 3 erreicht ist. Von da an ist Zeile 4 waagerecht geschrieben. Das Mißgeschick am Zeilenanfang hat aber nun dazu geführt, daß eine korrekt plazierte fünfte Zeile unter der Vignette einen unschönen Freiraum gelassen hätte. Um den zu vermeiden, hat der Schreiber in Breite der Vignette eine Kurzzeile (Z. 5) unter die Vignette gesetzt. Diese Zeile steht zwar tiefer als der Anfang von Zeile 4, aber auf derselben Höhe wie deren Ende. Zeile 6 ist dann korrekt positioniert und läuft waagerecht vom Kolumnenanfang bis zum -ende durch. Die Tatsache, daß der Schreiber des Textes sich erkennbar von der Vignette hat beeinflussen lassen, spricht klar dafür, daß die Vignette schon dastand, ehe der Text niedergeschrieben wurde.

Auch die untere Vignette derselben Kolumne deutet darauf hin, daß die Bilder früher als der Text ausgeführt wurden. Denn die zweite Gottheit von rechts trägt einen Skarabäus als Kopfputz, der überhaupt das höchste Bildelement dieser Vignette darstellt. Der Schreiber des Textes hat die Zeile 11 dann an dieser Stelle unterbrochen und auf diese Weise rechts und links vom Skarabäus verteilt. Jedenfalls kommt uns diese Reihenfolge wahrscheinlicher vor als die Annahme, der Schreiber hätte seinen Text so exakt geplant und mit einer Lücke versehen, damit der Skarabäus der Vignette später genau dort Platz findet.

der ärgsten Spannungsrisse verwendet worden sein? In der Summe ergeben die Breiten der Reparaturstücke mit beidseitiger später ramessidischer dokumentarischer Beschriftung nämlich etwa 20 cm, was dem rein rechnerisch ermittelten Wert von etwa 19 cm doch auffällig nahe kommt. Eine Überprüfung der hier aufgeworfenen Frage anhand der Fasern haben wir nicht vornehmen können.

In Kolumne x+10 hat der Schreiber offenbar eine andere Lösung gewählt, um mit dem Text einer Vignette auszuweichen. Er macht Zeile x+10.4 nämlich deutlich kürzer als die vorangehenden drei, indem er den neuen Satz nicht mehr in dieser Zeile anfängt, sondern als Zeile x+10.5 im Raum hinter der zweiten Reihe der Dargestellten beginnt. Der Grund für das Spatium in Zeile 4 könnte die recht hoch plazierte Beischrift zum vorletzten hockenden Männchen sein, der der Schreiber des Haupttextes aus dem Weg gehen wollte.

Auf die Priorität der Vignetten deutet ferner die ungleich weite Einrückung der Zeilen x+6.8–10 links von der Vignette hin. Wieder ist die natürlichste Annahme die, daß der Schreiber um Teile des Bildes herumgeschrieben hat.

Schwieriger zu beantworten ist die Frage, wieviele Personen eigentlich im Zusammenhang mit den Vignetten und dem Text involviert waren. Am ehesten lassen noch die Vignetten zwei Ausführende vermuten. Der erste Zeichner hat alle Vignetten bis auf die hockenden Männchen in Kolumne x+10 ausgeführt. Er verwendet eine normale Schreibbinse und sorgt für eine Innenzeichnung seiner Figuren: die Schurze der Stehenden in x+4, x+6, x+7 und x+10, die kragenartigen oberen Abschlüsse fast aller Hockenden in x+7 (aber nicht in Kolumne x+4, deren rechte Vignette überhaupt als schwach bezeichnet werden muß). Als Eigenheit dieses Zeichners fällt die Art auf, wie er die Augenpartie stilisiert: Egal, ob die Dargestellten nach links (z. B. x+10), rechts (x+4) oder nach oben (x+6) blicken, stets wird ein z-artiger Doppelhaken zur Angabe von Augenbraue und Auge verwendet. Auch wenn dieser erste Zeichner kein begnadeter Künstler war, so sieht es doch danach aus, daß ihm seine Figuren recht flott von der Hand gegangen sind. Auch erscheinen die Darstellungen recht einheitlich.

Ganz anders dagegen kommen uns die Hockenden in der Vignette von Kolumne x+10 vor. Abgesehen davon, daß hier eine wesentlich schmalere Binse zum Einsatz gekommen ist, so sind die Figuren auch noch sehr uneinheitlich ausgeführt. Auf die Angabe des Ohres ist von der fünften Figur an fast stets verzichtet worden. Die Kopfform ist immer wieder anders. Die Gesichter wirken wie jedesmal neu mühsam zusammengesetzt. Keine der Figuren trägt einen Kragen. All dies berechtigt in unseren Augen dazu, den zweiten Teil der Vignette von Kolumne x+10 einem zweiten Zeichner zuzuweisen.

Ein Blick auf die Beischriften zu den Vignetten in x+10 – die anderen Vignetten sind ohne Text geblieben – bestätigt diesen Eindruck. Während die Beischriften zu den Stehenden wie die Zeichnungen selbst mit einer normalbreiten Binse ausgeführt worden sind und in einer raschen typischen spätramessidischen Handschrift geschrieben sind, die zu starker Vereinfachung und Verbindung der Zeichen untereinander strebt, sind die Beischriften zu den Hockenden wie diese selbst mit einer schmalen Binse auf den Papyrus gebracht und weisen einen ungelenken Duktus auf. Allerdings stammt die Beischrift zum ersten Hockenden noch von dem ersten Schreiber.

Und noch etwas läßt vermuten, daß die Annahme von zwei verschiedenen Personen gerechtfertigt ist. Kolumne x+10 ist dadurch, daß der zweite Zeichner die ersten drei der hockenden Männchen direkt im Anschluß an die Stehenden gezeichnet hat, viel breiter geworden als alle anderen Kolumnen des Athener magischen Papyrus. Der Verdacht drängt sich auf, daß der zweite Zeichner eine unzureichende Vorstellung vom (geplanten) Layout des Gesamtpapyrus hatte.

Nach dem Gesagten erscheint es uns also sehr wahrscheinlich, daß die Vignetten und ihre Beischriften zwei Personen zuzuweisen sind:
Zeichner/Schreiber A: Vignetten von Kolumne x+4 bis einschließlich erster Teil (Stehende) der Vignette von Kolumne x+10 und noch die Beischrift zum ersten Hockenden
Zeichner/Schreiber B: zweiter Teil (Hockende) der Vignette von Kolumne x+10 (ohne die erste Beischrift).

Wenn unsere Vermutung zum Grund für das Spatium am Ende von x+10.4 richtig ist, dann muß Person B seinen Teil beigetragen haben, als A die ersten Männchen in Kolumne x+10 gezeichnet, aber noch nicht den Text der Kolumne x+10 geschrieben hatte. Denn wahrscheinlich ist A zugleich der Schreiber des Textes. Dieselbe kursive Handschrift, wie sie A in den Beischriften zu der von ihm ausgeführten Vignette in Kolumne x+10 gebraucht, läßt sich nämlich auch in diversen Nachtragungen zu den magischen Texten wiederfinden (x+2.3 und 5, x+5.3 und 11, x+7.7 und 8). Es wäre vermutlich unnötig kompliziert, hierin die Hand einer dritten Person zu sehen statt die von Schreiber A. Wenn dieser aber sowohl für den Großteil der Vignetten, die Gesamtplanung des Layouts und die Korrekturen am Text verantwortlich ist, dann doch bestimmt auch für den Text selbst. Obwohl die Schrift der magischen Texte nicht so rasch wie die der Nachtragungen und der Vignettenbeischriften von Schreiber A ist, sondern eine vergleichsweise gepflegte literarische Handschrift darstellt, spricht in unseren Augen nichts dagegen, sie ebenfalls Schreiber A zuzuweisen. Denn die Verwendung unterschiedlich sorgfältiger Schriftformen durch ein und dieselbe Person ist nichts Ungewöhnliches.

Dagegen spricht auch nicht, daß im Verlauf des Textes Schrift und Schreibungen nicht ganz einheitlich bleiben. Die Schriftgröße schwankt ein wenig, wobei sich klar eine Tendenz zum Größerwerden der Schrift und dementsprechend zu einer Abnahme der Zeilenzahl pro Kolumne herauslesen läßt, wie der folgenden Tabelle zu entnehmen ist:

	Kol.	Zeilenhöhe[25] in cm	Zeilenzahl
Recto	x+1	1,3	14
	x+2	1,3	13
	x+3	1,2	14
	x+4	1,2	(11)[26]
	x+5	1,4	12
	x+6	1,3	13
	x+7	1,3	13[27]

[25] Ermittelt in der Mitte der Kolumne als Distanz von der Schriftgrundlinie der obersten schwarzen Zeile bis zur Schriftgrundlinie der untersten schwarzen Zeile dividiert durch die Anzahl der durchmessenen Zeilen (also ohne die oberste, von deren Grundlinie aus gemessen wurde).
[26] Unten eine Vignette.
[27] Angegeben ist die Anzahl der im linken Teil der Kolumne übereinanderstehenden Zeilen.

	x+8	1,3	13
	x+9	1,4	12
	x+10	1,5	(8)[28]
	x+11	1,5	11
	x+12	1,4	12
	x+13	1,4	11
Verso	x+14	1,5	10
	x+15	1,5	11
	x+16	1,5	11
	x+17	–[29]	1[30]

8. Paläographie

Zeichenformen und ihre Datierung

Da sich im Athener Papyrus keine ausdrückliche Datierung findet, läßt sich sein Alter nur paläographisch annähernd bestimmen. Der Papyrus ist in hieratischer Schrift geschrieben.[31] Die Handschrift ist unschwer als ramessidisch (19. und 20. Dynastie) zu erkennen, so daß es sich anbietet, mittels WIMMER: *Paläographie*[32] eine präzisere Datierung innerhalb dieser gut 200 Jahre währenden Epoche zu versuchen. Wir sind uns freilich bewußt, daß WIMMER nichtliterarische Texte zugrundegelegt hat, die vielfach progressiver sein mögen als sorgfältig geschriebene literarische Texte wie der Athener Papyrus. Unerläßlich ist es daher, nach wie vor MÖLLER: *Paläographie* II[33] heranzuziehen, weil darin vor allem literarische Handschriften zugrundegelegt sind. Allerdings sind die Regierungszeiten von Ramses V. bis einschließlich Ramses VIII. bei MÖLLER nicht abgedeckt.

In der folgenden Aufstellung sind nur solche Zeichen und Gruppen berücksichtigt, die auch wirklich zu einer Einengung der paläographischen Datierung innerhalb der Ramessidenzeit beitragen können. Die Angabe direkt hinter der hieroglyphischen Umsetzung bezeichnet die Stelle des Athener Papyrus, von der der Beleg des jeweiligen hieratischen Zeichens stammt. Zur leichteren Orientierung sind anschließend die Nummern der Zeichen bei MÖLLER und bei WIMMER angegeben. Die Reihenfolge entspricht der bei MÖLLER.

---

[28] In der Mitte eine Vignette.

[29] Kol. x+17 wird ja nur von einer einzigen Zeile gebildet.

[30] Rest frei. – Fragment 1, das zwar einen magischen Text trägt, aber unserer Meinung nach nicht zum Athener magischen Papyrus selbst gehört, sondern von einer der Hinterklebungen stammt, weist eine Zeilenhöhe von 1,8 cm auf.

[31] Über den Stand der Forschung zum Hieratischen informiert beispielsweise VERHOEVEN (Hg.): *»Binsen«-Weisheiten.*

[32] In diesem Kapitel auch einfach als WIMMER abgekürzt.

[33] In diesem Kapitel auch einfach als MÖLLER abgekürzt.

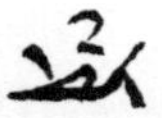 (x+5.10) 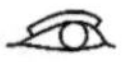 (MÖLLER 83; WIMMER D.6) Drei Elemente über dem Auge sprechen für die 20. Dynastie. Den Belegen bei MÖLLER nach zu urteilen, würde man bis in die Zeit Sethos' II. noch einen Bogen erwarten. Unsere Form ist demnach jünger. Allerdings gibt es im Athener Papyrus noch weitere Formen. In x+4.3 ist die Braue durch insgesamt fünf Strichlein oberhalb des Auges wiedergegeben (nach MÖLLER eine Form seit Ramses IX.), während der Schreiber sonst einen von zwei Strichen eingeschlossenen Bogen benutzt (x+5.10, x+11.7), die bei MÖLLER für die frühe 20. Dynastie nachgewiesene Zeichengestalt. WIMMER hat insgesamt wenige Belege, kommt aber im Prinzip zum selben Ergebnis. Eine wieder leicht andere Zeichenform begegnet übrigens in x+9.1 im Verb für »blind sein«.

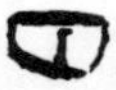 (x+3.4)  (MÖLLER 98; WIMMER N.41) Nach MÖLLER findet man eine Innenzeichnung *und* den unteren Teil des Zeichens in *einem* Bogen (oder jedenfalls nicht w-artig eingebuchtet) bis Ramses IV. Unter Ramses IX. kommen andere Formen auf.

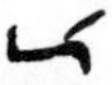 (x+5.3) 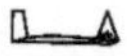 (MÖLLER 103; WIMMER D.37) Diese Form mit Ansatz des Schrägstriches in der Mitte des waagerechten Striches ist seit der 20. Dynastie üblich.

 (x+5.5) 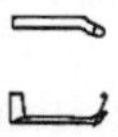 (MÖLLER 118B; WIMMER D.51/D.40) Das Ansetzen des Schrägstriches in der Zeichenmitte ist typisch für die 20. Dynastie (in der 21. Dynastie sind zwei Schrägstriche üblich).

 (x+3.10)  (MÖLLER 121; WIMMER D.55) Die Form des Athener Papyrus (am rechten Abstrich nichts, am linken ein kleiner waagerechter Strich) paßt am besten zu den Belegen aus P. Harris H./M. aus der Zeit Ramses' IV., doch fehlen sowohl in MÖLLER als auch in WIMMER Belege für die spätere 20. Dynastie.

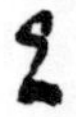 (x+10.4) 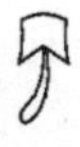 (MÖLLER 166; WIMMER F.27) Die Strichführung in der Weise, daß das Zeichen von oben rechts her begonnen wird, spricht nach WIMMER für die 20. Dynastie, doch hat MÖLLER dieselbe Schreibung ab Merenptah/Sethos II. Seit Ramses IX. wird das Zeichen gerne (aber zunächst noch nicht immer) mit einem diakritischen Punkt versehen, der in der 21. Dynastie generell gebräuchlich zu werden scheint, falls das Zeichen nicht ohnehin eine dem hieroglyphischen Vorbild angenäherte Form annimmt (VERHOEVEN: *Buchschrift* Nr. F27).

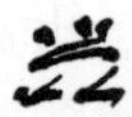 (x+6.2) 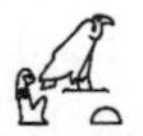 (MÖLLER 194; WIMMER G.17/X.1/BB.2) Die breite Form des ersten Zeichens in Kombination mit einem kleinen *t* kommt offenbar erst in der 20. Dynastie auf.

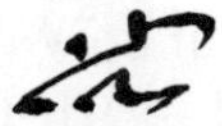 (x+3.12) 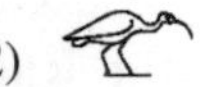 (MÖLLER 205; WIMMER G.28) Der diakritische Punkt findet sich erst nach der Zeit von Ramses IV.

(x+8.1) (MÖLLER 208) MÖLLER kennt Formen mit waagerechtem oberen Strich nur für Merenptah/Sethos II. und die 21. Dynastie. Belege dazwischen fehlen. Doch hat MÖLLER in der um den *bꜣ*-Topf erweiterten Gruppe (MÖLLER 209) auch für die Zeit von Ramses IV. ein Beispiel für ein (welliges) Zusatzelement über dem Vogelkopf.

(x+5.2) (MÖLLER 241) Die Strichführung bei den Beinen ist wie in P. Harris M. Seit Merenptah/Sethos II. finden sich die niedrigeren Hinterbeine. Für vergleichbare Formen noch in der 21. Dynastie siehe VERHOEVEN: *Buchschrift* Nr. I3.

(x+3.10) (MÖLLER 269; WIMMER M.3) Die Ausformung des nach rechts gehenden Striches zu einer weit zurückgebogenen Schlaufe ist typisch für die 20. Dynastie, wenn auch nicht ausschließlich auf diese Epoche beschränkt. Den bei MÖLLER wiedergegebenen Beispielen zufolge ist diese Strichführung seit Merenptah/Sethos II. möglich und reicht noch bis in die 21. Dynastie. Die Größe des linken Winkels paßt zu diesem Datierungsansatz.

(x+4.10) (MÖLLER 271–3; WIMMER M.6, M.4) Das Zeichen ist nach WIMMER seit der Zeit Ramses' II. ohne einen unteren waagerechten Strich (< *r*) belegt. Nach den Belegen bei MÖLLER zu schließen, liegt eine Zeichenform vor, die älter als die 21. Dynstie sein dürfte.

(x+4.6) (MÖLLER 429) In der 21. Dynastie fehlt die Innenzeichnung. Die Form des Athener Papyrus ist also älter.

(x+5.2) (MÖLLER 447; WIMMER T.3) Die Schreibung des Athener Papyrus mit einem abgesetzten diakritischen Punkt ist typisch für die 20. Dynastie, findet sich freilich auch noch später.

(x+7.8) (MÖLLER 500; WIMMER D.60) Diese vereinfachte Form entspricht der bei MÖLLER für die Zeit Ramses' IX. mitgeteilten.

(x+6.1) (MÖLLER 554/5) Den Schrägstrich im zweiten Zeichen kennt MÖLLER nur für die Zeit Ramses' IX., doch läuft diese Form bis in die 22. Dynastie weiter (VERHOEVEN: *Buchschrift* Nr. X1a). Das Fehlen eines Punktes am abschließenden Brotdeterminativ ist ebenfalls ein Kennzeichen für die Schreibungen seit Ramses IX. und findet sich noch in der 21. Dynastie.

(x+12.9) (MÖLLER 580) WIMMER kennt diese Zeichenform im Wort *ỉs.t* (M.40/X.1/BB.5/A.1/BB.7) nur für Ramses IX. Belege für Ramses VII.–VIII. fehlen allerdings völlig. Es gibt dieselbe Zeichenform auch noch in der 21. Dynastie.

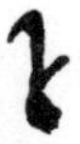 (x+10.2)  (MÖLLER 594; WIMMER AA.18) Der Abstrich nach rechts verliert sich im Laufe der 20. Dynastie. In WIMMERs Material läßt er sich bis unter Ramses III. belegen, in MÖLLERs bis unter Ramses IV.

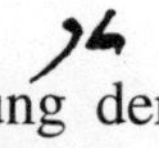 (x+6.2) 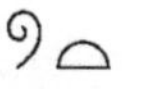 (MÖLLER XXXV; WIMMER X.1/Z.7) Die Nebeneinanderstellung der beiden Zeichen bei Erhalt ihrer Formen läuft in der 20. Dynastie aus. Sowohl MÖLLER als auch WIMMER kennen für die Zeit von Ramses IX. an nur vereinfachte Typen.

Zur besseren Übersicht werden die Belegzeiträume der diskutierten 19 Zeichen und Verbindungen hier noch einmal in tabellarischer Form dargestellt. Da nicht bei jedem Zeichen aus jeder Regierungszeit ein Beleg vorliegt, wird hier von maximal möglichen Belegzeiträumen ausgegangen und die Reihe schon unmittelbar nach einer Regierungszeit begonnen bzw. erst unmittelbar vor einer Regierungszeit beendet, aus der nur eine andere Zeichenform belegt ist. Dadurch werden zwar die Grenzen weiter gesteckt, sie werden aber sicherer, da fundleere Zeiten nicht mehr als Grenze fungieren können. Die Könige der 20. Dynastie sind hier aus Platzgründen einfach durchnumeriert.[34]

	19. Dyn.	20. Dyn.										21. Dyn.
		1	2	3	4	5	6	7	8	9	10	
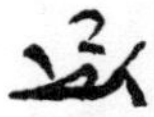[35]	+[36]	+	+	+	+	+	+	+	+	+	+	+
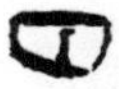	+	+	+	+	+	+	+	+				
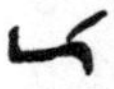		+	+	+	+	+	+	+	+	+	+	+
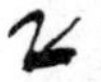		+	+	+	+	+	+	+	+	+	+	
				+	+	+	+	+	+	+	+	
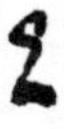	+[37]	+	+	+	+	+	+	+	+	+	+	
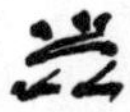		+	+	+	+	+	+	+	+	+	+	+
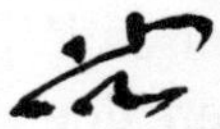					+	+	+	+	+	+	+	+
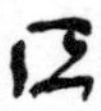	+[38]	+	+	+	+	+	+	+	+	+	+	+

[34] 1 = Sethnachte; 2 = Ramses III.; 3 = Ramses IV.; usw. bis 10 = Ramses XI.
[35] Und andere Formen, die mehr als nur zwei Schrägstriche oberhalb des Auges zeigen.
[36] Nach Sethos II.
[37] Ab Merenptah / Sethos II.
[38] Ab Merenptah / Sethos II.

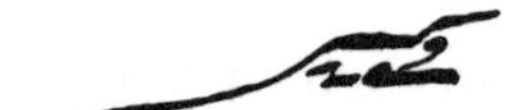	+[39]	+	+	+	+	+	+	+	+	+	+	+
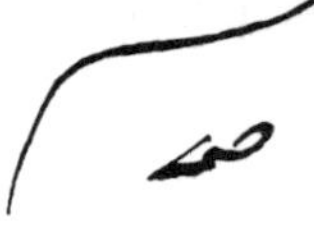	+[40]	+	+	+	+	+	+	+	+	+	+	+
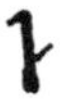	+[41]	+	+	+	+	+	+	+	+	+	+	
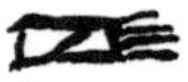	+	+	+	+	+	+	+	+	+	+	+	
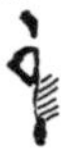		+	+	+	+	+	+	+	+	+	+	+
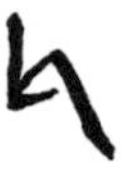					+	+	+	+	+	+	+	
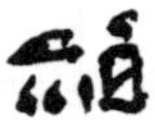					+	+	+	+	+	+	+	+
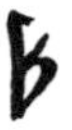							+	+	+	+	+	+
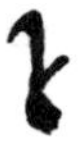	+	+	+	+								
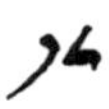	+	+	+	+	+	+	+	+				
		1	2	3	4	5	6	7	8	9	10	
	19. Dyn.	20. Dyn.										21. Dyn.

Die Datierung des Athener magischen Papyrus in die 20. Dynastie ist damit sicher.[42]

Auf den zweiten Blick ergibt sich ein zunächst etwas widersprüchliches Bild, da der Belegzeitraum für eine Zeichenform (MÖLLER 594) schon endet, bevor einige andere (MÖLLER 205, 500, 554/5 und 580) überhaupt einsetzen. Bedenkt man jedoch, daß MÖLLER die Zeit zwischen Ramses IV. und Ramses IX. überhaupt nicht abdeckt, WIMMER aber keine literarischen Texte zugrundelegt, ist es gut denkbar, daß das anhand von WIMMERs Tabellen gewonnene Ende der Belegzeit für die Form des Zeichens MÖLLER 594 zu früh angesetzt ist. Denn es erscheint uns gut möglich, daß sich in einem literarischen Manuskript wie dem Athener magischen Papyrus ältere Zeichenformen länger halten mögen als in dokumentarischen Quellen. Der Athener magische Papyrus ist daher, wenn man nach einem Zeitraum sucht, in dem bisher *alle* Zeichenformen auch anderweitig belegt sind, zwar sicher in der Zeit von Ramses IV. bis Ramses IX., also in der Zeit von 1152/1–1107/3 v. Chr.[43] geschrieben worden, doch halten wir die Zeit von Ramses V. bis Ramses IX. für wahrscheinlicher (1145/4–1107/

---

[39] Ab Merenptah / Sethos II.

[40] Ab Merenptah / Sethos II.

[41] Ab Ramses II.

[42] Einige weitere typische aber nicht ausschließlich auf diese Dynastie beschränkte Zeichenformen sind weiter unten in einer eigenen Liste zusammengestellt.

[43] In der Ansetzung der Regierungsjahre stützen wir uns auf BECKERATH: *Chronologie*.

3 v. Chr.), weil *drei* Zeichenformen des Athener Papyrus genau mit Ramses V. einsetzen, lediglich *eine* Zeichenform, wie gesagt, (nur scheinbar?) unter Ramses IV. endet. Auf jeden Fall datiert der Athener Papyrus in die zweite Hälfte des 12. Jahrhunderts v. Chr.

Eine noch engere Eingrenzung aufgrund der Paläographie zu versuchen, dürfte sinnlos sein. Auch so kann die aktive Zeit eines Schreibers, der die in der Jugend gelernten Zeichenformen bis ins hohe Alter beibehält, schon länger sein als der ermittelte Zeitraum.

Ergänzend sei hier eine Liste von Zeichen gegeben, die nach WIMMER[44] für die 20. Dynastie typisch sind, ohne ausschließlich auf diese Epoche beschränkt zu sein.

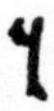 (x+5.9) 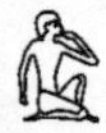 (MÖLLER 35; WIMMER A.2) Diese Zeichenform wird nach WIMMER (in den nichtliterarischen Texten) in der 20. Dynastie seltener, doch hat MÖLLER derart verkürzte Formen erst *ab* Ramses IX. Es scheint sich also in literarischen Texten um eine Zeichenform der 20. Dynastie zu handeln.

 (x+12.10) 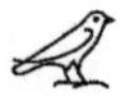 (MÖLLER 197; WIMMER G.37) Die mehrfach geschwungene Strichführung ist in der 20. Dynastie üblicher.

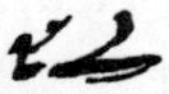 (x+5.9) 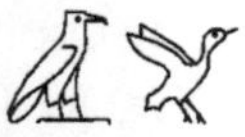 (MÖLLER 221/192; WIMMER G.41/G.1) Der in einem Zug mit dem Vogelkörper verbundene Anstrich am Kopf von links ist erst in der 20. Dynastie häufiger vertreten als in der 19.

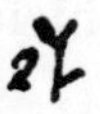 (x+6.7) 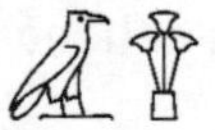 (MÖLLER 279/192; WIMMER M.16/G.1) Die im Athener Papyrus vorkommende Form des ersten Zeichens dürfte als gepflegte literarische Schreibung einzustufen sein. WIMMER hat Belege mit Gabelung oben nur in der 19. Dynastie (Untertypen mit Tupfen oben oder Bogen dagegen allerdings von Ramses III. bis Ramses IV.). MÖLLER andererseits kennt unsere Zeichenform von Sethos II. bis Ramses IV. und wieder in der 21. Dynastie.

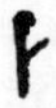 (x+7.8) 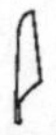 (MÖLLER 282; WIMMER M.17) Passend zu sonst aus der 20. Dynastie belegten Formen dieses Zeichens ist die Erscheinung, daß der Querstrich den senkrechten Strich nicht kreuzt, sondern angesetzt ist.

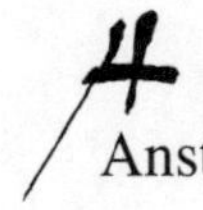 (x+10.4) 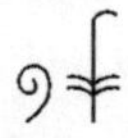 (MÖLLER 289/200B; WIMMER M.23/Z.7) Die Schreibung ohne Anstrich nimmt in der 20. Dynastie zu.

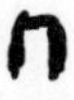 (x+6.10) 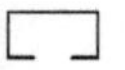 (MÖLLER 340; WIMMER O.1) In der 20. Dynastie ist im Gegensatz zur 19. die unten gänzlich offene Form häufiger.

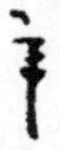 (x+10 V.12)  (MÖLLER 525; WIMMER V.28) Die überpunktete Form nimmt in der 20. Dynastie zu.

[44] Vgl. besonders Teil 1 S. 245–247.

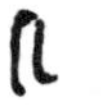 (x+9.11) 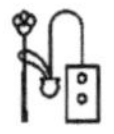 (MÖLLER 537; WIMMER Y.3) Die oben geschlossene und unten offene Form ist in der 20. Dynastie häufiger als andere Schreibweisen.

 (x+5.8)  (MÖLLER 574; WIMMER AA.1) Die im Gegenuhrzeigersinn eingedrehte Spirale ist typisch für die 20. Dynastie.

Für eine Datierung des magischen Papyrus in die 20. Dynastie sprechen auch die sehr kursiv geschriebenen spätramessidisch wirkenden und zur Erstbeschriftung gehörenden Abrechnungen auf der Rückseite (s. Taf. 46–47), die nicht Gegenstand der vorliegenden Publikation sind.

Schließlich sei auf einige Sonderformen des Athener Papyrus hingewiesen:

 (x+11.8)  (MÖLLER 229; WIMMER G.21) Es handelt sich um eine Zeichenform mit vereinfachter Strichführung, für die weder MÖLLER noch WIMMER Parallelen haben.

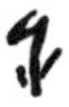 (x+4.5) 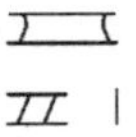 (MÖLLER 334; WIMMER N.36/N.23) Die Schriftlisten verzeichnen sonst keine Form mit seitlich angesetztem diakritischem Schrägstrich, sie ist aber nicht ohne Parallelen (vgl. etwa P. Kairo CG 58042 rt. [= P. Boulaq 4 = Ani B] 16.14[45] und öfter).[46]

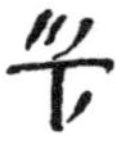 (x+6.6) 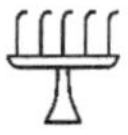 (MÖLLER 551) Für das ohnehin seltene Zeichen bieten die Schriftlisten keine vergleichbare Form.

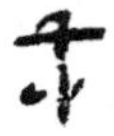 (x+5.1) 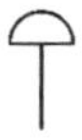 (MÖLLER 406) Auch dieses Zeichen ist ausgesprochen selten. Die bei MÖLLER für die Zeit Ramses' IV. nachgewiesene Form stimmt hinsichtlich Strichführung und Proportionen mit der im Athener Papyrus überein.

Das Mumiendeterminativ und das Zeichen für *psḏ.t* »Neunheit« werden regelmäßig mit einem Uräus versehen.[47] Diese Erscheinung ist bereits anderweitig seit der Zeit Merenptahs (MÖLLER 10) bzw. Ramses' IV. (MÖLLER 573) bis in die 21. Dynastie belegt und fügt sich damit bestens zu der von uns vertretenen paläographischen Datierung.

Eigentümlich ist das Unterstreichen einiger Zeichen:

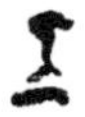 (x+2.8) 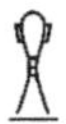 (regelmäßig)

---

[45] Ed. QUACK: *Ani* S. 288.

[46] Zu unserer Wiedergabe der Gruppe mit einem separaten senkrechten Strich vgl. VLEEMING: *Gooseherds of Hou* S. 227 f. § 63.

[47] Mangels geeigneter Drucktypen ist das in unserer hieroglyphischen Wiedergabe nicht nachgemacht.

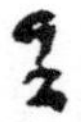 (x+7.2)  (nur hier)

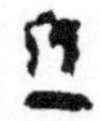 (x+10.4)  (nur hier)

Eine Wortgruppe, nämlich *ms.n mn⟨.t⟩*, ist in x+5.3 nachgetragen und die ganze Verbindung *mn ms.n mn.t* unterstrichen worden.

Generell werden wiederholt runde Zeichen, in die eigentlich eine Innenzeichnung gehört, durch einen einfachen Kreis ersetzt.

Eine starke Neigung zur Reduzierung zeigt die Handschrift gelegentlich auch bei der Formung der Pluarlstriche: In *ꜣw* in x+4.11 und in *ḥꜣw* in x+6.7 werden sie zu einem einzigen waagerechten Strich zusammengezogen.

Schwarze und rote Tinte

Der Schreiber des Athener magischen Papyrus benutzt für die Vignetten nur schwarze Tinte, für den Text dagegen auch rote,[48] wie es der ägyptischen Schreiberpraxis entsprach.[49] Von Kolumne x+8 an ist der Farbton der roten Tinte leicht anders als zuvor (vgl. die entsprechende Anmerkung zu x+8.3). Vermutlich hat der Schreiber neue rote Tinte angemischt (vgl. S. 10).

Dem Wechsel zwischen Schwarz und Rot liegt normalerweise erkennbar das Bestreben zugrunde, den Text nach inhaltlichen Gesichtspunkten zu gliedern. Typisch hierfür ist etwa die Rubrizierung von Abschnittsanfängen wie MḎꜢ.T N.T[50] »BUCH DES« (x+5.12, x+8.8), Listenüberschriften wie R RDI͗.T RḪ ... »WISSEN ZU LASSEN ...« (x+10.6 f.), Spruchanfängen wie Rꜣ N »SPRUCH DES«[51] (x+1.11, x+5.1, x+13.3) oder KY Rꜣ »ANDERER SPRUCH« (x+2.10, x+2.13–3.1, x+4.2, x+8.6) sowie I͗NR + Ordinalzahl als wesentliches Gliederungsmerkmal innerhalb eines Rituals (passim in x+11.1–8). Als ebenso typisch ist die Rubrizierung von Handlungsanweisungen wie ḎD MDW »WORTESPRECHEN, REZITATION« (x+1.10, x+4.3, x+5.4, x+5.6, x+5.8, x+8.3, x+8.5, x+11.10, x+12.6 f.) oder ḎD.TW Rꜣ PN »REZITIERT WERDE DIESER SPRUCH« (x+2.11, x+3.5 f., x+3.12, x+6.12, x+7.10 f., x+9.7, x+16.8) wie überhaupt von mehr oder weniger langen Abschnitten mit diversen Handlungsanweisungen anzusehen (x+2.3 ff., x+2.9 f., x+3.6 f., x+3.12 ff., x+4.3 ff., x+5.4, x+5.6 f., x+5.8 f., x+6.12 f., x+7.6 f., x+7.10 f., x+8.3 f., x+8.5, x+9.7 ff. [wechselt in x+9.11 zu Schwarz], x+11.10 f., x+12.2 [wechselt in x+12.3 zu Schwarz], x+12.6 f., x+16.8 ff., x+17.1).

[48] Die rote Tinte ist an sehr vielen Stellen mit bloßem Auge fast nicht sichtbar. Wir konnten die Rubren des Rectos jedoch stellenweise unter UV-Licht lesbar machen (vgl. S. 10). Für das Verso kam die Anwendung einer UV-Lampe leider nicht in Frage. Denn der Papyrus konnte nicht gewendet, sondern nur der hintere Teil, der auf der Rückseite beschriftet ist, umgebogen werden. Da dieser Teil währenddessen nicht mehr unter Glas lag, war eine Verdunkelung durch eine über den Kopf gelegte Jacke nicht mehr möglich, ohne den Papyrus zu gefährden.

[49] POSENER, *JEA* 35 (1949) S. 77 ff. und POSENER, *JEA* 37 (1951) S. 75 ff.

[50] Im Original rot geschriebene Wörter werden von uns in Kapitälchen wiedergegeben.

[51] In der deutschen Übersetzung geben wir den originalen Genitiv je nach Intention des Spruches zuweilen auch durch eine uns passend erscheinende Präposition wie etwa »von« oder »für« wieder.

Auch Namen von negativ angesehenen Gottheiten werden rot geschrieben. Im Athener Papyrus betrifft dies ʿPP »APOPHIS« (x+6.7, x+10.8)[52] und – freilich nur ausnahmsweise – in x+9.2 die Dämonenbezeichnungen ḪFT P{T}F MWT MWT.T. In diesen Fällen hat Rot nicht eigentlich eine Gliederungsfunktion, sondern wird gewissermaßen absolut gebraucht. Das gilt auch für die Flammenzeichen in x+4.9.[53]

Die Grundregel, rote Tinte dort zu verwenden, wo etwas hervorzuheben ist, wird bekanntlich immer wieder von einer zweiten Regel durchkreuzt, der zufolge zur Hervorhebung in roter Umgebung wieder Schwarz genommen wird. Dieser Fall tritt ein, wenn zwei rot geschriebene Bereiche direkt aufeinanderfolgen würden, z. B. die Handlungsanweisung am Ende eines Spruches und der Titel des nächsten. Wenn aber beide Bereiche rot geschrieben würden, ginge die eigentlich angestrebte Markierungsfunktion der roten Farbe beim zweiten Textteil verloren, da sie sich vom unmittelbar vorher verwendeten Rot nicht mehr abhöbe. Der Schreiber des Athener magischen Papyrus benutzt in solchen Fällen kurzzeitig schwarze Tinte. Er wählt von Fall zu Fall eine der beiden folgenden Optionen: Die eine Möglichkeit ist die, im ersten eigentlich rot zu schreibenden Teil, noch bevor dieser zu Ende ist, zu Schwarz zu wechseln, so daß der zweite rot zu schreibende Teil auch tatsächlich als Rubrum erscheinen kann. Dies betrifft Handlungsanweisungen, die rot angefangen werden, aber schwarz enden, damit der folgende Spruchtitel rot geschrieben werden kann (x+2.9 f.), sowie Handlungsanweisungen, die von einem bestimmten Punkt an schwarz geschrieben werden, damit Rot wieder zur Untergliederung innerhalb der Anweisung gebraucht werden kann (x+4.3 ff.). Bei Anwendung der anderen und deutlich häufiger befolgten Strategie läßt der Schreiber das zweite von zwei direkt aufeinandertreffenden Rubren schwarz beginnen wie *pẖr.t n.t* »Mittel des« (x+4.1), *mḏꜣ.t n.t* »Buch des« (x+6.7 und vermutlich so geplant in x+7.1, wo aber der Anfang der Überschrift vom Schreiber vergessen worden ist), *ky rꜣ* »Anderer Spruch« (x+3.7, x+5.4, x+5.7, x+7.7, x+8.5 hinten, x+16.10) oder *rꜣ n* »Spruch des« (x+7.11, x+11.11). Beide Verfahren bilden einen Kompromiß zwischen dem eigentlich geforderten Rot und dem Erhalt eines Kontrastes. Gelegentlich wird schon recht schnell wieder zu roter Tinte gegriffen (vgl. *k.t* MḎꜣ.T in x+5.4 und ⸢*in*⸣*r* ⸢DPY⸣ in x+10.7), in anderen Fällen erst viel später (vgl. x+6.7 ff.). Stets dürfte aber angestrebt sein, die rote Farbe doch noch zum Einsatz bringen zu können.

Schwarz werden innerhalb eines Rubrums die Namen von nicht negativ gewerteten Gottheiten (x+2.3 f., x+2.9, x+3.6, x+3.14, x+4.5 f., x+6.12, x+8.5) und die Wörter *nṯr.w* »Götter« (x+8.10) sowie *šps̆y.wt* »Edeldamen« (x+16.9) geschrieben, um zu vermeiden, daß sie mit der als gefährlich angesehenen Farbe Rot in Kontakt kommen. Hier hat die Verwendung der schwarzen Farbe keine hervorhebende Funktion. Vielmehr handelt es sich sozusagen um ein absolutes Schwarz. Darum sind in ansonsten rot geschriebenem ʿPP »APOPHIS« (x+6.7 und x+10.8) die Messer im Schlangendeterminativ schwarz ausgeführt.

[52] Die Messer im Schlangendeterminativ sind an beiden Stellen allerdings wieder schwarz geschrieben (vgl. im übernächsten Absatz).

[53] Die Funktion der Rubren in x+1.4 und x+1.5 läßt sich wegen der sehr starken Fragmentierung nicht mehr bestimmen.

Damit sind sowohl fast alle Rubrizierungen als auch fast alle in Schwarz erscheinenden Stellen der Rubren erklärt. Bei den wenigen verbleibenden Fällen dürfte es sich um Versehen des Schreibers handeln. Manchmal verrät schon das offensichtliche Schwanken zwischen Rot- und Schwarzschreibung innerhalb einer Aufzählung wie in x+2.3, wo »Bild« teils schwarz (*twt*) und teils rot (TWT) geschrieben ist, daß lediglich eine Nachlässigkeit vorliegt. Sonst zeigt die Abweichung von seiner üblichen Praxis wohl an, daß der Schreiber einfach aus Versehen bei der schwarzen (*r ḏi͗.t rḫ=k* . . . in x+10.3) bzw. roten (K.T in x+4.5, MḎꜣ.T N.T in x+5.9, KY Rꜣ in x+8.5 und x+12.7) Tinte geblieben ist und den geforderten Wechsel vergessen hat.

Hinzuweisen ist auch noch darauf, daß Nachtragungen[54] immer in Schwarz ausgeführt sind: *rꜣ* in ḎD.TW *{rꜣ}*[55] ⌜R⌝[ꜣ] ⌜PN⌝ in x+2.3, *ms.n mn⟨.t⟩* in x+5.3 und *ky rꜣ ẖ.t⟨=i͗⟩ sp-2* in x+7.7 f.[56]

Spatien

Als Mittel zur Textgliederung hat der Schreiber des Athener Papyrus Freiräume nicht eingesetzt. Die einzigen beiden Spatien befinden sich jeweils am Ende einer Zeile (x+6.13 und x+10.4) und sind am ehesten so zu erklären, daß dem Schreiber der geringe verbliebene Platz für den Beginn eines neuen Spruches bzw. Satzes zu kurz erschien.

Gedrängte Schreibungen

Gelegentlich finden sich auffällig gedrängt, u. U. sogar verkürzt geschriebene Wörter. Dazu kann es kommen, wenn der Schreiber ein Wort noch in einer Zeile unterbringen, aber zugleich den angestrebten Spaltenrand nicht unnötig überschreiten wollte. Beispiele sind *mn.t* in x+16.5 im regulären Text am Zeilenende, *ms.n mn⟨.t⟩* in x+5.3 in einer Nachtragung ebenfalls am Ende der Zeile. Muß der Schreiber Wörter doch einmal im Freiraum zwischen Kolumnen nachtragen, so tut er das in x+7.7 am Zeilenende auffällig gedrängt, während die Fortsetzung, die vor dem regulären Anfang der nächsten Zeile steht, nicht ungewöhnlich platzsparend geschrieben ist.[57]

---

[54] Für die Nachtragung von Einzelzeichen s. S. 32 f.

[55] Dieses *rꜣ* ist nachgetragen, aber unnötig.

[56] Hier ist *ky rꜣ* wegen des vorangehenden Rubrums aber zu Recht schwarz geschrieben.

[57] Der umgekehrte Fall zur gedrängten Schrift, nämlich der mögliche Gebrauch von Füllstrichen in x+2.6, x+5.11 und x+7.10 am Zeilenende, ist im Kapitel 9.e. im Abschnitt zum Wort *n* angesprochen.

9. Orthographie

Vorbemerkung: In unserer Umschrift versuchen wir, möglichst genau abzubilden, was im Original geschrieben ist. Daher normalisieren wir in der Umschrift nicht. Auch verzichten wir auf die Angabe schwacher Konsonanten etwa bei den Verba IIIinf.

Wir umschreiben *mḥr* und *dp* statt *mr*[58] bzw. *tp*.[59]

Angesichts der Tatsache, daß es sich bei den Texten des Athener Papyrus um magisch-medizinische Therapien diverser Leiden handelt, sollte man mit philologisch einwandfreien Spruchvarianten rechnen. Wir würden doch erwarten, daß es aus Gründen ihrer Wirksamkeit bei der Rezitation der Sprüche auf wortgetreue Wiedergabe ankam. Magische Sprüche dürfen weder in ihrer verbalen Performanz noch in ihrer schriftlichen Notation durch irgendwelche »störenden« Einflüsse kontaminiert sein – sollte man meinen. Aber der Athener Papyrus erfüllt wie so viele andere magische Papyri diese Erwartungen nur in sehr bescheidenem Ausmaß. Die Abschrift enthält eine erkleckliche Anzahl von Fehlern unterschiedlichster Natur. BORGHOUTS hat in seiner Edition des P. Leiden I 348 einen entsprechenden Katalog von Versehen, aber auch von mehr oder minder standardisierten Graphien hybrider Form erstellt,[60] an dem wir uns in der folgenden Liste orientieren. Die Fehler in den Vignettenbeischriften der Kolumne x+10 sind hier nicht aufgenommen worden, da die Lesungen dort vielfach ohnehin unsicher sind.[61] In unserer Textwiedergabe haben wir entsprechend Klammern gesetzt, um sowohl den tatsächlich geschriebenen Text als auch die nötigen Emendationen zum Ausdruck zu bringen. Die Anordnung der Belege erfolgt normalerweise alphabetisch nach dem betroffenen ägyptischen Wort.

a. Korrekturen und Hinzufügungen im Original

· *w* in *ꜣḫ.wy* unterhalb der Zeile nachgetragen (2.5)
· *ỉ{n}n*: Zuerst hat der Schreiber ein *n* hineingequetscht, dann, um seine Korrekturabsicht deutlicher zu machen, noch einmal oben in der Zeile nachgetragen.
· in *wbt* hat der Schreiber zuerst ein *wbꜣ*-Zeichen anstelle eines *b* schreiben wollen (5.5)
· *ms.n mn⟨.t⟩* ist nachgetragen (5.3)
· in *nw* »Zeit« ist das Determinativ des Auges mit der Augenbraue nachgetragen (5.11)
· *nty* aus *n* + Pluralstriche (4.3)
· *rꜣ* »Spruch« in Schwarz oberhalb des Rubrums nachgetragen (2.3); diese Nachtragung ist überflüssig
· Sonnendeterminativ statt Einkonsonantenzeichen *ḫ* in *snwḫ* (4.1)

---

[58] Siehe QUACK, *LingAeg* 11 (2003) S. 113 ff. SCHWEITZER, *ZÄS* 138 (2011) beachtet nicht die demotischen Wiedergaben und möchte an *mr* festhalten.

[59] Zur Lesung *dp* s. WERNING, *LingAeg* 12 (2004) S. 183 ff. PEUST, *GM* 208 (2006) S. 7 f. möchte sogar *ḏp* lesen, während SCHWEITZER, *ZÄS* 138 (2011) S. 132 ff., der die aramäische/hebräische Wiedergabe von *d* nicht ausreichend berücksichtigt, zu *tp* zurückkehren möchte.

[60] BORGHOUTS, *OMRO* 51 (1971) S. 232–238.

[61] Um Platz zu sparen, ist hier in Kapitel 9 auf das »x+« vor der Kolumnenzahl verzichtet worden.

· *s* aus *b* korrigiert in *ḥs* »Kot«, geschrieben wie *ḥbsbw* (1.10)
· *ky rꜣ ẖ.t⟨=ꞽ⟩ sp-2* ist in 7.7 f. in den Kolumnenzwischenräumen nachgetragen
· Unklar ist uns, was am Beginn von Zeile 8.10 passiert ist; vgl. den Kommentar zur Stelle.

b. Korruptelen

– Metathesen
· *ꞽry-pꜥ.t > p-rꜥ.t* (6.8)
· *nwtf* statt *tfnw.t* (4.5)
· *qmꜣ n=k* statt *qmꜣ=k n* (2.1): Ursache ist wohl die Plazierung des *k* *auf* der Zeile statt in ihrer oberen Hälfte

– durch Homonyme oder Homophone
· *ꞽm* »gib!« für *ꞽmy* »der in . . . befindlich ist« (11.5)
· *ꜥ.t* »Körperteil« für *ꜥ.wy.w* »Arme«? (8.11)
· Admiratipartikel *wy* statt des abhängigen Pronomens *wꞽ* in *mk-wy* (3.12)
· *wsr* »stark sein« statt *wsr.t* »Hals« (2.11)
· *mḥ 1?* »1(?) Elle« statt *mḥ* »Nest« (7.2)
· Genitiv Plural *n.w* statt Singular *n* (3.6, 3.9 [2×])
· *nb* »jeder« geschrieben wie *nb.t* »Herrin« (9.5)
· *nḥp* »Töpferscheibe« > *nḥb.t-ḥp.t* kontaminiert mit *nḥb.t* »Nacken« (11.8 f., 11.11, 12.3)
· *sfḫ* »lösen« für *sfḫ* »sieben« (5.3)
· *ḏdw* »Busiris« für *ḏd* »Djedpfeiler« (2.11)
· Auch die Determinierung eines Wortes kann aufgrund von Vermischung mit einem Homonym falsch sein; s. unten.

– Kontaminationen
· *sꜣw.tw* für *ꞽy.tꞽ* aufgrund graphischer Ähnlichkeit im Hieratischen (5.2)
· *wnm* »essen« statt *ꞽmy.w* »die darin sind« (7.14)[62]
· *ꞽnḏ* ist zusätzlich mit *wꜣḏ* geschrieben (Fr. 1 2)
· zu *m bnr* verschriebenes *wꜥb* (16.2)
· Anstelle von *pn* ist in 6.2 vielleicht die graphisch ähnliche Gruppe von Pluralstrichen über *n* geschrieben worden, sofern dort nicht *p* für *pꜣ* gemeint ist.
· *pẖr* »einkreisen« ist aus graphischen Gründen (zwei direkt aufeinanderfolgende *r*) in *r rwꞽ* »um zu beseitigen« eingefügt worden (9.5)
· *nb(.t)-ḥw.t-ḥr* statt *nb.t-ḥw.t* »Nephthys« durch Kontamination mit *ḥw.t-ḥr* »Hathor« (2.7, 2.9, 3.10, 6.13)
· *nmt* »schreiten« > *msḏr* »Ohr« wegen graphischer Verwechslung (11.7)
· *ḥbs(.w)* »Kleider« (2.10, 7.7 [hier mit »schlechtem Paket« determiniert!]) statt *ḥs* »Kot«

---

[62] Diese Verwechslung hält sich bekanntlich hartnäckig über das Demotische (ERICHSEN: *Glossar* S. 30 [3. ptolemäischer Beleg, vgl. S. 91]) bis in die klassische Überlieferung (Horapollon, Hieroglyphika I,42).

· intendiertes *ḫt* in der Präposition *m-ḫt* ist zu *ꞽr.t* verschrieben (15.8)
· *rsw.t* »Erwachen« statt *s.t* »Platz« wegen graphischer Ähnlichkeit (11.7)
· *wḏfꜣ.w* statt *ḏfꜣ.w* (10.1)

– falsche Determinative
· *mꜣw.t* »Neuheit« hat das kleine Kanaldeterminativ und einen Strich bei sich. Die Umschreibung als Kanalzeichen ist insofern konventionell, als es graphisch von der reduzierten Form der Buchrolle nicht zu unterscheiden ist, die allerdings typischerweise nicht von einem zusätzlichen Strich begleitet wird. Ihren Ursprung hat die unzutreffende Determinierung in einer Vermischung mit *mꜣw.t* »Insel«.
· *.t* + Frau bei *mn* »N.N.« in *mn ms.n mn.t* (3.4)
· Mauerdeterminativ in *ḥꜥpy* »Hapi« (7.3)
· *ḫꜣw.t* »Altar« hat in 6.6 das kleine Kanalzeichen bei sich.
· *swꜣ* »vorübergehen« mit kleinem Kanaldeterminativ (2.5)
· schlagender Mann statt Tanzendem in *ksks=k* (4.3)
· Phallusdeterminativ anstelle des gebeugten Mannes in *ksy* (5.1)
· Wasserdeterminativ in *ṯtf* »verwirren« anstelle der laufenden Beinchen aufgrund von Vermischung mit *ṯtf* »ausgießen« (12.11 und 12.12)
· Buchrolle und Schlagender, aber kein Hausdeterminativ in *ꞽmnw* »Versteck« (15.4)

– falsche Suffixe
Das Suffix der dritten Person Sg. m. steht für ein anderes Suffix:
· *ꞽt=f* statt *ꞽt=ꞽ* (3.11); *mw.t=f* statt *mw.t=ꞽ* (3.11)
· *ẖ.t=f* statt *ẖ.t=s* (6.1)

– sonstige falsche Wörter
· *ꜥ.wy* statt *mḥ* »Elle« (2.1)
· *dꞽ* statt *ḫt* in *m-ḫt=k* (2.2)
· Präposition *r* statt *n* (6.8)

– andere Korruptelen
· *ꞽw ꞽw* in 5.5 ist eine unsichere Stelle: Das erste *ꞽw* kann eine Schreibung für die Präposition *r* sein; beide Wörter sind im Koptischen zu ⲉ zusammengefallen. Das zweite *ꞽw*, das mit Kreuz und schlagendem Arm determiniert ist, mag eine Verschreibung für *ꞽf* »wegtragen« sein.
· *ꞽnn=twtn* statt *ꞽn.tw n=tn*? (3.2)
· *ꞽrw m 7 ṯs* > *ꞽrw 7 m ṯs* (5.7)
· *ptwq* statt *pꜣq.t* »feinstes Leinen«? (16.3)
· *n.t* steht wohl zweimal für graphisch ähnliches *m* (7.8, 8.7)
· *ẖry?* steht wohl für den Namen *ẖty* (10 V.19)

c. Auslassungen

– von Radikalen
· *ꞽ* in *⟨ꞽ⟩n* »seitens« (3.7, 4.4, 7.7); in *⟨ꞽ⟩n-ꞽw=sn* (9.2)
· *y* (Nisbeendung) in *sḫt⟨y⟩* »Fallensteller« (5.3); in *dp⟨y⟩* »erster« (8.5); vielleicht in *dwꜣ⟨y⟩* (8.5, 8.6)

· *w* in *ꞽr.t⟨w⟩* (3.14); *n mꜣ⟨w⟩.t* »neu« (9.9)
· *pr* in *⟨pr⟩ꞽ* »herauskommen« (8.9)[63]
· *m* in *hꜣ⟨m⟩hꜣm.w* »Gebrüll« (5.1); in *ḥꜣ⟨m⟩* »Fänger« (5.3); in *m ⟨m⟩ꜥnḏ.t* »in (der) ⟨m⟩ꜥnḏ.t-Barke« (5.3)
· *ms* in *⟨ms⟩ḏr* »Ohr« (5.4)
· *n* in *mr=s{t}⟨n⟩* (8.7) und *stꜣ(ꞽw)=s{t}⟨n⟩* (16.11); in]=*sn ⟨n⟩=f* (1.7); in =*ṯ⟨n⟩* (5.5); in *db⟨n⟩* (8.4)
· *r* in *ꜥ⟨r⟩.t* »Hintern« (8.4)
· *ḥ* in *sꜣ⟨ḥ⟩* (5.8)
· *s* in *⟨s⟩fṯ* »Öl« (1.5); in *ḥ⟨s⟩q* »abschneiden« (11.2); in *⟨s⟩šd* »Fenster« (15.3); in *ẖꜣb(w)⟨s⟩* »Lampe, Fackel« (15.7)
· *q* in *sn⟨q⟩* »säugen, stillen« (7.6)
· *t* in *dd.⟨t⟩w* (10.4)
· *t* bzw. *ṯ* am Ende von *wt⟨t⟩* »erzeugen« (anstelle des *t* ist ein *y* geschrieben; 11.4)
· *ty* in *pḥ⟨.ty⟩?* (10 V.17)
· *d* in *⟨d⟩d.tw* (10.5)
· *d/ḏ* in »*ꜣb⟨ḏ⟩w*-Fisch« (7.4)
· *ḏr* in *ms⟨ḏr⟩* »Ohr« (11.7)

– von Femininendungen
· *wsr⟨.t⟩=k* »dein Hals« (2.11)
· *mwt⟨.t⟩* »Wiedergänger⟨in⟩« (8.7 und passim)
· *mn⟨.t⟩* »N.N.« (passim)
· *mrḥ⟨.t⟩* »Öl« (1.9, 1.12, 4.1; stets wie *mrḥw* geschrieben)
· *nb⟨.t⟩* »Herr⟨in⟩« (8.6); auch in *nb⟨.t⟩-ḥw.t* »Nephthys« (3.10), obwohl das *t* nach Ausweis der griechischen Wiedergabe in diesem Wort noch gesprochen wurde
· *ry⟨.t⟩* »Farbe« (2.11)
· *rwḏ⟨.t⟩* »Hartgestein« (16.1)
· *ḥty⟨.t⟩=k* »deine Kehle« (2.11)
· *ḫft⟨.t⟩* »Feind⟨in⟩« (6.8)
· *ẖꜣꞽw* für *ẖꜣ.t* »Leichnam« (8.2 und 9.6)
· *swnw⟨.t⟩* »Pfeil« (8.4)
· *srf⟨.t⟩* (Fr. 1 1)
und passim, besonders auch bei Adjektiven; vgl. aber unter g

– von Determinativen
· *ꜣs⟨w?⟩* »Vogelk⟨ot⟩(?)« (7.2)
· *ꞽw* »kommen« (5.8)
· *ꞽrw* »Gestalt«? (3.3)
· *wnm* »essen« (7.4)
· *p⟨r⟩* »herauskommen« (6.10)[64]
· *ns* »*ns*-Dämon« (5.9)

---

[63] In 6.10 ist das Wort ohne Komplement und ohne Determinativ geschrieben.
[64] Hier fehlt außerdem das Komplement.

· *ḫpr* »Gestalt« (3.3)
· *smꜣ.w* »Bande« (3.10)
· *šꜣỉw* »Kot« (4.1)
· *ṯꜣỉ* »nehmen« (3.3; vgl. 5.5)
· *ḏꜣy(.t)-ḥs-mymy*, ein Dämonenname (8.1)

– vom Ideogrammstrich
· *rꜣ.w* »Sprüche« (1.13?)

– von Pluralstrichen
· *ỉmn(w)⟨.w⟩* (8.13)
· *mwt⟨.w⟩* (16.2)
· *ḏd md⟨.w⟩* (5.8)
· *nṯry.⟨w⟩t* (2.2)
· *ḫꜣb(w)⟨s⟩⟨.w⟩* (15.7)
· *sšmw⟨.w⟩* (2.6)
und öfter (vgl. unter g)

– von Flexionsmorphem
· *.tw* (Passivelement) in *ỉṯy⟨.tw⟩* (3.4), falls nicht eine passive *sḏm=f*-Form intendiert ist; in *dd.⟨t⟩w=w* (10.4)

– von Suffixen
· *=ỉ* in *=f* in *sn{.t}⟨=ỉ⟩* (3.11); in *ḥꜥ.w⟨=ỉ⟩* (3.11); in *gm=ỉ* (3.12); in *ẖ.t⟨=ỉ⟩* (7.8)
· *=k* in *ỉw⟨=k⟩* (5.8); *rḫ⟨=k⟩* (10.6)
· *=f* in *db⟨n⟩⟨=f⟩* (8.4); in einem auch sonst stärker korrumpierten Zusammenhang in 11.7
· *=fy* in *ꜥ.wy⟨=fy⟩* (16.3)
· *=sn* in *fꜣỉ⟨.t=sn⟩* (2.7)

– von einzelnen Wörtern
· *ỉmn* »Amun« wohl im Namen *⟨ỉmn-?⟩ḥtp* (10 V.13)
· *ỉn* »seitens« (3.13, 4.4; 7.11)
· *ỉṯy.n* (16.5) (s. Parallele O. Gardiner 363 4)
· *ꜥ* »Arm« in der zusammengesetzten Präposition *m⟨-ꜥ⟩* »von« (16.8)
· *ꜥꜣ.t* in *psḏ.t ⟨ꜥꜣ.t⟩* (7.9)
· *p.t* »Himmel« (9.4?)
· Kopula *pw* (16.7)
· Präposition *m* in *ꜥq ⟨m⟩* (5.1); in *sẖ ⟨m⟩ sty* (6.13); in *⟨m⟩ dbn=f* (7.12); vor *ỉwnw* (8.6, 9.5); vielleicht vor *. . .t=s* (9.1), vor *kky.t* (9.2) und vor *ḥr.w=sn* (11.8); *pr-⟨m-⟩mw.t?* (10 V.16)
· *n* (Genitiv) in *⟨n⟩ mꜣw.t* (2.9); *ḥm ⟨n⟩ ḏḥwty* (3.8); fälschlich dafür *r* (6.8)
· *n* (Dativ) in *⟨n⟩=tn* (7.1 [2 ×], 7.9)
· *nb* »Herr« in *⟨nb⟩ ꜥnḫ* (5.3)
· *nb* »jeder« in *mwt ⟨nb⟩* (8.8)
· *nb.t* »jede« in *nṯry.t ⟨nb.t⟩* (3.8)
· Negation *nn* vor *nk* (8.6)

· *ns=f* »seine Zunge« am Zeilenende (7.12)
· *nṯr* vor *ἰpw* (8.5 [s. 8.6])
· Präposition *r* vor *nḥm* (3.13?); vor *ḥ*ʿ*.w=f* (4.1); in ⟨*r-*⟩*ꜣw=sn* (4.11); vor *ḫḫ* (5.7); vor *mn ms.n mn.t* (8.3); in ⟨*r?-*⟩*ḥry* »nach oben« (8.8); nach *mky* (8.8)?[65]; vor Infinitiv zur Kennzeichnung des Futurs (10.7); vor *ἰṯy* (16.5)
· *rꜣ* in *hmw.t*⟨*-rꜣ*⟩ u. ä. (11.1, 5.10, 15.10, 16.3; Fr. 1 6)
· *ḥr* in *ἰnḏ-*⟨*ḥr*⟩*=tn* (2.5)
· Präposition *ḥr* in ⟨*ḥr*⟩ *tw*⟨*t*⟩ (2.3); ⟨*ḥr*⟩ ⌜*ἰn*⌝[*sy* (2.13); *smn sw* ⟨*ḥr*⟩ *mk.t=f* (3.2); in *ḏd.tw rꜣ pn* ⟨*ḥr*⟩ . . . (3.6); in *sḫ(w)* ⟨*ḥr*⟩ *mḥy* (3.6, 4.4; vergleichbar vielleicht auch 3.14); vor *sw.wt* (5.6); vor *ḫꜣw.t*? (6.5); vor *wꜣ.t* (8.12); vor Infinitiv (8.13); ⟨*ḥr*⟩ ʿ*.wt* (16.10)
· *ḥr=sn* »auf ihnen« (10.7)
· *s.t* »Frau« (10.1)
· *-sy* in *rḫ*⟨*-sy*⟩ (16.2)
· *swr* »trinken« vor *mw* »Wasser« vielleicht wegen der beiden Schreibungen gemeinsamen Wasserlinien (7.3)
· *dἰ(w)* oder ein anderer Ausdruck für »werde gegeben/gelegt« dürfte in 2.13 ausgefallen sein
· ⟨*ḏꜣ*⟩ *ḏꜣy* (9.3, 15.8)
· ⟨*4*⟩ »vier« in *nb ḏdw* ⟨*4*⟩ *ḥr.w* »Herr von Mendes, ⟨vier⟩ Gesichter« (2.3); hier könnte der übereinstimmende Wortauslaut von *ḏdw* und *4 = fdw* eine Rolle gespielt haben

– von längeren Texteinheiten
· Die Überschrift *mḏꜣ.t n.t dr* »Buch (des) Beseitigens« fehlt in 7.1; in 2.5 fehlt vielleicht ebenfalls eine Überschrift.
· In 6.5 dürfte in der Dämonenaufzählung der Teil *ns nb ḏꜣ nb* ausgefallen sein. Und in der Dämonenauflistung von 12.11 fehlt *mwt mwt.t*.
· Der gesamte Anruf an den siebten Räucherstein und der Anfang der abschließenden Gesamtanrufung ist in 11.8 vergessen worden. Der Schreiber ist von *ἰnḏ-ḥr=k* zu *ἰnḏ-ḥr=tn* gesprungen.
· Auch sonst sind sinnentstellende Auslassungen nicht selten (5.8 [2×], 7.4, 11.6).

d. Auffällige Graphien
· *ἰr* »machen« statt *dr* »vertreiben, niederhalten« (11.9)
· *wꜣḥ* geschrieben als *ḥ* + *wꜣḥ* (9.4)
· *pḥ.wy* für *pḥ.ty* »Kraft, Potenz« (6.1)
· Die *nw*-Ligatur ist in 5.6 ohne die sonst üblichen diakritischen Schrägstriche geschrieben.
· *nḏm* mit diakritischem Punkt über dem zweiten Zeichen, also geschrieben wie *m* + *nḏm* (2.4, 3.13, 4.7); diakritischer Punkt über beiden Zeichen (7.11); ohne diakritischen Punkt (4.4, 4.11)
· *sṯy.tꜣ* für *sṯy* »Ocker« (2.4, 4.4, 4.5)
· *kky.t* mit merkwürdiger Pflanze(?) statt Nachthimmel determiniert (9.2)
· *t(y)w*-Vogel statt *bꜣ*-Vogel in *{t(y)w}*⟨*bꜣ*⟩*tꜣ* (6.1)

[65] Oder ist ⟨*m-*ʿ⟩ ausgefallen?

· In 6.3 ist in der Verbindung *ḫ3y.t=k r* die Femininendung ganz ans Wortende gerutscht und über dem *r* plaziert.

e. Überflüssiges

– Einzelne Konsonanten
· *3* in *ḫ3{3}y.t* beim Zeilenwechsel (9.6 f.)
· *ỉ* in *šn⌜ỉ⌝w{ỉ}.⌜w⌝* »Baum« (6.11)
· *w* als phonetisches Komplement in *w3.t* (4.9). Öfters kommt *w* auch am Wortende vor. Wenigstens teilweise dürfte es aus einer Determinierung mit Pluralstrichen erwachsen sein, vgl. das unten zu überflüssigen Pluralstrichen Gesagte.
· *wỉ* in *rḫ=k{wỉ}* (2.6)
· *b* in *ḥ⟦b⟧s{b}.w* »Kot« (1.10); *gs{b}* »salben« (9.9)
· *n* vor *s* (1.10); vor *ẖ.t=f* (12.12); in *dỉ{.n}=tn* statt *dỉ=tn* (3.3); in der Präposition *ỉn{n}* (4.7); in der Pleneschreibung der Präposition *ỉn* als *ỉ{n}n* (7.8); wahrscheinlich auch in *{n?} m bš* (13.9)
· *r* in *ẖ{r}dbw* »töten« (6.3)
· *rn* in *pn{rn}w* »Maus« (10.4)
· *m* vor *mỉ* (3.2)
· *s* in *{s}ḥpt* (5.3); in *s{s}* »Mann« (7.11); in *ḥrw{s}y.tỉ* statt *ḥrw.tỉ* »entfernt euch!« infolge von Kontamination mit der Admirativpartikel *wsy* wegen des gleichen Weg-Determinativs (16.4)
· *t* in *p{t}f* 1.6, 9.2 und passim in diesem Wort; in *ỉry=s{tt}n* und in *mr=s{t}⟨n⟩* (8.7) sowie in *st3(ỉw)=s{t}⟨n⟩* (16.11)
· *ḏʿr{wỉ* + Determinativ + *ỉ}* (9.4 f.)

– Femininendungen
· *ỉ3w{.t}* (4.3)
· *ỉ.ỉr{.t}* (5.9, 5.10)
· *ʿ3{.t}* (5.1)
· *mn{.t}* (3.4)
· *md{.t}* (2.1)
· *n{.t}* (6.4, 7.1, 10.6)
· in der Ordinalzahlendung *.nw{.t}* (11.4, 11.8)
· *nb{.t}* (2.7)
· *sn{.t}* (3.11)
· *sḏm{.t}=f* (9.8)
· *tỉ3.wy{.t}* (10.1)
· Der Schreiber des Athener Papyrus setzt im Wort *ḥʿ* »Körperteil« konsistent ein *t* unter das *ʿ*. Diese Schreibung ist im Neuen Reiches üblich.[66] Offenbar wurde das *t* als Platzfüller aufgefaßt. Daher haben wir weder das *t* in unserer Umschrift berücksichtigt noch diese Schreibung als Fehler gezählt (vgl. unter g).

---

[66] *Wb* III S. 37; vgl. auch ERMAN: *Neuäg. Gr.* S. 10 § 17 und S. 57 § 128 zum Wort sowie S. 12 § 21 zur Vermeidung von leerem Raum unter breiten Zeichen.

– Determinative
· *ỉy* ist nach dem Zeilenwechsel erneut determiniert worden (8.2 f.).
· *ḥry-dp* »Oberhaupt« zusätzlich mit Fleischdeterminativ zu *dp* (6.4)
· *qb* »kühl« mit überflüssigem Mann mit der Hand am Mund nach den Wasserlinien in 7.7 (weil danach *swr(ỉ)* »trinken« mit derselben Determinativfolge?)
· *ḏꜥr{wỉ* + Determinativ + *ỉ}* (9.4 f.) ist zweimal determiniert.

– Pluralstriche
· *ỉšd{.w}* (6.12)
· *wnm{.w}=f* (7.2, 7.3; dies ist das einzige hier zu nennende Verb aus dem Athener Papyrus; sieht man vom unsicheren *ỉry{⸢.w?⸣}* in 8.7 ab)
· *ms⟨dr⟩{.w}* (mit *w*-Schlaufe und Pluralstrichen; 11.7)
· *⸢ḥꜥ⸣{.w}=f ⸢pn⸣* (11.10)
· *ḥ{b}s{.w}* (2.10)
· *srs{.w}* (16.11)

Die Vorliebe für Pluralstriche als abschließendes Determinativ[67] kann wiederum die Ursache für ein zusätzliches alphabetisch geschriebenes *w* zwischen dem eigentlichen Determinativ und den Pluralstrichen sein (s. z. B. *ẖryw* in 8.13).

– Suffixe
· *=f* in *ỉt{=f}* (3.11); in *mw.t{=f}* (3.10, 3.11); in *ḫsf{=f}* (8.9)
· in *s.t(y){=k} nṯr.w* (3.9) und vielleicht in *bꜣ=k-nb-ḏdw* statt *bꜣ-nb-ḏdw* (2.3; vgl. den Kommentar zur Stelle)

– Wörter
· *ꜥ.wt* »Glieder« (16.7)
· *mwt.t* »Wiedergängerin« (5.10)
· *n* öfters in *ky rꜣ {n}*, bedingt durch die übliche Sprucheinleitung *ky rꜣ n* (2.10, 5.7); in *wḏꜣ.t n {n} wỉꜣ* (4.6 f.); vor *ẖ.t=f* (12.12). Als Füllstrich könnte »*n*« gelegentlich am Zeilenende aufzufassen sein (2.6, 5.11, 7.10).
· Dittographie der Präposition *n* beim Zeilenwechsel 7.10–11)
· *rꜣ* »Spruch« ist überflüssigerweise oberhalb des Rubrums in 2.3 nachgetragen
· *rꜥ* in der Kartusche des Seth (6.2) und des Osiris (6.7)[68]
· Präposition *ḥr* (5.4, 8.1, 8.5, 8.12, vielleicht auch in 3.3 und 9.10)
· *ḫpr* als Verlesung eines Determinativs? (5.3)
· *sḏ(w)* (4.10) als Dittographie nach dem Zeilenwechsel

f. Rot- und Schwarzschreibung
· *rꜣ* als Nachtragung zu Rubrum schwarz geschrieben (2.3)
· *twt* innerhalb eines Rubrums erst zwei Mal schwarz geschrieben, danach rot (2.3)

g. Schreibungen, die nicht als Fehler zu werten sind
· *.tw* für die Stativendung *.tỉ* (9.6)

---

[67] Erman: *Neuäg. Gr.* § 27. – Pluralstriche sind Gesamtdeterminativ zu *ỉm[y.w?] p.t* in 15.6.
[68] Dazu Sethe, *ZÄS* 41 (1904) S. 45 u. 54.

· *ḫtf* statt *ḫft* – »Feind«; passim.[69]
· *=s(t)* statt *=s* (4.9); vgl. *ỉry=s{tt}n* und *mr=s{t}⟨n⟩* (8.7) sowie *stꜣ(ỉw)=s{t}⟨n⟩* (16.11).

Die Auslassung von Radikalen wie *ꜣ* (z. B. in *p⟨ꜣ⟩q.t* in 1.8) entspricht oft den Schreibsitten des Neuen Reiches und ist daher nicht als Fehler dem Schreiber des Athener Papyrus anzulasten.

Die überflüssige Setzung und umgekehrt die Auslassung der Pluralendung sowie der Femininendung *.t*, die wir oben zwar unter den Fehlern erwähnt, aber nicht vollständig dokumentiert haben, ist so häufig, daß man sie als Konvention der Zeit akzeptieren kann.[70] Deshalb haben wir sie auch nicht jedesmal im Text ergänzt und auch auf die konsequente Wiedergabe in der Umschrift verzichtet. Die Femininendung kann alternativ als *y* geschrieben erscheinen (z. B. *ḫfty* »Feindin« [13.7] oder *d̠ꜣy* »Widersacherin« [5.11 und öfter]). Beachte in diesem Zusammenhang ferner *r-nt{y}⟨.t⟩* in 6.6. Interessanterweise kann die Femininendung auch ungeschrieben bleiben, wenn maskuline und feminine Entsprechung direkt hintereinanderstehen, z. B. in der häufigen Verbindung *mwt mwt⟨.t⟩* »Wiedergänger und Wiedergängerin« (3.4 und passim).

Wie die Pluralstriche oft kaum mehr andeuten als das Wortende, so kann auch die Buchrolle als Determinativ erscheinen, das letztlich nur zur Markierung des Wortendes oder gar nur als eine Art Platzfüller dient (z. B. *mn* »N.N.« passim und *tỉꜣ.wy{.t}* »Sandalen« (10.1).

tw⟨t⟩ »Bil⟨d⟩« (2.3 und öfter) ist laut *Wb* V S. 255 seit dem Alten Reich belegt und kommt im Athener Papyrus häufiger vor als die Schreibung *twt*. Merkwürdig ist die Nichtschreibung des zweiten *t* trotzdem, wenn man bedenkt, daß das Wort auch im Koptischen (ⲧⲟⲩⲱⲧ) noch auf *t* > ⲧ endet.

h. Syllabische Schreibungen

Im Hieratischen des Neuen Reiches besteht bekanntlich generell eine Tendenz zu redundanten Phonogrammen. Man denke nur an die zusätzlichen *w*-Schlaufen besonders am Wortende sowie *tw* und *tỉ* für konsonantisch erhaltenes *t*. Diese Phänomene sind auch in der Schrift des Athener Papyrus allgegenwärtig; beachte in diesem Zusammenhang auch die Schreibung von *sḥd̠* > *sḥt* mit *tw* in 5.2). Beliebt ist ferner die Einfügung eines *ꜣ* beispielsweise in *h(ꜣ)⟨m⟩h(ꜣ)m* (5.1), *gꜣbw* (2.11) oder im Dämonennamen *sh(ꜣ)q(ꜣ)q(ꜣ)* (7.12 und 8.3). Eine fremde Herkunft mag in diesem Fall Anlaß für eine syllabische Schreibung gegeben haben. Das wird auch für den teilweise syllabisch geschriebenen Pflanzennamen *ỉft* (5.5) gelten.

---

[69] Nach den Angaben des digitalen Zettelarchivs (http://aaew2.bbaw.de/tla/, DZA 27.803.820 und 830; DZA 27.819.330, 350 und 360) überwiegt in Papyri des Neuen Reiches sowohl für die zugrundeliegende Präposition »gegen« als auch für das davon abgeleitete Substantiv »Feind« die normale Schreibung (*ḫft*); die andere (*ḫtf*) ist aber keineswegs selten. Interessanterweise wird in den Papyri des Mittleren Reiches immer *ḫtf* geschrieben. Wir könnten es bei der Orthographie des Athener magischen Papyrus daher durchaus wenigstens teilweise mit der Übernahme aus einer älteren Vorlage zu tun haben.

[70] Vgl. ERMAN: *Neuäg. Gr.* §§ 143–146 und § 128.

Bei anderen Wörtern wie etwa *bnr* (6.9 f. und öfter) und *ḏmꜥ* (10.1) sind syllabische Schreibungen normal, da diese Wörter überhaupt erst im Neuägyptischen aufkommen.

Seltsam ist schließlich *mꜥ.w* (5.6). Denn die explizite Ausschreibung des ꜥ ist höchst merkwürdig, da es sich, wie der Textzusammenhang zeigt, doch wohl um eine Wiedergabe des sonst *mꜣ.t* geschriebenen Wortes »Stengel« handelt (s. den Kommentar zur Umschrift).[71]

i. Unklare Graphien

· drei Hörner oder Vogelköpfe (2.7) sowie Flammenzeichen und Kreis (2.7 und 2.8) (vgl. Kap. 12 am Ende)
· *wnš* + speiender Mund für *wnš* + Tierfelldeterminativ »Schakal«? (2.10)
· *wḥꜥ* + zwei *mꜣ*-Sicheln oder ꜥ-Arme für *wḥꜥ.t* »Skorpion«? (2.10)
· Ein Krokodil steht in 5.2 wohl ideographisch für *ṯꜣỉ* »nehmen, fassen«.

j. Worttrennung

· *ꜣḫw|y.w* (9.3 f.)
· *ỉꜣw.t* | Determinativ (6.6 f.)
· *ỉy* Determinativ | {Determinativ} (8.2 f.)
· *ỉnr* | Determinativ (10.2 f.)
· *ỉtn|w* (7.5 f.)
· *ꜥq?|.w* (12.5 f.)
· *mꜣꜣ* | Determinativ (4.2 f.)
· *ms|tꜣnn* (3.6 f.)
· *nrw* | Determinativ (11.6 f.)
· *n|{ḥb.t-}ḥp{t}.w* (11.8 f.)
· *nk* | Determinativ (8.6 f.)
· *r-bn|r* (6.9 f.)
· *rꜥ-|ḥr-ꜣḫ.ty* (10.1 f.)
· *hꜣ|?. . .* (13.6 f.?)[72]
· *ḥm|.tỉ* (8.7 f.)
· *ḫꜣ|{ꜣ}y.t* (9.6 f.)
· *k|y* (2.13 f.)
· *ḏꜣr{wỉ}|{ỉ}* (9.4 f.)
· *ḏd|.tw* (3.5 f.; 7.6 f.)

k. Sonstiges

Eigens hingewiesen sei hier auf Schreibungen, die als graphische Modernismen bzw. Eigenheiten des Neuen Reiches gelten können. Hierzu gehören das *aleph prostheticum* im perfektischen Partizip *ỉ.ỉr{.t} rs* »die Wache gehalten haben« (5.9–10) und in der perfektischen Relativform *ỉ.ỉr{.t}=tn* »(die Wache,) die ihr gehalten habt«.

[71] Vgl. ČERNÝ / GROLL: *Late Egyptian Grammar* S. 4 1.6: ». . . ꜥ, however, is regularly written, and not added erroneously.«

[72] Die genaue Stelle des Zeilenwechsels ist nicht ganz sicher. Vielleicht stand der Rest des Wortes sogar noch in derselben Zeile.

Außerdem sind hier zu nennen *n* für prädikatives *m* (mehrfach in 4.2 f.) und schließlich das Nebeneinander von *mtw* (9.6 [*mtwk*]) und *m.nt* (5.9 [*m.ntsn*], 6.6 [*mn.ntk*]) als Schreibungen des Bildeelementes der unabhängigen Pronomina (vgl. S. 43).

l. Schreibertendenzen

Über den Gesamtverlauf des Athener Papyrus hinweg läßt sich ein Phänomen beobachten, das auch in anderen Texten zu belegen ist, aber, soweit wir sehen, bisher nur für den demotischen P. Krall systematisch behandelt worden ist.[73] Gemeint ist der Wechsel zwischen verschiedenen Schreibungen desselben Wortes derart, daß der Schreiber die zuerst gewählte Schreibweise eines Wortes später zugunsten einer anderen aufgibt. In manchen Fällen wird weiter hinten im Text zu einer dritten Form gewechselt. Die Stellen, an denen der Schreiber sich zugunsten einer neuen Schreibung entscheidet, liegen je nach Wort ganz woanders, so daß wir es mit einem sich über den ganzen Textverlauf hinziehenden Prozess, keineswegs aber mit einem Beleg für mehr als einen Schreiber zu tun haben. Hineinspielen können bei Sammelhandschriften auch verschiedene Konventionen unterschiedlicher Vorlagen. Die uns im Athener Papyrus aufgefallenen Wörter sind:

- *ꜣḫwy.w* »Geist« (bis 10.3) > *ꜣḫ.w* (ab 11.2)
- *ꜣs.t* »Isis« mit Schlangendeterminativ (bis 3.12) > mit Falke auf Standarte (ab 7.4; ausnahmsweise auch schon in 2.11 und 3.9)
- *iꜥrꜥr.t* »Uräusschlange« (bis 4.9) > *ꜥrꜥr.t* (ab 4.10)
- *iw* »kommen« wird in 5.8 zweimal mit diakritischem Strich an den laufenden Beinchen geschrieben, danach (6.4, 9.2) nicht mehr.
- *ꜥnty.w* »Myrrhe« mit Krugdeterminativ (bis 2.9) > mit Körnerdeterminativ (ab 2.12)
- *wiꜣ* »Barke« ohne geknickten Stock als zusätzliches Determinativ (bis 4.8) > mit geknicktem Stock (ab 5.3)
- *mwt⟨.t⟩* (bis 13.5) > *mwty* »Tote, Wiedergängerin« (ab 15.10)[74]
- *n{.w}* (bis 3.9) > *n{.t}* (ab 6.4)
- *nb.t* »Herrin« (4.8) > *nb⟨.t⟩* (8.6)
- *nb.t-ḥw.t{-ḥr}* »Nephthys«, außerdem mit Schlangedeterminativ (bis 6.13) > *nb.t-ḥw.t* und mit Falke auf Standarte (ab 7.4)
- *nrw* »Schrecken« mit Determinativ des schlagenden Mannes (bis 4.1) > ohne Determinativ des schlagenden Mannes (8.9 bis 11.7) > mit schlagendem Mann und Pluralstrichen (12.11)
- *nṯry.t* »Göttin« mit Schlangendeterminativ oder Falke auf Standarte (bis 3.8) > *nṯr.t* immer mit Falke auf Standarte (ab 12.10)
- *rꜥ* »Re« ideographisch oder phonetisch geschrieben (bis 7.8) > ausschließlich phonetisch geschrieben (ab 9.5)
- *rpy.t* »Bild« mit Schlangendeterminativ (bis 4.6) > mit Falke auf Standarte (ab 6.12, ausnahmsweise schon einmal in 2.9)
- *hꜣ* »hinabsteigen« (bis 6.8) > *hꜣy* (ab 7.5)

[73] Hoffmann: *Kampf um den Panzer des Inaros* S. 24 ff.

[74] Vermutlich schon ab 15.8.

· *smꜣ* »abschlachten« mit Messer und schlagendem Arm determiniert (bis 8.8) > zusätzlich mit geknicktem Stock davor geschrieben (ab 10.8)
· *sn* »Bruder« mit Punkt über dem Personendeterminativ (bis 6.2) > ohne Punkt (ab 12.5)
· *sšmw* »Bild« mit Determinativ der laufenden Beinchen (bis 2.6) > mit Falke auf Standarte (ab 2.7)
· *stẖ* »Seth« mit hockendem Seth geschrieben (bis 2.8 und einmal ausnahmsweise in 6.2) > mit liegendem Sethtier geschrieben (ab 3.11)
· *sḏr* »liegen« mit Punkt unter dem Bett des Determinativs (bis 4.3) > ohne Punkt (ab 7.8)
· *grḥ* »Nacht« ohne Füllsel vor dem Determinativ (bis 8.7) > mit *t*-artigem Winkel vor dem Determinativ (ab 16.10)[75]
· *twt* »Bild« wird nur bis einschließlich 2.12 auch ideographisch geschrieben (Ausnahmen in 2.3, wo bereits die Schreibung mit alphabetischem *t* + *w* auftritt, die von 2.13 an die allein verwendete ist).[76]
· *dwꜣ(w).t* »Dat« (bis 4.2) > *dwꜣ.t* (ab 4.3)

Unsicher sind:
· *swꜣ* »vorübergehen« mit kleinem Kanaldeterminativ[77] (bis 2.5) > *swꜣ* mit Determinativ der laufenden Beinchen (ab 2.9)
· *kkwy* »Finsternis« (bis 5.2) > *kky.t* (ab 9.2)
· Insgesamt zweimal wird bei den Schreibungen für das unabhängige Personalpronomen gewechselt: *m.nt*... (bis 7.3) > *mtw*... (9.6) > *nt*... (ab 15.3).[78]

Bemerkenswert ist die Verteilung der verschiedenen Schreibungen von *m-bꜣḥ* »vor«: In Verbindung mit einem folgenden Götternamen wird immer 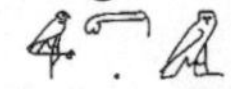 geschrieben (2.7 und 10.1). In den sonstigen Fällen (mit einem anderen folgenden Substantiv oder mit Suffix) wird zuerst dieselbe Schreibung gebraucht (4.7), bald darauf der Falke auf Standarte weggelassen (4.9), später statt des Punktes eine Buchrolle gesetzt (5.2 und 10.1).

Die Determinierung ist ebenfalls bei *sn.t* »Schwester« betroffen: mit Frauendeterminativ (bis 3.11) > mit Männerdeterminativ (7.4) > ohne Determinativ (ab 12.1)

Vielleicht darf man hier auch die Form des Determinativs des Auges mit der Augenbraue ansprechen. Vgl. die Anmerkung zu Anfang von x+4.3.

Ein konsequenter Wechsel ist für den Anfang des Wortes *sty* »Ocker« erkennbar: In den frühen Schreibungen wird mit Ausnahme von 3.13 das *sty*-Zeichen von einer zusätzlichen *tꜣ*-Gruppe begleitet, von 4.6 an nicht mehr.

[75] In 5.11 findet sich außerdem eine ideographische Schreibung.

[76] Ferner wird in den Schreibungen von Kolumne 8 an zusätzlich das Buchrollendeterminativ verwendet. Es mag aber sein, daß diese Erscheinung nicht als Schreibertendenz aufzufassen ist. Denn in den beiden betroffenen Fällen (x+8.3 und x+15.11) handelt es sich nicht um Götterbilder, sondern um eine Darstellung des *shqq*-Dämons bzw. des Patienten. Es könnte also durch die Zufügung eines vergleichsweise nichtssagenden Determinativs eine Art inhaltliche Neutralisierung des Wortes beabsichtigt sein.

[77] Oder als einmaliger Fehler zu werten?

[78] Evtl. schon ab 15.1.

Das Setzen bzw. Nichtsetzen des Fleischdeterminativs bei ideographisch geschriebenen Körperteilbezeichnungen unterliegt starken Schwankungen. *ḏr.t* »Hand« wird zwei Mal mit (3.12 und 8.4 hinten), ein Mal (8.4 Mitte) ohne Fleischdeterminativ geschrieben. Gleich drei Mal ändert der Schreiber seine Graphie von *dp* »Kopf«: mit Fleischdeterminativ (2.13), ohne (5.5–7.2), wieder mit (9.12) und wieder ohne (11.2 [nur hier folgen allerdings Pluralstriche]).

Konfuser ist die Situation bei *gs(w)* »salben«. Zuerst wird 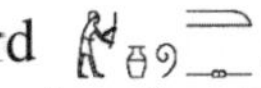 geschrieben (bis 2.4) und dann 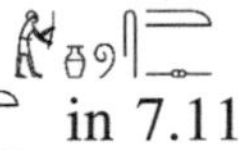 (3.13–4.4), woran sich zwei vereinzelte Schreibungen anschließen (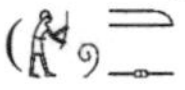 in 7.11 und 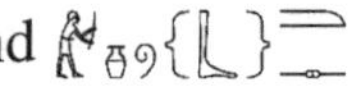 in 9.9.

10. Grammatik

Die Texte des Athener magischen Papyrus sind überwiegend im klassischen Idiom des Mittelägyptischen verfaßt. Gleichwohl finden sich gelegentlich Merkmale des Altägyptischen oder – häufiger – des Neuägyptischen. In den folgenden Tabellen sind die entsprechenden Phänomene mit ihren Belegstellen[79] aufgelistet. Außerdem haben wir eine Zuordnung zu den Textkategorien Überschrift, Spruch und Handlungsanweisung vorgenommen, um wenigstens ansatzweise die vermutete Unterschiedlichkeit ihrer verschiedenen Sprachregister überprüfen zu können. In den Summen sind unsichere Belege jeweils als 0,5 gezählt.

Altägyptizismen

Wortschatz

Phänomen	in Überschrift	in Spruch	in Handlungsanweisung
nh(ꜣ)p »entkommen«	–	16.7	–
Summe	0	1	0

Sonstiges

Phänomen	in Überschrift	in Spruch	in Handlungsanweisung
ỉpw »dieser«	–	8.5, 8.6[80]	–
ỉpw(y.w) »diese« (Pl.)[81]	–	3.1, 5.9	–

[79] Um Platz zu sparen, ist auch in diesem Kapitel bei Belegstellenangaben auf das »x+« vor der Kolumnenzahl verzichtet worden.

[80] Beide Male in derselben Verbindung *nṯr ỉpw* »dieser Gott«. Handelt es sich hier um einen sekundär altertümlich geformten Ausdruck? Denn zwar gibt es einerseits vergleichbare Formen selten schon im Alten Reich (EDEL: *Altäg. Gr.* § 183). Andererseits ist ein anlautendes *ỉ* in der Kopula noch im Demotischen und Altkoptischen erhalten (HOFFMANN in: *ICD 7*, S. 226). Ausschlaggebend dafür, die Belege hier zu werten, ist aber die Tatsache, daß *pw* nur im Altägyptischen als Demonstrativum lebendig ist (EDEL op. cit. § 188–191), im Mittelägyptischen jedoch außer Gebrauch gerät (GARDINER: *Grammar* § 112). Da man

Summe	0	3	0

Das Bild ist eindeutig: Sehr altertümliche Sprache findet sich ausschließlich in den Sprüchen selbst, weder in den Überschriften noch in den Handlungsanweisungen. Die Sprüche können demnach entweder wenigstens in Teilen recht alt sein oder sekundär bewußt altertümlich formuliert worden sein.

Neuägyptizismen

Wortschatz[82]

Phänomen	in Überschrift	in Spruch	in Handlungsanweisung
ỉry-ḥꜣ.t »Pilot«	–	11.5	–
ỉsq »zögern«	–	2.6	–
wꜣḏ »gedeihen lassen«	–	2.2	–
wḏꜣ »heil sein lassen«	–	8.6	–
pꜣ »der«	–	5.9, 5.10, 6.11, 8.2, 8.5, 11.8	1.9,[83] 2.12, 10.2, 12.3[84]
m-rꜣ-pw »oder«	–	–	9.12[85]
m ḥꜣw r »mehr als«	–	6.7	–
*m-šs mꜣ*ᶜ »wahrhaft ausgezeichnet«	–	–	2.10
mḥ »Nest«	–	7.2?	–
mḥy »Schale«	–	–	2.4?, 2.9, 3.6, 3.13, 3.14, 4.4, 4.5, 4.7, 4.10,

gleichwohl noch einige Belege für demonstrativen Gebrauch von *pw* finden kann, haben wir die beiden Stellen im Athener Papyrus nur halb gezählt.

[81] Die Schreibung des demonstrativ gebrauchten *(ỉ)pw* mit *y* kommt im Mittleren Reich auf (GARDINER: *Grammar* § 111).

[82] Die neuägyptische Admirativpartikel *wy-sy* ist in 16.4 in die Schreibung des Verbs *ḥrw* »fern sein« fälschlich eingedrungen. Da das nur ein Beleg für das Alter der Abschrift, nicht des Textes ist, bleibt diese Erscheinung hier unberücksichtigt. Das transitive *sỉn(w)* »bringen« in x+1.7 bleibt ebenfalls außen vor, da es in einem stark zerstörten Bereich steht, in dem die Zuordnung zu Überschrift, Spruch und Handlungsanweisung nicht sicher ist.

[83] Dieser Beleg fällt aus der Summe heraus, da wir uns für die Statistik auf den besser erhaltenen Bereich von 1.11 an beschränken.

[84] Es ist bemerkenswert, daß *pꜣ* und auch sein feminines Gegenstück *tꜣ* häufig vor der Kombination Zahlwort + Substantiv stehen; *pꜣ*: 5.9, 6.11, 10.2, 11.8, 12.3, *tꜣ*: 6.11, 15.7, 16.8.

[85] Das Wort wird im Athener Papyrus aber noch nach Art seines Vorläufers *rꜣ-pw* an das Ende der Aufzählung gesetzt (*Wb* II S. 396,12–397,1). Es handelt sich also fast mehr um eine graphische Modernisierung. Daher werten wir diesen Beleg nur halb.

			7.10, 9.9
mšꜥ »gehen«	–	–	17.1
nꜣ »die«	10.6	–	4.10, 10.3, 12.3?
nꜣ.w »jene«	10.3	9.6	9.9
r-ỉwd »zwischen«	–	–	4.10
r-bnr »hinaus«	–	6.9 f., 6.10	–
ḥꜥtỉ »Bett«	–	8.3	–
ḫꜣbs »Fackel«	–	15.7	–
ḫr ỉr m-ḫt ḥr-sꜣ nn »danach aber«	–	–	10.2
smḥy »links«	–	–	2.12
sšḍ »Fenster«	–	15.3	–
sgb »schreien, Schrei«	–	9.2	5.4
šm n= »weggehen«	–	2.1	–
gꜣbw (= *gbỉ*) »schwach sein«	–	2.11	–
tꜣ »die«	–	6.10, 6.11 15.7, 16.2, 16.8	3.14?, 4.11, 10.2[86]
dbn (= *tbn*) »Stirn«	–	7.12	8.4
ḏꜥḏꜥ »Beweglichkeit«	–	5.5	–
ḏmꜥ »Papyrus«	–	–	10.1
Summe	2	27,5	28

Flexion, Syntax und Formeln

Phänomen	in Überschrift	in Spruch	in Handlungsanweisung
aleph prostheticum	–	5.9, 5.10	–
Demonstrativum *nn* ohne *n* angeschlossen	8.10	7.9 f.	7.10, 9.8, 9.11
Futur III in Relativsatz mit *nty*	–	–	10.7
Genitiv mit Vorwegnahme des Rectums als Suffix[87]	–	11.10	9.12
Genitiv statt Adjektiv: *n mꜣw.t* »neu«	–	–	2.4, 3.6, 3.13, 4.4, 4.10, 7.10 f., 9.9

[86] Beachte die Anmerkung zu *pꜣ*.

[87] Von DEPUYDT, *Le Muséon* 112 (1999) S. 273 ff. ausführlicher behandelt. Für ein Beispiel aus einem magischen Text vgl. etwa *dp=f mn* »sein, des N.N. Kopf« in P. Boulaq 6 rt. 4.3 (KOENIG: *Papyrus Boulaq 6* S. 43).

Infinitivform *dỉ.t*	8.10, 10.3	5.5	2.5[88]
Konjunktiv	–	–	5.4[89]
Negation *bw*	–	3.12	–[90]
Personalsuffix *=w*	–	–	10.3–5 (3 Mal)[91]
Possessivartikel *tꜣy=k*	–	3.12[92]	–
Präsens I	–	4.3 (2 Mal), 6.2, 9.5	–
sdm r »etwas hören«	–	–	9.8
Überschrift mit *r (r)dỉ.t rḫ*[93]	10.3, 10.6	–	–
Umstandssatz mit *ỉw*	–	8.12 (1,5 Mal)[94]	–
Summe[95]	5	12	18

An den absoluten Belegzahlen ist leicht abzulesen, daß generell der Wortschatz des Athener magischen Papyrus wesentlich häufiger von Neuägyptizismen betroffen ist als Flexion und Syntax. Dieses Ergebnis ist leicht erklärbar: Es geschieht eher, daß ein ungebräuchliches Wort durch ein neueres ersetzt wird, als daß ein Satz radikal umformuliert wird.

[88] Dagegen *rdỉ.t* in 10.6 (in der Verbindung *r rdỉ.t*). Diese Form darf man für einen in der 20. Dynastie geschriebenen Papyrus bereits als Archaismus werten. Denn nach WINAND: *Études de néo-égyptien* I S. 77 f. und 82–84 ist *dỉ.t* bereits in der nachamarnazeitlichen 18. sowie der 19. Dynastie die häufigste und von der 20. Dynastie an die normale Form. Zu den Infinitivformen in *Urk.* IV s. BROSE, *GM* 243 (2014) S. 63–68 und S. 74.

[89] Interessanterweise setzt der Konjunktiv dort den initialen Infinitiv *ḏd mdw* »Rezitation« fort. Zum Konjunktiv als Fortsetzung nach einem Infinitiv im Neuägyptischen vgl. ERMAN: *Neuäg. Gr.* § 579.

[90] Bei dieser Gelegenheit sei darauf aufmerksam gemacht, daß im Athener Papyrus die Negation *n* zumindest in der Orthographie nicht vorkommt. Stets wird *nn* geschrieben, was für das Neue Reich ja völlig normal ist (ERMAN: *Neuäg. Gr.* §§ 747 ff.).

[91] Immer in derselben Formel.

[92] Auch wenn der Possessivartikel erst im Neuägyptischen voll ausgebildet ist, so erscheint er doch schon im Mittleren Reich. Wir haben ihn in der Summe darum nur halb gewichtet. Bemerkenswert ist, daß sich der eine Beleg in wörtlicher Rede an ein Kind findet.

[93] Es geht uns hier nicht darum, daß *rdỉ.t* und *rḫ* kombiniert werden können. Das gibt es schon viel früher (vgl. z. B. LUFT in: *Fs. Westendorf*, S. 103 ff.). Uns kommt es hier auf den Gebrauch der Formel *r (r)dỉ.t rḫ* an, den wir in Kapitel 11.D näher diskutieren.

[94] Einer der beiden Belege ist unsicher und daher nur halb gezählt.

[95] Im Zusammenhang mit unseren Überlegungen zum Alt-, Mittel- und Neuägyptischen im Athener Papyrus haben wir die auffällige Voranstellung des Adverbs *ỉm* in dem Satz *ỉw wnm=f ỉm mḫt* »indem er dort Eingeweide gegessen hat« (7.4) nicht berücksichtigt. Denn zu allen Zeiten kommen gelegentlich Ausnahmen von der normalerweise ja festen Reihenfolge der Satzteile im Ägyptischen vor. Davon sind besonders auch adverbielle Ausdrücke betroffen (vgl. etwa EDEL: *Altäg. Gr.* § 872; GARDINER: *Grammar* § 507, 2; ERMAN: *Neuäg. Gr.* § 696). Zudem könnte man alternativ auch *ỉw wnm=f ỉm* ⟨*m*⟩ *mḫt* »indem er davon, (nämlich) ⟨von⟩ Eingeweiden, gegessen hat« verstehen.

Will man zuverlässige Aussagen darüber gewinnen, ob eher die Überschriften oder die Spruchtexte oder die Handlungsanweisungen Neuägyptizismen aufnehmen, so muß man die Anzahl der Neuägyptizismen auf die jeweilige Wortzahl umrechnen:[96]

Phänomen	in Überschrift	in Spruch	in Handlungsanweisung
Summe der Neuägyptizismen	7	39,5	46
Wortzahl	318	1977	832
Neuägyptizismen je 100 Wörter	2,2	2,0	5,5

Jetzt wird sofort sichtbar, daß Überschriften und Sprüche generell deutlich konservativer formuliert sind als die Handlungsanweisungen. Es sei auch an die Altägyptizismen erinnert, die sich ausschließlich in den Sprüchen selbst finden. Die tendenziell ältere und weniger modernisierte Sprachform der Spruchtexte ist unseres Erachtens eine Folge ihrer Funktion: Sie wenden sich an die Dämonen und Götter und müssen im Interesse ihrer Wirksamkeit den tradierten Wortlaut möglichst bewahren. Die Handlungsanweisungen dagegen sind an den ausführenden Heiler gerichtet und betreffen die technische Seite. Sie müssen vor allem klar verständlich sein, weshalb sie eher in eine zeitgenössische Sprachform gebracht werden.

Das Ergebnis entspricht klärlich den Erwartungen, doch dürfte die präzisierte Feststellung interessant sein, daß, bezogen auf die Wortzahl die Handlungsanweisungen, etwa zweieinhalbmal mehr Neuägyptizismen aufweisen als die Sprüche und ihre Titel.

Die von uns zusammengetragenen Listen können sicher nicht als endgültig betrachtet werden. Eine auf breitestmöglicher Textbasis angelegte Untersuchung zum unterschiedlichen sprachgeschichtlichen Charakter bestimmter Textteile gibt es bisher nicht, so daß noch ein Vergleichsmaßstab fehlt. Außerdem mögen wir das eine oder andere Phänomen übersehen haben. Überdies können neue Texte die Belegzeiträume einzelner Wörter ausdehnen, so daß sie vielleicht nicht mehr als Alt- oder Neuägyptizismen zu werten sind. Aber alle diese Faktoren werden vermutlich nur noch vergleichsweise kleinere Verschiebungen nach sich ziehen. Die Kernaussage dürfte doch wohl stimmen.[97]

---

[96] Wir haben nur den Bereich vom Spruchanfang in 1.11 an berücksichtigt, da der Papyrus vorher so lückenhaft ist, daß eine Zuordnung der erhaltenen Reste zu Überschrift, Spruchtext oder Handlungsanweisung zu unsicher wird. Aus demselben Grund sind auch die Fragmente unberücksichtigt gelassen. Suffixe sind als Wörter gezählt, auch Lücken (pauschal als je ein Wort), zu tilgende oder ergänzte Stellen.

[97] Da die Wertung von Wörtern aufgrund lückenhafterer Kenntnis ihrer Laufzeiten als alt-, mittel- oder neuägyptisch weniger signifikant ist als die von grammatischen Phänomenen, haben wir zum Vergleich einmal die lexikalischen Belege nur halb gewichtet. Es ergeben sich folgende Zahlen für sie: 1, 13,75 und 14, was die Summen zu 6, 25,75 und 32 reduziert. Die Prozentsätze für die Neuägyptizismen je 100 Wörter sind dann 1,9 für die Überschriften, 1,3 für die Sprüche und 3,8 für die Handlungsanweisungen. Am grundsätzlichen Bild

WINAND / GOHY, *LingAeg* 19 (2011) S. 175 ff. haben sich dem Thema Neuägyptizismen in einem magischen Papyrus des Neuen Reiches mit einer anderen Fragestellung genähert, als wir es hier für den Athener Papyrus getan haben. WINAND / GOHY sind nicht an einer funktionalen Differenzierung interessiert, sondern an der Identifizierung überlieferungsgeschichtlich älterer oder jüngerer Partien und beziehen ihre Untersuchungen daher auf die einzelnen Sprüche. Wir sehen allerdings das Problem, daß ein Spruch keine traditions- und damit sprachgeschichtliche Einheit sein muß. Im Athener Papyrus ist der Spruch 3.7 ff. ein gutes Gegenbeispiel. Hier stehen der Gebrauch von *mw.t* »Mutter« mit Possessivsuffix und der mit Possessivartikel nebeneinander. Gleichwohl lassen sich einige Partien erkennen, in denen Neuägyptizismen besonders zahlreich auftreten.[98]

1.11–2.5: Der Spruch mit syntaktischen Neuägyptizismen in 2.4 und 2.5 sowie Wörtern in 2.1 und 2.2, vielleicht auch in 2.4 ist zu stark zerstört, als daß man ihn gewinnbringend weiter redaktionsgeschichtlich analysieren könnte. Allerdings sieht man, daß die Neuägyptizismen sich auf die Handlungsanweisung ab 2.3 konzentrieren.

3.7–4.1: Syntaktische Neuägyptizismen finden sich zweimal in 3.12 und einmal in 3.13, dazu kommen noch zwei Wörter in 3.13 und 3.14. Es ist also vor allem der hintere Teil des Spruches neuägyptisch.

4.2–11: Zweimal begegnet das Präsens I in 4.3 im Spruchteil. Neuägyptische Lexik ist neun Mal im langen Anweisungsteil von 4.4 bis 4.11 zu finden. Der kurze Spruch und die lange Handlungsanweisung können also sehr gut zusammen entstanden sein.

5.1–4: Neuägyptische Syntax bzw. Flexion (5.2? und 5.4) und das Wort *sgb* in 5.4 geben nicht viel her. Es fällt aber auf, daß sich die sicheren Neuägyptizismen auf die Handlungsanweisung beschränken.

5.9–12: Da dieser Spruch keine Handlungsanweisung bei sich hat, beschränkt sich das Vorkommen der Neuägyptizismen auf den eigentlichen Spruchtext (5.9 und 10 je ein syntaktisches und ein lexikalisches Phänomen). Allerdings ist der Spruch zu kurz für weitere Untersuchungen, da er im Prinzip aus einem einzigen langen Satz besteht.

7.7–11: Erneut haben wir es mit einem kurzen Abschnitt zu tun. Der Gebrauch des Demonstrativums ohne genitivischen Anschluß (7.9 f. und 7.10) sowie das Vorkommen von *n mꜣw.t* in 7.10 f., ferner ein erst seit dem Neuen Reich belegtes Wort in 7.10) zeigen den neuägyptischen Einfluß auf den Text. Allerdings ist wieder auffällig, daß vor allem die Handlungsanweisung betroffen ist.

8.8–10.3: Zahlreiche Neuägyptizismen finden sich in diesem langen Abschnitt. Sie betreffen sowohl Flexion, Syntax und Formeln (8.10 [bis], 9.5, 9.8 [bis], 9.9, 9.11, 9.12) als auch den Wortschatz (9.2, 9.6, 9.9 [bis], 9.12, 10.1, 10.2 [ter], 10.3) und verteilen sich, wie man sieht, über den ganzen Text, ohne einzelne Passagen besonders

---

ändert sich also nichts. Sogar dann, wenn man den Wortschatz ganz unberücksichtigt läßt und nur Phänomene der Flexion etc. zählt, kommt man mit den Zahlen 5, 12 und 18 auf 1,6 Neuägyptizismen pro 100 Wörter in den Überschriften, auf 0,6 in den Sprüchen und 2,2 in den Handlungsanweisungen.

98 Wir beschränken uns, da es hier lediglich darum gehen soll, die Methode am Athener Papyrus zu demonstrieren, der Einfachheit halber auf Sprüche, in denen wenigstens zwei neuägyptische Phänomene aus den Bereichen Flexion, Syntax und Formeln vorkommen.

abzuheben.

10.3–6: Dieser Abschnitt ist durchgehend neuägyptisch geprägt, sowohl von der Formenbildung und Flexion her (10.3 [bis], 10.3–5 Suffix =*w* und 10.6) als auch – weniger deutlich – vom Wortschatz her (10.3 und 10.6).

Die Untersuchung zeigt, daß es im Athener Papyrus kaum längere neuägyptische Abschnitte gibt, die im Laufe der Überlieferungsgeschichte in den schon bestehenden Textbestand eingefügt worden wären. Vielmehr finden sich normalerweise vor allem immer wieder punktuelle Modernisierungen, was das Einschieben neuägyptisch geprägter Einzelsätze nicht ausschließt (etwa in 3.12). Von der sprachlichen Aktualisierung sind vor allem die Handlungsanweisungen betroffen. Insgesamt recht viele sprachliche Neuerungen zeigt jedoch das Buch zum Abschlachten der Dämonen in 8.8–10.3 samt der zugehörigen Versicherung der Wirksamkeit der Namen der Geister in 10.3–6. Der diesen in den Mund gelegte Hymnus über die sieben Räuchersteine weist dagegen kaum Neuägyptizismen auf. Es könnte sich also um einen Text handeln, dem die anderen beiden Abschnitte später vorgeschaltet worden sind.

Es fällt auf, daß sich in keinem der durch wenigstens mehr als einen Neuägyptizismus in Syntax, Flexion oder Formeln charakterisierten Textabschnitte ein Altägyptizismus findet. Das ist einerseits eine Bestätigung für eine spätere Entstehung. Andererseits zeigt sich darin aber auch, daß der Wortlaut der Texte des Athener Papyrus in der Regel das Ergebnis eines kontinuierlichen und den ganzen Text betreffenden Vorgangs ist.

Weitere Beobachtungen

Abschließend seien zur Grammatik noch einige zusätzliche Beobachtungen mitgeteilt, die nicht schon auf den vorangehenden Seiten im Zusammenhang mit alt- oder neuägyptischem Sprachcharakter ihren Platz gefunden haben. So ist die auffällige Verwendung der pseudoverbalen Konstruktion *wn.ỉn=f ḥr sḏm* am Spruchanfang in 8.11 zu nennen. Ein initialer Gebrauch des *sḏm.ỉn=f* ist jedoch selten auch sonst belegt, könnte aber eine Fortsetzung des in der Spruchüberschrift Gesagten implizieren.[99]

Vom Standpunkt des Mittelägyptischen bemerkenswert ist ferner das passive *sḏm=f* mit pronominalem Subjekt in 3.9.

Hingewiesen sei auch auf das Nebeneinander zweier verschiedener Konstruktionen von *nb* »jeder« in Aufzählungen: Jedes Glied einer Aufzählung kann *nb* erhalten (so *mwt {mwt⟨.t⟩} nb ḏ⸢ꜣ⸣ nb mwt⟨.t⟩ nb ḏꜣy* [*nb*] in 5.10 f.). Alternativ kann nur ein einziges die Aufzählung abschließendes *nb* stehen (so *ḏꜣ ḏꜣy mwt nb* in 8.9 oder *ḫft p{t}f mwt mwt⟨.t⟩ nb* in 11.5).[100] Auch Mischungen zwischen beiden Konstruktionen kommen vor. Teilweise handelt es sich dabei sicher um fehlerhafte Auslassungen (so etwa *mwt ⟨nb⟩ mwt⟨.t⟩ nb ḏꜣ nb ḏꜣy nb* in 8.8 f.). Bei zweigliedrigen Aufzählungen ist dagegen nicht zu entscheiden, welche Konstrunktion von *nb* der Schreiber intendiert hatte, so

[99] Vgl. BORGHOUTS: *Egyptian* I S. 210 § 57.d.1.

[100] Selbstverständlich gibt es Aufzählungen ohne jegliches *nb*, etwa *ḫft p{t}f mwt mwt⟨.t⟩ ḏꜣ ḏꜣy ḥmw.t-rꜣ* in 9.2 f., 9.7 f. und 10.8 f. (mit unterschiedlichen Zerstörungen).

daß wir beide Varianten als korrekt ansehen. Instruktive Beispiele sind *mwt nb mwty nb ḥmw.t⟨-rꜣ⟩* in 16.3 neben *mwt mwty nb ḥmw.t-rꜣ* in 16.6.

11. Phraseologie (Intertextualität)

A. Eine Anrufung aus dem Täglichen Tempelritual kombiniert mit einer Wendung aus Götterdekreten (x+3.1 ff.)

Der Spruch x+3.1–5 stellt eine recht enge Übernahme aus dem Episode 36 des Täglichen Tempelrituals bzw. Opferrituals[101] dar. Der angesprochenen Gottheit wird das Herz gebracht, ein Vorgang, der in Parallele dazu gesetzt wird, daß auch Isis ihrem Sohn Horus und umgekehrt Horus seiner Mutter Isis das Herz bringt. Diese ganze Konstellation stellt eine Ausweitung dessen dar, was bereits in den Pyramidentexten in Spruch 595 § 1640a–c formuliert wird.

Ausgetauscht wird allerdings der, der das Herz bringt: Im Opferritual ist es der Offiziant, der von sich in der ersten Person spricht. Im Athener Papyrus ist es dagegen Horus höchstpersönlich, der dem Patienten das Herz bringt.

Im weiteren Verlauf des Textes wird noch einmal das Personal verändert: Sollen im Opferritual die Menschen schweigen und die Götter das hören, was Horus seinem Vater Osiris gesagt hat, so sollen im magischen Papyrus die Götter still sein und hören, was Thot gesagt hat (x+3.4 f.). Diese Aufforderung an die Götter, zu schweigen (*gr* im Imperativ) und die Worte eines befehlenden Gottes anzuhören (*sḏm=tn*), findet eine Parallele in den Götterdekreten.[102] Thot selbst kommt im Spruch des Opferrituals auch vor, aber als eine weitere Gottheit, die das Herz gebracht hat.

In der Überlieferung des Ritualtextes ist das Tempus des Verbs »bringen« uneinheitlich. Im Athener Papyrus wird das *sḏm=f* verwendet, weshalb wir eine präsentische Übersetzung bevorzugt haben. Im vorliegenden Papyrus wird mit der Aufforderung an die Götter, für das Herz des Patienten zu sorgen und Thots Worte anzuhören, mit denen er den Besitz des Herzens bestimmt, tatsächlich eine Wendung in die aktuelle Situation vollzogen.

Während der Spruch im Täglichen Opferritual etwa in P. Berlin P. 3055 5.8–9 und 12.2–4[103] inhaltlich an das Aufsteigenlassen der Maat anknüpfen dürfte,[104] ihm unmittelbar das Erdeküssen vorangeht und ein Hymnus, der zugleich das Ritual abschließt, folgt, steht der Spruch im Athener Papyrus für sich. Er wird mit einer Handlungsanweisung versehen, derzufolge er über Götterbilder zu rezitieren ist, die zu zeichnen, in Bier aufzulösen und zu trinken sind.

---

[101] GUGLIELMI / BUROH in: *Fs. te Velde*, S. 131 f.; TACKE: *Opferritual* I S. 146 ff. und II S. 137 ff.; BRAUN: *Pharao und Priester* S. 122 ff.

[102] S. die Zusammenstellung bei BEINLICH: *Papyrus Tamerit 1* S. 21 f.

[103] *Hieratische Papyrus Berlin* I Taf. V und XII.

[104] GUGLIELMI / BUROH in: *Fs. te Velde*, S. 132.

B. Eine Anleihe aus Fremdvölkerbeischriften (x+6.4)

Der Traktat »zur Vertreibung von *nsy nsy.t mwt mwt.t* (x+5.12–6.7) beschreibt Seth in seiner Gestalt als *bꜣtꜣ* im Leibe seiner Mutter Nut tobend. Ja, Seth herrscht inzwischen als König über die Beiden Länder, welches Amt doch eigentlich seinem Bruder Osiris zusteht. Als Usurpator verursacht Seth aber eine Epidemie (*ḫꜣy.t*), die unter den Menschen im Lande, den Fischen im Fluß und den Vögeln am Himmel wütet. Osiris wird nun – als gebürtiger Ägypter (x+6.3) – gebeten, seine Heimat von eben dieser Plage zu befreien. Dies geschehe durch Installation seines Sohnes als Herrscher auf dem Thron. Als rechtmäßigem Nachfolger seines Vaters gebühre ihm auch, daß *ỉw n=f rsy mḥ.ty ẖr bꜣk.w=sn ḥr psḏ=sn* »Süden (und) Norden zu ihm kommen mit ihren Produkten auf ihrem Rücken.« (x+6.4–5). In der Anmerkung zur Übersetzung haben wir bereits auf Parallelen in ramessidischen Königsinschriften verwiesen.

C. Eine Anleihe aus den Verklärungen bzw. dem Täglichen Tempelritual – oder: Wo ist der Ba des Dämons? (x+9.5–6)

Das in x+8.8 beginnende und aus mindestens fünf Einzelsprüchen bestehende Ritual zur Bekämpfung von »Rebell« (*sbỉw*), »Feind« (*ḫfty*), Wiedergängern (*mwt* und *mwt.t*) und jeglichem anderen Dämon fragt im ersten Spruch u. a. nach seinem Aufenthaltsort. Dabei wird angedroht, mit der Suche solange nicht aufhören zu wollen, bis er gefunden ist. In direkter Ansprache wird er dabei gefragt: *ỉn ỉw=k ḥry ỉn.tw bꜣ=k ỉn rꜥ ⸢ỉn⸣ [ỉ]w=k m tꜣ [ỉn.tw ẖꜣ(ỉ)]⸢w⸣=k ỉn gb* »Bist du oben (= im Himmel)? (Dann) wird dein Ba von Re (weg)gebracht. [Bi]st du in (der) Erde? (Dann) [wird] dein [Leichn]a⟨m⟩ von Geb [(weg)gebacht].« (x+9.5–6) Und er soll dann siebenmal pro Stunde zu Boden geschmettert werden (x+9.6). Die Fragen nach dem Aufenthaltsort dürften eine den Spruch ins Gegenteil verkehrende Anleihe aus einem der beliebtesten Opfersprüche im Rahmen des Verklärungsrituals darstellen, dessen Belegspanne von den Sargtexten Spruch 834 und 902 (*CT* VII 35 und 109c) bis hin zu einer Kopie im Edfu-Tempel (*Edfou* V 65,8–67,7) reicht. ASSMANN hat diesen Spruch ausführlich behandelt,[105] und auf seine Bearbeitung stützt sich die folgende Erörterung. In der von ASSMANN differenzierten Fassung B heißt es standardmäßig so: »Bist du im Himmel? Dann soll dir deine Mutter Nut die Türflügel des ›Kühlen‹ öffnen. Bist du in der Erde? Dann soll dir dein Vater Geb seine Türen öffnen.«

Vergleichbar ist auch aus dem hinteren Teil von Episode 36 des Täglichen Rituals: »Bist du im Himmel? Komm in deiner *ꜣḫ*-Gestalt! Bist du auf der Erde? Komm in deiner *bꜣ*-Gestalt! . . . Bist du im Himmel? Komm doch, deine Mutter Nut wird dir die Türflügel der beiden Horizonte auftun. Bist du auf der Erde? Komm doch, dein Vater Geb wird dir die beiden Türflügel der Erde öffnen.«[106]

Der weitere Wortlaut des Opferspruches und des Tempelrituals weist keinerlei Übereinstimmung mit dem Spruch des Athener Papyrus auf. Dennoch wird die parallele Sequenz der Fragen nach dem Ort des Dämons eben in den Ritualsprüchen ihren

---

[105] ASSMANN in: *Fs. Stadelmann*, S. 235–245.
[106] Übersetzung nach TACKE: *Opferritual* II S. 138.

Ursprung haben, nur ist die für den Fall der Auffindung des Dämons angedrohte Vernichtung seiner selbst natürlich dort nicht zu erwarten. In jenen geht es um die Herbeirufung des Toten zwecks Beopferung bzw. darum, daß der Gott in seinen Tempel kommt,[107] in dem Athener Zauberspruch dagegen um die Suche und Auffindung des Plagegeistes zwecks Vernichtung. Unter Bezug auf die Serie *mwt mwt.t* zu Beginn des Spruches kann dieser Geist konkret als ein unruhiger und wiedergängerischer Toter oder besser Untoter vorgestellt werden, den es zu vernichten gilt. Nut und Geb sind die Personen der Fassung B des Opferspruches, die diese Version von der Fassung A unterscheidet,[108] wo sie nicht erscheinen. Der Athener Spruch hat nun stattdessen wie das Tägliche Ritual Re und Geb, was aus Sicht des Zaubers insofern günstig ist, weil so die osirianische Identität des »idealen Toten« und zu Verklärenden im Zauber verunmöglicht wird, indem seine Mutter ungenannt bleibt und durch den klassischen Feindvernichter am Himmel ausgetauscht wird. Andererseits dürfte die angedrohte Aktivierung von Himmels- und Erdgott auch einfach dazu dienen, dem Dämon klarzumachen, daß er, egal wo er sich auch aufhält, auf jeden Fall gefunden wird und der gesamte Kosmos gegen ihn steht. Den Spruch des Athener Papyrus darf man somit als die negierende Umkehrung einer kurzen, aber charakteristischen Sequenz aus einem Toten- bzw. Götterritual verstehen.

D. Zwei Wissenstexte (x+10.3 ff. und x+10.6 ff.)

Das in x+8.8 beginnende »Buch zum Abschlachten des Rebellen« enthält u. a. zwei kleine Abschnitte, deren Eröffnung nicht aus der engeren idiomatischen Phraseologie von Zaubertexten stammen dürfte. Die Texte in x+10.3–6 und 10.6–11.11 werden nämlich mit *r di͗.t rḫ=k* »Dich wissen zu lassen« bzw. *r rdi͗.t rḫ⟨=k⟩* »⟨Dich⟩ wissen zu lassen« eingeleitet. Diese Wendung hat ihren eigentlichen Platz außerhalb der Beschwörungen, und zwar in dokumentarischen Quellen.[109] Zahlreiche Urkunden aus Deir el-Medineh beginnen so bzw. mit dem unpersönlichen *.tw* »man« als Subjunktiv. Es handelt sich dabei mit HARING um eine »scribal formula«, die in genetischem Zusammenhang mit der »oral formula« *tw=i͗ dj.t rḫ* »Ich lasse wissen« = »Ich teile mit« steht und sehr wahrscheinlich Zeugen dieses Sprechaktes impliziert.[110] Hinsichtlich der Formel *r rdi͗.t rḫ.tw* notiert HARING, daß sie »was restricted at Deir el-Medina to the private domain with very few exceptions, although it seems to have been used first in records of the necropolis administration«. Nach seinen Erhebungen kommt diese Formel erst gegen Ende der 19. Dynastie auf und findet dann in der frühen 20. weite Verbreitung.[111] Dieser Ansatz korreliert recht gut mit dem Zeitpunkt der Kopie

[107] In Episode 37 des Täglichen Rituals bekommt der Gott Opfer.

[108] ASSMANN in: *Fs. Stadelmann*, S. 244.

[109] Zu dieser und vergleichbaren Formeln s. auch QUACK: *Ani* S. 169.

[110] HARING, *JESHO* 46 (2003) S. 262; HARING / DONKER VAN HEEL: *Writing in a Workmen's Village* S. 147–151.

[111] Op. cit. S. 148 Fn. 110: 85 Belege, davon nur 6 aus der späten 19. und 2 aus der späten 20. Dynastie. Kurz zur Formel *r rdi͗.t rḫ.tw* s. auch JANSSEN, *JEA* 80 (1994) S. 133. Unberührt von dem uns hier interessierenden spezifischen Gebrauch ist die Tatsache, daß die Verben

des Athener Papyrus, zudem könnten die zwei *r (r)dỉ.t rḫ(=k)*-Belehrungen dann mehr oder minder zeitgenössische Kompositionen sein, sofern die Formel nicht sekundär vor einen zum Zeitpunkt der Niederschrift bereits älteren Text geschaltet wurde.

Sowohl die dokumentarischen Texte als auch die beiden Passagen im Athener Papyrus beinhalten Aufzählungen von Personen oder Gegenständen. Die nicht-literarischen Vertreter attestieren Schuldzahlungen und Gütertransfers. Ein wichtiger Unterschied ist jedoch insofern zu beachten, als die Urkunden nirgends eine 2. Person m. Sg. als Informierten nennen. Angesichts der Tatsache aber, daß die unpersönliche Urkunden-Formel während der 19.–20. Dynastie massiv im dokumentarischen Sektor in ihrer Verwendung zunimmt, kann ihr modifizierter Gebrauch im Athener Papyrus als weiterer Beleg neuägyptischer oder umgangssprachlicher Diktion verbucht werden und somit einem anderen Sprachregister angehören als der überwiegende Rest der Sprüche.

Innerhalb der *r rdj.t-rḫ*-Belehrung in x+10.6–11.11 erfolgt eine Reihe von sieben hymnischen *ỉnḏ-ḥr=k*-Anrufungen.

E. Die Sonnenlitanei als Vorbild für eine Beschwörung? (x+13.10–15.8)

Als Frage sei hier aufgeworfen, ob die lange Beschwörung von Hausteilen, die sich von x+13.10 bis x+15.8 erstreckt, womöglich die Sonnenlitanei[112] zum Vorbild hat. Die formale Seite stimmt insoweit überein, als beide Texte Litaneien sind. Im Athener Papyrus ist allein die hier besprochene Beschwörung stichisch geschrieben. Die Sonnenlitanei kann ebenfalls so aufgezeichnet werden. Auch die Binnengliederung ist vergleichbar: Auf eine Anrufung in der Sonnenlitanei bzw. eine Feststellung in der Beschwörung des Athener Papyrus folgt eine abschließende, von einem unabhängigen Personalpronomen eingeleitete Identifikation: In der Sonnenlitanei ist es ein Name des Sonnengottes, in der Beschwörung ist es eine Gleichsetzung des N.N. mit einer Form des Sonnengottes. Damit besteht auch eine inhaltliche Verwandtschaft zwischen den beiden Texten. Sie geht so weit, daß einzelne Benennungen ähnlich sind: So läßt sich *ỉmn-rn=f* in x+15.4 mit *ỉmn-ḫꜥ.w* in der 30. Anrufung der Sonnenlitanei bzw. *ỉmn-ḫꜣ.t* in der 39. Anrufung oder *ỉmny* in der 52. vergleichen. *ḥry-sštꜣ* (x+15.5) erinnert an *sštꜣy* in der 44. Anrufung. Ganz ähnlich sind *mỉw* »Kater« in x+15.3 und *mỉw ꜥꜣ* »großer Kater« in der 56. Anrufung.

Freilich muß man auch die Unterschiede sehen: Während die Sonnenlitanei in der zweiten Person an den Sonnengott gerichtet ist, spricht die Beschwörung über N.N. in der dritten Person, was nun aber wiederum in ägyptischen medizinischen und magischen Texten generell üblich ist.[113]

12. Vignetten

Alle Vignetten sind in ihrer hauptsächlichen Blick- und Aktionsrichtung nach rechts orientiert, der normalen, »unmarkierten« ägyptischen Orientierung von Schrift und Bild.

rdỉ.t und *rḫ* selbstverständlich schon viel früher z. B. in Briefformeln kombiniert werden konnten (LUFT in: *Fs. Westendorf*, S. 103 ff.).

[112] Ed. HORNUNG: *Das Buch der Anbetung des Re im Westen.*

[113] Vgl. auch die Struktur der litaneihaften *snḏ-n*-Hymnen aus den Tempeln der griechisch-römischen Zeit: »Ehrfurcht der Gottheit ...« + Epitheta + »Er/Sie ...« (RÜTER: *Habt Ehrfurcht*).

A. Rechts neben x+4.6–11

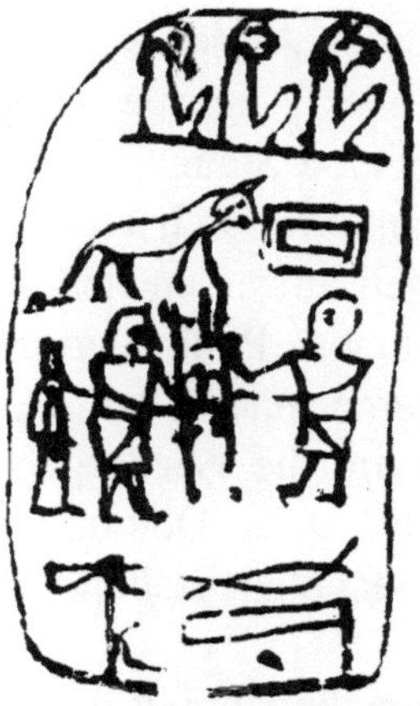

Rechts neben den Zeilen 6–11 der Kol. x+4 umschließt eine halbovale bzw. hochrechteckige Umrahmung mehrere Figuren, die in vier Registern angeordnet sind, von denen nur das oberste eine Standlinie aufweist. Die Vignette scheint vor der Niederschrift des links davon fixierten Textes aufgetragen worden zu sein (diese Praxis betrifft sämtliche Illustrationen auf der Recto-Seite des Papyrus, s. Kapitel 7 zur Rekonstruktion des Beschriftungsvorgangs).

Auf keine der Figuren bzw. Interaktionen innerhalb der Umrahmung findet sich ein expliziter Verweis innerhalb des Spruchtextes, und wegen der Plazierung des Bildes ist nicht damit zu rechnen, daß es sich noch auf einen Text der vorangehenden 3. Kolumne bezieht. Der ziemlich gerade rechte Teil der Einrahmung erweckt zudem den Eindruck, daß an dieser Position ein gewisses Kolumnenlayout, eine Art »Blocksatz«, eingehalten werden sollte.

Im obersten Register befinden sich drei nach rechts schauende hockende anthropomorphe Wesen mit unterschiedlichen Köpfen. Von rechts nach links glauben wir den eines Esels(?), einer Meerkatze(?) und den eines Mannes mit Götterbart erkennen zu können.

Darunter sieht man eine nach rechts schreitende Katze links von einem doppelt gerahmten Rechteck (Bassin oder eine Kiste in Aufsicht?). Ein wenig fühlt man sich an das in ein flaches Oval eingeschriebene Tier – gemeint ist Horus-Mechentiirti – im obersten Register der 4. Höhle des Höhlenbuches erinnert.[114]

Im dritten Register von oben stehen sich zwei anthropomorphe Gestalten in knielangen Schurzen gegenüber, die Tierkopfszepter halten, zwischen denen ein kleines, frontal gezeichnetes Strichmännchen zu sehen ist (klettert es an den Szeptern?). Am linken Bildrand steht eine nach rechts gewandte armlose schakal(?)köpfige Gestalt mit langer Perücke. Sie erinnert an die sethköpfige Figur auf dem saiten(?)zeitlichen Amulett Louvre 3233b, die GOYON mit Re-Atum verbindet, wozu er auf Totenbuch Spruch 17 und Spruch 176 verweist.[115]

---

[114] WERNING: *Höhlenbuch* Teil 2 S. 188 f.

[115] GOYON, *BIFAO* 77 (1977) S. 45–54, bes. S. 48 und 52, Taf. XV.

Die Deutung des untersten Registers fällt aufgrund einer Zerstörung etwas links von der Mitte besonders unsicher aus. Am linken Rand steht jedenfalls ein »Strichmännchen«. Entweder es schwingt mit beiden Armen eine Art Strick oder Lasso in der Luft, das sich oberhalb einer Art Bahre oder Liege bewegt. Oder das Männchen steht mit erhobenen Händen da, mit denen es eine Stange(?) wie ein Joch hält. Im rechten Teil hätten wir dann kein Lasso, sondern zwei sich zweimal schneidende gekrümmte Linien, die sich wohl als Neith-Zeichen auffassen ließen. Unten rechts dürfte sich eine Himmelshieroglyphe befinden mit einem Punkt darunter, der an das Diakritikon wie bei dem hieratischen Himmelszeichen erinnert (vgl. x+3.9 und x+4.2). Oder handelt es sich bei den strickartigen Gebilden um die Wiedergabe einer Bettdecke und bei dem vermeintlichen Himmel um ein Bett? Diese Deutung würde zumindest zu der Tages- bzw. Nachtzeit passen, für die der daneben stehende Spruch seine Wirksamkeit entfalten soll.

Eine Parallele zu dieser Vignette haben wir bislang nicht finden können. Eine lediglich von ihrer äußeren Umrahmung her sehr ähnliche Vignette findet sich auf O. UCL 31948.[116] Allerdings ist die Innenzeichnung eine völlig andere, begleitender Text ist daneben nicht erhalten, vielleicht aber auch nie vorhanden gewesen. Immerhin gibt es ja durchaus auch reine Vignettenpapyri ohne jeglichen Spruchtext in ihrer Umgebung.[117]

Eine gewisse Ähnlichkeit zu dem kletternden(?) und tragenden Männchen haben die Kryptogramme bei PETRIE: *Hawara* Taf. 1 unten rechts.

Da in x+4.6 f. davon die Rede ist, die Darstellungen auf dieser Schale seien »wie (das), was oberhalb von (dem) Udjatauge (und) von (der) Barke vor ihnen ist«, besteht vielleicht die Möglichkeit, diese Vignette, die sich ja oberhalb der unter B. beschriebenen auf dem Papyrus befindet und die eindeutig zur dritten Schale gehört, als die Darstellung zu identifizieren, die auf die zweite Schale zu zeichnen ist? Weit kommt man aber nicht. Uns gelingt es jedenfalls nicht, in den Bildern Re, Tefnut, Geb, Nun, Nut, Sia und Thot (x+4.5 f.) wiederzuerkennen. Leider wird in der Handlungsanweisung gar nichts zur Gestalt der Gottheiten gesagt.

B. Unterhalb der Kolumne x+4 (zu x+4.7–11)

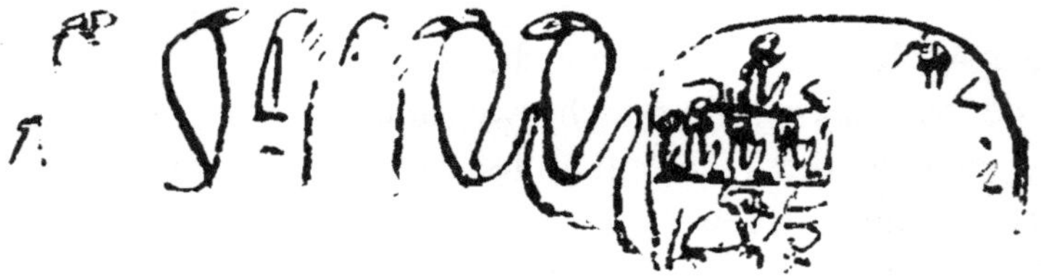

[116] Wir danken S. Quirke dafür, das Ostrakon hier berücksichtigen zu dürfen.

[117] Verweise hierauf bei BORGHOUTS, *JEA* 59 (1973), 148 mit n. 6; RAVEN, in: *Fs. te Velde*, S. 275 ff. mit Fig. 1–6 zu Vignetten auf Leinenstreifen; LEXA, *Magie* Bd. 3 Taf. XLVIII; KOENIG: *Magie et magiciens*, nicht numerierte Taf. [VII], ein Papyrus im IFAO. Zusätzliche Exemplare finden sich bei FISCHER-ELFERT: *Magika Hieratika* Nrn. 11, 14, 15, 18, 23, 24 und 25.

Diese Vignette besteht aus zwei Teilen und bezieht sich ganz klar auf die Anweisung von x+4.7 ff., deren zeichnerische Umsetzung sie ist: Rechts haben wir einen Kreis mit eingeschriebenen Darstellungen, links Uräen und Flammen. Die Beschreibung des Kreises beginnt im Text in x+4.8 oben und schreitet nach unten hin fort. Drei Register lassen sich ausmachen:

Zuoberst sieht man links eine nach rechts fahrende[118] Barke mit hockendem und nach rechts schauendem falkenköpfigem Re. Rechts daneben erkennt man noch die Reste der ihr von rechts her entgegenkommenden[119] Barke mit nach links schauendem ibisköpfigem Thot.

Darunter befindet sich ein Register mit hockenden, nach rechts blickenden Gottheiten. Bei der Beschreibung des Bildes werden sie im Text nicht eigens spezifiziert, dürften aber mit den *nṯr.w* »Göttern« in x+4.9 identisch sein. Reste von sechs Gestalten sind noch erhalten, aus Platzgründen dürften in der Lücke eine (wenn man annimmt, daß die ersten großzügiger Platz hatten als die letzten) oder höchstens zwei weitere angesetzt werden. Darf man angesichts der übrigen Präzision der Bildbeschreibung annehmen, daß die Gottheiten als bekannt vorausgesetzt wurden, sie also mit den Gottheiten Re, Tefnut, Geb, Nun, Nut, Sia und Thot der vorangehenden Schale (x+4.5–6) identisch sind, so daß sich eine erneute Aufzählung erübrigte und ein Rückverweis mit »Götter« in x+4.8 ausreichte? Das würde aber höchstens dann funktionieren, wenn man eine retrograde[120] Anordung unterstellt: Die ganz links hockende Gestalt mit Sonnenscheibe (anstelle eines Kopfes?) könnte dann Re sein, die davor mit Löwenkopf und Sonnenscheibe Tefnut, die davor mit Unterägyptischer Krone und Götterbart wäre Geb, der davor hockende rein anthropomorphe Gott mit Götterbart müßte Nun sein. Die übrigen Gestalten sind nur teilweise oder gar nicht mehr erhalten. Vom ganz rechts hockenden ist allerdings in Kinnhöhe über den Knien noch ein schräg nach rechts unten verlaufender kräftiger Tintenrest zu sehen, der sich zwanglos als Spitze eines Ibisschnabels verstehen ließe, was somit zu Thot, dem letzten der in x+4.5–6 aufgezählten Götter, passen würde.

Im Register darunter, dessen rechte Hälfte verloren ist, befinden sich links ein nach rechts blickender Pavian und vor ihm Reste eines Udjatauges. Was unter ihm war, ist fast völlig verloren. Da laut Text auf beiden Seiten des Udjatauges ein Pavian sein sollte (x+4.9), darf man rechts einen nach links blickenden zweiten Pavian ergänzen.

Da die Götter »im Innern des großen Udjatauges« (x+4.8) sein sollen, andererseits sich die Paviane links und rechts vom Udjatauge befinden sollen (x+4.9), muß man die Zeichnung wohl so interpretieren, daß der Kreis mit seinen Bildern die Iris des Udjatauges sein soll, das noch einmal – sozusagen in sich selbst – wiederholt wird, um die Position der Paviane zu verdeutlichen. Wir möchten hier an Totenbuch Spruch 163 erinnern. Laut Handlungsanweisung sollen verschiedene Darstellungen in der Iris (*ḏfḏ*) zweier Udjataugen gezeichnet werden. Die erhaltenen Vignetten zeigen diese Details

---

[118] Im Text heißt es *m ḥd* »in Nordwärtsfahren« (x+4.8).
[119] Hierzu sagt der Text *m ḫnty* »in Südwärtsfahren« (x+4.8).
[120] Vgl. immerhin die Verwendung der Präposition *m-bꜣḥ* »vor« für »links von« für die Angabe der Position der Uräen und Flammen in x+4.9.

aber nur ausnahmsweise,[121] da sie angesichts der Kleinheit der Darstellungen schwer zu verwirklichen waren. Der Zeichner des Athener Papyrus hätte sich beholfen, indem er einen Teil, nämlich die Iris, sozusagen vergrößert noch einmal gezeichnet hätte.

Die Instruktion in x+4.9 fährt mit einer Angabe fort, wonach vier Uräen *m-bꜣḥ=s* »vor es (= das Udjatauge)« zu zeichnen seien. Dieser Vignettenbestandteil ist links neben diese plaziert worden: Zwei Uräenpaare blicken zu den beiden zwischen ihnen[122] gezeichneten Flammenzeichen.

C. Rechte untere Ecke von Kol. x+6 (zu 5.12–6.7)

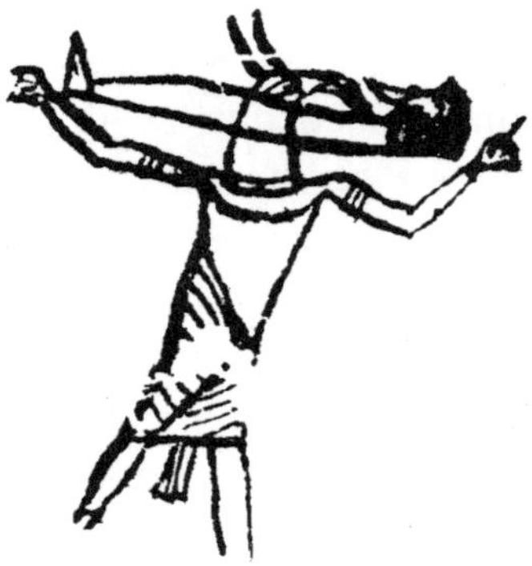

Die Darstellung reflektiert den Urkonflikt zwischen Osiris und Seth, wie er auch in dem Spruch von 5.12–6.7 zum Ausdruck kommt. Obwohl dort keine manuelle Instruktion folgt, wird die Vignette darauf zu beziehen sein. Zu sehen sind zwei Figuren, eine schreitende und eine liegende, die von ersterer getragen wird. Die schreitende Figur trägt einen Sethkopf, Armreifen an den Oberarmen sowie einen mehrfach gefältelten Schurz, von dem ein Stoffstreifen herabhängt. Die Arme sind erhoben und tragen eine Mumie mit Götterbart, die aber keinerlei weitere Spezifika aufweist. Die linke Hand des Seth scheint einen schlanken Gegenstand, ähnlich einer Binse oder einem Stift, zu halten, falls das nicht einfach nur eine etwas verrutschte und verlängerte Linie zur Angabe des Daumens ist.

Das Bildmotiv, daß Seth die Mumie des Osiris trägt, findet sich u. a. auch im magischen P. Leiden I 348 = AMS 26a aus dem Neuen Reich.[123]

Die Vorstellung, daß Osiris von Seth getragen wird, ist seit den Pyramidentexten bezeugt: Zur Strafe für den Mord an seinem Bruder ist Seth u. a. dazu verurteilt, dessen rituell präparierten Leichnam fortan zu tragen. Pyramidentexte Spruch 371 § 649a sagt dies in aller Deutlichkeit: *rdi͗.n ḥr wṯz=f ṯw m rn=k n wṯz wr* »Horus hat dafür gesorgt, daß er (= der Feind) dich (= Osiris) trägt/erhebt in deinem Namen ›Großer Tragsessel‹.« Nach Spruch 838 der Sargtexte (*CT* VII 40g) kann Seth »sich nicht entfernen von dem Tragsessel«.[124] Auch der Dramatische Ramesseumpapyrus muß hier genannt

[121] Vgl. etwa WÜTHRICH: *Chapitres supplémentaires* Taf. 51.
[122] Laut Text *m ḥry-i͗b=s* »in ihrer Mitte« (x+4.9).
[123] BORGHOUTS, *OMRO* 51 (1971) Taf. 33; ein schönes Detailfoto bei RAVEN: *Egyptian Magic* S. 81.

werden, da in seiner Szene 2 (nach SETHEs Zählung) Thot zu Seth sagt: *n ḏd.n=k ẖr wr r=k* »Du kannst nicht dauern unter dem, der größer ist als du«.[125] Weitere hier heranzuziehende Textstellen sind u. a. Pyramidentexte Sprüche 532 § 1258c und 606 § 1699c sowie *CT* I 309a–e (Spruch 74). ASSMANN: *Tod und Jenseits* S. 223 sagt dazu unserer Meinung nach treffend: »Die Demütigung des Feindes, der gezwungen wird, Osiris zu tragen, gehört unabdingbar zu seiner sozialen Rehabilitation.«[126]

Das Motiv könnte eine solare Komponente haben.[127] TE VELDE: *Seth* S. 97 erinnert daran, daß in P. Jumilhac XX Bata (Seth) in Stiergestalt Osiris trägt. GRIFFITHS: *Origins of Osiris* S. 74–77 erwägt, daß die Vorstellung von Seth als Schiff, das Osiris über den Nil zur Bestattung trägt,[128] oder von Seth als Esel, der den Osiris als gedroschenes Korn trägt, zugrundeliegen könnte.

D. Rechte obere Ecke von Kol. x+7 (zu 6.7–13)

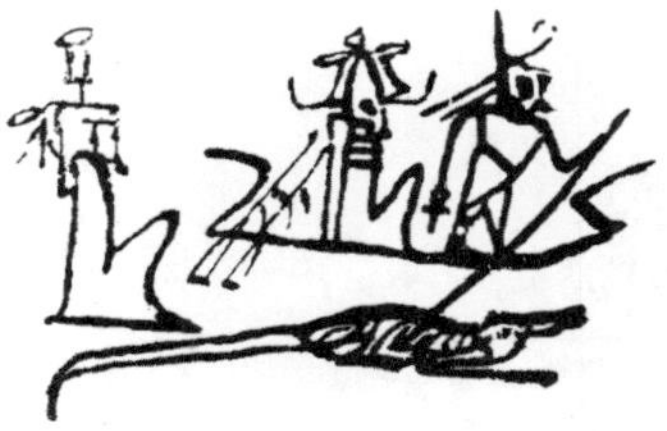

Das Bild besteht aus drei Elementen. Rechts ist eine nach rechts fahrende Barke gezeichnet, an deren Heck, das mit zwei Rudern versehen ist, ein Gott mit Osiriskrone und Widdergehörn hockt, von dessen Nacken ein Stoffstreifen herabhängt. Am Bug steht eine mit einem knielangen Schurz bekleidete Figur mit einer Roten Krone, an der schräg nach hinten zwei Stoffstreifen herabhängen. Die Person hält die rechte Hand mit einem Anch-Zeichen an der Körperseite, während die linke Hand einen Speer ergriffen hat, dessen Spitze nach links unten gerichtet ist und in ein unter der Barke liegendes Krokodil hineinsticht. Links hinter dieser Szene hockt eine männliche Götterfigur mit einem Diadem am Kopf sowie einer Maat- oder Schufeder auf dem Kopf. Letzteres Detail ist schwierig zu identifizieren, scheint uns aber der hieratisierenden Feder auf dem Kopf des Schu in P. DeM I vs. 7.4 vergleichbar (vgl. ibid. 7.1 die Nennung des Schu).

Die engste Übereinstimmung mit dieser Vignette samt begleitendem Text weist P. Chester Beatty VI vs. 1.1–2 auf. Dort sind vom Wortlaut des Spruches noch Reste der beiden Eingangszeilen erhalten (parallel zu P. Athen x+6.7–8). Die rechte Hälfte

[124] Zu beiden Stellen ASSMANN: *Tod und Jenseits* S. 60 und 94. Siehe ferner ibid. S. 223 zur Inschrift auf dem Sargdeckel des Merenptah: »Ich lasse die vier Edeldamen (*šps.wt*) zu dir kommen, . . ., und dir den Rebellen, den Bösen, vertreiben. Ich setze dich auf seinen Rükken, . . .«

[125] SETHE: *Dramatischer Ramesseumpapyrus* S. 106 und 107 f.: dort auch zu Pyramidentexte Spruch 357 § 588a und 366 (627a–b); s. ferner ibid. S. 142.

[126] Vgl. ferner MEURER: *Feinde des Königs* S. 139 ff.

[127] Zu Seth als Träger der Sonnenscheibe vgl. WESTENDORF, *GM* 223 [2009] S. 104 f.

[128] Vgl. bereits SETHE: *Dramatischer Ramesseumpapyrus* S. 105 und 124 zu Seth als Schiff.

der relevanten Kolumne des Chester Beatty-Papyrus und damit auch ein unbekannter Umfang der begleitenden Vignette unterhalb der Zeilen 1–2 ist verloren. Immerhin ist noch soviel erkennbar, daß dem speereschwingenden und mit Roter Krone versehenen Gott auf dem Athener Papyrus in jener Variante ein »oberägyptisch« gekrönter Gott[129] in einer Barke entspricht. Allerdings befindet er sich als einziger in dem Boot und hält seinen Speer – wieder mit der linken Hand – eher beiläufig in senkrechter Position oberhalb des liegenden Krokodils. Ein weiterer speerbewehrter und diese Waffe auch einsetzender Gott befindet sich auf P. Chester Beatty VI am rechten Bruchrand der Kolumne. Individuell im Vergleich zur Athener Variante ist das Opfer dieses Gottes, denn es handelt sich um den ausgebreiteten Körper eines Menschen, an dem zugleich vier Krokodile nagen. Separat darüber hockt ein widderköpfiger Gott mit Sonnenscheibe auf dem Haupt.

E. Unterhalb von Kolumne x+7 (zu 7.7–11)

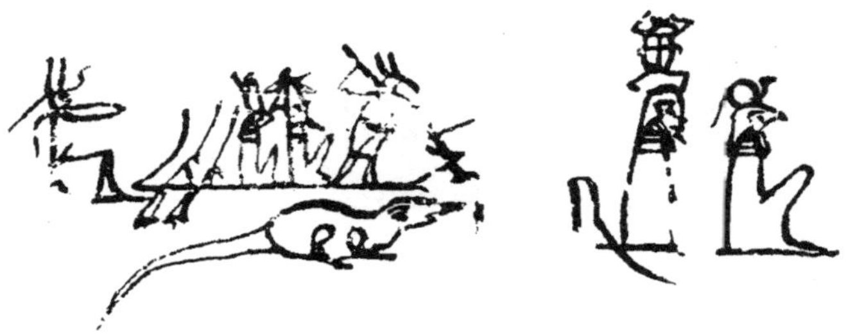

Diese umfangreiche Vignette wird im begleitenden Text des Spruches gegen Bauchschmerzen nur durch einen Verweis in der Handlungsanweisung angesprochen: *ḏd.tw rꜣ pn ḥr nn nṯr.w m sẖ(w) m sty ḥr mḥy n mꜣw.t* »Dieser Spruch werde rezitiert über diese Götter,[130] gezeichnet mit Ocker auf eine neue Schale« (x+7.10 f.). Die Mitglieder des Götterensembles lassen sich wie folgt bestimmen:

Ganz rechts befinden sich zwei hockende Götter, von denen der vordere aufgrund seines Falkenkopfes und der uräengeschmückten Sonnenscheibe als Sonnengott, wohl Harachte, zu identifizieren ist (vgl. P. DeM I vs. 7.4 erste Figur und die kümmerlichen Namensreste ibid. 7.1). Der hintere läßt sich anhand des Skarabäus auf seinem Kopf eindeutig als Chepri bestimmen (vgl. P. DeM I vs. 7.4 dritte Figur).

Dahinter findet sich eine komplexere Szene: Am Bug einer nach rechts gerichteten Barke steht leicht vornübergebeugt Seth, wie an seinem Kopf leicht zu erkennen ist. Er speert eine vor der Barke sich aufbäumende und gegen sie gerichtete, mehrfach gewundene Schlange, in der man Apophis sehen darf. Von diesem sind kaum mehr als der Kopf und die letzte Windung des Leibes erhalten. In der Barke hocken hinter Seth zwei weitere Götter. Der vordere von ihnen ist anthropomorph und trägt eine Osiriskrone (ohne Widdergehörn). Es handelt sich also um Osiris. Hinter ihm am Heck hockt ein falkenköpfiger Gott mit Doppelkrone,[131] also wohl Horus, wie vor allem ein Ver-

[129] Oder mit GARDINER: *HPBM* III Bd. 2 S. 53 ein König?

[130] Die gleiche Anweisung kommt auch in dem magischen Fragment auf O. Petrie 89 vor (ČERNÝ / GARDINER: *Hieratic Ostraca* I Taf. XLIV 3,2).

[131] Der Zeichner hat den Draht der Roten Krone nicht ausgeführt.

gleich mit der sechsten Figur in P. DeM I vs. 7.4 wahrscheinlich macht (vgl. auch die Nennung des Namens ibid. 7.1). Unterhalb der Barke ruht ein nach rechts, also wie die Barke gegen die Schlange gerichtetes Tier, das sich durch die fehlende Innenzeichnung, den weniger flachen Kopf, die spitze Schnauze und die anders geformten Beine vom Krokodil der vorigen Vignette unterscheidet. In dem fraglichen Tier sind Merkmale von Spitzmaus und Ichneumon kombiniert. Für eine Spitzmaus sprechen vor allem die auffallend spitze Schnauze und die Tatsache, daß die Ohren in der Profilansicht die Scheitellinie des Kopfes nicht überragen. Dagegen passen die Rückenlinie, die Beine und der kräftige Schwanz deutlich besser zum Ichneumon,[132] während zumindest rundplastische ägyptische Spitzmausdarstellungen einen »walzenförmigen Leib, hohe Beine und waagerecht abgestreckten, kordeldünnen Schwanz« zeigen.[133] Da es im ägyptischen Flachbild auch sonst gerade beim Kopf zur Vermischung von Ichneumon und Spitzmaus kommt,[134] überrascht die Ambiguität der Darstellung des Athener Papyrus nicht. Zudem sind beide Tiere im Zusammenhang mit der Nachtfahrt des Sonnengottes gut verstehbar. Die Spitzmaus wäre unmittelbar als eine Form des nächtlichen Sonnengottes,[135] den sie hier begleitet, deutbar. Vielleicht darf im Zusammenhang mit der in der Vignette dargestellten Szene zusätzlich an die ägyptische Bezeichnung der Spitzmaus als *ʿmʿm* »Vielfresser«[136] erinnert werden, was ihr eine stärker aktiv helfende Komponente geben würde. Das Ichneumon dagegen, das tatsächlich Schlangen frißt, galt in Ägypten als Gegner des schlangengestaltigen Sonnenfeindes,[137] der dem hier diskutierten Tier in der Vignette ja tatsächlich gegenübersteht. Es würde also bei der Überwindung des Apophis, der sich der Weiterfahrt der Sonnenbarke während der Nacht entgegenstellt, helfen.

Nach links wird die Vignette durch ein sitzendes Kind, das seine Hand an den Mund hält, abgeschlossen. Auf dem Kopf trägt es eine Doppelfederkrone(?) und eine sich aufbäumende Kobra. Das muß der Knabe Horus sein, der in seiner Unwissenheit den *ꜣbḏw*-Fisch verzehrt hat (x+7.8). Von diesem ist auf der Vignette nichts zu erkennen; er war offenbar nicht dargestellt. Der Verzehr des *ꜣbḏw*-Fisches hat den Sonnengott aber in große Gefahr gebracht, aus dem ihm nun Seṯh und ein Ichneumon bzw. eine Spitzmaus heraushelfen, damit er wieder als Harachte und Chepri aufgehen kann, die rechts abgebildet sind.

F. Vignette in der unteren Hälfte von Kolumne x+10 (zu x+8.8 ff. und x+10.3–6)

In dieser Vignette werden die »fähigen Geister« (x+10.3) vorgestellt. Sie sind in zwei Gruppen eingeteilt. Die ersten zehn der Geister sind als Reihe nach rechts gewandter

---

[132] Vgl. andere ägyptische flachbildliche Wiedergaben der beiden Tiere (Spitzmaus: SEIPEL: *Ägypten* S. 322 f. Kat.-Nr. VII.52); Ichneumon: BRUNNER-TRAUT: *Spitzmaus und Ichneumon* S. 143).

[133] BRUNNER-TRAUT in: *LÄ* V, Sp. 1160.

[134] Vgl. BRUNNER-TRAUT: *Spitzmaus und Ichneumon* S. 149.

[135] BRUNNER-TRAUT in: *LÄ* V, Sp. 1160.

[136] BRUNNER-TRAUT: *Spitzmaus und Ichneumon* S. 145, 150 und 162.

[137] BRUNNER-TRAUT in: *LÄ* III, Sp. 122.

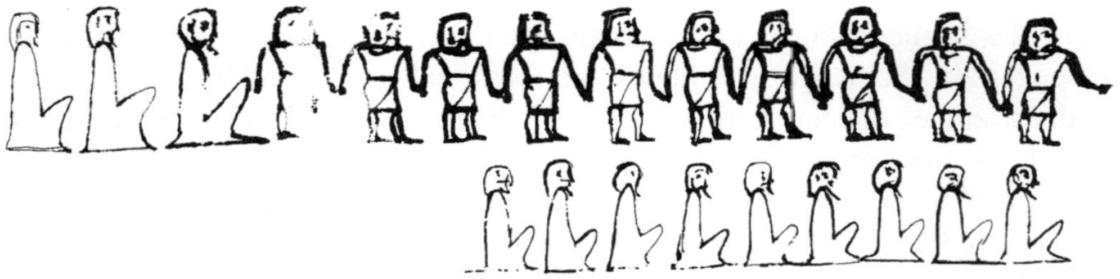

Männer, die nur mit Schurzen bekleidet sind und sich offensichtlich an den Händen halten, dargestellt. Die meisten dieser Männer tragen auch einen Halskragen. Ob wenigstens einige auch mit einem Götterbart versehen sind (besonders der siebte, achte und neunte), erscheint uns in Anbetracht der schlechten Qualität der Zeichnungen nicht völlig sicher.

Dann folgen zwölf hockende mumiengestaltige Wesen mit Götterbart (aber ohne Götterperücke), von denen die ersten drei noch in die erste Reihe hinter die Stehenden, die übrigen darunter gesetzt sind. Ihre Körper weisen keinerlei Innenzeichnung auf.

Warum zehn der Geister stehen und die anderen zwölf hocken, ist nicht unmittelbar einsichtig. Wir denken, daß hier ein anderer Zeichner die Arbeit an der Vignette übernommen und einfach eine andere Darstellungsweise bevorzugt hat. Es kann aber auch sein, daß die beiden Haltungen gewissermaßen als »stehen« und »sitzen« zu lesen sind. *ꜥḥꜥ* + *ḥmsỉ* bedeuten in genau dieser Kombination nichts anderes als »leben, sich zur Mahlzeit niederlassen«.[138] Laut x+10.1 sollen die 22 Geister ja mit Speisen angelockt werden.

Diese Vignette ist übrigens die einzige mit Beischriften, indem nämlich die Namen zu diesen Geistern in einer sehr kursiven Schrift mitgeteilt werden (x+10 V.1–22 nach x+10.6). Demnach handelt es sich um Weise meist alter Zeit, von denen mehrere durchaus einen Platz in der literarischen Überlieferung erhalten haben.[139]

G. Zeichen im fortlaufenden Text

Hier, am Ende des Kapitels zu den Vignetten des Athener Papyrus, sollen wenigstens kurz die Belege von bildhaften Elementen zusammengestellt werden, die nicht zu einer auffälligen Vignette ausgearbeitet sind, sondern die in Form von normalgroßen, durchaus auch kursiven Zeichen im Text stehen. Uns ist nicht immer klar, ob es sich u. U. um Verschreibungen oder absichtlich ungewöhnliche Graphien handelt. Wir behandeln sie in der Reihenfolge ihres Vorkommens im Text. Es ist jeweils der Kommentar zu den Stellen zu vergleichen.

---

[138] *Wb* I S. 219,12; *Wb* III S. 96,15–97,2.

[139] Für eine detailliertere Diskussion siehe den Kommentar zum Text.

In x+2.2 findet sich die hieratisch geschriebene Folge Flamme + Buchrolle + *n* +
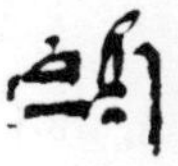
senkrechter Strich. An die knappe Notation einer Handlungsanweisung möchte man aufgrund des Spruchzusammenhangs nicht denken.

Etwas größer ist unserer Einschätzung nach die Wahrscheinlichkeit, daß es sich um
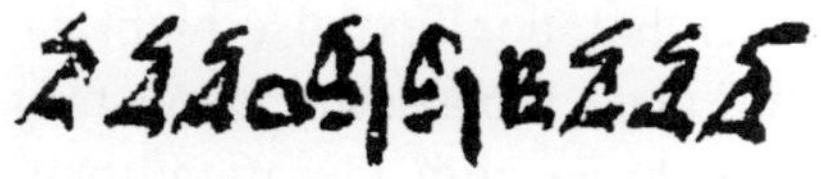
eine in den Text eingeschobene Handlungsanweisung handelt, in x+2.7. Dort finden sich hieratisch geschrieben drei Hörner oder Vogelköpfe, dann die Präposition *ḥr* »auf«, darauf zwei Flammenzeichen und ein Kreis sowie erneut drei Hörner oder Vogelköpfe. Da es hierhinter mit *r fꜣy⟨.t=sn⟩ m-bꜣḥ wsỉr* »um ⟨sie⟩ vor Osiris zu tragen« weitergeht, halten wir eine Handlungsanweisung für denkbar.[140]

Am Ende der Zeile x+2.8 in der rubrizierten Handlungsanweisung desselben Spru-

ches, in der auch die Zeichen aus x+2.7 stehen, finden sich nach einer unlesbaren Stelle ein hieratisches Flammenzeichen und ein Kreis. Eine Verwandtschaft mit den Zeichen in x+2.7 läßt sich vermuten.

Nach der auffälligen Konzentration von merkwürdigen Zeichen in der Kolumne x+2 finden sich erst in x+5.12 wieder hier zu behandelnde Zeichen, zugleich von allen

die am eindeutigsten bildhaft gemeinten: Vier hieroglyphische hockende Gestalten mit Geierkopf sind auf einer gemeinsamen Standlinie angeordnet. Da der dort endende Spruch an vier Geister gerichtet ist, muß es sich bei den vier Wesen um eine Darstellung derselben handeln, die an das Spruchende gehängt, aber ansonsten in das Textlayout integriert ist.

Schließlich bietet Fragment 1, das nicht zum Athener Papyrus gehörte, sondern als Verstärkungsstreifen aufgeklebt war, in Z. 9 die hieratisch geschriebene Folge von zwei *snḏ*-Zeichen, zwei Gottesdeterminativen und zwei *nfr*-Zeichen. Ob sie unmittelbar zu lesende Duale darstellen oder eine Folge magisch wirksamer Einzelzeichen, entgeht uns. vermutlich haben wir es überhaupt mit einer längeren Folge verdoppelter Zeichen zu tun, die bereits in der vorangehenden Zeile mit den beiden hohen *s*-Zeichen und den darauf folgenden Gottesdeterminativen anfangen könnte.[141]

---

[140] Zwei Flammenzeichen dienen unmittelbar vorher in der Zeile in einem Spruch der ideographischen Schreibung von *nsrsr* im Toponym *ỉw-nsrsr* »Flammeninsel«, während in x+4.9 in einer Handlungsanweisung zwei zu zeichnende Flammenzeichen (*ḫ.ty*) so geschrieben werden. Vgl. aber auch Fr. 1 9 und das weiter unten im letzten Absatz dieses Kapitels Bemerkte zur Zweifachsetzung von möglicherweise nicht zu lesenden Zeichen.

[141] Doppeltsetzung von Zauberzeichen begegnet beispielsweise auch in P. DeM 36 5 f. (zwei Barken, zwei Udjataugen, zwei Skarabäen [übrigens jeder mit einem eigenen Gottesdeterminativ]); vgl. auch KOENIG: *Magie et magiciens* S. 82 f.).

13. Gliederung des Gesamttextes

Bei allen Überlegungen zum Gesamtaufbau des Textes ist in Rechnung zu stellen, daß einerseits der Anfang des Papyrus verlorengegangen ist und andererseits der Schreiber seine Arbeit mit der ersten Zeile von Kol. x+17 abgebrochen hat, der Text also nicht zu Ende abgeschrieben worden ist. Trotzdem bieten 17 wenn auch nicht immer vollständig erhaltene Kolumnen eine gute Basis für eine Untersuchung zum Gesamtaufbau, zumal das am Anfang verlorene Papyrusstück wohl nur eine bis zwei Kolumnen umfaßt hat (s. S. 18 f.).

Der Gliederung haben wir in der vorliegenden Edition die ägyptische Einteilung zugrundegelegt. Denn daraus, welche Teile von den Ägyptern als zusammengehörig angesehen wurden, ergeben sich mitunter wichtige Erkenntnisse zu Inhalt und Bedeutung einzelner Sprüche, ihrer Anwendung oder der in ihnen behandelten Krankheiten. In der Ägyptologie ist dieses Vorgehen nicht immer üblich gewesen.[142]

Im Athener magischen Papyrus werden einerseits die Sprüche durch ihren Titel voneinander separiert, andererseits ggf. durch die Verwendung besonders des Wortes *ky* / *k.t* »andere(r)« zu einer Spruchstaffel miteinander verkettet. Daneben spielen Verweise und Stichwortaufnahmen eine Rolle. Der Schreiber hat allerdings gelegentlich versäumt, die Gliederung korrekt zu markieren, wie sich aus der Beachtung struktureller und inhaltlicher Gesichtspunkte ergibt.

Die ägyptischen Bezeichnungen für die Einzelelemente sind:

rꜣ »Spruch« bezeichnet die kleinste ausformulierte Texteinheit. Mehrere »Sprüche« können zu einem *mḏꜣ.t* »Buch« zusammengefaßt sein.[143] Die meisten abgrenzbaren Einheiten des Athener Papyrus sind in ihrem Titel als »Spruch« bezeichnet.

mḏꜣ.t »Buch« wird meistens zur Bezeichnung einer nicht notwendigerweise größeren, aber offenbar selbständigeren Einheit verwendet.[144] Die Abschnitte II.a, II.b, III und VI werden in ihrem Titel so bezeichnet.[145] Im Falle von V ist auf eine entsprechende Einleitung verzichtet: Dieser Bereich fängt unvermittelt mit seinem ersten Spruch (*rꜣ*) an, dem dann aber natürlich kein *ky* »anderer« vorausgeht, so daß auch so der Beginn eines neuen Abschnittes deutlich wird. Die Beschwörung des Abschnittes VII scheint ohne Überschrift auszukommen, ist allerdings durch die durchgehend stichische Schreibung des Textes überdeutlich als eigene Einheit hervorgehoben.

Einmal (x+5.4) wird ein auch aufgrund inhaltlicher Merkmale als sichtliche Fortsetzung der vorangehenden Spruchfolge anzusehender Textabschnitt seinerseits als »Buch« bezeichnet. Es mag sein, daß es sich hierbei um ein ursprünglich tatsächlich selbständiges Buch handelte, das hier einem anderen Ritual noch angefügt worden ist. Tatsächlich heißt es ja in der Überschrift »Anderes Buch« (*k.t(ỉ) mḏꜣ.t*).

---

[142] Extrem ist das in GRAPOW: *Mediz. Texte in Umschreibung* angewandte Verfahren, die Einzeltexte in einer völlig neuen Reihenfolge und Zusammenstellung zu präsentieren.

[143] Vgl. P. Boulaq 6 rt. 3.8 *k(y) rꜣ mḏꜣ.t* »anderer Spruch (des) Buches« (KOENIG: *Papyrus Boulaq 6* S. 40 f.).

[144] Das könnte z. B. fallweise implizieren, daß ein »Buch« auch als Amulett benutzt wird.

[145] Die Einleitung von IV ist zum großen Teil ausgelassen worden.

Aber ein Buch als Bestandteil eines größeren Buches ist durchaus möglich, wie die terminologisch bemerkenswerte Stelle x+10.2 f. zeigt. Dort wird auf ein »Buch der Steine« verwiesen, das wir mit der Liste (*rn*) der Räuchersteine (x+10.6 ff.) vor uns zu haben glauben.

rn »Name« > »Liste« kann ergänzender Bestandteil eines Buches sein. Dabei kann es sich um eine bloße Aufzählung einzelner Namen handeln oder um einen ausformulierten Text.[146] Interessanterweise wird auf diesen letzteren (x+10.6 ff.), wie im vorigen Absatz schon angesprochen, mit dem Begriff *mḏꜣ.t* »Buch« verwiesen.

pẖr.t »Heilmittel« bezeichnet in x+4.1 Angaben zur Herstellung und Güte einer Heilsubstanz ohne einen zu rezitierenden Text. Das ist ja die auch sonst in den magisch-medizinischen Texten vorkommende Bedeutung von *pẖr.t.*[147] Schön zeigt sich dies im Nebeneinander von *rꜣ* »Spruch« und *pẖr.t* »Heilmittel« in P. Ebers 1.1 = Eb 1 und P. Hearst 6.5 = H 78).

Betrachtet man den Gesamtaufbau des Athener Papyrus einmal vom Blickwinkel des Inhaltes her, so werden einige zusätzliche Konturen sichtbar. Die Abschnitte (I.a–c), die allein fast die ganzen ersten fünf erhaltenen Kolumnen einnehmen, sind der Bekämpfung von verlorener Sprechfähigkeit, »Schrecken«, Atemnot und ähnlichen Beschwerden gewidmet, die heute als Symptome eines Schlaganfalls (I.a und b) oder eines Hitzschlags (I.c) verstanden werden könnten. Die Ägypter haben als Ursache Wiedergänger, die ins Ohr des Patienten eingedrungen sind, angenommen.

Die beiden folgenden Einheiten II.a und II.b, die zusammen nicht einmal eine Kolumne umfassen, sind ebenfalls gegen Dämonen gerichtet, die sogar offenbar epidemieartig Menschen und Tiere befallen.

Etwas mehr als eine Kolumne mit den Abschnitten III und IV gegen die wiederum dämonisch verursachte *rmn.t*-Krankheit und Bauchschmerzen schließen sich an.

Bis hierher betrifft der Athener Papyrus also ausschließlich die Therapie verschiedener Krankheiten, die alle von Dämonen verursacht werden. Der im Papyrus gewählten Abfolge könnte das Schema *a capite ad calcem* »vom Kopf bis zur Ferse« zugrundeliegen:[148] Abschnitt I konzentriert sich auf den Kopf, Abschnitt II.a bleibt unspezifisch, Abschnitt II.b betrifft »jeden Körperteil« (*ḥꜥ nb*), Abschnitt III ebenfalls (betrifft speziell eine fiebrige Hautkrankheit), Abschnitt IV wendet sich dann stärker dem »Bauch« (*ẖ.t*) zu. Doch angesichts der wenigen Anhaltspunkte bleibt diese Überlegung unsicher.

Mit dem knapp eine Kolumne langen Abschnitt V wendet sich der Papyrus einem anderen Thema zu, das schon einmal in I.b relevant war, nämlich in der Nacht agierenden Dämonen, die abgewehrt bzw. beseitigt werden sollen.

Der anschließende Abschnitt VI von knapp fünf Kolumnen bildet ein regelrechtes Ritual gegen eine Vielzahl von Dämonen. An ihm läßt sich geradezu mustergültig das

---

[146] Zur Liste in Ägypten vgl. DEICHER / MAROKO (Hgg.): *Liste.*

[147] Vgl. *Wb* I S. 549,1–12; *Wb d. mediz. Texte* S. 284–291 und RITNER: *Mechanics* S. 54–58 (»magical potion«; »recipe«; »prescription«).

[148] Der als Wundenbuch bekannte P. Edwin Smith ist bekanntlich ebenfalls so organisiert.

ägyptische Verfahren, komplexe Texte und Handlungsanweisungen zu strukturieren, studieren: Der voranstehende Haupttext mit Titel, Spruch und ausführlicher Handlungsanweisung übernimmt zugleich eine Steuerfunktion, indem aus ihm heraus explizit durch Verweis oder implizit durch Stichwortvorgabe die Verbindung zu ausgelagerten Einheiten hergestellt wird. Daneben werden auch die Einzeltexte durch Stichwortverbindungen verknüpft:

Haupttext (x+8.8–10.3)

· Stichwort in Rezitationstext:
»Du bist siebenmal . . . niedergeworfen« (x+9.6)
→ *Rezitation aus »Buch der sieben Räuchersteine«* (x+10.2 f.)
→ *Namen der sieben Räuchersteine* (x+10.6–11.11)

· Stichwort in Handlungsanweisung:
»Zeichnung . . . mit (den) Namen der Geister« (x+9.9)
→ *Namen der Geister* (x+10.3–6 und x+10 V.1–22)

· Verweis in Handlungsanweisung:
»du rezitierst . . . aus dem Buch der sieben Räuchersteine« (x+10.2 f.)
→ *Namen der Räuchersteine* (x+10.6–11.11);
darin kommen rahmend *Seth*, *Horus* und *Thot* vor (1., 6., 7. Stein) ↓

  · Stichwort im Titel:
  ». . ., ⟨auf denen⟩ du räuchern ⟨wirst⟩« (x+10.6 f.)

· Stichwort in Handlungsanweisung:
»du beräucherst« (x+10.2) und
»Räuchere . . . mit den Räucherungen!« (x+10.3)
→ *Spruch des Räucherns* (x+11.11–12.7)

  · Stichwort in Handlungsanweisung:
  »›Stier‹-Pflanzen« (x+12.3) ↓
  · *Spruch vom Faserbausch nach der ›Stier‹-Pflanzen-Räucherung* (x+12.7–13.3)

· inhaltliche Wiederaufnahme:
Heiler identifiziert sich als *Thot*, der *Horus* und *Seth* getrennt hat (x+12.4–7)

Dieses komplexe Ritual ist allgemein als Schutz gegen Dämonen gerichtet, die in den Patienten eindringen könnten. Es handelt sich ausdrücklich um etwas, womit die Dämonen ferngehalten werden sollen.

In Abschnitt VII wird der Schutz vor nächtlich aktiven Dämonen nochmals ausgedehnt, indem in die Abwehrmaßnahmen das ganze Schlafzimmer einbezogen wird. Vom letzten Spruch dieses Abschnittes und zugleich des ganzen Papyrus hat der Schreiber kaum mehr als den Titel notiert, dann seine Abschrift abgebrochen. Die Gründe hierfür sind uns unklar. Platzmangel kann es jedenfalls nicht sein. Das Verso des Papyrus, auf das erst mit Kolumne x+14 die Beschriftung übergegangen ist, würde nämlich für noch viele Kolumnen Raum bieten.

Zusammenfassend läßt sich feststellen, daß die auf dem Athener Papyrus notierten magischen Texte zwei große Themen abdecken:
A. Heilung von Krankheiten dämonischen Ursprungs, indem die Urheber wieder aus dem Körper des Patienten vertrieben werden (Abschnitte I–IV)[149]
B. Bekämpfung nächtlich agierender Dämonen, wozu der Schutz schließlich auf das ganze Schlafzimmer ausgeweitet wird (Abschnitte V–VII)

Der Beginn des zweiten Teils (B) in x+7.11 wird im Text nicht eigens markiert. Vermutlich war auch im verlorenen Anfangsteil des Papyrus die Unterteilung in zwei thematische Großbereiche nicht vermerkt. Sie ist allein aus der inhaltlichen Struktur gewonnen.

14. Verwendung des Papyrus

Der Athener magische Papyrus bot einem Heiler der zweiten Hälfte des 12. Jahrhunderts v. Chr. in einer wohlorganisierten Form Sprüche, Vignetten und Anweisungen zu verschiedenen Behandlungen. Auch wenn in magischem Zusammenhang oft davon die Rede ist, man solle einen ungebrauchten Papyrus nehmen – im Athener Papyrus wird in vergleichbarer Weise mehrmals »eine neue Schale« vorgeschrieben –, so betrifft das nicht die Wirksamkeit der Sprüche des Athener Papyrus. Denn schließlich ist das vorliegende Manuskript nicht selbst das Zaubermittel, sondern nur die Vorlage für ein solches.

Ernstere Probleme für die tatsächliche Anwendung könnten da die vielen Textentstellungen und -auslassungen bereitet haben. Was hat der Heiler eigentlich an den Stellen rezitiert, an denen größere Textabschnitte fehlen? Hat er sich einfach unauffällig durch ad hoc formulierten und womöglich auch noch undeutlich genuschelten Text über solche Passagen hinweggerettet?

Wir kennen nicht den Namen des Besitzers, gehen aber davon aus, daß er ein Heiler war, der den Papyrus tatsächlich viel verwendet hat. Die Beschädigungen des Papyrus deuten darauf hin. Vor allem belegen aber die Reparaturen durch aufgeklebte Papyrusstreifen, daß jemand ein Interesse daran hatte, den Papyrus weiterhin verwenden zu können. Für seinen Besitzer war der Athener Papyrus also bedeutsam. Und wir dürfen ziemlich sicher sein, daß er wegen seines Inhaltes wichtig war. Denn rein von der technischen Seite war der Papyrus, eine ausrangierte, halbierte und abgewaschene Aktenrolle, die dann mit einem vielfach fehlerhaften Text beschriftet und mit nicht sonderlich gekonnten Vignetten versehen wurde, nicht gerade prächtig.

Dank seines Umfangs und dank der ausgedehnten in ihm beschriebenen Heilrituale erlaubt der Athener Papyrus auch heute noch einen intensiven Blick in Zusammenhänge magischer Texte untereinander, die bisher so noch nicht möglich waren. Mit

[149] Die Abschnitte I.b und c sind schon prophylaktisch.

unserer Idee, daß auch magische Texte einer medizinischen Deutung zugänglich sein sollten, versuchen wir außerdem, einen Beitrag zur Diskussion um die ägyptische Magie als Teil des antiken Heilsystems zu leisten.

15. Herkunft des Papyrus

Für die Beantwortung der Frage, an welchem Ort der Papyrus eigentlich im Altertum geschrieben wurde, sehen wir einen Hinweis in der vermuteten Schreibung von *ṯȝỉ* mit einem Krokodilideogramm in x+5.2 (s. den Kommentar dort). Sie scheint uns auf eine thebanische Tradition hinzuweisen. Das kann unter Umständen freilich auch nur bedeuten, daß eine Vorlage des Athener Papyrus aus Theben stammte, er selbst aber durchaus woanders niedergeschrieben und unter Umständen an noch anderen Orten benutzt und später gefunden wurde.

Ein weiterer Hinweis auf einen thebanischen Ursprung ergibt sich jedoch aus der vermutlichen Nennung des Weisen *ʿšȝ-ḫ.t* in x+10 V.10.[150] Eine Person dieses Namens, versehen mit dem Zusatz *nḥ nfr* »gutes Gebet«, wird als Verwandter dessen, der das Grab TT 58 in der Ramessidenzeit übernommen hat, genannt. Der geringe zeitliche Abstand zwischen dem vermutlichen Lebensdatum und dem Vorkommen als göttlicher Helfer im Athener magischen Papyrus spricht zusammen mit der Tatsache, daß *ʿšȝ-ḫ.t* später speziell in Theben als Gott angesehen wurde, dafür, hier für den Athener Papyrus eine weitere thebanische Komponente anzunehmen.

Nur mit größter Zurückhaltung möchten wir schließlich die Frage aufwerfen, ob die Verwendung einer besonders kursiven Form ausgerechnet des Zeichens für *ỉs* (MÖLLER; *Paläographie* Nr. 580; vgl. S. 24 und 26) darauf hindeuten könnte, daß der Schreiber sehr häufig das Wort *ỉs.t* »Mannschaft« schreiben mußte, also etwa im administrativen Milieu einer Verwaltung wie der in Deir el-Medineh zu suchen ist.

s. Addendum 4 Fn. 14

---

[150] Ausführlich zu *ʿšȝ-ḫ.t* s. LIEVEN in: GEUS / IRWIN / POISS (Hgg.): *Herodots Wege des Erzählens*, S. 323 ff.

Text

Ia. Gegen Schrecken und Verlust der Sprechfähigkeit (mehr therapeutisch) (x+1.1–4.1)

In diesem ersten noch greifbaren Großabschnitt des Athener magischen Papyrus geht es um »Schrecken« (*nrw*) und die davon ausgelösten Krankheitsbilder, besonders den »verschlossenen Mund« (*rꜣ ḫtm*).[151] Die in den einzelnen Sprüchen erwähnten Krankheitszeichen scheinen uns am ehesten für eine Deutung als Schlaganfall und damit einhergehende Lähmungs- und Ausfallerscheinungen zu sprechen. Zu dieser Diagnose passen vor allem die folgenden Symptome:

a. Die Beschwerden treten plötzlich auf; vgl. die ägyptische Bezeichnung als »Schrekken« (*nrw* [x+1.4 und öfter]).[152]
b. Der Patient leidet unter Sprechunfähigkeit (vgl. x+2.6), vielleicht auch unter Seh- (vgl. x+1.12 und x+2.1) und Bewußtseinsstörungen (vgl. x+3.9 f.).
c. Auch Schluckbeschwerden gehören zum Krankheitsbild (vgl. x+2.5).
d. Der Patient kann ersticken (x+2.10 f.).
e. Er hat »Kreislauf«probleme (x+2.13 ff.).
f. Zu den Beschwerden kommen noch krampfartige Lähmungen (»verdrehte Zunge« [*ns pnꜥ*]) im ganzen Körper (x+3.7 f.)[153] und womöglich die für Schlaganfälle sehr typische halbseitige Lähmung (Hemiplegie) (x+3.12; vgl. vielleicht auch x+3.9 und x+3.11).

Wie die verschiedenen Sprüche und Handlungsanweisungen zeigen, wurden nach ägyptischem Verständnis die Beschwerden von Dämonen (passim) oder Gottheiten (x+3.8) verursacht, die in den Patienten eingedrungen sind und nun durch verschiedene Maßnahmen abgewehrt werden:

· Der Patient wird durch Götterbilder äußerlich und innerlich sozusagen »immunisiert«: Entweder werden entsprechende Bilder auf verschiedene Körperstellen gezeichnet (x+2.11 ff.). Oder die zuerst auf eine Schale gezeichneten Bilder werden abgewaschen und vom Patienten getrunken (x+2.3 ff., x+3.6 f., x+3.13).
· Durch die äußerliche (x+4.1) oder innerliche (x+3.6 f.) Anwendung von Drogen aus der »Dreckapotheke« (vgl. auch x+2.10) sollen Dämonen weggeekelt werden. Auch soll den Dämonen die Einbringung ihres Giftsamens in den Patienten (Incubus) durch »empfängnisverhütende« Mittel unmöglich gemacht werden (x+3.6 f.).
· Den Dämonen wird mit ihrer Vernichtung durch Götter gedroht (x+2.5 ff.).

---

[151] Das ägyptische Wort *ḫtm* »verschlossen« zielt dabei speziell auf die Funktionsunfähigkeit, wie P. MMA 35.9.21 15.12 (ed. Goyon: *Papyrus d'Imouthès* S. 44, Taf. XIV und XIVA) zeigt: »Mein Auge ist geschlossen (*ḫtm*) in/von Finsternis.« Und in Sargtextspruch 453 (*CT* V 322b) geht es um das Vertreiben dessen, der kommt, um den Mund des Verstorbenen in der Nekropole zu verschließen (*ḫtm*). Das Verschließen des Mundes ist also ganz klar als Gefahr zu verstehen.

[152] Vgl. auch Koenig, *RdE* 33 (1981) S. 34–36; Bickel, *SAK* 15 (1988) S. 17 ff. und Nyord: *Breathing Flesh* S. 404–415 zum Schrecken sowie El-Sayed in: *Fs. Radwan* Bd. 1, S. 295 ff. zum *nb-nrw*-Dämon.

[153] Zu *ns pnꜥ*, das in unseren Augen geradezu der ägyptische Fachterminus zur Bezeichung der Krankheit ist, vgl. die Anmerkung zur Übersetzung von x+3.8.

Reste eines Spruches gegen Schrecken und einer Handlungsanweisung (x+1.1–1.11)

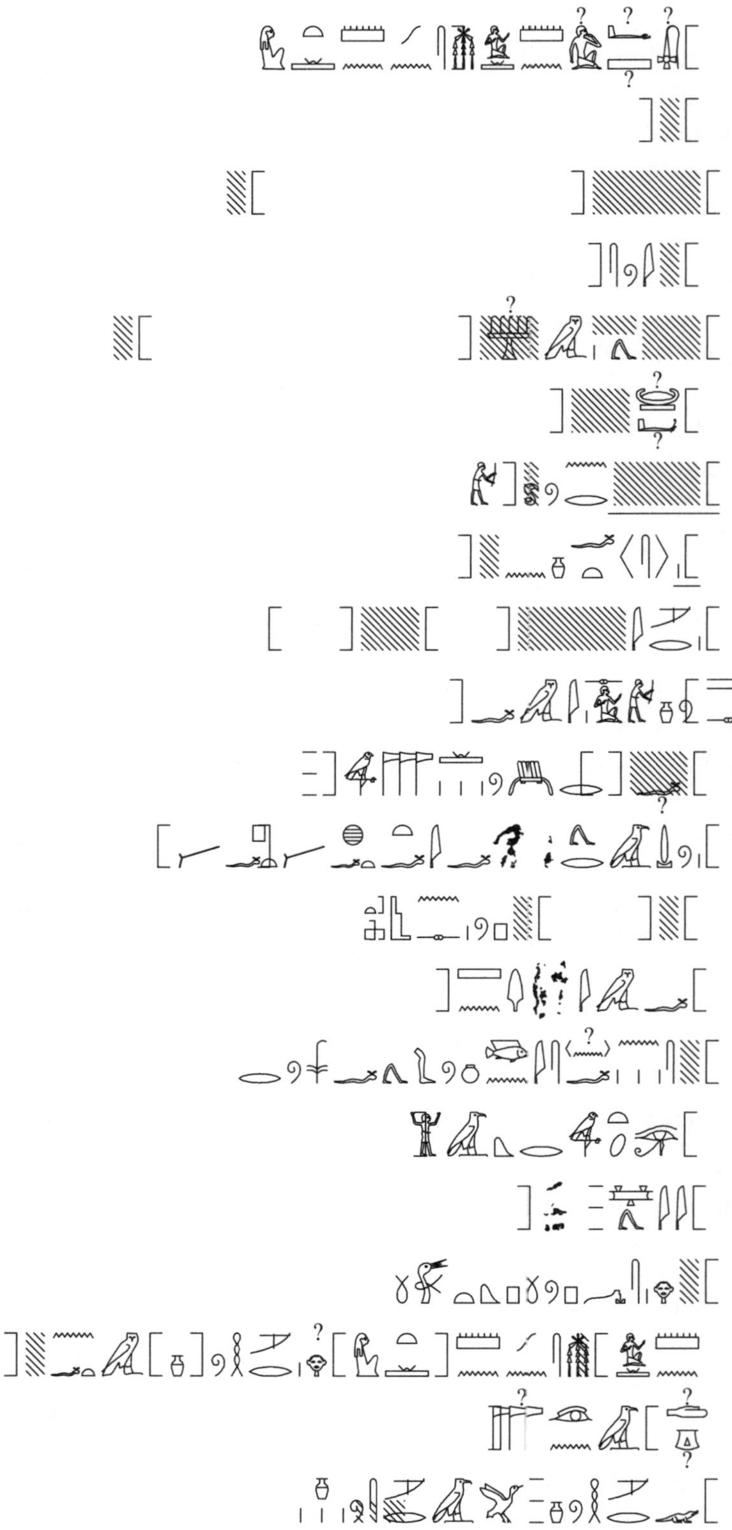

x+1.1

x+1.2

x+1.3

x+1.4

x+1.5

x+1.6

Fragment

x+1.7

Fragment

x+1.8

Fragment

x+1.9

Fragment

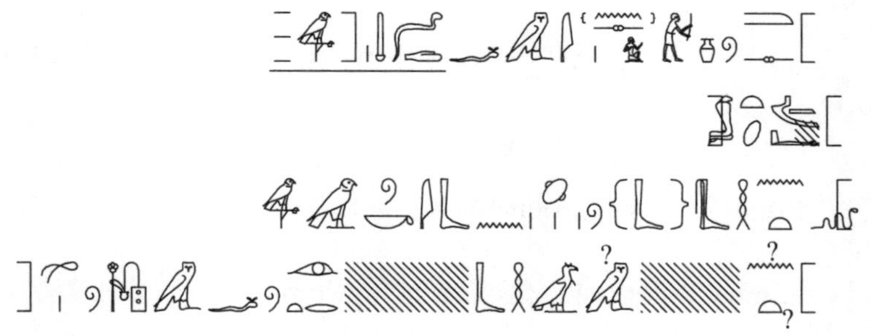

x+1.10

Fragment

x+1.11

(x+1.1) [. . .]⸢. .⸣[154] *ꜥš? mn m[s.n*[155] *mn.t . . .]*
(x+1.2) [. . .].[. . .]. . .[. . .]⸢.⸣[156]
(x+1.3) [. . .]⸢.⸣ *ỉw=s?* [. . .]⸢. . .⸣[157] *m* ⸢*ḫꜣw.t?*⸣ [. . .]⸢.⸣
(x+1.4) [. . .] *whꜥ?* . .[. . .]. . .[158] *nrw* [. . .]
(x+1.5) [. . .]⸢.⸣[159] *⟨s⟩ft n* .⸢.⸣[. . .].[160] *mrỉ*⸢. . .⸣[. . .]. .[. .]
(x+1.6) [. . . *gs*]⸢*(w)*⸣[161] *s ỉm=f* [. . .]//[162] *=f?* ⸢*r*⸣*-ꜣw nṯr.w* // [. . .]. *wḏꜣ r* ⸢. .⸣*=f ỉtf*[163] *ḫft*[164] *[p]{*⸢*t*⸣*}[f]*
(x+1.7) [. . .].[. . .]. *pw?*[165] *n=s s[.t . . .]//=f m ỉ. .*[166] *šn*[. . // . . .]*.=sn ⟨n?⟩=f sỉn(w)=f-sw r*
(x+1.8) [. . . *wḏꜣ*]*.t r qꜣ* [. . . // . .]*y.w*[167] . . .[. . . //]. *ḥr stp(w) p⟨ꜣ⟩q.t*
(x+1.9) [. . . *mn*] ⸢*m*⸣*s.n mn*[*.t*] *ḥr?*[168] *mrḥw m.ntf* .[. . . // *dg?*]*ꜣ.n nṯ*[*r.w?* // . . .][169] *mrḥw*

[154] Ob Flammendeterminativ?

[155] Zur grammatikalischen Analyse vergleiche z. B. GARDINER: *Grammar* § 361 und BORGHOUTS: *Egyptian* § 79.g.

[156] Am Ende dieser und der nächsten Zeile sieht man noch Reste einer Unterlänge wie z. B. von *f*, *m* oder *w*.

[157] Der Gesamteindruck der letzten Gruppe erinnert stark an *s* »Mann«, aber es steht ein Determinativ der laufenden Beinchen da, worauf noch ein senkrechter Strich folgt.

[158] Die unlesbare Stelle nach der Lücke ist rubriziert.

[159] Nur ein rot geschriebener kleiner senkrechter Strich, eventuell als *1* zu lesen, ist erhalten.

[160] Ein kleiner senkrechter Strich ist zu erkennen.

[161] Die Determinative des Kruges und des schlagenden Mannes sind erhalten.

[162] Der Text des Fragmentes, dessen Position nicht sicher ist, ist in //. . .// eingeschlossen.

[163] Die Wortabgrenzung ist unklar. Es könnte auch ein längeres Wort . *.fỉtf* vorliegen, das aber ohne Determinativ geschrieben wäre. Ein wenig erinnern die Reste vor dem Suffix an die abgekürzte Schreibung von *mꜣꜣ* »sehen« als Sichel + zwei Iriden. *⟨ms⟩ḏr.wy=*, das J. F. Quack schon erwog, scheint uns nicht zu den Zeichenresten zu passen. Statt *ỉtf* könnte zur Not auch *ỉrf* mit einem klein geratenen *r* zu lesen sein. Wäre das eine Schreibung für die enklitische Partikel (so J. F. Quack)? Aber in x+11.2 und x+11.4 wird diese ohne *ỉ* geschrieben (*r=k*), und wie ließe sie sich hier überhaupt syntaktisch unterbringen?

[164] Wie immer in diesem Papyrus *ḫtf* geschrieben.

[165] Die Lesung ist unsicher, da hinter dem angenommenen *pw* noch ein senkrechter Strich steht.

[166] Das Wort endet mit Baumdeterminativ.

[167] Mit Wegdeterminativ und laufenden Beinchen.

[168] Das fragliche Wort sieht von der Paläographie her vielleicht doch eher nach einem *nw*-Topf mit senkrechtem Strich danach aus.

[169] Nur ein Krokodildeterminativ ist von diesem Wort erhalten.

p3 mr⸢sw⸣[170]
(x+1.10) [. . .] *gs(w) {n} s ỉm=f* DD MD[.W ḪR? . . . . . .] // *m3ʿ.t* // [. . .][171] *n.t ḥ[[b]]s{b}.w*[172] *n bỉwk*
(x+1.11) [. . .] *n.t? . . . m? nḥb⸢.t?⸣ ỉr.tw=f m sḫ(w)* [. . .

(x+1.1) [. . .]. . rufen(?) – N.N., den [N.N.] geb[oren hat, . . .]
(x+1.2) [. . .].[. . .]. . .[. . .].
(x+1.3) [. . .]., indem(?) sie(?) [. . .]. . . mit(?) Altar(?) [. . .].
(x+1.4) [. . .] lösen(?) . .[. . .]. . .[173] Schrecken [. . .]
(x+1.5) [. . .].[174] ⟨*s*⟩*fṯ*-Öl von/für . .[. . .]. . . .[. . .]. .[. .]
(x+1.6) [. . . werde] (der) Patient damit [gesal]bt. [. . .] // er(?) insgesamt, Götter // [. . .]. gehen, um ihn zu . . . . . Feind, »[Je]n[er]«[175]
(x+1.7) [. . .].[. . .]. ist(?) für sie (Sg.) ein Pl[atz . . .] // er in . . . . .[. // . . .]. sie (Pl.) ⟨für(?)⟩ ihn. Er bringt ihn/sich schnell[176] zu
(x+1.8) [. . . Udja]tauge (bis) zu(r) Höhe (oder: »Udja]tauge, damit hoch ist«) [. . . // . .]. . . . .[. . . //]. auf einen Lappen von feinst⟨em L⟩einen[177]

---

[170] Der bestimmte Artikel kommt überraschend, würde man doch annehmen, daß man sich in einer Auflistung von Substanzen befindet. Das Problem würde sich erledigen, wenn *p3* bereits Bestandteil des Wortes ist. *p3-wr* »Essig«, das J. F. Quack vorgeschlagen hat, ist unseres Erachtens aber ausgeschlossen, da der *wr*-Vogel in der Handschrift des Athener Papyrus viel breiter ist (vgl. z. B. x+7.8 und x+7.10) und der obere Teil des folgenden *s* deutlich ist.

[171] Lediglich das Determinativ der vielfach gekrümmten Schlange ist noch zu sehen.

[172] Das *s* ist aus *b* korrigiert. Doch dann hat der Schreiber noch ein *b* geschrieben. Vermutlich soll alles für *ḥs* »Kot« stehen. Ein fälschlich geschriebenes *b* in *ḥs* »Kot« begegnet auch in P. Berlin P. 3038 vs. 1.7 = Bln 195 am Ende der Zeile.

[173] Rubrum.

[174] Rot geschrieben.

[175] Wir haben Zweifel, ob man das wie *pft* geschriebene Wort wirklich als feminines Gegenstück zu *ḫft* »Feind« verstehen darf (so, die bisherige Diskussion zusammenfassend, KOENIG: *Papyrus Boulaq 6* S. 49; vgl. HANNIG: *HandWb* S. 292). Zwar steht das Wort hinter dem maskulinen *ḫft*, wo man in anderen Texten durchaus *ḫft.t* »Feindin« findet. Aber andererseits hat P. BM EA 10059 IX.5 f. = L 38 offenbar wirklich *ḫfty pf* (ohne Determinativ, also das Demonstrativum) [*mwt*] *mwt.t* (LEITZ: *Magical and Medical Papyri* S. 68 und Taf. 34). Auch entwickelt sich bis zur griechisch-römischen Zeit aus dem substantivisch gebrauchten *pf* ein Wort für »Feind, Bösewicht« (*Wb* I S. 507,7). Mit unserer Übersetzung »Jener« versuchen wir, eine möglichst alle Gesichtspunkte berücksichtigende, aber dennoch neutrale Wiedergabe zu wählen.

[176] *Wb* IV S. 39,8 f. kennt die transitive Bedeutung erst von der griechischen Zeit an. Da das Verb aber ein Kausativum ist, kommt der Gebrauch mit Akkusativobjekt nicht unerwartet. Zum Vorliegen eines einzigen Verbs *sỉn* s. WESTENDORF, *GM* 46 (1981) S. 27–31, zum Gebrauch im medizinischen Kontext s. *Wb d. mediz. Texte* II S. 717.

[177] Eine Binde feinsten Leinens kommt in ägyptischen Heiltexten des öfteren zur Anwendung, so z. B. an den Hals des Patienten gelegt in P. Leiden I 348 vs. 2.7 gegen Furcht in der Nacht (vgl. BORGHOUTS, *OMRO* 51 [1971] S. 186 [458]; weitere Belege bei BOMMAS: *Mythisierung der Zeit* S. 69 [92]). Fünf wirkliche Binden der Leidener Sammlung macht RAVEN, in: *Fs. te Velde*, S. 275 ff. bekannt.

(x+1.9) [. . . N.N.], den N.N. geboren hat, bei(?) (= mit[?][178]) Öl. Er (ist)[179] .[. . . // blick]ten(?) (die) Gö[tter(?) // . . .] Öl – der Most

(x+1.10) [. . .] Werde (der) Patient damit gesalbt.

WORT[E] SPRECHEN [ÜBER(?) . . . . . .] // Maat // [. . .] von Falkenkot[180]

(x+1.11) [. . .] von(?) . . . i(m)(?) Nacken(?). Er[181] werde gemacht in/als Schrift/Zeichnung [. . .

Trotz der trümmerhaften Erhaltung dieses Spruches läßt sich noch feststellen, daß in ihm der »Schrecken« (*nrw*; x+1.4) und Dämonen (x+1.6), die sicher als Auslöser der Beschwerden anzusehen sind, eine Rolle spielen.

Die Behandlung besteht in einer Salbung des Patienten (x+1.5 und x+1.9 f.) und einer Rezitation vielleicht über eine Zeichnung (x+1.10 f.). Die Anwendung von Falkenkot (x+1.10) dürfte wie auch später in x+4.1 die von Kot einer Frau als Mittel zum Fernhalten der Dämonen durch Ekelstoffe zu verstehen sein.

Die medizinische Deutung der Krankheit als Schlaganfall kann sich auf die Tatsache stützen, daß dieser Spruch Teil eines größeren Komplexes ist, dessen übrige Sprüche unserer Meinung nach für eben diese Diagnose sprechen.

Spruch zum Öffnen eines verschlossenen Mundes samt Handlungsanweisung (x+1.11–2.5)

(vgl. O. DeM 1181 und P. Turin Taf. 123 13[182])

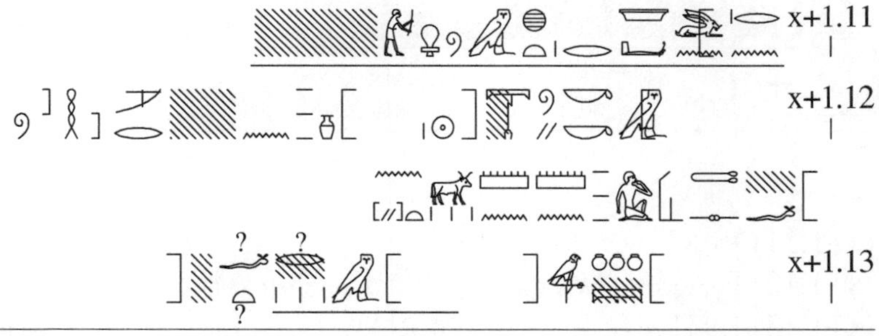

[178] Zu dieser Bedeutung der Präposition *ḥr* s. VINOGRADOV in: *Ancient Egypt*, S. 17 f. und S. 286.

[179] Innerhalb der magischen Texte auf der Stele des Djed-Hor (Kairo JdE 46341) erscheint in Z. 94–96 u. a. die Gleichsetzung des Beschützten in dieser Art: *ntf wnw.t 4.t tꜣ wḏꜣ.t 4.t tꜣ qꜣ sḥḏ* (JELÍNKOVÁ-REYMOND: *Statue guérisseuse* S. 40), was op. cit. S. 45 mit »Lui, il est la quatrième heure, la quatrième *wḏꜣt*, la culmination de la lumière« übertragen wird. Ob an der Stelle hier im Athener Papyrus eine ähnliche Verbindung vorliegt?

[180] Falkenkot ist bisher in den ägyptischen medizinischen Texten noch nicht belegt, einmal aber Falkenkrallen gegen Kopfschmerzen (P. Leiden I 348 rt. 9.7).

[181] Das Bezugswort hierzu ist in einer vorangehenden Lücke verloren. Am wahrscheinlichsten ist in der vorigen Zeile zu verstehen: »Wort[e] sprechen [über ein . . .-Zeichen / Tier / Bild (ägyptisch maskulin!) von Gottheit XY«. Man mag erwägen, daß es ein Falke sein soll. Schließlich wird im vorliegenden Rezept ja auch Falkenkot verwendet. Zu diesem Bild wird jetzt jedenfalls ergänzt, daß es zu zeichnen ist, vielleicht mit einer ganz bestimmten Tinte.

[182] Diese Versionen bearbeitet bei FISCHER-ELFERT: *Lesefunde* S. 147–150.

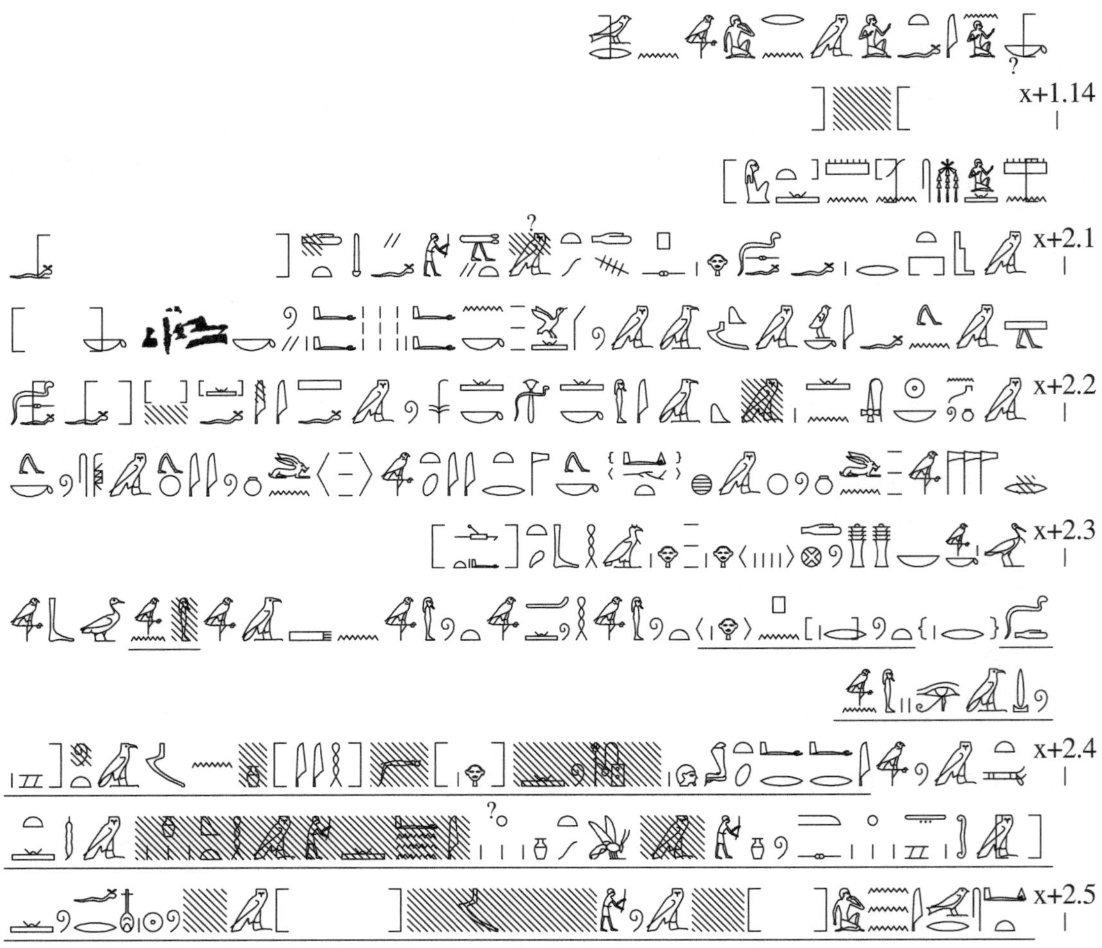

(x+1.11) Rꜣ N] ⸢WN⸣ Rꜣ ḪTMW . . .
(x+1.12) [. . .] ⸢*m*⸣ *kkwy* [. . .].*w*[183] *n . . . mr*⸢*ḥ*⸣[*w . . .*]⸢.=*f*⸣ *ṯs.w mnmn*⟨*.t*⟩ *nt*[*y*][184]
(x+1.13) [. . .] *nwn* [. . . . . .] M Rꜣ?.W *f?t?*⸢.⸣[. . . .]⸢=*k?*⸣ *n=ỉ ỉt=ỉ m rn n w*⸢*r*⸣[185]
(x+1.14) [. . .]. . .[. . .] ⸢*mn*⸣ *ms.*⸢*n*⸣ *m*⸢*n*⸣[*.t*]
(x+2.1) *m s.t-rꜣ=f ḏs=f ḥr psd* ⸢*m?*⸣ *ỉṯy=f md{.t}*[186] [. . . *ỉw?*]⸢=*f*⸣ *šm n=f ỉw=k m qmꜣ=k n*[187] *{ꜥ.wy}* ⟨*mḥ*⟩[188] *9 ꜥ.wy=k* . . .[189] ⸢*k*⸣[. . .]

[183] Das Wort hat das Gefäßdeterminativ bei sich.

[184] So nach den Parallelen ergänzbar.

[185] Bis auf ein oder mehr Determinative zu *wr* fehlt in dieser Zeile wohl nichts mehr.

[186] So, wie das Wort geschrieben ist, könnte *md.t* »Rede« vorliegen. Da aber der Zusammenhang eher die Anrede an eine positive Göttergestalt ist, sehen wir hier lieber das Ergreifen eines Stabes (*mdw*) als das Fortnehmen der Rede (*md.t*). Gleichwohl dürfte die Lautähnlichkeit beabsichtigt sein (vgl. den Kommentar im Anschluß an den Spruch).

[187] Im Text steht fälschlich *qmꜣ n=k*. Eine solche falsche Plazierung des Suffixes ist in zeitgenössischen literarischen Texten wie den Late Egyptian Miscellanies nichts Ungewöhnliches; s. GARDINER: *LEM* S. 141a s. v. »Pronominal Suffixes«.

(x+2.2) *m nw nb . . .*[190] ⌜*m*⌝[191] *qꜣi͗=k wꜣḏ=k-sw m šf*⌜*y=f*⌝ [.]⌜.*=f ḏs=f*⌝ *r nṯr.w wnw*[192] *m-{di͗}⟨ẖ⟩t=k*[193] *nṯry.⟨w⟩t wnwy*[194] *m šms=k*

(x+2.3) *bꜣ=k nb ḏdw ⟨4⟩*[195] *ḥr.w ḥr nḥb.t* [*w*]⌜*ꜥ*⌝[.*t*][196] ḎD.TW *{rꜣ}*[197] ⌜R⌝[ꜣ] ⌜PN⌝ ⟨ḤR⟩ *tw⟨t⟩*[198] *ḥw tw⟨t⟩ n si͗ꜣ* TWT N *gb* WḎꜣ.T 2 TWT N

(x+2.4) *i͗tmw* I͗ꜥRꜥR.T DP . .[199] Sẖ(W) [ḤR] M[ḤY][200] N MꜣW.T ⌜M⌝ STY.Tꜣ[201] GS(W) ⌜M⌝ BI͗.T

---

[188] Der Text hat ꜥ.*wy*. Zu Verschreibungen des Wortes *mḥ* »Elle« vergleiche GARDINER: *RAD* S. 23a Anm. a zu Z. 4. Siehe auch unseren Kommentar zu x+9.1.

[189] Die Lesung ist uns an dieser Stelle nicht gelungen. Wir sehen hier 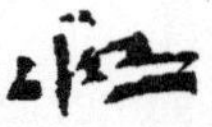 .

[190] Die hier stehenden Zeichen Flamme + Buchrolle + *n* + Strich verstehen wir nicht. Eine kurze Handlungsanweisung würde man jedenfalls mitten im Spruchtext nicht erwarten. Ähnliches begegnet z. B. in x+2.7 wieder.

[191] Die Lesung als schmal geratenes *m* mit einem Strich davor kommt uns am wahrscheinlichsten vor. Zwar sehen die Reste dieser beiden Zeichen zusammen schon so ähnlich wie ein *f* aus, aber ein kleiner Tintenrest links unterhalb des vorangehenden *n* würde nicht zu einer Lesung *f* passen.

[192] Mit einem Sonnendeterminativ, das lediglich als Kreis ausgeführt ist.

[193] Im Text steht fälschlich anstelle des *ẖt*-Zweiges ein *di͗*-Arm.

[194] Das Wort scheint mit einem Sonnendeterminativ versehen zu sein, auch wenn das Zeichen recht flach geraten ist. Das Determinativ der laufenden Beinchen paßt zum Verb *wni͗* »eilen« (vgl. die Diskussion zur Übersetzung der Stelle). .

[195] Die partielle Homophonie von *ḏdw* und *4* (=*fdw*) könnte den Ausfall der Zahl verursacht oder wenigstens begünstigt haben.

[196] Vom Ende des *wꜥ*-Zeichens ist noch ein kleiner Rest erhalten, was in unserer hieroglyphischen Umsetzung nicht zum Ausdruck kommt.

[197] *rꜣ* ist zusätzlich in Schwarz zwischen *ḏd* und *tw* über der Zeile nachgetragen.

[198] Hier und beim nächsten Vorkommen ist *tw⟨t⟩* schwarz geschrieben.

[199] Vielleicht stand an der für uns unlesbaren Stelle noch *p* über *t*. Dann wäre *dp.t* »erste« zu verstehen. Problematisch daran ist aber, daß keine zweite Uräusschlange im folgenden Text erwähnt wird. Selbst wann man damit rechnet, daß der Schreiber die Erwähnung der zweiten Schlange vergessen hätte, müßte der Textausfall noch größer sein, da die Nennung einer ersten und einer zweiten Schlange anstelle von »zwei Uräusschlangen« implizieren würde, daß zu jeder der beiden noch etwas Spezifisches mitgeteilt war. Die Alternative wäre, nur *dp* zu lesen und das als Präposition »auf« zu verstehen. Dann müßte unmittelbar danach durch ein Substantiv oder ein Suffix ausgedrückt gewesen sein, worauf sich die Schlange befinden soll. Bedenkt man, wie klein die Lücke ist, erscheint uns die Annahme eines Suffixes am naheliegendsten. Der Zusammenhang würde für *=f* sprechen: Auf den Kopf des Atum wäre noch eine Uräusschlange zu zeichnen.

[200] Die Tintenreste vor der Lücke wirken recht dunkel. Es handelt sich aber, wie man am Original erkennt, nicht um schwarze Tinte, sondern um eine insgesamt nachgedunkelte und verschmutzte Partie. Ein kleiner schwarzer Diagonalstrich sitzt allerdings oben rechts an der Lücke, den wir uns nicht recht erklären können. Es mag sich um einen Rest von der Erstbeschriftung handeln. Denn eine Nachtragung scheidet wohl aus, da man, wenn unsere Lesung stimmt, nichts vermißt. Auch einen von der Zeile x+2.3 herunterragenden Strich können wir dort nicht unterbringen.

[201] An der vorliegenden Stelle ist die *tꜣ*-Gruppe mit bloßem Auge nicht zu erkennen; man würde eher an *ty* denken. Unter UV-Licht ist unsere Lesung aber sicher. Die Komplemen-

⸢Ỉꜥ M ḤNQ.T⸣ NḎM.T[202]
(x+2.5) ḌỈ.T SWR(Ỉ) [. .]⸢. . .⸣M(W)[203] ⸢. . .Mꜣ. .⸣[. . .] M ⸢HRW?⸣[204] NFR

(x+1.11) SPRUCH ZU(M)] ÖFFNEN EINES VERSCHLOSSENEN MUNDES[205] . . .
(x+1.12) [. . .] in Finsternis [. . .]. von/für . . . Ö[l . . .] er/ihn; der (das) Vieh aufrichtet, welch[er]
(x+1.13) [. . .] Nun [. . . . . .] MIT MÜNDERN(?) . . .[. . . .] du(?) mir meinen Vater in/mit (dem) Namen eines Großen
(x+1.14) [. . .]. . .[. . .] N.N., den N.[N.] geboren hat,
(x+2.1) mit seiner eigenen Sprechfähigkeit[206] bei(m) Erglänzen(?), wenn(?) er (den) Stab(?) nimmt [. . . (und)] er weggeht.[207] Du bist in deiner Gestalt von neun Ellen.[208] Deine Arme . . . .[. . .]
(x+2.2) zu jeder Zeit – Feuer(?) – in deiner Gestalt. Du läßt ihn gedeihen[209] in seiner Würde (und) seinem eigenen [.]. zu (den) / mehr als (die) eilenden(?)/Stunden(?)-Götter(n)[210] h⟨in⟩ter dir (und den/die) eilenden(?)/Stunden(?)-Göttin⟨nen⟩ in deinem

---

tierung der Schreibung für »Ocker« mit der Gruppe *tꜣ* »Land« kommt auch noch in x+4.5 vor.

[202] Der diakritische Punkt steht fälschlich auf dem zweiten Zeichen (vgl. x+3.13). Auch hier trügt er Augenschein, der einen Punkt auf dem ersten Zeichen suggeriert. Erst unter UV-Licht wird sichtbar, daß ein Punkt auf dem zweiten Zeichen steht.

[203] Das Wort endet mit dem Determinativ des schlagenden Mannes.

[204] Ein Rest von Unsicherheit bleibt, da wir die Schreibung nicht ganz eruieren können. Vor der *w*-Schlaufe steht ein senkrechter Strich, der zwar vom *h* stammen könnte; aber davor sind mehrere waagerechte Zeichenreste erkennbar. Für *grḥ* »Nacht« steht jedoch insgesamt zu wenig da.

[205] Für den Titel vgl. neben den angegebenen (Teil-)Parallelen noch P. DeM I vs. 5.3 und vielleicht auch 5.7 am Ende. Die gegenteilige Formulierung »Spruch zum Verschließen des Mundes eines Feindes« begegnet z. B. in P. Leiden I 348 rt. 13.9 oder P. BM EA 10081 35.21–36.14 (in Auszügen mitgeteilt und behandelt bei SCHOTT, *ZÄS* 65 [1930] S. 35–42). O. DeM 1181 4–5 liefert den Titel zu einem Spruch rein magischer Zweckbestimmung in Gestalt einer Rezitationsanweisung erst am Ende seiner Kopie: *ỉ.ḏd.wt r wn rꜣ ḫtm* »was rezitiert wird, um einen verschlossenen Mund zu öffnen«.

[206] Zur »Sprechfähigkeit« (*s.t-rꜣ*), besonders der Isis in magischen Texten, s. BORGHOUTS, *OMRO* 51 (1971) S. 190 (475).

[207] Zu dieser Bedeutung von *šm n=* seit dem Neuägyptischen vgl. *Wb* IV S. 463,12.

[208] Diese Größe haben die Verklärten in *CT* II 371a (Spruch 159) sowie Totenbuch Sprüche 109 und 149; vgl. VITTMANN: *Riesen* S. 48.

[209] Eher so als »Du befiehlst ihn/es«. Zum transitiven Gebrauch von *wꜣḏ* s. *Wb* I S. 266,9.

[210] Wofür das Wort *wnw* (im Femininum später in der Zeile *wnwy* geschrieben) eigentlich steht, wird für uns nicht ganz deutlich. Das in beiden Fällen gesetzte kreisförmige Determinativ läßt an eine Sonnenscheibe und somit an eine Schreibung für *wnw.t* »Stunde« denken. Aber das beim Femininun zusätzlich verwendete Determinativ der laufenden Beinchen spricht ebenso wie die Tatsache, daß überhaupt in der Orthographie zwischen Maskulinum und Femininum unterschieden wird, für ein Partizip von *wn* »eilen« (vgl. *LGG* II S. 388). Eine Ableitung von *wn* »leuchten« (vgl. *LGG* II S. 389) kommt dagegen weniger in Frage, da mit diesem Verb zusammengesetzte Götterbezeichnungen erst in der griechisch-römischen Zeit belegt sind. Auch *wn* »existieren« scheidet aus, da dieses Verb undeterminiert sein sollte.

Gefolge.[211]

(x+2.3) Dein Ba (ist) Herr von Mendes,[212] mit ⟨vier⟩ Gesichtern auf [ei]n[em] Nacken! REZITIERT WERDE DIESER SP[RUCH] {Spruch} ⟨ÜBER⟩ ein Bil⟨d⟩ (des) Hu, ein Bil⟨d⟩ (des) Sia, EIN BILD (DES) Geb, ZWEI UDJATAUGEN,[213] EIN BILD (DES)

(x+2.4) Atum (und) eine URÄUSSCHLANGE ERSTE(?)/AUF(?) . ., GEZEICHNET [AUF] EINE NEUE SCH[ALE],[214] MIT OCKER, WERDE BESTRICHEN MIT HONIG, WERDE ABGEWASCHEN MIT SÜSSEM BIER;

(x+2.5) VERANLASSEN, DASS TRINKT [. .]. . . . . .[. . .] AN EINEM GUTEN TAG(?).[215]

In diesem Spruch geht es um die Wiedererlangung der Sprechfähigkeit (*s.t-rꜣ* [x+2.1]) des Patienten. Der in x+2.1 wohl genannte Stab (*md{.t}*) könnte dabei als Hinweis auf

---

[211] Zu Stundengöttinnen (= Personifikationen der Stunden) und Stundengöttern (= Schutzgöttern) s. BONNET: *RÄRG* S. 753 f. und SOUKIASSIAN in: *LÄ* VI, Sp. 101 ff.

[212] Wenn =*k* zu tilgen ist, kann direkt der Göttername »Banebdjedu« verstanden werden. Aber auch wenn der Text so zu nehmen ist, wie er dasteht, ist hier genau dieser Widdergott des 16. unterägyptischen Gaues gemeint. Denn es heißt auch sonst gerne, er habe »vier Gesichter auf einem (einzigen) Nacken« (GOYON: *Dieux - gardiens* S. 186 mit Anm. 1 und S. 339 f.; *Wb* III S. 127,2). Nach ASSMANN: *Re und Amun* S. 262 f., LEITZ: *Tagewählerei* S. 426 und anderen verkörpert der Gott als *quadrifrons* die vier Elemente Wasser, Erde, Luft und Licht und entsteht nach den Epagomenen. Als Belege aus primär magischen Texten lassen sich anführen: P. Chester Beatty VIII vs. 6.1; 11.6 (innerhalb eines Lobpreises des Re); P. Chester Beatty XV fr. B x+2; P. Budapest 51.1960 A 3 in leider fragmentiertem Kontext bei KÁKOSY, *ZÄS* 117 (1990) S. 143; P. Turin Taf. 144 4 (ed. PLEYTE / ROSSI: *Papyrus de Turin* Taf. CXLIV mittl. Fragm., Z. 4), dargestellt wahrscheinlich rechts von Z. 6 des rechten Fragmentes; weitere Literatur bei VOSS, *SAK* 23 (1996) S. 379 mit Anm. 19 auf S. 380. Ein zusätzlicher, in der Edition nicht erkannter und auch nur partieller Beleg findet sich auf einem sehr schwer lesbaren hieratischen Ostrakon aus Abydos bei SIMPSON, *Inscribed Material from Abydos* S. 13 (A 3, Z. 2) mit Faksimile und Transkription auf S. 14, wo gegen die Edition *n mw.t=f? ḥr nḥb.t wꜥ.t* zu lesen ist. Eine frühe Aussage zu vier Gesichtern findet sich auch in *CT* VI 400h (Spruch 768) und bereits in Pyramidentexte Spruch 519 § 1207b. Ansonsten siehe zu Belegen aus verschiedenen Epochen für »vier Gesichter auf einem Nacken« natürlich *LGG* V 307b. J. F. Quack wird sich mit der bisher angenommenen Verbindung zwischen dem Vierköpfigen und der Vier-Elemente-Lehre kritisch auseinandersetzen (QUACK, in: RYHOLT [Hg.]: *Literary Texts*).

[213] Udjataugen kommen in ägyptischen magischen Zeichnungen tatsächlich gerne doppelt vor. Vergleiche z. B. ESCHWEILER: Bildzauber Taf. II Abb. 3 und 4 sowie Taf. VI Abb. 11, wo interessanterweise stets zwei gleiche Augen beieinanderstehen, nicht ein linkes und ein rechtes. Über zwei Udjataugen soll auch im magischen P. Budapest 51.1960 B 4 rezitiert werden (ed. KÁKOSY, ZÄS 117 [1990] S. 140 ff.).

[214] Zu den *mḥy.t*-Schalen und ihrer Verwendung in der Magie s. passim im Athener Papyrus, außerdem z. B. Totenbuch Sprüche 133 und 134 sowie allgemein BORGHOUTS, *OMRO* 51 (1971) S. 132 (304).

[215] *hrw nfr* kann einen »Feiertag« bedeuten, aber auch einen im Sinne der Tagewählkalender »günstigen Tag«. Zahlreiche Belege zu den verschiedenen Bedeutungen bei DARNELL / DARNELL: *Theben Desert Road Survey* I S. 130 ff. und bei GREGERSEN in: *Fs. Frandsen*, S. 55 ff.

md.t »Wort, Rede« zu verstehen sein. Wegen des Zusammenhangs mit der nachfolgenden Rezitation (x+2.5 ff.) muß auch die im vorliegenden Spruch bekämpfte Krankheit von den Ägyptern als dämonischen Ursprungs gedacht worden sein. Die im Spruch vorkommenden mythologischen Elemente deuten auf eine Verbindung zu Osiris: Finsternis (x+1.12); eine Größe von neun Ellen (x+2.1), die nur um eine Fingerbreite die in *Dendara* II 101,3 angegebene Größe des Osiris übersteigt und exakt der Größe der verklärten Toten entspricht; Stunden(?)gottheiten (x+2.2; das Verständnis der Stelle ist allerdings unsicher), die an die Stundenwachen denken lassen; zu Osiris paßt auch die Erwähnung des vierköpfigen Herrn von Mendes (x+2.3), der als Ba des Re, des Schu, des Geb und des Osiris verstanden werden konnte.[216]

Die Behandlung besteht in einer Rezitation und darin, daß der Patient in Bier aufgelöste magische Zeichnungen trinkt.

Für sich allein genommen bietet der vorliegende Spruch wenig Anhaltspunkte für eine medizinische Diagnose, zumal der vordere Teil des Spruches stark zerstört ist. Sicher ist, daß der Patient nicht sprechen kann. Denkbar ist ferner, daß er überdies unter Sehstörungen leidet (vgl. in der Anrede an den Gott die Erwähnung von »Finsternis« [*kkwy*] in x+1.12 und die auffällige Betonung des »Erglänzens[?]« [*psd*] in x+2.1). Beides würde zu einem Schlaganfall passen. Gegen unsere Deutung scheint zunächst jedoch zu sprechen, daß man den Patienten etwas trinken lassen soll (x+2.5). Allerdings ist die Handlungsanweisung durch einen Zusatz erweitert, der leider nicht mehr ganz lesbar ist, in dem aber offenbar die Behandlung für einen »guten Tag(?)« (*hrw? nfr*) vorgesehen wird. Das bedeutet wohl, daß der Patient nur dann einen Heiltrank zu sich nehmen soll, wenn er dazu auch in der Lage ist. Oder es ist gemeint, daß ein nach den Tagewählkalendern günstiger Tag abgewartet werden soll. So oder so würde also wohl Schluckbeschwerden Rechnung getragen, so daß wir an der Möglichkeit der medizinischen Deutung der im vorliegenden Spruch behandelten Krankheit als Schlaganfall festhalten wollen.

Die orale Aufnahme magischer Zeichnungen zur Heilung oder zum Schutz ist übrigens beispielsweise auch aus dem deutschen Aberglauben bekannt.[217]

(ergänzend:) Rezitation gegen Verlust der Sprache durch Geister samt Handlungsanweisung (x+2.5–10)

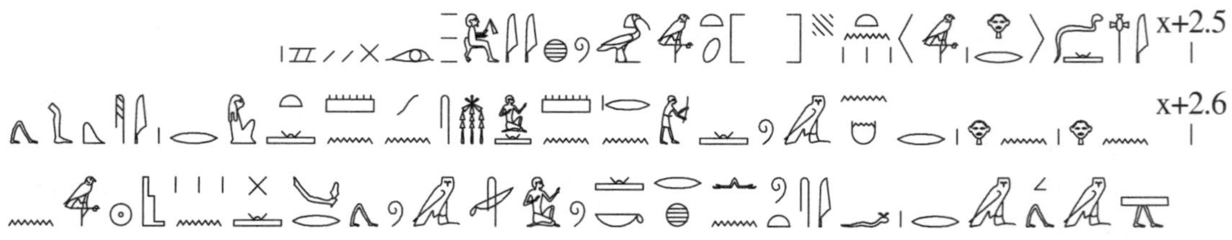

[216] DE MEULENAERE in: *LÄ* IV Sp., 44 mit Anm. 2.

[217] ECKSTEIN in: HOFFMANN-KRAYER / BÄCHTOLD-STÄUBLI (Hgg.): *Handbuch des deutschen Aberglaubens* Bd. 2, Sp. 1055–1058; DÖRRER in: HÖFER / RAHNER (Hgg.): *Lexikon für Theologie und Kirche* Bd. 3, Sp. 1114.

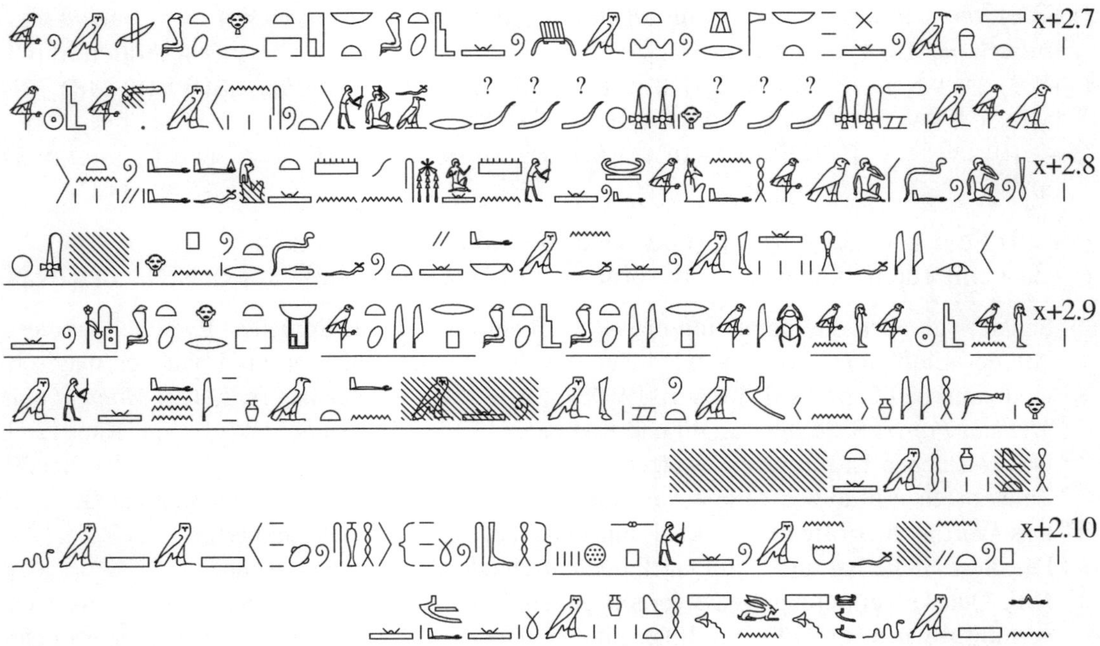

(x+2.5) *ỉnḏ⟨-ḥr⟩=tn*[218] ⌜.⌝[. .]*.t*[219] *ꜣḫwy.w*[220] *ỉr swꜣ*
(x+2.6) *n ḥr n-ḥr r nḥm rꜣ n mn ms.n mn.t rꜣ ỉ⌜s⌝q šm m rꜣ=f ỉst nn rḫ=k{wỉ}*[221] *sšmw⟨.w⟩ ḏsr.w n wsỉr {n}*[222]
(x+2.7) *štꜣ.w nb{.t} ẖr.t-nṯr m ꜣw*[223] *ꜣs.t nb.t-ḥw.t{-ḥr}*[224] *sšmw ḥr m ỉw-nsrsr*[225] . . .[226] *ḥr* . . .[227] *r fꜣỉ⟨.t=sn⟩ m-bꜣḥ wsỉr*

---

[218] Vielleicht fehlt hiervor eine Überschrift.

[219] Das Wort ist mit Ei und Gottesdeterminativ geschrieben; man könnte eine Ergänzung z. B. zu *nṯry.t* »Göttin« erwägen. In P. DeM I vs. 6.1 dürfte das gleiche Wort gestanden haben. Das gegenüber dem Athener Papyrus zusätzlich erhaltene *ỉ* vor der Femininendung erlaubt aber auch noch keine definitive Ergänzung.

[220] Das *w* ist nach dem *ꜣḫ*-Vogel unter der Zeile nachgetragen.

[221] Eine Auffassung als Stativ (*rḫ.kwỉ*) kommt vom Sinn her schwerlich in Frage. Die Schreibung des Subjektssuffixes am Verb als *=kwỉ* ist jedenfalls im Neuägyptischen nicht ungewöhnlich (vgl. z. B. ERMAN: *Neuäg. Gr.* §§ 65–67).

[222] Oder Füllstrich.

[223] Man erwartet *r ꜣw* (*Wb* I S. 4,12–13).

[224] Zur kontaminierten Schreibung von *nb.t-ḥw.t{-ḥr}* für »Nephthys« siehe BORGHOUTS: *OMRO* 51 (1971), S. 69 f. (101).

[225] Die abgekürzte Schreibung von *nsrsr* mit zwei Flammen ist speziell für das Neue Reich auch anderweitig belegt (*Wb* II S. 336).

[226] Drei Hörner oder Vogelköpfe.

[227] An dieser uns unverständlichen Stelle folgen auf zwei Flammenzeichen ein Kreis und dann drei Hörner oder drei Vogelköpfe. Die syntaktisch unverbunden im Text stehenden Zeichen der Vogelköpfe oder Hörner bzw. des kleinen Kreises erwecken den Eindruck einer nicht rubrizierten Anweisung zur Anfertigung einer magischen Zeichnung vielleicht auf einer

(x+2.8) *ḥrw wḏꜥ ḥr ḥnꜥ sṯḥ wḥꜥ mn ms.n mn.t dỉ=f ꜥ.wy=tn* ⟨. . .⟩ *ỉry=f sꜣ.w*[228] *wḥm n=f mk.t(w)=f* ḎD.TW Rꜣ PN ḤR . . .[229] s. Addendum 1

(x+2.9) TWT N *wsỉr* TWT N *ḫprỉ* RPY.T *ꜣs.t* RPY.T[230] *nb.t-ḥw.t{-ḥr}* SḪ(W) ḤR MḤY ⟨N⟩ MꜣW.T WḤM[231] ⌜M⌝ ꜥNTY.W Ỉꜥ M Ḥ⌜NQ.T⌝ NDM.T . . .[232]

(x+2.10) PW NTY ⌜ỈW?⌝=F NḤM SP 4[233] *ḥ{b}s*[234] *šmšm nn-šm wḥꜥ. .?*[235] *wnš*[236] *ḥnq.t m-šs mꜣꜥ*

(x+2.5) Seid geg⟨rüßt⟩, .[. . .]. (und) Geister,[237] die vorbeikommen[238]
(x+2.6) mit (dem) Gesicht nach vorne,[239] um (die) Sprache[240] (des) N.N., den N.N.

Schale; vgl. auch die Instruktion in x+2.8–10 am Ende dieses Spruches. Eventuell ist diese Art der Einfügung zweier bzw. dreier gleicher Zeichen mit der im Londoner magisch-medizinischen Papyrus BM EA 10059 XV.1 = L 25 zu vergleichen (s. LEITZ: *Magical and Medical Papyri* S. 81 mit Taf. 40 und KÁKOSY, *ZÄS* 117 [1990] S. 152 [c]). Vgl. Kap. 12.G.

228 Das *sꜣ*-Zeichen ist mit einem waagerechten Strich darunter versehen. Vgl. *Esna* III 233,20.

229 Zuletzt stehen in dieser Zeile ein Flammen(?)zeichen und ein Kreis; vgl. Kap. 12.G.

230 Das Wort ist hier offenbar wirklich mit Falke auf Standarte determiniert.

231 Für diese Stelle hat uns J. F. Quack den entscheidenden Hinweis gegeben.

232 J. F. Quacks vermutungsweise vorgetragenen Vorschlag, hier *mk.t* »Schutz« zu verstehen, vermögen wir nicht zu folgen. Einerseits, können wir die angenommene Schreibung in den schwachen Schriftresten nicht nachvollziehen. Andererseits sollte es sich wegen des Subjekts *=f* im folgenden Relativsatz hier um ein maskulines Wort handeln. Aber ein anderes Wort für »Mittel«, »Zauber« o. ä. wird man hier wohl tatsächlich vermuten dürfen.

233 Die Lesung des hinteren Teils des Rubrums konnten wir unter UV-Licht absichern.

234 *ḥbs.w* »Kleider« ist unserer Ansicht nach zu *ḥs* »Kot« zu emendieren. Vgl. die Schreibungen *ḥbs* in x+1.10, x+7.7 und *ḥsb* in P. Berlin P. 3038 vs. 1.7 = Bln 195 (dazu *Wb d. mediz. Texte* II S. 631). Allerdings käme man vielleicht auch ohne Emendation an dieser Stelle aus: Wäre es denkbar, daß die »Kleider« einer Schlange eine bei der Häutung abgeworfene Haut meint? Aber dann könnte der Schakal die Aufzählung nicht so einfach fortsetzen, denn Schakale häuten sich nicht. Man wäre dann spätestens in der Umgebung von *wnš* wieder gezwungen, einen Fehler anzunehmen. Die Emendation *ḥ{b}s{.w}* ist da ein deutlich geringerer Eingriff, vor allem, wenn man bedenkt, daß der Schreiber ja auch in x+1.10 und x+7.7 mit demselben Wort Probleme hat.

235 Ob hier eine verderbte Schreibung für *wḥꜥ.t* »Skorpion« vorliegt? Die beiden *mꜣ*-Sicheln würden für die graphisch ähnlichen ꜥ-Arme stehen. Zur Determinierung mit dem spuckenden Mund vgl. P. Berlin P. 3038 rt. 6.1 = Bln 71 und *Wb d. Drogennamen* S. 139. Allerdings erklärt dies noch nicht die zusätzliche Schreibung mit einem *š*-artigen Zeichen oberhalb des Mundes.

236 Vermutlich muß man trotz des Determinativs des spuckenden Mundes an *wnš* »Schakal« denken.

237 BOMMAS: *Mythisierung d. Zeit*, S. 34 f. meint, Dämonen würden nicht durch *ỉnḏ-ḥr=tn* begrüßt. Dagegen spricht aber der gleichlautende Anruf an die sieben Messerdämonen der Sachmet auf dem Amulett P. Hannover 1976.60a2 (FISCHER-ELFERT: *Magika Hieratika* S. 190 ff.), daneben der von BOMMAS neubearbeitete Text selbst. Denn die Begrüßung endet dort nicht nach *nṯr.w ỉpw*, wie er vorschlägt. Zu den *ꜣḫ.w* und ihrer ambivalenten Rolle in Beschwörungen s. KOENIG, *BIFAO* 79 (1979) S. 113 ff.
Im vorliegenden Spruch werden die *ꜣḫ.w* gegen Geschwätzigkeit (*šm m rꜣ=f*) instrumentalisiert, wie nachfolgend gezeigt werden soll.

238 So ist wohl trotz der Schreibung mit dem Kanaldeterminativ zu verstehen. Denn die *swꜣ.w*

geboren hat, zu rauben. – Mund, zögere![241] – ›Der mit seinem Mund geht‹![242] Bekanntlich[243] wirst du (die) heiligen Bild⟨er⟩ (des) Osiris nicht kennen(lernen),[244]

»vorüberziehenden (Dämonen)« sind auch anderweitig gut bekannt; s. KOENIG, *RdE* 33 (1981), S. 36 (h); BOMMAS op. cit. S. 60 (72); ferner in dem ptolemäerzeitlichen P. Köln 3547 II 5 u. 6 [nicht erkannt bei KURTH in: *Kölner Ägyptische Papyri*, S. 9 ff.; s. dazu auch die Variante auf P. München ÄS 5882 rt. 5 (FISCHER-ELFERT: *Magika Hieratika* S. 259 f.). Zur Schreibung mit dem Kanalzeichen kann auf die Determinierung von *swꜣ* »Bezirk« in Oracular Amuletic Decrees T. 1 rt. 77 mit den laufenden Beinen verwiesen werden (s. EDWARDS: *Oracular Amuletic Decrees* Taf. XIX), während das Wort in L. 5 vs. 42 (op. cit. Taf. XI) korrekt mit dem Kanalzeichen determiniert ist.

239 Aus x+16.4 ergibt sich, daß *ḥr n-ḥr* im Athener Papyrus eine Variante für *ḥr r-ḥr* »mit (dem) Gesicht nach vorne« ist. Diesen Ausdruck hat RITNER, *JARCE* 27 (1990) S. 28–30 (D) diskutiert. Da überdies weder in x+2.6 noch in x+16.4 ein abschließendes Gesamtdeterminativ geschrieben wird, ist die Auffassung als *ḥr-n-ḥr* »Schrecken« nicht wahrscheinlich. Dagegen läßt sich *swꜣ n ḥr* mit *šm m/n ḥr* vergleichen, das soviel wie »drauflosgehen« meint (QUACK: *Ani* S. 113).

240 Wörtlich: »(den) Mund«.

241 *ἰsq* »zögern, warten, innehalten« kommt als Aufforderung an Dämonen des Feldes oder an den göttlichen Hirten Horus auch in P. BM EA 10042 vs. I.2) vor (LEITZ: *Magical and Medical Papyri*, S. 47). In unserem Spruch soll der Mund vom unkontrollierten Reden ablassen.

242 Das ist eine Bezeichnung, mit der hier der Dämon angesprochen wird. J. F. Quack möchte, um den Textfluß zu verbessern, emendieren und schlägt vor ». . . um (die) Sprache (des) N.N. . . . zu rauben ⟨in⟩ (dem) Mund, ⟨um⟩ zu verzögern/aufzuhalten, daß (etwas) aus seinem Mund kommt.« Wir sind noch nicht überzeugt und verweisen auf die Verbindung von *šm* und *rꜣ*, die als idiomatische Wendung negativ konnotiert ist und die Geschwätzigkeit bezeichnet (vgl. *Wb* IV S. 465,15 f.), nicht aber die hier erforderte positive Fähigkeit, überhaupt sprechen zu können.

243 Mit dieser Übersetzung machen wir die Bedeutung der Partikel *ἰst* deutlich.

244 Offenbar wird hier der Dämon angeredet, der dadurch, daß der Patient nichts ausplaudert, selbst auch nichts erfährt. Schließlich geht es um Kultgeheimnisse; vgl. das Bekenntnis des Königs in der Sonnenlitanei, die *sšm.w štꜣ.w* »geheimen Bilder« zu kennen (HORNUNG: *Das Buch der Anbetung des Re im Westen* I, 144; II, 79 und 132 (335 und das »große Bild, das in der *mskt.t*-Barke ist« in König als Sonnenpriester Vers 28 (ASSMANN: *König als Sonnenpriester* S. 21, 34, ferner 48–57). Deren Erwähnung wird aber unter Umständen nur dazu bemüht, die Wirksamkeit der Beschwörung zu erhöhen oder gar erst zu ermöglichen.
Wenn hier von »heiligen Bildern des Osiris« die Rede ist, dann fügt sich das gut zum Anliegen der Beschwörung, ist doch Osiris u. a. der »Herr des Schweigens« (*nb sgr*), wie er in der Bauerngeschichte schon heißt (Bauer B1 60). Zum Gebot des Schweigens oder bedächtiger Rede im Kontakt mit dem Heiligen siehe ausführlich FRANDSEN in: *Gs. Quaegebeur* II, S. 975–1000.
Um welche Geheimnisse es sich im vorliegenden Fall handelt, ist nicht klar zu erkennen. Da aber im Pfortenbuch, 9. Stunde, unteres Register, Szene 59 das »Hintersichgeben« des Geheimnisses (*sštꜣ*) und das »Fortnehmen des Bildes (*sšm*) der Schetit« als Frevel gegen Osiris verstanden werden (HORNUNG: *Das Buch von den Pforten des Jenseits* I S. 321; ZEIDLER: *Pfortenbuchstudien* II S. 266 f.), könnte auch im Athener Papyrus etwas Vergleichbares gemeint sein, wohl etwas, das den tot in der Unterwelt ruhenden Osirisleichnam betrifft.

(x+2.7) (die) Geheimnisse (des) Herrn (der) Nekropole insgesamt, (noch die der) Isis (und) Nephthys, (noch) (das) Bild (des) Horus auf (der) Flammeninsel.[245] – Vogelköpfe/Hörner auf/über zwei Flammen; Schale(?),[246] Vogelköpfe/Hörner, um ⟨sie⟩ vor Osiris zu tragen.[247] –

(x+2.8) Stimme,[248] die Horus und Seth trennt/richtet: Befreie[249] N.N., den N.N. geboren hat! Sie (= die Stimme) gebe eure Arme ⟨zu(?) Boden(?)⟩![250] Sie bereite[251] Schutz (*sꜣ*), so daß ihm sein Schutz (*mk.t*) wiederholt werde! s. Addendum 1

REZITIERT WERDE DIESER SPRUCH ÜBER . . . FLAMME, EINE SCHALE(?); ←

(x+2.9) EIN BILD (DES) Osiris, EIN BILD (DES) Chepri, EIN BILD (DER) Isis, EIN BILD (DER) Nephthys, GEZEICHNET AUF EINE NEUE SCHALE; WERDE WIEDERHOLT[252] MIT MYRRHE; WERDE ABGEWASCHEN MIT SÜSSEM BIER. EIN MITTEL (o. ä.)

(x+2.10) IST (DAS), WAS RETTEN WIRD – VIERMAL. Kot einer *šmšm*-Schlange, einer *nnšm*-Schlange,[253] eines Skorpions(?),[254] eines Schakals(?), Bier – wahrhaft ausgezeichnet.

Da dieser Abschnitt nicht durch eine Überschrift eingeleitet ist, handelt es sich um eine zum vorangehenden Spruch nachgelieferte Rezitation. Auch inhaltlich steht der vorliegende Abschnitt in Kontinuität zum vorigen, allerdings wendet sich der Heiler nun

---

[245] Zur Flammeninsel als Ort, an dem magische Kraft erzeugt wird, vgl. BORGHOUTS in: *LÄ* III, Sp. 1146 mit Anm. 166 und 167.

[246] Oder sollte der Kreis als Ideogramm für »Sonne« oder »Tag« zu verstehen sein?

[247] Wir verstehen hier versuchsweise eine kurze parenthetisch eingeschobene Handlungsanweisung (vgl. Kap. 12.G).

[248] Hier ist offenbar von der Stimme des Richters im Streit zwischen Horus und Seth die Rede, also vielleicht von der des Thot oder des Sonnengottes.

[249] *wḥꜥ* »befreien; (er)lösen« steht in P. Ebers 1.14 und 1.16 = Eb 2 parallel zu *sfḫ* »lösen«.

[250] Oder: »Sie lasse eure Arme ⟨schwach(?) sein(?)⟩!« o. ä.

[251] Oder mit Emendation zu *ỉry* ⟨*n*⟩*=f* in Parallele zum Folgenden: »Ihm werde Schutz bereitet, ihm werde sein Schutz wiederholt.« (Vorschlag von J. F. Quack).

[252] Für *wḥm* »wiederholen« als Ausdruck für das Nachzeichnen von Bildern mit einer anderen Farbe s. *Wb* I S. 342,16.

[253] Die genannten Schlangen scheinen anderweitig nicht belegt zu sein. Auch im reichhaltigen ophiologischen Traktat des P. Brooklyn 47.218.48+85 (ed. SAUNERON: *Traité d'ophiologie*) und unter den bei OSING: *Hierat. Papyri aus Tebtunis I* S. 183 ff. aufgelisteten heiligen Schlangen kommen sie nicht vor. Nahe kommen die Schlangennamen *sšmm* und *šm*[*šm*]*y.t* (GOYON: *Recueil de prophylaxie* S. 75 f.). Vielleicht lassen sich die beiden Schlangenbezeichnungen aus der zu beschwörenden Krankheit heraus erklären. Das zu beseitigende Problem ist doch das eines »gehenden Mundes« (*šm rꜣ*), der »aufgehalten« (*ỉsq*) und wohl am Ausplaudern von Geheimnissen gehindert werden soll. Auf den zentralen Begriff *šm* könnten die zwei Schlangennamen anspielen, heißen sie doch *šmšm* bzw. *nnšm*. Dabei ließe sich der erste Name als »Gehen gehen«, der zweite, der schwerlich mit *nnšm* »Milz« zu verbinden sein dürfte, als »nicht gibt es Gehen« etymologisieren. Inwieweit hier die Metaphorik »Schlange« = »Zunge« (s. BORGHOUTS, *OMRO* 51 [1971] S. 88 [146]) eine Rolle spielt, bleibt besser offen.

[254] Auch die Nennung des Skorpions (*wḥꜥ.t*) könnte ihre Erklärung einem Wortspiel in Hinblick auf das Lösen (*wḥꜥ*), das mit dem Spruch erzielt werden soll, verdanken.

direkt an die Dämonen ([. .].*t ꜣḫwy.w* in x+2.5), die für die Krankheit verantwortlich sind: Sie sind unterwegs, um die Sprechfähigkeit (*rꜣ* »Mund«; x+2.6) zu rauben. Der Mund soll aber warten und nicht mit den Dämonen weggehen (*šm*; x+2.6). Diesen wird die Erfolglosigkeit ihrer Bemühungen vor Augen gestellt: Einerseits werden sie die Geheimnisse des Osiris und seines Götterkreises nicht erfahren (x+2.6 f.), andererseits wird die viel mächtigere Stimme des Gottes Thot(?) die Dämonen zunichtemachen und den Patienten schützen (x+2.8).

Der zugrundeliegende ägyptische Gedanke zur Ursache der Sprechunfähigkeit des Patienten scheint also zu sein, daß die Dämonen dem Patienten die Wörter geraubt haben. Das hat erstens zur Folge, daß er nicht mehr über sie verfügt und er also nicht mehr sprechen kann. Zweitens besteht die Gefahr, daß nun die Dämonen die Wörter und damit das in ihnen gespeicherte Wissen um die Geheimnisse des Osiris (x+2.6 f.) ausplaudern könnten.[255] Derselbe Gedanke von der Mißachtung der Geheimnisse des Osiris dürfte im Pfortenbuch, 9. Stunde, unteres Register ausgesprochen sein: »Ihr (= die bestraften Bösewichter) habt das Mysterium hinter euch geworfen und das Bild der Schetit fortgenommen. (Doch) mein Vater Osiris triumphiert über euch, ich triumphiere über euch! Ihr seid es, die das Verborgene bloßgelegt haben, als mein Erzeuger (= Osiris) in der Dat ruhte.«[256]

Die Behandlung besteht neben der Rezitation wieder im Verfertigen magischer Zeichnungen, die mit Bier(?) abgewaschen (und sicher getrunken) werden (x+2.8 ff.). Interessanteweise wird das unheilvolle Tun der Dämonen geradezu wörtlich gegen sie selbst gekehrt, indem mit den Bedeutungen des Wortes *nḥm* gespielt wird: Während die Dämonen rauben (*nḥm* [x+2.6]), wird die Arznei retten (*nḥm* [x+2.10]).

Ergänzt wird die Behandlung durch Drogen aus der »Dreckapotheke«, nämlich den Kot verschiedener Tiere (x+2.10). Ihre Auswahl erweist sich als magisch-medizinisch optimal für die Behandlung des dämonenbedingten Verlustes der Sprechfähigkeit:[257]
· *šmšm*-Schlange: Sie hilft wohl aufgrund ihres Namens, in dem unserer Ansicht nach ein Wortspiel mit der Bezeichnung für das Problem, dem »Gehen« (*šm*; vgl. x+2.6) des Mundes, steckt.
· *nnšm*-Schlange: Sie hat vermutlich ebenfalls aufgrund des in ihrem Namen untergebrachten Wortspiels dieselbe Wirkung wie die vorige Schlange.
· Skorpion (*wḥꜥ.t*): Er bewirkt – erneut über ein Wortspiel – das Lösen (*wḥꜥ*) der Zunge des Patienten, damit dieser wieder sprechen kann (vgl. x+3.8 im übernächsten Spruch, der noch zum selben Ritual gehört).
· Schakal(?) (*wnš*): Er unterstützt den Zauber, denn die Sprache des *wnš* scheint für die Ägypter synonym mit dem Sprechen von Zaubern oder zumindest der entsprechenden Kenntnisse gewesen zu sein.[258] Außerdem könnte das nach ägyptischem Verständnis für Schakale charakteristische Herumlaufen[259] in antithetische Parallele zum Gehen des

[255] Das Wort *sšmw* »(heilige) Bilder« könnte in x+2.6 bewußt wegen seines Anklanges an *šm* »gehen« gewählt sein.
[256] Übersetzung nach HORNUNG: *Unterweltsbücher* S. 271.
[257] Für Details zu den Einzeldrogen siehe die Anmerkungen zur Übersetzung.
[258] Setne II 6.13 (übersetzt z. B. bei HOFFMANN / QUACK: *Anthologie* S. 134).
[259] Sargtexte Spruch 80 = *CT* II 42b–43a: *sꜣb*-Schakale leben vom »Herumlaufen«. Zur Stelle beachte die Diskussion von MORENZ, *WZKM* 54 (1957) S. 119–129.

Mundes gesetzt worden sein.

· Bier: Es ist die Trankgrundlage, in der der Kot der genannten Tiere aufgelöst wird.

Für die medizinische Diagnose ergeben sich aus dem vorliegenden Text kaum neue Anhaltspunkte. Man darf allerdings vermuten, daß es sich um eine plötzlich auftretende Krankheit handelt, da sonst die von den Ägyptern vermutete Ursache in Form von »Schrecken« (vgl. *nrw* in x+1.4) unmotiviert wäre.

Anderer Spruch gegen Atemnot samt Handlungsanweisung (x+2.10–13)

(Teilparallele: zu x+2.10–11: P. DeM I vs. 5.4[260])

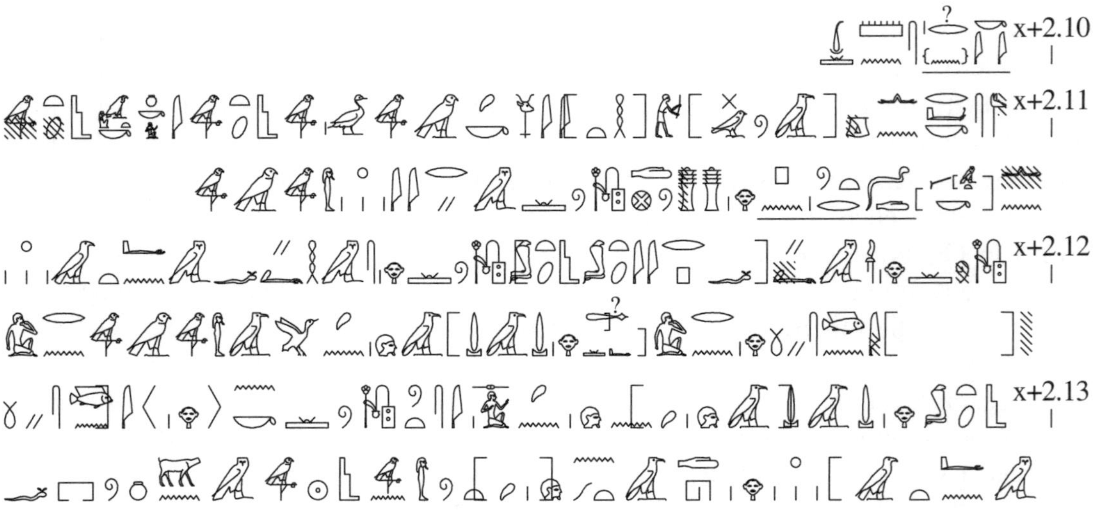

(x+2.10) KY Rꜣ? {N} *smn*

(x+2.11) ⌜*w*⌝*sr*⟨*.t*⟩*=k*[261] *nn* ⌜*g*⌝[*ꜣw*][262] [*ḥt*]*y*⟨*.t*⟩*=k ḥr sꜣ ꜣs.t ink*[263] *mw.t=k ꜣs.t* ⌜*nn mwt*⌝[*=k*]
DD.TW Rꜣ PN[264] *ḥr ḏd*[265] *sẖ(w) m ry twt ḥr*

(x+2.12) *sẖ*⌜*(w)*⌝ *ḥr wnmy*[*=f rpy.t ꜣs.t*][266] *sẖ(w) ḥr smḥy=f m ꜥnty.w* ⌜.⌝[. . .] ⌜*i*⌝*nsy ḥr rn*

---

[260] Ed. ČERNÝ: *Papyrus de Deir el-Médineh* I Taf. 13/a.

[261] Das Verständnis als *wsr*⟨*.t*⟩ »Hals« wird durch das folgende *ḥty*⟨*.t*⟩ »Kehle« nahegelegt. Zum Wechsel *wsr – wsr.t* vgl. das Wortspiel in einem Graffito aus dem Wadi el-Hudi, wo aus dem Namen Sesostris' I. (*s-n-wsr.t* »Mann der Mächtigen«) ein *sn-wsr.wt* »Hälseabschneider« gemacht wird (FISCHER-ELFERT, *GM* 135 [1993] S. 31 f. mit Verweis auch auf *ṯꜣs-wsr.wt* »der die Hälse anknüpft« in der Loyalistischen Lehre des Kairsu § 5,7 [OAshm]).

[262] Die Ergänzung ergibt sich mit Emendation aus P. DeM I vs. 5.4 (vgl. *Wb* IV S. 151,8–10). Das Determinativ des schlagenden Mannes ist wieder erhalten. Zur Verbindung *smn wsr.t* s. auch in den Stundenwachen, 1. Stunde der Nacht (PRIES: *Stundenwachen* S. 90).

[263] Mit sitzendem Mann determiniert.

[264] Hier setzt ein neu plaziertes Fragment ein. Die Position konnte nicht mehr am Original anhand der Fasern überprüft werden.

[265] Wie *ḏdw* »Busiris« geschrieben.

[266] Den langen unter die Zeile reichenden Zeichenrest verstehen wir als den Teil eines Kobradeterminativs am Ende eines Göttinnennamens. Da Isis in diesem Spruch schon vor-

ꜥ[ꜣ? ḥr-ḏꜣḏ]ꜣ-n pꜣ twt ḥr rn
(x+2.13) *ꜣs.t ḥr-ḏꜣ⸢ḏ⸣[ꜣ]⸢-n⸣ dp n s ỉst sẖ(w).n=k ⟨ḥr⟩ ⸢ỉn⸣[sy*[267] *m ꜥnty].w*[268] *ḥr dhn.t*[269]
⸢t⸣w⟨t⟩ n wsỉr m-ẖnw=f

(x+2.10) ANDERER SPRUCH(?) {VON}:
Fest gemacht sei
(x+2.11) dein Hal⟨s⟩, deine [Keh]l⟨e⟩ sei nicht e[ng], Horus, Sohn (der) Isis! Ich bin deine Mutter Isis. [Du] wirst nicht sterben.[270]
MAN SAGT DIESEN SPRUCH über einen Djedpfeiler,[271] der mit Tinte gezeichnet ist; ein Bild (des) Horus
(x+2.12) gezeichnet auf [seine] Rechte; [ein Bild (der) Isis] gezeichnet auf seine Linke mit Myrrhe. W[erde(?) gegeben(?)] ein roter Leinenstoff mit (dem) gr[oßen(?)] Namen [oben au]f das Bild (des) Horus (und einer mit) (dem) Namen[272]
(x+2.13) (d[er]) Isis oben a[u]f (den) Kopf (des) Patienten. Siehe, du hast (vorher) ⟨auf⟩ (den) roten Lein[enstoff mit Myrrh]e geschrieben (und) auf (die) Stirn eines Bil⟨des⟩ (des) Osiris in ihm.[273]

In diesem kurzen Spruch wird gleich zu Beginn sehr direkt sein Zweck deutlich: Der Hals des Horus, der jetzt im Mittelpunkt des mythologischen Präzedenzfalles steht, soll »fest gemacht« (*smn* [x+2.10]) und nicht »schwach« (*⸢g⸣[ꜣbw]* [x+2.11]) sein. Der

---

kommt, wird es ihr Name sein, der hier zu ergänzen ist. Mit dem dann davor zu erwartenden *rpy.t* zusammen wäre die Lücke genau ausgefüllt.

267 J. F. Quack danken wir für seine hilfreichen Anmerkungen zu dieser Stelle.

268 Die Ergänzung paßt ganz genau in die Lücke. Am Ende ist wieder ein pluralisches Körnerdeterminativ erhalten.

269 Für *ḥr dhn.t [n pꜣ] ⸢t⸣w⟨t⟩*, das man parallel zu *ḥr-ḏꜣḏ]ꜣ n pꜣ twt ḥr* schon erwarten könnte, ist der Raum zu knapp.

270 Der Anfang dieses Spruches weist eine partielle Übereinstimmung mit P. DeM I vs. 5.4 auf, wo es in einem »Spruch zum Öffnen von Versiegeltem« (*rꜣ n wn ḫtm*) u. a. über Osiris in der Dat heißt: . . . *sḏr wsr=k nn gꜣ{b}w* (vgl. *Wb* IV S. 151,8–10 zur Emendation) *ḥty.t=k sꜣ=ỉ ḥr ỉnk mw.t=k ꜣs.t nn mwt=k* [. . .] ». . . der daliegt. Du bist stark, ohne daß deine Kehle eng sei, mein Sohn Horus! Ich bin deine Mutter Isis, du wirst nicht sterben! [. . .]«. Der Kopist der Athener Variante hat trotz seiner Ersetzung des *sḏr* durch *smn* das nachfolgende *wsr* nicht zu *wsr.t* geändert, obwohl nur Letzteres sinnvoll wäre. Zur Variante in P. DeM I s. auch ESCHWEILER: *Bildzauber* S. 33 f. Die parallele Passage nimmt dadurch den Charakter eines Versatzstückes ein, das schon aufgrund seines stereotypen Inhaltes, nämlich der Konstellation Knabe Horus – Mutter Isis multipel verwendbar gewesen ist. Beachte ferner, daß speziell Isis diejenige ist, »deren Wort den leben läßt, dessen Kehle eng ist« (P. Chester Beatty XI rt. 2.9 und P. Turin Taf. 133 1 f. (ed. PLEYTE / ROSSI: *Papyrus de Turin* Taf. CXXXIII 1 f.).

271 Auch diesem Requisit des manuellen Ritus kommt die Funktion zu, allein über die Bedeutung seines Namens die Wirkung des Spruchtextes zu unterstützen: Der *ḏd*-Pfeiler verweist auf *ḏd* »dauernd« und nimmt Bezug auf *smn* »festgemacht« in x+2.10.

272 Oder einfach »(und) (der) Name«?

273 = dem Stoff. Offenbar muß man sich eine Osirisfigur in den Leinenstoff eingehüllt vorstellen.

Zustand des Patienten ist offenbar lebensbedrohlich (vgl. »[Du] wirst nicht sterben.« in x+2.11).

Die im Verhältnis zum Spruch lange Handlungsanweisung betrifft Bilder von Horus und Isis, die auf die rechte und linke Hand des Patienten zu zeichnen sind (x+2.11–12), sowie einen »großen Namen« oben am Horusbild und den Namen der Isis oben am Kopf des Patienten (x+2.12). Außerdem spielt neben einem Djedpfeiler eine beschriftete rote Leinenbinde und eine darin eingehüllte und an der Stirn ebenfalls beschriftete Osirisfigur eine Rolle. Offenbar wird so die Bestattung und Wiederbelebung des Osiris als mythologische Parallele zur Behandlung des menschlichen Patienten hergestellt.

Wenn es dem Patienten hier so lebensbedrohlich schlecht geht, daß er nun kein weiteres Trankmittel zu sich nehmen kann, da sein Hals dafür zu »schwach« ist, so liegt die medizinische Deutung auf der Hand: Denkbar ist, daß die bei einem Schlaganfall als Symptom mögliche röchelnde Atmung bekämpft wird. Genausogut kann es aber sein, daß die vorangehende Behandlung mit Trankmitteln, die aus heutiger medizinischer Sicht verfehlt ist, da sie die Gefahr eines Erstickungstodes des Patienten mit sich bringt, für die nun zu behandelnden Krankheitszeichen verantwortlich ist. Dann würde also mit dem vorliegenden Spruch eine durch die bisherige Therapie verursachte Komplikation behandelt.

Anderer Spruch, um das Herz an seinen Platz zu bringen, samt Handlungsanweisung (x+2.13–3.7)

(Teilparallele: zu x+3.1–5: Episode 36 des Täglichen Rituals u. a. nach P. Chester Beatty IX rt. 3.11–4.7 und P. Berlin P. 3055 5.8–9; 12.2–4[274])

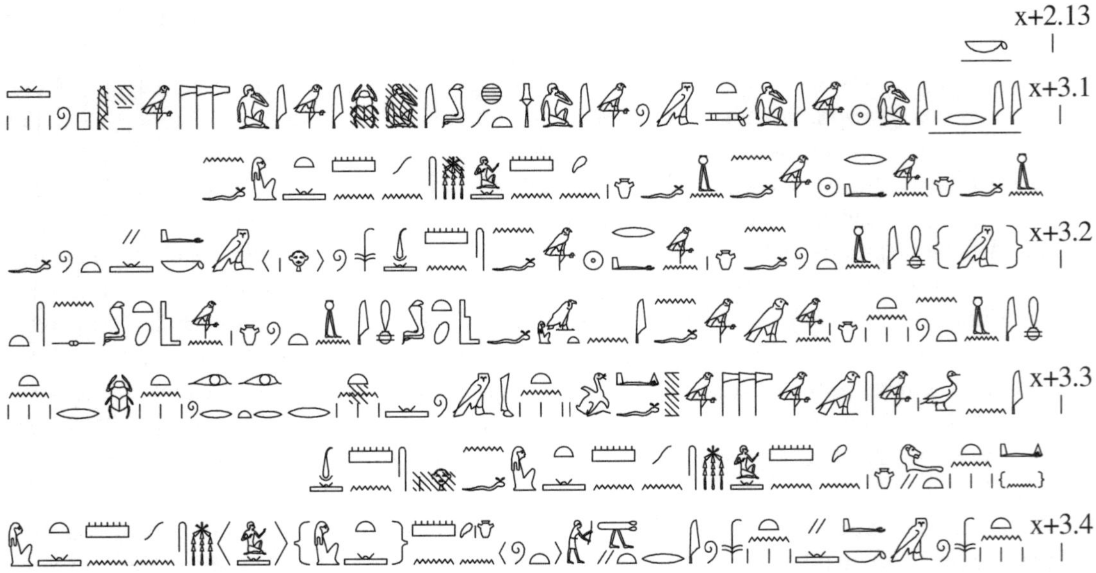

[274] *Hieratische Papyrus Berlin* I Taf. V und XII; behandelt von GUGLIELMI / BUROH in: *Fs. te Velde*, S. 131 f. (Spruch 16) und TACKE: *Opferritual* I S. 146 ff. und II S. 137 ff. (Episode 36); vgl. auch BRAUN: *Pharao und Priester* S. 122 ff.

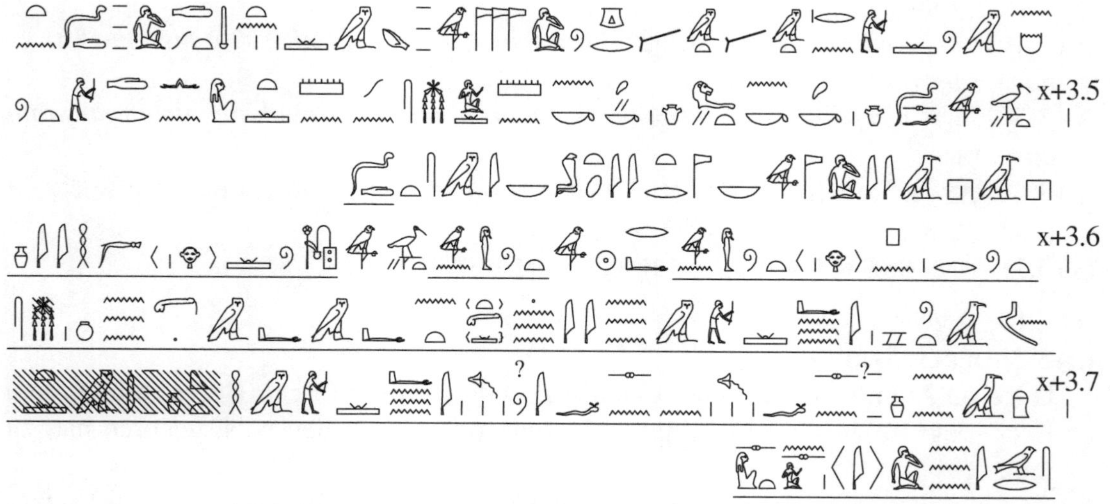

(x+2.13) K-
(x+3.1) -Y Rꜣ *ỉ rꜥ ỉ ỉtmw ỉ sḫm.t ỉ ⌜ḫpr⌝ỉ ỉ nṯr.w ⌜ỉ⌝pw ỉn=f ỉb n rꜥ n=f*[275] *ỉn=f ỉb n mn ms.n mn.t n=f*
(x+3.2) *{m} mỉ ỉn.tw n=f ỉb n rꜥ n=f smn-sw ⟨ḥr⟩*[276] *mk.t(w)=f mỉ ỉnn=twtn*[277] *ỉb n ḥr n=f ỉn mw.t=f ꜣs.t mỉ ỉn.tw*[278] *ỉb n ꜣs.t n=s*
(x+3.3) *ỉn sꜣ=s ḥr nṯr.w dỉ=f ṯꜣ(ỉ)=tn wḥm=tn r ỉr.t ỉrw=tn ḫpr=tn dỉ{.n}=tn*[279] *ḥꜣty n*

---

[275] Vergleiche P. Chester Beatty VIII rt. 5.4 f. Was die Wortstellung anbelangt, so beachte ähnliche Fälle bei ASSMANN, *JEA* 65 (1979) S. 69. Die Erklärung als ἀπὸ κοινοῦ erscheint uns aber unrichtig. Denn es gilt zumindest im Mittelägyptischen die Regel, daß ein Pronomen nicht vor seinem Bezugswort steht (GARDINER: *Grammar* § 507, 1). Komplizierter wird die Sache aber im Lichte der zwei ›Dative‹ in x+3.2. Wenn man das erste *n=f* nicht einfach wegemendieren will, wird man am besten das zweite *n=f* wegen seiner Stellung als eine adverbiale Bestimmung (»zu seinen Gunsten«, »für ihn«, »zu ihm«), nicht als ein Dativobjekt (»ihm«) verstehen wollen. Zu dieser Konstruktion vgl. auch *KRI* I 409,4 [*ỉw=f*] *ḥr ỉr.t n=f ỉmy(.t)-pr ⟨n⟩ nꜣy=f ẖrd.w* »[Er] machte sich ein Testament ⟨zugunsten⟩ seiner Kinder.«, Horus und Seth 15.2 *ỉḫ {s}ḫ⟨s⟩f{t}=k n=ỉ pꜣ wḫꜣ ꜣs sp⟨-2⟩ n wsỉr* »Du sollst mir bitte ganz eilig auf den Brief (eine Antwort) an Osiris schicken«, *Dendara* II 184,3 *ỉn=ỉ n=k mskt.t n=k* »Ich bringe dir die *mskt.t*-Barke zu dir (= zu deinen Gunsten).« und *Edfou* VI 50,4 *dỉ=ỉ n=k ḥꜥ.w=k n=k* »Ich gebe dir deine Glieder für dich«.

[276] Zu einigen Parallelen für den Ausdruck *ḥr mk.t=f* im Zusammenhang mit dem Herzen siehe ASSMANN, *JEA* 65 (1979) S. 70 Anm. 119.

[277] Das ist, wenn man das *tn* »retten« will, wohl eher als Verschreibung für *ỉn.tw n=tn* als für *ỉn n=tn* aufzufassen, sofern man nicht überhaupt zu *ỉn.tw*, wie es der Wortlaut des Täglichen Rituals nahelegt, emendieren will. Aber was spricht gegen die Annahme, daß der Text hier bewußt durch die Hereinnahme der angerufenen Götter erweiternd umformuliert worden ist?

[278] Das *w* ist graphisch sehr einem *f* angenähert.

[279] Das *n* hat einen kleinen Querstrich; ob es aus einem zweiten *dỉ*-Zeichen der Vorlage verschrieben worden ist, so daß eigentlich *dd* wiederherzustellen wäre?

mn ms.n mn.t n=f ⌜*ḥr*⌝ *smn*
(x+3.4) *=tn-sw mk=tn-sw ỉr ỉṯy*⟨*.tw*⟩[280] *ỉb n mn{.t} ms.n mn.t nḥm rꜣ n mwt mwt*⟨*.t*⟩ *gr nṯr.w sḏm=tn md.wt ḏd.t.n*
(x+3.5) *ḏḥwty ḏs=f ỉb=k n=k ḥꜣty=k n=k mn ms.n mn.t nn dr.tw hꜣhꜣy nṯr nb nṯry.t nb ỉm=s* ḎD-
(x+3.6) -.TW RꜢ PN ⟨ḤR⟩ TW⟨T⟩ N *rꜥ* TW⟨T⟩ N *ḏḥwty* Sẖ(W) ⟨ḤR⟩ MḤY N MꜢW.T ỈꜤ M MWY⟨.T⟩ N.T ꜤMꜤM MW N{.W} MS-
(x+3.7) -TꜢNN SNF N SNFỈW? ỈꜤ M ḤNQ.T NḎM.T SWR(Ỉ) ⟨Ỉ⟩⌜N⌝ S S.T

(x+2.13) AN-
(x+3.1) DERER SPRUCH:
O Re! O Atum![281] O Sachmet! O Chepri! O diese Götter! Er (= Horus) bringt (das) Herz (des) Re zu ihm. Er bringt (das) Herz (des) N.N., den N.N. geboren hat, zu ihm,
(x+3.2) wie ihm (das) Herz (des) Re zu ihm gebracht wird. Befestigt[282] es ⟨an⟩ seiner (richtigen) Stelle, wie euch (das) Herz (des) Horus zu ihm gebracht wird durch seine Mutter Isis, wie (das) Herz (der) Isis zu ihr gebracht wird
(x+3.3) durch ihren Sohn Horus![283] Götter, er (= Horus?) läßt euch nehmen(?) (und) wiederholen, um zu handeln. Ihr möget eure Gestalt (machen =) annehmen. Ihr möget (das) Herz (des) N.N., den N.N. geboren hat, zu ihm geben, weil[284] ihr es
(x+3.4) befestigt (und) ihr es schützt. Wenn (das) Herz (des) N.N., den N.N. geboren hat, geraubt ⟨wird⟩, dann nehmt (den) Mund (des) Wiedergängers[285] (oder) (der)

---

[280] Vielleicht hat der Schreiber *ỉṯy* als passives *sḏm=f* verstanden.

[281] Der Anruf »O Re! O Atum!« am Spruchanfang findet sich auch auf dem P. Vatikan 19a vs. 5, den SUYS in Transkription und Übersetzung in *Orientalia* N.S. 3 (1934) S. 86 f. mitgeteilt hat. Eine Neu- und Gesamtedition (einschließlich des Versos) hat STURTEWAGEN in Aussicht gestellt (GASSE: *Les papyrus du Museo Gregoriano* S. 20). Vgl. auch die ausführliche Version des P. Chester Beatty V vs. 4.1 ff. zu Beginn einer Beschwörung von Migräne sowie in P. Chester Beatty VIII rt. 5.4 ff. mit ähnlichen Anrufungen des Sonnengottes.

[282] Eine Emendierung dahingehend, daß weiter Horus handeln soll (z. B. »⟨Er⟩ möge es ... befestigen«) erscheint uns nicht zwingend. Denn spätestens im folgenden Nebensatz (»wie euch ... gebracht wird«) und dann im sich anschließenden Text agieren die einleitend in x+3.1 schon angeredeten Gottheiten. Wir denken daher, daß sie hier mit dem Imperativ »Befestigt ...!« zum Handeln aufgefordert werden.

[283] Vgl. ASSMANN, *JEA* 65 (1979) S. 70 mit Anm. 121.

[284] So, wie der Text dasteht, müßte die Konstruktion *ḥr* + *sḏm=f* (GARDINER: *Grammar* § 165, 11) vorliegen. Ein wenig unlogisch ist die Stelle im Zusammenhang dann aber doch, denn das Befestigen des Herzens kann eigentlich nicht gut als Grund für die Aufforderung, es dem Patienten zu geben, dienen, falls nicht auf die generelle Fähigkeit der Angeredeten zum Befestigen und Schützen abgehoben wird. Es liegt daher der Verdacht nahe, daß der Schreiber das *ḥr* überflüssigerweise geschrieben hat, was in unserem Text nicht singulär wäre (vgl. x+5.4, x+8.1, x+8.5 und x+8.12). Die folgenden beiden Verbformen könnten dann gut optativisch übersetzt werden: »Ihr möget es befestigen (und) es schützen.«

[285] Statt »Toter« wählen wir die Übersetzung »Wiedergänger«. Denn spukende Untote sind die *mwt.w*, die auf Erden ihr Unwesen treiben und als schädliche Dämonen agieren; vgl. KOUSOULIS in: *ICE IX*, S. 1043 ff.

Wiedergänger⟨in⟩ (fort)![286] Schweigt, Götter! Ihr möget (die) Worte hören, die gesagt hat

(x+3.5) Thot selbst:[287] ›Dein Herz (*ἰb*) gehört dir, dein Herz (*ḥȝty*)[288] gehört dir, N.N., den N.N. geboren hat!‹ Nicht werde beseitigt (der) frenetische Jubel jedes Gottes (und) jeder Göttin darüber.

REZITIERT

(x+3.6) WERDE DIESER SPRUCH ⟨ÜBER⟩ EIN BIL⟨D⟩ (DES) Re (UND) EIN BIL⟨D⟩ (DES) Thot, GEZEICHNET ⟨AUF⟩ EINE NEUE SCHALE; WERDE ABGEWASCHEN MIT HARN EINES JÜNGLINGS(?)/UNBESCHNITTENEN(?),[289] WASSER[290] VON MS-

(x+3.7) -TȜNN-FLÜSSIGKEIT,[291] BLUT EINER BLUTUNG(?);[292] WERDE ABGEWASCHEN MIT SÜSSEM BIER, WERDE ⟨V⟩ON (DEM) PATIENTEN (ODER DER) PATIENTIN GETRUNKEN.

---

[286] Wie der folgende Satz zeigt, sollen alle verstummen, damit Thots Rede, in der er dem N.N. sein Herz zuspricht, ungestört gehört und damit wirksam werden kann. Die Wegnahme von Körperteilen meint nichts anderes, als daß sie funktionsuntüchtig gemacht werden (vgl. *Wb* II S. 296,1–3 und S. 297,1–2). Daher sehen wir keinen Anlaß zu einem an Amenemope 1.11 angelehnten emendierenden Eingriff in den Text mit dem Ziel, die Götter dazu aufzufordern, den N.N. aus dem Mund (⟨*m*⟩ *rȝ*) der Dämonen zu retten (*nḥm*). Denn wie Amenemope 1.12 zeigt, steht die Errettung aus jemandes Mund parallel und synonym zur Verhinderung übler Nachrede, um die es in der vorliegenden Spruchstaffel des Athener Papyrus nach Ausweis der Überschrift in x+1.11 nicht geht.

[287] In der Fassung des P. Chester Beatty IX rt. 3.12–4.1 sind es die Worte des Horus, welche die Götter und die Neunheit vernehmen sollen. Weitere Beispiele für Aufforderungen an Götter (und Menschen) zu schweigen und zuzuhören bei ASSMANN / BOMMAS: *Totenliturgien* I S. 399–401.

[288] Vergleiche hiermit Mundöffnungsritual, Szene 72B und beachte ASSMANN, *JEA* 65 (1979) S. 75 f.

[289] Zu dieser Deutung des Wortes siehe *Wb d. Drogennamen* S. 94, WESTENDORF: *Handbuch der Medizin* Bd. 2 S. 835 und WESTENDORF, *GM* 206 (2005) S. 103 ff. Er geht davon aus, daß es sich um jemanden handelt, der aufgrund seiner Jugend oder aufgrund der fehlenden Beschneidung zeugungsunfähig war bzw. als solcher galt. Beachte auch die Ausführungen von FEUCHT in: *Fs. Junge*, S. 189 ff. O'ROURKE, *ZÄS* 134 (2007) S. 166 ff. schlägt dagegen zum femininen Pendant *ʿmʿ.t* die Bedeutung »menstruierende Jungfrau« vor und in *ZÄS* 137 (2010) S. 45 ff. für das maskuline *ʿmʿ* »rituell unrein«. Sollte *ʿmʿ(m)* gedanklich etwas mit dem Auftreten von Blut zu tun haben? Die Übersetzung »unbeschnittene Frau« ist nach den Ausführungen von QUACK in: BERLEJUNG / DIETRICH / QUACK (Hgg.): *Menschenbilder*, S. 589–595 und S. 607 allerdings nicht abzusichern.

[290] Zu Wasser in der ägyptischen Magie vgl. KOENIG in: AMENTA / LUISELLI / SORDI (Hgg.): L'Acqua, S. 91 ff.

[291] Die Droge *mstȝnn* (sonst *mstȝny* u. ä. geschrieben; vgl. auch *mstȝ* und *mstἰ* [*Wb* II S. 151,1–4; *Wb d. Drogennamen* S. 285–287]) ist noch nicht identifiziert (vgl. BECK: *Sāmānu* S. 229 f.). Das Determinativ weist auf eine Flüssigkeit hin, die häufige Verbindung »Wasser von *m.*« zeigt, daß man *mstȝnn* entweder auch mit Wasser verdünnen bzw. darin auflösen kann oder daß *mstȝnn* normalerweise eine dickliche Konsistenz hat, daß aber der dünnflüssige Bestandteil (»Wasser«) separiert werden kann.

[292] Damit ist vermutlich Menstruationsblut gemeint; vgl. *snf.t* »Blutende« als Tabu des 16. oberägyptischen Gaues, von LEITZ: *Gaumonographien* S. 128 mit Verweis auf weitere Literatur als »Menstruierende(?)« verstanden. Siehe auch JØRGENSEN in: *Fs. Frandsen*, S. 133 ff. (Hinweis M. A. Stadler).

Die Version des Athener Papyrus entspricht, von geringen Abweichungen abgesehen, der Standardversion des Täglichen Rituals.[293] Im vorliegenden Text wird der Spruch auf einen menschlichen Patienten übertragen. Es geht darum, in Analogie zu Re und Horus auch sein Herz an »seine (richtige) Stelle« (*mk.t=f* [x+3.2]) zu bringen. Die Götter werden aufgerufen, die Dämonen zu bekämpfen (x+3.4) und damit Thots eigener Anweisung, daß das von ihnen geraubte Herz wirklich dem Patienten gehört (x+3.5), Geltung zu verschaffen. Thot ist dafür hervorragend prädestiniert, ist er doch in besonderem Maße mythologisch mit dem Herzen verbunden.[294]

Die laut Handlungsanweisung zu zeichnenden Bilder der Götter Re und Thot (x+3.6) sollen mit drei verschiedenen Flüssigkeiten abgewaschen und vom Patienten getrunken werden (x+3.6 f.):

· Urin eines aufgrund seiner Jugend oder seines unbeschnittenen Zustandes Zeugungsunfähigen (*ꜥmꜥ(m)*).
· Wasser von *mstꜣnn* (unklare Droge; vgl. den Kommentar zur Übersetzung).
· Menstruations(?)blut.[295]

Zumindest die erste und dritte Droge haben gemeinsam, daß sie aus ägyptischer Sicht empfängnisverhütend sind. Diese Wirkung wird hier wohl gegen die Dämonen gerichtet, die so am krankheitsauslösenden Incubus gehindert werden sollen. Das ist aus ägyptischer Sicht bei der Behandlung eines Schlaganfalls angemessen, da er, wie wir gesehen haben, für die Ägypter von »Schrecken« (*nrw*) verursachenden Dämonen herrührt.

Da zu den Symptomen eines Schlaganfalles auch ein kleiner und langsamer Puls gehören kann, fügt sich ein Spruch zur Behandlung des Herzens bestens in den Gesamtzusammenhang. Umgekehrt können aber auch Herzrhythmusstörungen zur Bildung von Blutgerinnseln führen, die ihrerseits den Schlaganfall auslösen.[296]

---

[293] GUGLIELMI / BUROH in: *Fs. te Velde*, S. 101 ff. und vgl. Kap. 11 A.

[294] Belege sind leicht über das Inhaltsverzeichnis bei STADLER: *Weiser und Wesir* S. 511 zu finden. Wir möchten auch daran erinnern, daß in der Spätzeit das Zeichen des Ibis zu einer Schreibung für *ỉb* »Herz« wird (*Wb* I S. 59) und Thot selbst als »Herz des Re« bezeichnet werden kann (*LGG* I 208 f. und DERCHAIN-URTEL: *Thot* S. 81–94).

[295] Vgl. für die Deutung den Kommentar zur Übersetzung von x+3.7.

[296] Freundlicher Hinweis R. Plattner.

Anderer Spruch zum Öffnen eines verschlossenen Mundes und zum Vertreiben des Schreckens samt Handlungsanweisung (x+3.7–4.1)[297]

(Teilparallelen zu x+3.8–12: P. Brooklyn 37.900 L rt. 2–7[298]; P. Kairo CG 58042 vs. [= P. Boulaq 4] 2.4[299])
(verwandt P. DeM I vs. 5.3–4[300])

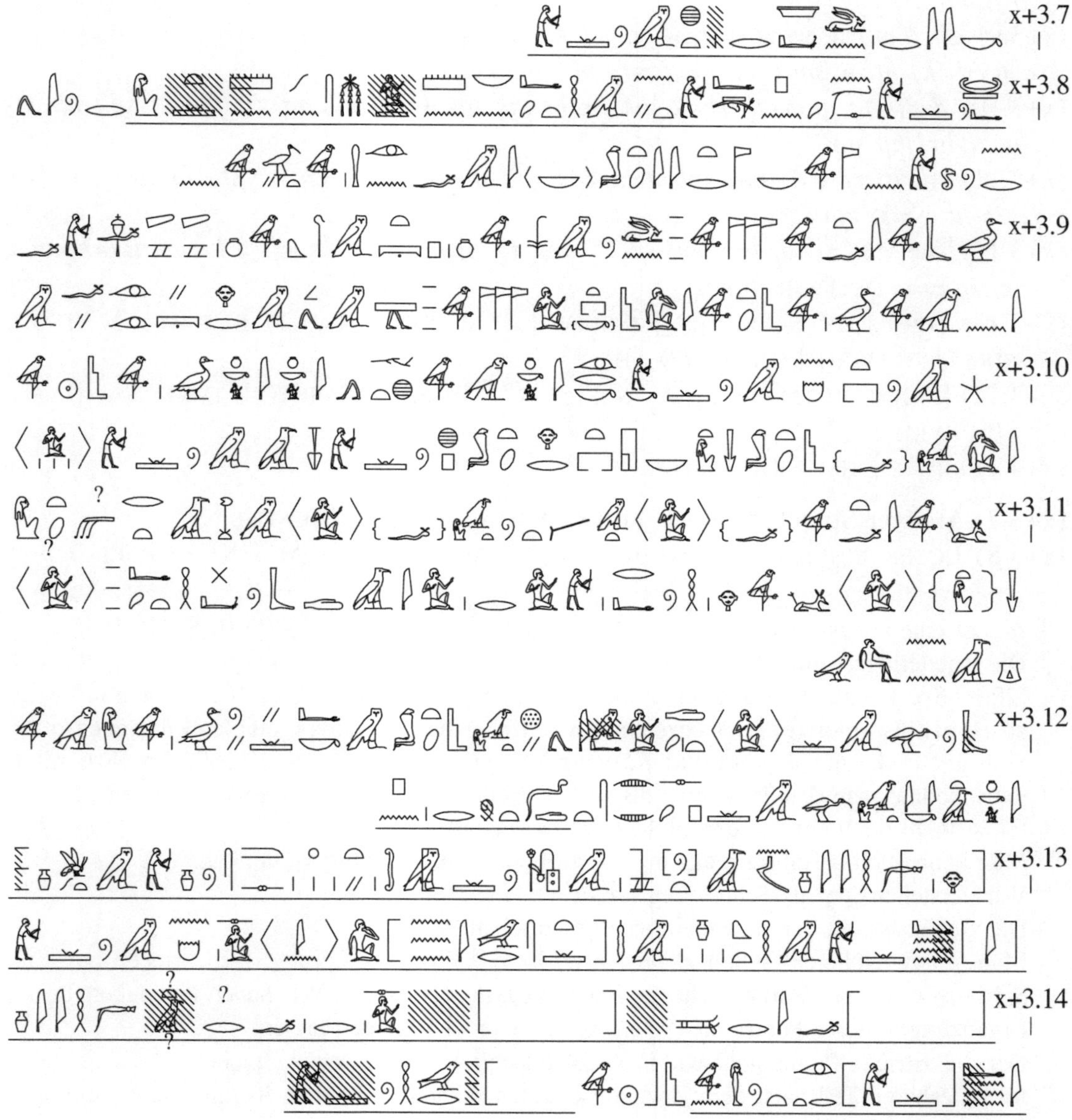

[297] Eine erste Übersetzung nebst knapper Kommentierung ist von FISCHER-ELFERT anläßlich des Kolloquiums *La magie en Égypte: à la recherche d'une définition* vom 29.–30.9.2000 in Paris vorgetragen worden; s. ID. in: KOENIG (Hg.): *La magie en Égypte*, S. 174 f.

[298] Unpubliziert; erwähnt bei SCHOTT: *Bücher* Nr. 585 (dort nur Transkription der Zeilen 1–2).

[299] Ed. MARIETTE: *Papyrus Boulaq* Taf. 25.

[300] Ed. ČERNÝ: *Papyrus de Deir el-Médineh* I Taf. 13/a.

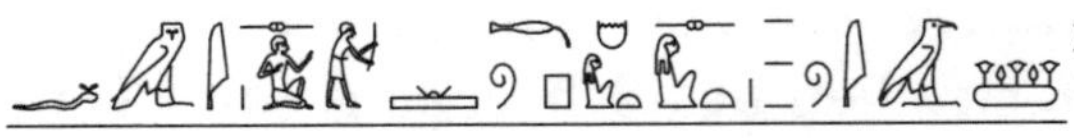

x+4.1

(x+3.7) *ky rꜣ* WN Rꜣ ḪTMW
(x+3.8) WḤꜤ NS PNꜤ NṮY M ḤꜤ NB N MN MS.N ⸢MN.T⸣ *rwỉ nrw n nṯr nb nṯry.t* ⟨*nb*⟩ *ỉm=f ỉr.n ḥm* ⟨*n*⟩ *ḏḥwty n*
(x+3.9) *gb ỉt nṯr.w wnw m nsw n{.w} p.t m ḥqꜣ n{.w} ỉdb.wy ḫsf=f ỉn ḥr sꜣ ꜣs.t ỉ s.t(y){=k} nṯr.w šm m ḥry ỉr.ty=fy m*
(x+3.10) *dwꜣ(w).t nḥm=k ỉrr=k ỉnk ḥr ḫt ỉnk ỉnk sꜣ wsỉr ỉ mw.t{=f} ꜣs.t sn.t nb⟨.t⟩-ḥw.t{-ḥr} ḫp smꜣ*[301]
(x+3.11) *stẖ ỉt{=f}⟨=ỉ⟩ mwt.tw mw.t{=f}⟨=ỉ⟩ m ẖꜣr.t sn{.t}⟨=ỉ⟩*[302] *stẖ ḥr ḥwrꜤ=ỉ rꜣ=ỉ ỉꜣdb ḥꜤ.w⟨=ỉ⟩ gꜣnn*
(x+3.12) ⸢*bw*⸣ *gm⟨=ỉ⟩ ḏr.t=ỉ* ⸢*mỉ*⸣ *sp-2*[303] *mw.t*[304] *ꜣs.t mk-wy*[305] *sꜣ=ỉ*[306] *ḥr ỉnk tꜣy=k mw.t gm sp.ty=s* ḎD.TW Rꜣ PN
(x+3.13) [ḤR M]ḤY N Mꜣ[W].T [M Sẖ(W)][307] ⸢M⸣ STY GS(W) M BỈ.T [Ỉ]⸢Ꜥ⸣ M ḤNQ.T ⸢NḎM⸣[.T[308] SWR(Ỉ)] ⟨ỈN⟩ S ⟨R?⟩ NḤM
(x+3.14) [. . .]=F ỈR TM[309] [. . .]⸢. .⸣ ⸢S⸣ Rꜣ=F R? ⸢Tꜣ?⸣ MḤY Ỉ⸢Ꜥ⸣ ỈR.T⟨W⟩ TW⟨T⟩ N *ws*[*ỉr* M? . .].[310] WRḤ
(x+4.1) ŠꜣỈW S.T-ḤM.T KꜣP S ỈM=F

(x+3.7) Anderer Spruch: ÖFFNEN EINES VERSCHLOSSENEN MUNDES,[311]
(x+3.8) LÖSEN EINER VERDREHTEN ZUNGE, DIE IN JEGLICHEM[312] KÖRPERTEIL (DES)

---

[301] *smꜣ* ist eine etwas unvollständige Schreibung für *smꜣy.t* »Bande« (*Wb* III S. 450,10 ff.).

[302] Die Wiederherstellung des Textes ergibt sich aus P. Boulaq 4 vs. 2.4 (vgl. QUACK, *OLZ* 101 [2006] Sp. 398 zu Nr. 8 und schon QUACK: *Ani* S. 8). Da alle anderen Verwandten in Bezug zu Horus als »mein(e) . . .« bezeichnet werden, gehen wir davon aus, daß das ebenso für Seth gilt (vgl. auch KUCHAREK: *Klagelieder von Isis und Nephthys* S. 672 Fn. 44). Alternativ könnte man den Text sonst als »⟨sein⟩ (= des Osiris) Bruder« rekonstruieren.

[303] Es ist wohl doch eher so und nicht *{wy}* zu verstehen.

[304] Man kann auch an eine Ergänzung zu *mw.t⟨=ỉ⟩* »⟨meine⟩ Mutter« denken.

[305] Wir verstehen *-wy* als Schreibung für *-wỉ*.

[306] Das Suffix ist mit der sitzenden Frau geschrieben.

[307] Man würde vielleicht schon *rꜣ pn* [*sẖ(w) ḥr m*]*ḥy* »dieser Spruch, [geschrieben auf eine Sch]ale« erwarten. Dafür reicht der Platz vor *m*]*ḥy* aber nicht. Wir haben uns daher für die Ergänzung von der Phrase *mḥy m sẖ(w) m sty* in x+4.7 leiten lassen.

[308] Der diakritische Punkt steht wie in x+2.4 fälschlich beim zweiten Zeichen.

[309] Im unlesbaren Teil nach dem Zweikonsonantenzeichen *tm* können Komplementierung und Determinierung vorausgesetzt werden.

[310] Die Reste dürften entweder von liegenden Pluralstrichen oder vom Gefäßdeterminativ stammen. Ersteres ist wahrscheinlicher, da hier eine Materialangabe gestanden haben dürfte.

[311] Der Spruch in P. DeM I vs. 5.3–7 hat nur den Titel partiell mit dem Athener Spruch gemein: *rꜣ n wn ḫtm* »Spruch zum Öffnen von Versiegeltem«. Auf den Titel folgt nämlich eine Entsprechung zu x+4.2–3 des Athener Papyrus, dann eine zu x+2.11.

[312] Nicht immer ist klar zu entscheiden, ob *nb* »jeder« oder »irgendein« bedeutet. Um einerseits in der Übersetzung eine unpassende Festlegung zu vermeiden und um andererseits das

N.N., DEN N.N. GEBOREN HAT, IST,[313] Beseitigen (des) Schreckens vor jedem Gott (und) ⟨jeder⟩ Göttin von ihm, den[314] (die) Majestät ⟨des⟩ Thot (gemacht =) verfaßt hat[315] für

(x+3.9) Geb,[316] (den) Vater (der) Götter, der König (des) Himmels (und) Herrscher (der) Beiden Ufer[317] war[318] – er wurde vertrieben von Horus, (dem) Sohn (der)

Problem fortwährend bewußt zu halten, haben wir uns häufiger der Übersetzung mit »jeglicher« bedient. Dieses Wort ist jedenfalls ungewöhnlicher als »jeder«, so daß wir annehmen, der Leser werde auf diese Weise stets an das Problem erinnert, welche Bedeutungen *nb* haben kann. Außerdem hat »jeglicher« neben der Bedeutung »jeder« auch die Bedeutung »irgendeiner, ein beliebiger« (GRIMM / GRIMM: *Deutsches Wörterbuch* Bd. 10, Sp. 2297), stellt also ein passendes Äquivalent zu ägyptischem *nb* dar.

Auf den ersten Blick könnte an der vorliegenden Stelle eine Übersetzung als »in jeglichem Körperteil« unsinnig erscheinen, da auch nach ägyptischer Konzeption die Zunge sich nicht an jeder x-beliebigen Körperstelle befinden kann. Aber die Krankheit heißt eben »verdrehte Zunge« und kann sich im ganzen Körper auswirken. Es geht auch nicht um mehrere individuelle Körper aller denkbaren oder potentiellen Patienten. Denn der Text handelt von *einem* N.N. Auch spricht die Parallelität in der Phraseologie zu sonstigem »Dämon XY, der in . . . ist« klar dafür, daß *ns pnꜥ* eben eine Kranheitsbezeichnung ist und das in ihr enthaltene Wort »Zunge« übertragen gebraucht werden kann.

313 Wie der »versiegelte Mund« ist auch die »verdrehte Zunge« Teil der »Symptomatologie« dieses Spruches. Sie hat sicher nichts mit dem bei SAUNERON, *BIFAO* 60 (1960) S. 31 ff., behandelten Phänomen der »Fremdsprachigkeit«, nämlich im Sinne von »verdreht« im Verhältnis zur ägyptischen Sprache zu tun (Hinweis D. Devauchelle). Strenggenommen können sich natürlich weder ein »verschlossener Mund« noch eine »verdrehte Zunge« »innerhalb eines jeglichen Körperteils« befinden. Gemeint ist vermutlich, daß diese Krankheitserscheinungen Auswirkungen auf das Befinden des gesamten Körpers des Patienten haben; vgl. schon die vorige Anmerkung und s. unten zur Interpretation.

314 Das bezieht sich auf »Spruch«.

315 Thot als Verfasser heiliger Texte ist gut bekannt, s. KURTH in: *LÄ* VI, Sp. 506 f. sowie die Belege bei REDFORD, *King-Lists, Annals and Daybooks* S. 66 n. 11. Beachte ferner O. DeM 1215 mit einem auf Thots Verfasserschaft zurückgehenden Zauberspruch (ed. POSENER: *Catalogue des ostraca de Deir el-Médineh* II Taf. 49) sowie die Diskussion zur Rolle Thots als göttlichen Autors bei STADLER: *Weiser und Wesir* S. 76 ff.

316 Zu Geb und seinem Auftreten in Zaubertexten vgl. KOENIG, *BIFAO* 87 (1987) S. 257 ff. Fungiert Geb in dem Amulett des P. DeM 36 als Wesir und Erbfürst zugunsten des Osiris, so tritt hier Thot an seine Stelle, und Geb ist der Nutznießer; s. ferner BORGHOUTS, *RdE* 32 (1980) S. 37 ff.

Die Konstellation Horus – Geb – Thot begegnet in Spruch X der Metternichstele, wo Thot den Horus preist und dessen Vater Geb erwähnt (KOENIG op. cit. S. 259). Horus, Sohn der Isis (Harsiese), agiert hier entweder als Sohn des Geb (vgl. Metternichstele 89–100) oder als Enkel desselben; *sꜣ* kann ja bekanntlich auch diese Bedeutung annehmen (FRANKE: *Verwandtschaftsbezeichnungen* S. 158 ff.).

317 Zu Geb als Herrscher der Beiden Ufer vgl. den Sarg des Merimes aus der 18. Dynastie in *Hieroglyphic Texts (BM)* VIII S. 16 No. 1001 (P–R); zur Herrscherrolle des Geb allgemein s. BEDIER: *Rolle des Gottes Geb* S. 196 ff.

318 *wn* ist hier sicher als präteritales Partizip zu deuten; wir haben es also mit einer mytholo-

Isis:[319]

»O Thronfolger[320] (der) Götter, der (nun) i(m) Himmel geht, dessen Augen (aber) in (x+3.10) (der) Dat sind![321] Mögest du fortnehmen, was du machst![322] Ich bin Horus.[323]

---

gischen Anspielung zu tun. Irgendwann (*in illo tempore*) hat Horus seinen (Groß-)Vater Geb vom Thron gestürzt, ein für die gesamte ägyptische Religion nicht gerade typisches Mythologumenon, das zunächst eher an den hurritisch-hethitischen Kreis erinnert, nämlich den sog. Sukzessionsmythos um Kumarbi u. a. Allerdings wird man im Zusammenhang mit unserer Stelle durchaus daran erinnern dürfen, daß das Herrscheramt nach dem Tod des Osiris an seinen Vater Geb zurückgefallen ist, der es dann an Horus weitergibt (vgl. ASSMANN: *Tod und Jenseits* S. 438). Dieser Übergang scheint nach dem Athener Papyrus jedoch gewaltsam vor sich zu gehen. Vergleiche ferner zu Geb als mit Seth verbundenem oder gar gleichgesetztem Übeltäter P. Brooklyn 47.218.84 (MEEKS: *Mythes du Delta* S. 82 Anm. 192 und S. 130 Anm. 435).

319 Zu der Rolle des Geb für die Weitergabe des Herrscheramtes und dem Platz, den Verbrechen dabei in der ägyptischen Mythologie durchaus einnehmen können, s. LIEVEN in: *Fs. Frandsen*, S. 181 ff. Zum Putsch gegen Geb sei auf Pyramidentexte Spruch 254 § 277 verwiesen, in dem für den Fall der Aussperrung des toten Königs aus dem Himmel u. a. gedroht wird: »O Herr des Horizonts, bereite dem N.N. einen Platz! Wenn du dem N.N. keinen Platz bereitest, dann wird N.N. eine Verwünschung (*fꜣ.t*; vgl. HANNIG, *ÄW* I S. 488a mit dieser Stelle) auf seinen Vater Geb legen. Die Erde, sie wird nicht mehr sprechen; Geb, er wird sich nicht mehr wehren.« (vgl. ASSMANN, *Tod und Jenseits* S. 171).

320 Zu Geb als »Thronfolger«, »Stellvertreter« (*s.ty*) kennt *LGG* VI Sp. 68a einen Beleg aus dem Neuen Reich: Geb ist *s.ty* des Ptah.

321 Vielleicht ist gemeint, daß sich Geb im Himmel aufhält und mit seinen Augen in die Dat hinabblicken kann. Alternativ wandelt Geb infolge des Anschlags auf dem Kopf, seine Beine sind im Himmel und seine Augen in der Unterwelt. Doch egal, wie der Text genau gemeint ist: Es handelt sich um eine Verkehrung der normalen Weltordnung. Geb ist also das Schicksal zuteil geworden, vor dem unzählige Sprüche schon in den Sargtexten den Verstorbenen zu bewahren suchen. Zu diesem »reversal« oder der Verkehrten Welt s. FRANDSEN in: *Fs. Wente*, S. 131 ff.
Der Sonnenhymnus in TT 65 preist den Gott in erwartungsgemäß »normaler« Körperhaltung: *ỉr.ty=ky ỉtn ỉꜥḥ dp=k ḥr.t rd.wy=ky dꜣ.t* »Deine beiden Augen sind Sonne und Mond, dein Kopf ist der Himmel, deine Beine sind die Dat.« (Text bei ASSMANN: *Sonnenhymnen in thebanischen Gräbern* Nr. 88,124–5; vgl. dazu DARNELL, *SAK* 24 [1997], S. 42 f. und VITTMANN: *Riesen* S. 20). Von Ptah heißt es in P. Berlin P. 3048 V 4: *rd.wy=ky ḥr tꜣ dp=k [m] ḥr.t m ḫpr.w=k ỉmy dꜣ.t* »Deine beiden Beine sind auf der Erde, dein Haupt ist [im] Himmel in deiner Verkörperung dessen in der Unterwelt.« (vgl. ASSMANN: *Hymnen und Gebete* Nr. 143,90–92 und VITTMANN: *Riesen* S. 19). P. Leiden I 344 kommt dem Athener Wortlaut noch etwas näher, wenn er den Weltgott Amun so preist: *šm ḥr tꜣ dp=f m ḥr.t* »Der auf der Erde wandelt, sein Haupt im Himmel« (vgl. VITTMANN: *Riesen* S. 18 f.). Erwähnt sei hier auch die Diskussion zum Weltgott von STADLER in: *Fs. Seidl*, S. 3 ff.
Nach den Verweisen bei ASSMANN: *Hymnen und Gebete* Nr. 130,26–28 und S. 581 auf den Weltgott, wie er sich dann besonders gern in den gräko-ägyptischen Zaubertexten präsentiert, haben wir es im Athener Spruch mit dem genauen Gegenteil zu tun, indem die physische Verknüpfung zwischen Himmel und Dat buchstäblich auf den Kopf gestellt wird.

322 Wer auch immer hier unvermittelt angesprochen wird, er soll die Beschwerden wieder

Weiche zurück![324] Ich, ich bin (der) Sohn (des) Osiris. O {seine} Mutter Isis, (Schwester =) Tante[325] Nephthys! Einen Überfall hat gemacht[326] (die) Bande
(x+3.11) (des) Seth. {Sein} ⟨Mein⟩ Vater ist tot, {seine} ⟨meine⟩ Mutter eine Witwe. ⟨Mein⟩ (Bruder =) Onkel Seth mißbraucht mich (sexuell[?]).[327] Mein Mund ist verschlossen(?),[328] ⟨meine⟩ Glieder sind matt,
(x+3.12) ⟨ich⟩ kann meine Hand/Hände[329] nicht gebrauchen.[330] Komm, komm, Mutter Isis!«

---

wegnehmen. Der streng alternierende Textaufbau mit imperativischer Anrede – Selbstidentifikation des Sprechers als Horus – Befehl zum Zurückweichen – erneuter Selbstidentifiktion des Sprechers legt nahe, daß hier der Dämon angeredet ist. Danach erst wendet sich der Sprecher an Isis.

323 Oder in Analogie zum Nächsten: »Ich bin Horus, ⟨Sohn der Isis⟩.« Diese Namensform des Gottes wäre hier auch deshalb sehr sinnvoll, weil sie den göttlichen Knaben als von seiner Mutter Isis in Sachen Zauber unterrichtet und legitimiert ausweisen würde.

324 *ḫt(ỉ)*; zu dieser häufigen Aufforderung an Dämonen vgl. die Belege *Wb* III S. 342,15.

325 *sn.t* durch »Tante« wiederzugeben ist genauso legitim, wie *sꜣ* im Bedarfsfall durch »Enkel« zu übersetzen (s. FRANKE: *Verwandtschaftsbezeichnungen* S. 158–166).

326 *ḫp* ist transitiv »einen Überfall machen« (*Wb* III S. 258,14), in derselben Schreibung aber auch anderweitig in der Bedeutung »wandeln« u. ä. belegt, so z. B. von der Gazelle in der Steppe (P. Chester Beatty I G 2.1; dazu WARD, *SAK* 9 [1981] S. 372 f.).

327 *ḥwrꜥ*, eigentlich »rauben«. Die Grundbedeutung ist u. E. etwa als »jmd./etw. attackieren mit dem Zweck, ihn/sie/es an sich zu reißen; s. daran vergreifen« und im vorliegenden Zusammenhang spezifisch »sich sexuell vergreifen« (zum Wort vgl. auch QUACK: *Ani* S. 93 Fn. 30).
Die pseudoverbale Konstruktion weist auf eine Gleichzeitigkeit mit dem Sprechakt des Horus. Die Untat ist somit nicht in der Vergangenheit angesiedelt.

328 Die Übersetzung ist aus dem Zusammenhang geraten. Denn ein Wort *ỉꜣdb* ist anderweitig nicht belegt. Auch ein Verb *ỉdb* ist bisher nicht aufgetaucht, so daß wir eine geringfügige Verschreibung aus *ḥdb* für möglich halten, was »unterwerfen; zu Boden werfen« u. ä. bedeutet (*Wb* III S. 205,8–17). Die Kollokation mit *rꜣ* »Mund« bliebe dann aber eigenartig. Vielleicht ist jedoch mit *ỉdbw rꜣ* in P. Berlin P. 3038 rt. 7.4 = Bln 76 zu verbinden. Dort müßte man dann allerdings »Räuchermittel für das Beseitigen einer (Ver-)Ziehung der Hälfte seines Gesichtes und einer Verschließung(?) seines Mundes« übersetzen. Wenn das richtig ist, ergibt sich für unsere Stelle die Möglichkeit, daß hier eine halbseitige Gesichtslähmung als ein Aspekt der vorliegenden Störung (= Schlaganfall[?]) anzusehen ist.

329 Vgl. P. Chester Beatty I 11.4–7, wo die von Seths Sperma verschmierten Hände des Horus offenbar als so kontaminiert angesehen werden, daß Isis sie abschneidet und durch neue ersetzt. Die »Hand/Hände des Horus« kommen auch noch in O. DeM 1213 rt. 6 ≙ P. Chester Beatty V vs. 6.2 in einer Götterbedrohung vor: »die Hände des Horus abzuschneiden und die Augen des Seth zu blenden« (dazu BORGHOUTS, *JEA* 59 (1973) S. 144 und KOENIG: *Magie et magiciens* S. 193 mit Anm. 24, die *ḏr.t* singularisch übersetzen). Außerdem spielt die Hand des Horus in O. DeM 1603 rt. 3 eine Rolle, wo Horus Isis bittet, ihn zu küssen und ihre Hand/Hände auf seine Hand/Hände zu legen. Vergleiche auch P. Genf MAH 15274 rt. 4.3 in einer Drohung an das Gift (*mtw.t*): »Horus wird dich packen mit seiner Rechten an deinem Mund, er wird dich schlagen mit seiner [Linken]«.
An unserer Stelle ist anstatt von nur einer Hand eventuell auch von beiden die Rede, so wie in P. Chester Beatty I 11.5 und 6 oder P. DeM I vs. 2.5 (hier nach dem Dual *rd.wy=f(y)*

»Siehe, (hier) bin ich, mein Sohn Horus! Ich bin deine Mutter, die ihre Lippen zu gebrauchen weiß.«

REZITIERT WERDE DIESER SPRUCH

(x+3.13) [ÜBER] EINE NEUE [SCH]ALE ([MIT SCHRIFT] VON =) [BEMALT] MIT OCKER; WERDE BESTRICHEN MIT HONIG, [WERDE ABGEWA]SCHEN MIT SÜSS[EM] BIER; [WERDE GETRUNKEN] ⟨VON⟩ (DEM) PATIENTEN, ⟨UM(?) ZU(?)⟩ RETTEN(?)

(x+3.14) [. . .] ER/IHN. WENN (DER) PATIENT SEINEN MUND NICHT AN(?) DIE(?) ABGEWASCHENE SCHALE [GEB]EN(?) [KANN(?)], WER⟨DE⟩ EIN BIL⟨D⟩ (DES) Osi[ris] gemacht [AUS(?) . .].[331] SALBEN;

(x+4.1) KOT EINER FRAU: WERDE (DER) PATIENT DAMIT BERÄUCHERT.[332]

Im vorliegenden Spruch geht es nach dem Abschnitt x+1.11 ff. erneut um die Behandlung eines »verschlossenen Mundes« (*rꜣ ḫtm* [x+3.7]). Allerdings wird die Therapie nun ausgedehnt auf das »Lösen einer verdrehten Zunge« (*ns pnꜥ* [x+3.8]), die aber nicht zu wörtlich zu verstehen ist, da sie sich im ganzen Körper des Patienten auswirkt (x+3.8). Der durch Götter und Dämonen ausgelöste Schrecken (*nrw*) dürfte gewisse Lähmungserscheinungen des Patienten zur Folge gehabt haben.[333] Der Zusammenhang mit dem Bisherigen wird darin deutlich, daß erneut auch »Schrecken« (*nrw* [x+3.8]), der dieses Mal als von Göttern und Göttinnen verursacht gedacht ist, bekämpft wird

»seine Beine«) auch nur singularisch notiertes *ḏr.t=f* »seine Hand« erscheint, aber beide Hände gemeint sind, die von Isis abgeschnitten und ins Wasser geworfen werden (*ἰw=s šꜣd ḏr.t⟨y⟩=f ἰw=s ḫꜣꜥ=f*) bzw. die während eines epileptischen Anfalls zittern (*ktkt*) (FISCHER-ELFERT, *Würzburger medizinhistorische Mitteilungen* 17 [2000] S. 121 mit Anm. 32). Zur singularischen Schreibung von Dualen s. auch STRICKER *AcOr* 15 (1937) 21 ff., WESTENDORF: *Gr. med. Texte* S. 83 § 125 und DEPUYDT, *Enchoria* 28 (2002/3) S. 7 ff. Für die syntaktische Behandlung von Dualen als maskuline Singulare s. GARDINER: *Grammar* § 511, 1a und DEPUYDT op. cit.

330 *gm(ἰ)* (eigtl. »finden«) + Körperteil meint, von ihm Gebrauch zu machen, hier speziell von der Hand, weiter unten von den Lippen (*Wb* V S. 169,4; HANNIG: *HandWb* S. 969 rechts). Besonders instruktiv ist eine Stelle im Qadeschgedicht § 134 = *KRI* II 45,11–15: Die paralysierten Feinde des Königs konnten ihre Hand nicht zum Kampf »finden«. Beachte auch P. Turin 1882 rt. 2.5 = *KRI* VI 72,2: Der König fand erfolgreich Leute (*gmἰ ḏr.t m rmṯ*). Ausführlich hat VERNUS in: GROSSMANN / POLIS / WINAND (Hgg.): *Lexical Semantics*, S. 387 ff. das Verb *gm(ἰ)* behandelt, den vorliegenden Gebrauch und unsere Stelle speziell S. 417 f. Vgl. ferner auch ϭⲟⲙ »Kraft, Macht, Vermögen« < **gmy.t* (WESTENDORF: *Kopt. HandWb* S. 456).

331 Wir erwarten hier eine Materialangabe.

332 Menschlicher Kot (*šꜣw*) wird auch in P. Ebers 94.3 f. = Eb 793 in einem Räuchermittel verwendet, dort gegen ein Frauenleiden (*Wb d. Drogennamen* S. 473).

333 Interessant ist in der Poetischen Stele Ramses' III. Z. 3 f. (= *KRI* V 91,7) die paralysierende Wirkung der Macht des Königs auf die Feinde: Er bannt (*stwḫꜣ*) ihre Worte und dreht ihre Zungen um. Zahlreiche magische Texte erwähnen *nrw*, nicht selten im Verbund mit *nšnἰ* »rasende Wut« (so z. B. im P. DeM 40 5 = *KRI* VII 258,11 f. Zu diesen beiden Termini siehe KOENIG, *RdE* 33 (1981) S. 33 ff. *nrw* impliziert besonders dann, wenn das Wort mit dem Determinativ des Sterbenden versehen ist, eine Bedrohung. Der Gebrauch des Wortes weist auf eine Todesangst seitens des davon Betroffenen hin.

(x+3.8). Dem bisherigen Vorgehen entspricht es, wenn als Heiler auf der mythologischen Ebene erneut Thot auftritt (x+3.8). Jetzt soll sogar der ganze Spruch von ihm selbst stammen. Auf der götterweltlichen Ebene geht es zuerst um Geb, der von Horus vom Thron gestürzt wurde und jetzt evtl. auf dem Kopf steht (x+3.9 f.), was auf drastische Weise die Krankheit der »verdrehten Zunge« ins Bild setzt. Geb wird aufgefordert, die Beschwerden wieder wegzunehmen. Vermutlich unterstellte man, daß er in der Position, in der er nun ist, für Krankheiten verantwortlich ist. Der Heiler identifiziert sich in diesem Spruch mit Horus, der zwar einerseits so mächtig war, daß er Geb vom Thron stoßen konnte, dem aber andererseits von seiner Mutter Isis geholfen werden muß, da er selbst nun aufgrund eines Überfalles der Bande des Seth gelähmt und matt ist (x+3.10 ff.). Isis, die »ihre Lippen« zu gebrauchen weiß – nämlich zu Zauberworten –, hilft ihm (x+3.12).

In der leider stärker zerstörten Handlungsanweisung werden ein Trank, in dem Bilder(?) aufgelöst sind (x+3.13), und – vermutlich als Alternativbehandlung gemeint – eine Räucherung des Patienten (x+3.14 f.) erwähnt.

Die vereinzelten Hinweise auf das Krankheitsbild lassen sich medizinisch als Übergang von den anfangs schlaffen in jetzt spastische Lähmungen verstehen: Der Mund ist weiterhin verschlossen (*ḫtm* [x+3.7]),[334] die Glieder sind matt (*gꜣnn* [x+3.11]), aber sie zeigen nun »Verdrehungen« (*pnꜥ* [x+3.8]). Außerdem scheint unserer Meinung nach auf die für Schlaganfälle typische halbseitige Lähmung (Hemiplegie) hingewiesen zu werden: Der Patient kann seine Hand nicht gebrauchen (x+3.12), und Geb *war* ursprünglich Herrscher der *Beiden* Ufer (x+3.9). Überdies betrifft die Teilparallele in P. Berlin P. 3038 rt. 7.4 = Bln 76 die »(Ver-)Ziehung (*i͗ṯ*) der *Hälfte* (*gs*) seines (= des Patienten) Gesichtes«. Ob mit dem Bild vom auf dem Kopf stehenden Geb (x+3.9 f.) über die Veranschaulichung der »Verdrehung« (*pnꜥ*) hinaus auf Bewußtseinsstörungen angespielt wird, sei dahingestellt.

[334] Vgl. auch *i͗ꜣdb* in x+3.11 und den Kommentar zur Stelle.

Ib. Gegen Schrecken in der Nacht (x+4.1–5.4)

Die Tatsache, daß hier im Athener magischen Papyrus verschiedene Texte zu einer Spruchstaffel vereint sind (vgl. Kap. 13), beweist, daß die Ägypter einen Zusammenhang gesehen haben. Dieser besteht sichtlich darin, daß stets Beschwerden dämonischen Ursprungs bekämpft werden. Der Abschnitt beginnt zunächst mit einem prophylaktischen Mittel (ohne Spruch!) gegen »Schrecken« (*nrw*) (x+4.1–2), in dem wir einen Schlaganfall sehen,[335] und einem Spruch samt Handlungsanweisung gegen »Schrecken« speziell in der Nacht (x+4.2–11). Der dazugehörige ergänzende Spruch für Honig wendet sich ausdrücklich gegen Wiedergänger. Damit wird die schon aus x+3.8 gewonnene Erkenntnis bestätigt, wonach der Schlaganfall für den Ägypter von göttlichen Wesen verursacht wurde.

Mittel zum Beseitigen des Schreckens (x+4.1–2)

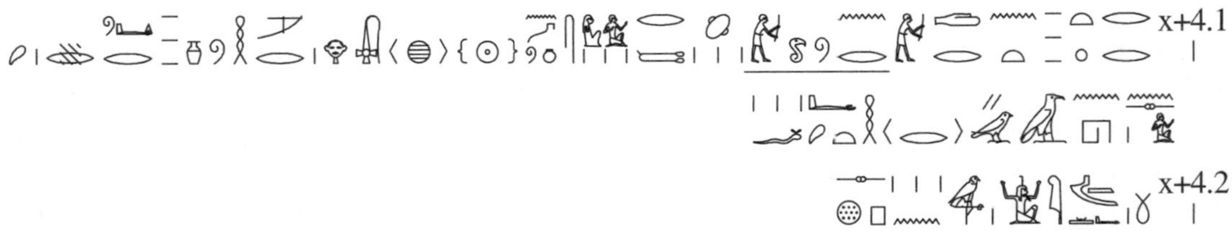

(x+4.1) *pẖr.t n.t dr* NRW *ḥs rmṯ snw⟨ḫ⟩*[336] *ḥr mrḥw di͗(w) r ⌜rꜣ⌝ n s nhꜣy ⟨r⟩ ḥʿ.w=f*
(x+4.2) *šs mꜣʿ ḥḥ.w n sp*

(x+4.1) Mittel (des) Beseitigens von SCHRECKEN:
Menschenkot, werde ausgegl⟨üht⟩ (und) in Öl (gegeben),[337] werde an (den) Mund (des) Patienten gegeben, etwas (auch) ⟨an⟩[338] seine Körperteile.
(x+4.2) Ein wahrhaft ausgezeichnetes Mittel, millionenmal!

In diesem kurzen Abschnitt wird ein Heilmittel (*pẖr.t* [x+4.1]) gegen »Schrecken« (*nrw* [x+4.1]) vorgestellt und seine gute Wirksamkeit unterstrichen. Anders als bisher gibt es hier keinen Zauberspruch, sondern nur die Beschreibung der materiellen Seite. Genau die wird ja auch mit *pẖr.t* bezeichnet.[339]

---

[335] Vgl. die Kommentare zu Abschnitt Ia.

[336] Statt des *ḫ* hat der Schreiber fälschlich eine Sonnenscheibe geschrieben.

[337] Zur Bedeutung von *snwḫ* als »(gänzlich) ausglühen lassen« s. VERHOEVEN: *Grillen, Kochen, Backen* S. 181–189. Die hier verwendete Anweisung ist eine elliptische Version von *snwḫ rdi͗ ḥr mrḥ.t* (*Wb d. mediz. Texte* II S. 760 § 2).

[338] Wenn man annehmen möchte, daß *nhꜣy* falsch determiniert ist und für *nh* »schützen« steht, dann bietet sich eine Auffassung als ⟨*r*⟩ *nhꜣy* »⟨um zu⟩ schützen« an.

[339] Besonders instruktiv sind P. Ebers 2.2 f. = Eb 3 und P. Brooklyn 47.218.48+85 2.3–4 = § 27 (ed. SAUNERON: *Traité d'ophiologie* S. 23–24), wo *ḥkꜣ* »Zauber« und *pẖr.t* »Heilmittel« als die beiden sich ergänzenden Seiten genannt werden.

Das Mittel besteht in einem aus Menschenkot bereiteten Salbmittel, das an den Mund und die übrigen Körperteile des Patienten gegeben wird (x+4.1). In Anbetracht der ägyptischen Vorstellung, daß »Schrecken« (*nrw*) dämonischen Ursprungs ist,[340] läßt sich die Wahl des Mittels als ekelerregendes Repellens verstehen.[341] Das ägyptische Verb *dr* »beseitigen« (x+4.1) bezeichnet genau diese Funktion: Die Dämonen sollen nicht wirksam werden können.

Es kann nicht zweifelhaft sein, daß wir es hier zumindest aus ägyptischer Sicht mit derselben Krankheit wie bisher zu tun haben. Aus medizinischer Perspektive läßt sich aber nichts weiter gewinnen.

Anderer Spruch gegen Schrecken in der Nacht samt Handlungsanweisung (x+4.2–11)

(Teilparallele: P. DeM I vs. 5.3–4)

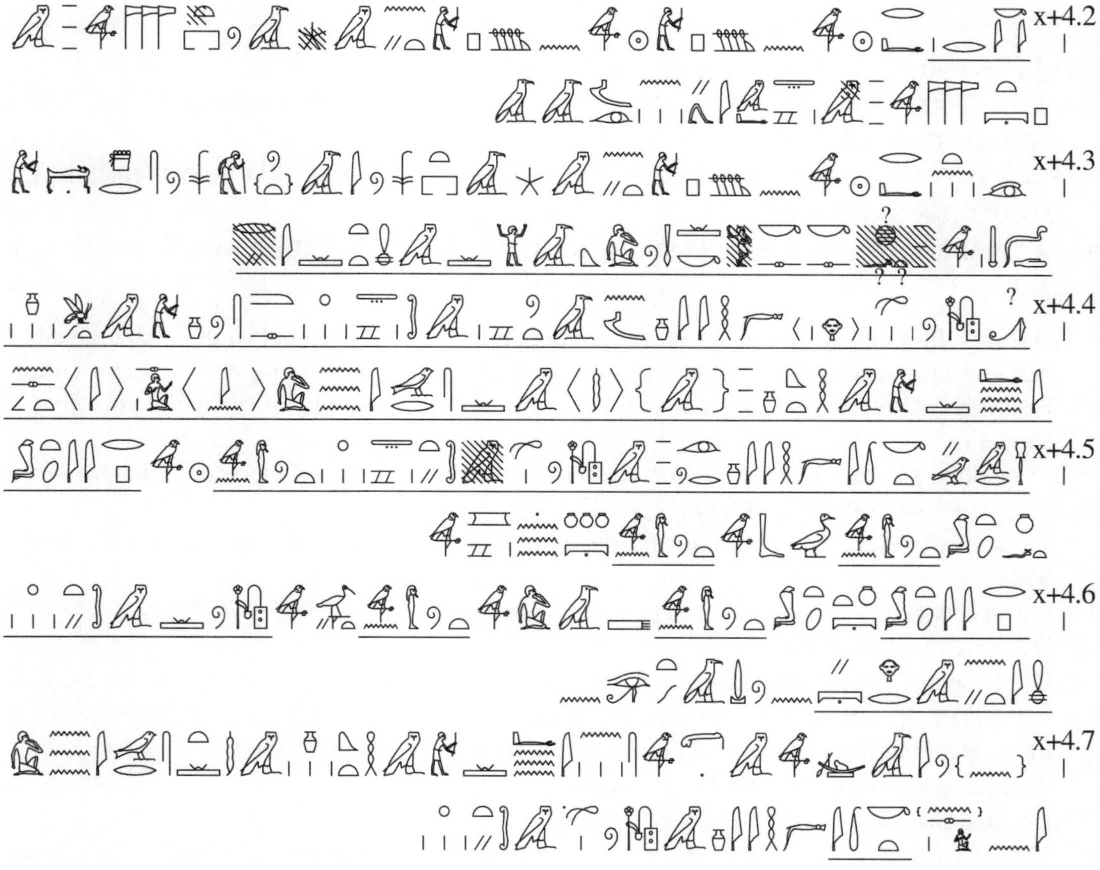

[340] Vgl. x+3.8 und ASSMANN in: *LÄ* II, Sp. 359.

[341] Vgl. die Drohung an Dämonen, von Kot leben zu müssen, die des öfteren begegnet (WESTENDORF in: *LÄ* III, Sp. 756).

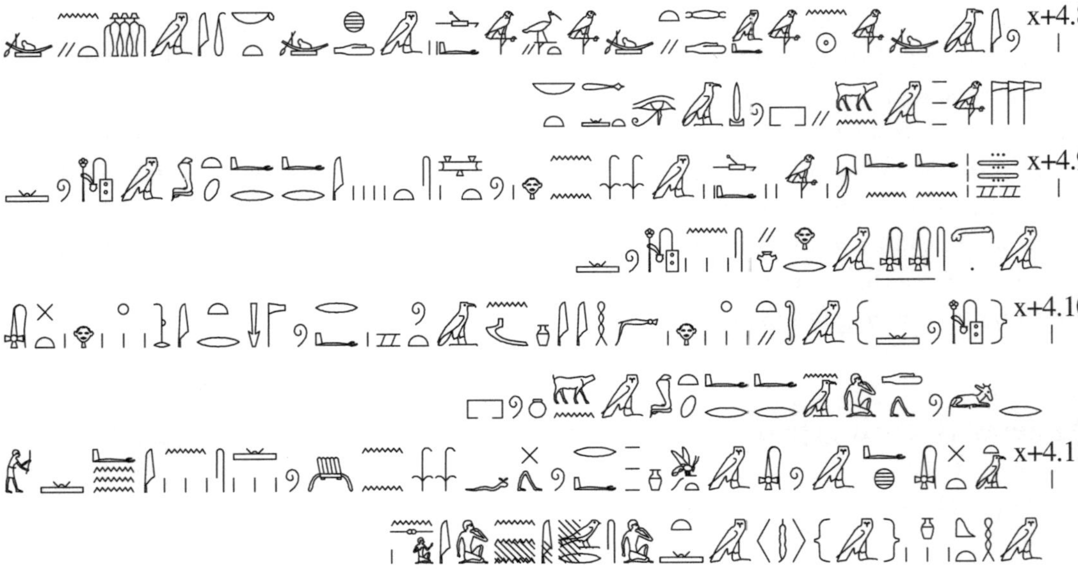

(x+4.2) KY RꜢ *rꜥ n*[342] *šsp*[343] *rꜥ n šsp nty m* ⸢*dw*⸣*ꜣ(w).t nṯr.w m p.t nṯr.w* ⸢*m*⸣ *tꜣ mỉ.n mꜣꜣ*
(x+4.3) [344] *=tn rꜥ n šsp nty*[345] *m dwꜣ.t*[346] *sw ỉꜣw{.t} sw sḏr* ḎD MD.W ḪFT?[347] KSKS=K ḪRW QꜢ M-MỈ.T.T Ỉ⸢RY⸣[348]
(x+4.4) TỈ.T? SH̱(W) 〈ḤR〉 MḤY N MꜢW.T M STY.TꜢ GS(W) M BỈ.T Ỉꜥ M ḤNQ.T 〈NḎ〉M[.T][349] SWR(Ỉ) 〈ỈN〉 S 〈Ỉ〉N S.T[350]
(x+4.5) MḤR K.T(Ỉ) MḤY ỈR⸢W⸣ M SH̱(W) ⸢M⸣ STY.TꜢ TW〈T〉 N *rꜥ* RPY.T *nwtf*[351] TW〈T〉 N *gb*

---

[342] Das *n* ist hier und an den entsprechenden Stellen sicher. Am Original ist deutlich erkennbar, daß es sich jeweils um ein separates Zeichen handelt und nicht um die verlängerte Grundlinie des folgenden *šsp*. Es kann sich dann nur um eine Schreibung für das prädikative *m* handeln.

[343] Vergleiche Amduat Ende 3. Stunde: *šsp-tw ꜥ.wy ỉmnty.w* »Es empfangen dich die Arme der Westlichen« (HORNUNG: *Amduat* I S. 317 57,2).

[344] Zu Beginn dieser Zeile steht noch das Determinativ zu *mꜣꜣ*. Zur paläographischen Form vgl. S. 23.

[345] *nty* ist aus einem *n* mit Pluralstrichen korrigiert.

[346] Das *t* ist fast kreisförmig.

[347] Die Lesung ist sehr unsicher. Es scheint uns aber nicht *ḥr* dazustehen. Zur Verbindung *ḏd md.w ḫft* z. B. während des Auftragens eines Medikaments (*wꜣḥ pẖr.t*) s. P. Ebers 1.10 f. = Eb 1, während der Einnahme eines Trankmittels s. P. Ebers 2.6 = Eb 3.

[348] Recht eng geschrieben; kein Determinativ.

[349] Der diakritische Punkt fehlt.

[350] Man erwartet *nty*. Aber es steht *n* + *s* + *t* + ein kleines hakenförmiges Zeichen da. *mḥr* ist hier also offenbar partizipial konstruiert. Wir möchten aber nicht ausschließen, daß der Schreiber eigentlich *nty* hätte notieren sollen, das Wort dann aber mit dem ähnlich aussehenden *s.t* vermischt hat.

[351] Dieselbe Verschreibung für *tfnw.t* findet sich beispielsweise auch in P. Chester Beatty VIII rt. 1.1 und 4.9 sowie P. Chester Beatty IX rt. 6.8, 7.9, 8.4 und 8.8.

TW⟨T⟩ N *nwn*
(x+4.6) RPY.T *nw.t* TW⟨T⟩ N *sỉꜣ* TW⟨T⟩ N *ḏḥwty*[352] Sẖ(W) M STY MỈ NTY M ḤRY[353] *n wḏꜣ.t n*
(x+4.7) *{n} wỉꜣ m-bꜣḥ=sn ỉꜥ m ḥnq.t ⌜nḏm⌝.t*[354] *swr(ỉ) ỉn{n} s* K.T(Ỉ) *mḥy m sẖ(w) m sty*
(x+4.8) *wỉꜣ n rꜥ mꜥnḏ.t ḏḥwty wꜥ m ḫd k.t(ỉ) m ḫnty nṯr.w m-ẖny*[355] *wḏꜣ.t ꜥꜣ.t nb.t*
(x+4.9) *tꜣ.wy ꜥnꜥn 2 wꜥ m nn ḥr wꜣ.t=s(t)*[356] *4 ỉꜥrꜥr.t m sẖ(w) m-bꜣḥ=s* Ḫ.TY[357] *m ḥry-ỉb=sn sẖ(w)*
(x+4.10) *{sẖ(w)} m sty ḥr mḥy n mꜣw.t rdỉw snṯr(ỉ) ḥr sḏ.t r-ỉwd nꜣ ꜥrꜥr.t m-ẖnw*
(x+4.11) *tꜣ sḏ.t ꜥḫmw m bỉ.t rdỉw swꜣ=f nn ⟨r-⟩ꜣw=sn*[358] *ỉꜥ m ḥnq.t ⟨nḏ⟩m.t*[359] *swr⌜(ỉ)⌝ ỉn s*

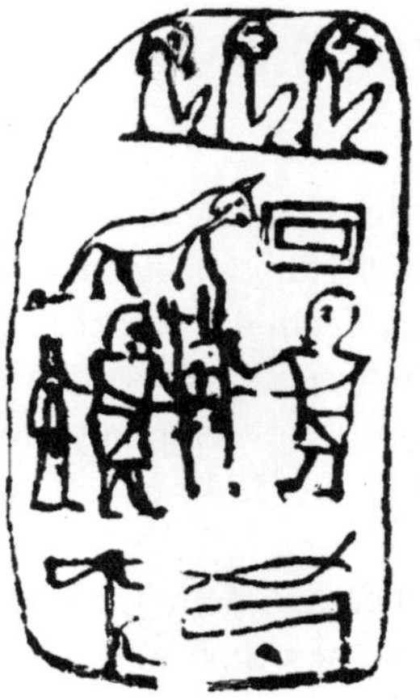

Vignette rechts unten in Kolumne x+4.

(x+4.2) ANDERER[360] SPRUCH:
Re ist ein Empfangen(d)er/Leuchtender(?).[361] Re ist ein Empfangen(d)er/Leuchtender(?), der in (der) Dat ist. Götter i(m) Himmel! Götter in (der) Erde! Kommt! Sehen

352 Das *y* sieht wie ein zweites *t* aus.
353 Oder sollte man *ḥry⟨-ỉb⟩* »in⟨mitten⟩« verstehen?
354 Wieder sitzt der diakritische Punkt auf dem zweiten Zeichen (vgl. schon x+2.4 und öfter).
355 Faßt man die zwei Strichlein als extrem verkürzte *nw*-Ligatur auf, kann man auch *m-ẖnw* verstehen.
356 Beachte die Schreibung mit alphabetischem *w* vorneweg.
357 Ideographisch mit zwei Flammenzeichen geschrieben.
358 Die Pluralstriche von *ꜣw* sind zu einem langen waagerechten Strich zusammengezogen (vgl. *ḥꜣw* in x+6.7). Zum Ausdruck s. *Wb* I S. 4,12.
359 Dem *nḏm*-Zeichen fehlt wieder der diakritische Punkt (vgl. x+4.4).
360 Da kein Spruch vorangeht, erscheint *ky* »anderer« hier in der Überschrift nicht ganz passend. Man mag *ky* tilgen wollen. Es kann aber auch etwas wie »Jetzt noch ein Spruch« gemeint sein. Vgl. x+12.7 und *Wb* V S. 111,5.
361 Trotz der Determinierung mit dem schlagenden Mann halten wir es für gut möglich, daß *sšp* »leuchten« gemeint ist, das im Neuen Reich gerne ohne alphabetisches *s* am Wortanfang und mit einem zusätzlichen Armzeichen am Ende geschrieben wird (*Wb* IV S. 282). Re wäre dann ein »Leuchtender«, speziell ein die Finsternis Erhellender (*Wb* IV S. 283,6 f.).

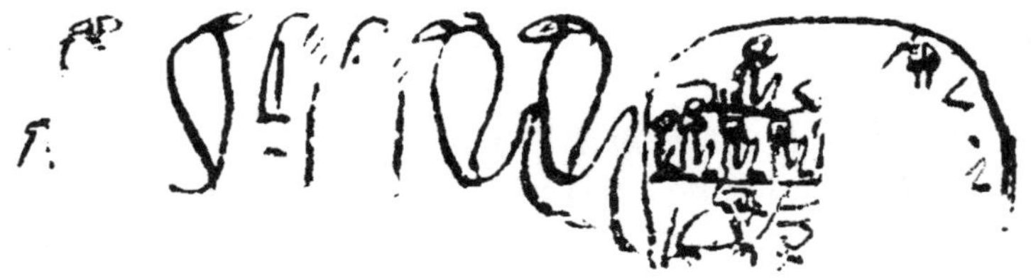

Vignette unten in Kolumne x+4.

(x+4.3) möget ihr[362] Re als Empfangen(d)en/Leuchtenden(?), der in (der) Dat ist. Er ist alt. Er liegt (da).[363]

REZITATION BEI(?) DEINEM TANZ(?),[364] (WOBEI) (DIE) STIMME LAUT IST[365] DESGLEICHEN.[366]

Zu Re als von den Unterweltlichen Empfangenem s. auch ASSMANN: *Sonnenhymnen in thebanischen Gräbern* Nr. 213,15: *šsp ṯì* (für *tw*) *ỉmy.w dꜣ.t* »Dich mögen die Unterweltlichen empfangen.« (vgl. auch Nr. 237,2). Dem 42. Anruf in der Sonnenlitanei zufolge ist Re der »Leuchtende (*sšpy*) in der Schetit (*štꜣy.t*)«, wobei die Abydos-Version für den König wünscht, daß dieser von Re als Sohn des Re »empfangen« (*šsp*) werde; s. *Hornung*: *Das Buch der Anbetung des Re im Westen* I, 49; II, 46 und II, 111 (116).

362 Oder »Kommt, damit ihr seht . . .!«

363 Die geschilderte Szenerie stammt sicher aus dem Umfeld der sog. Unterweltsbücher, in denen Re ja des öfteren als Greis auf seinen Stab gestützt o. ä. erscheint. Eine Anspielung hierauf innerhalb der ramessidischen Magie läßt sich in P. Chester Beatty VIII vs. 7.5–7 finden (FISCHER-ELFERT, *GM* 165 [1998] S. 110 ff.). Es geht hier um das Evozieren dieser dem Zauberer wohlbekannten Szenerie mit ihrem Generalthema der Fahrt des Re durch die Dat, nicht aber um ein exaktes Zitieren einer ihrer Textpassagen. Die Assoziation genügt für die Wirksamkeit des Spruches.
Vergleichbar ist die Sprucheinleitung in P. DeM I vs. 5.3–4: *rꜣ n wn ḫtm wḥꜥ sšp* (mit Falke auf Standarte determiniert) *sp 2 nty m p.t my.n mꜣꜣ=tn wsỉr* [. . .] *nty m dwꜣ.t sw ỉꜣw sw sḏr* »Spruch zum Öffnen von Versiegeltem: *wḥꜥ sšp*, *wḥꜥ sšp*, die im Himmel sind! Kommt, ihr möget Osiris sehen [. . .], der in der Unterwelt ist. Er ist alt, er liegt da.« Wir haben es also mit einer variierenden Sprucheinleitung zu tun, wobei nur *sšp/šsp* übereinstimmt.
Die Version des P. DeM I legt eine Auffassung der angeredeten Gottheit als *wḥꜥ* »Fänger (von Fisch und Vogel)« nahe (geschrieben als Vogel über Fisch + Falke auf Standarte). In P. Leiden I 348 rt. 2.5–6 ist ein Mitglied der Sonnenbarke mit dem Namen *wḥꜥ* belegt (in Plene-Schreibung), welchen BORGHOUTS, *OMRO* 51 (1971) S. 49 f. (39) und S. 138 f. (325) durch »unfurler« überträgt, also »der das Schiff losmacht«. Daraus hier aber eine Identität zwischen Re und dem »unfurler« abzuleiten, wäre sicher verfehlt. Zu einem »Fänger« (*ḥꜣm.w*) s. jedoch den folgenden »Spruch für Honig«.
Anstelle von »Osiris in der Dat« hat P. Athen »Re in der Dat«, was vor dem theologischen Hintergrund der Unterweltsbücher kein Problem darstellt, wird doch Re während seiner Nachtfahrt zu Osiris bzw. verschmilzt mit diesem.

364 Zu *ksks* als »(Hathor-Sprung-)Tanz« vgl. BRUNNER-TRAUT: *Tanz* S. 79 f. und DARNELL, *SAK* 22 (1995) S. 66–70. Das Wort könnte aber auch eine Totalreduplikation zu *ks* sein und dann »gebeugt« meinen (vgl. *Wb* V S. 139 f.). Das wäre eine Körperhaltung, die mit der des alt gewordenen Sonnengottes korrelieren würde und auf die entsprechenden Bilder von Horus

(x+4.4) EIN Tἰ.T-ZEICHEN(?),[367] GEZEICHNET ⟨AUF⟩ EINE NEUE SCHALE MIT OCKER; WERDE BESTRICHEN MIT HONIG; WERDE ABGEWASCHEN MIT SÜSSE[M] BIER; WERDE GETRUNKEN ⟨VON⟩ (DEM) PATIENTEN (ODER) ⟨V⟩ON (DER) PATIENTIN, DER/DIE (x+4.5) KRANK IST.

EINE ANDERE SCHALE,[368] VERSEHEN MIT EINER ZEICHNUNG VON OCKER: BILD (DES) Re, BILD (der) Tefnut, BIL⟨D⟩ (DES) Geb, BIL⟨D⟩ (DES) Nun,
(x+4.6) BILD (der) Nut, BIL⟨D⟩ (DES) Sia, BIL⟨D⟩ (DES) Thot, GEZEICHNET MIT OCKER WIE (DAS), WAS OBERHALB von (dem) Udjatauge (und) von
(x+4.7) {von} (der) Barke vor ihnen ist. Werde abgewaschen mit süßem Bier; werde getrunken von (dem) Patienten.

EINE ANDERE Schale mit einer Zeichnung von Ocker:
(x+4.8) Barke (des) Re, *mʿnḏ.t*-Barke[369] (des) Thot,[370] (die) eine in Nordwärtsfahren,

---

und Atum im Amduat, Pfortenbuch, Höhlenbuch und im Buch von der Nacht anspielen würde (s. HORNUNG: *Das Buch von den Pforten des Jenseits* II S. 64 f.). Da andererseits aber die Rezitation mit lauter Stimme erfolgen soll, erscheint uns eine »wildere« Gestik des Sprechenden stimmiger.

[365] Die Variante des P. DeM I ist laut Instruktion in I vs. 5.5 »am Ohr des Patienten, der unter einem Wiedergänger leidet (*nty ẖry mwt*)« zu rezitieren. Beachte auch, daß als letztes Wort vor der Instruktion *nmʿ* erscheint, was soviel wie »im Todesschlaf daliegen« bedeutet (ČERNÝ: *Papyrus de Deir el-Médineh* I S. 6 f. [j]; LEITZ: *Tagewählerei* S. 34, 251 u. 384; P. München ÄS 5882 rt. 1 [ed. FISCHER-ELFERT: *Magika Hieratika* S. 256 f.]). Im P. Athen ist der Magier dagegen angehalten, seine Rezitation tanzend und mit lauter Stimme zu vollziehen, wohl um den Dämon dadurch einzuschüchtern und schließlich zu vertreiben. Zum lauten Sprechen von Zaubertexten vgl. auch P. Leiden I 349 rt. 2.6.

[366] Was hier gleich ist, wird nicht deutlich. Muß man mit Textausfall im Vorangehenden rechnen? Oder ist dieser Vermerk mechanisch aus einer Vorlage, in der dieser Spruch in einer Folge von ähnlichen oder in vergleichbarer Weise vorzutragenden stand, übernommen worden?

[367] Unter der Voraussetzung, daß die Lesung korrekt ist, wird man unsere Übersetzung annehmen müssen. Denn es gibt zwar ein Wort *tἰ.t* »Zeichen«, »Schriftzeichen«, »Bild« (*Wb* V S. 239,1–240,8). Aber man würde unbedingt erwarten, daß eine Bildbeschreibung folgte. Diese kann nur dann wegbleiben, wenn mit *tἰ.t* das Bild vollständig spezifiziert ist. Das wiederum geht nur, wenn das *tἰ.t*-Zeichen selbst (*Wb* V S. 238,5), also der untere Teil des Udjatauges, gemeint ist.

[368] Es ist hier und in x+4.7 vielleicht nicht gefordert, daß eine neue Schale hergenommen wird, sondern möglich, daß dieselbe wiederverwendet wird. Dafür spricht, daß die Schale nur beim ersten Mal als »neu« bezeichnet wird (x+4.4). Durch die erneute Bemalung handelt es sich aber gewissermaßen um eine »andere Schale«. Dann wäre vielleicht auch die Übersetzung »Weiteres: (Die) Schale, ...« denkbar. Man darf aber nicht übersehen, daß in x+4.10 auf jeden Fall wieder eine neue Schale genommen wird. Das könnte dafür sprechen, daß an unserer Stelle »eine andere Schale« auch schon eine andere neue Schale meint.

[369] Im älteren ägyptischen Sprachgebrauch wird mit *mʿnḏ.t* die Tagesbarke bezeichnet (*Wb* II S. 48,2), im jüngeren aber die Abendbarke (*Wb* II S. 48,7). Der Zeitpunkt, wann es zu dem Bedeutungswandel kommt, ist nicht präzise bestimmbar. *Wb* loc. cit. gibt für den jüngeren Gebrauch »Gr.« an, und HANNIG: *HandWb* S. 347 kennt ihn für die von ihm behandelte Zeit bis 950 v. Chr. tatsächlich noch nicht. SETHE: *Altägyptische Vorstellungen vom Lauf der*

(die) andere in Südwärtsfahren. (Die) Götter sind i(m) Innern (des) großen Udjatauges, (der) Herrin (der)
(x+4.9) Beiden Länder; zwei Paviane, (je) einer von diesen auf seiner[371] Seite. Vier Uräusschlangen (seien) vor es gezeichnet, (ZWEI) FLAMMEN in ihrer Mitte,[372] gezeichnet
(x+4.10) {gezeichnet} mit Ocker auf eine neue Schale; werde Weihrauch auf ein Feuer gegeben zwischen den Uräusschlangen i(m) Innern
(x+4.11) des Feuers; werde mit Honig gelöscht;[373] werde veranlaßt, daß er vorbeikomme an diesen ⟨ins⟩gesamt; werde abgewaschen mit süßem Bier; werde getrunken von (dem) Patienten.

Im vorliegenden Abschnitt ist der Spruch selbst vergleichsweise kurz. Er betont die Tatsache, daß Re nun in der Unterwelt (x+4.2 und 3) alt ist und daliegt (x+4.3). Angesprochen werden die Götter im Himmel und in der Erde, die sich das ansehen sollen (x+4.2 f.). Der Bezug auf den Sonnenuntergang ist ebenso offensichtlich wie der Nutzen, den die Evozierung des kosmischen Geschehens für den menschlichen Patienten haben soll: So wie Re während der Nacht in der Unterwelt geschützt wird, um am nächsten Morgen verjüngt wieder am Himmel aufgehen zu können, so soll auch der Patient unbeschadet die Nacht überstehen.

Im Kontrast zur Kürze des Spruches steht die ungewöhnliche Länge der Handlungsanweisung, die allerdings durch den nachfolgenden Spruch für Honig (x+5.1 ff.) komplementiert wird. Die magische Handlung besteht in der Anfertigung von insgesamt wohl drei Bildkompositionen. Bei der ersten handelt es sich um ein *tỉ.t*-Zeichen (x+4.4). Die zweite umfaßt vor allem Re sowie Ur- und Schöpfergottheiten, von denen manche auch zur Besatzung der Nachtbarke des Sonnengottes gehören können (x+4.5 ff.). Das dritte Bild schließlich vereinigt die Sonnenbarke, die *mꜥnḏ.t*-Barke des Thot, ein Udjatauge, zwei Paviane, vier Uräen und zwei Flammen (x+4.7 ff.). Es erscheint uns am plausibelsten, hier Hinweise auf den Sonnenaufgang zu sehen. Dafür spricht das Vorkommen der Paviane, die dem Ägypter als Tiere galten, die die Sonne beim Aufgang lautstark begrüßen.[374] Noch ist Re allerdings in der Unterwelt, und der

---

Sonne S. 278 macht deutlich, daß die Vertauschung erst in der griechisch-römischen Zeit sicher vollzogen ist. Frühere Belege sind nicht eindeutig. Da die Texte des Athener magischen Papyrus zudem überwiegend mittelägyptisch abgefaßt sind und älteren Sprachgebrauch fortsetzen können (vgl. etwa auch die hinsichtlich der Barkenbezeichnungen stabile Überlieferung bis in die 26. Dynastie bei ASSMANN: *König als Sonnenpriester*), wird die *mꜥnḏ.t*-Barke hier im Athener Papyrus wahrscheinlicher die Tagesbarke meinen. Es gibt aber sprachlich jüngere Teile. Um uns nicht unnötig festzulegen, lassen wir *mꜥnḏ.t* lieber unübersetzt, obwohl wir an keiner Stelle im Athener Papyrus einen zwingenden Beleg für *mꜥnḏ.t* = »Abendbarke« finden können. Auch die vorliegende Stelle ist nicht eindeutig. Natürlich liegt es nahe, den Mond mit der Nachtbarke zu verbinden, aber er ist manchmal auch tagsüber zu sehen.

370 Zu Thot als lunarer Gottheit und seinen Barken vgl. STADLER: *Weiser und Wesir* S. 206 f.

371 Nämlich des Udjatauges.

372 Zu dieser Vignettenbeschreibung vgl. Kap. 12.

373 Vgl. P. Leiden I 348 vs. 3.1 Spruch 37 und P. Boulaq 7 1.38 (Hinweis B. Feierabend).

Sonnenaufgang steht erst noch bevor.[375] Als Helfer ist wohl auch Thot zu sehen, der bekanntlich mit dem Mond verbunden ist, hier aber vermutlich den baldigen Sonnenaufgang unterstützen soll.

Alle drei Bilder sollen mit Ocker auf eine Schale gemalt, abgewaschen und die »Lösung« dann vom Patienten getrunken werden (x+4.4 f., x+4.7, x+4.11); im Falle der dritten Schale soll vorher noch Weihrauch verbrannt und mit Honig gelöscht werden (x+4.10 f.).

Wir vermuten, daß mit den drei Bildern die drei Phasen der nächtlichen Fahrt des Sonnengottes gemeint sind: (1.) Untergang (Gebrauch eines *tỉ.t*, um keine direkte Aussage über den Gott machen zu müssen; zugleich *tỉ.t* nur als *Teil* des Udjatauges), (2.) Nachtfahrt mit Regeneration (u. a. Re und Nun) und (3.) Aufgang (Paviane, [komplettes] Udjatauge).[376] Der Patient setzt sich durch die Einverleibung dieser Bilder mit dem Sonnengott gleich. Wenn der nächtliche Aspekt dieses Gottes besonders betont wird, ergibt sich, daß der Patient in Analogie dazu seinerseits nachts vor unheilbringenden Dämonen geschützt werden soll.

Unterstützt wird die Wirkung des Zaubertrankes durch die ausdrücklich laut vorzunehmende Rezitation des Spruches (x+4.2) und durch den begleitenden wilden (Hathor-Sprung-)Tanz(?) (*ksks* [x+4.3]). Man wird hier Parallelen zu den lärmend tanzenden Besgottheiten im Gefolge der Göttin Hathor sehen dürfen, die als Schutzgötter des Schlafgemaches bestens bekannt sind.[377]

Weder im Spruch noch in der Handlungsanweisung werden die Dämonen ausdrücklich benannt, gegen welche die Anwendung gerichtet ist. Sie werden aber in dem beim Löschen des Feuers mit Honig (x+4.11) zu rezitierenden Spruch (x+5.1 ff.) genannt.

Wenn man die auf den Patienten bzw. hier explizit auch auf die Patientin bezogene Angabe in x+4.4 f. »der/die krank ist« ernstnehmen darf und nicht als aufgrund ihres sonstigen häufigen Vorkommens bloß mechanisch angehängte Floskel verstehen muß, dann geht es in dem ganzen Ritual nicht um eine prophylaktische Behandlung an einem Gesunden, sondern um die Verhinderung einer durch nächtlich agierende Dämonen verursachte Folge»infektion« eines schon an einer Krankheit dämonischen Ursprungs Erkrankten.

Unter medizinischem Gesichtspunkt ist ein solches Vorgehen sinnvoll, da ein vorgeschädigter Patient leicht das Opfer einer zusätzlichen Erkrankung werden kann.

---

374 ASSMANN: *König als Sonnenpriester* S. 28 f.; DARNELL, *SAK* 22 (1995) S. 82 ff.; KLOTZ: *Adoration of the Ram* S. 68 ff. und passim. – Daß es nur zwei Affen sind, ist kein Argument gegen unsere Auffassung. Denn erstens ist die Zahl nicht festgelegt (BONNET: *RÄRG* S. 7 re.), zweitens ist speziell die Zweizahl der jubelnden Affen anderweitig belegbar (FITZENREITER in: ARNST / HAFEMANN / LOHWASSER [Hgg.]: *Begegnungen* S. 159 Abb. 10 mit Beschreibung auf S. 150; freundlicher Hinweis M. Ullmann).

375 Vgl. auch *Edfou* VI 144,15–145,11: Ein großes unter das oder um das Bett gezeichnetes Udjatauge schützt den König in der Nacht.

376 Wenn die *mꜥnḏ.t*-Barke, in der Thot fährt, so, wie es in älterer Zeit üblich war, die Tagesbarke bezeichnet (*Wb* II S. 48,2), dann wäre auch ihre Nennung im Zusammenhang mit dem Aufgang zu sehen.

377 *LGG* II S. 835b.

(ergänzend:) Spruch für Honig gegen Wiedergänger samt Handlungsanweisung (x+5.1–4)

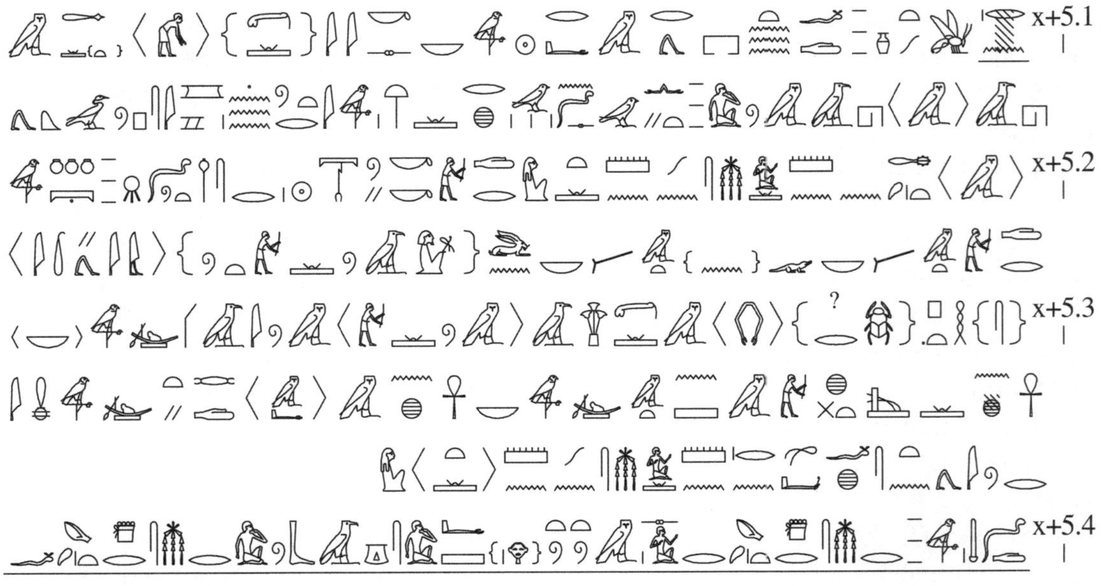

(x+5.1) Rꜣ N *bỉ.t fd.t pr m rꜥ nb ksy*[378] *ꜥꜣ{.t} m hꜣ⟨m⟩hꜣm.w*[379] *ỉwty nḏs rḫ šw.t*[380] *ỉtrw ỉs pw ꜥq*
(x+5.2) *⟨m⟩*[381] *ḫ.t n mn ms.n mn.t dr kkwy r sḥḏ nwn dr mwt nb ṯꜣỉ?*[382] *{n}*[383] *mwt⟨.t⟩ nb*

---

[378] Die Determinierung mit dem Phallus scheint aus dem vornübergebeugten Mann verschrieben zu sein. Beide Zeichen sind sich im Hieratischen sehr ähnlich; vgl. MÖLLER: *Paläographie* II S. 1 Nr. 2 mit Anm. 2 und S. 8 Nr. 96.

[379] Hier liegt eine Schreibung für *hmhm.w* »Gebrüll« (u. ä. im Kriege) vor (*Wb* II S. 502,12).

[380] Mit Gottesdeterminativ; die Lesung des ersten Zeichens in der Verbindung 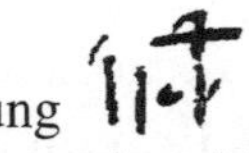 verdanken wir J. F. Quack. Eine übereinstimmende Form des Wedels dokumentiert MÖLLER: *Paläographie* II S. 36 Nr. 406 für die Zeit Ramses' IV.

[381] In x+7.6 und x+8.9 wird *ꜥq* auch mit dieser Präposition konstruiert.

[382] Ideographisch mit einem Krokodil geschrieben. Aufgrund des Textzusammenhanges ist ein Verb mit einer zum parallel stehenden »beseitigen« ähnlichen Bedeutung zu erwarten. Unsere Lesung *ṯꜣỉ* stützt sich auf die Schreibung des Ortsnamens »Djeme« u. a. als *ṯꜣm.t* mit Krokodil + Feder. Die Zeichenkombination ist klar als Krokodil = *ṯꜣ(ỉ)* und Feder (= *mꜣꜥ.t*) auflösbar. Diese Schreibung begegnet nicht nur in hieroglyphischen Texten der griechisch-römischen Zeit (KURTH: *Ptolemäisch* I S. 277), sondern auch in frühdemotischen Papyrusurkunden (PESTMAN: *Tsenhor* I S. 125; VLEEMING in: (ID.) [Hg.]: *Aspects of Demotic Orthography*, S. 160 f.). PESTMAN loc. cit. kann eine klar als *ṯꜣỉ-mꜣꜥ(.t)* ausgeschriebene Parallele anführen. Damit ist die von KLOTZ: *Caesar in the City of Amun* S. 104 Fn. 507 dem Krokodil zugewiesene Bedeutung *ḏꜣỉ* »überqueren« hinfällig. Interessanterweise stammen alle bei KURTH op. cit. S. 281 Anm. 84 und PESTMAN loc. cit. aufgeführten Belege aus dem thebanischen Raum, was wir als Hinweis auf den Ursprungsort des Athener Papyrus oder seiner Vorlage verstehen möchten (s. Kap. 15).

wn {sꜣw.tw} ⟨ỉy.tỉ⟩[384]

(x+5.3) *{s}ḥpt*[385] *{ḫpr}*[386] *m-bꜣḥ ḥꜣ⟨m⟩ m wỉꜣ*[387] *⟨nb⟩ ꜥnḫ sḫt⟨y⟩ m nšm.t nb ꜥnḫ m ⟨m⟩ꜥnḏ.t mỉ rwỉ.t n sfḫ*[388] *rꜣ n mn ms.n*[389] *mn⟨.t⟩*[390]

(x+5.4) ḎD MD.W R MSḎR R S MTW.TW {ḤR}[391] ꜥŠ SGB R MSḎR=F

(x+5.1) SPRUCH FÜR Honig:

Schweiß, der aus Re herausgekommen ist,[392] (dem) Herrn der Kraft(?)/Verbeugung(?),[393] (dem) mit großem Ge⟨b⟩rüll, der nicht klein ist an Wissen! Ein Schat-

---

Grundsätzlich möglich wären allenfalls auch die Lesungen *ꜣd* »angreifen, demütigen« (vgl. *Urk.* VI 123,3, wo allerdings noch ein Buchrollendeterminativ geschrieben ist) oder *ỉṯỉ* »packen« (wegen *Esna* VII 619,46 mit normal geschriebener Parallele in *Esna* III 261,17, was allerdings eine singuläre und erst sehr spät belegte Graphie ist).

383 Selbst wenn unsere Auffassung des vorangehenden Zeichens nicht korrekt und das Krokodilzeichen anders zu lesen sein sollte, so müßte trotzdem aufgrund des ganzen Kontextes ein Verb im Imperativ zu verstehen sein. Dann scheidet die Erklärung des *n* hier als das in der jüngeren Sprache häufige *m* des Objektsanschlusses aus, zumal sonst an unserer Stelle ohnehin ein ganz ungewöhnlich früher Beleg für das *m* zum Anschluß des direkten Objekts anzunehmen wäre. Ausführlich diskutiert VYCICHL: *Dictionnaire étymologique* S. 134 f. die Entstehung dieser Konstruktion. Da das *n* überdies einen halbherzig gemachten Eindruck vermittelt, ist es unserer Ansicht nach besser, es zu tilgen.

384 Die Verwechslung von *ỉy* und *sꜣw* ist wegen der Ähnlichkeit der entscheidenden Zeichen im Hieratischen nichts Ungewöhnliches; s. DÉVAUD, *ZÄS* 50 (1912) S. 130.

385 Das *s* erklärt sich wohl als Vermischung der Schreibung mit *spḥ* »mit dem Lasso fangen«.

386 Vermutlich hat der Schreiber das Determinativ der umfassenden Arme (MÖLLER: *Paläographie* II Nr. 110) als Skarabäus mißverstanden; das wie ein *r* aussehende Zeichen kann dann (sekundär) als Komplement zu *ḫpr* eingedrungen sein, es könnte seinen Ursprung aber auch in der flachen Alternativform der umfassenden Arme haben.

387 Beachte die Schreibung mit geknicktem Stock vor dem Barkendeterminativ; so auch x+6.6.

388 Interessant ist hier die Graphie der Zahl »7« als *sfḫ* »lösen«. Die umgekehrte Wiedergabe des Verbums durch das Zahlzeichen »7« findet sich in P. BM EA 10059 IX.8 = L 39 (LEITZ: *Magical and Medical Papyri* S. 68 mit Anm. 162). Vgl. den Kommentar zur Übersetzung zu einer möglichen Motivation für die vorliegende Schreibung.

389 Das *n* ist zu einem Punkt reduziert.

390 *ms.n mn⟨.t⟩* ist gedrängt am Ende der Zeile nachgetragen. *mn ms.n mn⟨.t⟩* ist schwarz unterstrichen.

391 Die etymologisch nicht gerechtfertigte Setzung eines *ḥr* vor dem Infinitiv im Konjunktiv ist im Neuägyptischen recht häufig.

392 Der Schweiß des Re steht wohl für göttlichen Wohlgeruch allgemein (*Wb* I S. 582,8; vgl. auch »Schweiß des Re« als Bezeichnung des Weins in JUNKER / WINTER: *Geburtshaus* S. 409 2. a 1) und hat hier sicher nichts gemein mit dem Schweiß am Leibe des Sonnengottes, nachdem ihn die von Isis geformte Schlange (*ḏdf.t*) gebissen hat (P. Turin Taf. 133 5 [PLEYTE / ROSSI: *Papyrus de Turin* Taf. CXXXIII 5] und P. Chester Beatty XI rt. 2.12–3.1). Zum Gottesschweiß s. auch GRAPOW: *Bildl. Ausdrücke* S. 129.

Im Amunsritual des P. Berlin P. 3055 12.12 wird der Gottesschweiß (*fd.t nṯr*) im Rahmen einer Opferübergabe (*ỉy* . . . »Es kommt . . .«) ausdrücklich als *sṯỉ* »Duft« deklariert; s. ferner ibid. 12.8 und 25.7–8: *sṯỉ* = *bỉ.t*. Allem Anschein nach ist *fd.t* dort also eine Metapher für *bỉ.t* »Honig«, die in den Texten des Täglichen Rituals ihren Ursprung hat.

ten[394] (des) Flusses nämlich ist es, der eingetreten ist

(x+5.2) ⟨in⟩ (den) Leib (des) N.N., den N.N. geboren hat. Beseitige (die) Finsternis, um (den) Nun zu erhellen! Beseitige jeden Wiedergänger (und) fasse(?) jede Wiedergänger⟨in⟩, die ⟨gekommen⟩ sind![395]

(x+5.3) Packe in Gegenwart,[396] Fän⟨ger⟩, in (der) Barke[397] ⟨(des) Herrn⟩ (des) Lebens, Fallenstell⟨er⟩ in (der) Neschmetbarke[398] (des) Herrn (des) Lebens (und) in (der) ⟨*m*⟩*ꜥnd.t*-Barke, entsprechend (dem) Beseitigen (von Dämonen etc.) aus (den) sieben Öffnungen (des Kopfes)[399] (des) N.N., den N.N. geboren hat!

(x+5.4) REZITATION ZU(M) OHR, ZU(M) PATIENTEN; UND MAN SCHREIE LAUT ZU SEINEM OHR.

Zur Kollokation von *bỉ.t* »Honig« und *fd.t* »Schweiß«, die beide aus Re hervorgehen, ist schließlich vor allem natürlich P. Salt 825 II 5–6 zu berücksichtigen (DERCHAIN: *Papyrus Salt 825* I S. 137; II S. 2*). Dort heißt es: »Da weinte Re erneut. Wasser fiel aus seinen Augen zur Erde hinab. Es verwandelte sich in eine Biene. Als die Biene geschaffen war, begann ihr Werk in den Blumen aller Wiesen. Das war die Entstehung des Wachses, das war die Entstehung des Honigs aus seinem Wasser. Da war Re erschöpft, und der Schweiß fiel von seinem Leib zur Erde hinab.« RAVEN, *OMRO* 64 (1983) 30 f. hat dieser Genese von Wachs und Honig durch die Tränen bzw. aus dem Auge des Re einige Zeilen gewidmet und auf Parallelen hingewiesen. Zum Nebeneinander von Honig und Schweiß vgl. dort S. 7 ff.

393 Zur Verbindung *nb ksy* siehe *LGG* III S. 766a mit einem einzigen Beleg aus dem Book of Hours (FAULKNER: *Book of Hours* S. 38 und *55). Vgl. ferner *Wb* V S. 140,3 sowie *CT* VII 183k (Spruch 969). Zum Wort *ksy* beachte auch MEEKS: *AL* 78.4409 f.

394 Zum Schatten als dämonischem Wesen vgl. *Wb* IV S. 433,7 f. sowie GEORGE: *Schatten* S. 23 und 33.

395 Der ganze Abschnitt könnte auch passivisch zu übersetzen sein (»Beseitigt werde ...! Beseitigt werde, (und) gefaßt(?) werde ...!«). Spätestens in x+5.3 liegen aber wegen der Anrede Imperative vor.

396 Wenn wir *m-bꜣḥ* hier als Adverb verstehen (vgl. *Wb* I S. 421,1–6), dann ist das nur ein Versuch, den Text möglichst so zu lassen, wie er dasteht. Das Packen soll in Gegenwart eines höhergestellten Gottes geschehen, als der der nachfolgend genannte »Herr (des) Lebens« in Frage kommt. Weil aber die ganze Passage hochgradig verstümmelt ist, kann es gut sein, daß *m-bꜣḥ* die Präposition ist und etwas hierhinter ausgefallen ist: »Packe vor ⟨...⟩, Fän⟨ger⟩, ...!«.

397 Dieser Fänger erinnert an den schon im Kommentar zu x+4.3 erwähnten *wḥꜥ* »der (die Barke am Ufer) losmacht«.

398 Dazu BORGHOUTS, *OMRO* 71 (1951) S. 185 f. (456).

399 Zu den sieben Öffnungen (*rꜣ*) am Kopf, ihrem Zusammenhang mit dem Konzept *ꜥnḫ* »Leben« und den diversen Schreibungen s. ausführlich GOYON in: ROCCATI / SILIOTTI (Hgg.): *La Magia*, S. 61 ff.

Wir möchten die Frage zur Diskussion stellen, ob mit der Nennung der sieben Öffnungen, ägyptisch *sfḫ rꜣ(.w)*, auch zugleich amphibolisch ein »Lösen des Mundes« (*sfḫ rꜣ*) zwecks Wiedererlangung der Sprechfähigkeit mitgemeint ist. Hierzu würden nicht nur die Sprüche zum Öffnen eines verschlossenen Mundes in x+1.11–2.5 und x+3.7–4.1 passen, wobei die Beschwerden in x+3.8 wie an unserer Stelle ausdrücklich mit *nrw* »Schrecken« in Zusammenhang stehen, sondern auch die bemerkenswerte Tatsache, daß *sfḫ* hier ohnehin schon wie das Verb geschrieben ist.

Dieser »Spruch für Honig« hat mit demjenigen in P. Hearst 14.7–10 = H 215 außer dem gleichlautenden Titel nichts weiter gemein. Jener ist ganz in der Diktion eines kultischen Opferübergabespruches gehalten: »Es kommt der Honig, ⟨er(?)⟩ kommt, um zu den Heuschrecken überzusetzen(?).«[400] Der Abschnitt des Athener Papyrus hat vielmehr zum Ziel, Totengeister oder Wiedergänger vom Schlafenden fernzuhalten bzw. zu vertreiben. Der Spruch ist genau der, der bei dem gegen Ende des vorangehenden Abschnittes beschriebenen Löschen des Feuers mit Honig (x+4.11) zu rezitieren ist, und gibt an, wie das zu geschehen hat.

Wie im vorigen Spruch wird auch jetzt die Nacht als der Zeitraum vorausgesetzt, in dem der Zauber seine Wirkung entfalten soll: Erwähnt werden die Finsternis (*kkwy* [x+5.2]), die vom Schlafenden vertrieben werden soll, der Nun, der erhellt werden soll (x+5.2),[401] des weiteren der Herr des Lebens (⟨*nb*⟩ *ꜥnḫ* [x+5.3]), mit dem sowohl auf Osiris[402] (vgl. zudem die Nennung seiner Neschmetbarke in x+5.3) als auch auf den Sarg[403] werwiesen werden dürfte. Zugleich mag damit (*ꜥnḫ* »Leben« [x+5.3]!) die Überwindung von Tod und Nacht und der Übergang zum Morgen markiert sein.[404] Nach ägyptischer Vorstellung taucht der Schläfer ja in den Nun ein und ist einem Toten vergleichbar.[405]

Die Dämonen, gegen die der Spruch gerichtet ist, werden als Flußschatten (x+5.1) und Wiedergänger (x+5.2) identifiziert. Bekanntlich fürchteten die Ägypter den Verlust ihres Schattens, was etwa passierte, wenn ein anderer Schatten den eigenen verschluckte.[406] Die Beseitigung dieser Dämonen (x+5.2 f.) soll über die sieben Öffnungen des Kopfes erfolgen (x+5.3). Darum ist der Spruch ins Ohr des Patienten zu rufen (x+5.4). In P. DeM I vs. 5.1 soll eine Beschwörung des göttlichen Zwerges, hinter dem sich kein anderer als Re verbirgt[407] »am Ohr des N.N. rezitiert« werden. Die Kollokation mindestens der beiden Sprüche in jenem Papyrus (vs. 4.5–5.3 bzw. 5.3–7) ist also der im Athener Text anzutreffenden sehr ähnlich, und sie ist in beiden Fällen aus der Furcht vor Nachtmahren motiviert. Aber die Parallelität erstreckt sich auf noch weitere Sprüche, wie im folgenden zu zeigen sein wird.

Bemerkenswert ist die Rolle, die dabei dem Lärmen zukommt. Damit sollen die Nachtgeister[408] verschreckt werden. Das Epitheton »der mit großem Gebrüll« (x+4.3) ist das erste Indiz in dieser Richtung.[409]

---

400 Zur Phraseologie s. QUACK, *CdE* 74 (1999) S. 6.

401 Um diesen Effekt zu erreichen, wird auch die Verbindung vom Honig zum Sonnengott hergestellt.

402 *Wb* I S. 199,11; *LGG* III S. 596c.

403 *Wb* I S. 199,14.

404 Dazu würde in derselben Zeile ⟨*m*⟩*ꜥnḏ.t* als Tagesbarke – so der ältere ägyptische Gebrauch des Wortes – passen.

405 BUCK: *Slaap*; SCHLICHTING in: *LÄ* V, Sp. 642.

406 Anschaulich dazu BONNET: *RÄRG* S. 676.

407 VITTMANN: *Riesen* S. 15 f.

408 Allgemein dazu SZPAKOWSKA in: KOUSOULIS (Hg.): *Demonology*, S. 63–76.

409 Vgl. auch die vielfältigen Geräusche in der Unterwelt: MANASSA in: *Fs. Assmann*, S. 109 ff. und EAD. in: MEYER-DIETRICH (Hg.): *Laut und Leise*, S. 147 ff.

Die bereits in der ausführlichen Handlungsanweisung in x+4.2 ff., zu der der vorliegende Spruch ja die Ergänzung bringt, erkennbare Gleichsetzung des Patienten mit dem Sonnengott wird auch hier durchgehalten: Der Honig wird als Schweiß des Re gedeutet (x+5.1), der angerufene Gott soll die Finsternis vertreiben und den Urozean, in dem er selbst sich verjüngt, erhellen (x+5.2). Seine *mꜥnḏ.t*-Barke wird schließlich am Ende des Spruches genannt (x+5.3). Ihre Erwähnung markiert zugleich das erstrebte Ziel: So wie die Bedrohung des Sonnengottes überwunden wird, so soll auch der Patient die dämonische Gefahr überstehen. Diese wird mit der Bedrohung des während der Nacht mit Osiris gleichgesetzten Sonnengottes[410] parallelisiert, wie die schon erwähnte Nennung des »Herrn des Lebens« und der Neschmetbarke impliziert.

Aus medizinischer Sicht ergibt sich anhand dieses Spruches kaum ein zusätzlicher Hinweis gegenüber dem vorigen Abschnitt. Bestätigt wird jedoch, daß es um den Schutz des Patienten während der Nacht geht. Denkbar ist, daß Alpträume oder andere Angstzustände verhindert werden sollen. Denn der zu Beginn des Spruches erwähnte Schweiß mag bei aller Mythologisierung dem tatsächlichen Angstschweiß des Patienten entsprechen. Andererseits wird er nicht von dem kurz darauf erwähnten Urwasser zu trennen sein. Auch der *Fluß*schatten (x+5.1) wird in diesen Vorstellungskontext gehören.

---

410 HORNUNG: *Der Eine und die Vielen* S. 164 f.

I.c Gegen Schrecken am Tag (x+5.4–5.9)

Das sich hier anschließende Buchamulett und der Spruch, die zum Ohr des Patienten zu rezitieren sind, richten sich ebenfalls gegen Wiedergänger. Dieselben Dämonen werden jetzt aber als Verursacher von Beschwerden angesehen, die sich nach unserem Dafürhalten am besten als Hitzschlag verstehen lassen.

Da in Zeile x+5.5 die Gefahr gesehen wird, der Sonnengott und der Himmel könnten verbrennen, wird dieser Abschnitt doch wohl am Tag agierende Dämonen betreffen. Dafür spricht auch, daß Hitze eher am Tag als in der Nacht ein Problem darstellt.

Anderes Buchamulett an das Ohr mit anderem Spruch gegen Wiedergänger samt Handlungsanweisung (x+5.4–7)

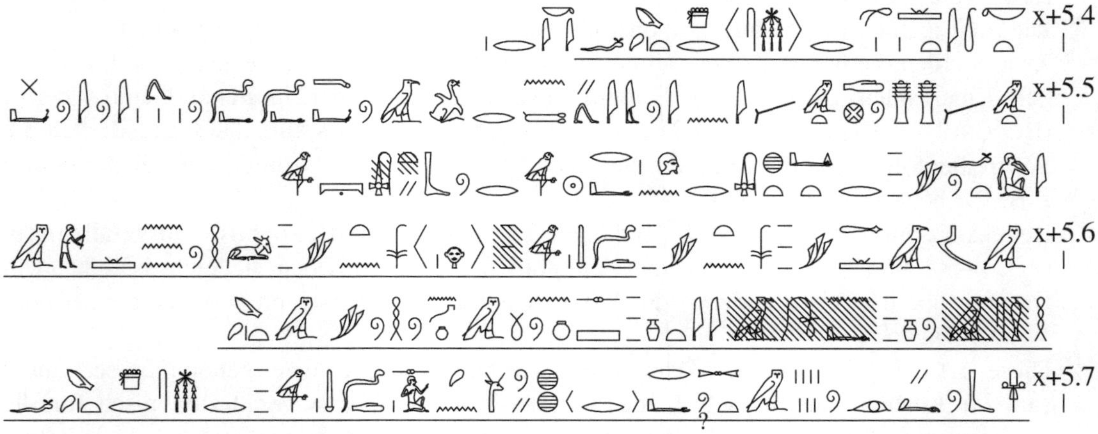

(x+5.4) *k.t(ỉ)*[411] MḎꜣ.T R ⟨MS⟩ḎR=F *ky rꜣ*[412]

(x+5.5) *mwt ḏdw mwt⟨.t⟩ ỉn ỉw ỉy.n=ṯ⟨n⟩ r ṯꜣw ḏꜥḏꜥ.w ỉw ỉw?*[413] *ỉft.w r dỉ.t ḫ.t r dp n rꜥ r wb⌜t⌝*[414] *p.t*[415]

(x+5.6) *m mꜥ.w*[416] *sw.wt*[417] ḎD[418] MD.⌜W⌝ ⟨ḤR⟩ SW.WT ỈWḤW M Ḥ⌜Sꜣ⌝W ⌜N ꜥWꜣ⌝Y.T SŠNW M

---

[411] Schwarz geschrieben, um in rubrizierter Umgebung den neuen Textanfang hervorheben zu können.

[412] *rꜣ* ist ausgesprochen klein geschrieben.

[413] Mit Kreuz und schlagendem Arm determiniert; ob *ỉw ỉw* für *r ỉf* »um wegzutragen(?)« steht (vgl. HANNIG: *HandWb* S. 45 links)? Oder fehlt etwas (*ỉw* ⟨. . .⟩*ỉw*)?

[414] Zuerst hat der Schreiber statt zu einem *b* zu einem *wbꜣ*-Zeichen angesetzt; ein Teil des *t* ist mit der obersten Lage des Papyrus verloren.

[415] Nur hier ist *p.t* ideographisch und mit Gottesdeterminativ geschrieben. An den anderen Stellen im Athener Papyrus liegen stets phonetische Schreibungen mit Himmelsdeterminativ (in x+15.6 zusätzlich mit Gottesdeterminativ) vor.

[416] Das syllabisch geschriebene *mꜥ.w* dürfte trotz der merkwürdigen Schreibung mit ꜥ eine Graphie für *mꜣ.wt* (*Wb* I S. 6,11 f. und S. 27,14; *Wb d. Drogennamen* S. 211 f.) sein. Sicher

NWḤW[419] M MSḎR
(x+5.7) ỈꜢBY ỈRW 7 M[420] ṮS RDỈ ⟨R⟩ ḪḪ N S ḎD MD.W R MSḎR=F

(x+5.4) Anderes (BUCH =) AMULETT AN SEIN ⟨O⟩HR. Anderer Spruch:
(x+5.5) Wiedergänger von(?) Busiris(?), Wiedergänger⟨in⟩![421] Seid i⟨hr⟩ gekommen, um[422] (die) Beweglichkeit(?)[423] zu rauben, um(?) (die) *ỉft*-Pflanzen[424] wegzutra-

---

handelt es sich hier und auch sonst (z. B. im P. Ebers 49.14 = Eb 270, P. Budapest 51.1961 rt. 2.4 und 3.1 oder öfter, wo im Prinzip dieselbe Verbindung wie im Athener Papyrus vorkommt; vgl. ESCHWEILER: *Bildzauber* S. 206–208) um einen Pflanzen*teil*. Ausführlich hat KÁKOSY in: ID. *Selected Papers* S. 244 die Wörter *mꜣ.t* und *mꜣt.t* diskutiert.

[417] Zur Schreibung s. HANNIG: *HandWb* S. 729 links.

[418] Die rubrizierte und sehr schwer lesbare Instruktion im Athener Papyrus kann u. a. mit Hilfe derjenigen in P. Budapest 51.1961 rt. 3.1 weitgehend restituiert werden, denn sie stimmt mit jener in einigen Elementen überein. Allerdings ist der Athener Text wesentlich differenzierter. Ähnlich sind auch die Anweisungen in P. Leiden I 348 rt. 11.9 und P. Chester Beatty VII rt. 6.1 (dort über *bꜣkꜣ.t*-Teil der *sw.t*-Pflanze).

[419] Die *nw*-Ligatur ist hier ohne die sonst üblichen zwei Schrägstrichlein rechts gemacht.

[420] Zwar werden die hohen Zahlen mit der Präposition *m* an das Gezählte angeknüpft, aber bei den Einerzahlen ist in dieser Funktion bisher allenfalls der indirekte Genitiv belegt (BORGHOUTS: *Egyptian* S. 97 § 21.c.4). Daher gehen wir davon aus, daß hier lediglich die Wortreihenfolge gestört ist und ein Versehen für *ỉrw m 7 ṯs(.t)* vorliegt; vgl. für die Phrase z. B. P. Ebers 95.14 = Eb 811.

[421] Begünstigt durch das folgende *ỉn ỉw* könnte hier *ỉwnw* »⟨von Heliopolis⟩« ausgefallen sein (vgl. x+5.8 zum Nebeneinander von Heliopolis und Busiris). Doch vielleicht ist statt »von Busiris« überhaupt nur »oder« (vgl. *Wb* V S. 628,2–5) zu verstehen (»Wiedergänger oder Wiedergänger⟨in⟩«).

[422] Diese Art der Frage an einen Dämon, mit welcher Absicht er denn gekommen sei, findet sich im Athener Papyrus selbst noch in x+8.1 und 2 und ist geradezu typisch für die Zaubersprüche für Mutter und Kind auf P. Berlin P. 3027, z. B. dort in Text A II 1; 2 (2×); 3; E V 3; N IX 5 (Neuedition: YAMAZAKI: *Zaubersprüche für Mutter und Kind*); ferner O. DeM 1066 1 (2×).

[423] Dem Kontext nach muß *ḏꜥḏꜥ* ein Substantiv sein; seine Übersetzung ist hier nach dem Zusammenhang und der Determinierung mit den laufenden Beinchen geraten. Möglicherweise besteht eine Verbindung zu *Wb* V S. 541,5–6 und WILSON: *Ptolemaic Lexicon* S. 1226 *ḏꜥḏꜥ*, das u. a. Antonym zu »fest sein« ist (vgl. auch ALLEN, *BES* 16 [2002] S. 8 Anm. 17 zu *ḏꜥḏꜥ* »state of fragility«). QUACK in: RYHOLT (Hg.): *Hieratic Texts*, S. 48 sieht bei diesem Ansatz Probleme und diskutiert seinerseits das Verb *ḏꜥḏꜥ* im P. Carlsberg 419, für das er auf eine Bedeutung wie »bloßlegen(?)« kommt. An unserer Stelle scheint eine damit verwandte Bedeutung aber nicht zu passen. Da *ḏꜥḏꜥ* sichtlich eine Totalreduplikation ist, bieten sich auch vage Vergleichsmöglichkeiten beispielsweise mit *ḏꜥ* »Sturmwind« (*Wb* V S. 533 f.), *ḏꜥ* »suchen« (< *ḏꜥr*) (*Wb* V S. 534; 539 f.) oder dem seinerseits unsicheren *ḏꜥ* »(Fische) fangen« (*Wb* V 534,11) an.

[424] *ỉft* ist vielleicht mit der *Wb* I S. 70,15 und HANNIG: *HandWb* S. 45 rechts notierten Pflanze (bzw. Frucht oder Gewürz) identisch, die eventuell in P. Harris I 53a.9 genannt wird (dazu GRANDET: *P. Harris I* II S. 181 Anm. 739: *ỉft* als Kyphi-Bestandteil; vgl. DERCHAIN, *RdE* 28 [1976] S. 63 und LÜCHTRATH in: Edfu – Begleitheft 5, S. 117–119) und wegen ihrer syllabischen Graphie nicht in Ägypten heimisch gewesen sein dürfte. LÜCHTRATH identi-

gen(?), um Feuer an (den) Kopf (des) Re zu geben, um (den) Himmel zu verbrennen
(x+5.6) mit Binsenstengeln(?)?[425]
REZITATION ⟨ÜBER⟩ BINSEN, BEFEUCHTET MIT GEGORENEM PFLANZENSCHLEIM,[426] WERDE GEDREHT[427] ZU EINER SCHNUR A(M)
(x+5.7) LINKEN OHR;[428] (DIE SCHNUR) WERDE GEMACHT ZU SIEBEN KNOTEN; WERDE GEGEBEN ⟨AN⟩ (DEN) HALS (DES) PATIENTEN.[429] REZITATION ZU SEINEM OHR.

Dieser in vielerlei Hinsicht problematische, wohl auch stellenweise verderbte Abschnitt präsentiert gegenüber dem vorigen ein weiteres Mittel, in dem das Ohr des Patienten im Zentrum steht, ein *mḏꜣ.t* »Buch« genanntes Amulett (x+5.4). In dem Spruch werden zunächst die zu bekämpfenden Dämonen (Wiedergänger [x+5.5]) angeredet und nach ihrem Vorhaben befragt. Ihnen wird unterstellt, die Beweglichkeit(?) (*ḏꜥḏꜥ*) rauben und die *ỉft*-Pflanzen wegtragen(?) zu wollen, um Feuer zu entfachen und so den Kopf des Re zu peinigen und sogar den Himmel mit Binsenstengeln(?) in Brand zu setzen (x+5.5 f.).

Die erste Gegenmaßnahme besteht im Löschen des Feuers, indem das Brennmaterial der Dämonen, die Binsen, befeuchtet werden und der Spruch über sie zu rezitieren ist. Dann wird das linke Ohr des Patienten, das in Ägypten generell als mögliches

---

fiziert die Substanz als Mastix, das Harz von *Pistacia lentiscus*.
Die ebenfalls teilweise syllabisch geschriebene Pflanzenbezeichnung *ỉpt* in P. Berlin P. 3038 rt. 5.5 = Bln 54 wird man hier nicht vergleichen dürfen. Denn auch wenn die bisherige Auffassung des Wortes als *ỉp.t* (z. B. *Wb* I S. 68,12; *Wb d. mediz. Texte*) nicht korrekt sein sollte – das Genus läßt sich an der einzigen Belegstelle nämlich nicht ermitteln, so daß auch maskulines *ỉpt* denkbar wäre –, dürfte ein Zusammenhang mit *ỉft* an dem vorauszusetzenden irregulären Wechsel *p* – *f* scheitern.

[425] Nach KEIMER: *Gartenpflanzen* II S. 45–51 handelt es sich bei *sw.t* um die *Aloe vera*. Das ist unmöglich, wenn das Sumpfland des nächsten Spruches mit den fraglichen Pflanzen zu verbinden ist. GERMER: *Arzneimittelpflanzen* S. 193–197 und EAD.: *Heilpflanzen* S. 113 f. hält eine gesicherte botanische Identifikation für unmöglich. Mit unserer Übersetzung »Binse« folgen wir einfach einer ägyptologischen Konvention, die sich immerhin darauf stützen kann, daß die Ägypter in der griechisch-römischen Zeit *sw.t* als *qmꜣ* (> ⲔⲀⲘ »Binse«) erklärt haben (*Wb* V S. 58,7).

[426] Zum gegorenen Pflanzenschleim s. *Wb d. Drogennamen* S. 83 und 366 f. Innerhalb der Magie begegnet er neben dem Budapester Handbuch auch mehrfach in P. Leiden I 343 + I 345 (s. MASSART: *Leiden Magical Papyrus I 343 + I 345* S. 131 im Index s. v. *ḥsꜣ*), ferner in P. Leiden I 348 rt. 4.8 und 11.2.

[427] LAPP, GM 239 (2013) S. 51 ff. hat die traditionelle Übersetzung »flechten, binden, zusammendrehen« gegen die Interpretation »spalten, auseinandernehmen« verteidigt.

[428] Daß das Amulett am linken Ohr des Patienten hergestellt werden soll, erklärt sich durch die im »Gefäßbuch« des P. Ebers (P. Ebers 100.2–5 = Eb 854f) gemachten Aussagen. Demnach ist das linke Ohr ausdrücklich der Ort, an dem der »Hauch des Todes (oder »Toten« = »Wiedergängers«) eindringt«, das rechte hingegen der des »Lebenshauches«.

[429] Vermutlich dient das Amulett am Hals als weitere Barriere: Denn der Todeshauch müßte, wenn er vom linken Ohr her in den Körper eindringen will, durch den Hals und würde spätestens hier abgefangen werden.

Einfallstor verderblicher Dämonen betrachtet wird,[430] geschützt, indem dort aus den Binsen eine Schnur gedreht wird (x+5.6 f.). Außerdem soll die Rezitation zum Ohr des Patienten gerichtet erfolgen (x+5.7). Komplettiert wird der Schutz dadurch, daß in die Schnur abschließend sieben Knoten gemacht werden[431] und sie dann um den Hals des Kranken gelegt wird (x+5.7). Auf diese Weise soll offenbar der Schutz auf den gesamten Kopf ausgedehnt werden.

Da der Sonnengott nur tagsüber, wenn er am Himmel entlangfährt, von einem dort lodernden Brand betroffen sein kann (x+5.5), muß sich der Spruch auf Beschwerden am Tage beziehen. Medizinisch auswertbar ist sodann die Feststellung, daß die Beschwerden den Kopf betreffen, sonst wäre die Erwähnung des Kopfes des Re in x+5.5 unmotiviert. Das im mythischen Präzedenzfall genannte Feuer am Kopf des Sonnengottes (x+5.5) könnte auf ›brennende‹ Schmerzen oder aber auf scheinbar oder wirklich durch Hitze ausgelöste Krankheitserscheinungen hindeuten.[432] Die zweite Alternative kommt uns wahrscheinlicher vor, wenn man die eingeschränkte Beweglichkeit(?) (*ḏꜥḏꜥ* [x+5.5]) mit in Betracht zieht. Denn dann fügen sich alle Elemente zu einem in sich stimmigen Bild: Wir vermuten, daß es sich bei der behandelten Krankheit um einen Hitzschlag im Anfangsstadium handelt. Zu seinen Vorboten gehören u. a. trockene heiße Haut, Kopfschmerzen und Schwindel. Das Anfangs- oder »rote« Stadium eines Hitzschlages selbst ist dann durch einen hochroten Kopf des Patienten, trocken heiße Haut, Verwirrtheit oder Bewußtlosigkeit und eine stark erhöhte Körpertemperatur charakterisiert. Außerdem können u. a. Kopfschmerzen, Schwindel und Krämpfe auftreten.

Wenn unsere Deutung stimmt, dann mußte ein Hitzschlag in Ägypten wohl fast immer fatale Folgen haben. Denn die entscheidende Abkühlung des Patienten unterbleibt.

Wir könnten uns aber auch vorstellen, daß es in dem Textabschnitt um Migräne oder andere Formen von schlimmen Kopfschmerzen geht. Wir hätten es dann nicht mit tatsächlicher Hitze zu tun, sondern mit einem brennenden Schmerz. Die Überempfindlichkeit eines Migränepatienten u. a. Geräuschen gegenüber sowie Übelkeit und Er-

---

[430] VERNUS, *RdE* 34 (1982/3), S. 122. Beachte auch den von SAUNERON: *Papyrus illustré de Brooklyn* edierten P. Brooklyn 47.218.156 4.8 und 5.4, wonach ein dämonischer Incubus offenbar speziell ins Ohr des Patienten erfolgt. Ein umfangreicher Text zum Schutz des Ohres liegt mit P. Brooklyn 47.218.49 vor (ed. O'ROURKE: *Royal Book of Protection*). Vgl. ferner STÖRK, *GM* 5 (1973) S. 33 ff., 8 (1973) S. 39–42 und 108 (1989) S. 65 ff. zur Bedeutung des Ohres in den ägyptischen Sexualvorstellungen.

[431] Derart geknotete Schnüre sind aus dem alten Ägypten bekanntlich erhalten. Für Beispiele s. KOENIG: *Magie et magiciens* S. 81 (noch mit angehängtem Zauberpapyrus) und RAVEN: *Egyptian Magic* S. 68.

[432] Natürlich mutet es auf den ersten Blick seltsam an, daß ausgerechnet der Sonnengott unter Hitze leiden sollte. Aber wissen wir sicher, ob die Ägypter nicht vielleicht damit gerechnet haben, daß nur ein besonderer Schutz den Gott vor der Glut der eigenen Sonnenscheibe bewahrte und daß dieser Schutz vielleicht gelegentlich versagen konnte? Oder ist die Passage ironisch an die Dämonen gerichtet, indem impliziert ist, sie selbst seien durch eine solche Hitze doch sofort verbrannt und könnten sich nicht im entferntesten mit Re messen?

brechen könnten dem Versuch zugrundeliegen, speziell Ohr und Hals des Patienten in die Behandlung einzubeziehen (x+5.6 f.).

Anderer Spruch für das Ohr samt Handlungsanweisung (x+5.7–9)

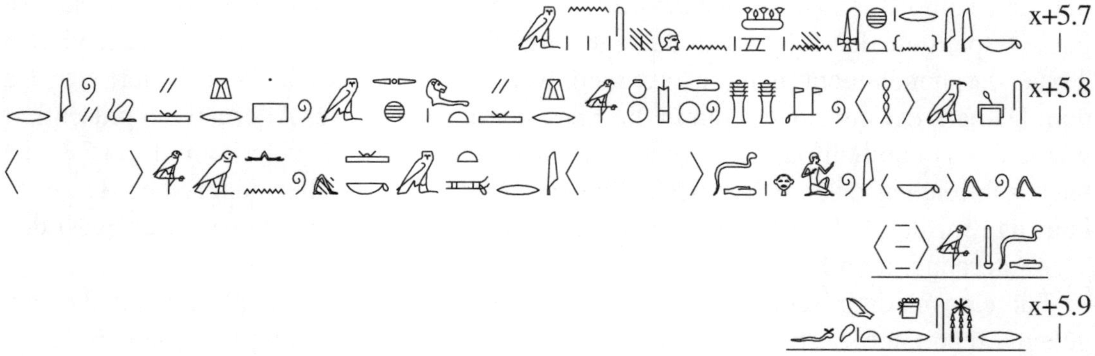

(x+5.7) *ky rꜣ {n}*[433] *ḫ.t ⌜n⌝ šꜣ n dp=sn m*
(x+5.8) *sꜣ⟨ḥ⟩ ḏdw ỉwnw ḥr ḥꜣ.t ḫm ḥr pḥ.wy ỉr ỉw⟨=k⟩ ỉw=ỉ ḥr ḏd ⟨. . .⟩ ỉr tm=k ỉw*[434] *nn ḥr ⟨. . .⟩* ḎD MD⟨.W⟩
(x+5.9) R MSḎR=F

(x+5.7) Anderer Spruch:
Feuer (des) Sumpflandes an ihren (= der Dämonen) Kopf in
(x+5.8) (der) Nä⟨he⟩ von Busiris (und) Heliopolis zuerst, (in der Nähe von) Letopolis zuletzt. Wenn ⟨du⟩ kommst, sage ich ⟨. . .⟩. Wenn du nicht kommst, wird Horus nicht ⟨. . .⟩.
REZITATIO⟨N⟩
(x+5.9) ZU SEINEM OHR.

Der aufgrund von Textauslassungen nur trümmerhaft überlieferte Spruch läßt immerhin abgesehen von der Anknüpfung mit »Anderer Spruch« (x+5.7) auch inhaltlich noch seine enge Verwandtschaft zum vorangehenden erkennen. Wieder geht es u. a. um Feuer (x+5.7), Busiris (x+5.8) und wohl auch den Sonnengott (vgl. die Erwähnung von Heliopolis in x+5.8); wieder wird der Spruch zum Ohr des Patienten rezitiert (x+5.8 f.). Es sieht so aus, als würden jetzt die Dämonen mit ihren eigenen Waffen bedroht, indem das Feuer, das im vorigen Spruch noch Re quälte (x+5.5), nun gegen sie selbst gerichtet wird. Das Sumpfland (*šꜣ*) meint dabei offenbar diejenige Region, in der die Binsen (*sw.wt*) wachsen, die im vorigen Spruch (x+5.4–7) bei der Heilung eine so bedeutende Rolle spielen. Tatsächlich ist *šꜣ* das Land, das überschwemmt wird und in dem sich Weideflächen sowie Blumen befinden.[435] Es steht im Gegensatz zu *sḫ.t*, dem pflügbaren Land.[436]

---

[433] Das *n* ist recht dünn.
[434] Hier anders als vorher in der Zeile ohne Determinativ geschrieben.
[435] *Wb* IV S. 399,7–11.

Die Vertreibung der Dämonen beginnt bei Busiris und Heliopolis (x+5.8). Auch dies wird im Vergleich mit dem vorangehenden Spruch verständlich, ist doch Busiris dort vermutlich der Herkunftsort des Wiedergängerdämons (x+5.5), der also wohl von Osiris geschickt zu denken ist (vgl. x+6.3 f.), während Heliopolis der Ort des im vorigen Spruch leidenden Sonnengottes ist. Die Dämonenjagd endet bei Letopolis (x+5.8) und hat damit das Delta (= das »Sumpfland« aus x+5.7?) hinter sich gelassen und den Kultort des Horus-Mechentiirti,[437] erreicht. Dieser Gott, der als Sohn des Re galt,[438] spielt in der folgenden Passage eine Rolle, doch ist wegen der erheblichen Textauslassungen nicht mehr zu erkennen, welche das ist und wie sie motiviert war. Da dem Dämon, der nun sozusagen in die Enge getrieben ist, zwei Alternativen präsentiert werden, was nämlich passiert, wenn er kommt bzw. wenn er nicht kommt (x+5.8), ist nach zahlreichen entsprechenden Fällen in anderen ägyptischen magischen Texten[439] klar, daß für den Fall, daß der Dämon dem Heiler nicht weichen will, dieser quasi den Weltuntergang androht.

Für eine medizinische Deutung des vorliegenden Spruches kann nur auf die dargelegte sehr enge Verbindung mit dem vorigen Spruch verwiesen werden. Folglich wird auch der jetzige Spruch dieselben Beschwerden, also vielleicht einen Hitzschlag oder Migräneanfall o. ä., betreffen. Die Wiederaufnahme gerade auch des Stichwortes »Feuer« (*ḫ.t*) gleich zu Beginn (x+5.7) unterstreicht diese Deutung.

---

[436] *Wb* IV S. 400,1 sowie IV S. 229,13 und 230,1. Erst in der griechisch-römischen Zeit kann mit dem Wort *šꜣ* auch Ackerland bezeichnet werden (*Wb* IV S. 400,3–4).

[437] Zu dieser Horus-Form in magischen Texten s. KOENIG, *BIFAO* 99 (1999) S. 275 mit Verweisen.

[438] ALTENMÜLLER in: *LÄ* III, Sp. 42 mit Anm. 38.

[439] ALTENMÜLLER in: *LÄ* II, Sp. 664 ff.

II.a Gegen *ns* und *nsy* (x+5.9–5.12)

Dieser Spruch, dem eine manuelle Instruktion fehlt, ist dem funerären Schrifttum entnommen, wo im Kontext mit dieser Schutzformel genausowenig ein manueller Ritus erforderlich war. Doch hier, im Athener Papyrus, wo er gegen die *nsy.t*-Krankheit, in der wir die Tuberkulose sehen zu dürfen glauben, eingesetzt wird, soll der Spruch offenbar als Amulett für einen Lebenden dienen.

Buch zum Beseitigen von *ns*-Dämon und *nsy*-Dämonin zu jeder Zeit (x+5.9–12)

(Teilparallelen: P. Chester Beatty VI vs. 2.5–7[440] und P. Berlin P. 14499 1–3[441])

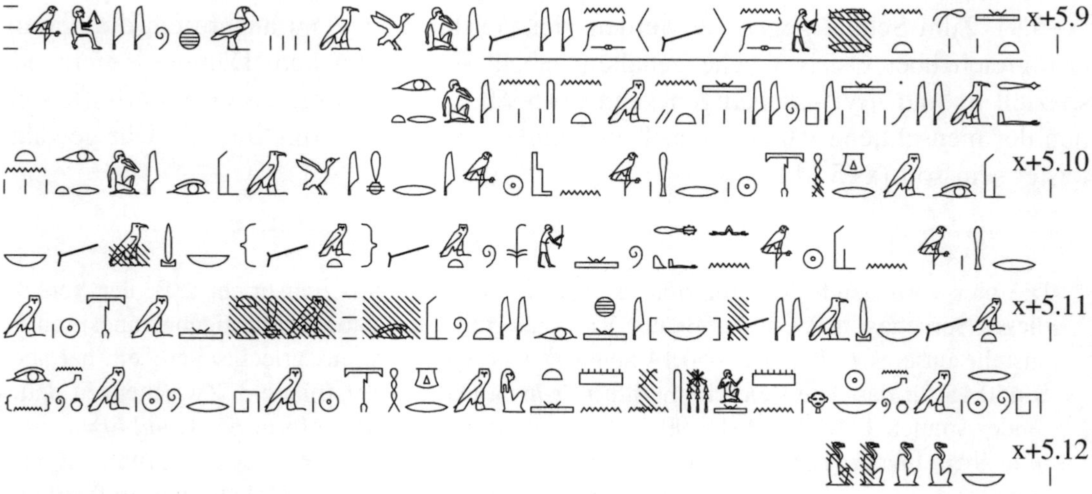

(x+5.9) MḎꜣ.T N.T ⌜DR⌝ NS[442] NSY *ỉ pꜣ 4 ꜣḫwy.w*[443] *ꜥꜣy.w ỉpwy.w*[444] *nty m.ntsn ỉ.ỉr{.t}* (x+5.10) *rs m gr⌜ḥ⌝ r ḥm n wsỉr*[445] *ỉr mỉ*[446] *pꜣ rs ỉ.ỉr{.t}=tn r ḥm n wsỉr*[447] *nn ḫꜥq-sw mwt*

---

[440] GARDINER: *HPBM* III S. 54 und Taf. 32/A.

[441] Ed. FISCHER-ELFERT: *Magika Hieratika* S. 125 ff.

[442] Ohne Determinativ geschrieben.

[443] Vgl. SCHOTT: *Bücher* S. 29 Nr. 49; GOEDICKE, *WZKM* 59 (1963/64) Taf. XX (O. Wien Aeg. 20 rt. 9).

[444] Zur Syntax vgl. beispielsweise *ỉ pꜣ 8 nṯr.w ỉpw* »O diese acht, diese Götter« in P. BM EA 10059 XIV.13 = L 25 (GRAPOW: *Mediz. Texte in Umschreibung* S. 274; LEITZ: *Magical and Medical Papyri* Taf. 39) oder *pꜣ 4 nṯr.w ꜥꜣ.w ỉpn* »die vier Götter, diese Großen« (= Schutzgötter des Osiris wie im Athener Papyrus) in der Metternichstele Z. 43. SANDER-HANSEN: *Metternichstele* S. 35 und S. 30 geht davon aus, daß *pꜣ* ein sekundärer Zusatz ist und eigentlich »diese vier großen Götter« gemeint ist (so sicher in *Kom Ombo* II 182,7: *nn nṯr.w rpn* [= *ỉpn*]). Wir übersetzen dagegen wörtlich und schließen uns damit OSING in: *LÄ* VI, Sp. 355 mit Anm. 7 an.

{mwt⟨.t⟩} nb d͟ꜣ⌝ nb
(x+5.11) *mwt⟨.t⟩ nb d͟ꜣy* [*nb*] *ı͗h͟ ı͗ry.tw rs* ⌜*m-mı͗.t.t*⌝ *m grḥ m hrw m nw nb*[448] *ḥr mn ms.n mn.t m grḥ m hrw m nw*[449] *{n}*[450]
(x+5.12) *nb*[451]

(x+5.9) BUCH VO(M) BESEITIGEN VON NS-DÄMON (UND) NSY-DÄMONIN:
O diese vier Geister, diese Großen, die diejenigen sind, die
(x+5.10) in (der) Nacht über (die) Majestät (des) Osiris Wache (gemacht =) gehalten haben! Wenn, entsprechend der Wache, die ihr über (die) Majestät (des) Osiris gehalten habt, ihn nicht irgendein Wiedergänger, irgendein Widersacher,
(x+5.11) irgendeine Wiedergänger⟨in⟩, [irgendeine] Widersacherin schädigt,[452] dann möge ebenso eine Wache gehalten werden in (der) Nacht, a(m) Tage, zu jeder Zeit über N.N., den N.N. ge[bo]ren hat, in (der) Nacht, a(m) Tage, zu
(x+5.12) jeder Zeit.

Dieser kurze Text ist laut Überschrift gegen *ns*-Dämon und *nsy*-Dämonin gerichtet (x+5.9). Zum Schutz gegen sie werden vier Geister (*ꜣḫ(wy).w*) angerufen, die bereits erfolgreich über Osiris Wache gehalten haben, so daß ihn kein Dämon – nicht nur speziell *ns* und *nsy*! – schädigen kann (x+5.9 ff.). In Analogie zu Osiris erhofft sich nun der menschliche Patient denselben Schutz (x+5.11), der rund um die Uhr gewährleistet sein soll (x+5.11 f.).

---

[445] Die hier vorliegende Konstruktion *nty ntsn ı͗.ı͗r rs . . . r* N.N. entspricht z. B. der Version dieses Spruches in P. Chester Beatty VI vs. 2.6 mit Ausnahme der dortigen Präposition *ḥr* anstelle unseres *r* (*Wb* II S. 450,14 kennt *rs r* übrigens erst aus griechischer Zeit, hat aber S. 450,15 für das Alte Reich immerhin *rs r-ḥry*). Das aus der frühen 3. Zwischenzeit datierende Amulett P. Berlin P. 14499 1–3 liest so (mit einer Mischform *ḥr-r*): *ı͗nd-ḥr=tn pꜣ 4 ꜣḫ.w ꜥꜣy.w ı͗pw špsy.w ms.n nw.t nty rs ḥr-r wsı͗r nṯr ꜥꜣ ⟨ḥqꜣ⟩ d.t* »Seid gegrüßt, ihr vier Geister, diese Großen, die Nut geboren hat, welche über Osiris wachen, den großen Gott, ⟨Herrscher⟩ der Ewigkeit!«. Die Bearbeitung des Textes findet sich jetzt in FISCHER-ELFERT: *Magika Hieratika* S. 125 ff. Die Datierung erfolgt nach paläographischen und onomastischen Kriterien (der Besitzer heißt *ꜥnḫ=f-n-ptḥ*).

[446] Zu dieser bemerkenswerten Konstruktion *ı͗r* + Konjunktion siehe WESTENDORF: *Gr. med. Texte* S. 290 mit Anm. 3. Demnach ist der Sinn des Satzes der, daß die Dämonen, die sich bei der Bewachung des Osiris bewährt haben, nun die geeigneten Schützer für jeden beliebigen Patienten sind.

[447] Das erste Zeichen ist nicht der *s.t*-Thron, sondern die *ṯs*-Stütze bzw. das *rs*-Zeichen. Diese Schreibung ist nicht ohne Parallele, s. FAULKNER, *JEA* 21 (1935) S. 51, *Wb* I S. 359, MÖLLER: *Paläographie* II S. 53 Anm. 1 sowie VERHOEVEN: *Buchschrift* S. 192 f. mit Anm. 1.

[448] Zu dieser Formel vgl. noch den römerzeitlichen P. BM EA 10194 Z. 9 (CAMINOS in: ROCCATI / SILIOTTI [Hgg.]: *Magia in Egitto*, S. 149).

[449] Endet mit dem Auge mit Augenbraue, das nachgetragen ist.

[450] Vgl. das überflüssige *n* am Ende der Zeile x+2.6. In beiden Fällen könnte ein Füllstrich intendiert sein.

[451] Hier folgen vier geierköpfige hockende Gestalten auf einer gemeinsamen Standlinie.

[452] Zu dieser Übersetzung von *ḫꜥq* vgl. HANNIG: *HandWb* S. 682 rechts.

Bei dem Text handelt es sich um eine des öfteren zu rein diesseitigen magischen Zwecken herangezogene Schutzformel, die aber auch im Totenkult Verwendung gefunden hat und z. B. auf Särgen der Saiten- und Perserzeit sehr beliebt ist.[453] Der ursprüngliche Verwendungszusammenhang des Textes könnte die Verklärungssituation gewesen sein.[454]

Einiges Interesse kann die Darstellung der vier hintereinander hockenden geierköpfigen Wesen am Ende des Spruches in Zeile x+5.12 für sich beanspruchen. Wir werden nicht fehlgehen, hierin die vier Geister (*ꜣḫ.w*) zu sehen. Auf dem Sarg des Amasis (Kairo CG 29305) tragen sie wie auf dem Amulett P. Berlin P. 14499[455] sämtlich Paviansköpfe (im Berliner Papyrus sind sie eher ganz paviangestaltig), und sie verteilen sich auf zwei Paare mit den Namen *sbq* – *sbq.t* und *ỉtmw* – *ỉtm.t*.[456] Der Berliner Papyrus trägt zudem eine recht aufwendig gestaltete Vignette: Die *ꜣḫ.w* stehen links von einer Osirisbahre und halten Szepter in den Händen. Daneben scheint noch Nephthys abgebildet zu sein. Einfach als vier hockende anthropomorphe Gottheiten sind dagegen *pꜣ 4 ꜣḫ.w šps.w ỉpw* in P. Chester Beatty VI vs. 2.8 dargestellt.

Während die Vierheit im P. Berlin P. 14499 die gerade erwähnten Namen trägt, werden in dem bekannten Text B der Horusstelen Re, Sachmet, Thot und Heka als »diese vier Götter, diese Großen, die Osiris schützen« bezeichnet (z. B. Metternichstele Z. 43). Parallel gab es aber natürlich auch die Vorstellung von den vier Horussöhnen als Schutzgöttern (*nṯr.w*, nicht *ꜣḫ.w*) des Osiris, s. etwa HEERMA VAN VOSS in: *LÄ* III, Sp. 52 f. und PRIES: *Stundenwachen* S. 397–399 (5. Tagesstunde).

Wir vermuten, daß die Vierzahl der schützenden Geister[457] so zu erklären ist, daß alle vier Himmelsrichtungen abgedeckt werden.[458] Nach P. BM EA 10059 II.4 = L 5 (LEITZ: *Magical and Medical Papyri* Taf. 27) kommen als Herkunftsgegend des *ns*-Dämons jedenfalls Norden und Süden in Frage.[459]

Eine medizinische Deutung der *nsy.t*-Krankheit, die auch außerhalb des Athener magischen Papyrus häufiger vorkommt, ist bisher nicht gelungen. Die alte Hypothese, dahinter verberge sich die Epilepsie,[460] hält einer Überprüfung nicht stand.[461] So hat

---

[453] Für Belege s. FISCHER-ELFERT: *Magika Hieratika* S. 126 f.

[454] FISCHER-ELFERT: *Magika Hieratika* S. 127.

[455] Ed. FISCHER-ELFERT: *Magika Hieratika* S. 125 ff.

[456] S. MASPERO: *Sarcophages* I S. 207 (dort auch ganz paralleler Text zum Athener Papyrus); OSING in: *LÄ* VI, Sp. 355.

[457] Eine Diskussion des angerufenen Götterquartetts findet sich bei GOYON: *Dieux - gardiens* S. 414 mit Anm. 3 (dort auch die wichtigsten Quellen). Vier *ꜣḫ.w* in leider arg zerstörtem, aber sicher magischem Kontext begegnen ferner auf dem O. Wien Aeg. 20 rt. 2 (ed. GOEDICKE, *WZKM* 59 [1963/64] Taf. XX).

[458] Vgl. die vier magischen Ziegel in Totenbuch Spruch 151 bei ROTH / ROEHRIG, *JEA* 88 (2002) S. 121 ff. und die dort genannte weitere Literatur sowie im Athener magischen Papyrus den Abschnitt VII (bes. x+15.7 und x+16.8 f.). Beachte auch THEIS, *ZÄS* 142 (2015) S. 85 ff. und ID. in: NEUNERT et al. (Hgg.): *Text*, S. 227 ff.

[459] Vgl. WESTENDORF: *Handbuch der Medizin* II S. 380.

[460] EBBELL, *ZÄS* 62 (1927) S. 13; SAUNERON: *Traité d'ophiologie* S. 64 Anm. 5.

[461] Vgl. FISCHER-ELFERT, *Würzburger medizinhistorische Mitteilungen* 17 (2000) S. 117 ff. Skeptisch auch LEITZ: *Magical and Medical Papyri* S. 54.

BARDINET in seinem großen Aufsatz über Hautkrankheiten im Alten Ägypten[462] diese Gleichung abgelehnt und aus der Verwendung von Siegeln und der gelegentlichen Kollokation dieser Krankheit mit *tmy.t* auf eine Dermatose geschlossen. WESTENDORF[463] möchte die Namen von *ns* »einsinken«[464] ableiten, plädiert aber schließlich dafür, in der Krankheit eine komplexe Erscheinung zu sehen, die den ganzen Körper in Mitleidenschaft ziehen kann.[465]

Wenn man die Etymologie des ägyptischen Krankheitsnamens (»die [wie ein Fuß in weichen Boden][466] Einsinkende/Eingesunkene«) quasi wörtlich im Bild bleibend auffaßt, dann dürfte die Krankheit doch wohl nach den mit ihr in Verbindung gebrachten Krankheitserscheinungen (Eintiefungen in der Haut?) benannt worden sein.[467] Außerdem ergibt sich aus dem vorliegenden Spruch des Athener Papyrus, daß die Erkrankung zumindest nach ägyptischer Auffassung zu jeder Uhrzeit ausgelöst werden kann.

Trotz der methodischen Probleme, die eine retrospektive Diagnose mit sich bringt, möchten wir hier einen neuen Deutungsvorschlag zur Diskussion stellen, der unserer Ansicht nach die von den Ägyptern als zu einer einzigen Krankheit zusammengefaßten Einzelerscheinungen am besten erklären könnte. Kennzeichen der *nsy.t*-Krankheit sind:[468]

a. Die ›Ansteckung‹ kann nach dem vorliegenden Text des Athener magischen Papyrus überall[469] und jederzeit erfolgen. Die Krankheit ist also unabhängig von den Jahreszeiten. Da sie öfters in den ägyptischen magisch-medizinischen Texten vorkommt, muß sie eine gewisse Häufigkeit und Verbreitung gehabt haben.
b. Die Krankheit kann Knochen »brechen« (*hq*).[470]
c. Sie äußert sich auch an der Haut, wohl als Eintiefungen.[471]

---

[462] *RdE* 39 (1988) S. 17 f.

[463] WESTENDORF: *Handbuch der Medizin* I S. 379 f. und II S. 673 Fn. 193.

[464] *Wb* II S. 320,19.

[465] WESTENDORF op. cit. I S. 381.

[466] *Wb* II S. 320,19.

[467] WESTENDORF op. cit. S. 380 muß dagegen eine bisher nicht belegte transitive Bedeutung des zugrundeliegenden Verbs annehmen, um den Namen als Hinweis auf die Incubus-Natur der Krankheit verstehen zu können. Die loc. cit. Fn. 588 noch aufgeführte alternative Ableitung von *ỉns* »rot sein« scheitert daran, daß *ỉns* im Gegensatz zum Namen der Krankheit nicht mit dem Zweikonsonantenzeichen *ns* geschrieben wird. Die ebenda genannte zweite Alternative als Nisbe zu *ns* »Zunge« wäre graphisch nicht zu beanstanden. Unklar ist uns aber, wie die Zunge das Benennungsmotiv für ein Dämonenpaar sein sollte. In unseren Augen führt daher die Ableitung von *ns* »einsinken« zu einer plausibleren Lösung. Maskuliner (*ns.y* > *ns*) und femininer (*ns.yt* > *nsy*) Dämonenname sowie der Name der Krankheit selbst (ebenfalls *ns.yt*) sind partizipiale Bildungen. Zur medizinischen Deutung der Krankheit, die zum Phänomen des »Einsinkens« paßt, vgl. unseren medizinischen Kommentar.

[468] Nach WESTENDORF: *Handbuch der Medizin* S. 376 ff. und der vorliegenden Stelle aus dem Athener magischen Papyrus.

[469] Vgl. auch P. Chester Beatty VI vs. 2.2 ff., wonach die Dämonen weder im Himmel, noch auf der Erde, noch in der Unterwelt, noch im Urwasser sein sollen.

[470] P. BM EA 10059 II.5 = L 5.

[471] Vgl. die oben begründete Etymologie.

d. Die Krankheit scheint, wenn es im Bauch zu Beschwerden kommt, eher die rechte Seite zu betreffen.[472]
e. Sie betrifft zudem die Augen, die zugleich als Einfallspforte für *ns*-Dämon und *nsy*-Dämonin gelten.
f. Herz- und Atemprobleme gehören ebenfalls zu den Erscheinungen der Krankheit.[473]
g. Sie kann tödlich verlaufen.[474]

Die Subsumierung so verschiedener Krankheitserscheinungen unter einer einzigen ägyptischen Benennung fassen wir als Argument dafür auf, daß derartige Krankheitsbilder tatsächlich in den Kombinationen beobachtet worden sind, wie sie dann auch in den ägyptischen Heiltexten ihren Niederschlag gefunden haben. Eine Krankheit, die wirklich alle in den ägyptischen Texten genannten Erscheinungen zeigt, ist die Tuberkulose, als die wir daher die *nsy.t*-Krankheit versuchsweise identifizieren möchten. Eine Abgleichung des heutigen Wissens über Tuberkulose mit den Merkmalen, die die Ägypter der *nsy.t*-Krankheit zugeschrieben haben, führt jedenfalls zu guten Übereinstimmungen:

a. Das Vorkommen der Tuberkulose ist für das alte Ägypten gesichert.[475] Sie wird hauptsächlich durch Tröpfcheninfektion von Mensch zu Mensch oder von Tieren (z. B. Rindern[476]) auf den Menschen übertragen. Paläopathologische Untersuchungen lassen außerdem auf eine Durchseuchungsrate der Bevölkerung von mindestens 50% schließen.[477] Weltweit ist das auslösende Tuberkulosebakterium insgesamt sehr häufig, so daß die meisten Menschen irgendwann einmal infiziert werden. Allerdings führt nicht jedes Eindringen von Tuberkuloseerregern auch zum Ausbruch der Krankheit. Dazu muß erst die Abwehrkraft des Körpers – unter Umständen nach Jahren – durch Hunger oder Mangelernährung, eine andere Krankheit oder ungünstige Lebensbedingungen geschwächt werden. Das Krankheitsbild wird dadurch komplexer und in Abhängigkeit davon, wo die Erreger aktiv werden, verschiedenartig.
b. Das »Brechen« der Knochen läßt sich als Knochentuberkulose deuten. Dabei wird Knochensubstanz eingeschmolzen. Es entstehen Höhlen und Senkungsabszesse. Besonders deutlich sichtbar sind die Auswirkungen der Knochentuberkulose an der bekannten Mumie, die einem Nesparehan zugeschrieben wird, bei der ein Wirbelknochen kollabiert und der Rücken stark verkrümmt ist.[478]
c. Die Knochentuberkulose durchbricht schließlich die Haut und bildet Fisteln. Neben dieser und anderen Hautentstellungen sind etwa der Hautwolf (*Lupus vulgaris*;

---

[472] P. Ebers 43.4 f. = Eb 209; vgl. WESTENDORF op. cit. S. 380.
[473] WESTENDORF op. cit. S. 381.
[474] WESTENDORF op. cit. S. 382.
[475] NUNN: *Medicine* S. 73 f.; WESTENDORF op. cit. S. 460 f.; NERLICH / ZINK. in: *Fs. Kolta*, S. 24–26; ROSENOW in: HANNIG / VOMBERG / WITTHUHN (Hgg.): *Marburger Treffen*, S. 42.
[476] Z. B. kommt Milch als Überträger in Frage; ROSENOW in: HANNIG / VOMBERG / WITTHUHN [Hgg.]: *Marburger Treffen*, S. 44.
[477] NERLICH / ZINK, *Bayerisches Ärzteblatt* 56,8 (2001) S. 375.
[478] Abgebildet z. B. in NUNN: *Medicine* S. 74.

besonders im Bereich des Gesichtes oder der Gliedmaßen; Knötchen zerfallen, es kommt zu entstellenden Verstümmelungen) und die *Tuberculosis papulo-necrotica* (zentraler Zerfall und Krusten) zu erwähnen, die die ägyptische Benennung *nsy.t* »Eintiefung« motiviert haben können.

d. Als Organtuberkulose lassen die Tuberkuloseerreger neben den Lungen z. B. den Darm und die Milz, seltener auch die Leber – sie liegt im Gegensatz zur Milz auf der rechten Körperseite! – erkranken. Es kommt zu Bauchschmerzen.

e. Auch die Augen können von der Tuberkulose betroffen sein. Die zurückbleibenden Narben können zu Störungen des Gesichtsfeldes und Einbuße an Sehkraft führen.[479]

f. Falls die in den ägyptischen Texten vorkommenden Atemprobleme nicht schon unmittelbar als offene Lungentuberkulose gedeutet werden dürfen, so können sie auch auf die in der vorangehenden Phase der Miliar-Tuberkulose auftretenden Atembeschwerden zu beziehen sein. Die »Herz«beschwerden deuten angesichts der ägyptischen Auffassung von der Rolle des Herzens in erster Linie auf die schwere Beeinträchtigung des Allgemeinzustandes bei einer offenen Tuberkulose, falls sie nicht ebenfalls auf die Atemprobleme zu beziehen sind, da es ägyptischer Vorstellung entspricht, daß mit dem Herzen in Verbindung stehende Gefäße auch die Luft durch den Körper transportieren.[480]

g. Daß Tuberkulose tödlich enden kann, dürfte hinlänglich bekannt sein. Hier genüge der vergleichende Hinweis darauf, daß Ende des 19. Jhs. in ganz Deutschland und noch 1945 in Berlin jährlich ca. 25 von 10000 Einwohnern an Tuberkulose starben.[481]

Die Tatsache, daß *alle* von den Ägyptern angegebenen Kennzeichen der *nsy.t*-Krankheit mit Symptomen der Tuberkulose in Einklang zu bringen sind, spricht unserer Meinung nach für ihre Gleichsetzung. Aber es erscheint uns auch denkbar, daß Karzinome wie etwa ein destruierend wachsendes Basaliom, die die Knochen angreifen, mögliche Kandidaten sind.

---

[479] HAHN / SCHERER: *Lexikon der Medizin* S. 371 li.
[480] P. Ebers 100.10 = Eb 854m.
[481] *Brockhaus* Bd. 11 S. 672.

II.b Gegen *ns*, *nsy* und Wiedergänger unter ihrem epidemischen Aspekt (x+5.12–6.7)

Wie das vorangehende »Buch« ist auch dieses ganz ohne eine Handlungsanweisung gelassen, so daß wir hier ebenfalls einen als Amulett zu verwendenden Text vor uns haben dürften. Dieser zweite Text richtet sich seinem Titel zufolge nicht nur gegen die Dämonen, welche *nsy.t* »Tuberkulose(?)« verursachen, sondern auch gegen Wiedergänger, die als Verursacher einer Menschen und Tiere dahinraffenden Seuche aufgefaßt werden. Als mythologischer Hintergrund dient die Auseinandersetzung zwischen Horus und Seth um das Erbe des Osiris.

Buch zum Beseitigen von *ns*-Dämon, *nsy*-Dämonin und Wiedergängern (x+5.12–6.7)

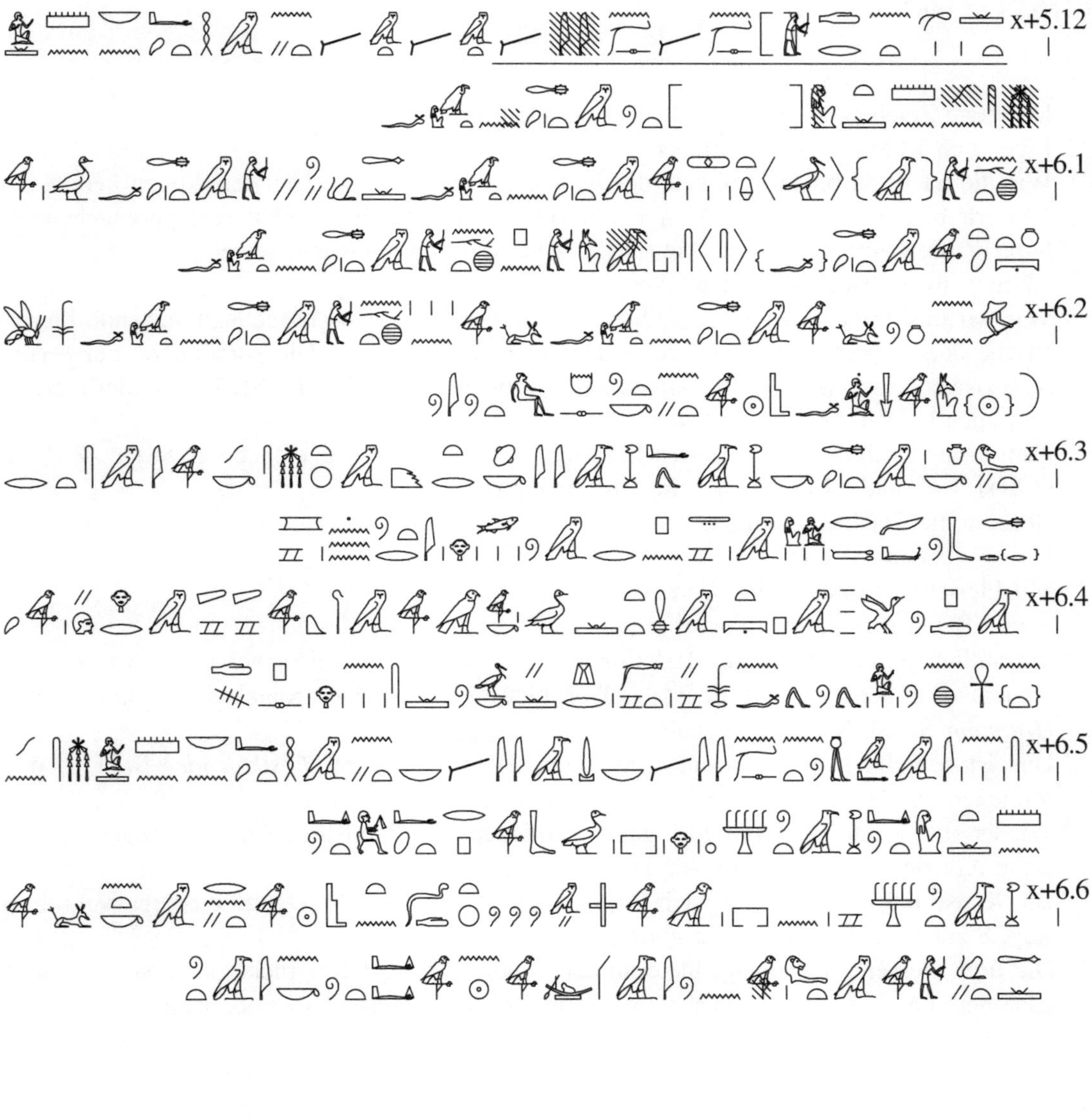

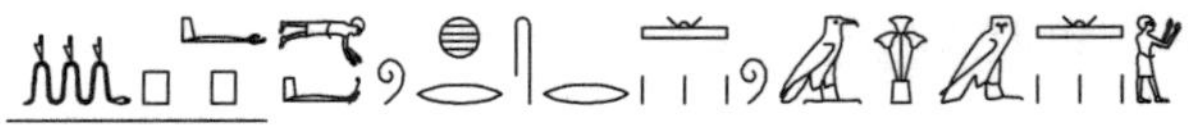 x+6.7

(x+5.12) MḎꜣ.T N.T DR NS NS⌜Y⌝ *mwt mwt⟨.t⟩ nty m ḥꜥ nb n mn* ⌜*ms*⌝*.n mn.t* [. . .]*.tw m ẖ.t* ⌜*n*⌝ *mw.t=f*

(x+6.1) *nḫt {t(y)w}⟨bꜣ⟩tꜣ*[482] *m ẖ.t n mw.t=f ꜥꜣ pḥ.ty*[483] *m ẖ.t=f sꜣ nw.t m ẖ.t{=f}⟨=s⟩*[484] *sh*⌜*ꜣ*⌝[485] *pn nḫt m ẖ.t n mw.t=f*

(x+6.2) *ẖnnw m ẖ.t n mw.t=f stẖ ⟨p?⟩n*[486] *nḫt m ẖ.t n mw.t=f nsw bỉt stẖ*[487] *sn=f wsỉr nty tw=k ḥms.tw ỉw*

(x+6.3) *ḥꜣty=k m ẖ.t=k ḫꜣꜥ ḫꜣy.t=k r*[488] *km.t ms=k ỉm=s(t) r ẖ{r}dbw*[489] *rmṯ m tꜣ pn rmw.w ḥr ỉtrw*

(x+6.4) *ꜣpd.w m p.t m-mỉ.t.t sꜣ=k ḥr m ḥqꜣ ỉdb.wy m ḥry-dp*[490] *n{.t} ꜥnḫ.w ỉw n=f rsy mḥ.ty ḥr bꜣkw=sn*[491] *ḥr psd*

(x+6.5) *=sn ỉm ỉn.tw*[492] *nsy nb ḏꜣy nb nty m ḥꜥ nb n mn ms.n mn.t dỉ.tw ḫꜣw.t ḥr pr gb (ỉ)r(y)-pꜥ.t dỉ.tw*

(x+6.6) *ḫꜣw.t*[493] *n pr ḥr-ỉmy-šn.wt*[494] *ḏd.t.n wsỉr r-nt{y}⟨.t⟩ m.ntk stẖ ꜥꜣ pḥ.ty m ḥꜣ.t n wỉꜣ n rꜥ dd.tw n=k ỉꜣw.t*

(x+6.7) *m ḥꜣw*[495] *r*[496] *sḫr* ꜥPP[497]

---

482 Das erste Zeichen ist eigentlich kein *bꜣ*, sondern ein *t(y)w*.

483 Eigentlich wohl *pḥ.wy* geschrieben.

484 Wie die nächsten beiden Epitheta des Seth klarmachen, geht es um sein Toben bereits im Mutterleib. Der Schreiber hat sich an der vorliegenden Stelle offenbar vom vorangehenden *m ẖ.t=f* dazu verleiten lassen, hier das falsche Suffixpronomen zu setzen.

485 Abplatzungen täuschen *wt* statt *ꜣ* vor.

486 Was wir hier fragend als Verschreibung für *pn* verstehen, sind tatsächlich stehende Pluralstriche über *n* (vgl. z. B. x+7.2 zu dieser Zeichenverbindung). Die Alternative, nur *p* (für *p⟨ꜣ⟩*) zu verstehen, ist im Vergleich zu x+6.1 problematisch, da *nḫt* »Starker« in der Anrede dort auch keinen Artikel bei sich hat.

487 Zum mechanisch hinter den Kartuschenanfang gesetzten Sonnenzeichen vgl. SETHE, *ZÄS* 41 (1904) S. 45 und 54 und x+6.7 im Athener Papyrus.

488 Beachte die Zeichenanordnung.

489 Das *w* sieht fast wie ein *f* aus.

490 Mit Fleischdeterminativ am Wortende.

491 *w* und Buchrolle sind in Ligatur verbunden.

492 Vermutlich sind hiernach die Maskulina *ns nb ḏꜣ nb* vom Schreiber vergessen worden.

493 Anders als in der vorigen Zeile ist das Wort hier mit dem kleinen Kanalzeichen (GARDINER: *Grammar* S. 488 N 23) determiniert.

494 Uns ist bewußt, daß die Lesung umstritten ist (vgl. GRIMM: *Festkalender* S. 215). Wir schließen uns *LGG* V S. 244 an.

495 Wieder sind *w* und Buchrolle in Ligatur verbunden, die Pluralstriche zu einer waagerechten Linie reduziert (vgl. ⟨*r-*⟩*ꜣw* in x+4.11).

496 Die Konstruktion *m ḥꜣw r* ist nach *Wb* III 18,3 f. erst ab der 20. Dynastie belegt; vgl. oben Kap. 8 zur Datierung der Handschrift.

497 Die drei Messer im Schlangendeterminativ sind schwarz. Die Drucktype entspricht nicht ganz dem Original: Die Messer kommen im Original schräg von rechts oben.

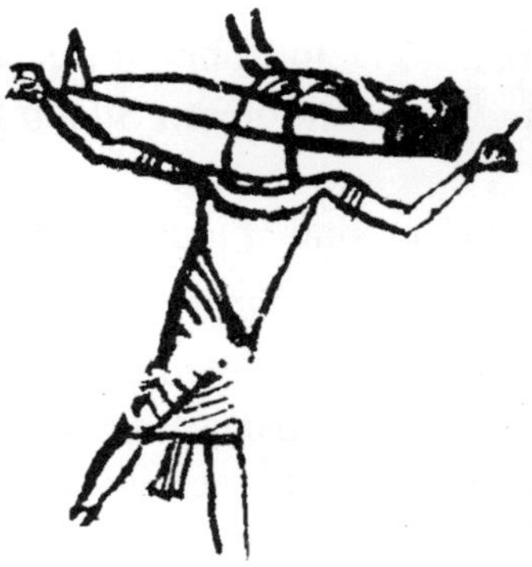

Vignette rechts unten in Kolumne x+6.

(x+5.12) BUCH VOM BESEITIGEN VON NS-DÄMON, NSY-DÄMONIN, Wiedergänger (und) Wiedergänger⟨in⟩, die in jeglichem Körperteil (des) N.N., den N.N. geboren hat, sind:
[Stark]er (o. ä.) i(m) Leib seiner Mutter,
(x+6.1) Starker, ⟨Ba⟩ta i(m) Leib seiner Mutter, Großer an Kraft in seinem Leib, Sohn (der) Nut in {seinem} ⟨ihrem⟩ Leib, dieser[498] Aufrührer,[499] Starker i(m) Leib seiner Mutter,[500]
(x+6.2) Aufrührer[501] i(m) Leib seiner Mutter, dieser(?) Seth, Starker i(m) Leib seiner Mutter, König von Ober- und Unterägypten Seth![502]
Sein Bruder Osiris, der du (sitzest =) thronst, indem
(x+6.3) dein Herz in deinem Leib ist![503] Dein[504] Gemetzel(?)[505] wurde gegen Ägypten,

---

[498] Da im Ägyptischen Demonstrativpronomina auch im Vokativ gesetzt werden (GARDINER: *Grammar* § 112 zu *pw*, EDEL: *Altäg. Gr.* § 191 zu *pn*) spricht hier nichts gegen eine direkte Anrede an den Gott.

[499] Zu *sḥꜣ* »Aufrührer«, das gern neben *ẖnnw* erscheint, s. *Wb* IV S. 206,3.

[500] Seths Epitheton »Starker im Leib seiner Mutter« weist vielleicht auf seine unnatürliche und gewaltsame Geburt; siehe dazu TE VELDE: *Seth* S. 27 ff. und BOMMAS: *Mythisierung der Zeit* S. 91 (144). Im P. Westcar 10.9 soll ein Kind jedenfalls nicht *wsr* im Leib seiner Mutter sein.

[501] Zu Seth als *ẖnnw* »Aufrührer, Chaot« s. wieder TE VELDE op. cit. S. 81 ff. sowie BOMMAS op. cit. S. 88 (139) und 82 f. (127). Hier ist die Bezeichnung strenggenommen noch auf Bata gemünzt, doch im nächsten Vers erfolgt die ausdrückliche Anrede des Gottes als Seth.

[502] Zum Königtum des Seth, wie es auf der 400-Jahr-Stele Ramses' II. formuliert wird, s. wieder TE VELDE op. cit. S. 125, QUACK, *Sokar* 27 (2013) S. 78 zu einem demotischen Text mit der Erwähnung der Ära des Seth sowie allgemein SMITH in: BAREŠ / COPPENS / SMOLÁRIKOVÁ (Hgg.): *Egypt in Transition*, S. 396 ff. zur Regierung des Seth. Wir verstehen den vorliegenden Abschnitt des Athener Papyrus so, daß Seth den regierenden Osiris vom Königsthron stoßen will.

[503] Diese an Sinuhe B 255 erinnernde Phrase vom »Herzen im Leibe« mag hier auf eine »vernünftige« oder dem Ideal entsprechende Herrschaft und Regierungszeit anspielen.

in dem du geboren wurdest,[506] geworfen,[507] um (die) Menschen in diesem Land zu töten, (die) Fische i(m) Fluß,
(x+6.4) (die) Vögel i(m) Himmel ebenso! Dein Sohn Horus sei Herrscher (der) Beiden Ufer, Oberhaupt (der) Lebenden.[508] Zu ihm mögen Süden (und) Norden[509] mit ihren Produkten[510] auf ihrem
(x+6.5) Rücken kommen.[511] Sorge (dafür), daß[512] jede *nsy*-Dämonin (und) jede Wider-

---

[504] Man fragt sich zuerst, ob die »Epidemie« nicht eher durch Seth ausgelöst wurde und vielleicht von Osiris zu beseitigen ist. Man müßte dann das Suffix *=k* zu *=f* emendieren. Wie im Kommentar im Anschluß an die Übersetzung gezeigt wird, ist aber Osiris auch sonst durchaus als Herr über schlimme Dämonen bekannt, so daß man wohl doch ohne Eingriff in den Text auskommen sollte.

[505] Mit dieser Übersetzung schließen wir uns FAULKNER, *JEA* 24 (1938) S. 49 an (Alternativen bei LEITZ: *Tagewählerei* S. 244). *ḫꜣy.t* ist ein leider zu unspezifischer Terminus, als daß er sich auf eine bestimmte Krankheit eingrenzen ließe.

[506] Ägypten als eigentlich selbstverständliches Geburtsland und damit angestammte Heimat des Osiris erscheint auch in der 3. Nachtstunde der Stundenwachen: *wsỉr mỉ n=k qbḥ.w=k ỉpn . . . ḫpr.n ỉsỉ nṯr r tꜣ.wy=f r bw pꜣw.ty ms=f ỉm* »Osiris, nimm dir diese deine Libation, . . .! Es geschah, daß der Gott zu seinen Beiden Ländern eilte, zum urzeitlichen Ort, wo er geboren wurde.« (PRIES: *Stundenwachen* Teil 1 S. 188 f. und Teil 2 S. 35 f.). Vergleiche auch *tꜣ ms.kwỉ* (oder *ms=k wỉ*) *ỉm=f* in Sinuhe B 159 f.

[507] Zu *ḫꜣꜥ r* »werfen gegen« vgl. *Wb* III S. 227,3–11.

[508] Das Verhältnis von Seth, Osiris und Horus, das in diesem Spruch angenommen wird, ist offenbar so zu verstehen: Osiris herrscht und ist zugleich Herr über schlimme Plagen bringende Dämonen; Seth wird bald geboren, und es besteht die Gefahr, daß er die Herrschaft an sich reißt. Darum wird er schon als »König« bezeichnet, gewissermaßen in Analogie zu ägyptischen Ausdrücken, die den König bereits »im Ei« erobern lassen (für den Gott Osiris als noch ungeborenen Herrscher vgl. etwa P. Bremner-Rhind 4.19, *Urk.* VIII Nr. 201g auf S. 140 und BLACKMAN: *Bîgeh* S. 42 [freundlicher Hinweis M. Stadler]). Horus soll aber neuer König über Ägypten werden. Droht der Magier damit implizit dem Osiris, daß, wenn er die Krankheit nicht beendet, Seth als Helfer herbeigeholt wird, daß dann aber die Thronfolge für Horus nicht mehr zu sichern ist? Der Gedanke, daß sich ein König seines Amtes würdig erweisen muß, ist jedenfalls durchaus ägyptisch (z. B. Demotische Chronik 3.18–4.12). Beachte auch noch P. Queen's College mit der Königsschelte an Usermaatre durch Atum-Re-Harachte (Edition durch FISCHER-ELFERT in Vorbereitung).

[509] Mit der Nennung von Süden und Norden wird die Gesamtheit bezeichnet (vgl. etwa ebenfalls in einem magischen Text KURTH in: *Kölner Ägyptische Papyri* S. 34 mit weiterer Literatur).

[510] Zur Natur der *bꜣk.w* »Abgaben« bzw. fertigen »Produkte«, die als Steuer oder Domänenlieferungen fungieren und die Vorderasien im Neuen Reich an Ägypten zu liefern hatte, s. z. B. PANAGIOTOPOULOS, *Ägypten und Levante* 10 (2000) S. 139–158, bes. S. 147–152. Im Neuen Reich sind nach KUBISCH in: KLINKOTT / KUBISCH / MÜLLER-WOLLERMANN (Hgg.): *Geschenke und Steuern, Zölle und Tribute* S. 74 ff. *bꜣk.w*-Abgaben dadurch charakterisiert, daß sie von Gebieten erhoben werden, die bereits in die Verwaltung Ägyptens integriert sind.

[511] Die Aussagen zu den von Süden (= Nubien) und Norden (= Levante) gebrachten Produkten finden ihre engsten Entsprechungen in traditionellen Fremdvölkerbeischriften auf Tempelwänden (s. etwa *KRI* II 241,13–15; *KRI* II 250,4–6 sowie passim und vgl. P. Anastasi IV

sacherin (weg)gebracht[513] werden, die in jeglichem Körperteil (des) N.N., den N.N. geboren hat, sind!

Es werde ein Altar[514] aufgestellt bei(m) Haus (des) Geb,[515] (des) Erbfürsten.[516] Es werde aufgestellt

(x+6.6) ein Altar[517] i(m) Haus (des) Horus in Schenut.[518]

Was Osiris gesagt hat, nämlich »Du bist Seth, Großer an Kraft,[519] a(m) Bug (der) Barke (des) Re. Man (gibt =) erweist dir Vereh-

(x+6.7) rung[520] über (das) Niederwerfen (des) APOPHIS hinaus.«

3.10 und 6.7 ff.); vgl. Kap. 11 B.
Außerhalb dieses *locus classicus* begegnen aber zuweilen Formulierungen dieses Genres auch auf Ostraka, so z. B. GASSE: *Catalogue des Ostraca de Deir el-Médina* Nr. 1743). Auf diesem Stück sind wahrscheinlich die Hethiter als Bringer genannt (Z. 1: *ḫꜣs.ty.w n.w ḫt[ꜣ* »Ausländer von Hatt[i«) mit »ihren [Gaben/Produkten] auf ihrem Rücken (*ḥr psḏ=sn*)«. Das O. Ashmolean HO 1187 (ed. FISCHER-ELFERT in: *Fs. Vernus*, S. 195 ff.) berichtet anfangs von der Ankunft »aller Fremdländer« in den »Sümpfen Ägyptens« (*pḥ.w n km.t*), und in den Zeilen 5–6 heißt es dann: *ꞽw nꜣ wr.w n ḫꜣs.t nb.t r hꜣy m qmꜣ.w=s{t}⟨n⟩* »es kommen die Großen eines jeden Fremdlandes, um mit ihren Produkten hinabzusteigen«. Keines der beiden Ostraka trägt aber magische Texte.

512 Hier fehlt wohl »⟨jeder *ns*-Dämon, jeder Widersacher,⟩«.

513 *ꞽnꞽ* mit Dämonen als Objekt übersetzt SAUNERON, *Kêmi* 20 (1970) S. 14 (g) durch »emporter«. Man könnte heute fast schon sagen »entsorgen«.

514 Ist der Altar (*ḫꜣw.t*) als Hinrichtungsgerät vielleicht mit der speziellen Absicht gewählt, eine Assonanz zu der *ḫꜣy.t* »Gemetzel« genannten Seuche herzustellen? Das wäre dann eine Art Spiegelstrafe.

515 Einen »Altar des Geb«, auf dem ihm vom König ein Opfer dargebracht werden soll, erwähnt P. Chester Beatty IX rt. 1.6–7. Zur »offerta di Geb« s. ferner ROCCATI, in: *Atti del 1° convegno sul Vicino Oriente*, S. 101–108. An unserer Stelle ist aber von Gebs Altar als einer Vernichtungsstätte der Dämonen die Rede. Bekanntlich hat Geb ja seit den Sargtexten auch Richterkompetenzen inne; s. ALTENMÜLLER: *Synkretismus in den Sargtexten* S. 227.

516 Zu Geb als Erbfürsten (*ꞽry-pꜥ.t*) und Stellvertreter bzw. Wesir des Osiris in magischen Quellen s. KOENIG, *BIFAO* 87 (1987) S. 257 f. In der Beschwörung des P. DeM 36 ergeht ein »Dekret des Königs von Ober- und Unterägypten Osiris« an ihn. Außerhalb der magischen Texte trägt Geb den Titel *ꞽry-pꜥ.t* vom Alten Reich (z. B. Pyramidentexte Spruch 592 § 1618) bis in die römische Zeit (vgl. OSING: *Hierat. Papyri aus Tebtunis I* S. 172 ff.).

517 Der Text ist so, wie er dasteht, verständlich. Trotzdem mag man sich fragen, ob ein wenig ausgefallen und eigentlich zu verstehen ist: »⟨Sie⟩ mögen gegeben werden ⟨auf⟩ den Altar beim Haus des Geb, des Fürsten. ⟨Sie⟩ mögen gegeben werden ⟨auf⟩ den Altar . . .«.

518 Zu Horus in Schenut s. KEES, *ZÄS* 64 (1929) S. 107 ff., BRESCIANI in: *Fs. Daumas* Bd. 1, S. 87 ff., RITNER, *JARCE* 27 (1990) S. 32 Anm. N (anläßlich seiner Bearbeitung des Spruches gegen Nachtmahre oder Wiedergänger auf O. Gardiner 363) und ausführlich LEITZ: *Geographisch-osirianische Prozessionen* S. 126–129. Demnach tritt Horus in Schenut vor allem dann auf, wenn Osiris als Mond(phase) unsichtbar und somit besonders gefährdet ist. Der Altar des Gottes dient im Athener Papyrus der Vernichtung der Osirisfeinde.

519 Zu diesem Epitheton des Seth vgl. CRUZ-URIBE, *JARCE* 45 (2009) S. 201 ff.

520 Seth in der Sonnenbarke ist behandelt bei TE VELDE: *Seth* S. 99–108. In dieser Funktion wird dem Gott Seth durchaus in Hymnus oder Gebet gehuldigt, so auf der schon genannten

Der vorliegende Text ist gegen verschiedene Dämonen gerichtet (x+5.12). Interessanterweise sind sie offenbar quasi im Auftrag des Osiris unterwegs.[521] Denn er soll bewirken, daß sein »Gemetzel(?)« (*ḫꜣy.t*) von Ägypten abläßt (x+6.2 f.) und die Dämonen verschwinden (x+6.5). Dabei handelt es sich um eine Epidemie oder Seuche, von der ganz Ägypten betroffen gedacht wird und die Menschen, Fische und Vögel dahinrafft. Eine geradezu biblische Plage![522]

Osiris wird nicht unpassend als Herr über schlimme Dämonen angesehen,[523] befinden sich doch bei ihm Wiedergänger (x+5.12), die eigentlich in seinem Reich ruhen sollten. Auch mag man Osiris als Gott der Toten unterstellt haben, er strebe danach, möglichst schnell möglichst viele Menschen in seinen Herrschaftsbereich holen zu lassen. In der Rolle eines Herrn über Dämonen begegnet Osiris jedenfalls auch in der Erzählung von Horus und Seth 15.5 f.

Das Gegenüber des Osiris im vorliegenden Abschnitt des Athener magischen Papyrus ist Bata, der hier deutlich seine sethische Komponente zeigt,[524] ja mit Seth gleichgesetzt wird (x+6.2). Der erhoffte Wirkungsmechanismus des Spruches beruht auf dem Osiris-Horus-Mythos: Nach dem Tod des Osiris reißt zunächst Seth die Herrschaft über Ägypten an sich (x+6.2). Osiris möchte jedoch, daß sein Sohn Horus das Königsamt ausübt, weshalb er Ägypten mit Plagen heimsucht. Er kann aber besänftigt werden, indem ihm in Aussicht gestellt wird, daß Horus König über Ägypten sein soll (x+6.4 f.). Im Gegenzug soll Osiris die Dämonen wieder entfernen (x+6.5). Kompli-

400-Jahr-Stele wie auch im Buch über die Epagomenen des P. Leiden I 346 2.12 (dazu Bommas: *Mythisierung der Zeit* S. 92 f. Anm. 149–151).

Ob hier außerdem ein Anklang von *ỉꜣw.t* »Verehrung« an *ỉꜣw.t* »Amt (des Königs)« beabsichtigt wird, erscheint uns etwas zweifelhaft. Zwar liegt ein ähnliches Wortspiel mit *ỉꜣw.t* »Vieh« und *ỉꜣw.t* »Amt« der List der Isis in Horus und Seth 6.12 ff. zugrunde. Aber dort spricht Pre-Harachte das Urteil im Streit zwischen Horus und Seth und weist Seth einen Platz in der Sonnenbarke zu (Horus und Seth 16.3 f.). An unserer Stelle setzt aber Osiris Seth in ein zusätzliches Amt ein.

521 Für Dämonen, die ebenfalls für Osiris tätig sind, vgl. auch x+16.5.

522 Zu Seuchen im alten Ägypten s. Westendorf in: Karenberg / Leitz (Hgg.): *Heilkunde und Hochkultur I*, S. 55 ff.

523 Vgl. auch P. Krall 1.4 ff. (ed. Hoffmann: *Kampf um den Panzer des Inaros*), in dem erzählt wird, wie Osiris Dämonen aussendet, die dann Streit erregen.

524 Für die Diskussion um die Natur des Gottes Bata hat der vorliegende Spruch eine eminente Bedeutung, da er so deutlich Batas sethische Komponente zeigt. Damit reiht sich der Text in das allmählich größer werdende Dossier über diese Figur ein, zumal ein weiterer Mythensplitter zu Bata durch die Edition von P. Chassinat III (ed. Barbotin, *RdE* 50 [1999] S. 5 ff. mit Taf. I ff.) zutage getreten ist. Das Chassinat-Fragment und der Athener Spruch, den wir anderweitig bislang nicht nachweisen können, werfen ein neues Licht auf die Interpretation des gesamten Zweibrüdermythos des P. d'Orbiney (dazu Wettengel: *Die Erzählung von den beiden Brüdern* S. 234 ff. und 259 ff. mit kritischen Anmerkungen von Quack, *WdO* 35 [2005] S. 198 ff.). Wettengel, dem wir für schon vorab erteilte Auskünfte danken möchten, macht insbesondere auf den *positiven* Seth-Aspekt von Bata aufmerksam, auch unter Heranziehung des kanaanäischen Baal, mit dem Seth ja in der Ramessidenzeit regelrecht gleichgesetzt worden ist. Dazu vgl. auch Hollis: *Tale of Two Brothers* S. 47 ff.

ziert wird der Fall allerdings dadurch, daß Seth als Überwinder des Apophis täglich die Weiterfahrt der Sonnenbarke ermöglicht, weshalb der Sonnengott den Herrschaftsanspruch des Seth unterstützt.[525] Man kann Seth also nicht übergehen. Daher wird ihm zusätzlich zu seiner bisherigen Aufgabe eingeräumt, daß er wie ein Sohn beim Sonnengott sitzt und als Wettergott am Himmel donnert, so daß sich alle vor ihm fürchten.[526] Im Athener magischen Papyrus wird wohl an dieselbe Lösung des Konfliktes gedacht, wenn es am Ende heißt, daß Seth Verehrung erwiesen werden soll »*über* (das) Niederwerfen (des) Apophis *hinaus*« (x+6.6 f.).

So interessant die mythologischen Anknüpfungen unseres Textes auch sind, umso dürftiger erscheint seine Auswertbarkeit aus heutiger medizinischer Sicht. Man erfährt nur, daß es sich um eine seuchenartig über ganz Ägypten verbreitete, also offensichtlich hoch ansteckende Krankheit oder ein als zusammengehörig betrachtetes ganzes Bündel von verschiedenen Krankheiten handelt und daß nicht nur die Menschen, sondern auch die Fische und die Vögel betroffen sind (x+6.3 f.). Man mag spekulieren, ob das doch auffällige Fehlen von Landtieren lediglich einer fehlerhaften Textauslassung geschuldet ist oder ob es sich um eine Seuche handelt, deren hauptsächliche »Infektions«quelle für den Menschen eben wirklich in verunreinigtem Wasser zu sehen ist. Da mit den Vögeln speziell Wasservögel gemeint sein könnten, weil Ägypten an ihnen besonders reich war und die Vögel auf einer mythologischen Ebene als Komplementärform zu den Fischen angesehen wurden,[527] muß die Erwähnung der Vögel unserer Vermutung nicht im Wege stehen. Mit der Beulenpest, die ägyptisch als »Seuche des Jahres« bekannt ist und vor allem zur Zeit der Nilflut über Flöhe von Ratten übertragen wird, hat die im Athener magischen Papyrus genannte Epidemie also wohl nichts zu tun, zumal die Ägypter als Verursacher der »Seuche des Jahres« nicht von Osiris, sondern von Sachmet ausgesandte Dämonen angesehen haben.[528] Da in der Überschrift verschiedene Dämonen genannt werden, kann es natürlich sein, daß eher pauschal an mehrere Seuchen zu denken ist. In der Nennung einer Vielzahl von Dämonen kann sich freilich auch eine große Unsicherheit über die Krankheitsursachen ausdrücken. Bedenkt man aber die explizit zum Wasser (Osiris!) gezogene Verbindung, dann mag man immerhin daran erinnern, daß bei Niedrigwasser im März und April die Sterblichkeit in Ägypten besonders hoch war.[529]

---

[525] Horus und Seth bes. 2.1 und 4.4 f.

[526] Horus und Seth bes. 16.4.

[527] HORNUNG, *Eranos-Jahrbuch* 52 (1983) S. 455 ff. Totenbuch Spruch 134 erwähnt Fische und Vögel speziell als Feinde des Osiris.

[528] Allerdings konnten auch die von Sachmet verursachten Seuchen neben Rindern ebenfalls Vögel und Fische betreffen; vgl. P. Wien Aeg 8426 x+1.6 (FLESSA: *»(Gott) schütze«* S. 54).

[529] BICKEL in: AMENTA / LUISELLI / SORDI (Hgg.): *L'Acqua*, S. 200.

III. Gegen *rmn.t*-Krankheit und Dämonen (x+6.7–13)

Das vergleichsweise kurze Buch betrifft die *rmn.t*-Krankheit, in der eine fiebrige Erkrankung der Haut erkannt werden kann. Die Hitze kommt in dem Spruch vor allem als angedrohtes Feuer in Heliopolis (x+6.10 f.) zur Sprache. Als Ursache für *rmn.t* werden offenbar Dämonen gesehen, und es werden gleich mehrere aufgezählt, was darauf hindeutet, daß die Ägypter etwas ratlos waren, welcher der eigentliche Krankheitsverursacher war. Da die Dämonen »in jeglichem Körperteil« (x+6.9) des Patienten sein können, befällt *rmn.t* wohl potentiell jede Körperregion.

Wir vermuten, daß die Krankheit ziemlich gefährlich war. Denn einerseits wird ein recht resolutes Mittel eingesetzt, nämlich ein Königsbefehl des Osiris. Andererseits zeigt die Behandlungsmethode, die am ehesten an die Aufnahme von Götterbildern durch den Patienten denken läßt, daß man letztlich wenig tun konnte.

Buch zum Beseitigen der *rmn.t*-Krankheit und zum Fesseln von Dämonen und Wiedergängern samt Handlungsanweisung (x+6.7–13)

(Parallelen: zu x+6.7–8: P. Chester Beatty VI vs. 1.1–2[530]); zu x+6.11–12: P. Turin 1995 + 1996 4.9[531] und P. Berlin P. 23220 x+4[532])

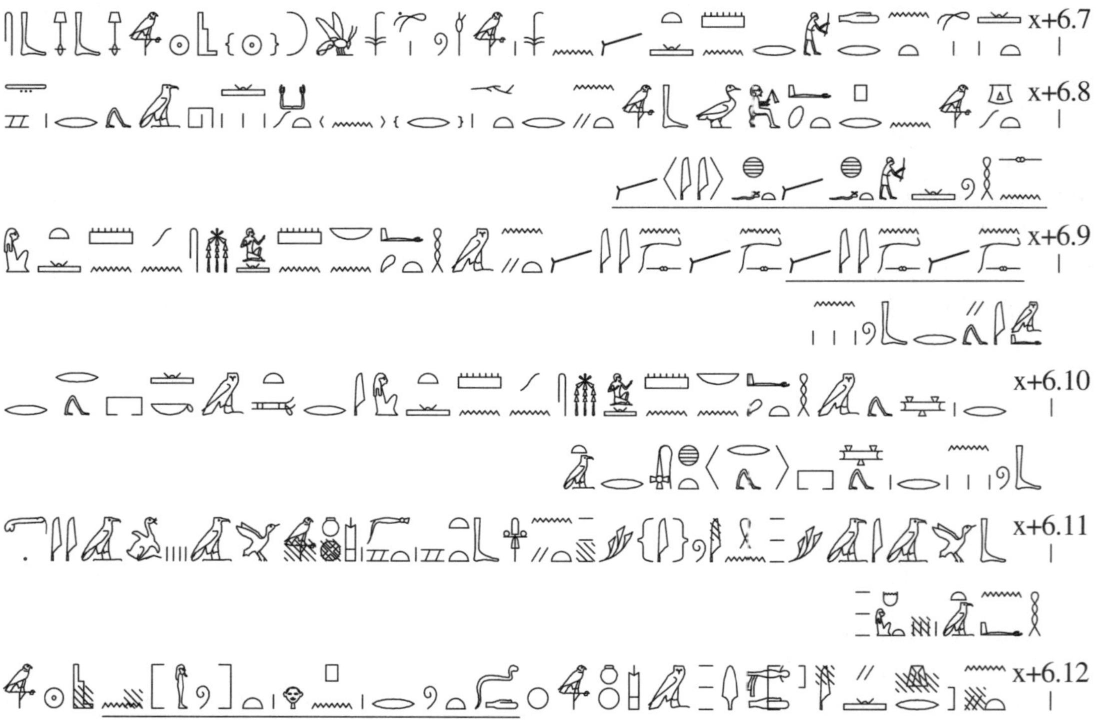

[530] GARDINER: *HPBM* III S. 53 und Taf. 32/A.

[531] Partiell publiziert in PLEYTE / ROSSI: *Papyrus de Turin* Taf. CXXIII.

[532] Ed. FISCHER-ELFERT: *Magika Hieratika* S. 159 ff.

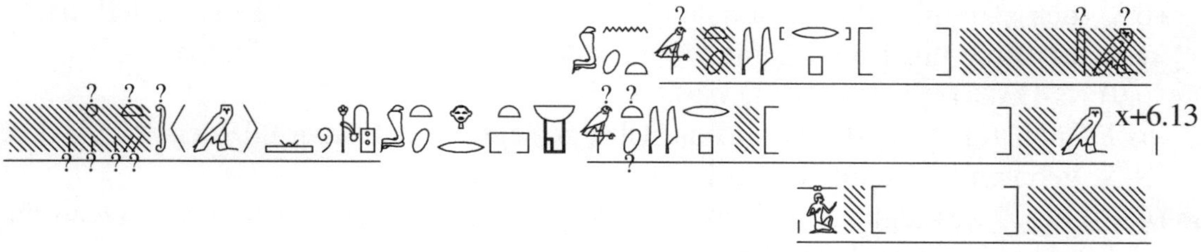

(x+6.7) *mḏꜣ.t n.t dr rmn.t n wḏ-nsw nsw bỉt wsỉr*[533] *wbꜣwbꜣs*
(x+6.8) *ns.t*[534] *n (ỉ)r(y)-pꜥ.t*[535] *gb nty r-ẖt {r} ⟨n⟩ kꜣ.wt hꜣ r tꜣ* SNḤ[536] ḪFT ḪFT⟨Y⟩
(x+6.9) NS NSY *ns nsy nty m ḥꜥ nb n mn ms.n mn.t mỉ r-bn-*
(x+6.10) *-r m ḥꜥ nb n mn ms.n mn.t ỉr tm=k pr r-bnr p⟨r⟩*[537] *ẖ.t r tꜣ*
(x+6.11) *bꜣỉꜣ šn⸢ỉ⸣w{ỉ}.⸢w⸣ nty ỉꜣb.ty mḥ.ty ỉwnw pꜣ 4 ṯꜣy hnꜥ tꜣ ⸢4⸣ ḥm.wt*
(x+6.12) *nty ⸢ẖr ỉšḏ⸣{.w} m ỉwnw* ḎD.TW Rꜣ PN ḤR T[W⟨T⟩] ⸢N⸣ *wsỉr* ⸢M? S?. .⸣[.[538] R]PY.⸢T⸣ *n.t* s. Addendum 2
(x+6.13) M ⸢.⸣[. . . .]⸢. .⸣ RPY.T[539] *nb.t-ḥw.t{-ḥr}*[540] SḎ(W) ⟨M⟩ S⸢TY?⸣ . . .[. . .]. S[541]

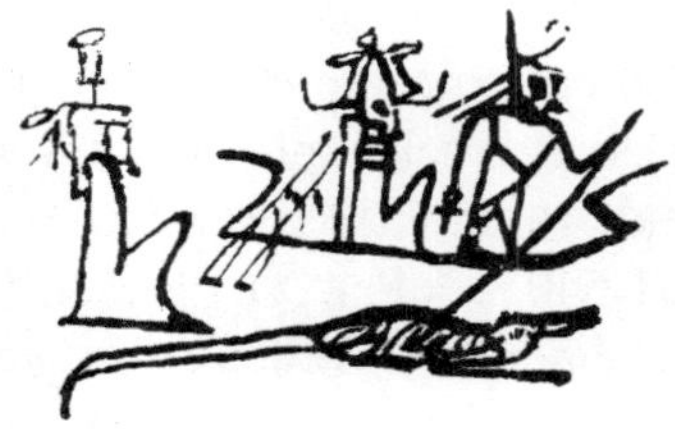

Vignette rechts oben in Kolumne x+7.

(x+6.7) Buch (des) Beseitigens (der) *rmn.t*-Krankheit[542] als Königsbefehl (des) Königs von Ober- und Unterägypten[543] Osiris,[544] der innehat(?)[545]

[533] Für das mechanisch hinter die öffnende Kartusche gesetzte Sonnenzeichen vgl. x+6.2 und den Kommentar zur Umschrift dort.

[534] Man beachte hier die eher ungewöhnliche Form des *ns*-Zeichens.

[535] Das *r* steht im Original fälschlich nach dem *p*.

[536] Statt *snḥ* hat P. Chester Beatty VI vs. 1.2 *dr* »beseitigen, vertreiben«.

[537] Das Komplement *r* und das Determinativ fehlen.

[538] J. F. Quack schlägt fragend ⸢*sỉn*⸣ »Ton« vor.

[539] Femininendung und Determinierung sind durch unter die Zeile reichende Palimpsestspuren undeutlich geworden. Ein Kobradeterminativ, an das man wegen des vermeintlichen langen Abstriches schon denken könnte, scheidet aber aufgrund der im oberen Teil nicht passenden Strichführung aus. An der Lesung des Wortes insgesamt haben wir keinen Zweifel.

[540] Für diese Schreibung vgl. unseren Kommentar zu x+2.7.

[541] Nach *s* kommt wohl nichts mehr in dieser Zeile. Für die naheliegende Handlungsanweisung, nämlich daß die Bilder auf eine Schale zu zeichnen, abzuwaschen und vom Patienten zu trinken sind, reicht der Platz nicht aus.

[542] Die Belege dieser Krankheit aus den Oracular Amuletic Decrees hat QUACK in: FISCHER-ELFERT (Hg.): *Papyrus Ebers*, S. 78 zusammengestellt. Zwei weitere, bisher verkannte Be-

(x+6.8) (den) Thron[546] (des) Erbfürsten Geb,[547] der ⟨für⟩ (die) Arbeiten unterstellt ist,[548] der zu(r) Erde hinabgestiegen ist;[549] FESSELN VON FEIND (UND) FEIND⟨IN⟩,
(x+6.9) NS-DÄMON (UND) NSY-DÄMONIN:
ns-Dämon (und) *nsy*-Dämonin, die (ihr) in jeglichem Körperteil (des) N.N., den N.N. geboren hat, seid: Komm her-
(x+6.10) aus[550] aus jeglichem Körperteil (des) N.N., den N.N. geboren hat! Wenn du nicht herauskommst, kommt Feuer heraus gegen das
(x+6.11) »Baumgebüsch«,[551] das östlich (und) nördlich von Heliopolis ist,[552] (und) die

---

lege führt er in *Fs. Kitchen* S. 415 an (P. DeM 36 4 und P. Chester Beatty VII vs. 8.1). Es handelt sich offenbar um eine Hautkrankheit.

543 Zur Königstitulatur von Göttern s. KAPLONY in: *LÄ* III, Sp. 645 mit Anm. 29 auf Sp. 658 f. Speziell zu Osiris als König von Ober- und Unterägypten ibid. Sp. 658; vgl. beispielsweise auch DE WIT: *Temple d'Opet* 54,D und F; 80,D; 81,A8 und ASSMANN: *Hymnen und Gebete* S. 438 Nr. 207 Z. 30.

544 Ein weiteres Dekret, das von Osiris ausgegangen sei, liegt in dem ramessidischen P. DeM 36 vor, der gegen die *srf*-Krankheit eines Aninachte gerichtet ist (ed. SAUNERON, *Kêmi* 20 [1970] S. 7–18 mit Taf. I). Zu Götterdekreten besonders der Spätzeit vgl. QUAEGEBEUR in: *Fs. Heerma van Voss*, S. 113 f., BEINLICH: *Papyrus Tamerit 1* S. 11–39 und SMITH: *Traversing Eternity* S. 67 ff. Damit liegt insofern eine weitere Verbindung mit unserem *rmn.t* vor, als beide Leiden eben mittels eines Dekretes bekämpft werden sollen. Zu Osirisdekreten zur Abwehr von Totengeistern s. BORGHOUTS in: ROCCATI / SILIOTTI (Hgg.): *Magia in Egitto*, S. 262 zu P. Turin 1995 + 1996 = CGT 54050 = PLEYTE / ROSSI: *Papyrus de Turin* Taf. CXX (ed. ROCCATI: *Magica Taurinensia*), einer Art Vorläufer der späteren Oracular Amuletic Decrees, P. Chester Beatty VI vs. 1.1 sowie Zaubersprüche für Mutter und Kind F 5.10–6.1. Vgl. auch QUAEGEBEUR in: *Fs. Heerma van Voss*, S. 124 Anm. 88.

545 *wbꜣwbꜣs* stellt ein ziemliches Problem dar. Die Übersetzung ist nach dem vermuteten Kontext geraten. Eine lautliche Anknüpfung an die von LEITZ: *Geographisch-osirianische Prozessionen* S. 225 mit Anm. 1 vorgeschlagene Lesung für die ägyptische Bezeichnung des 19. oberägyptischen Gaues als *wꜣb(w)ꜣb*, auf die uns J. F. Quack hingewiesen hat, hilft inhaltlich nicht weiter.

546 Der Thron des Geb steht für die Königsherrschaft auf Erden, denn letztlich ist jeder ägyptische Herrscher über Osiris und Horus ein Nachkomme des Geb; vgl. KUCHAREK: *Klagelieder von Isis und Nephthys* S. 119.

547 Zu Geb als Erbfürsten s. den Kommentar zur Übersetzung von x+6.5.

548 In P. DeM 36 ergeht der Auftrag an Geb, den Wesir und Erbfürsten, mithin an den Vater des Osiris. Im Athener Spruch hat Osiris den »Thron des Geb inne«, und wenn es wörtlich heißt »der am Holz (= Amtsstab) ist (vgl. *Wb* III S. 340,12–16) ⟨für⟩ (die) Arbeiten«, dann dürfte damit die Beauftragung Gebs gemeint sein, sich um das Problem zu kümmern.

549 Dies kann sich sowohl auf Geb als Personifikation der Erde als auch auf das Dekret (im Ägyptischen maskulin) beziehen; s. wieder SAUNERON *Kêmi* 20 (1970) S. 12 f. (c).

550 »Komm heraus!« ist ein gewöhnlicher Anruf an *mtw.t* »Gift/Samen« von Skorpion oder Schlange, den Körper des Leidenden zu verlassen (meist durch *šp* »ausfließen«).

551 Zu *bꜣ.t*-Büschen und ihrer Bedeutung in der Magie vgl. ESCHWEILER: *Bildzauber* S. 206 mit weiterer Literatur.
Die Korrektheit des Textes vorausgesetzt, sollte man das Fehlen des Artikels bei »Bäume« als Hinweis darauf verstehen, daß die beiden Ausdrücke »Gebüsch« (*bꜣiꜣ*, d. i. *bꜣ.t*) und

vier Männer und die vier Frauen,
(x+6.12) die unter (dem) *ỉšd*-Baum[553] in Heliopolis sind.[554]
REZITIERT WERDE DIESER SPRUCH ÜBER EIN B[IL⟨D⟩] DES Osiris MIT(?)/AUS(?) . . .[., EIN B]ILD (DER) Neith s. Addendum 2
(x+6.13) MIT(?)/AUS(?) .[. . .]., EIN BILD (DER) Nephthys, GEZEICHNET ⟨MIT⟩ OCKER(?) . . .[. . .]. PATIENT.

»Bäume« (*šnw.w*) nicht koordiniert sind. Dann müßte vielmehr eine Genitivverbindung vorliegen, und es wäre überdies zu überlegen, *bꜣ.t* nicht allzu eng auf eine Bedeutung »Strauch« festzulegen, sondern eine Übersetzung als »Gebüsch«, »(Baum-)Gruppe« o. ä. zu erwägen. Die ganze Verbindung *tꜣ bꜣ.t šnw.w* wäre dann so etwas wie »das Baumgebüsch«, also insgesamt vielleicht so viel wie »das Baumgrüppchen« oder »das Gehölz«.

552 Ein Verständnis der Himmelsrichtung als »ostnördlich« ist nicht möglich, da auch die Ägypter in Zusammensetzungen den Norden und Süden als ersten Bestandteil vor Osten und Westen genannt haben (*Wb* II S. 125,15 und S. 452,18); es hätte also nur *mḥ.ty-ỉꜣb.ty* »nordöstlich« heißen können. Folglich sind die beiden Himmelsrichtungen als Aufzählung zu verstehen, und wir haben es mit mindestens zwei Bäumen bei Heliopolis zu tun. Darf man das Feuer und die beiden Bäume von Heliopolis etwa mit Re, der zwischen zwei Bäumen aufgeht, verbinden? Droht der Magier damit, daß der Sonnenaufgang schiefgeht und die Bäume verbrennen? Vergleiche in anderen magischen Texten die Drohung, Busiris und Osiris zu verbrennen (SMITHER, *JEA* 27 [1941] S. 131 f.).

553 Zum *ỉšd*-Baum vgl. BAUM: *Arbres* S. 263 ff.

554 Für diese vier Männer und vier Frauen unter dem *ỉšd*-Baum in Heliopolis« s. *LGG* VII S. 450c. Zu der Passage des Athener Textes können zwei Papyri herangezogen werden, die sich in ihrem Erhaltungszustand gut ergänzen. Das sind zum einen die Fragmente von P. Berlin P. 23220 aus ramessidischer Zeit (bearb. FISCHER-ELFERT: *Magika Hieratika* S. 159 ff.) und zum anderen der P. Turin 1995 + 1996 = CGT 54050 4.7–12 = PLEYTE / ROSSI: *Papyrus de Turin* Taf. CXXIII (ed. ROCCATI: *Magica Taurinensia*; vgl. auch die knappe Inhaltsangabe von BORGHOUTS in: ROCCATI / SILIOTTI [Hgg.]: *La Magia*, S. 257–269, bes. S. 263 und 264 f.). Dort heißt es u. a. (ROCCATI op. cit. S. 25, S. 100 f. [Z. 74–82 der Synopse] und S. 162; stellenweise weichen wir von ROCCATIs Auffassung ab):
»Er (= der Patient) tritt ein (unter) Gebs Kinder. Thot macht seinen Schutz (*sꜣ*) (und) wiederholt seinen Schutz (*ḫw*) millionenmal. Alle Götter seit der ersten Urzeit hören die Weisungen (*sšm.w*) von Hu, Sia, . . . Thot macht den Schutz (*mk.t*) der Körperteile des N.N., den N.N. geboren hat. Er ist der eine Sohn, dem ein zweiter geboren wurde. Er existiert unter den vier Männern und den vier Frauen, die nördlich von Heliopolis sind. Er ist in die Obere Menset eingetreten, ⟨er⟩ ist aus der Unteren Menset herausgekommen. . . . Er ist der Türhüter im Großen Fürstenhaus, der in Heliopolis. Er ist das heilige Bild (*tỉ.t*) Schus und Tefnuts im Benben-Haus, die Rede, die in seiner geheimen Gestalt im vornehmen ⟨*ỉ*⟩*šd*-Baum ist, dessen eigentlichen Namen man nicht kennt.«
Vier Kinder des Atum und der Nut werden immerhin schon in Pyramidentexte Spruch 684 § 2057 erwähnt. Nach BARTA: *Neunheit* S. 189 Anm. 4 sind dies die vier Götter des Osiriskreises; s. auch DRIOTON in: *Miscellanea Gregoriana*, S. 76. Zu Vierheiten im ägyptischen Pantheon allgemein s. DE WIT, *CdE* 32 (1957) S. 25 ff. und GOYON: *Dieux - gardiens* S. 117 ff.

Der vorliegende Spruch ist als Königsbefehl des Osiris bezeichnet (x+6.7), in dem den verschiedenen Dämonen befohlen wird, den Körper des Patienten zu verlassen (x+6.9 f.). Im Fall der Zuwiderhandlung drohen wegen der immer weiter steigenden Hitze im Patienten Gebüsch und Bäume bei Heliopolis und die dort wohl unter dem *ἰšd*-Baum befindlichen je vier »Männer« und »Frauen« zu verbrennen (x+6.10 ff.). Es ist klar, daß es sich bei ihnen um Gottheiten, nicht um Menschen handelt, und die Beziehung zu Heliopolis macht sicher, daß es die vier Götter Atum, Schu, Geb und Seth sowie die vier Göttinnen Tefnut, Nut, Isis und Nephthys sein müssen, die zusammen mit Osiris, der als gerade regierender König (x+6.7 f.) die Drohung ausspricht, die heliopolitanische Götterneunheit bilden. Da speziell Heliopolis bedroht ist, muß der göttliche Patient doch wohl dort angesiedelt sein. Unausgesprochen wird der menschliche Kranke also offensichtlich mit dem Sonnengott gleichgesetzt.

Auf jeden Fall wäre mit der Gefährdung des Sonnengottes der kosmische Fortbestand der Welt gefährdet. Aber auch der Weiterbestand der Gesellschaftsordnung, speziell des ägyptischen Königtums wäre bedroht, käme mit dem Tod der Isis doch sogar Horus, das mythische Pendant der ägyptischen Könige, nicht zur Welt.[555] Die Frage der Sukzession ist aber nicht nur am Anfang des Textes betont (x+6.7 f.),[556] sondern wird auch am Ende durch die Erwähnung des *ἰšd*-Baumes, auf dessen Blätter ja Name und Jahre des Königs aufgezeichnet gedacht werden,[557] noch einmal in Erinnerung gerufen (x+6.12). Der Zweck des Ganzen ist natürlich, daß die Dämonen es nicht auf die Spitze treiben und den Weltuntergang riskieren, sondern lieber den Patienten verlassen sollen.

In der leider nicht vollständig lesbaren Handlungsanweisung überrascht das Vorkommen der Neith (x+6.12). Handelt es sich womöglich um einen Fehler für »Nut«? Nicht mehr erhalten ist, was zusätzlich zur Anfertigung der Götterzeichnungen und der Rezitation des Spruches getan werden soll. Doch vermutlich muß der Patient die Bilder in aufgelöster Form zu sich nehmen, wie es ja oft im Athener Papyrus vorkommt.

Die Krankheit, um die es hier geht, wird in der Überschrift *rmn.t* genannt. Sie ist anhand der bisherigen Belege noch nicht identifiziert worden. Da sie aber in den Oracular Amuletic Decrees stets nach der Krankheit *srf* erscheint, die ihrerseits eine fieberhafte Entzündung der Haut zu sein scheint,[558] ist anzunehmen, daß auch die *rmn.t*-Hautkrankheit mit Fieber oder Hitze an der erkrankten Stelle verbunden ist.[559]

---

[555] Vielleicht ist bei dem »Gebüsch« (x+6.11) auch eine Assoziation mit dem Papyrusdickicht, in dem Horus in Chemmis versteckt aufgezogen wurde, beabsichtigt (vgl. BORGHOUTS, *OMRO* 51 [1971] S. 79 (118); KLASENS, *OMRO* 33 [1952] S. 72 f.).

[556] Es kann außerdem kein Zufall sein, daß der Text als Königsbefehl stilisiert ist.

[557] BONNET: *RÄRG* S. 84; WELVAERT, *GM* 151 (1996) S. 101 ff.

[558] Vgl. L. 2 vs. 19 und beachte das Flammendeterminativ in T. 3 rt. 43 und C. 1 48. In dem Spruch gegen *rmn.t* in P. Chester Beatty VII vs. 8.1 ff. wird der Terminus mit dem Kreuz (Z 9) determiniert. Jener Spruch (ed. GOYON: *Dieux - gardiens* I S. 193 und II S. 134) folgt im übrigen auf einen gegen *srf.t* in vs. 7.1–7 (eine noch unpublizierte Variante dazu auf P. BM EA 10732 [SYLVIE DONNAT BEAUQUIER i. V.]). Es liegt also dieselbe Sequenz der Krankheitsnamen vor wie in den Orakeldekreten. Vgl. auch die Übersicht bei QUACK in: FISCHER-ELFERT (Hg.): *Papyrus Ebers*, S. 78.

[559] Ist der Anklang an koptisch ⲣⲙⲟⲛⲧ »Fieber« (*Westendorf*: *Kopt. HandWb* S. 164) oder

Dazu würde im Sinne von *similia similibus* auch bestens passen, daß Heliopolis ausgerechnet durch Feuer bedroht ist (x+6.10).

Weder die medizinische noch die dämonische Ursache der Krankheit scheint den Ägyptern klar gewesen zu sein. Denn sonst würde der Spruch nicht unspezifisch gegen mehrere verschiedene Dämonen gerichtet sein (x+6.8 f.). Allerdings scheint man in erster Linie *ns*-Dämon und *nsy*-Dämonin als Verursacher anzusehen, da nur diese beiden in Überschrift *und* Spruch vorkommen.

Aus medizinischer Sicht läßt sich dem vorliegenden Spruch lediglich entnehmen, daß die in Frage stehende *rmn.t*-Krankheit mit wohl hohem Fieber (vielleicht zusammen mit Schüttelfrost[560]) verbunden ist. Nur aus der Position in den Oracular Amuletic Decrees ergibt sich ferner, daß es sich bei *rmn.t* um eine Krankheit handelt, die Veränderungen der Haut mit sich bringt.

»Schüttelfrost« (Crum: *Coptic Dictionary* S. 296b) Zufall? Besteht des weiteren vielleicht die Möglichkeit, *Wb* II S. 421,3 *rmn* als »zerrüttet« (o. ä.) hier anzuknüpfen?

[560] Vgl. die vorige Fußnote.

IV. Gegen Blähungen und Bauchschmerzen (x+7.1–7)

Die Sequenz von zwei Sprüchen betrifft »Bauchschmerzen«. Aufgrund der Krankheitserscheinungen, die teils ausdrücklich genannt, teils nur angedeutet werden, verstehen wir diese »Bauchschmerzen« als Bauchspeicheldrüsenentzündung, alternativ vielleicht auch als mit Bauchfellentzündung einhergehenden Darmverschluß.

Im ersten Spruch (x+7.1–7), der offenbar gegen Aufstoßen und eine »Schwellung« wirken soll, wird die Ursache der Beschwerden darin gesehen, daß Horus von den verschiedensten unrechten Dingen gegessen und dabei auch einen Kultfrevel begangen hat, so daß dadurch sogar der Sonnengott geschädigt worden ist. Ein Trankmittel soll dem Patienten Linderung verschaffen. Im zweiten Spruch (x+7.7–11) ist die mythologische Krankheitsursache auf die Schädigung des Sonnengottes durch den Verzehr des *3bḏw*-Fisches eingegrenzt. Heilung wird auf rein magischem Wege gesucht.

Buch gegen Blähungen samt Handlungsanweisung (x+7.1–7)

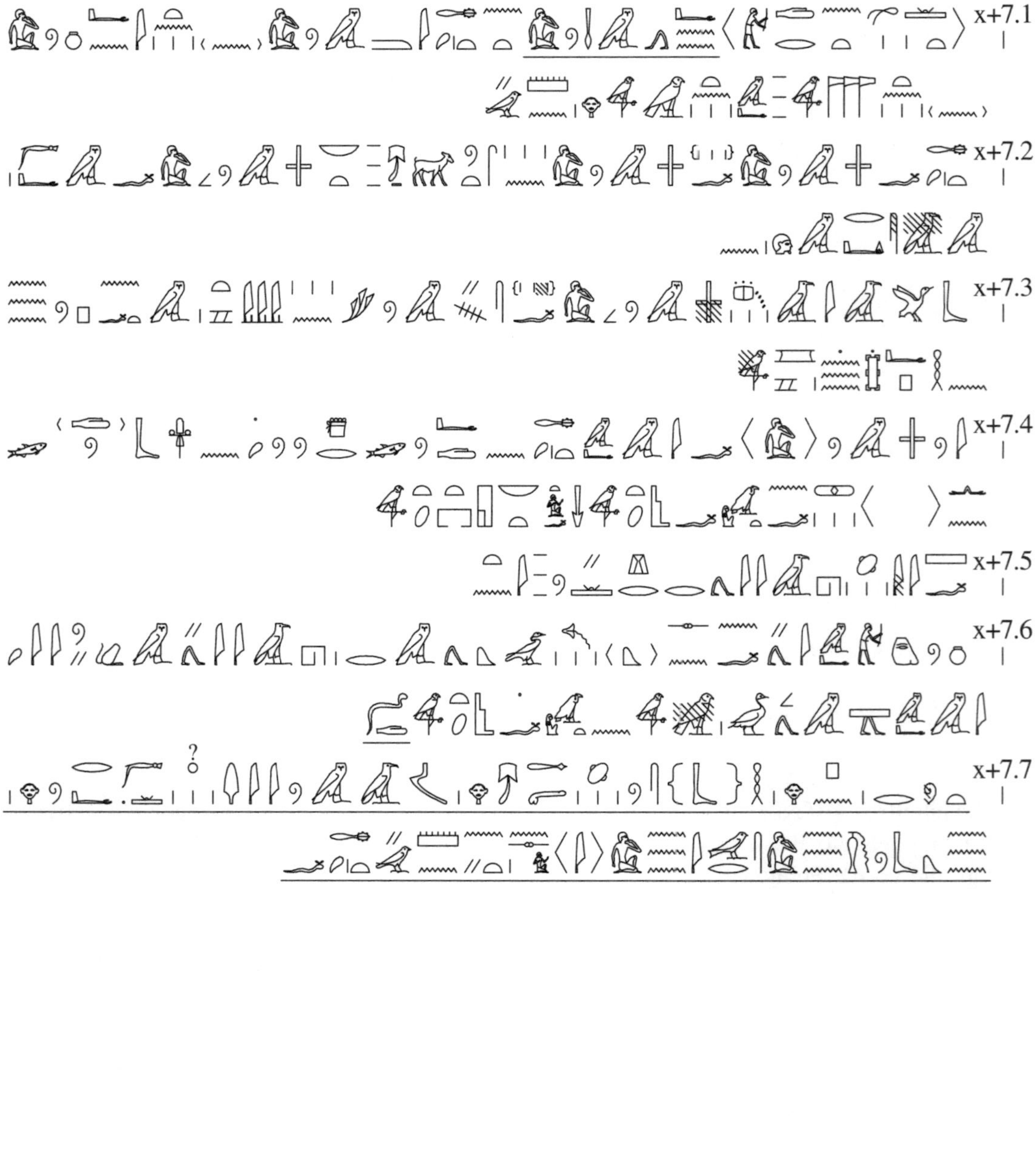

(x+7.1) ⟨*mḏꜣ.t n.t dr*⟩[561] ꜥNN[562] M ḪRW *n{.t} ẖ.t ỉmw* ⟨*n*⟩*=tn ỉꜥnw* ⟨*n*⟩*=tn*[563] *nṯr.w m=tn ḥr ḥr mn*

(x+7.2) *ẖ.t=f wnm{.w}=f wnm.w n ꜥw.t nb.t wnm=f m mḥ 1?*[564] *m* ⌜*ꜣs*⌝⟨*. . .?*⟩[565] *rdỉ m dp n*

---

561 Da die »Umkehrung in der Stimme« bereits eine neue Krankheit bezeichnet und am Ende von Zeile x+6.13 ein kleines Spatium gelassen ist, muß, wie uns J. F. Quack überzeugt hat, hier die Sprucheinleitung gestanden haben. Der Spruchtitel ist vom Schreiber aber vergessen worden. Dafür verantwortlich ist zusätzlich zum Übergang auf die neue Kolumne, die zudem im Bereich der normalen Zeilenanfänge auch noch eine Vignette zeigt, wohl in erster Linie ein geplanter Wechsel in der Farbe gewesen: Zwischen dem Rubrum der Handlungsanweisung des vorangehenden Spruches und dem Rubrum jetzt am Ende der Überschrift hätte in schwarzer Tinte der Anfang der Überschrift stehen sollen. Ein ähnlicher Fehler ist dem Schreiber übrigens auch beim nächsten Spruch unterlaufen, wo er seine Auslassung aber bemerkt und die fehlenden Wörter nachgetragen hat.
Der Wortlaut der Ergänzung ergibt sich aus verschiedenen Hinweisen. Zunächst einmal dürfte die *rmn.t*-Krankeit (x+6.7–13) als Hautkrankheit von den nun folgenden Bauchbeschwerden (x+7.1–11) so verschieden sein, daß ein größerer Einschnitt vorliegt, der eher mit *mḏꜣ.t* »Buch« als mit *rꜣ* »Spruch« bezeichnet wird. *pẖr.t* kommt nicht in Frage, weil es sich nicht um ein Rezept, sondern um einen Spruch handelt. Für die Ergänzung von *dr* schließlich können wir uns auf P. Chester Beatty VI rt. 5.7 = Bt 9 stützen, wo die Beseitigung einer »Umwendung im After« ebenfalls mit diesem Verb bezeichnet wird.

562 Wir hatten hier zuerst *rꜣ n* zu sehen geglaubt. Unter UV-Licht haben wir dann aber erkannt, daß vielmehr *ꜥnn* dasteht.

563 Zur Textwiederherstellung vgl. *Wb* I S. 77,15 und BORGHOUTS: *OMRO* 51 (1971) S. 124 (277) in einem Spruch gegen Fieber im Bauch des kleinen Horus. Offenbar hat der Schreiber des Athener Papyrus *ỉmw* und *ỉꜥnw* konsequent als Verben aufgefaßt und »Ihr möget wehklagen!« verstanden (ebenso in x+7.9). *ỉꜥnw* ist allerdings bisher nicht als Verb belegt (vgl. *Wb* I S. 41,11; HANNIG: *HandWb* S. 29).

564 Vielleicht ist hier auch nur ein eigentlich überflüssiger Ideogramm- oder Füllstrich zu verstehen.

565 Das Wort ist ohne Determinativ geschrieben, also wohl unvollständig. Man könnte entweder mit dem Nächsten zusammen *ꜣsr* (mit verschriebenem Armdeterminativ) lesen wollen. Oder – und das würden wir bevorzugen – man unterstellt dem Schreiber die fälschliche Auslassung des Wortendes. Da es nicht so viele auf *ꜣs* beginnende ägyptische Substantive gibt, würde unsere Wahl in Anbetracht des Vorkommens von Eselskot in der Handlungsanweisung (x+7.7) und vielleicht eines Nestes in der *historiola* (x+7.2) am ehesten auf *ꜣsw* »Vogelkot(?)« (*Wb* I S. 20,14) fallen. Freilich ist das Wort nur ein einziges Mal in Lebensmüder 87 belegt, wo seine Bedeutung keineswegs sicher ist. *ꜣs(w)* könnte nämlich auch die Bezeichnung eines Vogels sein: BLACKMAN, *Orientalia* 7 (1938) S. 67 f. denkt an einen Geier, was unserer Meinung nach durch den Vergleich von P. Brooklyn 47.218.50 16.10 mit den entsprechenden Darstellungen gestützt werden könnte (s. GOYON: *Confirmation du pouvoir* Taf. 8 und 9), wenn nicht das Determinativ im Brooklyner Papyrus eher nach einem Ibis aussähe.
Vielleicht darf man daher alternativ mit *ꜣ(ỉ)s* »Gekröse, Gehirn« (*Wb d. Drogennamen* S. 1 f.; *Wb d. mediz. Texte* I S. 2; HANNIG: *HandWb* S. 2) verbinden.
Aber auch *ꜣs.t* »Splitter, Span« (*Wb d. Drogennamen* S, 7 f.; HANNIG: *HandWb* S. 14) käme inhaltlich an der vorliegenden Stelle in Frage.

(x+7.3) *bꜣꞽꜣ wnm{.w}=f sm.w n sḫ.t m.ntf pw* ⟨*swr(ꞽ)*⟩[566] *mw n ḥꜥpy*[567]
(x+7.4) *ꞽw wnm=f*[568] *ꞽm mẖt n ꜥdw ḏrww n ꜣb⟨d⟩w nn* ⟨. . .⟩[569] *n=f mw.t=f ꜣs.t sn.t=f nb.t-ḥw.t*
(x+7.5) *šfy hꜣy r-ẖry.w ꞽtn-*
(x+7.6) *-w mꞽ n=f sn⟨q⟩ ꜥq m rꜣ hꜣy m pḥ.wy ꞽm šm*[570] *sꜣ ḥr n mw.t=f ꜣs.t* ḎD-
(x+7.7) -.T⌜W⌝ RꜣPN ḤR Ḥ{B}S ꜥꜣ ḤR M(ꜣ)WY.W?[571] MḤ RDꞼW ḤR MW QB[572] SWR(Ꞽ) ⟨Ꞽ⟩N S NTY MN H̱.T=F

(x+7.1) ⟨Buch (des) Beseitigens⟩ EINER UMWENDUNG IN (DER) STIMME (des) Bauches:[573]
Wehgeschrei ⟨eu⟩ch, Wehe ⟨eu⟩ch, Götter! Seht, Horus leidet
(x+7.2) an seinem Bauch.[574] Er hat (die) Nahrung irgendeines Kleinviehs gegessen. Er

---

Der Kontext an unserer Stelle hilft bei der Bedeutungsbestimmung kaum weiter. Klar ist nur, daß *ꜣs* bzw. *ꜣs*⟨. . .⟩ hier als etwas Krankmachendes aufgefaßt wird. Der Kontext läßt sich unserer Meinung nach am ungezwungensten verstehen, wenn es sich um irgendeine Verunreinigung von Malz handelt.

566 Der Schreiber ist beim Lesen der Vorlage vermutlich vom Determinativ bei *swr(ꞽ)* direkt zum Wort »Wasser« gesprungen und hat so vergessen, das Wort *swr(ꞽ)* niederzuschreiben.

567 Fälschlich mit Mauerdeterminativ.

568 Bei *wnm* fehlt das Determinativ des Mannes mit der Hand am Mund.

569 Nur Determinative sind geschrieben, nämlich Brot mit Pluralstrichen. ⟨*ꞽw*⟩ »kommen« würde zwar ganz gut zum Imperativ *mꞽ* in Zeile 6 passen, aber nicht zu diesen Determinativen. Wir vermuten daher vom Textzusammenhang her einen Ausdruck für »Nahrung bereiten, kochen«, doch *psꞽ* »kochen« selbst dürfte gleichfalls wegen der Determinative zumindest als letztes Wort vor dem Wiedereinsetzen des Textes nicht in Frage kommen. Eine Möglichkeit wäre aber z. B. ⟨*psꞽ t*⟩ »⟨Bro⟩t ⟨backen⟩«, wobei die geschriebenen Determinative zu *t* »Brot« passen würden. Verschiedene andere Verben und auch alternative Substantive sind jedoch denkbar.

570 Der Winkel über den laufenden Beinchen ist ligaturartig zum Schwanz des vorangehenden *m* orientiert, so daß sich oben links ein von links kommender Anstrich ergibt.

571 Oder *m(ꜣ)mwy(.w)*. Das Determinativ ist nicht klar zu erkennen. Über den Pluralstrichen steht vielleicht ein Körnchen, eine Buchrolle oder ein ›schlechtes Paket‹.

572 Zusätzlich mit dem Determinativ des Mannes mit der Hand am Mund geschrieben (in Gedanken an das folgende *swr(ꞽ)*?).

573 Die »Umwendung in (der) Stimme (des) Bauches« ist parallel zur Krankheitsbezeichnung *ꜥn m pḥwy.t* »Umwendung im After« (= Prolapsus?; vgl. *Wb d. mediz. Texte* S. 141) in P. Chester Beatty VI rt. 5.7 = Bt 9 gebildet. Sie könnte auf ein dauerndes Aufstoßen oder Rülpsen deuten, was sich daraus erklärt, daß Horus das Falsche gegessen hat, wie die folgenden Zeilen mitteilen. Eine nur als *ꜥn* bezeichnete Krankheit (auch ohne das Determinativ der rückwärtslaufenden Beinchen geschrieben) begegnet noch in römischer Zeit im Onomastikon des P. Carlsberg 180 + . . . L 12 (OSING: *Hierat. Papyri aus Tebtunis I* S. 114 f.).

574 Derselbe Sachverhalt wird in P. Leiden I 348 rt. 12.1 stativisch ausgedrückt. Übrigens beginnt auch jener Text nach einer kurzen Notiz über das Herbeieilen der Isis mit *ꞽmw* »Weh!«, ohne daß der gesamte Spruch eine direkte Parallele zum hiesigen im Athener Papyrus wäre.

hat von einem Nest(?)[575] (und) von Vogelk⟨ot⟩(?)/Innereien(?)/Splitter(n)(?) gegessen, die oben auf

(x+7.3) Malz(?)[576] gegeben waren. Er hat Pflanzen[577] (des) Feldes gegessen. Er ist es, der Wasser (des) Hapi ⟨getrunken hat⟩,[578]

(x+7.4) indem er dort (= am Nil)[579] (die) Eingeweide (des) *ʿdw*-Fisches (und) (die) Flanke (des) *ꜣb⟨ḏ⟩w*-Fisches gegessen hat. Seine Mutter Isis (und) seine (Schwester =) Tante Nephthys ⟨haben⟩ für ihn kein ⟨Bro⟩t(?) ⟨gebacken(?)⟩.

(x+7.5) Eine Schwellung ist hinabgestiegen nach unten.[580] Verweige-

(x+7.6) rung![581] Komm(t) zu ihm! Sti⟨ll⟩(t)! – (Milch), tritt ein in (den) Mund! Steig hinab in (das) Hinterteil![582] – Laßt[583] (den) Sohn Horus zu seiner Mutter Isis gehen![584]

---

575 Mit der Auffassung als *mḥ* »Nest« (*Wb* II S. 121,10) versuchen wir, aus dem überlieferten, aber vermutlich falschen *mḥ* »Elle« bei möglichst geringem Eingriff in den Text einen möglichst guten Sinn wiederherzustellen. Alternativ müßte Horus von einer Elle (= von einem ellenlangen Stück) von etwas gegessen haben, und man müßte sich für das nächste Wort etwas anderes überlegen.

576 Für das Wort vgl. *Wb* I S. 417,8 und HANNIG: *HandWb* S. 255.

577 JOHNSON, *GM* 150 (1996) S. 75 ff. versteht *sm* als generischen Terminus für »eßbare Pflanzen«. Tatsächlich dürfte *sm* aber noch allgemeiner »krautige Pflanze« bezeichnen, wird das Wort doch in den einleitenden Texten a und b Z. 1 des »Botanischen Gartens« (BEAUX: *Cabinet de curiosités* S. 38 ff.) für die Gesamtheit aller aufgezählten Pflanzen gebraucht, unter denen auch solche erscheinen, die nicht als Nahrung geeignet sind. *sm*-Pflanzen werden aber von den Bäumen abgesetzt (s. *Wb* IV S. 119,11). Wir haben der Einfachheit halber »Pflanzen« als Übersetzung gewählt.

578 Das Trinken des Überschwemmungswassers wird durch den in der nächsten Zeile erwähnten Verzehr der beiden Fische verständlich.

579 Hier liegt entweder eine Voranstellung des Adverbs *im* vor (vgl. etwa EDEL: *Altäg. Gr.* § 872; GARDINER: *Grammar* § 507, 2; ERMAN: *Neuäg. Gr.* § 696). Oder man muß eine Epexegese mit haplographischem Ausfall eines *m* annehmen: *iw wnm=f im ⟨m⟩ mẖt* »indem er davon, (nämlich) ⟨von⟩ Eingeweiden, gegessen hat«.

580 Oder: »Schwellung, steige hinab!« (dann vielleicht sogar im Sinne von »gehe ab!«). – Die Schwellung (*šfy* < *šfw.t*; *Wb d. mediz. Texte* II S. 848–850) ist hier als rein medizinische Erscheinung zu werten. Eine solche Schwellung kann z. B. »im Bauch« (*m ẖ.t*) auftreten und mit »Wasser« oder »Eiter« (*ry.t*) einhergehen, wovon ersteres mit dem »Wasser des Hapi« in Verbindung stehen könnte. Eine nach unten gewanderte/wandernde Schwellung taucht im ägyptischen medizinischen Schrifttum bislang nicht auf, zur Wendung *hꜣi r-ẖry.w* siehe jedoch P. Ebers 101.17 = Eb 855p (hier als Antonym zu *pri* »herauskommen« > »aufsteigen«) und auch P. Ebers 101.19 = Eb 855q. Wir werden darauf in der Interpretation des gesamten Spruches zurückkommen.

581 Für *itnw* als Ausdruck des Widerstands des kleinen Horus gegenüber Nahrung vgl. z. B. Metternichstele 172 (Spruch XIV); s. KLASENS, *OMRO* 33 (1952) S. 85 zur Stelle.

582 Offenbar soll die Milch ins Hinterteil hinabsteigen können und die doch wohl dorthin gewanderte Schwellung bekämpfen.

583 Die Götter, die am Anfang angeredet waren, dürften auch hier wieder gemeint sein.

584 Wenn Horus »zu seiner Mutter gehen« können soll, dann entweder, um ihre Milch zu akzeptieren, oder einfach, um seine Gehfähigkeit unter Beweis zu stellen.

REZITIERT
(x+7.7) WERDE DIESER SPRUCH ÜBER ESELSKOT[585] (UND) ÜBER GEFÜLLTES(?)[586] . . .,[587] WERDE GEGEBEN IN KÜHLES WASSER,[588] WERDE ⟨VO⟩N (DEM) PATIENTEN GETRUNKEN, DER AN SEINEM BAUCH LEIDET.

In diesem Spruch ist das Horuskind der mythologische Analogiepatient zum irdischen Kranken (x+7.1). Damit soll die Heilung des menschlichen Patienten erreicht werden.

Als Krankheitsursache wird der Verzehr unpassender Speisen ausgemacht. Dazu gehören bestimmte (verunreinigte?) Pflanzen und Pflanzenteile (x+7.1 ff.), deren Natur teilweise unklar ist. Außerdem hat Horus Nilwasser getrunken (x+7.3); der Grund für seine Erwähnung entgeht uns ebenfalls, sofern man nicht annehmen darf, daß es nur der Überleitung zur nächsten Speise dient. Am Nilufer hat Horus nämlich noch Teile von *ʿḏw*- und *ꜣbḏw*-Fisch gegessen (x+7.4). *ʿḏw* > *ʿdw* »Meeräsche« (*Mugil sp.*) und *ꜣbḏw* sind zwei heilige Fische, die u. a. als Lotsen der Sonnenbarke vorausschwimmen und das Monster Apophis ankündigen. Horus hat somit einen Kultfrevel begangen.[589]

---

585 Eselskot wird einmal in dem Einnehmemittel des P. Hearst 13.14 f. = H 208 innerlich verwendet, sonst stets äußerlich oder in Räuchermitteln benutzt.

586 Ob man hinter der Schreibung von *mḥ* trotz des Buchrollendeterminativs das Wort für »unterägyptisch« in überdies unvollständiger Graphie vermuten darf, das bei Pflanzennamen ja nichts Ungewöhnliches ist (*Wb d. mediz. Texte* I S. 386 f.)?

587 *mꜣwy* könnte wegen seiner Determinierung wohl eine Schreibung für *mꜣꜣ* sein (*Wb d. Drogennamen* S. 212; GERMER: *Heilpflanzen* S. 73). Die Identität der Pflanze ist leider, soweit wir sehen, unbekannt. Ihre innerliche Anwendung ist bisher nicht belegt, was uns nach Alternativen Ausschau halten ließ. Versteht man *mꜣ* + *ꜣ* + *m* nicht als Schreibung für einfaches *mꜣ* > *m*, sondern liest *m(ꜣ)m(w)y(.w)*, böte sich am ehesten *mꜣmꜣ* »Dumpalme« (*Wb* II S. 29.7 f.) an. Allerdings kommt die Dumpalme bisher in keinem ägyptischen medizinischen Rezept vor (GERMER: *Heilpflanzen* S. 273). *m(y)my* »Durra« (*Wb* II S. 58,7–13; HANNIG: *HandWb* S. 344 links) dürfte nicht in Frage kommen, da es nicht mit Baumdeterminativ geschrieben wird. Eine Emendierung würde die Auffassung als die Pflanzenbezeichnung *⟨ḥ⟩mꜣy.t* (*Wb d. Drogennamen* S. 344 ff.; GERMER: *Heilpflanzen* S. 94 f.) ermöglichen.

588 Für diese Zubereitungsart vgl. P. Ebers 58.19 = Eb 362 und P. Ebers 58.20 = Eb 363, wo das Heilmittel aber beide Male direkt an die Schläfe gegeben wird.

589 Zur Funktion dieser Fische in der Sonnenmythologie und ihrem Verzehr durch Horus siehe alles Nötige bei BORGHOUTS, *OMRO* 51 (1971) Excursus III, S. 210–217, bes. S. 213 sowie ALTMANN: *Kultfrevel* S. 39 f. und S. 45 f. Der Verzehr des *ʿdw*-Fisches kommt auch in *Urk.* VI 20,19 und 22,7 als böse Handlung vor. Als Helfer des *ʿdw*-Fisches konnte Thot fungieren; vgl. Totenbuch Spruch 123/139 und die Ausführungen von STADLER: *Weiser und Wesir* S. 200–203.
Zum *ꜣbḏw* siehe speziell noch BILLEN in: *Amosiadès (Fs. Vandersleyen)*, S. 43–47. In P. Bremner-Rhind 32.9 ist der goldene *ꜣbḏw*-Fisch unter der Sonnenbarke, in *Urk.* IV 1819,6–8 wird eine Verbindung zur Feindvernichtung gezogen: »Du mögest den *ꜣbḏw*-Fisch sehen, wenn sein Mal geschehen ist (und) der Böse entsprechend dem gefallen ist, was ihm vorausgesagt war.« Und bei SANDER-HANSEN: *Anchnesneferibre* S. 55 zu Z. 123 erfährt man, daß der *ꜣbḏw*-Fisch die Länder »leitet«, die Maat mißt und sie an seine Stirn setzt sowie über die Sonnenscheibe verfügt.
In dem mit P. Athen ungefähr zeitgleichen magischen P. BM EA 10042 rt. 5.7–8 agiert der

Als Grund dafür, daß der Horusknabe einfach so in der Gegend herumläuft und verschiedene unpassende Speisen ißt, wird eine gewisse Vernachlässigung durch seine Mutter Isis und seine Tante Nephthys angegeben (x+7.4). Horus hatte also offenbar Hunger und hat sich, wie es kleine Kinder eben tun, auf eigene Faust aufgemacht und wahllos Verschiedenstes probiert. Das ist typisch für die unbekümmerte Unternehmungslust etwa zweijähriger Kinder, die jetzt laufen können und deren frisch erworbene Mobilität mit ihrer Neugier bei aber noch fehlender Erfahrung von möglichen Gefahren eine schnell kritisch werdende Kombination eingeht. Wenn der Text davon ausgeht, daß Horus gestillt wird, so ist das kein Widerspruch. Denn im alten Ägypten wurden Kinder etwa drei Jahre lang gestillt, nicht notwendigerweise ausschließlich.[590]

Als Folge des unbedachten Verzehrs verschiedener ungeeigneter Sachen leidet Horus nun an einer »Umwendung in (der) Stimme des Bauches«, worin wir Aufstoßen vermuten, sowie einer ›Schwellung‹ im Bauch (x+7.5) und mag überhaupt gar keine Nahrung mehr zu sich nehmen (x+7.6). In dieser Situation soll Isis, vielleicht auch Nephthys, Horus stillen (x+7.6).[591] Die Milch wird, da Horus ja noch die Nahrungsaufnahme verweigert, ausdrücklich aufgefordert, in den Mund des Kindes einzutreten und bis in das ›Hinterteil‹ des Horus, wo die ›Schwellung‹ steckt, vorzudringen (x+7.6).

Der menschliche Patient soll Eselskot und eine weitere Substanz, die offenbar pflanzlichen Ursprungs ist, mit kühlem Wasser zusammen trinken (x+7.7).[592]

Für die medizinische Deutung sehen wir in diesem Spruch folgende Anhaltspunkte:

a. Die Krankheit wird im ›Bauch‹ lokalisiert (x+7.1, x+7.2, x+7.5).
b. Der Bauch ist geschwollen (x+7.5).
c. Der Patient leidet außerdem offenbar an Aufstoßen (x+7.1).
d. Der Kranke mag nicht essen (x+7.6).
e. Die verdaute Nahrung scheint den After nicht zu erreichen (x+7.6).
f. Der Patient ist schwach und kann nicht gehen, womöglich zeigen sich Lähmungserscheinungen (x+7.7).

Diese Krankheitsanzeichen könnten für eine Bauchspeicheldrüsenentzündung sprechen:

a. Die Schmerzen bei einer Bauchspeicheldrüsenentzündung sind im Oberbauch lokalisiert, strahlen aber oft bis zum Rücken aus.

ꜣbḏw-Fisch noch mit Seth zusammen: »Der *ꜣbḏw*-Fisch kündet dir den *wnty* an. Der von Ombos (= Seth) sticht seine Pfeile in ihn.« Das wird später aufgegeben. In der Fassung des Hibistempels ist Seth bereits durch Horus ersetzt. Und in *Urk.* VI 23,7–8 wird ein Kultfrevel des Seth gegen den *ꜣbḏw*-Fisch konstruiert.

590 FEUCHT: *Kind* S. 149.

591 Das Stillen des Horusknaben durch Isis und Nephthys spielt sich auf der mythologischen Ebene ab. Deshalb muß die Beschwörung nicht notwendigerweise einem Säugling zugutekommen, zumal der menschliche Patient ja durch ein ganz anders zusammengesetztes Trankmittel kuriert werden soll. Und in den Zaubersprüchen für Mutter und Kind (ed. YAMAZAKI: *Zaubersprüche für Mutter und Kind*) wird das kranke Kind spezifisch als *ẖrd* »Kind« bezeichnet.

592 Wie der Athener Spruch verschreiben auch P. Ebers 13.2 ff. = Eb 39 und P. Ebers 75.5 ff. = Eb 585 Trankmittel gegen ›Schwellungen‹ im Bauch.

b. Blähungen und ein gespannter Bauch gehören zu den weiteren Symptomen einer Bauchspeicheldrüsenentzündung.
c. Der Patient wird von Brechreiz geplagt.
d. Übelkeit, Schockzustand oder Bewußtseinstrübung, die alle bei einer Bauchspeicheldrüsenentzündung vorkommen, können neben den ohnehin schon starken Schmerzen leicht erklären, warum der Patient nichts essen mag.
e. Da bei einer Bauchspeicheldrüsenentzündung die Darmbewegungen aufhören[593] oder es zu einer Verstopfung kommt,[594] wandert die Nahrung tatsächlich nicht weiter.
f. Die schon erwähnte Bewußtseinstrübung und der Schockzustand erklären die Schwäche des Patienten.

Zu erwähnen ist noch, daß dem Ausbruch einer Bauchspeicheldrüsenentzündung oft eine kurz zurückliegende üppige Mahlzeit mit reichlich Alkoholgenuß vorangeht. Insofern könnte die auffällig lange Aufzählung der verschiedenen Dinge, die Horus gegessen hat (x+7.2–4), die Umsetzung einer entsprechenden Beobachtung sein. Angesichts der positiven Rolle, die Trunkenheit in Ägypten gespielt hat[595] ist das Vorkommen von Bauchspeicheldrüsenentzündungen im alten Ägypten nicht per se unwahrscheinlich.

Da auch heute eine Bauchspeicheldrüsenentzündung nicht ursächlich behandelt wird, die Therapie vielmehr in vollkommener Nahrungsenthaltung, Schmerzbekämpfung sowie einer entsprechenden Schocktherapie besteht, mag der ägyptische Ansatz durchaus erfolgreich gewesen sein.

Bei unserer ›Diagnose‹ waren wir bemüht, eine Krankheit zu finden, durch die *alle* Erscheinungen, die sich dem ägyptischen Text entnehmen lassen, abgedeckt sind. Es ist aber natürlich leicht möglich, daß die Ägypter mehrere unterschiedliche Erkrankungen des Bauches vermischt und die verschiedenen Krankheitszeichen sozusagen addiert haben. Unter dieser nicht unplausiblen Voraussetzung können besonders auch Bauchfellentzündung und Darmverschluß (Ileus) – beide können übrigens auch in der Wirklichkeit kombiniert auftreten[596] – in Frage kommen. Alle in den Sprüchen genannten Krankheitsmerkmale treffen auf diese Kombination zu. Aufstoßen und Auftreibung des Bauches wären vermutlich sogar noch näher an der Schilderung des ägyptischen Textes.

---

[593] So nach POLLAK: *Gesundheitslexikon* S. 74.

[594] So *Wikipedia* s. v. Pankreatitis (https://de.wikipedia.org/wiki/Pankreatitis; aufgerufen am 25.02.17).

[595] Vgl. beispielsweise DEPAUW / SMITH in: *Fs. Zauzich*, S. 67–93, bes. S. 86 f. und JASNOW / SMITH, *Enchoria* 32 (2010/11) S. 9–53, bes. S. 40.

[596] Die Bauchfellentzündung kann Folge eines Darmverschlusses sein.

Anderer Spruch gegen Bauchschmerzen zu jeder Zeit samt Handlungsanweisung (x+7.7–11)

(Parallelen: P. Leiden I 348 rt. 12.11–13.3[597] und O. DeM 1216 1–3[598])

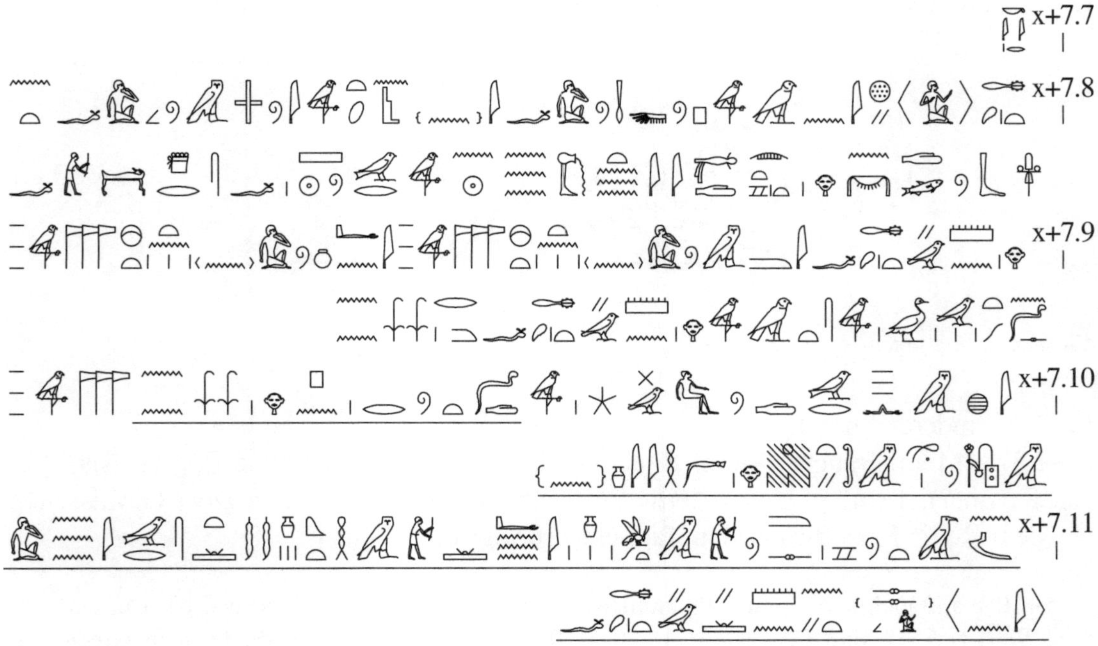

(x+7.7) *ky rꜣ*[599]

(x+7.8) *ẖ.t⟨=ỉ⟩ sp-2*[600] *ỉn ḥr pw*[601] *ḫrw=f ỉ{n}n*[602] *ꜣs.t ỉw wnm=f n.t*[603] *ꜣbdw n nbw ḥr sp.t*

---

[597] Ed. BORGHOUTS, *OMRO* 51 (1971), S. 26 Spruch Nr. 23, Taf. 12/A–13/A.

[598] Ed. POSENER: *Catalogue des ostraca de Deir el-Médineh* II Taf. 49/a.

[599] Diese beiden Wörter sind übereinander links vom üblichen Schriftspiegelrand nachgetragen.

[600] Auch *ẖ.t⟨=ỉ⟩ sp-2* ist nachgetragen (rechts vom normalen Zeilenanfang). Der Schreiber ist offenbar vom *ẖ.t* des vorigen Rubrums zum *ẖ.t* dieses Spruches gesprungen, dann hat er seinen Fehler bemerkt und die ausgelassenen Wörter nachgetragen. *sp-2* ist etwas ungewöhnlich geschrieben, vgl. aber z. B. P. Leiden I 348 rt. 12.11.

[601] Der waagerechte Strich vom Flügeldeterminativ überdeckt rechts nicht mehr alle kurzen senkrechten Striche, wodurch der Eindruck entsteht, es sei *pwy* geschrieben. Die ansonsten klare Lesung mit dem Flügeldeterminativ macht die gesamte Fußnote 298 bei BORGHOUTS, *OMRO* 51 (1971) S. 129 f., der überlegt, ob *pwy n* im Leidener Papyrus für *pꜣy=ỉ* stehen könnte, hinfällig. Zudem fehlt in der Parallele des P. Leiden I 348 rt. 12.11 *ḫrw* »Stimme«. Die Variante in O. DeM 1216 geht sogar noch weiter, indem sie den Spruch mit einer Klage der Isis über ihren Bauch beginnen läßt (vgl. dazu den Kommentar zu x+7.9). Hier liegt ein instruktives Beispiel dafür vor, wie ganze Textabschnitte umgedeutet werden können. Die eindeutige Determinierung von *pw* zeigt das abweichende Textverständnis des Schreibers des Athener Papyrus oder seiner Vorlage.

[602] Das *n* ist offenbar doppelt nachgetragen: Zuerst wurde es unten hineingequetscht, dann oben noch einmal deutlich hinzugesetzt. *ỉn* müßte in diesem Kontext, so wie der Schreiber ihn verstanden hat, am ehesten eine Pleneschreibung für die Präposition *n*, die noch einmal in

šdy.t wꜥb n rꜥ wrš=f sḏr=f
(x+7.9) *ḥr mn ḫ.t=f ỉmw ⟨n⟩=tn psḏ.t ⟨ꜥꜣ.t⟩ ỉꜥnw ⟨n⟩=tn*[604] *psḏ.t nḏs.t sꜣ=s ḥr ḥr mn ḫ.t=f r-gs nn*
(x+7.10) *ỉhm-wrd* DD.TW Rꜣ PN HR NN *nṯr.w* M SḪ(W) M STY HR MHY {N}[605]
(x+7.11) N MꜣW.T GS(W)[606] M BỈ.T Ỉꜥ M ḤNQ.T NḎM.T[607] SWR(Ỉ) ⟨ỈN⟩ S{S} NTY MN Ḫ.T=F

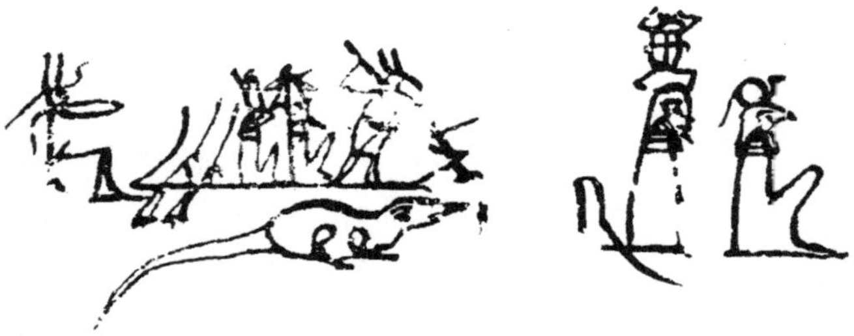

Vignette rechts unten in Kolumne x+7.

(x+7.7) Anderer Spruch:
(x+7.8) »⟨Mein⟩ Bauch! ⟨Mein⟩ Bauch!«, rief Horus. Seine Stimme flog zu Isis.[608] Er aß von(?) (dem) goldenen *ꜣbḏw*-Fisch am Rande (des) reinen *šdy.t*-Gewässers[609] (des) Re.[610] Er verbringt den Tag, er verbringt die Nacht

---

x+10.1 auftaucht, sein. Zum Phänomen vgl. BARTA, *GM* 103 (1988) S. 7 ff.; ID., *GM* 107 (1989) S. 55 ff. und FISCHER, *GM* 107 (1989) S. 69 ff. Freilich kann *ỉn* auch wieder das nachgestellte Verb des Sagens sein. Man könnte dann parallel zur vorangehenden Rede des Horus hier fortfahren: »›Die Stimme flog,‹ sagte Isis.« Eine solche Auffassung scheint uns aber weniger zum mutmaßlichen Verständnis des antiken Schreibers zu passen, fragt man sich dann doch, wohin die Stimme des Horus flog. J. F. Quack hat uns gegenüber die Vermutung geäußert, daß der Text überhaupt noch viel stärker verderbt und der Urtext als *ptr sp-2 ḫrw=f ỉn ꜣs.t* »›Was ist, was ist seine Stimme?‹, sagte Isis.« wiederherzustellen sei (vgl. Metternichstele 45, wo *ptr* und der *ꜣbḏw*-Fisch nebeneinander vorkommen). Wir versuchen dagegen, den Text wieder synchron mit möglichst wenigen Eingriffen zu akzeptieren.

[603] Wie in x+8.7 steht *n.t* hier wohl für graphisch ähnliches *m*.

[604] In P. Leiden I 348 rt. 13.1 kann vielleicht anstelle von BORGHOUTS' Ergänzung *[rmw]* »weinen« mit dem Athener Papyrus *ỉꜥ[nw n=tn* ergänzt werden. Die Spuren scheinen dazu zu passen (s. BORGHOUTS, *OMRO* 51 [1971] Taf. 13A Anm. 1 b–c zur Stelle).

[605] Vielleicht wie in x+2.6 und x+5.11 am besten als Füllstrich zu verstehen.

[606] Das Determinativ des schlagenden Mannes ist ganz sicher, das *s* noch deutlich zu identifizieren, alles andere stark verlaufen.

[607] Der Schreiber hat zwei Punkte gesetzt, also zweimal das *nḏm*-Zeichen geschrieben.

[608] P. Leiden I 348 rt. 12.11 hat hiernach *ḏd.ỉn ḥr wnm⟨=ỉ⟩* »Und da sagte Horus: »⟨Ich⟩ habe gegessen«, was uns aber überflüssig erscheint.

[609] *wꜥb* kann sich sowohl auf den Fisch als auch auf das Gewässer beziehen, wie BORGHOUTS, *OMRO* 51 (1971) S. 130 (301) notiert. Wir möchten das Wort aufgrund seiner eindeutigen adjektivischen Position nach *šdy.t* auf eben dieses Gewässer beziehen. Es handelt sich dabei um ein auch den Sonnengott Re reinigendes Gewässer am Osthimmel.

[610] P. Leiden I 348 rt. 12.11–13.1 fügt hier noch ein Nachfragen seitens der Isis ein, ob es Horus

(x+7.9) mit (Leiden an seinem Bauch =) Bauchschmerzen. Wehgeschrei ⟨eu⟩ch, ⟨große⟩ Neunheit! Wehe ⟨eu⟩ch, kleine Neunheit! Ihr[611] Sohn Horus leidet an seinem Bauch[612] neben diesen

(x+7.10) »Die (die) Müdigkeit nicht kennen«.[613]

REZITIERT WERDE DIESER SPRUCH ÜBER DIESE Götter,[614] GEZEICHNET MIT OCKER AUF EINE

(x+7.11) NEUE SCHALE; WERDE MIT HONIG BESTRICHEN, WERDE ABGEWASCHEN MIT SÜSSEM BIER; WERDE ⟨VON⟩ (DEM) PATIENTEN GETRUNKEN, DER AN SEINEM BAUCH LEIDET.[615]

Wie im vorigen ist auch in diesem Spruch Horus der Patient auf mythologischer Ebene (x+7.8 f.). Auslöser für die Beschwerden ist dieses Mal speziell der frevelhafte Verzehr des *ꜣbḏw*-Fisches (x+7.8). Im Unterschied zum vorigen Spruch spielen jetzt all die anderen von Horus verzehrten Speisen keine Rolle. Auch handelt es sich nun um den Verzehr des *goldenen ꜣbḏw*-Fisches (x+7.8). Dabei kann es sich um den Sonnengott selbst oder um seinen Begleiter handeln.[616] So oder so ist die für die Aufrechterhaltung der Schöpfung zentrale solare Komponente verschwunden; der Leib des gegessenen Fisches wird ja ausdrücklich golden gedacht, womit die Verbindung zur Sonne klar ist. Eine kosmische Katastrophe droht. Die Folgen für den menschlichen Patienten sind zunächst einmal Tag und Nacht anhaltende Bauchschmerzen (x+7.8 f.). Gerade die Nachtzeit wird durch den Hinweis auf die Zirkumpolarsterne (x+7.9 f.) evoziert.

Das ›Medikament‹ besteht im Trinken einer mit Honig bestrichenen und mit Bier abgewaschenen Zeichnung von Göttern durch den Patienten (x+7.10 f.).

Der enge Zusammenhang mit dem vorangehenden Spruch ist offensichtlich: Sowohl die Krankheit, nämlich »Bauchschmerzen«, als auch die Mythologie (Verzehr des *ꜣbḏw*-Fisches) stimmen ganz oder teilweise überein. Allerdings setzt der Heilungsversuch anders an. Während im vorigen Spruch eine Droge als Medikament zum Einsatz kommt, wird nun ausschließlich Magie angewendet. Dabei läßt sich der auf mythologischer Ebene als Krankheitsursache ausgemachte Verzehr eines Teils des *ꜣbḏw*-

---

sei, der den bewußten Fisch gegessen habe, und ob er Tag und Nacht Bauchschmerzen habe. Das zeigt, wieviel literarische Freiheit in der Formulierung auch des mythischen Präzedenzfalles geherrscht hat.

611 = Isis'.

612 Vergleiche zur Formulierung O. DeM 1216 2–3 [*i*]*mw n tꜣ ꜣḫ*⟨*.t*⟩ *iw mn*{*.t*} *ḥr mn ẖ.t=f* »Wehe der Verklärt⟨en⟩, wenn N.N. an seinem Bauch leidet!«. Der Text fährt dann aber anders fort.

613 Das sind die Zirkumpolarsterne.

614 »Diese Götter« sind die am unteren Kolumnenrand gezeichneten Figuren. Sie sind zwar nicht mit Ocker gezeichnet, wie es der Text vorschreibt, sind aber auch nicht auf einer Schale angebracht. Es handelt sich bei ihnen ja gar nicht um die eigentlichen Zauberfiguren selbst, sondern um Vorlagen dazu.

615 Die manuelle Instruktion des Athener Papyrus ist im Vergleich zu der gekürzten und verstümmelten Leidener Variante die ausführlichere, O. DeM 1216 enthält nichts Entsprechendes.

616 BONNET: *RÄRG* S. 193 f.

Fisches in seinen Konsequenzen weiterdenken: Wenn der *ꜣbḏw*-Fisch den Sonnengott nicht mehr vor Apophis warnen kann oder wenn der fischgestaltig gedachte Sonnengott selbst verletzt ist, kommt es zum Stillstand des Sonnenlaufes, und die Sonne kann nicht mehr aufgehen. Als Gegenmittel dienen einerseits die Darstellungen des aufgehenden Sonnengottes (Re-Harachte [»Re-Horus-der-Horizontische«] und Chepri, die Jugendform des Sonnengottes) in der Vignette zum Spruch (s. Kap. 12 E). Andererseits werden in der Zeichnung alle Hebel in Bewegung gesetzt, um Apophis unschädlich zu machen und auch dieses Hindernis für eine Weiterfahrt des Sonnengottes aus dem Weg zu räumen: Die Vignette umfaßt nämlich eine Darstellung von Seth, der am Bug der Sonnenbarke steht[617] und zusammen mit einer Spitzmaus oder einem Ichneumon die Apophisschlange überwindet. Zuletzt sieht man den Horusknaben, dem ja die Hilfe gilt.

Die implizite besondere Betonung der Tatsache, daß die Fahrt des Sonnengottes ins Stocken geraten ist, erinnert an die im vorigen Spruch als Krankheitserscheinung festgehaltene Unterbrechung der Verdauungstätigkeit beim irdischen Patienten. Somit ergäbe sich also neben dem schon erwähnten mythologischen Zusammenhang mit dem vorigen Spruch auch hinsichtlich der medizinischen Deutung der behandelten Krankheit eine Verbindungslinie. Nur setzt, wie gesagt, der Heilungsversuch jetzt anders an.

---

[617] Mit weiteren Hinweisen hierzu EDGERTON / WILSON: *Historical Records* S. 38 mit Anm. 6a zu Taf. 32.

V. Gegen Nachtmahre (x+7.11–8.8)

Die Texte und Handlungen dieser Gruppe, die im ägyptischen Text nicht eigens als solche gekennzeichnet ist, sollen den Schlafenden in der Nacht gegen Dämonen schützen. Der schon aus anderen ägyptischen Quellen bekannte *shqq*-Dämon läßt sich nun dank der Zusammenstellung mit ausdrücklich für die Nacht bestimmten Sprüchen ebenfalls als nachtaktiv ansprechen. Aus ägyptischer Sicht handelt es sich bei allen diesen nächtlichen Spukgeistern offenbar um Wiedergänger (*mwt* eigtl. »Toter« bzw. *mwt.t* »Tote« [x+8.7]). Insgesamt scheinen uns die vier Sprüche (x+7.11–8.4, x+8.5, x+8.5–7 und x+8.7–8) in gewissem Sinne chronologisch geordnet zu sein, indem sie unterschiedliche Phasen der Nacht in den Mittelpunkt stellen. Der erste Spruch ist in dieser Hinsicht am unspezifischsten: Der Patient ist auf dem Bett. Der zweite Spruch spricht vom Beenden der Nacht. Der dritte widmet sich klar dem Ende der Nacht mit der Übergangsphase zum Tag (»morgen⟨dlich⟩«, »Horizontischer«). Auch schließt sich mit dem vierten Spruch ein Kreis zum ersten: Wurde im Spruch gegen den *shqq*-Dämon gesagt, er stamme aus dem Himmel, so wird, wenn wir den Text des vierten Spruches korrekt verstehen, dort dem Dämon gesagt, er solle »⟨nach⟩ oben« verschwinden. Daß der erste und vierte Spruch miteinander korrespondieren, ergibt sich auch daraus, daß nur in ihnen der Dämon in der zweiten Person angeredet wird, während der zweite und dritte Spruch entweder gar keinen Dämon erwähnen oder nur in der dritten Person über ihn sprechen.

In der Realität dürfte es sich bei all diesen als Alpe anzusehenden dämonischen Erscheinungen um schlechte Träume während der Rapid-Eye-Movement-Phasen handeln.

Auffällig ist die Kürze der drei Sprüche in x+8.5–8. Da den letzten beiden auch noch jegliche Handlungsanweisung fehlt, gehen wir davon aus, daß es sich um Texte handelt, die in schriftlicher Form als Amulett getragen werden sollten. Die spezifische Verwendungssituation des Spruches gegen den *shqq* können wir nur mit größter Unsicherheit eingrenzen (vgl. den Kommentar zu den Einzelsprüchen).

Spruch zur Beschwörung des *shqq*-Dämons samt Handlungsanweisung (x+7.11–8.4)

(Parallelen: O. Gardiner 300;[618] O. Leipzig ÄMUL Inv.-Nr. 5251;[619] P. BM EA 10731 vs.[620] = *KRI* IV 181–184; P. Heidelberg Hier. 3a+b; P. University College London 31969)[621]

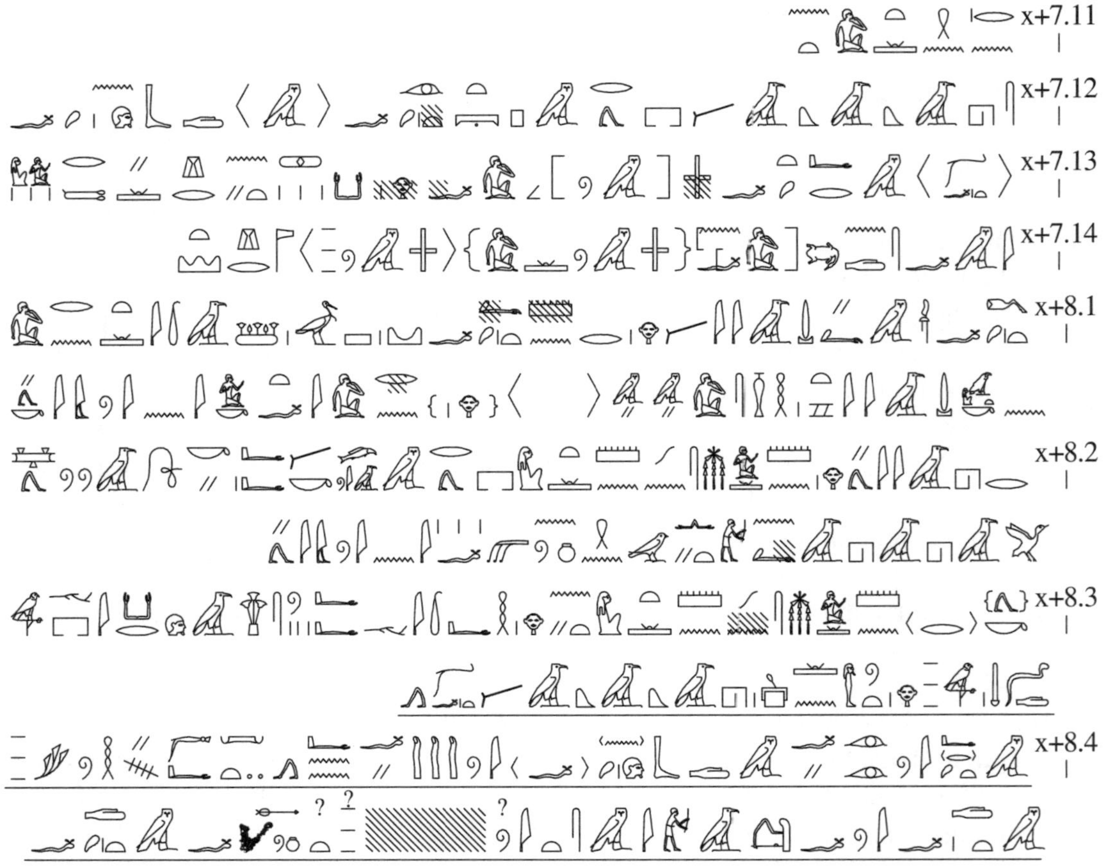

(x+7.11) *rꜣ n šn.t n.t*
(x+7.12) *shqq*[622] *pr m p.t ỉr.⸢t⸣=f* ⟨*m*⟩ *dbn=f* ⟨*ns=f*⟩[623]

[618] Ed. ČERNÝ / GARDINER: *Hieratic Ostraca* I S. 24 u. Taf. XCI.1.

[619] Ed. ČERNÝ / GARDINER op. cit. I S. 1 u. Taf. III/A.

[620] Ed. EDWARDS, *JEA* 54 (1968) S. 155 ff. u. Taf. XXIV/A.

[621] Eine ausführliche Behandlung sämtlicher Varianten und verschiedener inhaltlicher Aspekte findet sich in der Edition des Heidelberger Textes, in dem diese Beschwörung übrigens direkt auf einen mehrfach überlieferten Hymnus an die »Große« (*wr.t*) folgt: FISCHER-ELFERT: *Magika Hieratika* S. 220 ff. Die dort gemachten Ausführungen, in die der Athener Papyrus schon mit einbezogen ist, überschneiden sich wiederholt mit unseren.

[622] Die Graphie des Dämonennamens ist weitgehend identisch mit der in P. BM EA 10731 vs. 1.

[623] Zur Ergänzung vergleiche die Parallelen. Der Ausfall erfolgte wohl infolge des Zeilenwechsels.

(x+7.13) *m ꜥr.t=f wn[m]⸢=f ḥr kꜣ⸣ nty ḫry rmṯ*
(x+7.14) *im=f snd [n]⸢=f⸣ {wnm} ⟨imy.w⟩ ḫr.t-nṯr*
(x+8.1) *ḫpš=f wnmy ḏꜣy ḥr r⸢m⸣n=f dw-bšt rn n mw.t=k ḏꜣy(.t)-ḥs-mymy*[624] *{ḥr} rn it=k in iw iy=k*
(x+8.2) *r hꜣy ḥr mn ms.n mn.t pr m ḫꜣiw=k ꜥ.wy=ky wꜣww pꜣ hhn iwty šnw=f in iw iy*
(x+8.3) [625] *=k ⟨r⟩ mn ms.n mn.t nty ḥr ḥꜥti ꜥ.wy=s ḥꜣ kꜣr(i)* ḎD[626] MD.W ḪR TW⟨T⟩[627] N SHQQ NS=F ꜥN
(x+8.4) M ꜥ⟨R⟩.T IW IR.TY=FY[628] M DB⟨N⟩⟨=F⟩ IW ḎBꜥ.W=F ꜥNN PḎ.T MḪ M ḎR.T=F IW=F ꜥḤꜣ IM=S(T) IW? ⸢. . .⸣T? SWNW=F[629] M ḎR.T=F

(x+7.11) Spruch zur Beschwörung (des)[630]
(x+7.12) *shqq*, der aus (dem) Himmel herauskommt/herausgekommen ist, dessen Auge ⟨in⟩ seiner Stirn[631] ist, ⟨dessen Zunge⟩
(x+7.13) in seinem Hintern[632] ist. Er i[ß]t von Nahrung, worin (das) Bedürfnis (der) Menschen besteht.[633]
(x+7.14) [Vor] ihm fürchten sich ⟨(die) in⟩ (der) Nekropole.
(x+8.1) Sein rechter Arm kreuzt seinen Oberarm:[634]

---

[624] Ohne Determinativ geschrieben, falls man das folgende *ḥr* nicht als Verschreibung für ein Determinativ ansehen will.

[625] Zu Beginn der Zeile ist das Determinativ der laufenden Beinchen zu *iy* wiederholt.

[626] Von hier an ist die Art der roten Tinte anders: Sie geht jetzt mehr ins Violette.

[627] Zu möglichen Gründen für die auffällige Determinierung mit der Buchrolle (so nur noch einmal in x+15.11) vgl. unsere Bemerkung S. 43 Fn. 76.

[628] Das *f* ist recht klein.

[629] So, als feminines Wort, mit HANNIG: *HandWb* S. 733 links und gegen *Wb* III S. 427,5 f. Die Schreibung dürfte von der des Wortes *swnw* »Arzt« beeinflußt sein.

[630] Nur die Athener Version hat diese Einleitung.

[631] *dbn* ist konkret die »Stirn«. Eine Stelle in der Geschichte über Re, Anat und Seth in P. Chester Beatty VII vs. 1.7 beschreibt diese Region am Kopf als *nꜣ ꜥ inḥ.w n ir.ty=fy* »die Regionen seiner beiden Augenbrauen«.

[632] Eine Übersetzung von *ꜥr.t* als »Arsch« mutet uns unpassend extrem an. Zwar handelt es sich bei *ꜥr.t* um einen nicht-medizinischen Terminus, aber ein Schimpfwort (so noch STÖRK in: *LÄ* V, Sp. 635 mit Anm. 7) ist es nicht (GRUNERT, *GM* 221 [2009] S. 37–39; ALTENMÜLLER in: *Fs. Grunert*, S. 20). In diesem Zusammenhang ist überdies zu bedenken, daß *ꜥr.t* im Totenbuch in den Sprüchen 10 bzw. 48 für den Hintern des vergöttlichten Toten verwendet wird.

[633] Der Dämon scheint sich von Exkrementen zu ernähren, was bei Dämonen durchaus auch sonst zu belegen ist; s. die Verweise bei KOENIG, *BIFAO* 79 (1979) S. 112 und FRANDSEN in: KOUSOULIS (Hg.): *Demonology*, S. 25–62; s. ferner P. Hearst 7.4–6 = H 85 (*ꜣbḏw*-Fisch zusammen mit *ḥs* »Kot«). Zur Art des hier verwendeten Euphemismus vgl. MORENZ, *GM* 160 (1997) S. 63 ff., der Passagen aus den Sargtexten behandelt; auf S. 63 Anm. 7 verweist er auf die Londoner Version unseres Spruches.

[634] Bezüglich der Armhaltung gehen die Varianten auseinander. Nimmt man aber die Vignette der Leipziger Version als Basis, dann kreuzt der rechte Arm vorne die Stirn des Dämons, der linke wird schräg nach unten gehalten. Zur Wiedergabe des ägyptischen Verbs *ḏꜣi* mit »kreuzen« vgl. *ḏꜣi* »kreuzen« (= mit dem Schiff über den Fluß fahren) (*Wb* V S. 511 ff.) >

»Djubeschet[635] (ist der) Name deiner Mutter, Djaithesmimi (ist der) Name deines Vaters.[636] Bist du gekommen,

(x+8.2) um[637] auf N.N., den N.N. geboren hat, hinabzusteigen,[638] der (du) herausgekommen bist aus deinem Leichnam?[639] Deine beiden Arme (seien) fern, du *hhn*,[640] der keine Haare hat![641] Bist du gekom-

(x+8.3) men ⟨gegen⟩ N.N., den N.N. geboren hat, der auf (dem) Bett ist? Ihre[642] Arme (sind) hinter (dem) Schrein.«[643]

»ausstrecken«, »entgegenstrecken« (*Wb* V S. 514,4–13) > »bedrängen«, »behindern« (*Wb* V S. 514 f.) sowie *ḏꜣ* »Durchkreuzung« (jemandes Weg) (*Wb* V S. 515,5). Es wird demnach – und das zeigt auch die Darstellung auf dem Leipziger Ostrakon – eine quergerichtete Haltung bzw. Bewegung gemeint sein. Darin kann sich auch eine besondere Stärke im Kampf ausdrücken, wie *Urk.* VI 107,19 f. zeigt, wo *ḏꜣi-ꜥ* mit *pꜣ nty nḫt ḏr.t=f ḫr nꜣy=f ḫꜥ.w n ꜥḥꜣ* »der, dessen Hand mit seinen Kampfeswaffen stark ist« erklärt wird. Ansonsten ist Min wegen seines angewinkelt erhobenen Arms gerne *ḏꜣi-ꜥ* (vgl. *LGG* VII S. 585a–b).

635 Erst hier beginnt der eigentliche Spruch. Die vorangehende Beschreibung des Dämons stellt eine Erweiterung des Spruchtitels dar. Der Anfang des Spruches wird durch den Wechsel zur zweiten Person markiert.

636 Der Athener Papyrus vertauscht die Namen von Mutter und Vater; die anderen Handschriften sind sich in ihrer Zuweisung einig. Die Graphie dieser fremdländischen Namen divergiert wohl infolge mangelnder Vertrautheit auf Seiten der ägyptischen Kopisten beträchtlich (vgl. unten zur Interpretation von Natur und Provenienz des *shqq*). Name von Vater und Mutter eines Dämons sind *ad libitum* einsetzbar nach P. BM EA 10059 IX.5 = L 38 (Leitz: *Magical and Medical Papyri* S. 68 Anm. 159 und Taf. 34); allgemein zum Thema Borghouts, *OMRO* 51 (1951) S. 135 (314).

637 Die gleiche Frage findet sich auch in x+8.2 f. und schon in x+5.5 (s. dort).

638 »Auf« (*ḥr*) oder »zu/gegen (*r*) N.N. hinabsteigen« bedeutet den Angriff seitens des Dämons bzw. der Krankheit gegen den Körper des Patienten (Koenig, *BIFAO* 99 [1999] S. 267 [t.]; Gutbub: *Textes fondamentaux de Kom Ombo* S. 242). Als Variante begegnet auch gern das Verbum *dgs* »betreten« wie in P. Leiden I 343 + I 345 rt. 4.8–9 = vs. 7.4. Ein weiterer Beleg findet sich in einem Anruf an alle potentiellen Feinde der Mutemheb auf dem von M. Étienne und Y. Koenig zu edierenden P. Louvre E 32308 2 (abgebildet in Étienne: *Heka* S. 59 Cat. 159).

639 Das Herauskommen aus dem Leichnam ist als eindeutiger Hinweis auf die Natur des Dämons zu werten; es handelt sich bei ihm um einen sehr speziellen Totengeist oder Wiedergänger, was auch aus den Varianten hervorgeht, die u. a. die Zerstörung seines Grabes androhen.

640 Dieser Anruf, den keiner der übrigen Textzeugen bietet, ist schwierig zu deuten. Die Determinierung deutet auf die Wurzel *hnn* »neigen; beugen« (*Wb* II S. 494 f.). Ist also »Geneigter« oder »sich Beugender« zu verstehen?

641 Die nur hier explizit erwähnte Haarlosigkeit bestätigt weitgehend die Vignette des Dämons auf dem Leipziger Ostrakon, das nur ein kleines Haarbüschel auf seinem Schädel zeigt; direkt angesprochene Dämonen mit fehlenden Körperteilen z. B. in P. Genf MAH 15274 rt. 5.7–6.2.

642 Der Bezug des femininen singularischen Suffixes *=s* bleibt uns unklar. Sollte etwa die Mutter des N.N. gemeint sein?

643 Dazu, daß sich hinter dem »Schrein« (*kꜣr*) nichts anderes als der Schädel des Schläfers

REZITATION ÜBER EIN BIL⟨D⟩ (DES) SHQQ, DESSEN ZUNGE VERKEHRT[644] (x+8.4) IM HI⟨NT⟩ERN IST, INDEM SEINE BEIDEN AUGEN IN ⟨SEINER⟩ STI⟨RN⟩ SIND, INDEM SEINE FINGER VERKEHRT SIND, EIN BOGEN VON FLACHS IN SEINER HAND,[645] INDEM ER MIT IHM KÄMPFT, INDEM(?) ER(?) SEINEN PFEIL IN SEINER HAND [HÄL]T(?).

HOCH[646] hat den Dämonennamen *shqq* sicher zu Unrecht mit dem semitischen oder kanaanäischen Lexikon verbunden und leitet den Namen von der Wurzel *hgg* ab, vokalisiert gar als **Šahaqiqu*, was HOCH als »The Growler(?)« übersetzt. QUACK[647] erwägt dagegen eine Ableitung vom ägyptischen Verb *hq* »aufbrechen(?)«.[648]

Uns erscheint es dagegen sinnvoll, insbesondere die sog. »chapitres supplémentaires« des Totenbuches (Totenbuch Sprüche 163–165) heranzuziehen, wenn es um die Provenienz des Dämons geht. In Totenbuch Spruch 163 erscheint u. a. in zwar unterschiedlichster Graphie, aber mit weitestgehend normierter Phonemfolge, ein nubisches Toponym, das je nach Handschrift so lautet:[649]

- *shqqrp*[650]
- *shqrgn*[651]
- *snhqrh*[652]

Auch die Namen von Mutter und Vater des *shqq* – schon die Tatsache ihrer Nennung ist nicht die Regel bei Dämonen – muten nicht semitisch an, so daß eher im nubischen Sprachmaterial Ausschau gehalten werden sollte. Dazu kommt die Herkunftsangabe in P. BM EA 10731 vs. 2–3 und O. Leipzig ÄMUL Inv.-Nr. 5251 rt. 4, wonach der Dämon »im südlichen Himmel verborgen« sei. Das deutet doch eher auf Nubien als Ursprungsland.

Vielleicht ist der *shqq* ein Alp oder Wiedergänger, der aus Xenophobie resultiert, speziell aus der Angst der Ägypter vor den Nubiern und ihrer Magie.[653]

---

verbirgt und hinter den »Armen« nichts anderes als die häufig in Gestalt zweier menschlicher Hände ausgestaltete Kopfstütze, s. FISCHER-ELFERT: *Magika Hieratika* S. 240 f.

[644] Mit der verdrehten Zunge (*ns pnꜥ*) in x+3.8 hat unsere Stelle schwerlich etwas zu tun. Hier geht es doch sicherlich um die deplazierte Position der Zunge im Hintern.

[645] Die verkehrten Finger erwähnt keine der übrigen Varianten. Sie sollen den Dämon ebenso als ohnmächtigen Bösewicht charakterisieren, wie der Bogen aus Flachs, eine wirkungslose Waffe.

[646] HOCH: *Semitic Words* S. 266 f. Nr. 377.

[647] QUACK, *ZDMG* 146 (1996) S. 511 zu Nr. 377.

[648] Vgl. *Wb d. mediz. Texte* S. 573 f.

[649] Weitere Schreibungen finden sich z. B. bei VERHOEVEN: *Totenbuch der Iahtesnacht* Bd. 1 S. 332, Bd. 2 S. 137*; BURKARD in: *Liebieghaus – Ägyptische Bildwerke* Bd. 3, S. 281 Abb. 62,6 und S. 282 f.; MOSHER, *JARCE* 29 (1992) S. 165 f. Anm. 79 und S. 166 Anm. 81. Vgl. jetzt ZIBELIUS-CHEN, *LingAeg* 13 (2005) S. 189 ff. und besonders WÜTHRICH: *Chapitres supplémentaires* I S. 90–93 und II S. 45.

[650] CAMINOS, *JEA* 68 (1982) S. 151 Fig. 4; Taf. XVI,1.

[651] P. Marseille 291 Kol. D77 Z. 3, ed. VERHOEVEN: *Totenbuch des Nespasefy* Phototaf. 52, Umschrifttaf. 69.

[652] P. Turin 1791, ed. LEPSIUS: *Todtenbuch* Taf. LXXVII Z. 2.

Aus den nachfolgenden Sprüchen des Athener magischen Papyrus, die allesamt mit *ky rȝ* »Anderer Spruch« eingeleitet und also thematisch mit dem vorliegenden Text zusammengehören, wird deutlich, daß der *shqq*-Dämon nachts herumspukt. Dann muß auch die Angabe, daß der Patient auf dem Bett liegt (x+8.3), eine Angabe, die von allen Varianten nur der Athener Papyrus macht, speziell auf die Nacht und nicht allgemein auf ein Krankenlager zu beziehen sein.

Erwähnenswert erscheint uns, daß im Spruch in der dritten Person über den zu Schützenden gesprochen wird (x+8.3). Aus dieser in magisch-medizinischen Texten ja durchaus normalen Perspektive ergibt sich, daß der Betroffene nicht selbst zu seinen eigenen Gunsten den Spruch rezitieren und die vorgeschriebene Handlung ausführte. Da es uns andererseits undenkbar erscheint, daß ein Zauberer *jeden* Abend für *jeden* Menschen in seinem Ort dieses Ritual ausführte, muß seine Anwendung auf bestimmte Personen oder Gelegenheiten beschränkt geblieben sein. Solch eine Situation kann natürlich eine schwere Krankheit sein, die es geraten erscheinen läßt, den Patienten zusätzlich durch Sprüche und Handlungen während der Nacht zu schützen. Insofern wäre ein inhaltlicher Zusammenhang mit dem vorangehenden Teil des Athener magischen Papyrus gegeben.

Uns erscheint aber noch eine andere spezifische Verwendungssituation denkbar, die wir freilich hier nur zur Diskussion stellen können, da sie momentan nicht beweisbar ist. Das in dem Spruch beschriebene Aussehen des insgesamt anthropomorph gedachten *shqq* und sein Verhalten stehen doch sichtlich im Gegensatz zu »normalen« Menschen: Einzelne Körperteile befinden sich an der falschen Stelle (x+7.12 f.), sind verdreht (x+8.1 und 4) oder fehlen (x+8.2), der Dämon ernährt sich von Kot (x+7.13), kommt aus seinem Leichnam (x+8.2) etc. Damit erinnert er an das Thema der funerären Abscheusprüche.[654] Der *shqq* erscheint geradezu als die Personifikation des Verkehrten, was freilich ein allgemein auf Dämonen zutreffendes Charakteristikum ist.[655] Ferner wird gesagt, daß sich vor ihm die in der Nekropole fürchten (x+7.14), also die Toten. Auch seine Herkunft aus einem Leichnam (x+8.2) deutet auf einen Zusammenhang mit dem Tod. Kommen also der vorliegende Text und die dazugehörige Ritualhandlung etwa speziell dann zum Einsatz, wenn jemand gestorben war? Da es, wie der schon angesprochene Gesamtzusammenhang zeigt, um den Schutz während der Nacht geht, kann der in x+8.2 und x+8.3 erwähnte Patient freilich nicht selbst der Verstorbene sein, der etwa davor bewahrt werden sollte, vom *shqq* dazu gezwungen zu werden, verkehrt zu »leben«. Vielmehr muß der Zweck des Textes sein, die Überlebenden zu schützen. Bedenkt man, daß nach ägyptischer Vorstellung der Schläfer aber dem Bereich des Todes besonders nahe ist[656] und der Tod selbst wie ein feindliches Wesen verstanden wurde,[657] dann mußte der Tod eines Mitmenschen signalisieren, daß der Schutz gegen böse Wesen löchrig geworden war und folglich erneuert werden mußte.

[653] Dazu vgl. KOENIG, *RdE* 38 (1987), S. 105–110 und ZIBELIUS-CHEN, K., *LingAeg* 13 (2005) S. 182 mit Fn. 7. Vgl. auch THISSEN in: *Gs. Behrens*, S. 377 ff.

[654] Vgl. den *iȝȝw* in Sargtextspruch 698 (= *CT* VI 332). Auch er hat die Zunge am Hintern und trinkt Urin (s. FRANDSEN, *GM* 179 [2000] S. 9 ff. und speziell S. 18 zu diesem Spruch).

[655] FRANDSEN in: KOUSOULIS (Hg.): *Demonology*, S. 25 ff.

[656] SCHLICHTING in: *LÄ* V, Sp. 642 f.

[657] Vgl. ZANDEE: *Death as an Enemy*.

Auch bei diesem Deutungsansatz läge jedenfalls ein Zusammenhang mit den vorangehenden Sprüchen gegen verschiedene Krankheiten vor, indem ein Mittel für den Fall an die Hand gegeben würde, daß ein Patient stirbt.

Anderer Spruch für die Nacht samt Handlungsanweisung (x+8.5)

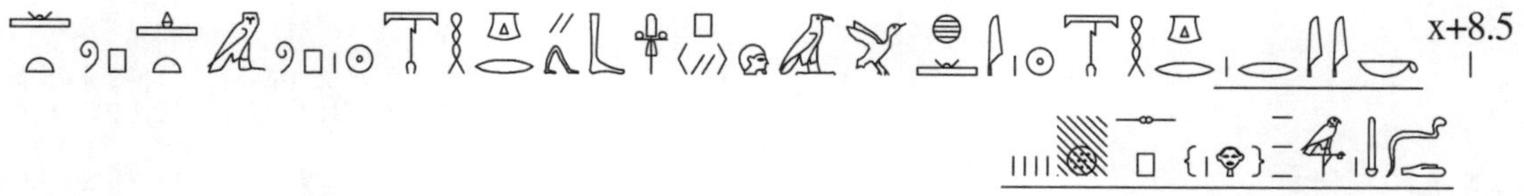

(x+8.5) KY Rꜣ *grḥ ỉḫ pꜣ dp⟨y⟩ ꜣby grḥ pw m ḥtp.t*[658] ḎD MD.W {ḤR}[659] SP 4

(x+8.5) ANDERER SPRUCH (der[?]) Nacht:[660]
Was (ist) der Erst⟨e⟩? Es ist (der), der (die) Nacht in Frieden beendet.
REZITATION {ÜBER} VIERMAL.

Sicher an diesem kurzen Spruch ist der Anwendungszeitpunkt, die Nacht. Sie wird am Anfang des Textes und weiter hinten ausdrücklich genannt. Am wahrscheinlichsten dürfte es daher sein, in dem »Ersten« den Sonnengott zu sehen, der bei seinem Aufgang am Morgen »(die) Nacht in Frieden beendet«. Zugleich erinnert die Phrase »in Frieden« (*m ḥtp.t*) an die Morgenlieder, in denen »in Frieden« (*m ḥtp*) als Refrain vorkommt.[661] Auf jeden Fall scheint das spezielle Anliegen dieses Textes zu sein, die Endphase der Nacht mit dem Übergang zum neuen Tag in Analogie zum Sonnenlauf zu setzen und auf diese Weise zu sichern. Da wir sonst keinen Hinweis auf irgendeine Einschränkung der Verwendungssituation des Spruches haben, könnte ein allgemeiner und jederzeit anwendbarer Schutzzauber vorliegen. Die laut Handlungsanweisung viermalige Rezitation zielt dabei wohl auf einen umfassenden *räumlichen* Schutz.[662]

Unklar bleibt uns allerdings, wer eigentlich den Spruch anwenden soll: jeder Mensch, wenn er sich zu Bett legt? Jeder, der nachts aufwacht?

Aus medizinischer Sicht kann man vielleicht darauf hinweisen, daß sich während des Schlafes Phasen unterschiedlicher Traumintensität abwechseln. Eine besondere Rolle spielen die REM-Phasen (rapid eye movement), in denen der Schläfer besonders plastisch und bildbezogen sowie unter stärkerer Ich-Beteiligung träumt.[663] Da dem

[658] Das feminine *ḥtp.t* »Friede« ist ein seltenes Wort (*Wb* III S. 194,10; HANNIG: *HandWb* S. 613).

[659] Derselbe Fehler ist dem Schreiber in x+12.7 unterlaufen.

[660] Da *rꜣ* »Spruch« im Titel für gewöhnlich mit einem indirekten Genitiv konstruiert wird, ist die entsprechende Verknüpfung mit dem folgenden *grḥ* unsicher.

[661] Vgl. LEITZ: *Tempelinschriften* S. 22 ff.

[662] Vgl. die vier Ecken eines Hauses, die vier Himmelsrichtungen usw. (SETHE: *Zahlen* S. 31–33).

[663] ZGOLL: *Traum und Welterleben* S. 507. Vgl. überhaupt im ganzen Abschnitt S. 505–521 die zahlreichen Hinweise auf die intensiv herangezogene medizinische Fachliteratur zu Themen und Theorien der modernen Traumforschung.

Aufwachen eine REM-Phase vorangeht, muß den Traumerlebnissen vor dem Aufwachen, an die der Schläfer sich ja besser erinnern kann, besondere Beachtung geschenkt worden sein. Da man dachte, diese Erlebnisse kämen von außen, lag es nahe, den Schläfer vor negativen Einflüssen zu schützen.

Anderer Spruch für die Nacht (x+8.5–7)

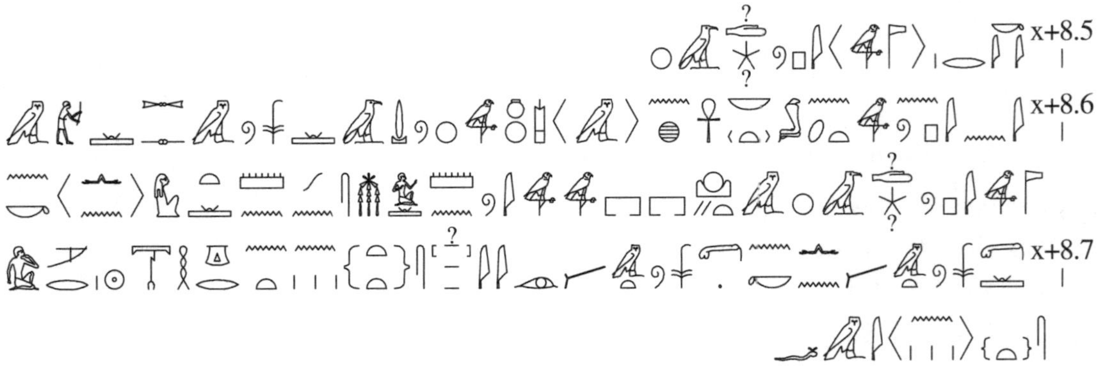

(x+8.5) *ky rꜣ* ⟨*nṯr*⟩[664] *ỉpw*[665] *dwꜣ*⟨*y*⟩*?*[666]
(x+8.6) *ỉn ỉnpw n.t nb*⟨*.t*⟩ *ꜥnḫ* ⟨*m*⟩ *ỉwnw wḏꜣ-sw m ṯs m nṯr ỉpw dwꜣ*⟨*y*⟩*? m ꜣḫ.ty ỉw mn ms.n mn.t* ⟨*nn*⟩ *nk*
(x+8.7) [667] *-sw mwt nn nk-sw mwt*⟨*.t*⟩ *ỉry{⸢.w?⸣}=s{tt}n n.t*[668] *grḥ mr=s{t}*⟨*n*⟩[669] *ỉm=f*

(x+8.5) Anderer Spruch:
Dieser morgen⟨dliche⟩(?) ⟨Gott⟩,[670]
(x+8.6) es sind Anubis[671] (und) Neith, (die) Herr⟨in⟩ des Lebens ⟨in⟩ Heliopolis,[672] die

[664] Zur Ergänzung vgl. Z. 6.

[665] Die Schreibung *ỉpw* für den Singular *pw* hier und in der nächsten Zeile ist genauso auffällig wie die Verwendung des Wortes noch als Demonstrativum. Zur Schreibung läßt sich auf Edel: *Altäg. Gr.* § 183, zum Gebrauch auf § 188–191 verweisen.

[666] Die Schreibung ist weder hier noch in Z. 6 in Ordnung, unsere Lesung daher nicht sicher. Vor allem macht uns die vermutete Ligatur der ersten beiden Zeichen hier (weniger in x+8.6) Schwierigkeiten.

[667] Zu Beginn der Zeile steht das Phallusdeterminativ von *nk* aus der vorigen Zeile.

[668] Wohl für graphisch ähnliches *m*; vgl. x+7.8.

[669] Zur Schreibung vgl. x+16.11 und Erman: *Neuäg. Gr.* § 79.

[670] Zum »morgendlichen Gott« (*nṯr dwꜣy*) und seiner Konstellation mit Anubis (beachte die nächste Zeile) vgl. immerhin Pyramidentexte Spruch 536 § 1295a. Danach soll der Tote auf Befehl des Anubis als »Morgengott« = Morgenstern oder Venus »hinabsteigen«; vgl. Krauss: *Astronomische Konzepte* S. 216–234.

[671] Anubis, der in der vorhellenistischen Magie keine bedeutende Rolle zu spielen scheint, kommt immerhin im P. BM EA 10059 VII.9 = L 34 in einem Anruf gegen *šꜣrw* »Nachtblindheit(?)«, die auf *mwt.w* »Tote« = »Wiedergänger« zurückgeführt wird, vor (Leitz: *Magical and Medical Papyri* Taf. 32). Leitz op. cit. S. 64 vermutet, daß die gute Nachtsicht des Schakals ihn zum Schutz der Menschen vor Nachtblindheit prädestiniert habe. Dies ist

ihn als diesen morgen⟨dlichen⟩(?) Gott, als Horizontischen durch einen Spruch(?)[673] unversehrt sein lassen,[674] indem (gilt:) N.N., den N.N. geboren hat, ⟨nicht⟩ wird (x+8.7) ihn ein Wiedergänger beschlafen, nicht wird ihn eine Wiedergänger⟨in⟩ beschlafen, wenn sie in(?) (der) Nacht agieren (wollen), in der sie (es) lieben.[675]

Wie im vorigen Spruch wird auch hier der Sonnengott als mythologisches Pendant zum menschlichen Schläfer gesehen, welcher ebenso dank des Schutzes von Anubis und Neith die Nacht gut übersteht und am Osthorizont »aufgeht«, ohne daß ihn Wiedergänger und Alpträume heimsuchen können.[676] Erneut wird besonders der Übergang zum Tag am Ende der Nacht in den Blick genommen (vgl. »morgen⟨dlicher⟩« in x+8.5 und 6 und »Horizontischer« in x+8.6). Mit dem Aufgang des Sonnengottes vollendet sich der Triumph über die Dämonen.

---

die engste uns bekannte Parallele zum Athener Spruch, in dem Anubis ja in Zusammenhang mit der Nacht und der Furcht vor ihr steht.

Andere frühe Vorkommen des Anubis in der Magie schließen ein: Anubis bewahrt vor einem Abort (P. BM EA 10059 X.1 = L 42; LEITZ: *Magical and Medical Papyri* Taf. 35); der Magier identifiziert sich mit ihm (P. BM EA 10059 IX.7 und 8 = L 39; ibid. Taf. 34); Anubis wird innerhalb einer Götterbedrohung in ein Hundefell gesteckt (P. Chester Beatty V vs. 5.10–6.1 und die Parallele P. DeM I vs. 8.5).

672 Diese Form der Neith ist bei EL-SAYED: *Neith* nicht nachgewiesen. Zu Neith in Heliopolis können wir nur auf einen Uschebti aus der Spätzeit verweisen, der *LGG* III S. 538c zitiert wird (*nw.t m ỉwnw*). Vergleiche außerdem Darstellungen der Neith in einer Grabkammer eines Mnevis-Stieres aus der Zeit Ramses' VII, den RAUE: *Heliopolis und das Haus des Re* S. 385 erwähnt. Immerhin ist Neith als Totengöttin – im vorliegenden Spruch zusammen mit Anubis! – anderweitig belegt (BONNET: *RÄRG* S. 516 f.), so daß wir keinen zwingenden Grund dafür sehen, *n.t* »Neith« hier als Verschreibung für *nw.t* »Nut« aufzufassen. Diese würde als Mutter des Sonnengottes und Totengöttin an unserer Stelle natürlich gut passen. Aber einen sicheren Beleg für die geschilderte Art der Verschreibung konnten wir nicht finden (vgl. immerhin zu Neith in x+6.12 im abschließenden Kommentar zum Spruch x+6.7–13 auf S. 136).

673 Zu *ṯs* »Ausspruch« u. ä. in magischen Texten s. RITNER: *Mechanics* S. 46 f.

674 Entweder man akzeptiert bereits hier eine transitive Bedeutung von *wḏꜣ* (laut *Wb* I S. 401,2 bisher erst aus der griechischen Zeit belegt), oder man muß den Text zu ⟨*s*⟩*wḏꜣ* korrigieren.

675 Die Formulierung mit *mrỉ* »lieben« dürfte einem üblichen Sprachgebrauch zur Schilderung von Geschlechtsverkehr entsprechen. Im Mythos von der göttlichen Geburt des Königs heißt es etwa in Szene IV der Luksor-Version: *m-ḫt nn ỉr.t.n ḥm n nṯr pn mr.t.n=f nb(.t) ḥnꜥ=s* »nachdem die Majestät dieses Gottes dies alles, was er wollte, mit ihr getan hatte« (BRUNNER: *Geburt des Gottkönigs* S. 46, 53 f. und Taf. 4). Ganz ähnlich ist auch die Formulierung in der Erzählung um Pepi II und seinen General Sisene (P. Chassinat I x+3.x+9): *ḫr m-ḫt jr{.t} ḥm=f mr⟨.t⟩.n=f ḫr=f* »Nachdem Seine Majestät bei ihm gemacht hatte, was er wünschte« (vgl. POSENER *RdE* 11 [1957] S. 130 f. Anm. 9) oder in der Ersten Setneerzählung 5.9, 5.19, 5.23 und 5.25 *ỉr pꜣ nty mr=k s ỉrm=ỉ* »das mit mir tun, was du willst«, wobei *mr* in 5.9 und 5.19 das Phallusdeterminativ bei sich hat.

676 Vergleiche noch den »früh morgens« über die Heilung des Patienten informierten Gott in P. Leiden I 343 + I 345 rt. 5.12–13.

Da dem Text keine Handlungsanweisung beigefügt ist, gehen wir davon aus, daß es sich um einen Amulett-Text handelt. Auch die Bezugnahme auf den zu Schützenden in der dritten Person (x+8.6) würde dazu passen, stellt allerdings keine notwendige Voraussetzung dafür dar.

Medizinisch gesehen ergibt sich aus dem vorliegenden Spruch gegenüber dem vorangehenden nichts Neues. Wir möchten aber die ausdrückliche Erwähnung der Incubusversuche der Dämonen während der Nacht (x+8.7)[677] – und das dürfte nach dem zum vorigen Spruch Ausgeführten bedeuten: während der REM-Phasen – zum Anlaß nehmen, die Frage aufzuwerfen, ob es denkbar ist, daß zumindest einer der Gründe, warum sich die Ägypter das Eindringen der dämonischen Krankheitsstoffe ausgerechnet per Incubus vorstellten (und nicht z. B. als krankmachende Luft), darin zu suchen ist, daß in den REM-Phasen Erektionen des Schläfers häufig sind. Leitete man womöglich aus dieser Beobachtung die Vorstellung ab, die Dämonen würden sich während dieser Zeit in der Nacht genauso verhalten?

Anderer Spruch (x+8.7–8)

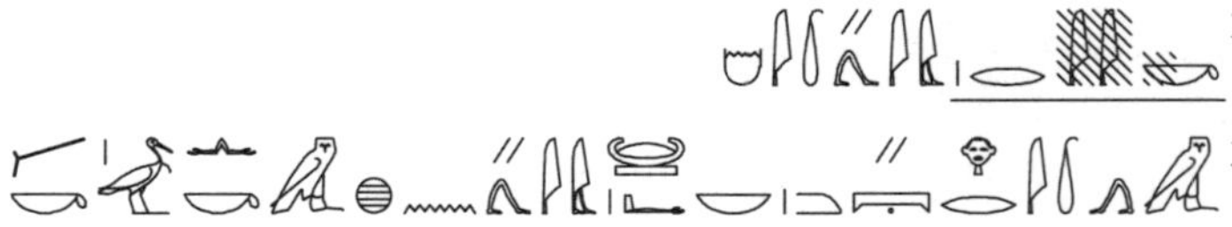
x+8.7

x+8.8

(x+8.7) KY Rꜣ ꞽy.tꞽ ḥ-
(x+8.8) -m.tꞽ ⟨r-?⟩ḥry gs nb wḥꜥ ꞽy n ḫm=k bꜣ=k

(x+8.7) ANDERER SPRUCH:
Willkommen,[678] (aber) mögest du
(x+8.8) zurückweichen[679] ⟨nach(?)⟩ oben (von) jeder Seite! Halt,[680] der (du) wegen deiner Unkenntnis deines Bas[681] gekommen bist / kommst.[682]

---

[677] Vgl. WESTENDORF: *Handbuch der Medizin* S. 366 bb2.

[678] Unserer Meinung nach läßt sich das initiale Pseudopartizip nur als der normale Willkommensgruß erklären, der als Anruf an einen Dämon aber ungewöhnlich erscheint; GRAPOW: *Wie die Ägypter sich anredeten* III S. 108–112 bietet nichts Vergleichbares. Vielleicht ist die Begrüßung ironisch im Sinne von »Komm nur her!« zu verstehen?

[679] *ḥm.tꞽ* ist eine häufige Aufforderung an den Dämon kehrtzumachen.

[680] Zur Übersetzung vgl. *Wb* I S. 349,5–10. Zu *wꜣḥ* verschrieben dürfte dasselbe Wort in P. Leiden I 348 vs. 12.7 vorliegen; s. BORGHOUTS, *OMRO* 51 (1971) S. 157 (378). Außerdem scheint es uns in einer noch weiter verderbten Schreibung in x+9.4 des Athener Papyrus vorzukommen, wo wir »nachlassen(?)« übersetzen.
J. F. Quack schlägt fragend vor, die ganze Stelle von *ḥry* an als Bezeichnung des angeredeten Dämons aufzufassen: »Der auf der Seite ist, der Herr des Ablassens«. Da aber bei keinem Wort ein Gottes- oder Feinddeterminativ steht und weil auch *LGG* V keine entsprechende Götterbezeichnung nachweisen kann, nehmen wir hier lieber keine Namen an.

[681] Auch wenn uns der eigentliche Sinn des Satzes entgeht, ist anhand des Possessivpronomens

Erneut haben wir es mit einem recht kurzen Spruch zu tun. Da er mit »Anderer Spruch« (x+8.7) eingeleitet wird, muß er also wie die vorangehenden dem Schutz eines Schlafenden in der Nacht dienen. Allerdings wird jetzt ganz anders vorgegangen: Der Dämon wird knapp begrüßt (x+8.7), aber wegen seiner Unkenntnis seines Bas wieder weggeschickt (x+8.7 f.). Nicht eine Analogie zum Sonnengott, für den andere Gottheiten Schutz ausüben, wird ins Feld geführt, sondern eine Unzulänglichkeit des Dämons selbst. Diese besteht eben darin, daß er seinen Ba nicht kennt (x+8.8). Wir sehen in dieser Aussage eine Art Definition dessen, was einen Wiedergänger (ägyptisch *mwt* »Toter«) ausmacht: Im Falle eines Toten, der nicht korrekt bestattet worden ist, fehlt seinem Ba die Möglichkeit, zum Leichnam des Toten in sein Grab zurückzukehren und ihn zu versorgen.[683] Die daraus resultierende Trennung von Ba und Leichnam des Toten bewirkt, daß der Tote seinen Ba nicht mehr kennt und nun offenbar seinerseits suchend unter den Lebenden herumspukt.[684]

Da eine Handlungsanweisung fehlt, dürfte es sich wieder um einen Amulett-Text handeln, auch wenn der Spruch dem Schlafenden, der geschützt werden soll, quasi in den Mund gelegt ist.

Für eine medizinische Deutung sehen wir hier keine neuen Ansatzpunkte, allerdings wird noch einmal deutlich, daß sich die Ägypter Nachtmahre als von außen in den Schläfer eindringende Dämonen vorstellen (x+8.7 f.).

---

deutlich, daß es sich um den Ba des Dämons handelt, der in einem solchen Fall stets gleichbedeutend mit einem Wiedergänger ist; reiches Material dazu bei BORGHOUTS op. cit. S. 178 (437) und KOENIG, *BIFAO* 79 (1979) S. 110 f. (f).

[682] Oder: »Kehre wegen deiner Unkenntnis deines Bas heim, der (du) gekommen bist / kommst!«

[683] Vgl. etwa die bekannte Vignette aus dem Totenbuch des *nb-qd* (abgebildet beispielsweise bei NAVILLE: *Todtenbuch* I S. IV und BONNET: *RÄRG* S. 76); allgemein s. ŽABKAR in: *LÄ* I, Sp. 589 f.

[684] Vgl. noch die *ỉḫm.w-rn=sn* »die ihren Namen nicht kennen« in *CT* VII 492e, vor denen die Ärzte den Verstorbenen schützen (*LGG* V S. 736a).

VI. Gegen Dämonen (x+8.8–13.9)

Mit x+8.8 begint der längste zusammenhängende Abschnitt des Athener Papyrus. Nach hinten hin zunehmende Beschädigungen des Papyrus machen es schwierig, das Ende präzise abzugrenzen. Doch der Text bis wenigstens x+13.3, eher sogar bis x+13.9, gehört zusammen.

Gegenstand des Abschnittes ist ein ausführliches Ritual wohl für einen Komapatienten. Im Zentrum der magisch-medizinischen Bemühungen stehen zwei unterschiedliche Mittel, nämlich erstens die Namen »fähiger Geister« (*ꜣḫ.w ỉqr.w*),[685] d. h. berühmter und z. T. vergöttlichter Weiser,[686] und zweitens eine Räucherung vermutlich hauptsächlich mit ungeritzten Sykomorenfrüchten.

Der Ablauf des Rituals läßt sich folgendermaßen skizzieren: Es geht los mit der viermaligen Rezitation eines gegen Dämonen gerichteten Spruches, während die Hilfsgeister auf eine Schale gezeichnet und mit Namensbeischriften versehen werden. Mit Honig bestrichen und süßem Bier abgewaschen, entsteht ein Trank, den man dem Patienten einzuflößen versucht. Außerdem werden die Geister auf eine Binde gezeichnet, die dem Patienten um den Kopf gebunden wird. Der Kranke soll rein sein und Sandalen tragen, wenn bei Sonnenuntergang Weihrauch für die Geister dargebracht wird. Danach beräuchert man den Patienten und rezitiert das »Buch der sieben Räuchersteine«. In diesem wird in geradezu hymnischer Sprache bei jeder einzelnen als Räucherstein dienenden Töpferscheibe eine Gottheit angerufen und zum Kampf gegen die Dämonen aktiviert. Nach der von einem weiteren Spruch begleiteten Räucherung wird einem Faserbausch, der wohl beim Einflößen des Heiltrankes verwendet wird, ein eigener Spruch gewidmet. Der nächste, ein Spruch gegen Wiedergänger, dürfte den Abschluß des gesamten Rituals bilden.

Was die mythologische Ebene anbelangt, so steht im Zentrum die Identifikation des Patienten mit dem nächtlichen Sonnengott. Die Geister und Gottheiten, die ihm geholfen haben, sollen nun auch dem menschlichen Kranken hilfreich beistehen. Neben den schon genannten »fähigen Geistern«, die primär dadurch helfen, daß ihre Namen wie ein Amulett verwendet werden, sind es primär Seth als der, welcher am Bug der Sonnenbarke Apophis niederkämpft, Horus und vor allem Thot. Dieser, mit dem sich der Heiler gleichsetzt, ist nicht nur als Gott der Weisheit zum Kampf gegen die Dämonen prädestiniert, sondern ermöglicht zudem überhaupt erst dadurch, daß er die beiden Streitenden Horus und Seth getrennt hat, daß sie, jeder auf seinem Platz, gegen die Dämonen handeln können.

---

[685] Zur Verbindung *ꜣḫ ỉqr* als Selbstbezeichnung der Verstorbenen, der Rituale kennt, schon in autobiographischen Inschriften des Alten Reiches s. KLOTH: *Biographische Inschriften* S. 116–118. Zur Entsprechung von *ỉqr* und akkadischem *lēʾû* und der Übersetzung als »fähig« vgl. EDEL: *Ärzte* S. 54 ff.

[686] LIEVEN, *Mitt. Berliner Gesellschaft für Anthropologie* 25 (2004) S. 54 sieht in den *ꜣḫ.w ỉqr.w n.w rʿ*, den »trefflichen Verklärten des Re«, geradezu »Heilige«.

Die Teile des Rituals sind im einzelnen:

a. Buch vom Abschlachten der Dämonen mit mythischem Präzedenzfall und Skizzierung des Ritualablaufes (x+8.8–10.3). Hierzu treten die folgenden ergänzenden Teile:

b. Betonung der Wirksamkeit der Namen der Geister (x+10.3–6)
c. Namen der Geister (Vignette in Kol. x+10 mit Beischriften)
d. Hymnus über sieben Räuchersteine (x+10.6–11.11)
e. Spruch zur Räucherung (x+11.11–12.3)
f. Spruch nach der Räucherung (x+12.4–7)
g. Spruch vom *ftt*-Faserbausch (x+12.7–13.3)
h. Spruch gegen Wiedergänger (Zugehörigkeit nicht ganz sicher) (x+13.3–9)

All diese Sprüche stehen in engstem kompositorischem Zusammenhang. Im Kap. 13 S. 65 f. haben wir die über Stichworte und inhaltliche Aspekte bewerkstelligten Vor- und Rückverweise behandelt. Ergänzend kann hier noch darauf hingewiesen werden, daß sowohl die *ꜣḫ.w* bzw. *bꜣ.w ỉqr.w* »fähige Verklärte« bzw. »Bas« als auch die *ỉnr.w* »Steine« im Verlaufe der Komposition sprachlich präzisiert werden. In x+10.3 werden die im übrigen magischen Schrifttum allenthalben anzutreffenden *ꜣḫ.w ỉqr.w* nun zusätzlich als *sr.w ꜥꜣy.w* »große Beamte« präsentiert und instrumentalisiert. Und die »Räuchersteine« erfahren eine Präzisierung in x+11.8–9, wo sie endlich als *nḥp.w* »Töpferscheiben« hymnisch angeredet werden. Der Heiler selbst macht auch erst in x+12.4 f. klar, in welcher Rolle er agiert, nämlich in der des Thot, der Horus und Seth voneinander getrennt hat. Dieses Mythem spielte aber schon in den vorangegangenen Anrufungen eine Rolle, indem Seth der beim ersten Stein angerufene Gott ist, Horus der beim sechsten und Thot der beim siebten Stein. Die Argumentation des Zauberers bzw. die Benennung dessen, wen und was er zur Durchführung seines verbalen wie manuellen Ritus benötigt, schreitet so vom Unspezifischen zum Spezifischen voran. Er nähert sich rein sprachlich seinen Requisiten nur allmählich und fällt nicht gleich mit der Tür ins Haus.

Buch zum Abschlachten der Rebellen (Dämonen), zum Schutz gegen Wiedergänger, zum Beseitigen des Schreckens und Abwehren von Dämonen, um das Herz an seinen Platz hinabsteigen zu lassen, samt Handlungsanweisung (x+8.8–10.3)

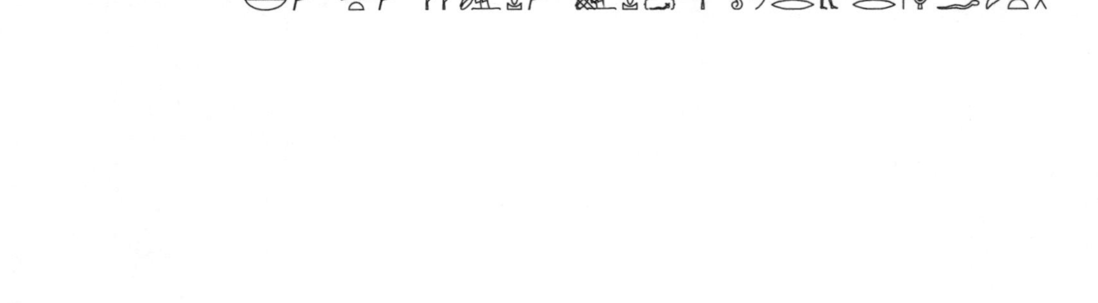

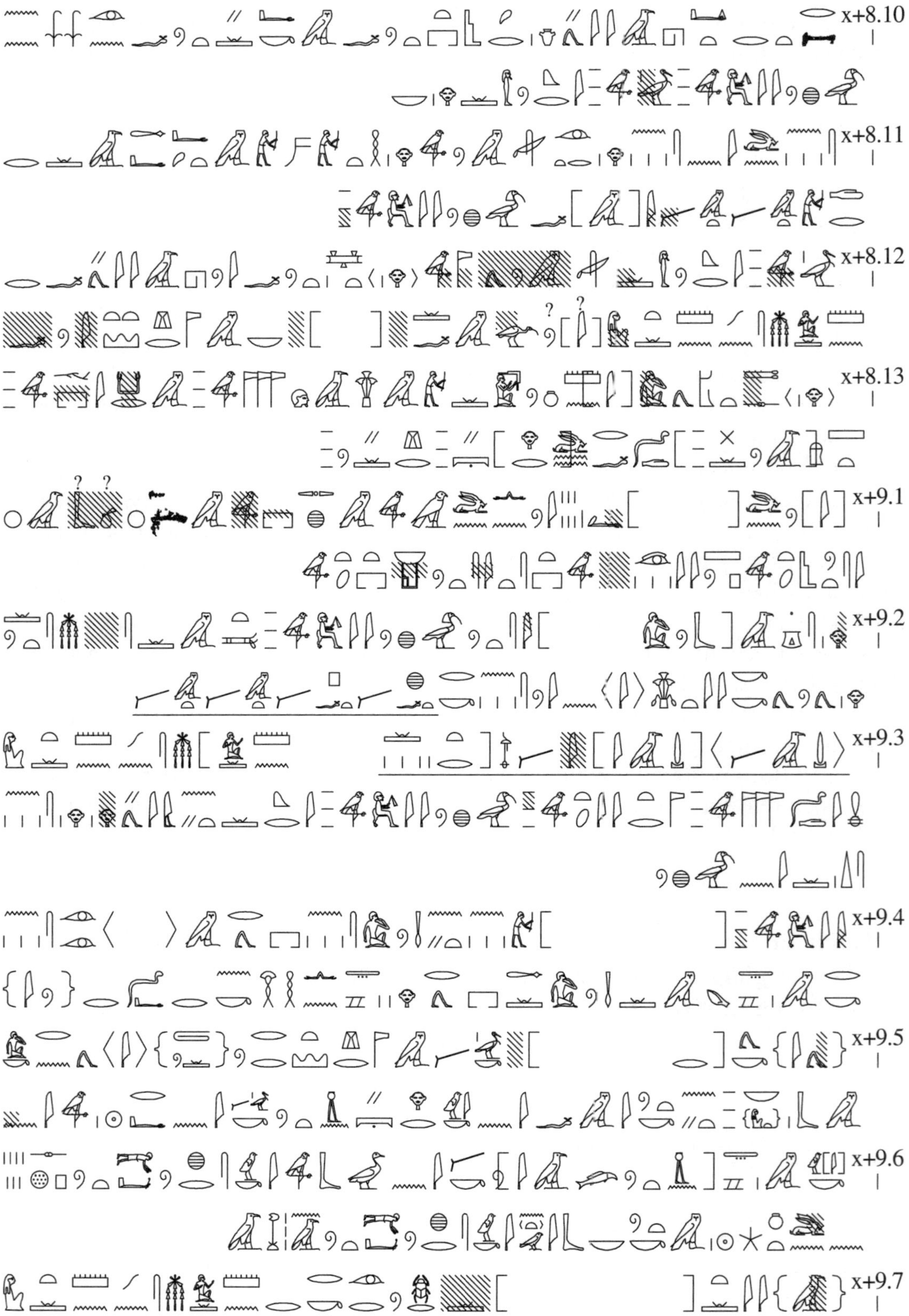
x+8.10
x+8.11
x+8.12
x+8.13
x+9.1
x+9.2
x+9.3
x+9.4
x+9.5
x+9.6
x+9.7

(x+8.8) MḎꜣ.T N.T SMꜣ SBἸW *sẖr ẖft mky ⟨r?⟩*[687] *mwt ⟨nb⟩*
(x+8.9) *mwt⟨.t⟩ nb ḏꜣ nb ḏꜣy nb ꜥq m rw.ty ⟨p⟩r*[688] *m ḥꜥ.w=f ḥr dr nrw ẖsf{=f} ḏꜣ ḏꜣy mwt nb*
(x+8.10) *r. . .*[689] *r di͗.t hꜣy i͗b r s.t.t(w)=f mk.t(w)=f i͗r.n nn ꜣẖwy.w bꜣ.w i͗qr(w) ḥr nb*

---

687 Oder ⟨*m-ꜥ*⟩ zu ergänzen (vgl. *Wb* II S. 160,2 f.).

688 Das Hauszeichen ist einer Quasihaplographie (Ähnlichkeit zum vorangehenden Himmelsdeterminativ) zum Opfer gefallen.

689 Etwa *r ḥry.t* »hinauf«? Alternativ könnte man auch an ein mißratenes *r di͗.t* denken, das vom Schreiber direkt danach nochmals in verbesserter Form geschrieben worden wäre.

(x+8.11) *=sn wn.ỉn=sn ḥr ỉr.t sšmw ḥr ḥ.t m ꜥ.t ꜥꜣ r dr mwt mwt⟨.t⟩ ⸢ỉ⸣[m]⸢=f⸣ ꜣḫwy.⸢w⸣*
(x+8.12) *bꜣ⸢.w⸣ ỉqr(w) ss̆⸢m⸣ nṯr ⟨ḥr⟩ wꜣ.t.t(w)=f ỉw hꜣy=f r mn ms.n mn.t ⸢ỉw? g⸣m=f ⸢.⸣[. .].*[690] *nb m ẖr.t-nṯr ⸢ỉ⸣w⸢=f⸣*
(x+8.13) *⟨ḥr⟩ ⸢ṯs⸣.t [ỉ]⸢m⸣nw⟨.w⟩ m ḥꜣ nṯr.w m kꜣr(ỉ).w št⸢ꜣ⸣[.w] ḏd r=f ⸢wnn⸣ [ḥr]y.w ẖry.w*[691]
(x+9.1) *[ỉ]w wn [. . .] mḥ?*[692] *6 ỉw nn wn ḥr m ḫm m ⸢. . .⸣*[693] *⸢gb?⸣tyw ỉst ꜣs.t špwy ⟨m?⟩ ⸢. . .⸣t=s*[694] *ỉst nb.t-ḥw.t*
(x+9.2) *ḥr sg[b . . .] ⸢ỉ⸣st ꜣḫwy.w tm s⸢. .⸣ms.tw ḥr ỉw ⟨m?⟩ kky.t*[695] *⟨ỉ⟩n ỉw=sn r=k* ḪFT P{T}F MWT MWT⟨.T⟩
(x+9.3) ⟨Ḏꜣ⟩ [Ḏꜣ]⸢Y⸣ ḤMW[.T-Rꜣ . . .[696] *mn] ms.n mn.t mỉ ḏd nṯr.w nṯry.⸢wt⸣ ꜣḫwy.w ỉqr nty ỉy ⸢ḥr⸣ ḥr=sn spd ỉn ꜣḫw-*
(x+9.4) *-⸢y.w⸣ [ỉqr? . . .]=n*[697] *nty ḫrw=sn pr m ⟨p.t?⟩ ỉr.ty=sn r=k m tꜣ sḏm ḫrw ꜥꜣ pr ḥr tꜣ nn wꜣḥ?*[698] *n=k r dꜥr{wỉ}-*

---

[690] Hier sieht man noch den Schwanz z. B. eines *m*, der weit unter das folgende *nb* gezogen ist.

[691] Wahrscheinlich fehlt danach nichts mehr in dieser Zeile.

[692] Unsere Lesung ist deswegen problematisch, weil wir eine im Hieratischen eher ungewöhnliche Schreibung voraussetzen müssen. Denn in der Kursivschrift sieht das Ellenzeichen wie ein normaler ꜥ-Arm aus, was den Schreiber in x+2.1 übrigens dazu verführt hat, *mḥ* als *ꜥ.wy* zu verschreiben. An unserer Stelle steht aber der Arm mit dem angewinkelten Oberarm, der sonst allenfals im hieroglyphischen für »Elle« stehen kann (vgl. GARDINER: *Grammar* § 266, 2 und *Wb* II S. 120). GARDINER: *RAD* S. 23a Anm. a zu Z. 4 hätte allerdings keine Probleme mit dem Zeichen des angewinkelten Armes als Schreibung für »Elle«; vgl. auch die Schreibung des Wortes *rmn* mit dem ꜥ-Arm anstelle des angewinkelten bei GARDINER: *RAD* S. 60 mit Anm. a zu Z. 15.
Alternativ mag man erwägen, daß *rmn* zu lesen ist, das nicht nur als Flächenmaß, sondern auch als zwei verschiedene Längenmaße belegt ist (*Wb* II S. 419,1–3). Leider schließt der Textverlust vor der problematischen Stelle nicht einmal aus, daß nicht doch ein ganz anderes Wort dastand, das mit dem Armzeichen determiniert war. Da eine Zahl folgt und der Kontext offenbar von einem Gott oder einer Götterfigur spricht, scheint uns freilich ein Längenmaß am plausibelsten. Das wird dann die Elle sein (vgl. VITTMANN: *Riesen*).

[693] Zuletzt wohl das Ortsdeterminativ in der zum Kreis reduzierten Form.

[694] Mit Gottes- und Hausdeterminativ (in dieser Reihenfolge). Ob die ungelesenen Zeichen vielleicht ⸢ḥꜣ⸣ + ⸢ꜥꜣ⸣ sind, also eventuell *ḥꜣ.t* »Grab(schacht)« (*Wb* III S. 12,19–21; HANNIG: *HandWb* S. 535 links) vorliegt? Vgl. womöglich auch das jüngere Wort *ḥꜣy.t* »Kapelle« (*Wb* III S. 16,3–5). Die Stelle bleibt uns letztlich unklar. Auch für eine Alternative wie etwa *špwy ⸢ḥr s⸣.t=s* »blind auf ihrem Thron« steht nicht genug da, und man müßte Auslassungen einzelner Zeichen oder Striche annehmen.

[695] Das Determinativ erinnert eher an eine Pflanze als an den Nachthimmel.

[696] Lücke von ca. 2,5 cm.

[697] Das Wort vorher endet mit dem Determinativ des schlagenden Mannes. Das paßt zu einer vom Kontext her zu erwartenden Ergänzung eines Wortes für »schützen«, z. B. *mkỉ*, *ḫwỉ* oder *nḥm*.

[698] Nach unserem Verständnis der Zeichen hat der Schreiber sie in falscher Reihenfolge angeordnet. Allerdings ist eine Umstellung gerade bei dem Zeichen *ḥ* nichts Ungewöhnliches (s. z. B. P. Anastasi I 4.8 [dort sogar mit einem Schrägstrich oberhalb des *ḥ*, der wohl die Vertauschung mit dem anschließenden *s* markieren soll]; s. für weitere Belege GARDINER:

(x+9.5) *-{ỉ}=k*[699] [*r* . . .]⌜.⌝ *bꜣ=k m ḫr.t-nṯr r rw{pḫr}⟨ỉ⟩*[700] *rn=k m b(w) nb{.t}.w*[701] *nty tw=k*[702] *ỉm=f ỉn ỉw=k ḥry*[703] *ỉn.tw bꜣ=k ỉn rꜥ ⌜ỉn⌝*

(x+9.6) [*ỉ*]*w=k m tꜣ* [*ỉn.tw*[704] *ḫꜣỉ*]⌜*w*⌝*=k*[705] *ỉn gb ỉw=k sḫr.tw sp*[706] *7 n wnw.t mtwk*[707] *nb bỉn⟨.t⟩ ỉw=k sḫr.tw*[708] *nꜣ.w ḫꜣ-*

(x+9.7) *-{ꜣ}y.t* [. . .][709] *ḫprw ỉrr=k r mn ms.n mn.t* DD.TW Rꜣ PN SP 4 ḤR=K R ḪFT P{T}F MWT

(x+9.8) [MWT⟨.T⟩] DꜢ DꜢ[Y ḤMW.T-RꜢ][710] Ḥ.T NB BỈN ỈW NN SḎM{.T}=F R[711] PR ḪRW QꜢ ỈW ỈRY=K NN BꜢ.W ỈQR(W)

(x+9.9) [M SḪ(W) M STY ḤR][712] ⌜MḤ⌝[Y] ⌜N⌝ MꜢ⟨W⟩.T ḤR RN NꜢ.W ꜢḪWY.W GS{B}(W) M BỈ.T Ỉꜥ M ḤNQ.T s. Addendum 3

(x+9.10) ⌜NḎM.T⌝[713] ⌜. . .⌝[. .]⌜. .⌝ ḤR SP 4 NN S?. . .[714] ỈW MWT MWT⟨.T⟩ . . .[715] . . . ST?[716] ←

LEM S. 48a Z. 3 Anm. a und S. 111a Z. 8 Anm. b). *wꜣḥ* wiederum könnte gut für *wḥꜥ* stehen (GARDINER op. cit. S. 44a Z. 16 Anm. a; s. auch P. Leiden I 348 vs. 12.7). In diesem Falle wäre unsere Stelle nicht mit *Wb* I S. 256,4–5 *wꜣḥ* »unterlassen, nachlassen«, sondern mit *Wb* I S. 349,6 »müßig sein« zu verbinden.

699 Mit dem Determinativ der laufenden Beinchen, die schon einmal vor dem *ỉ* stehen.

700 Das *pḫr*-Zeichen ist unserer Ansicht nach vom Schreiber rein mechanisch gesetzt worden, nachdem er zwei *r* geschrieben hatte, durch die er unbewußt an die bekannte Schreibung für *pḫr* erinnert worden ist.

701 Mit der sitzenden Frau determiniert (graphische Vermischung mit *nb.t* »Herrin«).

702 Die Analyse als Relativkonverter + Präsens I erscheint uns der als Schreibung für den Relativkonverter + Suffix vorzuziehen zu sein. In der älteren Sprache ist nämlich in erster Linie die Verbindung *bw . . . nty=k ỉm* ohne resumptives Pronomen belegt (EDEL: *Altäg. Gr.* § 1063; GARDINER: *Grammar* § 200, 2). Daher vermuten wir hier eine jüngere Sprachform, jedenfalls eine Neuformulierung.

703 Wie im Kapitel zur Phraseologie gezeigt wird, handelt es sich bei *ḥry* um eine Variante anstelle von *m ḥr.t* »im Himmel«.

704 Statt *ỉn.tw* kann auch wie auf O. Gardiner 300 rt. 10 *dr.tw* in der Lücke gestanden haben.

705 Das Determinativ des Sterbenden ist wieder erhalten. Man braucht hier eine um 1 cm längere Schreibung als in x+8.2, weshalb wir hier eine Anordnung der Zeichen nebeneinander annehmen.

706 Das *sp*-Determinativ ist sehr kursiv geschrieben und sieht aus wie eine *w*-Schlaufe.

707 Zu dieser (späten) Schreibung des unabhängigen Personalpronomens vgl. JUNGE: *Neuägyptisch* S. 175. ČERNÝ / GROLL: *Late Egyptian Grammar* S. 11 verstehen *mtwk* speziell als die enttonte Form (> ⲛ̄ⲧⲕ̄).

708 Prinzipiell wäre auch eine Auffassung als *ỉw{=k} sḫr-tw* »dich werfen nieder« denkbar. Wegen des vermutlichen Parallelismus mit dem Vorangehenden haben wir uns aber zur Übersetzung von *.tw* als Stativendung (= *.tỉ*) entschieden.

709 Das Wort endet wohl mit der Buchrolle.

710 Vgl. x+10.8–11.1 zum Wortlaut und x+16.6 zur Schreibung.

711 Die Konstruktion *sḏm r* ist, nach den bisherigen Belegen zu urteilen, seit dem Demotischen üblich (ERICHSEN: *Glossar* S. 478; CRUM: *Coptic Dictionary* S. 364a; Beispiele schon aus dem Neuägyptischen sind uns nicht geläufig), stellt hier also jedenfalls einen sprachlich jungen Zug dar.

712 Zur Ergänzung, die von der Länge her genau paßt, vgl. x+7.10 f.

713 Hiernach sind wie auch in der vorangehenden Zeile Reste einer früheren Beschriftung

(x+9.11) *⌜. . .⌝[. . . s]wr(ỉ) ⌜ỉ⌝[n] ⌜s . . .⌝ r=f rꜣ ⌜. .⌝=f ỉw=k ḥr ỉ⌜r⌝[.t] ⌜nn ꜣḫ⌝wy.w m sẖ(w)*
(x+9.12) *[ḥr . . .]⌜.⌝*[717] *⌜.⌝[. . .] dỉ(w) n dp=f s*[718] *⌜s.t?⌝*[719] *m-rꜣ-[p]w*[720] *r sḏm=f snb=f ỉw=k ḥr wdn⌜w⌝ [n]=sn snṯr(ỉ) ḥr*
(x+10.1) *ḫ.t ỉn*[721] *s ⟨s.t⟩ m-rꜣ-pw*[722] *wꜥb=f m ḥꜥ.w=f m ḥbs.w=f ỉw=f m tỉꜣ.wy{.t}*[723] *ḏmꜥ ḥr ḥtp.w {w}ḏfꜣ.w m-bꜣḥ=sn m-bꜣḥ rꜥ-*
(x+10.2) *-ḥr-ꜣḫ.ty ḥtp=f m ꜥnḫ*[724] *ḫr ỉr m-ḫt*[725] *ḥr-sꜣ nn ỉw=k ḥr kꜣp s ỉw=k ḥr šd ḥr=f m tꜣ mḏꜣ.t n pꜣ 7 ỉnr*
(x+10.3) [726] *kꜣp kꜣp ḥr=sn m nꜣ kꜣp*

(x+8.8) BUCH VOM ABSCHLACHTEN (DES) REBELLEN,[727] (den) Feind niederstürzen, Schutz ⟨vor jedem⟩ Wiedergänger,
(x+8.9) jeder Wiedergänger⟨in⟩, jedem Widersacher, jeder Widersacherin, die von außen eindringen (und wieder) ⟨heraus⟩kommen aus seinen Gliedern;[728] und (den)

---

sichtbar.

[714] Wohl mit Messerdeterminativ. Gegen Anfang scheint ein hohes *s* (im vorliegenden Kontext kaum die Kurzform des Mannes mit der Hand am Mund) denkbar zu sein. *smꜣ* »töten«, was man vielleicht vermuten könnte, hat sich unter UV-Licht als nicht möglich erwiesen.

[715] Nach 3 cm erkennt man das Determinativ des Sterbenden.

[716] Von der Länge her würde die übliche Dämonenfolge mit abschließendem *ḥmw.t-rꜣ* passen; allerdings kann dann die Lesung *st* nicht richtig sein.

[717] Wohl Stoffdeterminativ.

[718] Wir sehen hierin dieselbe Possessivkonstruktion bei Wörtern für Körperteile wie z. B. im Demotischen (SPIEGELBERG: *Demot. Gr.* § 61) und Koptischen (STEINDORFF: *Kopt. Gr.* § 166; LAMBDIN: *Sahidic Coptic* S. 36) mit vorweggenommenem Possessivsuffix und nachfolgendem *nomen rectum*; vgl. auch x+11.10 *ḥꜥ.w=f nb n m[n]* »alle seine Körperteile von ihm, (die) von N.[N.]«.

[719] Die Zeichen sind nicht ganz klar. Ob eigentlich zwei *s* übereinander geschrieben sind?

[720] Die Position am Ende der Aufzählung entspricht nicht dem üblichen Gebrauch von *m-rꜣ-pw* (ERMAN: *Neuäg. Gr.* § 199; *Wb* II S. 397,1), sondern der des älteren *rꜣ-pw* (GARDINER: *Grammar* § 91, 2; *Wb* II S. 396,13). Hier ist also recht mechanisch ein älteres Wort rein graphisch durch sein jüngeres Pendant ersetzt worden, ohne daß zugleich die Syntax modernisiert worden wäre.

[721] Für die Pleneschreibung der Präposition *n* vgl. die in x+7.8 zu *ỉ{n}n* angegebene Literatur.

[722] Zu der in medizinischen Texten häufigen Phrase *s s.t rꜣ-pw* s. *Wb d. mediz. Texte* I S. 519.

[723] Mit zusätzlichem Buchrollendeterminativ.

[724] Zu *ḥtp m ꜥnḫ* vgl. *Wb* I S. 200,2 und 205,16.

[725] Die Schreibung ohne *t*-Komplement kennt *Wb* III S. 345 erst »spät«.

[726] Am Anfang der Zeile steht noch das Steindeterminativ zu *ỉnr*.

[727] Diese lange Komposition hat außer ihrem Titel nichts weiter mit derjenigen in P. Bremner-Rhind 26.7 ff. gemein; vgl. SCHOTT: *Bücher* Nr. 204.

[728] Dämonen, »die von außen eindringen« und »aus dem Körper (wieder) herauskommen«, sind gut bekannt (vgl. auch x+12.5 f.). Alles, was »von außerhalb« in bekannte und bewohnte Regionen »hineinkommt«, wurde in Ägypten mit äußerstem Argwohn und Furcht gesehen. Dazu gehören neben anthropomorph vorgestellten Bas oder Totengeistern auch externe Pathogene. Ferner sind hier »Lufthauche« (*nfw n ṯꜣw*) zu nennen. Zum ganzen Konzept dieser Miasmen s. VERNUS, *RdE* 34 (1982/3) S. 121–125. P. Edwin Smith 4.16 = Sm 8 liefert eine

Schrecken beseitigen; abwehren von Widersacher, Widersacherin, jedem Wiedergänger,
(x+8.10) . . ., um (das) Herz an seinen Platz (und) seine richtige Stelle hinabsteigen zu lassen;[729] (das Buch), das diese Geister (und) fähigen Bas verfaßt haben[730] wegen
(x+8.11) ihres Herrn.[731] Dann machten sie ein Bild[732] und schlugen sehr mit (den) Armen(?),[733] um m[it] ihm/ihnen(?)[734] Wiedergänger (und) Wiedergänger⟨in⟩ zu beseitigen, (sie), (die) Geister (und)
(x+8.12) fähigen Bas, die (den) Gott ⟨auf⟩ seinem Weg führen, wenn er hinabsteigt/hinabgestiegen ist[735] zu N.N., den N.N. geboren hat, indem(?) er jeden .[. .]. in (der) Nekropole findet/gefunden hat, indem er
(x+8.13) (die) aufrichtet, ⟨die⟩ hinter (den) Göttern in (den) geheim[en] Schreinen [ver]borgen ⟨sind⟩.[736] Zu ihm sprechen (die), die [ob]en (und die) unten sind:

---

explizite Definition dessen, was *ʿq.t m-rw.ty* »das, was von außen eindringt« meint: *ṯꜣw pw n nṯr n rw.ty mwt rꜣ-pw* »das ist der Hauch eines Gottes/Dämons von außen oder eines Wiedergängers.« – Wenn im Athener Papyrus ausdrücklich das Eindringen und Herauskommen von Dämonen angesprochen wird, dann soll damit wohl signalisiert werden, daß die Bewegungen der Dämonen komplett überwacht werden.

729 Die aus den Standardverklärungen des Neuen Reiches stammende Wendung, »um das Herz an seinen Platz (und) seine richtige Stelle hinabsteigen zu lassen« wird auf das vor Schrekken seinen normalen Platz verlassende Organ weisen. Zur Phraseologie siehe ASSMANN, *JEA* 65 (1979) S. 70 und vgl. die Beschwörung in P. Leiden I 348 vs. 11.8: *rꜣ n mḫ n mn ỉb ḥr s.t=f* »Spruch für die Schale, für das Befestigen des Herzens an seinem Platz«. Als Ausdeutung der Ibishieroglyphe (*hb*) auf der Grundlage eines Wortspiels dient *hꜣỉ ỉb* im P. Carlsberg 7 4. Dort wird über Thot als das Herz des Re eine Verbindung zum Sonnengott hergestellt (IVERSEN: *Hieroglyphic Dictionary* S. 17 f.), der ja auch im vorliegenden Heilritual zentral ist.

730 Die Geister und Bas sind die in Kolumne x+10 mit Bild und Name aufgeführten alten ägyptischen Schriftkundigen, denen hier die Verfasserschaft an dieser langen Beschwörung zugeschrieben wird.

731 Mit dem »Herrn« ist unserer Meinung nach der Sonnengott (vgl. x+8.12) bzw. der mit ihm gleichgesetzte Besitzer oder Nutznießer des Buches bzw. Spruches gemeint.

732 Hier wird in typisch narrativischer Phraseologie (*wn.ỉn=f ḥr sḏm*-Konstruktion! – auffällig ist aber die spruchinitiale Verwendung eines kontingenten Tempus) die Entstehung eines für das Zauberbuch notwendigen Requisits geschildert. Dieses *sšmw*, eigtl. »Leitbild«, wird denjenigen im Grab des Zauberers aus dem berühmten Ramesseumsfund funktional geglichen haben (dazu RITNER: *Mechanics* S. 223–233).

733 Wir vermuten, daß *ʿ.t* eine Verschreibung für *ʿ.wy* ist. Denn *Wb* III S. 46,19 kennt *ḥwỉ m* + »Arme« als Ausdruck der Trauer. Alternativ mag man in *ʿ.t* eine inkorrekte Wiedergabe des Plurals *ʿ.wt* »Glieder« sehen und auf DOMINICUS: *Gesten und Gebärden* S. 72 verweisen, wonach das Schlagen des eigenen Körpers ebenfalls ein Trauergestus ist. So oder so wird die Klage der Geister und Bas ihren Grund im Tod des Osiris haben.

734 Mit dem Bild oder mit den Armen (sofern unsere Emendation in x+8.11 zutrifft). Zur Konstruktion von Dualen als maskulinem Singular schon im Mittelägyptischen s. GARDINER: *Eg. Grammar* § 511.1a.

735 Der Umstandssatz des *sḏm=f* kann im Neuen Reich Gleich- oder Vorzeitigkeit ausdrücken (ERMAN: *Neuäg. Gr.* § 521).

(x+9.1) »[E]s gibt[737] [. . .] von 6 Ellen(?),[738] indem Horus nicht i(m) Heiligtum[739] in . . . (oder)(?) Koptos(?) ist.[740]
Siehe, Isis ist blind ⟨in(?)⟩ ihrem Tempel (o. ä.)![741] Siehe, Nephthys
(x+9.2) schr[eit[742] . . .]! Siehe, Geister, die nicht / vollständig . . .[743] bei(m) Kommen ⟨in(?)/aus(?)⟩ Finsternis(?):[744] Sind sie gegen dich, (nämlich) FEIND, ›JENER‹, WIEDERGÄNGER, WIEDERGÄNGER⟨IN⟩,
(x+9.3) ⟨WIDERSACHER⟩, [WIDERSA]CHERIN US[W., der(?) du(?) agierst(?) gegen(?) N.N.], den N.N. geboren hat, wie (die) Götter, Göttinnen (und) fähigen Geister sagen, die wegen ihrer Kenntnis[745] gekommen sind?[746] Es sind (die) [fähigen(?)] Gei-

[736] Das sind die Toten in der Unterwelt (vgl. auch KUCHAREK: *Klagelieder von Isis und Nephthys* S. 323 zu »fähige Geister« und »fähige Bas« als Bezeichnung der Toten). Dann kann der Gott, den die Bas und Verklärten geleiten, nur der nachts durch die Unterwelt ziehende Sonnengott sein, der während dieser Fahrt auch den Unterweltlichen Recht spricht. Die Passage ist ganz im Geiste der seit dem Neuen Reich überlieferten Unterweltsbücher gehalten (allgemein zu ihnen HORNUNG: *Unterweltsbücher*).

[737] Hier beginnt wohl das, was die, »die oben und die unten sind«, sagen. Zur Einleitung einer Rede mit *ỉw wn* vgl. beispielsweise P. Westcar 6.26. Der ganze folgende Spruch bis x+9.7 ist offenbar als wörtliche Rede von Gottheiten an den Dämon gedacht.

[738] In der Lücke könnte ein Gott oder sein Kultbild genannt gewesen sein (vielleicht wieder das in x+8.11 erwähnte *sšmw*?). Eine genau entsprechende Angabe haben wir anderweitig nicht wiederfinden können. Allerdings nennt VITTMANN: *Riesen* S. 61 eine Figur von 6 Gottesellen Größe, die sich in eine Löwin verwandelnde Tefnut im Mythos vom Sonnenauge 12.13 f. (vgl. STADLER in: *Fs. Vittmann*, S. 521 ff. zur Stelle). Sollte sich die Angabe auf den sogleich erwähnten Horus beziehen, dann könnte immerhin auf dessen Größe von 8 Ellen laut *Edfou* VI 216,10 verwiesen werden (vgl. VITTMANN op. cit. S. 27 f.).

[739] Vielleicht ist trotz der Determinierung ohne Stadtzeichen »in Letopolis« zu verstehen. Denn da über Isis explizit gesagt wird, daß sie blind sei, könnte hier analog eine Anspielung auf den augenlosen Horus-Mechentiirti von Letopolis vorliegen.

[740] Die Stelle, deren Lesung leider nicht klar ist, könnte besagen, daß der Kultbildschrein des Horus leer sei, also sein Bild nicht enthalte. Das bedeutet einerseits ganz unmittelbar das Ende des Kultes (vgl. Mythos vom Sonnenauge 10–11). Andererseits erinnert diese Aussage an den Vorwurf des Baba gegenüber Pre-Harachte in der Geschichte von Horus und Seth *kꜣr=k šw* »Dein Schrein ist leer.« (Horus und Seth 3.10). Vgl. auch P. Anastasi IV 11.11 *kꜣr šw m nṯr=f* »ein Schrein ohne seinen Gott« in einem Vergleich mit einem verlotterten Schreiber.

[741] Zur Blindheit der Isis vgl. vielleicht die Episode in Horus und Seth 9.9 ff., wo erzählt wird, wie Horus seine Mutter köpft.

[742] Eine angesichts dämonisch verursachten Übels schreiende (*sgb*) Nephthys begegnet auch in P. Leiden I 348 rt. 12.5 in einem Spruch gegen Fieber.

[743] Die kleine Lücke macht die Syntax der Stelle ziemlich unklar. Vielleicht darf man verstehen: »Siehe, (die) Geister, s[ie] sind vollständig (*tm=s[n]*), wenn sie geboren sind (*ms.tw* für *ms.tỉ* als promiscue für die dritte Person Plural gebrauchter Stativ).«

[744] Oder es liegt eine Pflanzenbezeichnung vor (vgl. die Anmerkung zur Umschrift). Darf man dann auf die *kkw*-Büsche bei SCHNEIDER, *SAK* 24 (1997) S. 251 verweisen?

[745] Mit *ḥr spd*, wörtlich »scharfes Gesicht«, ist hier vielleicht konkret die Fähigkeit zur Diagnose des Übels gemeint.

[746] Die implizierte Antwort auf diese lange rhetorische Frage ist natürlich »Ja.«

(x+9.4) ster, [die] uns [schützen(?)], deren Stimme aus ⟨(dem) Himmel(?)⟩ herauskommt, deren (Augen =) Blicke gegen dich in (der) Erde (gerichtet sind). Höre[747] (die) laute Stimme, die auf (die) Erde herauskommt![748] Es gibt kein Nachlassen(?) für dich,

(x+9.5) dich zu suchen,[749] [um] deinen Ba in (der) Nekropole [zu(?) zerstöre]n(?),[750] um deinen Namen aus jedem Ort, an dem du bist, zu beseit⟨igen⟩.[751] Bist du oben (= im Himmel)? (Dann) wird dein Ba von Re (weg)gebracht.[752]

(x+9.6) [Bi]st du in (der) Erde? (Dann) [wird] dein [Leichn]a⟨m⟩ von Geb [(weg)gebracht].[753] Du bist siebenmal[754] pro Stunde niedergeworfen. Du bist (der) Herr (des) Böse⟨n⟩.[755] Du bist niedergeworfen. Jene[756] Lei-

---

[747] Oder »Gehört wird«.

[748] Der Dämon, welcher immer es sei, soll offenbar durch Lärm verscheucht werden. An der vorliegenden Stelle scheint an ein Getöse gedacht zu sein, das dem Donnern des Seth in seiner Funktion als Wetter- und Sturmgott im Himmel entspricht (s. BORGHOUTS: *OMRO* 51 [1971] S. 35 [1] mit Belegen).

[749] Vgl. WESTENDORF, *GM* 97 (1987) S. 71 ff. (»Gesuchter« als Bezeichnung des Bösewichtes).

[750] Vgl. P. Turin Taf. 124 12 (ed. PLEYTE / ROSSI: *Papyrus de Turin* Taf. CXXIV): *ỉw.tw ḥḥỉ=k m ẖr.t-nṯr* »man wird dich (= Dämon) in der Nekropole suchen«.

[751] Wenn der Dämon gefunden ist, droht ihm u. a. die Vernichtung seines Ba und die *damnatio memoriae*. Sehr ähnliche Drohungen finden sich in O. Gardiner 300 rt. 10–11 (ČERNÝ / GARDINER: *Hieratic Ostraca* I Taf. XCI), P. Chester Beatty V vs. 5.3 und P. Boulaq 6 rt. 7.4 ff. (KOENIG: *Papyrus Boulaq 6* S. 74 f.).

[752] Zu dieser Übersetzung s. den Kommentar zu x+6.5.

[753] Wo auch immer der Ba bzw. Dämon sich also außerhalb der Nekropole aufhalten sollte, ob im Himmel oder in der Erde, so werden sich die jeweils diesen kosmischen Bereichen vorstehenden Götter Re und Geb seiner bemächtigen. Stilistisch lehnt sich der Spruch an Anrufungen an den Toten an, z. B.: »Bist du im Himmel? Dann soll dir deine Mutter Nut die Türflügel des ›Kühlen‹ (= des Himmels) öffnen. Bist du in der Erde? Dann soll dir dein Vater Geb seine Türen öffnen.« (ASSMANN: *Tod und Jenseits* S. 444; ähnliche Passagen S. 440 und 446). Vergleiche auch die Totenliturgien, in denen es u. a. heißt: »Bist du im Himmel? Dann komm zu deinem Ba! Bist du in der Erde? Dann komm zu deinem Ach!« Es geht um den Ort des Toten bzw. seines potentiell den Lebenden feindlichen Bas (ASSMANN: *Images et rites* S. 84 f.; ID. in: *Fs. Stadelmann*, S. 235 ff.). Interessanterweise korrespondieren die beiden Totentexte eng mit dem hinteren Teil von Episode 36 des Täglichen Rituals: »Bist du im Himmel? Komm in deiner *ꜣḫ*-Gestalt! Bist du auf der Erde? Komm in deiner *bꜣ*-Gestalt! . . . Bist du im Himmel? Komm doch, deine Mutter Nut wird dir die Türflügel der beiden Horizonte auftun. Bist du auf der Erde? Komm doch, dein Vater Geb wird dir die beiden Türflügel der Erde öffnen.« (Übersetzung nach TACKE: *Opferritual* II S. 138). Vgl. Kap. 11 C.

[754] Nämlich durch die Verwendung von sieben Räuchersteinen (vgl. x+10.2 f. und x+10.6 ff.).

[755] Zu *bỉn* s. RIZZO, *BIFAO* 105 (2005) 295 ff.

[756] Der Kopist differenziert zwischen der Schreibung des pluralischen bestimmten Artikels mit Pluralstrichen bzw. ohne sie, wodurch eine unterschiedliche Deixis angezeigt zu werden scheint. Das gleiche Phänomen begegnet auch in administrativen Texten; s. GARDINER, *RdE* 6 (1951) S. 119 f. Sonst verwendet der Text *nn* für »diese (hier)« wie in x+9.8 und x+9.11 oder altertümliches *ỉpw(y.w)* »diese« in x+3.1 oder x+5.9.

(x+9.7) den[757] [. . .] Gestalt, die du gegen N.N., den N.N. geboren hat, annimmst.«[758] MAN REZITIERT DIESEN SPRUCH VIERMAL. DEIN[759] GESICHT SEI (GERICHTET) GEGEN FEIND, »JENEN«, WIEDERGÄNGER,

(x+9.8) [WIEDERGÄNGER⟨IN⟩], WIDERSACHER, WIDERSACHER[IN USW.] (UND) JEDES ÜBEL, OHNE DASS ER[760] (DAS) HERAUSKOMMEN EINER LAUTEN STIMME HÖRE, INDEM DU (ERSTENS) DIESE FÄHIGEN BAS[761] MACHST

(x+9.9) [ALS ZEICHNUNG VON OCKER AUF] EINE NE⟨U⟩E SCHA[LE] MIT (DEM) NAMEN JENER GEISTER; WERDE BESTRICHEN MIT HONIG; WERDE ABGEWASCHEN MIT

(x+9.10) SÜSSEM BIER . . .[. .]. . BEI[762] VIER MAL. NICHT . . ., INDEM WIEDERGÄNGER, WIEDERGÄNGER⟨IN⟩, . . . SIE(?)

(x+9.11) . . .[. . .; werde ge]trunken v[on] (dem) Patienten [. . .] zu ihm Mund, sein . .; indem du (zweitens) diese Geister als Zeichnung machs[t]

(x+9.12) [auf eine(?) Bind]e(?) v[on(?) . . .]; werde gegeben an seinen Kopf, (den) von Patient od[e]r Patientin(?), damit er hört (und) er gesund ist. Du opferst [für] sie Weihrauch auf einer

(x+10.1) Flamme zugunsten (des) Patienten oder ⟨(der) Patientin⟩. Er sei rein an seinen Gliedern (und) an seiner Kleidung, indem er mit Papyrussandalen (versehen) ist[763] bei[764] Opfergaben[765] (und) Speisen vor ihnen[766] (und) vor Re-

---

[757] Wenn man die Schreibung ernstnehmen darf, liegt die Krankheitsbezeichnung (zur Übersetzung vgl. *Wb d. mediz. Texte* S. 646 f.) vor, nicht die davon abgeleitete Dämonenbezeichnung *ḫꜣy.ty* (hierzu LEITZ: *Tagewählerei* S. 244 ff. und QUACK, *LingAeg* 5 [1997] S. 283 f.).

[758] Seth oder andere Bösewichter »transformieren sich« (*ỉrỉ ḫpr.w*) gern und agieren so »gegen« (*r*) einen Gott oder Menschen; s. BORGHOUTS, *OMRO* 51 (1971) S. 180 (442) mit Belegen für diese Verbindung.

[759] Nämlich das des Magiers.

[760] D. i. der Dämon. In x+9.12 soll im Gegensatz dazu der Patient wieder hören können.

[761] »Diese Bas« verweist auf den Text x+10.3 ff. voraus und macht erneut die enge Verzahnung der gesamten Textpartie von x+8.8–13.9 deutlich.

[762] Wir möchten nicht ausschließen, daß wie in x+8.5 hier ein überflüssiges und daher zu tilgendes *ḥr* vor *sp* geschrieben ist.

[763] Zur besonderen Kleidung des Nutznießers der Rezitation vgl. die Instruktionen auf dem magischen P. Budapest 51.1960 B 2–3 (KÁKOSY, *ZÄS* 117 [1990] S. 144 f., S. 150 Anm. g und S. 154 f.). Danach sollen sich Myrrhe und Federn an seinem Scheitel befinden, ferner soll er sich mit Regenwasser reinigen oder vom Magier damit gereinigt werden, und er soll in ein *ḥ*⌜.⌝[. . .]-Gewand (ob *ḥ*⌜*b*⌝[*s*]?) gekleidet sein.

[764] Es erscheint uns denkbar, daß dieses *ḥr* »bei« zu tilgen ist (vergleichbare Fälle in x+8.1 und x+8.12) und hiernach einfach »Opfergaben (und) Speisen seien vor ihnen« zu übersetzen ist.

[765] Wir hatten schon erwogen, hier die Bezeichnung für die Opfermatte (*ḥtp*) zu sehen (vgl. *Wb* III S. 183,4–7). Aber das vorauszusetzende Wort ist bisher nur als Schriftzeichen belegt (ibid.). Andererseits ist die Verbindung *ḥtp.w ḏfꜣ.w* so häufig (*Wb* III S. 184,15 und V S. 570,5), daß es uns jetzt geraten scheint, hier ebenfalls diese Verbindung zu sehen. Zum Pflanzendeterminativ bei *ḥtp.w* s. *Wb* III S. 185 und vgl. *Wb* III S. 195,18–19 *ḥtp* »Blumen, bes. beim Opfer«, was doch wohl zumindest seiner Herkunft nach letztlich dasselbe Wort sein wird.

[766] = den Geistern.

(x+10.2) Harachte, (wenn) er in Leben untergeht.[767]

Danach aber beräucherst du (den) Patienten, (und) du rezitierst über ihn aus dem »Buch der sieben
(x+10.3) Räuchersteine«.[768] Räuchere auf ihnen mit den Räucherungen!

Bereits die sehr ausführliche Überschrift läßt erkennen, daß wir es hier mit einem Breitbandmittel gegen Dämonen zu tun haben (x+8.8 f.). Für die geradezu universelle Wirkung spricht auch der regelmäßig die Dämonenaufzählungen abschließende Vermerk »usw.« (x+9.3, x+9.8). Zugleich soll das Herz des Patienten wieder »an seinen Platz« gelangen (x+8.10).

Zunächst wird erzählt, wie die Bas und Ach-Geister aus dem Gefolge des Sonnengottes Dämonen abwehren, als dieser nachts in die Unterwelt hinabsteigt oder schon hinabgestiegen ist (x+8.11 ff.). Im folgenden von Lücken durchsetzten Abschnitt spielen Horus, Isis und Nephthys eine Rolle (x+9.1 f.). Bemerkenswert ist vor allem die Aussage, daß Horus nicht in seinem Heiligtum ist.

Nach der Betonung der Kenntnisse der Ach-Geister, die nun dem menschlichen Patienten zu Hilfe geeilt sind (x+9.3 f.), wird der Dämon jetzt im Text direkt angeredet (x+9.4 ff.). Ihm wird gedroht, daß er auf jeden Fall dank göttlicher Hilfe gefunden und niedergeworfen wird (x+9.4 ff.).

In der langen und detaillierten Handlungsanweisung werden mehrere durchzuführende Maßnahmen beschrieben. Der Heiler soll den Spruch viermal gegen die Dämonen gerichtet rezitieren (x+9.7 f.). Ferner sind auf eine neue Schale die Bas zu zeichnen und die Namen der Ach-Geister dazuzuschreiben (x+9.8 f.).[769] Mit Honig wird alles bestrichen, dann mit Bier abgewaschen und dem Patienten zu trinken gegeben (x+9.9).[770] Außerdem sollen die Geister auf eine Binde gezeichnet werden, die dem Patienten bzw. der Patientin an den Kopf gegeben wird (x+9.11 f.). Damit soll erreicht werden, daß der Patient »hört und gesund ist«. Es soll also verhindert werden, daß Dämonen in sein Ohr eindringen oder ihren Giftsamen ins Ohr des Patienten gelangen lassen können.[771] Für die Geister wird Weihrauch geopfert (x+9.12 f.). Der Patient bzw. die Patientin soll dabei rein sein sowie sauber gekleidet (x+10.1). Den Bas, Ach-Geistern und dem Sonnengott sollen Speisen hingelegt werden (x+10.1 f.),

[767] Praktiziert werden soll das Ritual bei Sonnenuntergang, wohl um seine Wirkung speziell über die Nacht mit all ihren Schrecken zu entfalten und weil die Selbstzeugung des nächtlichen Sonnengottes der Kernpunkt des Hymnus über die sieben Räuchersteine bzw. des ganzen Rituals ist (vgl. S. 190).

[768] Die vorgeschriebene Rezitation aus dem »Buch der sieben Räuchersteine« ist ein Vorausverweis auf den in x+10.6–11.11 folgenden Hymnus über die sieben Steine oder Töpferscheiben. Dazwischen erfolgt die namentliche Auflistung der fähigen Bas bzw. Verklärten, die unterhalb der Zeile 4 dieser Kolumne abgebildet sind.

[769] Wenn der Text in Ordnung ist und keine größere Auslassung anzunehmen ist, dann sind Ba und Ach hier also letztlich austauschbar. Dafür spricht auch, daß in der Überschrift in x+10.3 die Bas nicht mehr genannt werden.

[770] Auch das geschieht wohl viermal (vgl. x+9.10).

[771] Vgl. SAUNERON: *Papyrus illustré de Brooklyn* S. 23 f. zu P. Brooklyn 47.218.156 4.8 und 5.4.

durch die sie quasi angelockt und in hilfsbereite Stimmung versetzt werden sollen. Daß dies bei Sonnenuntergang geschehen soll (x+10.2), entspricht natürlich der einleitenden Erzählung, wonach der Sonnengott zum Patienten hinabstieg (x+8.12). Im Anschluß an das Opfer soll der Patient beräuchert und aus dem »Buch der sieben Räuchersteine« rezitiert werden (x+10.2 f.).

Die Beschwerden, unter denen der Patient leidet, werden nur einmal mit pluralischem[772] *ḫꜣy.wt* »Leiden« (typischerweise im Körper) bezeichnet (x+9.6 f.). Das gibt nichts für eine Identifizierung der Krankheit her, da es sich um ein allgemeines Wort handelt.[773] Gleichwohl bietet der ausführliche Text des Athener magischen Papyrus genügend Hinweise auf die Art der Krankheit:

a. Der Sonnengott steigt zum Patienten hinab. In diesem Zusammenhang wird auch die Nekropole erwähnt (x+8.12). Der Patient wird folglich schon in der Unterwelt gedacht. Die Gefahr ist demnach sehr groß.
b. Wenn es heißt, Horus sei nicht in seinem Heiligtum (x+9.1), so darf man hierin wohl einen weiteren Hinweis auf die »Abwesenheit« des Patienten sehen.
c. In dieselbe Richtung deutet der in der Überschrift angegebene Zweck des Spruches, das Herz an seinen Platz steigen zu lassen (x+8.10). Da es nach ägyptischem Verständnis für die Steuerung des ganzen Körpers zuständig ist,[774] folgt, daß der Patient darüber eben nicht mehr verfügt.
d. Der Kranke kann auch nicht mehr hören (x+9.12). Vielleicht aus diesem Grund wird in dem Spruch so oft vom Schreien bzw. von lauter Stimme gesprochen (x+9.2 und vgl. x+9.4; aber negiert in x+9.8). Auch kann der Patient wohl nicht mehr sehen (vgl. die Blindheit der Isis in x+9.1).
e. Die Behandlung zieht sich unter Umständen über längere Zeit hin. Jedenfalls ist der Abend zumindest für die Ausführung von Teilen des Rituals vorgeschrieben (x+10.2). So lange mußte man also unter Umständen warten.
f. Die in der Überschrift verkündete Wirkung gegen eine Vielzahl von Dämonen und die darüber noch hinausgehende Fortsetzung der Dämonenaufzählung im Text selbst mit »usw.« (x+9.3 und x+9.8) zeigen, daß das Ritual geradezu eine Universalwirkung gegen Dämonen haben sollte. Das kann bedeuten, daß der die Beschwerden verursachende Dämon nicht genau bekannt ist oder daß man mit einer Vielfach›infektion‹ rechnete, es also sehr schlimm um den Patienten steht.
g. Tot ist der Patient aber jedenfalls nicht, denn er soll ein Trankmittel einnehmen (x+9.11). Außerdem besteht ausdrücklich die Hoffnung, daß er wieder gesund (*snb*) wird (x+9.12).

Wir glauben, aus diesen medizinisch relevanten Hinweisen den Schluß ziehen zu dürfen, daß der Patient sich in einer tiefen Bewußtlosigkeit befindet, vielleicht im Koma. Auf ihren medizinischen Kern reduziert, bedeuten doch die gerade aufgezählten

---

[772] Der Gebrauch im Plural – so auch P. Ebers 41.1 = Eb 203 – erklärt sich daraus, daß *ḫꜣy.t* ein generischer Terminus für »Leiden« ist (*Wb d. mediz. Texte* S. 646 f.; vgl. auch *Wb* III S. 224,6–11 und *Wb* III S. 360,5 f.).

[773] Vgl. die vorige Anmerkung.

[774] BRUNNER in: *LÄ* II, Sp. 1158 ff. mit weiterer Literatur.

Krankheitsmerkmale:

a. Der Patient atmet zwar noch, wirkt aber ansonsten wie tot.

b. Er ist im wahrsten Sinne des Wortes »abwesend«.

c. Er ist nicht mehr zu willentlichen Äußerungen oder Regungen in der Lage.

d. Der Patient reagiert nicht auf äußere Reize.

e. Die Bewußtlosigkeit hält länger an. Eine Ohnmacht ist folglich auszuschließen.

f. Tatsächlich gibt es einerseits viele verschiedene Ursachen für Bewußtlosigkeit. Andererseits kann sie selbst ein Symptom mancher sehr schwerer Krankheiten sein, die durchaus zum Tode führen können. Davon abgesehen verdurstet und verhungert ein Bewußtloser, wenn er nichts mehr zu sich nehmen kann.

g. Wenn ein wirkliches Trinken gemeint ist, müßte der Schluckreflex des Patienten noch vorhanden sein. Es kann aber auch sein, daß hier der Versuch, dem Patienten einen magisch wirkenden Heiltrank einzuflößen, gemeint ist. Es dürfte aus unserer Sicht nicht unwichtig sein, daß über die Standardformel »werde getrunken von (dem) Patienten« hinaus nähere Angaben gemacht wurden, die leider aufgrund von Textverlusten nicht mehr genauer interpretierbar sind. Die Tatsache, daß man heute weiß, wie gefährlich es ist, einem Bewußtlosen etwas zu trinken einzuflößen, da er ersticken kann, ist kein Argument gegen unsere Deutung. Und: die hauptsächliche Behandlung besteht sowieso aus Räucherungen, deren Durchführung in den folgenden Abschnitten noch präzisiert wird und die natürlich ohne Probleme bei einem bewußtlosen Patienten anwendbar sind. Es ist sogar denkbar, daß eine massive Räucherung als Weckreiz erfolgreich ist.

(ergänzend:) Die Namen der Geister zu kennen (x+10.3–6)

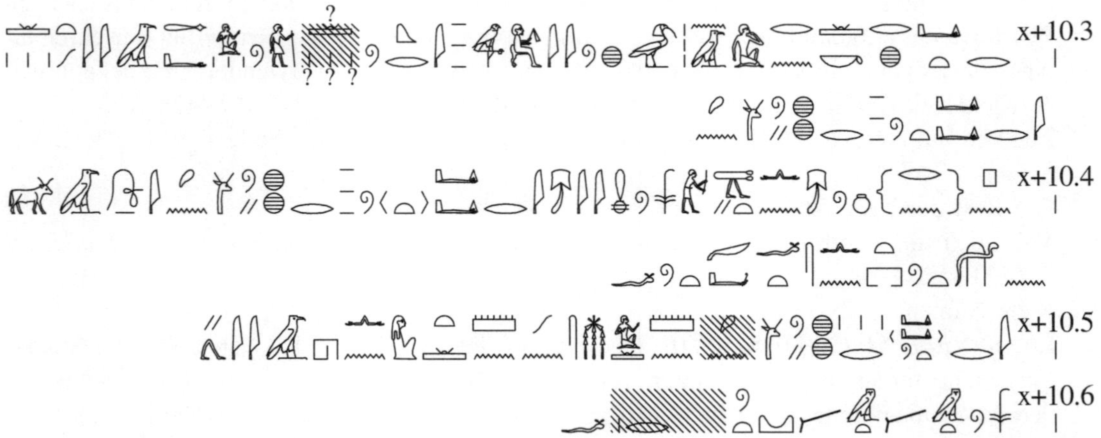

(x+10.3) *r dỉ.t rḫ=k*[775] *rn*[776] *nꜣ.w ꜣḫwy.w ỉqr(w)⸢.w?⸣ sr.w ꜥꜣy.w ỉr dd.tw=w r ḫḫ n*
(x+10.4) *pn{rn}w nn ỉṯy-sw my ỉr dd.⟨t⟩w=w r ḫḫ n ỉwꜣ n mḏ.t*[777] *nn sft.tw=f*[778]

---

[775] In x+10.6 hat sich in vergleichbarer Formel der alte Infinitiv *rdỉ.t* erhalten. Der neuägyptische Infinitiv von *rdỉ* lautet außer nach *r*, wo aber insgesamt auch nur ein *r* gesprochen wurde, regulär *dỉ.t* (ERMAN: *Neuäg. Gr.* § 407; vgl. § 425 Anm.). Zum inhaltlichen Aspekt des vorliegenden Abschnittes als Wissenstext s. Kap. 11 D.

(x+10.5) *ỉr ⟨d⟩d.tw=w r ḫḫ ⌜n⌝ mn ms.n mn.t nn hꜣy*
(x+10.6) *-sw mwt mwt⟨.t⟩ ḏw.t ⌜. . rꜣ⌝=f*

(x+10.3) Dich (die) Namen jener fähigen Geister, (der) großen Beamten,[779] wissen zu lassen:
Wenn man sie[780] an (den) Hals
(x+10.4) einer Maus gibt, wird sie kein Kater packen (= fangen). Wenn ⟨m⟩an sie an (den) Hals eines *ỉwꜣ*-Rindes (des) Stalles gibt, wird es nicht geschlachtet werden.
(x+10.5) Wenn man sie an (den) Hals (des) N.N. ⟨gi⟩bt, den N.N. geboren hat, werden ihn nicht befallen
(x+10.6) Wiedergänger, Wiedergänger⟨in⟩, Böses in(?)/durch(?) seinen Mund.

Wie sich dem Text entnehmen läßt, sollten allein die Namen und die damit verbundenen Eigenschaften mehrerer *ꜣḫ ỉqr* denjenigen vor dem Angriff von Wiedergängern bewahren, der ihren Namen als Amulett trug. Der Brauch, den Namen berühmter Beamter, d. h. Schriftgelehrter bzw. Literaten, auf kleinen Amuletten am Halse zu tragen, ist unseres Wissens bisher aus dem alten Ägypten nicht belegt. Vergleichbar sind aber die mit Namen früherer Könige beschrifteten Skarabäen, die doch wohl ebenfalls als Amulette verwendet wurden, die Königskartusche mit dem Namen *ḏsr-kꜣ-rʿ* (= Amenophis I.) am unteren Rand von P. Chester Beatty VII vs. 7 oder schildförmige Amulette mit einer Darstellung, manchmal aber auch nur mit den Namen desselben Königs aus der 20. Dynastie.[781] Erinnert sei ferner an »Abraham« und »Moses« in den demotischen Zauberpapyri[782] sowie den bzw. die 99 Namen Muḥammads.[783]

---

776 Ein wenig fällt der Text aus der Konstruktion, indem später die Namen dem Sinn nach im Plural wieder aufgenommen werden. Strenggenommen müßten wir hier *rn⟨.w⟩* umschreiben. Aber *rn* wird auch in x+10.6 ohne explizite Angabe des Plurals verwendet. Und bekanntlich entwickelt das Wort *rn* im Neuen Reich die Bedeutung »Liste« (*Wb* II S. 428,20).

777 Zur Verbindung vgl. *Wb* II S. 185,7 (*ỉmy-rꜣ ỉwꜣ mḏ.t*) und Pi(anch)i-Stele Z. 88 (*mḏ.wt mḥ m ỉwꜣ.w*).

778 Der Rest der Zeile ist freigelassen.

779 Vgl. auch die Zuordnung von Göttern zu Ämtern (OSING: *Hierat. Papyri aus Tebtunis I* S. 172 f.).

780 = die Namen.

781 LIEVEN, *RdE* 51 (2000) S. 103 ff., bes. die auf Taf. XXII (= S. 121) abgebildeten Stücke. Vergleiche ferner die im gesamten vorderorientalisch-islamischen Raum verbreiteten modernen Steinamulette, auf denen sich auch »Salomo« und »Assaf«, der Name seines Ministers, eingraviert finden. Die Belege sind zu zahlreich, um sie hier im einzelnen aufzulisten (vgl. KRISS / KRISS-HEINRICH: *Volksglaube im Bereich des Islam* II, S. 62). Vermutlich darf man hier auch an leere Kartuschen (= *rn* »Name« [*Wb* II S. 425]) als Amulette hinweisen (Beispiele bei ANDREWS: *Amulets* S. 77).

782 QUACK in: SCHNEIDER (Hg.): *Das Ägyptische und die Sprachen Vorderasiens*, S. 473 und 490.

783 Reiches Material bei KRISS / KRISS-HEINRICH: *Volksglaube im Bereich des Islam* II, z. B. S. 61 ff.

Mit den im Text konstruierten Beispielen (Maus, Rind, Mensch [beachte die Klimax!]) wird die außerordentliche Wirkung des Zaubers unterstrichen. Denn Mäuse sind die typische Beute von Katzen, und im Stall gehaltene *ỉwꜣ*-Rinder die normalen Schlacht- und Opferrinder.[784] Da niemand einer Maus oder einem Stallrind ein Amulett umhängen würde, bleibt die Aussage natürlich unwiderlegt und damit gültig. Man traute es aber durchaus der Intervention eines Gottes zu, daß er ein Schlachtrind retten konnte (P. Insinger 20.22).

Was den gedachten Wirkmechanismus anbelangt, so wird deutlich, daß nicht eine (aktive) Abwehr gegen eine feindliche Macht angestrebt wird, sondern eine völlige ›Immunisierung‹ des zu Schützenden. Denn beim Schlachtrind wird nicht gesagt, wer es nicht schlachten wird.

Die Aussage des Textes, die Namen würden, wenn sie »an den Hals gegeben« würden – und das kann doch nur bedeuten, als Amulett an einer Schnur um den Hals gehängt –, den Träger schützen, deckt sich nicht mit der Anweisung im vorangehenden Spruch, wonach Bilder mit Namensbeischriften auf eine Schale bzw. eine Binde(?) gezeichnet werden sollen (x+9.8 f. bzw. x+9.11 f.). Die Zeichnung auf der Schale soll abgewaschen werden, die Binde(?) dagegen an den Kopf des Patienten gegeben werden. Wenn jetzt in x+10.3 ff. vom Umhängen um den Hals die Rede ist, so wird also eine dritte Anwendungsart angenommen. Man fragt sich, wann sie eigentlich zum Einsatz kommt – vermutlich zumindest im Rahmen des Athener magischen Papyrus gar nicht. Vielmehr soll an der vorliegenden Stelle nur die gute Wirkung allein der Namen hervorgehoben werden: Sogar, wenn man sie *nur* um den Hals hängt (ohne begleitende Handlungen) wirken sie! Die Formulierung des Textes schließt auch nicht aus, daß es Situationen geben kann, in denen man von dieser Art der Anwendung Gebrauch macht. Aber im Verlauf des langen und komplexen Rituals, das hier im Athener magischen Papyrus beschrieben wird, ist das nicht aktuell. Jetzt werden die Namen und Bilder anders verwendet und durch ihre Wirkung noch steigernde Rituale ergänzt.

In der Überschrift werden übrigens die Bas, die schon in x+9.8 f. geradezu synonym zu den Achs stehen, nicht mehr erwähnt. Damit liefert die vorliegende Stelle einen weiteren Beleg dafür, daß letztlich nur von einer einzigen Kategorie von »Geistern« auszugehen ist.

(ergänzend:) Die 10 + 12 Geister (Vignettenbeischriften)

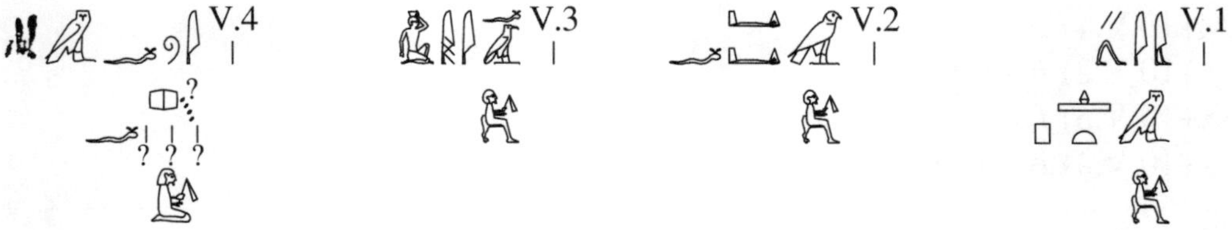

[784] *Wb* I S. 49,10; vgl. GHONEIM: *Ökonomische Bedeutung des Rindes* S. 70 f.

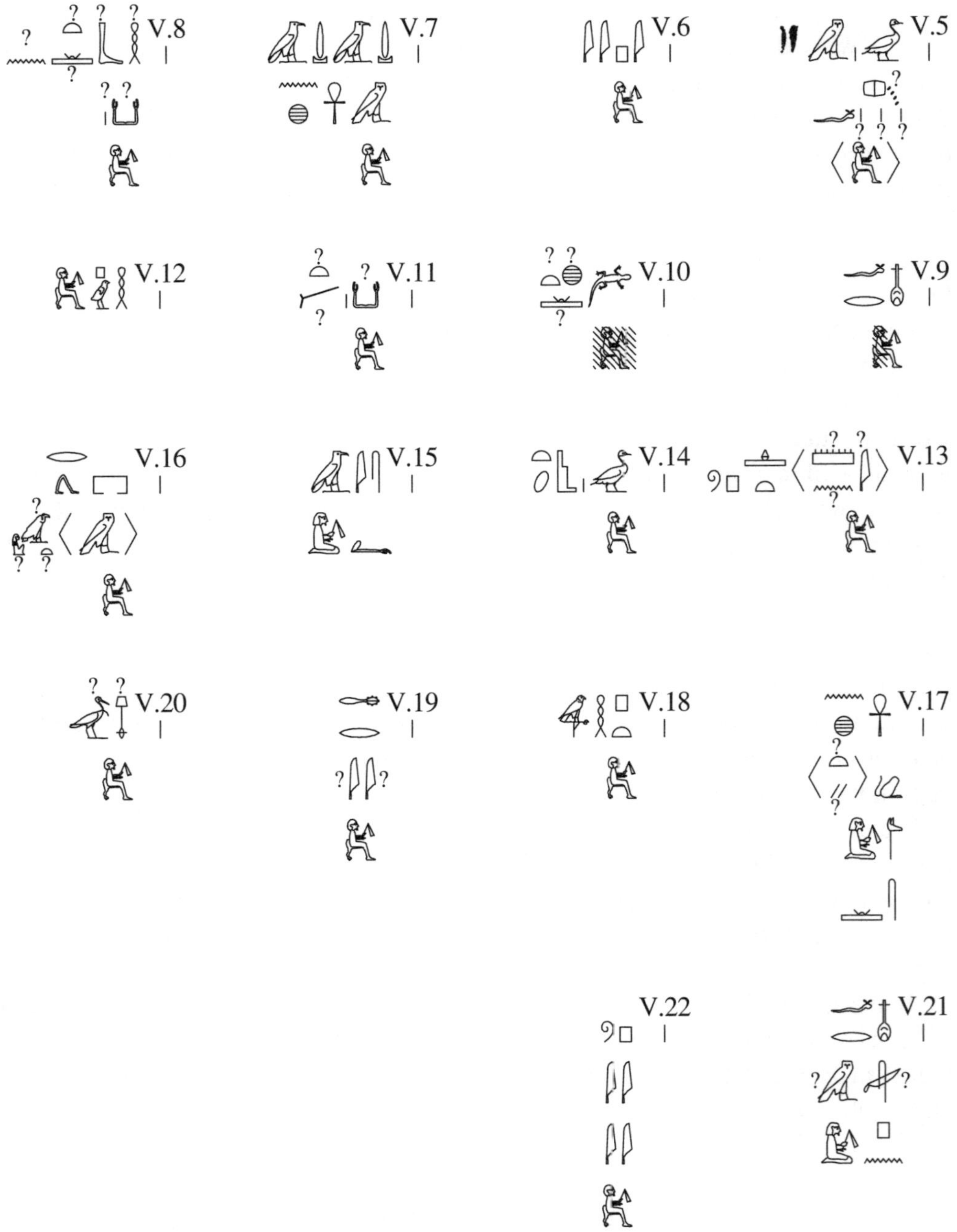

(x+10 V.1) *ỉy-m-ḥtp*
(x+10 V.2) *ḥr-dd=f*[785]
(x+10 V.3) *fꜣy*
(x+10 V.4) *ỉw=f-m-. . .=f*[786]

---

785 Ursprünglich lautete der Name wohl *ḏd=f-ḥr* (Brunner, *ZÄS* 102 [1975] S. 94 ff.; Posener in: *LÄ* III, Sp. 978).

786 Der Name enthält vielleicht wie der folgende vor dem schließenden *=f* das Scheffelzeichen.

(x+10 V.5) *sꜣ-m-. . .=f*
(x+10 V.6) *ipy*
(x+10 V.7) *ḏꜣḏꜣ-m-ꜥnḫ*
(x+10 V.8) *ḥb.t?-n?-ḵꜣ?*[787]
(x+10 V.9) *nfr*[788]
(x+10 V.10) *ꜥšꜣ-ḫ.t?*

(x+10 V.11) *kꜣ.t?*[789]
(x+10 V.12) *ḥpw*[790]
(x+10 V.13) ⟨*imn-?*⟩*ḥtp*
(x+10 V.14) *sꜣ-ꜣs.t*
(x+10 V.15) *siꜣ. . .*
(x+10 V.16) *pr-*⟨*m-*⟩*mw.t?*
(x+10 V.17) *ꜥnḫ-pḥ*⟨*.ty?*⟩*-wsr*
(x+10 V.18) *ptḥ*
(x+10 V.19) *ẖry?*[791]
(x+10 V.20) *wbꜣ?*[792]
(x+10 V.21) *nfr-sšm?-pn*[793]
(x+10 V.22) *pwyy*

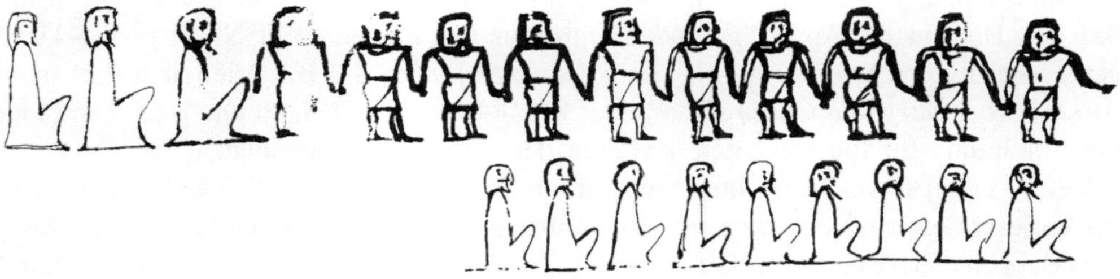

Vignette in der unteren Hälfte von Kolumne x+10 (40% nat. Gr.).

(x+10 V.1) Imhotep[794]
(x+10 V.2) Hordedef[795]

---

[787] Oder am Ende *-ḏw*?
[788] für *nfrty*?; vgl. *nfr*⟨*t*⟩*i* in P. Chester Beatty IV vs. 3.6.
[789] Oder *ḏw.t*? Von hier an sind die Personen sitzend dargestellt.
[790] Von hier an sind die Beischriften in einer anderen Handschrift geschrieben.
[791] Wohl für *ḫty*; vgl. die Anmerkung zur Übersetzung.
[792] Oder sind die Zeichen etwa als *nb.t-ḥw.t + sꜣ*, also als *sꜣ-nb.t-ḥw.t* »Sohn-der-Nephthys« aufzufassen?
[793] Man erwartet *nfr-sšm-ptḥ*.
[794] Zum berühmten Baumeister Djosers und seinem Nachleben vgl. WILDUNG: *Imhotep und Amenhotep* und QUACK in: LEPPER (Hg.): *Persönlichkeiten*, S. 43 ff.
[795] Wir werden wohl kaum fehlgehen, in ihm den Prinzen Hordjedef der 4. Dynastie zu sehen,

(x+10 V.3) Fai[796]
(x+10 V.4) Iuefem. . .ef
(x+10 V.5) Saem. . .ef
(x+10 V.6) Ipi[797]
(x+10 V.7) Djadjaemanch[798]
(x+10 V.8) Hebetenka(?)
(x+10 V.9) Nefer[799]
(x+10 V.10) Aschachet(?)[800]

(x+10 V.11) Kat(?)
(x+10 V.12) Hapu
(x+10 V.13) ⟨Imen-(?)⟩Hetep[801]
(x+10 V.14) Saaset[802]
(x+10 V.15) Sia. . .

---

dem ja nicht nur eine Lebenslehre zugeschrieben wurde (vgl. HELCK: *Djedefhor*). Vielmehr spielte er in der späteren Überlieferung eine bis in die klassische Antike hinein wirkende Rolle als Entdecker von alten Texten, als Weiser und Zauberer (BECKERATH in: *Fs. Aßfalg*, S. 17 ff.; LEPPER: *pWestcar* S. 101; QUACK in: ASSMANN / BLUMENTHAL [Hgg.]: *Literatur und Politik*, S. 267 ff.; STADLER: *Weiser und Wesir* S. 83 ff.).

796 Zum Namen *fꜣy* vgl. RANKE: *PN* I S. 142 Nr. 5 (spät).

797 Er könnte mit dem Wesir Ipy von TT 315 (Zeit Amenemhets I.) identisch sein, in dessen Grab das Hekanachte-Archiv gefunden wurde und in dessen Brief Nr. II rt. 40–41 Hekanachte »bei Ipy« schwört (ALLEN: *The Heqanakht Papyri* S. 3 ff.). Vielleicht darf man mit PARKINSON: *Poetry and Culture* S. 32 oder ENMARCH: *Ipuwer* S. 26 und S. 29 aber auch an eine Abkürzung für Ipu⟨wer⟩, den Verfasser der Admonitions, denken.

798 In diesem Djadjaemanch möchten wir den aus P. Westcar 4.17–6.22 wohlbekannten Obersten Vorlesepriester wiedererkennen, der Snofru zur Bootspartie rät und das Wasser des Sees umzuklappen versteht. Sollte derselbe Zauberkundige im Athener Papyrus gemeint sein, könnte das für einen – zumindest begrenzten – Bekanntheitsgrad jener literarischen Anekdote sprechen. Es erscheint uns denkbar, daß als historische Person der Wesir *dp-m-ꜥnḫ* aus dem Alten Reich (vgl. *PM* III S. 483) dahintersteckt.

799 Das mag eine Verkürzung aus *nfr.ty* sein. Ein Neferti soll wie Djadjaemanch ebenfalls in der Zeit Snofrus aktiv gewesen sein. Außerdem wird ihm bekanntlich eine Prophezeiung zugeschrieben (ed. HELCK: *Nfr.tj*).

800 Zum thebanischen Weisen Aschachet im Neuen Reich und der Vermischung mit einem anderen Aschachet in der späteren ägyptischen und schließlich klassisch antiken Überlieferung s. mit allen Belegen LIEVEN in: GEUS / IRWIN / POISS (Hgg.): *Herodots Wege des Erzählens*, S. 323 ff. (speziell zu unserer Stelle S. 331 f.) sowie EAD. in: *ICE X*, S. 899 ff. (besonders S. 906 f.).

801 Der vorangehende Name läßt daran denken, daß hier der Sohn jenes, der berühmte Amenophis, Sohn des Hapu, genannt war. PARKINSON: *Poetry and Culture* S. 32 denkt dagegen eher an eine Wiederherstellung als ⟨Ptah⟩hotep.

802 Zu *sꜣ-ꜣs.t* macht uns D. Raue auf die imposante Mastaba von einem Beamten dieses Namens in Dahschur aufmerksam, um die sich ein Kult entwickelt haben könnte (*PM* III S. 257). Dieser *sꜣ-ꜣs.t* aus der 12. Dynastie war Wesir und oberster Vorlesepriester, seine Mastaba war auch mit Pyramidentexten dekoriert; s. SIMPSON in: *Fs. Edwards*, S. 57 ff.

(x+10 V.16) Per⟨em⟩mut(?)
(x+10 V.17) Anchpeh⟨ty(?)⟩weser[803]
(x+10 V.18) Peteh[804]
(x+10 V.19) Che{r}⟨t⟩ti(?)[805]
(x+10 V.20) Weba(?)[806]
(x+10 V.21) Neferseschem(?)pen[807]
(x+10 V.22) Puii[808]

Die Liste der insgesamt 22 Geister wird in Form von Beischriften zu Darstellungen der Geister geliefert. Nur aus den Zeichnungen wird eine Zweiteilung in zehn plus zwölf Wesen deutlich: Die ersten zehn Männer stehen, die nächsten zwölf hocken. Eine Erklärung hierfür versuchen wir am Ende der Diskussion zu diesem Text.

Die Lesung der sehr kursiven Namensbeischriften ist uns nicht immer gelungen, so daß manche Lücken und Unsicherheiten bleiben. Und obwohl nur wenige dieser 22 Personen sicher mit anderweitig bekannten oder in der Ramessidenzeit und darüber hinaus berühmten Weisen oder Dichtern gleichgesetzt werden können, stellt das Zeugnis des Athener Papyrus einen nicht hoch genug einzuschätzenden Beleg für die Verehrung nicht nur von Imhotep und Hordjedef dar. Der Athener Papyrus gesellt sich damit zu der Dichter-Eulogie des P. Chester Beatty IV vs. 2.5–3.11, daneben aber auch zu den beiden Wandfragmenten eines frühramessidischen Grabes in Saqqara. Eines der beiden Stücke ist unter dem Namen »Fragment Daressy« bekannt geworden[809] und

[803] Da ein solcher Name bisher nicht belegt ist, fragen wir uns, ob eine Verschreibung für *ꜥnḫ-ḥkꜣ* (mit der Schreibung von *ḥkꜣ* mit dem »*pḥ*«-Zeichen auf der Standarte) vorliegen könnte; zu *ꜥnḫ-ḥkꜣ* vgl. RANKE: *PN* I S. 66 Nr. 5.

[804] Zwar gibt es *ptḥ* als Namen (RANKE: *PN* I S. 138, Nr. 9), aber denkbar erscheint uns, daß hier eine haplographisch bedingte Verkürzung des Namens *špss-ptḥ* vorliegt (Zeichen *šps* = Determinativ!). Ein berühmter Mann mit diesem Namen war der bekannte Wesir aus Abusir (VERNER: *Mastaba of Ptahshepses* S. 124 ff.). Einen größeren Eingriff in den Text würde dagegen eine Ergänzung zum Namen des bekannten Literaten Ptahhotep bedeuten.

[805] Die Graphie *ẖry* erinnert stark an diejenige des Dichternamens Cheti in P. Chester Beatty IV vs. 6.12, wo er als *ẖrty* auftaucht. Da er laut derselben Handschrift (P. Chester Beatty IV vs. 3.6) als »prominentester« (*dpy*) aller Schreiber der Urzeit gilt, wäre es verwunderlich, wenn er in der Liste des Athener Papyrus fehlte.

[806] Ist *wbꜣ* etwa eine Verkürzung aus *wbꜣ-ỉnr*, dem Namen jenes Zauberers der ersten im P. Westcar erhaltenen Geschichte, und diese Figur damit nach Djadjaemanch die zweite aus diesem Geschichtenzyklus im Athener Papyrus überlieferte?

[807] Könnte dies eine Verschreibung für *nfr-sšm-ptḥ* sein? Dann mag die hier genannte Person mit dem *wḏꜣ-ḥꜣ-ttỉ* = *nfr-sšm-ptḥ* identisch sein, der bei der Pyramide des Teti bestattet ist (*PM* ²III S. 515 f.). Diese Zuschreibung orientiert sich auch an der hohen sozialen Stellung des Beamten sowie seinem großen und damit auffälligen Grab.

[808] Sollte sich hierhinter eine Verkürzung für »Puiemre« verbergen? Der bekannte Puiemre von TT 39 war immerhin u. a. *ḥry sštꜣ n mdw-nṯr* im Tempel des Amun (EICHLER: *Verwaltung des »Hauses des Amun«* S. 273 Nr. 225).

[809] WILDUNG: *Imhotep und Amenhotep* S. 28 f.; siehe auch MATHIEU in: *Gs. Yoyotte* II, S. 819 ff., der aber S. 823 f. in dem dort genannten Imhotep einen Wesir unter Thutmosis I. sehen will (freundlicher Hinweis M. A. Stadler).

zählt diverse Priester zumeist niederen Ranges wie Oberbalsamierer u. ä. auf, das zweite memphitische Hohepriester.[810] Nach der Eulogie des P. Chester Beatty IV vs. 2.5–3.11 haben sich die dort genannten acht Weisen, angefangen mit Hordjedef und Imhotep,[811] nicht nur durch ihre Texte, die zum Teil in die sog. Große Tradition[812] Eingang gefunden haben, ein ewiges Denkmal im Kulturellen Gedächtnis geschaffen. Der Lehrer in P. Chester Beatty IV vs. 3.8–9 bemerkt über sie: »Die Kinder anderer Leute werden ihnen zu Erben gegeben wie eigene Kinder.«

Der Athener Papyrus zeigt, daß diese illustren Persönlichkeiten der ägyptischen Kulturgeschichte auch eine Zauberpotenz (*ḥkꜣ*) haben, die hier angewandt wird (in P. Chester Beatty IV vs. 3.8–11 wird darauf lediglich angespielt). Die aufgezählten Weisen bzw. ihre »Fähigkeit« (*ỉqr*) als *ꜣḫ.w* »Verklärte« aus dem Jenseits heraus zugunsten der Lebenden zu handeln, prädestiniert sie als Schutzpatrone u. a. gegen feindliche Totengeister/Wiedergänger.[813] Wenn sie abends bei Sonnenuntergang angebetet bzw. die sie herbeirufende Beschwörung rezitiert werden soll, dann geschieht dies mit der Intention, diese *ꜣḫ.w ỉqr.w* speziell für die Nacht zu aktivieren, in der die Wiedergänger ihr Unwesen treiben. Auf diese magische Potenz der alten Weisen und nicht ihre literarischen Qualitäten[814] hebt der gesamte Abschnitt der Athener Zauberrolle von x+8.8–13.3 ab – mit einer deutlichen Schwerpunktsetzung bei der Präsentation der einzelnen Namen in x+10.3–6 im Rahmen einer Vignette.

Namen von »Dichtern« bzw. solchen Schreiberbeamten, denen man pseudepigraphisch literarische Werke zuschrieb, erscheinen in Listenform also bislang nur auf der Grabwand aus Saqqara, dem P. Chester Beatty IV und dem hier vorgelegten Athener Papyrus. Im Jahre 1960 hat W. K. SIMPSON außerdem noch die Reste einer Erzählung aus der 2. Hälfte der 12. Dyn. publiziert, deren Handschrift unter dem Namen P. Lythgoe[815] läuft. In dem Text agiert u. a. ein Wesir namens Wehau, der mit dem

---

[810] FISCHER: *Varia* I Taf. XVIII.

[811] Also in umgekehrter Folge gegenüber dem Athener Papyrus, aber dennoch mit diesen beiden Personen am Anfang der jeweiligen Liste (wohl aus Gründen der »Anciennität«).

[812] Zur *Great Tradition* (R. REDFIELD) im altägyptischen literarischen Diskurs zuletzt ASSMANN: *Religion und kulturelles Gedächtnis* S. 142 ff.

[813] Nicht von ungefähr hat man sich über einige Zauberer noch in späteren Zeiten Geschichten erzählt (SÉRIDA in: *Fs. Frandsen*, S. 351 ff.; unsere Stelle wird dort S. 356 f. erwähnt).

[814] Jedoch sind beide miteinander verbunden: »Sie sind zwar verborgen, aber ihre magische Wirkung (*ḥkꜣw*) erstreckt sich auf jedermann, der in der Lehre liest.« (P. Chester Beatty IV vs. 3.9–10 [Übers. nach BRUNNER, *ZÄS* 93 (1966) S. 30]). *ḥkꜣw=sn r tꜣ tmm.w* »ihre magische Wirkung richtet sich auf jedermann« ist trotz der Präposition *r* nicht »gegen« die Menschen gerichtet. BRUNNERs Übersetzung suggeriert einen Kreis der Nutznießer des *ḥkꜣw* ausschließlich auf Seiten der literaten Elite, wenn er übersetzt »aber ihre Wirkung (*ḥkꜣw*) erstreckt sich auf jedermann, der in der Lehre liest«. Statt dessen sollte jetzt nach Kenntnis der Athener Rezeption diese Passage des P. Chester Beatty IV besser initial verstanden werden als »Lies in der Lehre, . . .«, mithin als Imperativ, gerichtet an den Schreiberschüler. Damit erstreckt sich aber die Wirkung auf jedermann und nicht nur auf einen verschwindend kleinen Kreis der Gesellschaft. Allerdings sind nur die Schreiber und/oder Magier in der Lage, die Namen der Weisen niederzuschreiben und die begleitenden Sprüche und Riten zu praktizieren. Anspruch auf den *ḥkꜣw* hat aber dennoch jedermann!

ersten auf einer Liste von »Vorstehern« (*ỉmy-r3*) identisch sein könnte, die das O. Moskau 4478 rt. liefert.[816] Die weiteren Personen sind nicht identifizierbar, mit PARKINSON könnten sie sämtlich fiktiv sein.[817] Damit läge dann möglicherweise eine weitere Liste eventuell illustrer Beamtennamen vor, die zu einem nicht genau eruierbaren Zweck angelegt worden wäre.

Im Athener Papyrus werden die 22 Persönlichkeiten *3ḫwy.w ỉqr.w* »fähige Verklärte/Geister« und *sr.w ꜥ3y.w* »große (= bedeutende) Beamte« genannt (x+10.3). Sie werden auch von Thot direkt adressiert auf einem spätzeitlichen Uschebtikasten im Turiner Museum:[818] »Gesprochen von Thot, ... Er sagt: »O Uschebti-Figur (*rpjj*) und ihr[819] großen Beamten des Totenreichs, wenn man aufruft ... (den N.N.), ..., dann soll{s}t ihr sprechen: ›Jawohl, ich will es tun!‹« Ob also auch dort eine so illustre Phalanx schützender Totengeister in den Blick genommen wird wie im Athener Papyrus?

Unbedingt mit der positiven Instrumentalisierung der »Großen Beamten« im Athener Spruch zu kontrastieren ist die umgekehrt negative der *špsy.w* »Edlen; Vornehmen« in einer großen Gliedervergottung auf P. Chester Beatty VIII rt. [6.x]–8.9. Dort wird dem Träger des Amuletts versichert, daß von seinen diversen Körperteilen »keine Menschen, Götter und Göttinnen noch Edle Besitz ergreifen« könnten.[820]

Wenn die Figuren im Athener Papyrus zuerst als (10) Stehende und anschließend als (12) Sitzende oder Hockende gezeichnet werden, dann erschließt sich diese Darstellungsweise und die Binnendifferenzierung der Vignette nicht auf Anhieb. »Liest« man jedoch die zwei unterschiedlichen Haltungen wie die generischen Lexeme des Ägyptischen für »stehen« und »sitzen; hocken« in dieser Sequenz, ergeben sich die beiden Korrelatverben *ꜥḥꜥ* und *ḥmsỉ*, die in eben dieser Kollokation »leben; sich zur Mahlzeit begeben« bedeuten.[821] Die 22 Herren sollen laut x+10.1 mit »Speisen vor ihnen« (*ḏf3.w m-b3ḥ=sn*) versorgt werden – anders wird man sie wohl auch kaum haben herbeirufen können: Sie müssen wie die Gottheit im Täglichen Ritual angelockt werden, um sich zum Mahle niederzulassen.

---

815 MMA 09.180.535; SIMPSON, *JEA* 46 (1960) S. 65–70 und Taf. XV/A; ID., *JEA* 49 (1963) S. 172; vgl. PARKINSON: *Poetry and Culture* S. 299 f.

816 MATTHIEU / LOURIE, *Publications de la Société Égyptologique Leningrad* 2 (1929) 28 f. und Tafel. Das Verso des Ostrakons trägt den Text der Schlußstrophe aus der Lehre eines Mannes für seinen Sohn.

817 PARKINSON: *Poetry and Culture* S. 299 f.

818 Zitat nach ASSMANN: *Tod und Jenseits* S. 153 mit Anm. 103 auf S. 552.

819 Der Beginn der Rede ist anhand der von ASSMANN loc. cit. angegebenen Literatur nicht verifizierbar. Wir könnten uns eher eine Verschreibung für *ỉ wšbty pn* »O dieser Uschebti« vorstellen. Aber das ist auch am Original nicht zu erkennen.

820 Ed. GARDINER: *HPBM* III Bd. I S. 69; Bd. II Taf. 41; dort z. B. in rt. 7.2, 6, 10 und 13.

821 *Wb* I S. 219,12; *Wb* III S. 96 f.; HANNIG: *ÄW* I S. 287.

(ergänzend:) Die Namen der Räuchersteine zu kennen samt Handlungsanweisung (x+10.6–11.11)

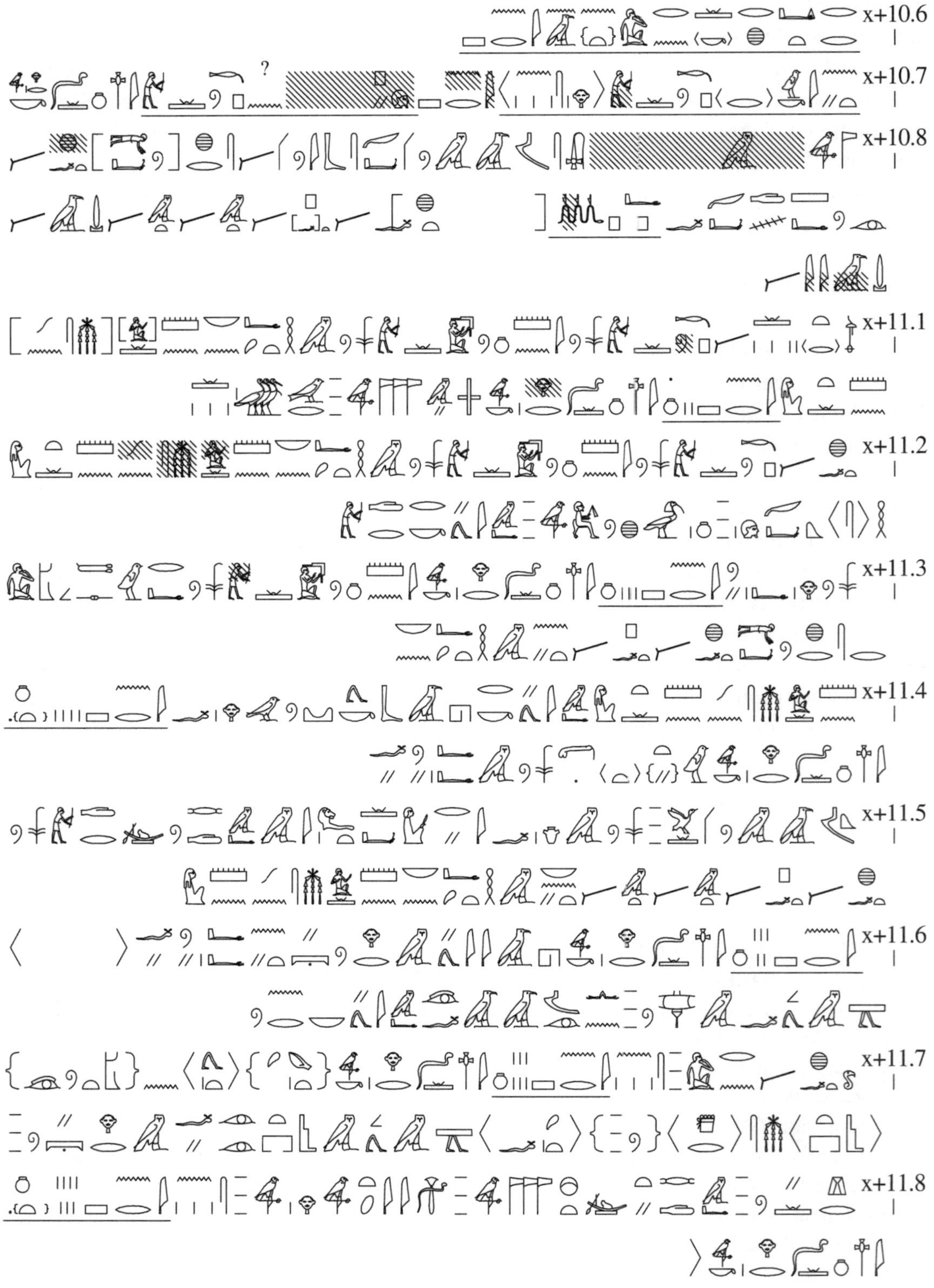

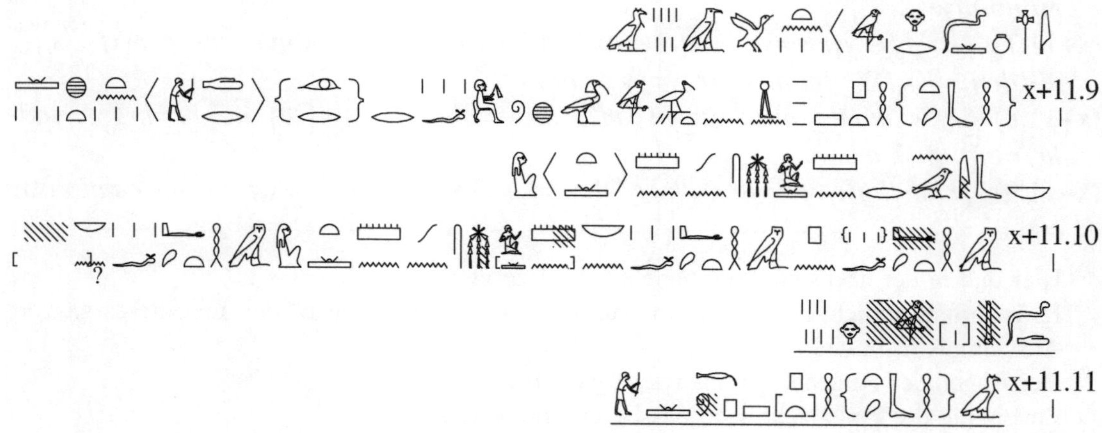

(x+10.6) R RDỈ.T ⌜RḪ⌝〈=K〉[822] RN N{.T} NꜢ ỈNR
(x+10.7) NTY ỈW=K 〈R〉 KꜢP 〈ḤR=SN〉[823] ⌜*ỉn*⌝*r*[824] ⌜DPY⌝[825] . . . ⌜N?⌝ KꜢP *ỉnḏ-ḥr=k*
(x+10.8) *nṯr* ⌜*. . .m. . .*⌝[826] *smꜣ sbỉw sḫr* [*ḫ*]*ft*[827] *ỉrw šꜥd=f* ꜥPP[828] [. . .][829] ⌜*ḫ*⌝*f*⌜*t*⌝[830] *p{t}*[*f*] *mwt mwt*〈*.t*〉 *ḏꜣ ḏ*⌜*ꜣy*⌝
(x+11.1) *ḥmw.t*〈*-rꜣ*〉 *kꜣp-sw ỉmnw-sw m ḥꜥ nb n mn* [*ms.n*] *mn.t* ỈNR 2.NW[831] *ỉnḏ-ḥr=k ỉmy nṯr.w wr bꜣw*
(x+11.2) *ḫft kꜣp-sw ỉmnw-sw m ḥꜥ nb n mn* ⌜*ms.n*⌝ *mn.t ḥ*〈*s*〉*q dp.w n.w ꜣḫ.w mỉ r=k dr*
(x+11.3) *-sw ḥr-ꜥ.wy* ỈNR 3.NW *ỉnḏ-ḥr=k ỉmnw-sw rdỉ wṯs*[832] *r sḫr ḫft p{t}f nty m ḥꜥ nb n*
(x+11.4) *mn ms.n mn.t mỉ r=k hꜣb=k ḏw ḥr=f* ỈNR 4.NW{.T} *ỉnḏ-ḥr=k wt{y}*〈*t*〉*-sw*[833] *m ꜥ.wy=fy*
(x+11.5) *qmꜣ-sw m ỉb=f ỉry-ḥꜣ.t ỉm*〈*y*〉[834] *mꜥnḏ*〈*.t*〉 *dr-sw ḫft p{t}f mwt mwt*〈*.t*〉 *nb nty m ḥꜥ nb n mn ms.n mn*〈*.t*〉
(x+11.6) ỈNR 5.NW *ỉnḏ-ḥr=k*[835] *hꜣy m ḥrw nty ꜥ.wy=fy* 〈*. . .*〉[836] *šm=f m ṯꜣw nn mꜣꜣ=f*[837]

---

822 In x+10.3 heißt es in der Überschrift korrekt *r dỉ.t rḫ=k*. Zur Formel vgl. ERMAN: *Neuäg. Gr.* § 407 und § 425 Anm. sowie *Wb* II S. 444,20–22) und oben unser Kapitel 11 D.

823 Zur Ergänzung vgl. x+10.3.

824 Das *ỉ* ist merkwürdig verunklärt. Das *r* steht auf einem Fragment, das auf der Tafel noch zu weit nach links geschoben ist.

825 *dpy* ist aus dem Zusammenhang erschlossen; wir können es auf dem Papyrus nicht sehen.

826 Mit Flammendeterminativ.

827 Das erhaltene Determinativ des Sterbenden macht die Ergänzung sicher.

828 Die der Schlange (Drucktype nicht ganz exakt) eingestochenen Messer sind schwarz.

829 Die Lücke ist ca. 3 cm lang.

830 Wie in x+11.2 ist das *f* sehr kurz.

831 Vergleiche MÖLLER: *Paläographie* II Nr. 495 zur Schreibung von *nw* in der Funktion als Ordinalsuffix mit Punkt darüber.

832 Es ist eher so und nicht *rdỉw ṯs* abzutrennen, da das Wachtelküken schwerlich am Wortende benutzt würde.

833 Für *wtṯ-sw*.

834 Wir sehen hier eine Verschreibung für *ỉmy* »der in . . . befindlich ist«, denn »Kapitän, gib die *mꜥnḏ*〈*.t*〉-Barke« erscheint uns wenig sinnvoll.

mỉ nb nrw
(x+11.7) [838] *ḫft rn.w=sn* ỈNR 6.NW *ỉnḏ-ḥr=k {msḏr} ⟨nmt⟩ n {rswt} ⟨s.t-⟩ ms⟨ḏr⟩{.w}⟨=f⟩*[839] *šm m s.t-ỉr.ty=fy m ḥry.w*[840]
(x+11.8) *ẖry.w mꜥnḏ.t psḏ.t wꜣḏy.t ⟨m?⟩ ḥr.w=sn* ỈNR 7.NW{.T} *ỉnḏ-ḥr=k ⟨. . . ỉnḏ-ḥr⟩=tn*[841] *pꜣ 7 n-*
(x+11.9) *-{ḥb.t-}ḥp{t}.w*[842] *ỉn.n ḏḥwty ꜣḫ.w=f r {ỉr} ⟨dr⟩=tn*[843] *ḫ.wt nb bỉn r mn ms.n*

---

[835] Hier und in der nächsten Zeile ohne *nw*-Topf geschrieben.

[836] Es ist offensichtlich, daß hier etwas ausgefallen ist. Überhaupt ist der Text dieses ganzen Abschnittes recht defektiv.

[837] Der Bogen des Augendeterminativs ist ganz blaß.

[838] Zu Beginn der Zeile steht noch das Determinativ zu *nrw*.

[839] Der Text ist so, wie er dasteht, kaum verständlich. Wir hatten zuerst *nmt n* (für *m*) *rsw.t ms.w* »(der) beim Erwachen (voran)schreitet, (der) geboren wird« verstanden. J. F. Quack hat uns dann darauf hingewiesen, daß das Fleischdeterminativ am vermeintlichen *nmt* eher für *msḏr* »Ohr« spricht. Tatsächlich paßt der diakritische Schrägstrich am ersten Zeichen besser zu einem Ohr als zu laufenden Beinchen. Dieselbe ideographische Schreibung von *msḏr* begegnet zudem in x+5.7. Der Text wird aber dadurch nicht verständlicher.
Auf eine Lösung, die wir hier vorschlagen möchten, hat uns dann aber der folgende Text gebracht, in dem wir eine zur problematischen Stelle parallele Formulierung vermuten: Ein Partizip eines Verbs der Bewegung wird von der Präposition *m* und einem Kompositum *s.t* + Körperteil gefolgt. Genau dieselbe Struktur kann man mit vergleichsweise wenigen Emendationen für den problematischen ersten Teil der Anrufung herstellen, wenn man als Ausgangstext *nmt m s.t-msḏr=f* »der mit seinem Gehör (voran)schreitet« annimmt. Der Schreiber hätte *nmt* als das graphisch fast identische *msḏr* verlesen und noch ein Fleischdeterminativ hinzugefügt. *msḏr* kam dem Schreiber umso eher in den Sinn, als es ja später auch wirklich folgt. Die Veränderung der Präposition *m* zu *n* ist nicht weiter problematisch. Vergleichbare Fälle finden sich allein im Athener Papyrus in x+2.6, x+5.3, x+6.6 und x+16.6. Das folgende *s.t* ist erneut aufgrund graphischer Ähnlichkeit der jeweils ersten Zeichen mit *rsw.t* »Aufwachen« verwechselt und entsprechend weiter geschrieben sowie determiniert worden. Von *msḏr* hat der Schreiber nur den Anfang (*ms*) korrekt geschrieben, dann mit einer Art Verlegenheitsendung (*w*-Schlaufe und Pluralstriche) das Wort abgeschlossen. Interessanterweise scheint es ihm auch sonst Schwierigkeiten gemacht zu haben: Beim dritten Vorkommen von *msḏr* in x+5.4 fällt der Teil *ms* weg. An unserer Stelle fehlt schließlich das Suffix *=f* (vgl. hierzu *ꜥ.wy⟨=fy⟩* in x+16.3).

[840] Hierhinter Palimpsestspuren.

[841] Die Anrufung an den siebten Stein ist mit dem abschließenden Sammelanruf ausgefallen. Einen geringeren Eingriff in den Text würde zwar die Tilgung des *=k* (*ỉnḏ-ḥr{=k}=tn*) darstellen. Doch würde diese Annahme dazu führen, daß dem siebten Stein keine individuelle Anrufung zugeordnet wäre. Denn es geht ja mit der Anrede an »die sieben Töpferscheiben« weiter, was eindeutig eine Gesamtanrufung an alle sieben »Steine« darstellt. Da auf jeden Fall in den Text einzugreifen ist, halten wir es für evident sinnvoller, den Text so wiederherzustellen, daß erst die individuelle Anrede zu jeder einzelnen Töpferscheibe kommt, dann eine Gesamtanrufung an alle sieben, zumal der Textausfall durch eine *aberratio oculi* von einem Abschnittsanfang zum nächsten infolge des Homoiarktons leicht erklärbar ist.

[842] Alles ist eine Schreibung für *nḥp.w* »Töpferscheiben«. Die Graphie folgt der Tendenz in

mn⟨.t⟩
(x+11.10) ⌜*m ḥ*ꜥ⌝*{.w}=f* ⌜*pn*⌝ *m ḥꜥ.w=f*[844] *nb n* ⌜*mn*⌝ *ms.n mn⟨.t⟩ m ḥꜥ.w=f nb* ⌜*n? . .*⌝[. .]
ḎD MD.W ḤR 7
(x+11.11) N{ḤB.T-}ḤP{T} KꜢP

(x+10.6) ⟨DICH⟩ WISSEN ZU LASSEN (DEN) NAMEN DER STEINE,
(x+10.7) ⟨AUF DENEN⟩ DU RÄUCHERN ⟨WIRST⟩:
ERSTER Stein . . . VON(?) RÄUCHERUNG: »Gegrüßet seist du,
(x+10.8) Gott . . ., der (den) Rebell abschlachtet, der (den) [Fe]ind niederstürzt, der sein Gemetzel (des) APOPHIS macht: [Wende dich gegen (o. ä.)] Feind, ›Jen[en]‹, Wiedergänger, Wiedergänger⟨in⟩, Widersacher, Widersacherin
(x+11.1) us⟨w⟩., der sich versteckt, der sich verbirgt in jeglichem Körperteil (des) N.N., [den] N.N. [geboren hat]!«
ZWEITER STEIN: »Gegrüßet seist du, (der) unter (den) Göttern, groß an Macht!
(x+11.2) Feind,[845] der sich versteckt, der sich verbirgt in jeglichem Körperteil (des) N.N., den N.N. geboren hat, – der (die) Köpfe (der) Geister ab⟨sch⟩neidet: Komm doch, beseitige ihn
(x+11.3) sogleich!«
DRITTER STEIN: »Gegrüßet seist du, (der) sich verbirgt, (der) Verleumdung(?) anzeigt(?),[846] um (den) Feind (und) ›Jenen‹ niederzustürzen, der in jeglichem Körperteil (des)
(x+11.4) N.N, den N.N. geboren hat, ist: Komm doch, schicke du (das) Übel über ihn!«
VIERTER STEIN: »Gegrüßet seist du, (der) sich mit seinen Armen erzeu⟨gt⟩ hat,
(x+11.5) (der) sich in seinem Herzen erschaffen hat, Pilot i⟨n⟩ (der) *mꜥnḏ⟨.t⟩*-Barke:[847]

---

ramessidischen Handschriften, besonders solchen literarischer oder religiöser Natur, Homophone oder partielle Homophone zu kontaminieren (vgl. die Schreibung *nḥb* in *Wb* II S. 294 [ab 19. Dyn.]). Ein auch phonematisch recht ähnlich strukturiertes Beispiel liegt in Horus und Seth 11.9 mit *ḥsbwptt* für intendiertes *ḥsp.t* »Garten; Beet« vor (s. GARDINER: *LES* S. 52a Anm. 11,9a).

Zur Gleichsetzung von Stein und Töpferscheibe vgl. *Esna* III 366,7, wo *ỉnr* »Stein« mit Töpferscheibendeterminativ geschrieben ist.

843 Die Verwechslung von *ỉr* und *dr* ist ein aufgrund der graphischen Ähnlichkeit der ersten beiden Zeichen leicht erklärlicher Schreibfehler. *ỉr* kann jedenfalls nicht richtig sein, da die vergöttlichten Töpferscheiben doch Unheil abwehren und nicht bewirken sollen.

844 Zur Konstruktion siehe den Kommentar zu x+9.12.

845 Will man hier keine direkte Anrede an den Dämon akzeptieren, müßte man wohl vor *ḫft* »Feind« eine Präposition wie *r* ergänzen und die Erwähnung des Dämons noch in die Beschreibung des Wirkens der helfenden Gottheit einbeziehen: »Gegrüßet seist du, . . ., groß an Macht ⟨gegen⟩ (den) Feind, der . . .« oder »Gegrüßet seist du, . . ., größer an Macht ⟨als⟩ (der) Feind, der . . .«

846 Wir bringen *wṯs* mit *Wb* I S. 384,1–3 in Verbindung. Statt »Verleumdung« wäre auch »Verleumder« möglich.

847 Dies erscheint uns als die sinnvollste Art, den Text zu verstehen, obwohl Atum als Nachtform des Sonnengottes eigentlich eher mit der *mskt.t*-Barke verbunden ist (MYŚLIWIEC:

Beseitige ihn, jeden[848] Feind, ›Jenen‹, Wiedergänger (und) Wiedergänger⟨in⟩, die in jeglichem Körperteil (des) N.N., den N.N. geboren hat, sind!«

(x+11.6) Fünfter Stein: »Gegrüßet seist du, (der) aus (dem) Himmel herabsteigt, dessen Arme ⟨. . .⟩, (wenn) er als Wind dahergeht, ohne ihn zu sehen![849] Komm, Herr (des) Schreckens,

(x+11.7) vor ihre Namen!«[850]

Sechster Stein: »Gegrüßet seist du, (der) mit ⟨seinem Ge⟩h⟨ör (voran)schreitet⟩, (der) mit seinem Blick[851] geht[852] – oben (und)

(x+11.8) unten – ⟨in(?)⟩ (der) *mʿnḏ.t*-Barke (der) Neunheit (mit) Uto ⟨in⟩(?) ihren[853] Gesichtern.«[854]

Siebter Stein: »Gegrüßet seist du ⟨. . .«

»Gegrüßet seid⟩ ihr, die sieben Töp-

(x+11.9) ferscheiben! Thot hat seine Zauberkraft gebracht,[855] damit ihr {macht} ⟨be-

---

Atum I, S. 45, 46, 47, 76 f. und 121; vgl. aber S. 42 f.: Atum erscheint auch in der 10. und 12. Tagesstunde in der Sonnenbarke). Wenn Atum hier bereits in der *mʿnḏ.t*-Barke fährt, die zumindest in der älteren Zeit die Tagesbarke ist, so wird unserer Meinung nach damit wohl der Vollzug der neuen Schöpfung zum Ausdruck gebracht und auf den kommenden Tag verwiesen. Wenn aber *mʿnḏ.t* schon für die Nachtbarke steht, hätten wir hier lediglich einen Hinweis auf die Zeit, in der das mythologische Geschehen angesiedelt ist, zu sehen.

848 Das bezieht sich auf alle folgenden männlichen und weiblichen Dämonen. Im Ägyptischen steht *nb* am Ende der Aufzählung.

849 D. h. »ohne daß man ihn sieht«.

850 Die Präposition *ḫft* »vor« scheint hier, wo es offenbar um die Bekämpfung auch der Namen der Dämonen geht, in einem feindlichen Sinne gebraucht zu sein; vgl. zu dieser Nuance die Nisbe *ḫfty* »Feind« (*Wb* III S. 276,12–277,5) und die Zusammensetzung *ḫft-r* (*Wb* III S. 274,20).

851 Wir verstehen hier nicht quasi wörtlich *s.t msḏr* »Platz des Ohres« und *s.t ỉr.ty* »Platz der beiden Augen«, sondern die Abstrakta (*s.t-msḏr* und *s.t-ỉr.t*). Die dualische Schreibung des Suffixes bei letzterem ist unter dieser Voraussetzung bloß graphisch.

852 Es könnte mehr als bloßer Zufall sein, daß es nicht nur hier einen Gott namens *šm m s.t ỉr.ty=fy*, sondern auch einen mit dem Namen *šm m ỉr.t=f* »der mit seinem Auge geht« als Variante für *ỉṯỉ m ỉr.t=f* als Torwächter des 6. Tores im Pfortenbuch gibt (s. Hornung: *Das Buch von den Pforten des Jenseits* I S. 251 und II S. 174; *šm* könnte aus *ỉṯỉ* verlesen sein und umgekehrt). Sollte es sich um denselben Gott wie im Pfortenbuch handeln, dann wäre die Positionierung der beiden Figuren – auf der 6. Töpferscheibe bzw. auf der 6. Pforte – sicherlich ebenfalls Absicht; s. a. *LGG* I S. 628a.

853 = der Mitglieder der Götterneunheit. Zur Aufnahme speziell von *psḏ.t* mit pluralischem *=sn* s. z. B. Horus und Seth 4.8.

854 Denkbar erscheint auch eine Auffassung als »⟨an⟩ ihrem (= der Barke) Bug (wörtl. »Gesicht«; vgl. *Wb* III S. 127,7). Allerdings ist dann das Suffix *=sn* in *=s* zu ändern.
Zu Uto als Barkenmitglied vgl. P. Leiden I 348 vs. 2.3 f. in einem Spruch gegen böse Träume in der Nacht(!): *wȝḏy.t pw nb.t nrw m wỉȝ ʿȝ* »Es ist Uto, die Herrin des Schreckens in der großen Barke.« (vgl. Borghouts, *OMRO* 51 [1971] S. 181 [445]). Siehe ferner die bei Leitz, *GM* 98 (1987) S. 59 f. mit Anm. 19, genannten Stellen zur Uräusschlange am Bug der Sonnenbarke. Nichts anderes als der apotropäische Uräus dürfte Uto ja in dem Athener Spruch ohnehin sein, egal welche Übersetzung man bevorzugt.

seitigt⟩ alles Übel von N.N., den N.N. geboren hat,
(x+11.10) aus diesem seinem Körperteil (und) aus allen seinen Körperteilen, (denen) von N.N., den N.N. geboren hat, aus allen seinen Körperteilen . . .[. .]«
REZITATION ÜBER SIEBEN[856]
(x+11.11) TÖPFERSCHEIBEN (DES) RÄUCHERNS.

Läßt die Überschrift (x+10.6 f.) zu diesem Teil des Räucherrituals vielleicht schon eine einfache Liste erwarten (vgl. Kapitel 11 D zur Phraseologie), so wird der Leser schnell eines besseren belehrt: In geradezu hymnischer Sprache, für die die Anrufung mit *ỉnḏ-ḥr=* »Sei(d) gegrüßt!« charakteristisch ist, werden bei den einzelnen durchgezählten Räuchersteinen göttliche Wesen angerufen und zum aktiven Kampf gegen die Dämonen aufgefordert. Dieser Text an die sieben Töpferscheiben ist in der vorliegenden Form bislang einmalig.[857]

Übrigens wird im Text nichts dazu gesagt, wo und wie die Steine aufzustellen sind. Diese Information wird auch zu den Töpferscheiben in P. Berlin P. 3038 rt. 4.6 = Bln 46, 5.12–6.1 = Bln 60 und 7.2 = Bln 75 nicht gegeben. Dagegen wird im Athener Papyrus x+10.1 f. recht genau mitgeteilt, wo Opfergaben zu plazieren sind.

Ein paar Überlegungen dazu, welche Gottheiten jeweils mit den einzelnen Steinen angerufen werden, erscheinen uns angebracht:

Erster Stein (x+10.7–11.1): Speziell das Epitheton »der sein Gemetzel (des) Apophis macht« (x+10.8) deutet auf Seth. Er ist nämlich zur Zeit der Niederschrift des Athener Papyrus der klassische Antipode des Apophis[858] und übernimmt die Aufgabe, dieses Monster zu überwinden, um so dem Sonnengott nachts den Weg durch die Unterwelt freizukämpfen. Es ist offensichtlich, daß die Wahl gerade dieser Phase des Sonnenlaufes mit dem gewählten Zeitpunkt des Räucherrituals, nämlich ab Sonnenuntergang (vgl. x+10.1 f.), engstens korrespondiert.

Zweiter Stein (x+11.1–3): Für sich genommen, sind die Epitheta »(der) unter den Göttern« (*ỉmy nṯr.w*) und »groß an Macht« (*wr bꜣw*) (x+11.1) unspezifisch. Nach den in *LGG* I S. 240a und b bzw. II S. 432c–433a aufgeführten Belegen trägt aber nur der Sonnengott *beide* Epitheta.[859] Auch das Beiwort »der (die) Köpfe (der) Geister ab-

---

855 Zu *ꜣḫw* »Zauberkraft« und ihrem Bezug zu Thot siehe die ausführliche Diskussion bei KOENIG: *Magie et magiciens* S. 269–305. Beachte auch P. DeM I vs. 6.3, wo der Magier sagt: *ỉw n=ỉ ḏḥwty sšꜣ* (< *šsꜣ*) *m mḏꜣ.t=f* »zu mir kommt Thot, versiert in seinem Buch«.

856 Zur Verwendung von sieben Töpferscheiben als Räuchersteinen vgl. P. Ebers 54.18–55.1 = Eb 325 (gegen Husten) oder P. Berlin P. 3038 rt. 4.6 = Bln 46 (gegen Husten) und P. Berlin P. 3038 rt. 5.12–6.1 = Bln 60 (gegen *ꜣꜥ*). In P. Berlin P. 3038 rt. 7.2 = Bln 75 (gegen Trismus/Kaumuskelkrampf; BARDINET: *Dents et mâchoires* S. 182 f.) kommen zwölf Scheiben zum Einsatz und in P. Brooklyn 47.218.48+85 6.29 = § 100 (ed. SAUNERON: *Traité d'ophiologie* S. 134) »viele«.

857 Vgl. die Anrufung von Steinen etwa bei AUFRÈRE: *L'univers mineral* I S. 309 ff. Vgl. außerdem noch P. Boulaq 6 rt. 10.4–9: sieben Aussprüche verborgen unter sieben Steinen des Wadis. Zu tatsächlich erhaltenen Töpferscheiben vgl. DOHERTY: *Potter's Wheel*.

858 Vgl. TE VELDE: *Seth* S. 99–108.

859 Beachte auch *ỉmy nṯr.w wr šfy.t* (»Ansehen«) als Beiwort des Horus von Edfu in *Edfou* III 75,2. Horus von Edfu gilt aber bekanntlich als eine Form der geflügelten Sonnenscheibe.

schneidet« (x+11.2) ist u. a.[860] für den Sonnengott gut belegt.[861] In P. Leiden I 348 rt. 8.5 köpft[862] Re eigenhändig die Toten bzw. Verdammten. Und in dem frühptolemäischen P. BM EA 10288 A 14[863] sind es die Lippen der Anhänger des Seth und der Verdammten, die abgeschnitten (*ḥsq*) werden sollen. Zu der auch im vorliegenden Spruch hergestellten Verbindung mit dem Sonnenkreislauf fügt sich schließlich gut die auch sonst belegbare Synonymität von Kopfabschlagen und Sonnenuntergang.[864] Es scheint uns nach dem Gesagten also ziemlich sicher zu sein, daß hier der Sonnengott angeredet wird. Da die Anrufungen beim ersten und vierten Stein auf die Nacht zielen, würden wir auch hier lieber von einem Zusammenhang mit dem Sonnenuntergang ausgehen.

Dritter Stein (x+11.3 f.): Das Beiwort »(der) sich verbirgt (*ỉmn*)« (x+11.3) dürfte auf Amun (*ỉmn*) oder eine mit ihm verbundene Gottheit, besonders den Sonnengott Amun-Re (*ỉmn-rꜥ*) zielen. Ist unsere Auffassung des nachfolgenden Epithetons als »(der) Verleumdung(?) anzeigt(?)« richtig, könnte gerade auch darin ein Hinweis auf den Sonnengott stecken. Denn er galt den Ägyptern, weil er die Erde tagsüber erhellt, als derjenige, der Unrecht im wahrsten Sinne des Wortes ans Licht bringt.[865]

Vierter Stein (x+11.4 f.): Die Epitheta weisen klar auf den Sonnengott. Zu Anfang wird auf die Selbsterschaffung des Atum,[866] der Schöpfergottheit und zugleich Nachtform des Sonnengottes ist, angespielt:[867] Als *wṯṯ-sw* erscheint Atum z. B. im Schabaka-Stein Z. 6. Aber *wṯṯ-sw* ist auch Epitheton des Sonnengottes allgemein.[868] Mit dem Beiwort »Pilot in (der) *mꜥnḏ.t*-Barke« (x+11.5) wird dann bereits auf die in der Mitte

---

[860] Speziell Thot agiert sonst gerne als enthauptender Henker; so z. B. Totenbuch Spruch 134 17 (Zählung nach HORNUNG: *Totenbuch* S. 260) gegen die Feinde des Verstorbenen; vgl. auch ZANDEE: *Death as an Enemy* S. 149 f. und besonders S. 216 f.; SETHE: *Dramatischer Ramesseumpapyrus* S. 113 u. 116. Thot ist schon in Pyramidentexte Spruch 477 § 962a–963b der göttliche Schlächter *par excellence*. Seine Waffe ist die Mondsichel. Zum kriegerischen Mondgott vgl. auch STADLER: *Weiser und Wesir* S. 328 ff. sowie die umfangreiche Materialzusammenstellung von GOYON in: THIERS (Hg.): *Documents de Théologies Thébaines Tardives* 2, S. 33 ff. und 3, S. 29 ff.

[861] Im *LGG* V S. 488 f. entfallen die meisten Belege für *ḥsq-*. . . auf Horusgottheiten. Allerdings stammen fast alle Zeugnisse aus der griechisch-römischen Zeit. Wenn man aber ferner bedenkt, daß Horus mit dem Sonnengott verbunden werden kann (z. B. als Re-Harachte), dann sehen wir keinen Widerspruch zu unserer Auffassung, daß hier der Sonnengott in einem kämpferischen Aspekt gemeint ist.

[862] Dort *wḥsq* geschrieben.

[863] Ed. CAMINOS, *JEA* 58 (1972) Taf. XXXVI und XL.

[864] Vgl. LEITZ, *GM* 100 (1987) S. 54 (o) mit weiterer Literatur. Allerdings konnte auch der Sonnenaufgang als blutiges Gemetzel verstanden werden; vgl. etwa GOEBS, *GM* 194 (2003) S. 29 ff.

[865] Siehe BONNET: *RÄRG* S. 628 und ASSMANN in: *LÄ* V, Sp. 1091 zum Sonnengott als Weltenlenker und ethischer Instanz. Vgl. auch zum sechsten Stein.

[866] Vgl. BICKEL: *La cosmogonie* S. 72–75.

[867] Dieselben beiden Beiworte *wṯṯ-sw m ꜥ.wy=fy* und *qmꜣ-sw m ỉb=f* trägt interessanterweise in *Edfou* III 75,2 Horus von Edfu, die geflügelte Sonnenscheibe.

[868] S. *Wb* I S. 381,15 und *LGG* II S. 603a–b.

der Nacht erfolgende Wiedergeburt des Sonnengottes verwiesen, indem er nun bereits mit dem Sonnenaufgang assoziiert wird.[869]

Fünfter Stein (x+11.6 f.): Eine enge Parallele zu unserer Stelle bietet beispielsweise P. Skrine 2 § 13:[870] »(der) aus dem Himmel herabsteigt,[871] Herr (des) Schreckens«. Es handelt sich um den Sonnengott, der hier speziell in seiner Wirkung auf Erden angesprochen wird. Er steigt vom Himmel herab; dennoch kann man ihn nicht sehen. Denn er äußert sich als Wind.[872] Als Windgott kommen Schu oder, wahrscheinlicher, Amun[873] in Frage, vielleicht ist also speziell an die häufige Form des Amun-Re gedacht.

Sechster Stein (x+11.7 f.): Wieder wird der Sonnengott angeredet. Ausdrücklich werden seine Sinnesfähigkeiten Hören und Sehen genannt.[874] Wir verstehen das so, daß der »oben« am Himmel entlangfahrende Sonnengott während seiner Fahrt mit seinem Hörsinn und seinem Blick alles »unten« auf der Erde wahrnimmt (x+11.7 f.).[875] Da das Hören des Sonnengottes vor allem meint, daß er Bitten erhört,[876] ist nun die Voraussetzung geschaffen, daß für das Ritual eine Gottheit als Ansprechpartner bereitsteht, der zuhört und den Bitten entsprechend handelt.

Siebter Stein (x+11.8): Die Anrufung ist ausgefallen.[877] Nur das maskuline Pronomen »du« ist noch erhalten, so daß immerhin sicher ist, daß eine männliche Gottheit Adressat dieses Teils war. Es ist aber nicht leicht zu sagen, welcher Gott hier angeredet war. Es muß keineswegs der Sonnengott gewesen sein, wie ein Blick auf die konzentrische Struktur aller Anrufungen zeigt:

---

[869] Zur synkretistischen Verbindung der verschiedenen Phasen des Sonnengottes beachte auch *Medinet Habu* VI Taf. 430 (Amun-Re-Harachte-Atum in Barke).

[870] Ed. BLACKMAN, *JEA* 5 (1918) Taf. IV § 13 und S. 31.

[871] Weitere Belege zu diesem Epitheton in *LGG* IV S. 790b.

[872] Bemerkenswerterweise ist in *LGG* VII S. 76a die Bezeichnung »(der) als Wind dahergeht« (*šm m ṯ3w*) bisher nur für Bösewichter belegt.

[873] SETHE: *Amun und die acht Urgötter*, §§ 187 ff., bes. §§ 204–209; SPIEGELBERG, *ZÄS* 49 (1911) S. 127 f.; s. auch ASSMANN: *Sonnenhymnen in thebanischen Gräbern* passim.

[874] Er heißt »(der) mit ⟨seinem Ge⟩h⟨ör (voran)schreitet⟩, (der) mit seinem Blick geht« (x+11.7; für die Textwiederherstellung s. die Anmerkung zur Umschrift). *LGG* IV S. 241 f. läßt erkennen, daß mit *nmt* »schreiten« zusammengesetzte Götterepitheta meist solche des Horus von Edfu, also einer Form der geflügelten Sonnenscheibe, sind.

[875] Dies leistet in der Loyalistischen Lehre des Kairsu § 2,5 f. die Sia-Hypostase. Zur Vorstellung vom Sonnengott als bei seiner Fahrt am Himmel die Erde betrachtendem Wesen vgl. ASSMANN: *Hymnen und Gebete* S. 57 mit zahlreichen Belegstellen in Anm. 39 auf S. 513. Für dieses Leitmotiv der »Neuen« Sonnentheologie siehe auch ASSMANN in: *LÄ* V, Sp. 1091 mit Anm. 70 (dort weitere Literatur).

[876] Vgl. u. a. SCHLICHTING in: *LÄ* II, Sp. 1233–1235.

[877] Zur Begründung s. den Kommentar zur Umschrift von x+11.8.

Stein	Gott	Tätigkeit[878]	Phase / Zeit
1.	Seth	kämpft Weg frei, am Bug der Sonnenbarke	Nacht
2.	Sonnengott	machtvoll kämpfend	Sonnenunter(?)gang
3.	Amun-Re	verborgen; zeigt Verleumdung an(?)	?
4.	Atum	Selbsterschaffung	Nacht, Verweis auf Tag(?)
5.	Amun-Re	Wind; kann nicht gesehen werden	?[879]
6.	Sonnengott	wird geboren, Wirkung auf Erden	Sonnenaufgang
7.	⟨. . .⟩	⟨. . .⟩	⟨. . .⟩
gesamt	Thot	hat Zauberkraft gebracht	–

Zentrum ist die nächtliche Selbstneuerschaffung des Atum (vierte Anrufung). Als innerstes konzentrisches Paar sind die dritte und die fünfte Anrufung darumgelegt, in denen Amun-Re in seiner Verborgenheit angesprochen wird. Die nächstäußere Schicht (zweite und sechste Anrufung) thematisiert die wichtigen Phasen Sonnenuntergang bzw. Sonnenaufgang. Von der äußersten Schicht ist nur die Anrufung an Seth beim ersten Stein erhalten. Es mag sein, daß damit in der siebten Anrufung die Erwähnung entweder wieder des Seth oder eines anderen Helfers des Sonnengottes korrespondierte, vielleicht eines Gottes, der im Gegensatz zu Re nicht am Bug der Sonnenbarke steht, sondern am Heck.

Zwei voneinander unabhängige Wege führen bei der Beantwortung dieser Frage zum selben Ergebnis: Mit hoher Wahrscheinlichkeit war Horus genannt. Hierauf deuten nämlich erstens ganz klar der folgende und der übernächste Spruch, die wohl beide während der Räucherung zu rezitieren sind (x+11.11 ff.). In ihnen spielen die »Macht(?) (des) Horus« und die »Macht (des) Seth« (x+12.2) parallel zueinander eine prominente Rolle, und der Heiler identifiziert sich mit Thot, der Horus und Seth voneinander getrennt hat (x+12.5). Die prominente Rolle dieser drei Götter dürfte aufs beste zu der Konstellation passen, die im Hymnus über die Räuchersteine zugrundegelegt ist: Seiner Position am Bug der Sonnenbarke entspricht es, wenn Seth in der ersten Anrufung genannt wird. Der durch Thots Einwirken von ihm getrennte Horus müßte dann am Heck stehen und würde dementsprechend in der siebten Anrufung angesprochen. Thot, der die beiden dem Mythos zufolge getrennt hat und dem ohnehin aufgrund seiner Zauberkraft eine besondere Rolle beim Schutz des Sonnengottes zukommen muß, wird noch einmal in der zusammenfassenden Gesamtanrufung (x+11.8 ff.) hervorgehoben.[880]

[878] Ohne die Überwindung von Dämonen.

[879] Ist hier an Wind beim Sonnenaufgang zu denken?

[880] In *Edfou* VI 173,4 und 174,7 f. (vgl. auch *Edfou* VI 176,4) werden sieben Schöpfergötter an Töpferscheiben mit Thot verbunden. Das dürfte ein Nachwirken derselben Vorstellungen sein, die im Athener Papyrus eine Rolle spielen.

Damit kommen wir zum oben angekündigten zweiten Argument für unsere Vermutung, daß beim siebten Stein Horus angeredet war. Denn die Konstellation der Sonnenbarke mit Seth am Bug und Horus am Heck und der Einbeziehung des Thot ist aus Ägypten bildlich bekannt, wenn auch unseres Wissens erst nach dem Neuen Reich, aus dem der Athener magische Papyrus stammt. Die engste ikonographische Parallele zu dem in ihm zugrundeliegenden theologischen Konzept sehen wir in einer Vignette des P. Kairo JE 31986 [Pap. B].[881] Man erkennt dort den durch die Beischrift als Re-Harachte identifizierten Sonnengott[882] in seiner Barke. Am Bug befindet sich Seth, der die Apophisschlange speert. Die am Heck stehenden Götter lassen aufgrund ihres Falken- bzw. Ibiskopfes eine Deutung als Horus und Thot zu.

Inwiefern hier zugleich die Schöpfergottkonnotation der Töpferscheiben eine Rolle spielt, sei dahingestellt. Immerhin scheint es denkbar, daß der Sonnengott diese Kräfte zur Erneuerung benötigt oder wenigstens zusätzlich nutzt. Wir möchten in diesem Zusammenhang darauf hinweisen, daß im Nutbuch § 16 im Zusammenhang mit dem Sonnenaufgang vom Öffnen des *nḥp* gesprochen wird. Das Wort ist schon als »Töpferscheibe« oder »Mistkugel(?)«[883] verstanden worden, doch vermutet QUACK, daß es eine Bezeichnung der Fruchtblase ist.[884] Gleichwohl kann für die Ägypter eine Assoziation zum zumindest ja homophonen, wenn nicht etymologisch identischen Wort für »Töpferscheibe« stets eine Rolle gespielt haben. Dafür spricht z. B., daß bei der Geburt der Sonne im Buch von der Nacht in der 12. Stunde an der Scheide der Himmelsgöttin ein Skarabäus auf einer Töpferscheibe dargestellt ist.[885]

Während, wie wir soeben gesehen haben, die zyklische Neugeburt und Wirkung des Sonnengottes in einem konzentrisch aufgebauten Text zum Ausdruck gebracht wird, sind die Aussagen zur Bekämpfung der Dämonen an den Zeitphasen ausgerichtet und linear. Außerdem fällt auf, daß die namentliche Nennung des Patienten nur bis zum vierten Stein erfolgt. Danach, also in der Phase des Sonnenaufgangs, bewegt sich der Text offenbar ganz im götterweltlichen Bereich und bezieht erst in der abschließenden Gesamtanrufung den Patienten wieder ausdrücklich mit ein:[886]

Stein	Phase / Zeit	Dämon(en)	N.N.	
1.	Nacht (Seth)	verbergen sich (lange Liste)	+	⌉
2.	Sonnenuntergang	verbirgt sich	+	⌋

---

881 PIANKOFF / RAMBOVA: *Mythological Papyri* Nr. 2; Zeichnung auf S. 75.

882 Auch im Athener magischen Papyrus lassen die verwendeten Epitheta die gedachte Nähe des Sonnengottes zu Horus erkennen.

883 Vgl. *Wb* II S. 294,13.

884 QUACK, *ZDMG* 155 (2005) S. 611, dem sich LIEVEN: *Grundriß des Laufes der Sterne* S. 53 anschließt.

885 ROULIN op. cit. Taf. XX; HORNUNG: *Tal der Könige* S. 117 Abb. 89. Von ROULIN: *Livre de la Nuit* S. 349 als Opferständer mißverstanden.

886 Ob in der Anrufung an den siebten Stein, der mit Horus verbunden ist, der Patient genannt wurde, ist aufgrund der Textauslassung leider unklar.

3.	Nacht(?)	um Dämon niederzuwerfen	+
4.	Nacht, Verweis auf Tag(?)	»Beseitige den Dämon!«	+
5.	?	»ihre Namen«	–
6.	Sonnenaufgang	–	–
7.	⟨. . .⟩ (Horus)	⟨. . .⟩	⟨. . .⟩
gesamt	– (Thot)	(Übel generell)	+

Wie man sieht, werden im Textverlauf die Dämonen immer weiter zurückgedrängt – so, wie es ja auch durch das Ritual erreicht werden soll. Zunächst werden beim ersten Stein Dämonen in einer langen Liste, die zudem durch »usw.« prinzipiell offengehalten wird, aufgezählt. Diese Dämonen verstecken und verbergen sich im Körper des Patienten. Ihre Nennung ist in eine Aufforderung an Seth, all diese Dämonen zu bekämpfen, eingebettet.

Auch zum zweiten Stein wird dieselbe Aussage über den Aufenthaltsort des Übels gemacht, das aber bereits zu einem singularischen »Feind« reduziert ist. Nur hier wird der Dämon direkt angeredet.[887]

Mit der Anrufung des dritten Steins ändert sich erneut die Art, wie über die Dämonen gesprochen wird. Ihre Nennung wird in eine Finalkonstruktion verpackt: Der Sonnengott agiert, um die Feinde, die im Körper des Patienten sind, niederzuwerfen. Auffällig ist auch, daß sie hier nichts mehr aktiv tun; sie verstecken sich nicht mehr, sondern sind nur noch im Körper.

In der Anrufung zum vierten Stein bleibt diese Agonie der Dämonen sprachlich weiter bestehen: Auch hier *sind* sie nur im Körper des N.N. Obwohl jetzt wieder viele verschiedene Dämonen aufgelistet werden, so scheint uns das nur ihre zunehmende Schwächung anzuzeigen. Denn sie alle werden mit der Aufforderung an den sich neu erschaffenden Sonnengott »Beseitige ihn!« zugleich unschädlich gemacht.

Der Text des fünften Steins wendet sich offenbar gegen die letzten Spuren der Dämonen, ihre Namen, wobei diese nicht genannt werden, im Abschnitt vielmehr nur pauschal von »ihren Namen« gesprochen wird. Der Patient kommt hier nicht vor, vermutlich weil er ja inzwischen mit dem Sonnengott eins geworden ist.

Im Zusammenhang mit dem sechsten Stein wird nur noch von der am Himmel entlangfahrenden und auf der Erde wirksamen Sonne gesprochen. Dämonen oder der Patient werden mit keinem Wort erwähnt.

Die siebte Anrufung ist im Manuskript ausgefallen. Es wäre interessant zu wissen, ob sich die paarige Gliederung des Textes (dazu sofort mehr) etwa in der Erwähnung des Patienten widergespiegelt hat.

Die abschließende Gesamtanrufung, die sich an Thot richtet, der als göttlicher Ritualist quasi von außerhalb das solare Geschehen mit seiner Zauberkraft fördert, erwähnt generell alles Übel – es wird keine Dämonenbezeichnung verwendet, sondern der Ausdruck *ḫ.wt nb(.t) bi͗n(.t)*. Wie vollkommen die Macht über das Böse jetzt ist, wird hier auch sprachlich deutlich gemacht. Erstmals ist es eine Vielzahl angeredeter

[887] Vgl. aber die Anmerkung zur Übersetzung in x+11.2.

göttlicher Helfer, nämlich die sieben Töpferscheiben, die es aus dem Körper des N.N. beseitigen. Dabei wird nicht mehr wie bisher durch einen Relativsatz angegeben, wo sich das Übel befindet. Es wird also nicht mehr gesagt, daß ein Dämon, der im Körper des Patienten ist, beseitigt, wird. Vielmehr wird das Böse noch kleiner gemacht, indem man von ihm nur noch erfährt, daß es aus dem Körper beseitigt werden soll. Zugleich wird die Unversehrtheit des N.N. sprachlich dadurch vergrößert, daß das Übel aus N.N., aus »diesem« Körperteil und aus »allen« Körperteilen des N.N. entfernt werden soll.

Die Aussagen zu den Dämonen und zum Patienten sind paarig gegliedert:

1. und 2. Stein: Dämonen verbergen sich in N.N.
3. und 4. Stein: Vertreibung der Dämonen aus dem Körper des N.N.
5. und 6. Stein: Beseitigung der Reste (Namen).
7. Stein und Gesamtanrufung: Übel generell aus N.N. entfernt.

Wie man sieht, sind im Verlauf des Geschehens die Dämonen von Etappe zu Etappe weniger aktiv und werden immer vollständiger beseitigt. Die Vernichtung der Dämonen und damit die Gesundung des Patienten als Ziel des ganzen Rituals sind sprachlich als Reihung paarig miteinander korrespondierender Aussagen deutlich gemacht.

Diese Gliederung ist nun mit der konzentrischen Struktur der Aussagen verknüpft, die die Wiedergeburt des Sonnengottes als des Überwinders des Bösen und der Dämonen zum Thema haben. Die Anrufungen an die Räuchersteine verbinden also in kunstvoller Weise die in einer konzentrischen Sprachstruktur abgebildete zyklische Wiedergeburt des Sonnengottes mit einer linearen Aussagestruktur, die die Unumkehrbarkeit der Vernichtung der Dämonen sprachlich unterstreicht.

(ergänzend:) Spruch des Räucherns samt Handlungsanweisung (x+11.11–12.4)

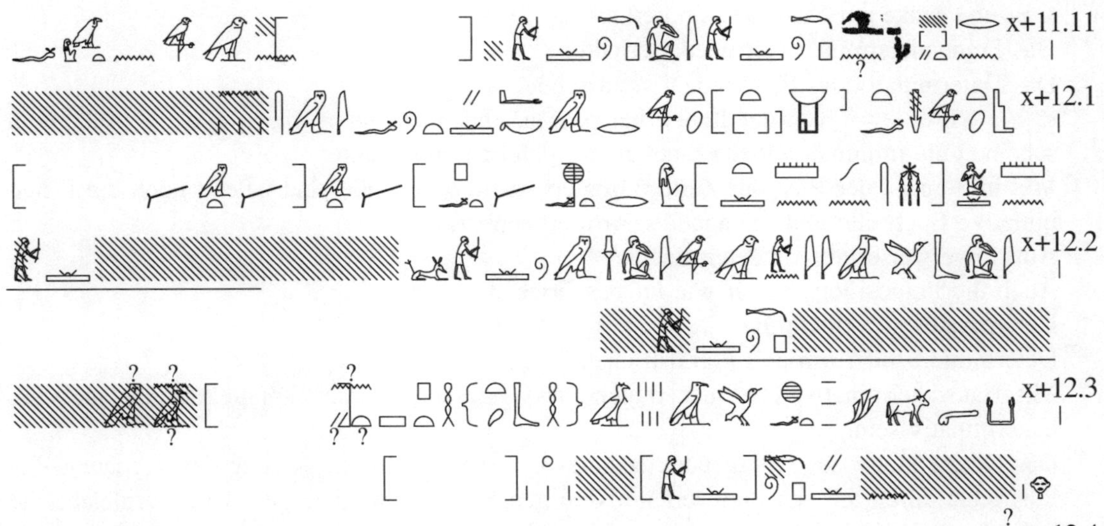

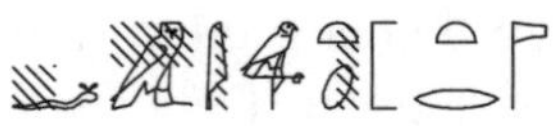

(x+11.11) *rꜣ n* ⌜.⌝[.]*ty*[888] *n? kꜣp ỉ kꜣp*[889] ⌜.⌝[. . .]⌜. *n*⌝[890] *ḥr n mw.t=f*
(x+12.1) *ꜣs.t* ⌜*sn.t*⌝*=f* [*nb.t-*]⌜*ḥw.t*⌝[891] *r mk.t(w)=f ỉm=s*⌜*n . . .*⌝ *mn* [*ms.n mn.t*][892] *r* ⌜*ḫ*⌝[*f*]*t* [*p{t}f*][893] *mwt* [*mwt.t . . .*][894]
(x+12.2) *ỉ bꜣy n ḥr ỉ sḫm stẖ* ⌜. . .⌝⌜. . .⌝[895] ⌜. . .⌝ KꜢP ⌜. .⌝
(x+12.3) *kꜣ.w*[896] *ḫft*[897] *pꜣ 7 n{ḥb.t-}ḥp{t}* ⌜*n*⌝*t*[*y? . . .*] ⌜*nꜣ? m?. . .*⌝ *ḥr* ⌜*. . .n*⌝*y*[898] *kꜣp* ⌜. . .⌝[899] [. . .]
(x+12.4) *spd?*[900] *ꜥḏw ꜥnḫ kꜣp s ḥr=s nn* ⌜*ꜥq*⌝ [*nrw*][901] [*nṯr nṯr*]⌜*.t ỉm=f*⌝[902]

(x+11.11) Spruch (des) .[.]. . (des[?]) Räucherns:
Oh, (es) räuchert / der räuchert .[. . .]. von(?)/für(?) Horus zu(?) seiner Mutter
(x+12.1) Isis (und) seiner (Schwester =) Tante [Nepht]hys, um ihn mit ihnen zu schützen – so(?) sollen(?) sie(?) / sollt(?) ihr(?) schützen(?) N.N., [den N.N. geboren

---

[888] ⌜*p*⌝[*ḥ*]*.ty* oder ⌜*n*⌝*ty* scheitern beide daran, daß oberhalb des Ideogrammstriches von *rꜣ* ein leicht gekrümmter Strich steht, der von einem uns unklaren Zeichen kommen muß. Ein weiteres Problem stellt das Zeichen oberhalb des folgenden *n* dar; wir verstehen es versuchsweise als Determinativ (etwa eine Art Personendeterminativ?). Das Zeichen stattdessen als *d* aufzufassen und dann mit dem *n* zusammen als Teil von *wdn* »opfern« oder »Opfer« zu nehmen überzeugt uns nicht, da man einen Rest des Determinativs oberhalb des vermuteten *d* zu sehen erwarten würde (für das Aussehen von *wdn* im vorliegenden Text vgl. x+9.12). Immerhin könnten *dn*, aber auch *ỉr n* als Lesungen in Frage kommen. Es sei aber betont, daß die Plazierung der beiden kleinen Fragmente hier vielleicht nicht hundertprozentig exakt ist.

[889] Geht man davon aus, daß der Text in mittelägyptischer Sprache verfaßt ist, wird die Annahme etwa einer Relativform *ỉ.kꜣp* unwahrscheinlich.

[890] Ob womöglich *ỉ*]⌜*r*⌝*.n* »den gema]cht hat«? Aber die Syntax der ganzen Stelle wird dadurch nicht klarer.

[891] *t*, Ei und Falke auf Standarte sind erhalten.

[892] Das Frauendeterminativ ist wieder erhalten.

[893] Das Determinativ des Sterbenden ist zu sehen.

[894] *ḏꜣ ḏꜣy* würde zwar von der Länge her passen, aber nicht mehr *ḥmw.t-rꜣ* dazu. Außerdem scheinen die minimalen Reste nicht zu *ḏꜣy* gehören zu können.

[895] Von hier an ist der Rest der Zeile rubriziert. An dieser Stelle sind zuletzt noch die Determinative Buchrolle und schlagender Arm erkennbar.

[896] Auffälligerweise mit Kuhdeterminativ.

[897] Auch die Präposition ist hier wie *ḫtf* geschrieben.

[898] Determinativ der Buchrolle.

[899] Determiniert mit Korn und Pluralstrichen.

[900] Mit Hausdeterminativ. Das hier fragend *spd* gelesene Zeichen könnte freilich auch ein Determinativ sein.

[901] Das Determinativ des schlagenden Mannes ist erhalten. Zur Ergänzung der liegenden Pluralstriche, durch die den Platzverhältnissen genau Rechnung getragen wird, vergleiche die Schreibung in x+12.11.

[902] Vgl. zum Wortlaut auch *rwỉ nrw n nṯr nb nṯry.t* ⟨*nb*⟩ *ỉm=f* in x+3.8.

hat], gegen Fe[in]d, [»Jenen]«, Wiedergänger, [Wiedergängerin . . .]
(x+12.2) O Macht(?)[903] (des) Horus! O Macht (des) Seth! . . .
. . . . . . RÄUCHERN MIT(?)
(x+12.3) »Stier«-Pflanzen[904] vor(?) den sieben Töpferscheiben, wel[che(?) . . .] die(?) . . . bei/auf . . . räuchern . . . [. . .]
(x+12.4) . . . Fett(?) einer(?) Ziege(?).[905] Beräuchere (den) Patienten damit.[906] [(Der) Schrecken] [vor einem Gott (oder) einer Gött]in wird (dann) nicht in ihn eintreten.

Die Lückenhaftigkeit dieses Spruches behindert sein Verständnis. Es ist jedoch sicher, daß hier der Text vorliegt, der die Räucherungen begleiten soll, die das hauptsächliche Heilmittel in dem gesamten langen Ritual von x+8.8 bis x+13.9 darstellen. Anders als im Hymnus über die sieben Räuchersteine (x+10.6–11.11) spielt jetzt aber der Sonnengott keine aktive Rolle. Ja, er wird nicht einmal erwähnt. Das Augenmerk liegt vielmehr auf Horus (x+11.11 und x+12.2), Seth (x+12.2 und 5) und Thot (x+12.5); auch Isis (x+12.1) und Nephthys (x+12.1) kommen vor.

Zu Anfang des Spruches dürfte Horus Isis und Nephthys dazu auffordern, jemanden – vermutlich einen götterweltlichen Patienten[907] – zu beräuchern und so zu schützen (x+11.11 f.). Wir vermuten, daß damit bereits der mythologische Präzedenzfall abgeschlossen ist und die Brücke zum menschlichen Patienten geschlagen wird (x+12.1), zu dessen Gunsten Horus' und Seths Stärke angerufen werden (x+12.2).

---

903 Die Übersetzung ist nach dem Zusammenhang geraten. Sollte *bꜣy* etwa eine Schreibung für *bꜣw* sein?

904 Vielleicht handelt es sich hierbei um *kꜣ* »(ungeritzte Sykomoren-)Früchte« (*Wb d. Drogennamen* S. 524; *Wb* V S. 96,14–16). Das Wort hat aber sonst das pluralische Körnerdeterminativ bei sich. Alternativ könnte man daher eine Verbindung zur Pflanze *bdd.w-kꜣ* erwägen (*Wb d. Drogennamen* S. 189 f.; GERMER: *Heilpflanzen* S. 68). Aber die Pflanze heißt in unserem Text wirklich nur *kꜣ* (vgl. x+12.7). Beide Pflanzen sind, soweit wir sehen, bisher nicht in Räuchermitteln belegt.

905 Es gibt zwei Möglichkeiten, die Stelle zu emendieren. Wenn man bei *ꜥḏw* ein falsches Determinativ annimmt, wären »lebende Meeräsche« oder »lebender Ichneumon« denkbare Übersetzungen. Geht man dagegen von einem falschen Determinativ bei *ꜥnḫ* aus, kann man »Ziegenfett« verstehen. Auch wenn dieses im Material des *Wb d. Drogennamen* S. 112–121 so nicht nachgewiesen ist, halten wir diese Deutung für die wahrscheinlichste. Denn »Fett vom Kleinvieh« kommt in Räuchermitteln vor (vgl. ibid. S. 116 und WENTE in: *Fs. Simpson*, S. 866 mit Anm. 57). Und natürlich fallen auch Ziegen unter das Kleinvieh. Außerdem ist speziell Ziegenfett in einem Salbmittel gegen Schlangenbisse belegt (P. Brooklyn 47.218.48+85 4.5 = § 58).

906 Für den Gebrauch der Präposition *ḥr* bei *kꜣp* »beräuchern« zur Angabe des Räuchermittels sowie für den Bezug auf dasselbe mit einem neutrischen *=s*, das sich auf die ganze Mischung bezieht, nicht auf das zuletzt dastehende *ꜥḏw ꜥnḫ* »Fett(?) einer(?) Ziege(?)«, vgl. *Wb d. mediz. Texte* S. 896 mit zahlreichen Belegen für die Phrase *kꜣp s ḥr=s* im Berliner medizinischen Papyrus. Der neutrische Gebrauch der 3. Person Singular femininum ist bekanntlich mittelägyptisch (GARDINER: *Grammar* § 51); neuägyptisch wäre dagegen das Maskulinum üblich (GARDINER op. cit. § 511, 4; ERMAN: *Neuäg. Gr.* § 85).

907 Im Lichte des vorangehenden Spruches erwartet man natürlich den Sonnengott.

In der folgenden Handlungsanweisung (x+12.2 ff.), die leider zum großen Teil verloren ist, erfährt man immerhin noch, daß das Räuchermittel »Stier«-Pflanzen (= ungeritzte Sykomorenfrüchte?) (x+12.3) enthält. Diese Früchte dürften der Art der Bezugnahme auf die Räucherung in x+12.7 zufolge sogar den Hauptbestandteil bilden.

(ergänzend:) Spruch mit Selbstidentifikation des Heilers samt Handlungsanweisung (x+12.4–12.7)

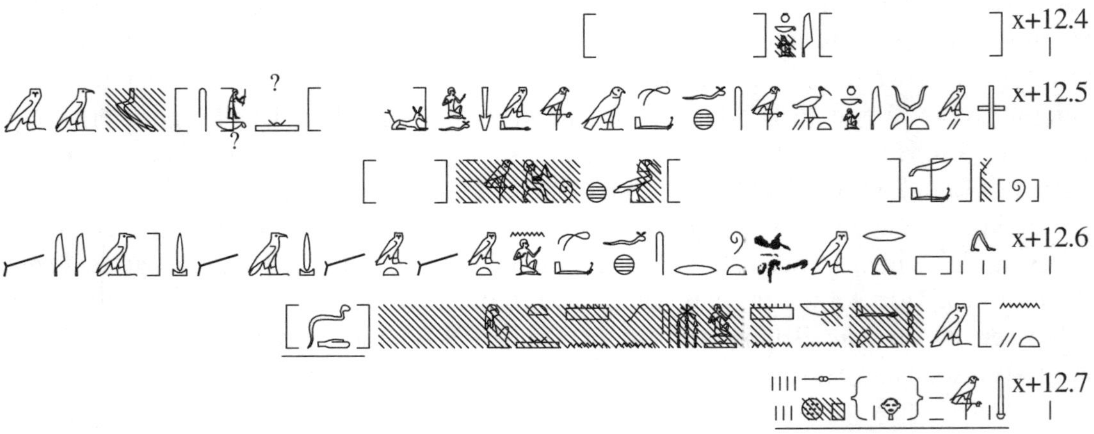

(x+12.4) [*rꜣ? (n?)*[908] . . .] *i͗nk* [. . .]
(x+12.5) *i͗my wp.t i͗nk ḏḥwty sfḫ ḥr m-ꜥ sn=f s[tẖ* . .]⌜*=k?*⌝[909] [*s*]⌜*m*⌝*ꜣ* [. . .][910] ⌜*ꜣ*⌝*ḫ*⌜*.w*⌝ [*ꜥq?*]-
(x+12.6) -*.w*[911] *pr m . . .wt*[912] *r sfḫ n=i͗ mwt mwt⟨.t⟩ ḏꜣ ḏꜣ*[*y nty*][913] *m* ⌜*ḥꜥ n*⌝*b n* ⌜*mn ms.n mn.t . . .*⌝ [ḎD]

[908] Eine solche Einleitung würde dem Beginn des vorangehenden Spruches innerhalb des Räucherrituals entsprechen. Hiernach ist noch eine Angabe anzunehmen, wann dieser Spruch zu rezitieren ist. Eine derartige Anweisung ist unseres Erachtens anzunehmen, da der vorliegende Spruch sicher bei einer anderen Handlung anzuwenden ist als der vorige (vgl. x+12.6 f.). Wie der Anfang des nächsten Spruches in x+12.7 zeigt, könnte aber auch eine Sprucheinleitung mit *ky rꜣ* »Anderer Spruch«, gefolgt von einer präpositionalen Angabe, denselben Zweck erfüllen.

[909] Vor dem Suffix sieht man noch ein Buchrollendeterminativ (oder ein kleines *ꜣ*) und den schlagenden Mann. Vielleicht darf man *sḫm*]⌜*=k?*⌝ »deine(?) [Macht]« verstehen, das genau zum verfügbaren knappen Platz passen würde (vgl. x+12.2).

[910] Lücke von ca. 6 cm.

[911] Laufende Beinchen mit Pluralstrichen. Zur Ergänzung vgl. x+8.9.

[912] Ob man *ḥꜣ.wt* (mit ungewöhnlicher Form des *ḥꜣ.t*-Zeichens) oder *wꜣ.wt* (vgl. x+8.12) lesen darf? Auch *wḥm.wt* oder *swꜣ.wt* erscheinen uns denkbar, da im oberen Bereich wenigstens ein Strich absteht. Daher kann unserer Ansicht nach jedenfalls *ꜥ.wy* ausgeschlossen werden. Damit ist aber noch lange nicht klar, wie die Stelle zu verstehen ist. Liegt etwa *ḥꜣw.ty.w* »erste« oder *swꜣ.t* »Vergangenes« (vgl. *Wb* IV S. 62,1–2) vor?

[913] Paßt von der Länge (s. x+12.10 zur Formulierung).

(x+12.7) MD.W[914] {ḤR}[915] S⌜P⌝ 7[916]

(x+12.4) [Spruch(?) des(?) . . .]:
Ich bin [. . .],
(x+12.5) der im Scheitel ist.[917] Ich bin Thot,[918] der Horus von seinem Bruder S[eth] getrennt hat. Du(?)/Dein(?) [. . abschl]achten [. . .] Geister,[919] [die eindrin(?)]-
(x+12.6) gen (und wieder) herauskommen aus . . ., um für mich zu lösen Wiedergänger, Wiedergänger⟨in⟩, Widersacher, Widersacher[in, die] in jeglichem Körperteil (des) N.N., den N.N. geboren hat, (sind). . . .
[REZI]-
(x+12.7) TATION {ÜBER} SIEBEN MAL.

Die Zugehörigkeit dieses kurzen Spruches zum Räucherritual ist dadurch gesichert, daß er sieben Mal zu rezitieren ist und auch der nächste Abschnitt (x+12.7 ff.) definitiv noch dazugehört. Im vorliegenden Spruch identifiziert sich der Heiler ausdrücklich mit Thot (x+12.4 f.). Dabei wird die Rolle dieses Gottes als desjenigen, der Horus und Seth voneinander getrennt hat, hervorgehoben (x+12.5). Im Rahmen des gesamten Rituals ist nach unserem Verständnis diese Funktion von besonderer Bedeutung, da Seth und Horus ihre jeweils eigene Aufgabe beim Schutz des Sonnengottes zu erfüllen haben.[920] Dabei sind sie numerisch (erster Stein: Seth, siebter Stein: Horus) und lokal (Seth am Bug, Horus am Heck der Sonnenbarke) voneinander getrennt. Nur wenn Horus und Seth sich nicht wieder streiten, können sie den Sonnengott wirkungsvoll schützen. Von

[914] Unter *md.w* steht ein langer schräger roter Strich, der vermutlich von der Erstbeschriftung des Papyrus stehengeblieben ist.

[915] Für denselben Fehler vgl. x+8.5.

[916] Die korrekte Lesung hier und das folgende *ky* hat J. F. Quack erkannt.

[917] Dieses Epitheton weist bereits auf Thot, dessen goldene Mondscheibe (*ỉtn n nbw*) nach Horus und Seth 12.11 ff. aus dem Samen des Horus in Seth entstanden und durch eine »Scheitelgeburt« auf die Welt gekommen ist (vgl. KURTH in: *LÄ* VI, Sp. 499 mit Anm. 27 und STADLER: *Weiser und Wesir* S. 147–152). Vielleicht darf man also ergänzen »Ich bin [(die) goldene Scheibe], die im Scheitel ist.«

[918] Zur Selbstvorstellung des Magiers als Thot vgl. bereits BORGHOUTS in: ROCCATI / SILIOTTI (Hgg.): *Magia in Egitto*, S. 262 zu P. Turin 1995 + 1996 = CGT 54050 6.14 ff. und jetzt ROCCATI: *Magica Taurinensia* S. 118 ff. und S. 164 sowie Parallelen (= Z. 142 ff. der Edition). Dort führt sich der Heiler mehrmals mit *ỉnk ḏḥwty* »Ich bin Thot.« ein. Sonstige Übereinstimmungen mit dem Athener Papyrus bestehen nicht, sieht man einmal davon ab, daß in Z. 146 des Turiner Papyrus auch die Trennung des Horus und Seth voneinander erwähnt wird.

[919] Wenn die Lesung *sḫm*]⌜*=k*⌝ zutrifft (vgl. den Kommentar zur Umschrift), dann wird man wohl die ganze Stelle als »Deine [Macht] [schl]achte(t) [(den[?]) Rebellen(?) (und die)] Geister ab« verstehen dürfen. Für die Ergänzung speziell von *sbỉw* »Rebell« s. den Titel des ganzen Rituals in x+8.8. Zu negativen *ꜣḫ.w* »Geistern« vgl. x+11.2 in der Anrufung zum zweiten Stein. Der jetzt angeredete Gott wird wohl Seth sein, da er laut x+12.2 über *sḫm* verfügt.

[920] Vgl. x+10.7 ff. zu Seth und x+11.8 (beachte unseren Kommentar zur Stelle) sowie x+11.11 ff. zu Horus.

der Erfüllung dieser Aufgabe hängt natürlich nach der Logik eines ägyptischen Rituals auch der Schutz des menschlichen Patienten ab, von dem die Dämonen »gelöst« / »getrennt« (*sfḫ*;[921] x+12.6) werden sollen.

Die wie der Spruch fragmentierte Handlungsanweisung läßt noch erkennen, daß der Text sieben Mal zu rezitieren war, was genau zu der Anzahl der Räuchersteine paßt.

(ergänzend:) Spruch vom *ftt*-Faserbausch nach der Räucherung (x+12.7–13.3)

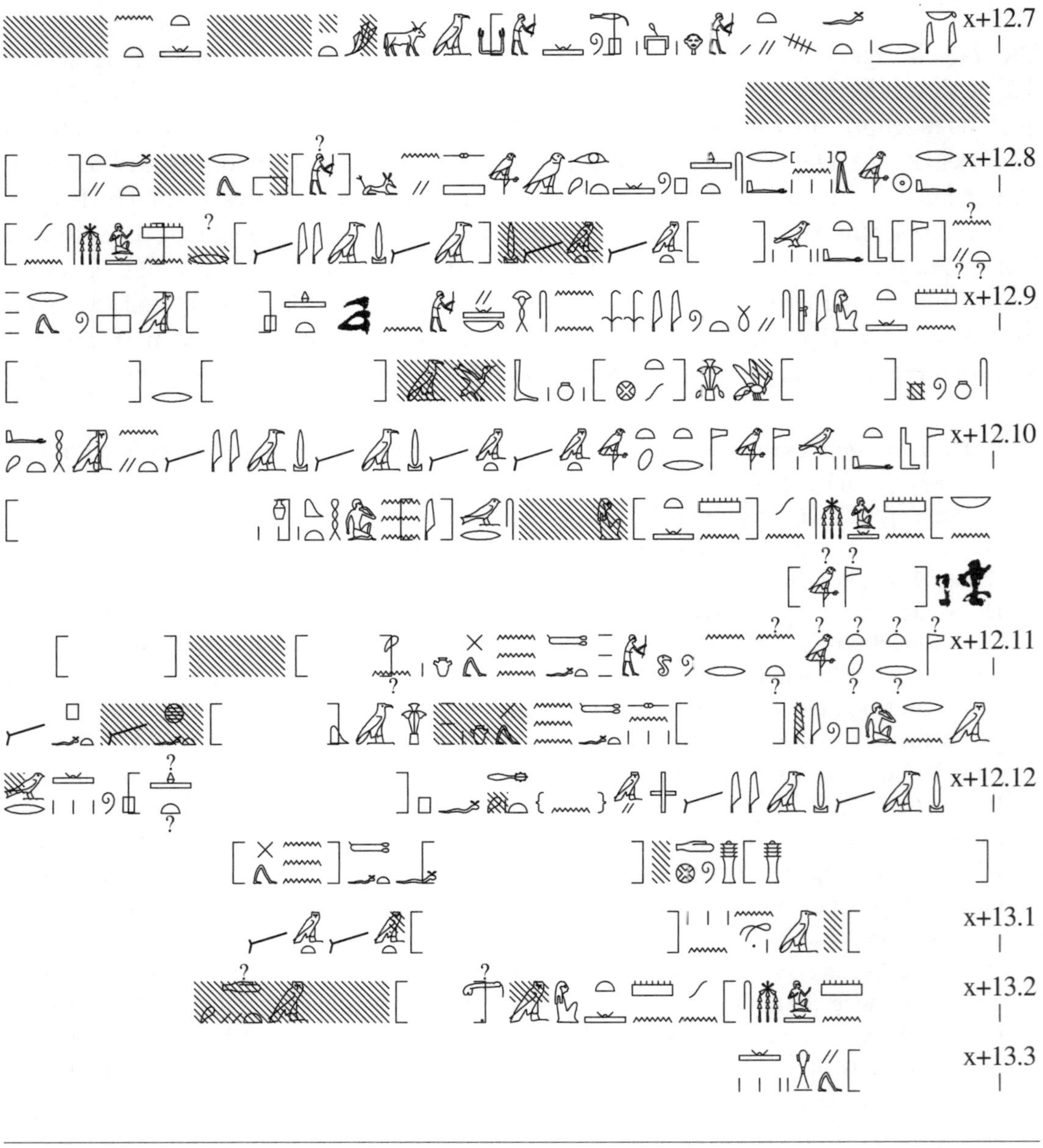

[921] Zur Verwendung von *sfḫ* auch im Zusammenhang mit der Trennung von Horus und Seth s. *Wb* IV S. 116,22.

(x+12.7) KY Rꜣ *ftt(y) ḥr-sꜣ ⸢kꜣp k⸣ꜣ ⸢.t. . .⸣t n.t ⸢. . .⸣. ⸢. . .⸣*
(x+12.8) *rꜥ ỉn=n?*[922] *rdỉ=s ḥtp ỉr.t ḥr sšny ⸢p⸣r ⸢. .⸣ ftt(y)*[923] *nty? s.t-ꜥ.w[-nṯr n?] mwt ⸢mwt⟨.t⟩ ḏ⸣[ꜣ ḏꜣy] ⸢r? mn⸣ [ms.n]*
(x+12.9) *mn.t ỉsy twy nn sk n . . .*[924] *ḥt⸢p⸣ [. .] ⸢m p⸣r.w snw⸢p⸣[. . .] ꜣḫ-[b]ỉ.t n.w b⸢ꜣ⸣[y? . . .] r [. . .]*
(x+12.10) *s.t-ꜥ.w-nṯr nṯr nṯr.t mwt mwt⟨.t⟩ ḏꜣ ḏꜣy nty ⸢m⸣ [ḥꜥ nb n] mn ms.n [mn.t] ⸢. . .⸣ swr[(ỉ)] ḥnq.t [. . .]⸢. . .⸣[. . . nṯr?]*
(x+12.11) *nṯr.t?*[925] *n.t? nrw ṯtf*[926] *ỉb ⸢n?⸣*[927] *[. .]⸢. . .⸣[. . .] m rn pw⸢y⸣ [. . .]=sn ṯtf*[928] *⸢ỉb.w⸣ ḥꜣ⸢q⸣ [. . .] ⸢ḫft⸣ p{t}f ⟨mwt mwt.t⟩*
(x+12.12)[929] *ḏꜣ ḏꜣy ỉmy {n} ẖ.t=f p[. . . ḥt?]⸢p⸣.w w⸢r⸣ [. . . ḏ]dw ⸢.⸣[. . .]⸢=f⸣ ṯtf*[930]
(x+13.1)[931] *. . .]⸢.⸣ꜣn.w*[932] *n [. . .] ⸢mw⸣t mwt⟨.t⟩*
(x+13.2) *. . . mn ms].n mn.t ⸢m-b⸣[ꜣḥ? . .]⸢. . . m ḏr?.t⸣*[933]
(x+13.3) *. . . ỉ?](y)*[934] *sꜣ.w*[935]

(x+12.7) ANDERER[936] SPRUCH – *ftt*-Faserbausch[937] nach (der) »Stier«-Pflanzen-Räucherung . . . von . . .:

---

[922] Das *n* steht nicht sehr hoch in der Zeile, so daß darüber also wohl etwas verloren ist, vielleicht ist folglich =[*t*]*n* oder =[*(n)*]*n* zu verstehen.

[923] Der hierüber befindliche waagerechte rote Strich dürfte ein Rest der Erstbeschriftung sein. In der nachfolgenden Lücke von ca. 1,5 cm standen wohl nur Determinative.

[924] Ob *n=ỉ*? Das paläographisch mindestens gleichermaßen naheliegende *n=ṯ* wäre inhaltlich schlecht unterzubringen.

[925] Die Lesung ist sehr unsicher.

[926] Das rechte Verständnis der Stelle hier und etwas später in derselben Zeile verdanken wir J. F. Quack. Zu *ṯtf ỉb* in der Bedeutung »das Herz verwirren« in magischem Kontext vgl. *Wb* V S. 412,9–10 (die Belegstellenangabe und das digitalisierte Zettelarchiv führen für das Neue Reich nur auf *ṯtf ḥꜣty* in P. Leiden I 347 5.13 [Zettel DZA 31.311.050] und *ṯtf ḥꜣty.w* in P. Leiden I 347 11.8 [Zettel DZA 31.311.060]). *ṯtf* + *ỉb* können wir erstmals in der 25. Dynastie belegen (JANSEN-WINKELN: *Inschriften der Spätzeit* III S. 482 Nr. 232 links vom Hathorkopf). Die Schreibung des Athener Papyrus mit Wasserdeterminativ erklärt sich als Vermischung mit *ṯtf* »ausgießen« (*Wb* V S. 412,11–413,2).

[927] Eher so (mit Fleischdeterminativ über *n*) als *ỉb.⸢w⸣* mit liegenden Pluralstrichen.

[928] Über dem Determinativ der laufenden Beinchen steht das Zeichen des Kreuzes; es ist im gedruckten hieroglyphischen Text wegen der Schraffur nicht gut zu erkennen.

[929] Das Foto der Taf. 25 zeigt die Stelle noch mit einem lose aufliegenden kleinen Fragment mit Resten von zwei Zeilen (= Fr. 65).

[930] Eventuell steht die Determinierung oder ein Teil von ihr bereits in der nächsten Zeile.

[931] Die Position des Fragmentes hinter dem Hauptstück ist durch den Text der Rückseite sicher. In der hieroglyphischen Wiedergabe haben wir den langen unlesbaren Teil am Anfang der ersten sieben Zeilen dieser Kolumne verkürzt wiedergegeben.

[932] Mit Schlaufendeterminativ. Wir glauben, am Wortende eher Pluralstriche und danach *n* lesen zu müssen als beides zu *p* zusammenziehen zu sollen (vgl. x+6.2).

[933] Wahrscheinlich ist hier wirklich das Ende der Zeile erreicht, und es fehlt hiernach nichts mehr (vgl. Z. 4).

[934] Mit laufenden Beinchen.

[935] Zur Form des *sꜣ*-Zeichens vgl. x+2.8.

[936] Da kein Spruch zum Faserbausch vorangeht, ist *ky* »anderer« hier in der Überschrift nicht

(x+12.8) Re – wir(?) bringen. Sie veranlaßt, daß (das) wütende Horusauge sich beruhigt; herauskommt . . *ftt*-Faserbausch von(?) [Gottes]einwirkungen[938] [von(?)] Wiedergänger, Wiedergänger⟨in⟩, Wider[sacher (und) Widersacherin] gegen(?) N.N., [den geboren hat]
(x+12.9) N.N. Dieser(?) Lumpen(?)[939] ist(?) das(?),[940] wischt(?) für(?) . . . – ruhen(?) [. .] in Herauskommen (Pl.) . . .[. . .] Che[mm]is von Gebü[sch(?) . . .] zu [. . .]
(x+12.10) Gotteseinwirkungen eines Gottes, einer Göttin, eines Wiedergängers, einer Wiedergänger⟨in⟩, eines Widersachers (und) einer Widersacherin, die in [jeglichem Körperteil (des)] N.N., den [N.N.] geboren hat, (sind). . . . Bier trink[en . . .]. . .[. . . Gott(?)],
(x+12.11) (und)(?) Göttin(?) (des[?]) Schreckens (und des) Verwirrens (des) Herzen von(?) [. .]. . .[. . .] in diesem Namen [. . .] sie (Pl.) verwirren (die) Herzen, erbeuten [. . .] Feind, »Jener«, ⟨Wiedergänger, Wiedergängerin⟩,
(x+12.12) Widersacher, Widersacherin, die in seinem Bauch sind. .[. . .] große [Opferga]ben(?) [. . . Bu]siris .[. . .] er verwirrt
(x+13.1) . . .]. . . von [. . .] Wiedergänger, Wiedergänger⟨in⟩
(x+13.2) . . . N.N., den] N.N. [geboren] hat, v[or(?) . .]. . . in Hand(?)
(x+13.3) . . . ko]mmt(?) Schutz.[941]

Die Überschrift ordnet den vorliegenden Spruch klar einem Zeitpunkt nach der Räucherung zu (x+12.7). Der Faserbausch, dem dieser Spruch gewidmet ist, hat eine uns unklare Funktion. Allerdings fällt auf, daß sich der Text sehr ausführlich und zugleich ausschließlich den möglichen dämonischen Schadenseinwirkungen zuwendet: Das wütende Horusauge soll sich beruhigen (x+12.8), Dämonen sollen vielleicht »abgewischt« werden (x+12.8 f.), zahlreiche Dämonen und Gotteseinwirkungen werden aufgezählt (x+12.8 ff.), das Kommen des Schutzes wird verheißen (x+13.3). Außerdem

---

ganz passend. Entweder man tilgt *ky*, das als häufiger Überschriftenanfang vom Schreiber überflüssigerweise geschrieben worden sein könnte, oder man nimmt keine unmittelbare Verbindung zwischen *rꜣ* und *ftt* an, etwa so: »Ein anderer Spruch, (jetzt zum) Faserbausch«. Für einen ähnlichen Fall s. x+4.2.

937 Laut *Wb d. Drogennamen* S. 210 f. wird ein *ftt* als Einnehmemittel, Tampon, Suppositorium oder in Wundverbänden gebraucht. Es dürfte sich um einen Faserbausch handeln.

938 Hierzu siehe *Wb d. mediz. Texte* S. 701–703 und RITNER: *Mechanics* S. 56 f. Allerdings scheinen sich »Einwirkungen« (*s.t-ꜥ.w*) ganz konkret als Hautkrankheiten zeigen zu können (QUACK in: FISCHER-ELFERT [Hg.]: *Papyrus Ebers*, S. 71). Sie werden daher stets äußerlich behandelt (*Wb d. mediz. Texte* S. 703 § 4). Die op. cit. S. 701 ff. angebotene Übersetzung »Einwirkungsstelle« beschreibt unserer Meinung nach das zugrundeliegende ägyptische Konzept recht gut.

939 Bisher ist *ỉsw.t* »Lumpen« (< »Altes«) in den medizinischen Texten nur als *ỉsw.t n.t šnj* »Altes von Haaren« = »Haarabfall(?)« belegt (*Wb d. Drogennamen* S. 61 f.).

940 Versuchsweise verstehen wir *nn* hier nach GARDINER: *Grammar* § 127, 2. Alternativ könnte man *nn sk* als Apposition auffassen. Dann ergäbe sich »Dieser Lumpen, dies Wischende«.

941 Zur Ergänzung vgl. z. B. O. DeM 1062 rt. 6 (ed. POSENER: *Catalogue des ostraca de Deir el-Médineh* I). Auch dort steht die Formel *ỉy sꜣ(.w)* »Es kommt Schutz.« am Ende des Spruches.

fällt auf, daß dem Spruch eine Handlungsanweisung fehlt. Der *ftt*-Faserbausch sollte dann also ein Gegenstand sein, der entweder bereits vorher erwähnt war und zu dem jetzt nur noch der Spruch nachgeliefert wird oder dessen Verwendung einem ägyptischen Heiler so selbstverständlich war, daß eine explizite Angabe dazu unnötig war. Die einzige Stelle, an der uns im Rahmen des vorliegenden Rituals die Verwendung eines Faserbausches plausibel vorkommt, ist x+9.9–11, wo dem Patienten ein Getränk aus süßem Bier bereitet und gegeben wird. Vielleicht spielte der Faserbausch beim Einflößen dieses Trankes in x+9.11 eine Rolle. Der Patient ist ja offensichtlich nicht bei Bewußtsein, denn die Handlungsanweisung in x+9.11 läßt trotz ihrer Zerstörungen noch erkennen, daß besondere Maßnahmen zu ergreifen sind, um dem Patienten das Getränk geben zu können. Wenn dann ausgerechnet jetzt wieder in x+12.10 vom »Bier trinken« die Rede ist, dürfte eine Verwendung des Faserbausches in diesem Zusammenhang wahrscheinlich sein.

Aus dem Fehlen einer Handlungsanweisung zum vorliegenden Spruch wird man dieses Mal[942] nicht schließen dürfen, daß es sich um einen Amulett-Text handelt, der vorliegende Spruch also auf die Binde zu schreiben war. Denn ihre Beschriftung und ihre Applikation sind schon in x+9.11 f. erwähnt worden. Die Binde bleibt dann offenbar am Kopf des Patienten, und alles, was nun zur korrekten Rezitation des vorliegenden Spruches zu wissen nötig ist, wird ja in der Überschrift gesagt: Er hat nach der Räucherung seinen Platz (x+12.7). Anders ausgedrückt: Das Fehlen einer Handlungsanweisung läßt sich damit erklären, daß es keine zu beschreibende Handlung gibt.

(ergänzend:) Spruch gegen Wiedergänger (x+13.3–9)

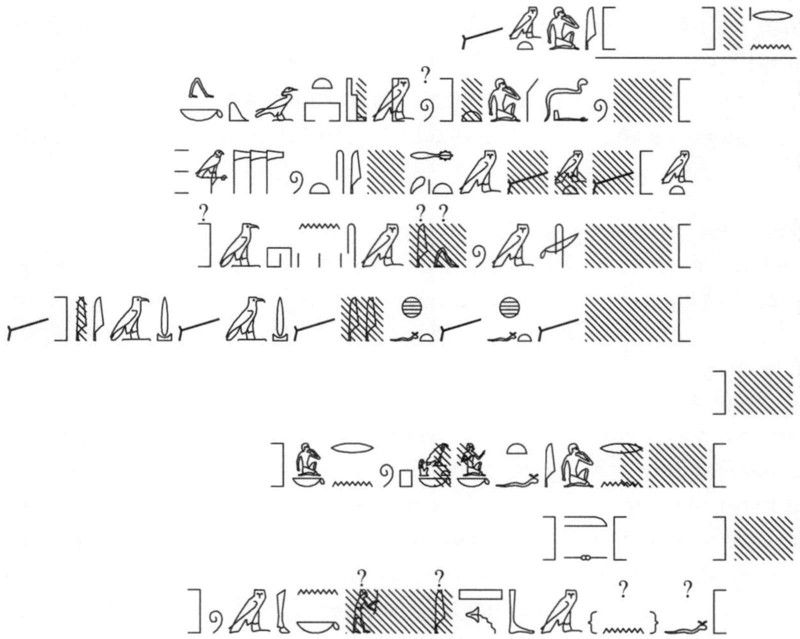

x+13.3
x+13.4
x+13.5
x+13.6
x+13.7
x+13.8
x+13.9

942 Anders oben für die beiden Sprüche x+8.5–7 und x+8.7–8 angenommen.

(x+13.3) Rꜣ N .[. . .][943] *ỉ mwt*
(x+13.4) . . .]. . *wḏꜥ-⸢t⸣[w?] ⸢m⸣ s.t ꜥq=k*
(x+13.5) . . . *mwt*][944] *⸢mwt⸣⟨.t⟩ m ẖ.t* ⸢. . .⸣[945] *ỉst nṯr.w*
(x+13.6) . . .]⸢. . .⸣[946] *sšm ⸢ỉ?⸣m=sn hꜣ-*[947]
(x+13.7) -[. . . . .]⸢. . .⸣[948] *ḫft ḫft⸢y⸣ ḏꜣ ḏꜣ⸢y⸣*
(x+13.8) ⸢. .⸣[. . . . .]⸢. . .⸣ *rn ỉt=k ⸢mw.t=k⸣ pw rn=k* [. . .]
(x+13.9) ⸢. .⸣[. . .]*gs*[. . . . .]*=f? {n?} m bš ⸢ỉ?. .⸣ n=k wḥm* [. . .]

(x+13.3) SPRUCH (DES) .[. . .]:
O Wiedergänger,
(x+13.4) . . .]. . trennt/richtet di[ch(?)] an (der) Stelle deines Eintritts
(x+13.5) . . . Wiedergänge]r, Wiedergänger⟨in⟩ in/aus (dem) Leib . . . Siehe, (die) Götter
(x+13.6) . . .]. . . sie(?) / mit(?) ihnen(?) leiten . .-
(x+13.7) -[. . . . .]. . . Feind, Feindin, Widersacher, Widersacherin
(x+13.8) . .[. . . . .]. . . (Der) Name deines Vaters (und) deiner Mutter ist dein Name.[949] [. . .]
(x+13.9) . .[. . .]. .[. . . . .] er(?)/sein(?) durch Ausspeien[950] . . . dir – wiederholen [. . .]

Wegen der schlechten Erhaltung dieses Spruches ist ein näheres Eingehen auf den Inhalt oder den medizinischen Hintergrund kaum möglich. Es ist nicht einmal ganz sicher, ob dieser Spruch überhaupt noch zu dem Räucherritual gehört. Eine solche Schwierigkeit ist nicht verwunderlich, haben die Ägypter doch selbst auch Abschnitte aus umfangreichen Ritualen als Einzelsprüche separat überliefert und umgekehrt Material neu zu längeren Kompositionen zusammengruppiert. Wir sehen jedoch für den Abschnitt x+13.3–9 folgende Hinweise, die für seine Zugehörigkeit zum vorangehenden Ritual sprechen: Erstens wäre es von der inhaltlichen Seite her sehr passend, wenn abschließend die Dämonen direkt angesprochen würden und ihnen die Aussichtslosigkeit ihres Tuns vor Augen gestellt würde. Zweitens könnte der Ausdruck *wḏꜥ* »richten«

943 Es kann nur ein Wort vom Titel fehlen.

944 Das Determinativ des Sterbenden ist erhalten. Vielleicht gehört hierher Fragment 31.x+2, wo der Anfang von *⸢mwt⸣* noch erhalten ist.

945 Für *ẖ.t ⸢s⸣* »Leib des Patienten« ist der letzte Strich zu schräg, für *ẖ.t.⸢t(w)=f⸣* »sein Leib« nicht lang genug.

946 F. H. hatte zuerst *nt[y]? ⸢m?⸣* lesen zu können geglaubt; es ist aber zu wenig erhalten.

947 Wenn hier nichts mehr fehlt – was nicht sicher ist –, ist das Wort wirklich getrennt.

948 Nur das Determinativ des Sterbenden vom Wortende ist erkennbar.

949 Sind hier etwa der Name von Vater und Mutter des Dämons mit seinem eigenen identisch? Das wäre ungewöhnlich. Allerdings ist die angenommene Übersetzung nicht die einzig mögliche; denkbar wäre auch »(Der) Name deines Vaters (und) deiner Mutter ist das. Dein Name [. . .]«. Zur Angabe der Namen der Eltern von Dämonen siehe zu x+8.1 und BORGHOUTS, *OMRO* 51 (1971) S. 135 (314).

950 Zum Ausspeien (*bšỉ*) als Heilmittel, Verderbnis, Fluch und Waffe siehe alles Wesentliche bei RITNER: *Mechanics* S. 78–88.

in x+13.4 auf die Tätigkeit des Thot hinweisen, der im Räucherritual ja eine prominente Rolle spielt. Schließlich mag *sšm* »leiten« in x+13.6 ein bewußter Anklang an *sšmw* »Bild« in x+8.11 sein. Obwohl dies alles keine zwingenden Gründe für eine Zugehörigkeit des vorliegenden Spruches zum Räucherritual sind, möchten wir diese vorerst mangels klarer Gegenbeweise dennoch annehmen.

Die erheblichen Zerstörungen verhindern auch, den Inhalt des Spruches genauer zu fassen. Immerhin zeichnet sich ab, daß die Dämonen direkt angeredet werden (x+13.3, 8 und 9). Sie werden außerdem in ihrer Verschiedenheit aufgezählt (x+13.5 und 7). Schließlich scheint der Sprecher zu betonen, daß ihm der Name des Dämons und seiner Eltern bekannt ist (x+13.8). Damit besitzt der Heiler die entscheidende Macht über den Dämon.

Der Spruch enthält nicht mehr viel medizinisch auswertbare Hinweise. Wichtig könnte allerdings »ausspeien« in x+13.9 sein. Entweder der Patient muß sich übergeben, oder ihm wird ein Brechmittel verabreicht.

VII. Gegen Wiedergänger (x+13.9–17.1)

In diesem letzten Abschnitt des Athener Papyrus geht es erneut um den Schutz vor Wiedergängern, die hier speziell als Verursacher von Nachtmahren oder Alpträumen verstanden werden, vielleicht auch noch von anderen nächtlichen Beschwerden (s. beim dritten Spruch). Bedauerlicherweise hat der ganze Abschnitt unter z. T. sehr massiven Textverlusten gelitten.

Der längste Teil (x+13.10–15.8) entfällt auf eine litaneiartige Beschwörung der Haus- oder Zimmerteile. Von den wenigsten Anrufungen ist mehr als der Anfang des stets gleichen Satzes »Beschworen hat N.N., den N.N. geboren hat, . . . (Hausteil). Er ist . . . (göttliches Wesen).« erhalten. Man sieht jedoch deutlich, daß hier ein doppelter Schutz angestrebt wird: Erstens werden die verschiedenen Architekturelemente beschworen und so für Dämonen unpassierbar gemacht. Zweitens wird durch die Gleichsetzung des im Raum befindlichen Schläfers mit verschiedenen Gottheiten die Beschwörung quasi autorisiert und zugleich der Schläfer dank seiner Göttlichkeit für Dämonen unangreifbar. Vier Göttinnen, deren Figuren in jede Ecke des Raumes gestellt werden, vervollständigen den Schutz.

Der zweite Spruch (x+15.9–16.10) wird über die Göttinnen gesprochen. Höchst bemerkenswert ist, daß die Dämonen im Auftrag des Osiris unterwegs sind, um für ihn etwas zu essen zu besorgen – und sei es das Herz des Patienten, der mit Re gleichgesetzt wird.[951] Die ungeheure Furcht der Ägypter vor Toten, die mangels ausreichender Versorgung als Wiedergänger herumspuken und die Lebenden heimsuchen, liegt hier zugrunde. Zugleich wird der z. B. aus der Erzählung von Horus und Seth bekannte Antagonismus Re – Osiris instrumentalisiert.

Im dritten, sehr kurzen Spruch (x+16.10–17.1) scheint noch einmal der Zweck des ganzen Abschnittes auf: Es geht um den Schutz der Glieder vor nächtlichen Wiedergängern.

Beschwörung von Hausteilen gegen Wiedergänger (x+13.10–15.8)

(Parallele: P. Chester Beatty VIII vs. 1.1–9[952])

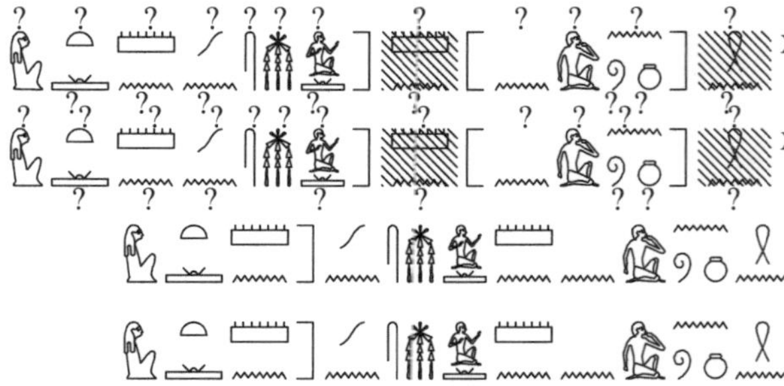

x+13.10

x+13.11

x+14.1

x+14.2

[951] In P. Edwin Smith vs. 19.3–4 (ed. BREASTED: *Surgical Papyrus* II Taf. 19) wird damit gerechnet, daß die Dämonen es für Osiris auf die Leber (*mỉs.t*) abgesehen haben.

[952] GARDINER: *HPBM* III S. 71 und Taf. 44.

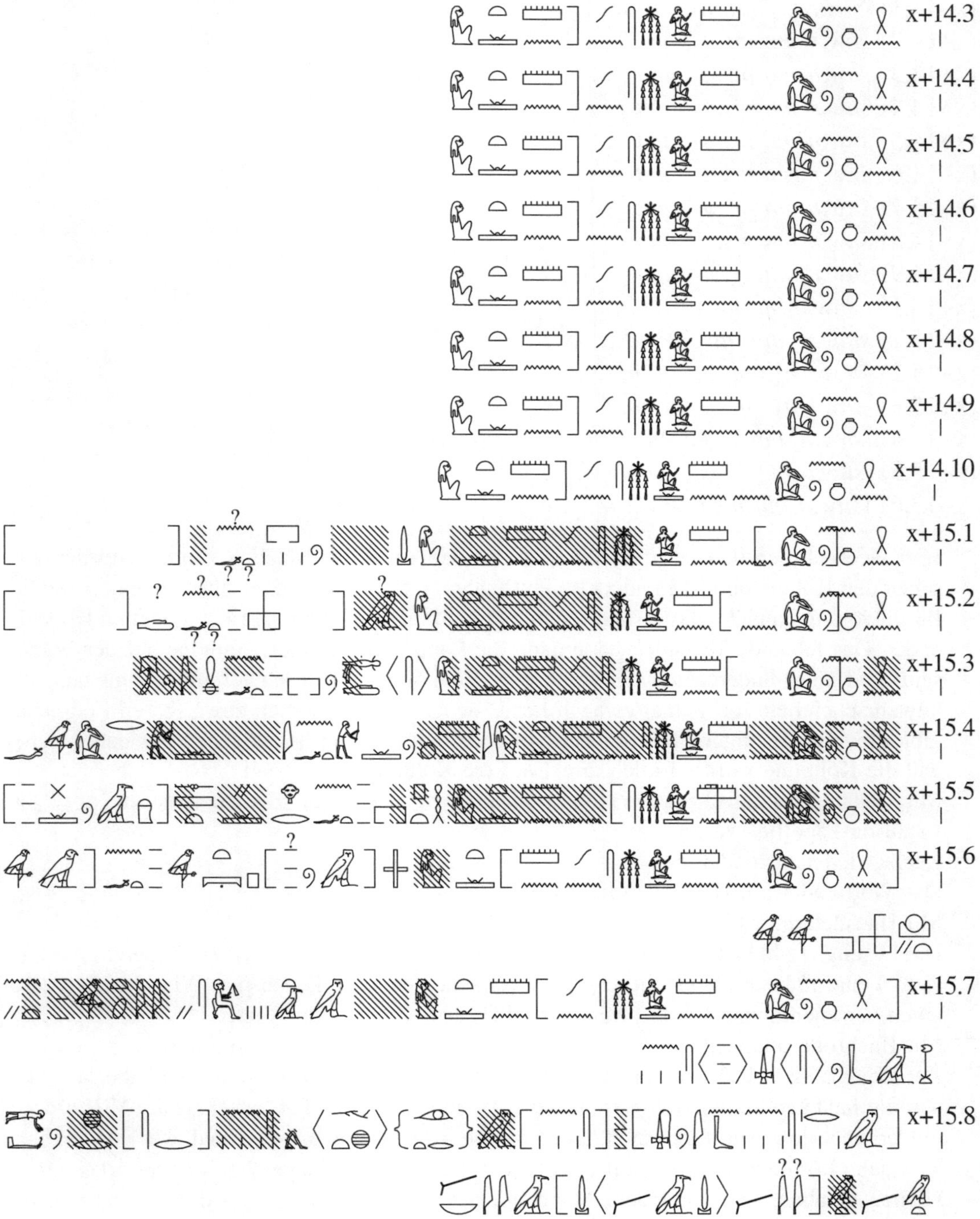

(x+13.10) ⌜*šn*⌝[*w.n?*] ⌜*mn?*⌝ [*ms.n? mn.t? . . .*[953]
(x+13.11) ⌜*šn*⌝[*w.n?*] ⌜*mn?*⌝ [*ms.n? mn.t? . . .*

[953] Da die untersten zwei Zeilen der Kolumne x+13 nicht bis zum regulären linken Rand reichen, müssen sie bereits zum stichischen Teil gehören. Aber die Zuordnung der Spuren auf dem Hauptstück ist fraglich. Außerdem könnte x+13.10 den Spruchtitel enthalten haben.

(x+14.1) [954] *šnw.n mn ms.n [mn.t . . .*
(x+14.2) *šnw.n mn ms.n [mn.t . . .*
(x+14.3) *šnw.n mn ms.n [mn.t . . .*
(x+14.4) *šnw.n mn ms.n [mn.t . . .*
(x+14.5) *šnw.n mn ms.n [mn.t . . .*
(x+14.6) *šnw.n mn ms.n [mn.t . . .*
(x+14.7) *šnw.n mn ms.n [mn.t . . .*
(x+14.8) *šnw.n mn ms.n [mn.t . . .*
(x+14.9) *šnw.n mn ms.n [mn.t . . .*
(x+14.10) *šnw.n mn ms.n [mn.t . . .*
(x+15.1) *šn⌜w.n⌝ mn ⌜ms.n mn.t ḏꜣ. .w?⌝.w*[955] *nt⌜f? .⌝[. . .]*[956]
(x+15.2) *šn⌜w⌝[.n] mn ⌜ms⌝.n ⌜mn.t m?. .⌝.w*[957] *ntf? d?[. . .]*
(x+15.3) *⌜šnw⌝[.n] mn m⌜s.n mn.t⌝ ⟨s⟩⌜šd⌝.w*[958] *⌜n⌝tf m⌜ỉw⌝*[959]
(x+15.4) *⌜šnw.n⌝ mn m⌜s.n mn.t⌝ ỉ⌜mnw⌝*[960] *ntf ỉ⌜m⌝[nw?]-rn=f*[961]
(x+15.5) *⌜šnw.n m⌝[n ms.]⌜n mn.t⌝ ḥ⌜p⌝t.w ntf ⌜ḥry-sš⌝⌜tꜣ.w⌝*[962]
(x+15.6) *[šnw.n mn ms.n mn].t ỉm[y.w?]*[963] *p.t*[964] *ntf [ḥr-ꜣḫ.ty]*[965]

---

[954] Hier wechselt der Text auf die Rückseite des Papyrus. Grundsätzlich könnte natürlich zwischen den Kolumnen x+13 und x+14 Text fehlen. Es sollte sich dann aber um einen Teil der Beschwörung handeln, die vermutlich in x+13 anfängt, sich über x+14 erstreckt und in x+15 endet. Das fehlende Textstück hätte dann die Länge von je einer Kolumne auf der Vorderseite und einer anderen auf der Rückseite. Eine so lange Beschwörung kommt uns sehr unwahrscheinlich vor, zumal es auch keine sicher diesem Bereich zuweisbaren Fragmente gibt, obwohl der hintere Teil des Papyrus sonst gut erhalten ist. Wir sind uns daher sicher, daß die Kolumne x+14 wirklich direkt auf die Kolumne x+13 folgt.

[955] Mit Hausdeterminativ. Statt *w* könnte auch *m* zu lesen sein. Eventuell ist zu *⌜ḏꜣ⌝[ḏꜣ](w)* »Stat[ionskape]lle« zu ergänzen.

[956] Zuerst vielleicht *b* oder *ḏꜣ*.

[957] Das Wort endet mit Hausdeterminativ und Pluralstrichen.

[958] Mit Hausdeterminativ und Pluralstrichen.

[959] Die Lesung ergibt sich aus der Parallele P. Chester Beatty VIII vs. 1.1. In größerem Abstand steht weiter links auf Höhe dieser Zeile noch eine deutliche Tintenspur. Wir vermuten darin einen versehentlichen Klecks. Man vermißt jedenfalls keinerlei Text.

[960] Mit Buchrolle und schlagendem Mann determiniert, ohne Hausdeterminativ.

[961] Zur Ergänzung vgl. P. Chester Beatty VIII vs. 1.5. An unserer Stelle machen aber die nach dem *ỉ* erhaltenen Spuren Schwierigkeiten. Da jedoch auch im P. Chester Beatty VIII *ḥry-sštꜣ* in der nächsten Anrufung folgt, liegt unsere Auffassung nahe, zumal wir vor *rn* ganz schwache Reste der Determinative der Buchrolle und des schlagenden Mannes erkennen zu können glauben. *rn* ist mit dem Mann mit der Hand am Mund und dem Falken auf der Standarte determiniert.

[962] Die Lesung von *ḥry-sštꜣ.w* ist wie in der Parallele P. Chester Beatty VIII vs. 1.6 nicht ganz sicher.

[963] Zur Schreibung vgl. x+7.14 und ERMAN: *Neuäg. Gr.* § 229.

[964] Die Pluralstriche hinter *p.t* sind als Gesamtdeterminativ der Verbindung *ỉm[y.w?] p.t* zu verstehen.

[965] Das doppelte Haus- und Gottesdeterminativ sprechen für diese Ergänzung; für *rꜥ-ḥr-ꜣḫ.ty* dürfte der Platz nicht langen. Leider ist die Stelle in der Parallele nicht erhalten.

(x+15.7) [*šnw.n mn ms.n*] *mn.t* ⸢. . .⸣ *m tꜣ* ⸢4⸣ *šps*⸢*y.wt*⸣[966] ⸢*nty*⸣ *ḫꜣb(w)*〈*s*〉〈*.w*〉*=sn*[967]
(x+15.8) [*m rꜣ.w=sn nbỉ(w)*]⸢*.w*⸣[*=sn*] ⸢*m-*⸣{*ỉr.t*}〈*ḫt*〉⸢*=sn*⸣ [*r s*]⸢*ḫr*⸣[968] *mwt* ⸢*mwt*⸣[*y?*[969] 〈*ḏꜣ*〉[970] *ḏ*]*ꜣy nb*

(x+13.10) Beschwo[ren(?) hat(?)] N.N.(?), [den(?) N.N.(?) geboren(?) hat(?), . . .
(x+13.11) Beschwo[ren(?) hat(?)] N.N.(?), [den(?) N.N.(?) geboren(?) hat(?), . . .
(x+14.1) Beschworen hat N.N., den [N.N.] geboren hat, [. . .
(x+14.2) Beschworen hat N.N., den [N.N.] geboren hat, [. . .
(x+14.3) Beschworen hat N.N., den [N.N.] geboren hat, [. . .
(x+14.4) Beschworen hat N.N., den [N.N.] geboren hat, [. . .
(x+14.5) Beschworen hat N.N., den [N.N.] geboren hat, [. . .
(x+14.6) Beschworen hat N.N., den [N.N.] geboren hat, [. . .
(x+14.7) Beschworen hat N.N., den [N.N.] geboren hat, [. . .
(x+14.8) Beschworen hat N.N., den [N.N.] geboren hat, [. . .
(x+14.9) Beschworen hat N.N., den [N.N.] geboren hat, [. . .
(x+14.10) Beschworen hat N.N., den [N.N.] geboren hat, [. . .
(x+15.1) Beschworen hat N.N., den N.N. geboren hat, . . . Er(?) ist(?) .[. . .]
(x+15.2) Beschworen [hat] N.N., den N.N. geboren hat, . . . Er(?) ist(?) .[. . .]
(x+15.3) Beschworen [hat] N.N., den N.N. geboren hat, (die) 〈F〉enster. Er ist ein Kater.[971]
(x+15.4) Beschworen[972] hat N.N., den N.N. geboren hat, (das) »Versteck«. Er ist »Der seinen Namen verbi[rgt(?)]«.
(x+15.5) Beschworen hat N.[N., den] N.N. [geboren] hat, (die) Querhölzer. Er ist (der) über den Geheimnissen.
(x+15.6) [Beschworen hat N.N., den N.]N. [geboren hat, (die)] im(?) Himmel.[973] Er ist [Harachte].
(x+15.7) [Beschworen hat N.N., den] N.N. [geboren hat,] . . . mit den vier Edeldamen, deren Fack〈el〉〈n〉
(x+15.8) [in ihrem Mund sind, deren Feuersgl]uten h〈inter〉 ihnen sind,[974] [um] jeden[975] Wiedergänger, Wiedergänger[in, 〈Widersacher〉, Wider]sacherin [nie]derzustürzen.

966 Vgl. x+16.8.

967 Mit Flammendeterminativ. Die Parallele hat *tkꜣ.w=sn* »ihre Fackeln«.

968 In der Auffassung der Reste haben wir uns von der Parallele P. Chester Beatty VIII vs. 1.8, die allerdings zuletzt *sḥrỉ* »verjagen« hat, leiten lassen.

969 Von x+15.10 an ist *mwty* die normale Schreibung des Athener Papyrus für *mwt.t* »Wiedergängerin«. Es kommt uns sehr wahrscheinlich vor, daß hier, nur zwei Zeilen vorher, bereits dieselbe Schreibung gebraucht wurde, während *mwt*〈*.t*〉 das letzte Mal in x+13.5 vorkam.

970 Die beengten Platzverhältnisse lassen vermuten, daß eine Dämonenbezeichnung ausgefallen ist.

971 Zur Verbindung von Fenster und Katze vgl. HERMANN, *ZÄS* 73 (1967) S. 68 ff.

972 Die Parallele des P. Chester Beatty VIII hat zwischen der Beschwörung der Fenster und des »Verstecks« noch drei weitere Beschwörungen.

973 Das ist eine Bezeichnung der Götter (MEEKS: *AL* 77.0256; MEEKS: *AL* 79.0194). Die Aufzählung wechselt mit dieser Zeile also von der Beschwörung der Hausteile zu der der Gottheiten. Es sei denn, mit dem Himmel ist z. B. die Decke des Zimmers gemeint (vgl. *Wb* I S. 491,10).

Dieser lange Abschnitt zeichnet sich hinsichtlich seiner Sprache und seiner Niederschrift aus. Es handelt sich nämlich um stichisch geschriebene litaneiartige Sätze. Sie folgen bis auf den letzten dem Schema *šnw.n mn ms.n mn.t* . . . (Hausteil) *ntf* . . . (göttliches Wesen) »Beschworen[976] hat N.N., den N.N. geboren hat, . . . (Hausteil). Er ist . . . (göttliches Wesen).« Dabei werden die Worte, mit denen die Beschwörung durchgeführt worden sein soll, nicht mitgeteilt. Entscheidend ist, *daß* N.N. die Beschwörung vollzogen hat und daß er selbst göttlich ist. Dabei stehen ihm offenbar die über Feuer verfügenden vier »Edeldamen« (*špsy.t*) zur Verfügung (x+15.7). Der Zweck der Beschwörung ist die Vernichtung von Wiedergängern (x+15.8).

Der Zusammenhang ist klar: Die verschiedenen Teile des Zimmers werden durch die Beschwörung gegen das Eindringen von Dämonen »immunisiert«. Die Wirksamkeit wird erstens durch die Göttlichkeit des N.N. und zweitens durch die Hilfe der vier »Edeldamen« gesichert. Die Göttlichkeit des Patienten folgt aus der Gleichsetzung mit Göttern, die öfter nicht mit ihren eigentlichen Namen bezeichnet werden, sondern durch Epitheta. In der Regel dürfte der Sonnengott gemeint sein (x+15.3: Kater,[977] x+15.4: »Der seinen Namen verbirgt(?)«,[978] x+15.5: Harachte; in x+15.5 mag mit »der über den Geheimnissen« Osiris als unterweltliche Phase des Sonnengottes bezeichnet sein[979]).[980]

Der Grund, warum welcher Hausteil mit welcher Gottheit in Zusammenhang gebracht wird, ist meistens deutlich: Die Fenster sind ein beliebter Aufenthaltsort der Katzen. Zudem ist der Kater eine Form des Sonnengottes – und durch die Fenster tritt sein Licht ins Zimmer. Die Verbindung des »Verstecks« (*ỉmn*) mit dem Gott, »der seinen Namen verbirgt (*ỉmn*)«, beruht, wenn die Lesung stimmt, auf einem Wortspiel. Die »im Himmel« meint entweder einen wirklichen Gebäudeteil (die Decke) oder himmlische Gottheiten. Dazu paßt natürlich Harachte. Unsicher sind wir uns hinsichtlich der Querhölzer (*ḥpt.w*), die mit »dem über den Geheimnissen« (*ḥry-sštꜣ.w*) verbunden werden. Vielleicht ist es einfach die räumliche Situation: Die Querhölzer sitzen auf den von ihnen zusammengehaltenen Bauteilen auf, wie der Gott über seinen Geheimnissen ist.

---

974 So mit der Parallele des P. Chester Beatty VIII vs. 1.8. Wir sehen daher in *ỉr.t* mit Determinativ der laufenden Beinchen eine Verschreibung für *ḫt*, auch wenn die Annahme eines falsch determinierten *ỉr.t* »Auge« schon auf »[deren Feuersgl]uten in ihrem Auge sind« führen könnte.

975 Bezieht sich auf jeden Dämon in der folgenden Aufzählung.

976 Wir möchten darauf hinweisen, daß das hier verwendete Verb *šnỉ* (als *šnw* geschrieben) interessanterweise wie das demotische Verb für »bezaubern«, nämlich *pẖr*, von Verben für »herumgehen, einkreisen« abgeleitet ist (vgl. Ritner: *Mechanics* S. 57 Fn. 266 zu den verschiedenen Ausdrücken und S. 57 ff. zum Konzept des Einkreisens in der ägyptischen Magie).

977 Vgl. *LGG* III S. 240c–241b.

978 *LGG* I S. 343c–345b.

979 *LGG* V S. 380a–b.

980 Es könnte zudem sein, daß die Struktur der Beschwörung an die Sonnenlitanei angelehnt ist (vgl. Kap. 11 E).

Unter den »Edeldamen« hat man sich in der Regel Uräen oder thoerisgestaltige Göttinnen vorzustellen, deren Figuren in jede Ecke des Raumes gestellt werden, so daß er vor Gefahren aus jeder Himmelsrichtung geschützt ist.[981] Im folgenden Abschnitt (x+15.9 ff.) wird der sie betreffende Spruch samt zugehöriger Handlungsanweisung nachgeliefert.

Der übernächste Spruch (x+16.10 ff.) hingegen macht deutlich, daß man sich als Anwendungs- oder genauer Wirkzeitraum die Nacht zu denken hat. Das heißt aber noch nicht, daß der Spruch – medizinisch gesehen – ausschließlich gegen Nachtmahre und andere schlechte Träume wirken soll. Da die Ägypter als Ursache vieler verschiedener Krankheiten Dämonen vermutet haben,[982] die auch in der Nacht nicht ruhen,[983] richtet sich der Spruch freilich genauso gegen sie.

(ergänzend:) Beschwörung der vier Edeldamen gegen Wiedergänger samt Handlungsanweisung (x+15.9–16.10)

(Parallele: O. Gardiner 363[984])

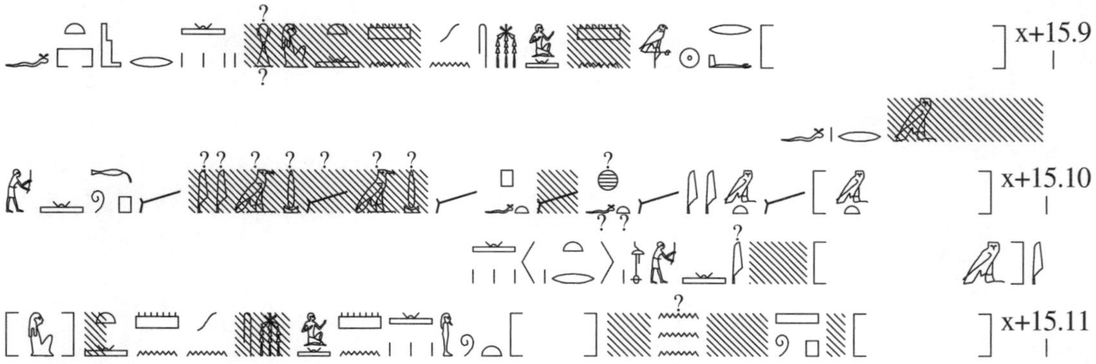

[981] Allgemein zu den *šps.wt* siehe MENDEL: *Monatsgöttinnen* (die einschlägigen Stellen sind leicht über den Index S. 159 zu finden); für den magischen Kontext besonders RITNER, *JARCE* 27 (1990) S. 32 (O) und THEIS, *GM* 236 (2013) S. 91 ff. vor allem zu einigen späteren Textquellen für die Schutzgöttinnen. Für archäologische Belege vgl. besonders WARASKA: *Female Figurines* S. 155–159 mit weiterer Literatur. WARASKA op. cit. S. 155 stellt mit SZPAKOWSKA, *JARCE* 40 (2003) S. 113 ff. bereits ausdrücklich den Bezug zu O. Gardiner 363 her, das eine Parallele zur in x+15.9–16.10 folgenden Beschwörung der vier »Edeldamen« darstellt. Vier ideographisch geschriebene Uräen, die den Feind verbrennen, sind ein Schutz des Sonnengottes im Buch vom Tage 2. Register (PIANKOFF: *Livre du Jour* S. 10). Die vier »Edeldamen« können übrigens auch mit Memphis (so in P. Boulaq 6 rt. 10.7; KOENIG: *Papyrus Boulaq 6* S. 104 ff.) oder den Kanopen (vgl. *Wb* IV S. 450,14) in Verbindung gebracht werden. In anderen Texten kommen sieben »Edeldamen« vor (KOENIG: *Papyrus Boulaq 6* S. 106 f. mit weiterer Literatur).

[982] Vgl. x+1.1 ff.: Schlaganfall?; x+5.4 ff.: Hitzschlag?; x+5.12 ff.: Tuberkulose?; x+6.7 ff.: von Fieber begleitete Hauterkrankung.

[983] Vgl. bes. x+5.11 f. und x+8.7.

[984] Ed. ČERNÝ / GARDINER: *Hieratic Ostraca* I Taf. CIX; bearbeitet von RITNER, *JARCE* 27 (1990), S. 27–41 und mitsamt der Athener Fassung von THEIS: *Magie und Raum* S. 402–404.

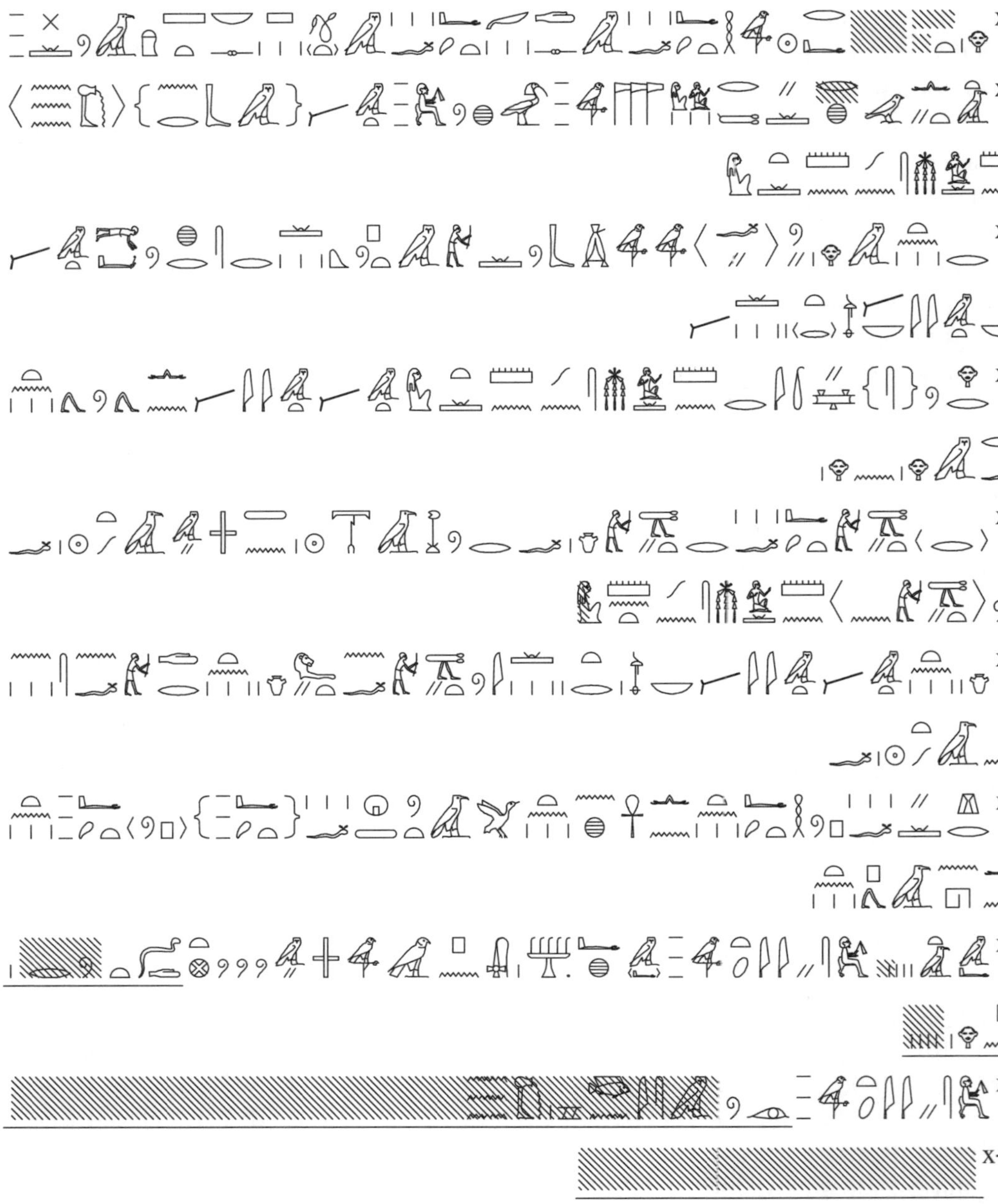

(x+15.9) [... ...] *rꜥ ⌜mn⌝ ms.n ⌜mn.t sꜣ?⌝.w r s.t=f ⌜... m⌝ rꜣ=f*
(x+15.10) [... *mwt*][985] *mwty ⌜ḫft⌝? p{t}f ⌜ḏꜣ? ḏꜣy?⌝*[986] *kꜣp ỉ*[*m=s?*[987] ...]⌜..⌝*ỉ?*[988] *ḥmw⟨.t-rꜣ⟩*[989]

[985] Das Determinativ des Sterbenden ist erhalten.
[986] Nur das Determinativ des Sterbenden ist sicher.
[987] Wir ergänzen vermutungsweise ein feminines Suffix, da es offenbar um den Platz (*s.t*) geht.
[988] Mit Buchrolle und schlagendem Mann determiniert.
[989] Vgl. x+3.3.

(x+15.11) [. . .]⌜.⌝ *špw[y?] mw?*[990] ⌜. . .⌝[. . .] *tw⟨t⟩.w mn* ⌜*ms*⌝*.n mn.*⌜*t*⌝
(x+16.1) *ḥr*[991] ⌜*.t. . .*⌝[992] *rꜥ ḥꜥ.w=f m ds ꜥ.wt=f m rwḏ⟨.t⟩ nb sštꜣ.w*
(x+16.2) *tꜣ ỉwty*[993] ⌜*r*⌝*ḫ⟨-sy⟩*[994] *rmṯ nṯr.w ꜣḫ.w mwt⟨.w⟩ {m-bnr} ⟨wꜥb⟩*[995] *mn ms.n mn.t*
(x+16.3) *r=tn m ḥr.wy⟨=fy⟩ ḏbꜣ m p{tw}⟨ꜣ⟩q⟨.t⟩? r sḫr mwt nb mwty nb ḥmw.t⟨-rꜣ⟩*[996]
(x+16.4) *ḥrw{s}y.tỉ*[997] *r mn ms.n mn.t mwt mwty nn ỉw=tn r=f*[998] *m ḥr n-ḥr*
(x+16.5) *⟨r⟩ ỉṯy ꜥ.wt=f r ỉṯy ỉb=f r wḫꜣ n ỉmy-ꜣ.t=f ỉw ⟨ỉṯy.n⟩*[999] *mn ms.n mn.t*[1000]
(x+16.6) *ỉb=tn mwt mwty nb ḥmw.t-rꜣ ỉw ỉṯy.n=f ḥꜣty=tn dr.n=f-sn n ꜣ.t=f*
(x+16.7) *ẖry=f pw ḥꜥ=tn nn ꜥnḫ=tn pꜣ.wt=f {ꜥ.wt} ⟨pw⟩*[1001] *ꜥ.wt=tn nn nh(ꜣ)p=tn*
(x+16.8) *m-ꜥ*[1002] *tꜣ* ⌜*4*⌝ *špsy.wt m⟨-ꜥ⟩*[1003] *ꜥḫ pn ḥr-ỉmy-šn.wt* ḎD.T⌜W Rꜣ⌝ PN ⌜ḤR 4⌝

---

[990] Zu *špwy* vgl. 9.1. Diese Ergänzung scheint auch inhaltlich ganz gut zu passen, da der vorliegende Spruch wohl wie der nächste in der Nacht Schutz verschaffen soll und eine Assoziation Blindheit – Nacht nichts Unwahrscheinliches an sich hat. Die verbleibende Lücke könnte gut von dem Augendeterminativ ausgefüllt sein. Entweder sind die drei liegenden Striche dann eben als *mw* »Wasser« zu verstehen (jedenfalls nicht als Wasser*determinativ*), oder sie sind in Wirklichkeit liegende Pluralstriche zu *špw*[*y*].

[991] Die Lesung *rꜣ n* »Mund/Spruch des« ist ausgeschlossen, da an allen anderen Stellen im Athener Papyrus der Ideogrammstrich von *rꜣ* so kurz geschrieben ist, daß das *n* unter das ganze Wort *rꜣ* paßt (vgl. z. B. x+2.6, x+3.4, x+5.1, x+5.3, x+7.11). An der vorliegenden Stelle ist der senkrechte Strich aber zeilenhoch ausgezogen.

[992] Ob zuerst etwa *ꜥ.t* »Glied« oder *ḥꜣ.t* »Vorderseite«? Oder steht etwa *k.t*[*(ỉ)*] »ander[e]« da? Auch *sꜣt* »Boden« ist nicht ausgeschlossen. Vom ersten Zeichen ist leider zu wenig erhalten, so daß keine eindeutige Lesung möglich ist.

[993] Für das Femininum *ỉwt.t*.

[994] Oder darf man schon eine geradezu koptische Adjektivbildung mit *ỉwty* > ⲁⲧ-, also *ỉwty rḫ ⟨n⟩* »unbekannt ⟨den⟩« annehmen? Wir kennen diesen Gebrauch aus dem Neuen Reich sonst aber nicht.

[995] Da das Wort *m-bnr* ohne Determinativ geschrieben ist, sind wir ziemlich sicher, daß eine Verschreibung für *wꜥb* vorliegt.

[996] Mit der Aufzählung der Dämonen setzt die Parallele ein, hat aber als ersten Dämonennamen *ḏꜣy*.

[997] Der Kopist hat offenbar die Schreibung des Verbs mit der neuägyptischen Partikel *wy-sy* > *wysy* vermischt, die hier doch wohl wegen des Vorliegens eines Stativs der 2. Person nicht möglich ist. O. Gardiner 363 1 hat korrekter *ḥr{.t}.tỉ*. Die Endung *.tỉ* für die 2. Pers. Pl. ist in der Orthographie des Neuen Reiches normal (ERMAN: *Neuäg. Gr.* § 334; WINAND: *Études de néo-égyptien* I S. 120 ex. 289 [= Horus und Seth 8.3]).

[998] Es erscheint uns fraglich, inwieweit die Lesung *nn ỉw.t nn pr=f* bei ČERNÝ / GARDINER: *Hieratic Ostraca* I Taf. CIX.1 in O. Gardiner 363 2 noch aufrechtzuerhalten ist. Wahrscheinlicher ist eine Lesung wie in der Athener Version.

[999] Wie der folgende Satz und die Parallele in O. Gardiner 363 4 zeigen, ist der Text so wiederherzustellen.

[1000] Am Ende verkürzt und verkleckst.

[1001] So mit O. Gardiner 363 7 und nach der als parallel anzunehmenden Konstruktion des vorangehenden Satzes.

[1002] An sich wäre auch die gewissermaßen wörtliche Auffassung als *m ꜥ* »aus der Hand« denkbar. Aber im folgenden ist bei dem Altar »aus der Hand« schlecht möglich.

[1003] So nach dem zu vermutenden Parallelismus und nach O. Gardiner 363 8 zu verstehen.

(x+16.9) *špsy.wt* ⌜IRW M SἸN WꜤB . . . .⌝ s. Addendum 4
(x+16.10) ⌜. . . . . .⌝[1004]

(x+15.9) [. . .:
. . .] Re – N.N., den N.N. geboren hat, Schutz(?) zu seinem Platz . . . mit/in seinem Mund

(x+15.10) [. . . Wiedergänger], Wiedergängerin, Feind(?), »Jener«, Widersacher(?), Widersacherin(?), verborgen[1005] i[n(?) ihm(?) . . .]. . . us⟨w⟩.

(x+15.11) [. . .]. blin[d(?)] – Wasser(?) . . .[. . .] Bil⟨d⟩er (des) N.N., den N.N. geboren hat,

(x+16.1) auf/bei . . . Re; sein Leib ist aus Feuerstein, seine Glieder sind aus jeglichem geheimen Hartgestein,[1006]

(x+16.2) dem, was Menschen, Götter, Geister (und) Wiedergäng⟨er⟩ nicht kennen.[1007] N.N., den N.N. geboren hat, ist ⟨rein⟩

(x+16.3) von[1008] euch als Zweigesichtig⟨er⟩,[1009] versehen mit feinstem(?) Leinen(?), um

---

[1004] Die rote Tinte ist extrem verblaßt, wenn auch am Anfang der Zeile x+16.10 erstaunlich viele Schriftreste erahnbar sind. Leider ließ sich die Rückseite des Athener Papyrus aus technischen Gründen nicht unter UV-Licht studieren. Insgesamt kann das Rubrum jedenfalls nicht so umfangreich wie das in O. Gardiner 363 9–12 gewesen sein. Vielleicht stand in unserem Text also ungefähr: *ỉrw m sỉn wꜤb ḫ3bs m r3.w=sn rdỉw wꜤ.t ḥr qꜤḥ nb n Ꜥ.t nt.t s s.t m-r3-pw ỉm=s* »gemacht aus reinem Ton, eine Fackel in ihrem Mund; werde (je) eine in jede Ecke (des) Raumes gegeben, in dem (der) Mann oder (die) Frau ist.«

[1005] An sich wäre auch denkbar: »räuchere m[it«. Aber das am Zeilenende stehende »us⟨w.⟩« legt eher nahe, daß bis dort eine Aufzählung von Dämonen oder deren Eigenschaften reicht und danach erst die Handlungsanweisung beginnt.

[1006] Zur Beziehung des Körpers des Sonnengottes Re zum Feuerstein s. MIDANT-REYNES, *RdE* 33 (1981) S. 39–45, bes. S. 40–43 und PARKINSON: *Poetry and Culture* S. 139 f. Zu Beschreibungen des Körpers des Re vgl. das bei HORNUNG: *Himmelskuh* S. 52 Anm. 6 notierte Material sowie *Dendara* X 258,11. Auffallend ist im vorliegenden Spruch das Fehlen von Edelmetallen, doch steht hier die Härte des Materials im Vordergrund. Vergleiche AUFRÈRE: *L'univers minéral* S. 311 ff. und SMITH: *Primaeval Ocean* S. 138 ff. zur physikalischen und mineralischen Konstitution Res und anderer Götter. Zu der von den Ägyptern angenommenen Göttlichkeit von Feuerstein beachte ferner GRAVES-BROWN in: PIQUETTE / LOVE (Hgg.): *Current Research in Egyptology 2003*, S. 57 ff., zur Verbindung mit dem Sonnengott besonders S. 60–62 und vgl. noch Totenbuch Spruch 31 (Zähne des zaubermächtigen Verstorbenen aus Feuerstein). Zum Feuerstein in »Lebenskrisen« siehe GRAVES-BROWN in: DANN (Hg.): *Current Research in Egyptology 2004*, S. 68 ff.

[1007] Die den Menschen und Göttern verborgene Natur Res, auf die es hier ankommt, ist ein beliebter Topos in den Sonnenhymnen (ASSMANN: *Sonnenhymnen in thebanischen Gräbern* passim).

[1008] Zur Bedeutung von *wꜤb r* s. *Wb* I S. 282,1.

[1009] Der »Zweigesichtige« ist die Verbindung von Horus und Seth; s. BORGHOUTS, *OMRO* 51 (1971) S. 138 f. (325) zu P. Leiden I 348 rt. 13.9, wo dieser Gott gleichfalls in einem Spruch vorkommt, in dem der Patient vor Wiedergängern in der Nacht geschützt wird. Vgl. ferner HORNUNG: *Das Buch von den Pforten des Jenseits* II S. 228 f. zu einem solchen Gott in der 61. und 78. Szene des Pfortenbuches (10. und 11. Stunde).

jeden Wiedergänger, jede Wiedergängerin us⟨w⟩. niederzuwerfen.
(x+16.4) Seid fern[1010] von N.N., den N.N. geboren hat! Wiedergänger, Wiedergängerin, ihr werdet nicht gegen ihn kommen mit (dem) Gesicht nach vorne,[1011]
(x+16.5) ⟨um⟩ seine Glieder zu nehmen, um sein Herz zum Nachtmahl »Dessen in seinem Augenblick«[1012] zu nehmen. N.N., den N.N. geboren hat, ⟨hat genommen⟩
(x+16.6) euer Herz (*ỉb*), (o) jeder[1013] Wiedergänger (und) Wiedergängerin usw. Er hat euer Herz (*ḥ3ty*) genommen (und) sie[1014] in seinem Augenblick beseitigt.[1015]
(x+16.7) Euer Leib ist sein Unterhalt. Ihr werdet nicht leben. Eure Glieder ⟨sind⟩ seine Opferbrote. Ihr werdet nicht entkommen[1016]
(x+16.8) den vier Edeldamen[1017] (und) diesem Altar[1018] (des) Horus in Schenut.
REZITIERT WERDE DIESER SPRUCH ÜBER VIER
(x+16.9) Edeldamen, GEMACHT AUS REINEM TON . . . . s. Addendum 4
(x+16.10) . . . . . .[1019]

Der vorliegende Spruch stellt eine Ergänzung zum vorangehenden dar, indem er über die vier »Edeldamen« (*špsy.wt*) zu rezitieren ist (x+16.8 f.), die bereits in x+15.7 f. mit ihren Fackeln im Mund dem Patienten gegen Dämonen beistanden. Die »vier Edeldamen, deren *ḥ3bs*-Fackeln in ihrem Mund sind« sind identisch mit den vier *šps.wt*, in deren Mund *tk3*-Fackeln sind.[1020]

Die Lücken im Athener Papyrus verhindern eine vollständige Rekonstruktion des Textes, der schon durch das seinerseits unvollständige O. Gardiner 363 bekannt war.[1021]

1010 Wir verstehen die Form nach EDEL: *Altäg. Gr.* § 591–594 und GARDINER: *Grammar* § 313 optativisch. Interessanterweise weist EDEL op. cit. § 593 diesen Gebrauch des Pseudopartizips speziell für das Verb *ḥrỉ* »fern sein« nach. Vgl. auch *Wb* III S. 145,20.

1011 O. Gardiner 363 2 hat *m ḥr r-ḥr* »mit (dem) Gesicht nach vorne« (zu diesem Ausdruck s. RITNER, *JARCE* 27 [1990] S. 28–30 [D]).

1012 = Osiris; vgl. den Kommentar im Anschluß an den Spruch.

1013 Bezieht sich auch auf »Wiedergängerin«.

1014 *ỉb*- und *ḥ3ty*-Herzen der Dämonen.

1015 *dr* »beseitigen« ergibt hier zwar durchaus Sinn, ist aber der Variante *drp* »beschenken, speisen, spenden, opfern« in O. Gardiner 363 5 unterlegen, weil es doch um die Opferversorgung des Uräus geht, nicht um das Beseitigen von Dämonen für ihn.

1016 *Wb* II S. 283,8 (Pyr.!).

1017 Vgl. Metternichstele 83; dort bilden *4 šps.wt* den Schutz des Leibes (*Wb* IV S. 450,14 denkt an die vier Kanopengöttinnen); vgl. RITNER, *JARCE* 27 (1990) S. 32 (L).

1018 Dies ist eine interessante Variante zu *nm.t* »Schlachtblock« in O. Gardiner 363 8.

1019 Wir stellen uns das Ende des Spruches etwa so vor: »gemacht aus reinem Ton, eine Fackel in ihrem Mund; werde (je) eine in jede Ecke (des) Raumes gegeben, in dem (der) Mann (= Patient) oder (die) Frau ist.« Vgl. für die Ergänzung die Anmerkung zur Umschrift.

1020 Vgl. EDWARDS: *Oracular Amuletic Decrees* Bd. 1: *Text* S. 96 f. Anm. 38 und beachte ferner die vier Fackeln in Totenbuch Spruch 137A. Dazu vgl. STADLER: *Weiser und Wesir* S. 72–76 und besonders LUFT: *Anzünden der Fackel*; ferner ASSMANN: *Tod und Jenseits* S. 557 Anm. 3 und KOENIG, *BIFAO* 104 (2004) S. 303–305.

1021 Ob die andere Seite des Ostrakons den Anfang enthalten haben kann, müßte am Original geprüft werden. Immerhin notieren CERNÝ / GARDINER: *Hieratic Ostraca* I S. 29: »a few signs are left«.

Aber abgesehen von kleineren lexikalischen Differenzen liefert der Athener Papyrus die bisher fehlende bemerkenswerte Beschreibung des Körpers des Sonnengottes Re. Mit diesem dürfte sich der nächtliche Nutznießer der Beschwörung gleichsetzen, indem er während dessen Fahrt durch die Unterwelt (= Nacht) von dessen Unangreifbarkeit profitiert, die sich in einem unverletzbar harten, weil steinernen, Körper manifestiert.

Den Dämonen wird nicht nur gesagt, daß ihre Attacken vergeblich sein werden (x+16.4 f.). Vielmehr sind die Dämonen selbst dem implizit mit Re gleichgesetzten Patienten schon zum Opfer gefallen, der ihre Herzen weggenommen und die Dämonen regelrecht verzehrt hat (x+16.5–7). Die vier »Edeldamen«, d. h. z. B. vier Uräusschlangen,[1022] und der Altar des Horus in Schenut werden das Ihre zur Vernichtung der Dämonen beitragen, nämlich durch Verbrennung und damit völlige Auslöschung.[1023]

Aus der in O. Gardiner 363 erhaltenen Nachschrift geht hervor, wie der Spruch inklusive seiner Requisiten zu handhaben ist. Danach dient er dem Schutz des Schlafzimmers[1024] und der Schläfer bei Nacht, indem in alle vier Zimmerecken je eine Tonfigur aufgestellt werden soll. Für die fast völlig unlesbare Handlungsanweisung in der Spruchvariante des Athener Papyrus ist daher ebenfalls mit vier tönernen Figuren als Apotropaika zu rechnen.

Der abzuwehrende Angriff der Dämonen wurde offenbar für die Nacht befürchtet. Denn die Intention der Dämonen ist es, dem Patienten Glieder und Herz als *Nacht*mahl für »den in seinem Augenblick« zu rauben (x+16.5). Wir stimmen daher der von Ritner[1025] vorgetragenen Interpretation des Spruches als eines Zaubers gegen Nachtmahre und Alpträume[1026] zu.

Unserer Ansicht nach hat er sich aber in einem entscheidenden Punkt, an dem das Verständnis des von den Ägyptern angenommenen Grundes für die nächtlichen Raubzüge der Dämonen hängt, geirrt. Ritner nahm an, der *ỉmy-ꜣ.t* (so in O. Gardiner 363) bzw. der *ỉmy-ꜣ.t=f* (so im Athener Papyrus) sei ein Uräus.[1027] Diese Annahme zwingt Ritner dazu, daß der eine Uräus in der Handlungsanweisung des Spruches als vier tönerne Schlangen realisiert werde. Ist schon dies allein recht merkwürdig, so kommt hinzu, daß vier Uräen (= vier »Edeldamen«) dem Patienten helfen sollen, daß aber gleichzeitig ein Uräus sich Stücke aus dem Patienten rauben läßt, um sich davon zu ernähren. Endgültig scheitert Ritners Verständnis des Textes aber am maskulinen Genus der fraglichen Gottheit. Uräusschlangen sind in Ägypten weiblich.[1028] Wir

---

[1022] Ritner, *JARCE* 27 (1990) S. 32 (O). – Das schließt nicht aus, daß auch die Kanopenschutzgöttinnen als »vier »Edeldamen« bezeichnet werden können (*Wb* IV S. 450,14).

[1023] Vgl. z. B. *Dendara* X 94,15 und 96,13.

[1024] Die Angabe, für welchen Raum oder welche Räume der Schutzzauber gedacht ist, hat sich nicht erhalten. Da es aber darum geht, jemanden davor zu schützen, daß ein Dämon ihn beschläft, ist das Schlafzimmer eine plausible Vermutung.

[1025] Ritner, *JARCE* 27 (1990) S. 27.

[1026] Allgemein zu Schrecken in der Nacht vgl. auch Cannuyer, *GM* 73 (1984) S. 13–21 und Bickel, *SAK* 15 (1988) S. 17 ff.

[1027] Ritner op. cit. S. 31 (G).

[1028] Martin in: *LÄ* VI, Sp. 864 mit Anm. 1 Sp. 867.

möchten dagegen an den Spruch x+5.12 ff. und die auch dort schon herangezogene Erzählung von Horus und Seth erinnern, wo Osiris als Herr über Dämonen fungiert. Sie werden ausgeschickt, das Herz zu rauben (Horus und Seth 15.5). Interessanterweise bilden auch in dieser Erzählung Osiris und Re zwei Antagonisten, von denen jener Partei für seinen Sohn Horus, dieser Partei für Seth ergreift. Der in x+16.3 erwähnte »Zweigesichtige« überbrückt wohl diesen Gegensatz. Während der Nacht, wenn der alte und schwache Sonnengott untergegangen ist und die Unterwelt durchfährt, um sich zu verjüngen, besteht in ägyptischen Augen die Gefahr, daß Osiris Oberhand gewinnt. Diese Gefahr muß nach ägyptischem Verständnis vor allem dann gegeben sein, wenn Osiris und die in sein Reich hinübergegangenen Verstorbenen nicht ausreichend durch Totenopfer versorgt werden und nun als Wiedergänger herumspuken. Sie holen sich dann ihre Versorgung unkontrolliert und zerstörerisch von den Lebenden (x+16.5).

Der zur Vervollständigung unserer Argumentation notwendige Nachweis, daß *ỉmy-ꜣ.t=f* eine Bezeichnung des Osiris sein kann, ist leicht erbracht:[1029] In Totenbuch Spruch 182 findet sich eine entsprechende Anrede des Osiris Chontamenti.[1030] Es dürfte kein Zufall sein, daß ausgerechnet in diesem Totenbuchspruch davon die Rede ist, daß Re in Osiris eingeht und Osiris in Re (Vers 15 f.)[1031] und daß Re das Herz des Osiris neu belebt (Vers 18). Hatte man Angst davor, daß dies auf Kosten des Herzen des Re gehen könnte? Der mit Re identifizierte Patient im Athener magischen Papyrus scheint jedenfalls genau dieses Problem zu befürchten.

Zur möglichen medizinischen Deutung des Leibes aus Feuerstein und Hartgestein (x+16.1) siehe am Ende des Kommentars zum nächsten Spruch.

Anderer Spruch zur Vertreibung von Wiedergängern von den Gliedern in der Nacht (x+16.10–17.1)

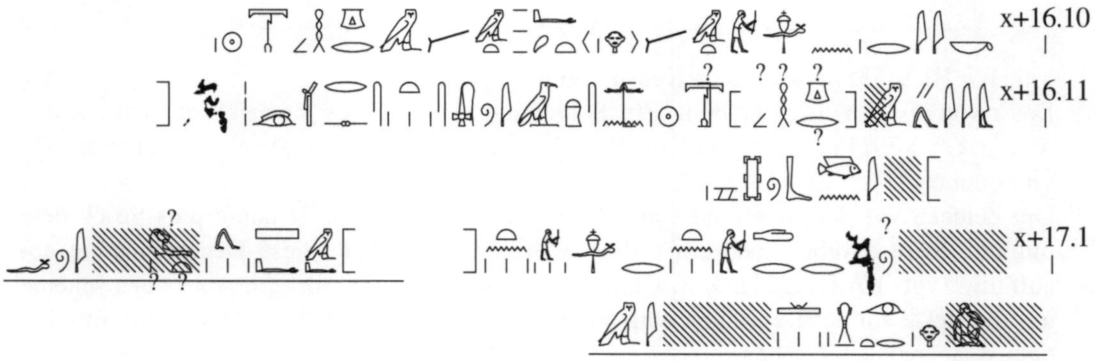

[1029] Es mag überdies sein, daß mit *ỉmy-ꜣ.t=f* lautlich an die für Osiris typische Atef-Krone (*ꜣtf*) angespielt wird.

[1030] *LGG* I S. 224a+b mit Verweis auf NAVILLE: *Todtenbuch* I Taf. 207 Z. 16. HORNUNG: *Totenbuch* S. 392 übersetzt die von ihm als Vers 58 gezählte Stelle fälschlich als adverbiale Bestimmung, es steht aber *ỉmy* und nicht *m* da.

[1031] In der Zählung von HORNUNG op. cit. S. 390.

(x+16.10) *ky rꜣ n ḫsf mwt ⟨ḥr⟩*[1032] *ꜥ.wt mwt m grḥ*
(x+16.11) *ỉy ⸢m g⸣[r]⸢ḥ? nn⸣ stꜣ(ỉw)=s{t}⟨n⟩*[1033] *srs{.w}* ⸢. . .⸣[. . .]⸢. .⸣ *ỉnb*
(x+17.1) ⸢. . .⸣*.w?*[1034] *r dr=tn r ḫsf=tn* [. . . . . .] MŠꜥ.W ⸢Ḥꜣ.T?⸣[1035] ⸢. . .⸣ ỈW=F . . .[1036] ḤR ỈR.T Sꜣ.W . . . ỈM

(x+16.10) Anderer Spruch (des) Vertreibens eines Wiedergängers ⟨von⟩ (den) Gliedern, eines Wiedergängers in (der) Nacht,
(x+16.11) der in (der) Na[ch]t(?) kommt, ohne sie[1037] zu erhitzen, der aufweckt: . . .[. . .]. .[1038] Mauer
(x+17.1) . . ., um euch zu beseitigen, um euch zu vertreiben [. . .
. . .] GEHENDE VOR(?) . . ., INDEM ER BEI(M) SCHUTZAUSÜBEN . . . DORT/DARAUS REZITIERT(?).[1039]

Die Einleitung des Textes mit *ky rꜣ* »Anderer Spruch« (x+16.10) koppelt unsere Stelle an die beiden vorangehenden Sprüche, die dem Schutz des Schlafzimmers gegen Wiedergänger dienen (x+13.10 ff. und x+15.9 ff.). Auch der vorliegende Spruch wendet sich gegen einen Wiedergänger (x+16.10). Dabei wird ausdrücklich die Nacht als Zeit seiner Aktivitäten genannt (x+16.10 und 11), die im vorangehenden Spruch nur implizit vorkommt (x+16.5). Auch sonst macht unser Text einige recht konkrete Aussagen über das Wirken des Wiedergängers (x+16.11), die wir im Anschluß an die inhaltliche und strukturelle Untersuchung des Textes aus medizinischem Blickwinkel kommentieren werden.

Im nächsten Teil des Spruches werden die Dämonen in der 2. Person Plural angeredet (x+17.1). Hatten wir es also bisher mit der ausführlichen Überschrift, die von Dämonen in der 3. Person spricht, und einer durch Partizipialphrasen mit entsprechenden Erweiterungen bewerkstelligten Beschreibung des Wesens des Dämons zu tun (x+16.10 f.), so befinden wir uns nun (x+17.1) schon in der wörtlichen Rede des eigentlichen Spruches, die gegen die Wiedergänger gerichtet ist und für ihre Abwehr sorgen soll.

1032 Vgl. *Wb* III S. 335,10 zu dieser Konstruktion.

1033 Das *t* von *=s{t}⟨n⟩* ist sehr breit. Zur Schreibung des Suffixes *=sn* als *=st* siehe ERMAN: *Neuäg. Gr.* § 79. Vergleiche auch die Schreibungen *=s{tt}n* und *=s{t}⟨n⟩*, die beide in x+8.7 vorkommen.

1034 Die Zeichen vor dem *w* erinnern an *ꜥ* über *š*. Ist das Wort mit Schlaufe plus Strich determiniert? Steht darüber noch ein *t*? Für *ꜥš* »rufen, Ruf« wäre diese Determinierung aber auffällig (vgl. *Wb* I S. 227). J. F. Quack dachte schon an *šꜥ.t* »Brief«. Aber dazu scheinen uns die Reste vor der Determinierung nicht zu passen, vor allem der senkrechte Abstrich an dem waagerechten Zeichen.

1035 Oder Flammenzeichen?

1036 Zuletzt vielleicht der Mann mit der Hand am Mund.

1037 = die Glieder.

1038 Ob »auf der« oder »an der«?

1039 Die Ansetzung des Verbs »rezitieren« ist nach dem vermutlich dastehenden Determinativ des Mannes mit der Hand am Mund geraten. Zu *šd m* »rezitieren aus« vgl. immerhin x+10.2. Allerdings ist dort die Determinierung anders.

Im rubrizierten dritten Teil (x+17.1 zweite Hälfte) wird man die kläglichen Reste der Handlungsanweisung sehen dürfen. Wegen der schlechten Erhaltung können wir aber nur wenig mit diesem Abschnitt anfangen.

Aus medizinischer Sicht könnten die im vorliegenden Spruch genannten Handlungen des Wiedergängers gut zu einer Deutung des Textes als eines Abwehrzaubers von Nachtmahren und Alpträumen passen:

a. Es geht um Beschwerden in der Nacht (x+16.10 und 11).
b. Der Dämon »erhitzt« die Glieder des Schläfers nicht (x+16.11). Wir möchten vorschlagen, hierin einen Hinweis auf kalten (Angst-)Schweiß zu sehen.
c. Der Schlafende wacht auf (x+16.11).

Wie schon in x+4.2 ff., x+5.1 ff. und bereits in zahlreichen anderen ägyptischen Quellen[1040] werden also auch hier als Ursache schlechter Träume von außen in den Patienten eindringende dämonische Wesen angenommen.

Aus moderner medizinischer Sicht ist freilich eine ganz andere Deutung der in den Sprüchen des VII. Abschnittes erwähnten Erscheinungen denkbar:

a. Es geht um Beschwerden, die in der Nacht kommen (x+16.10 und 11).
b. Die Glieder des Schläfers fühlen sich kalt an (x+16.11) und sind nur eingeschränkt beweglich (x+16.5: »⟨um⟩ seine Glieder zu nehmen«).
c. Der Körper weist Verhärtungen auf (»Feuerstein« in x+16.1).

Unter diesem Blickwinkel mag man an eine rheumatoide Arthritis denken, die sich allmählich ausbreitet, hart werdende Ablagerungen an den Gelenken bewirkt und in nächtlichen Schüben kommt, so daß der Patient mit steifen Gliedern aufwacht; seine Hände fühlen sich kalt an. Für eine ausgerechnet nachts immer schlimmer werdende Krankheit, deren Ätiologie selbst heute noch ungeklärt ist, haben die Ägypter sicher ebenfalls eine dämonische Ursache angenommen.

[1040] Vgl. SZPAKOWSKA: *Behind Closed Eyes* S. 161–169.

Fragmente

Wir haben nur die Fragmente transkribiert, transliteriert und übersetzt, in denen uns wenigstens ein Wort lesbar ist. Mit Ausnahme von Fragment 1, das als Reparaturstreifen auf der Rückseite des großen Papyrus aufgeklebt war, aber seinerseits einen magischen Text trägt, bilden alle anderen hier behandelten Fragmente Teile der eigentlichen Rolle des Athener magischen Papyrus.

Fragment 1: Buch gegen Hautentzündung

(Teilparallelen: P. Chester Beatty VII vs. 7.1–6[1041]; P. BM EA 10732[1042]; P. Berlin P. 15749[1043]; P. DeM 42[1044])

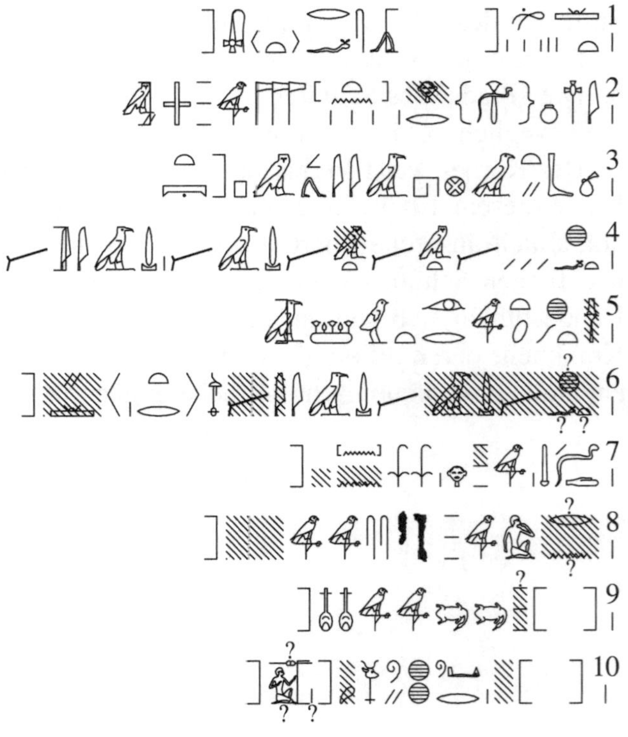

(1) *mḏꜣ.t* [*n.t ʿnn?*][1045] *srf*〈*.t*〉 [*nb bꞽn*[1046] . . . . . .]
(2) *ꞽnḏ-*⌜*ḥ*⌝*r=*[*t*]⌜*n*⌝[1047] *nṯr.w ꞽmy*[*.w* . . . . . .]

[1041] GARDINER: *HPBM* III S. 65 und Taf. 38/A.

[1042] Bearbeitung durch Sylvie Donnat Beauquier in Vorbereitung.

[1043] Ed. LUFT in: *Fs. zum 150jährigen Bestehen des Berliner Museums*, S. 173 ff. und Taf. 24; Korrekturen bei POSENER, *RdE* 28 (1976), 148; Neuedition bei FISCHER-ELFERT: *Magika Hieratika* S. 133 ff.

[1044] Ed. KOENIG, *BIFAO* 82 (1982) S. 292 f. und Taf. XLVIII, B.

[1045] Da das Determinativ der rückwärts gehenden Beinchen teilweise erhalten ist, wird hier irgendein Verb mit der Bedeutung »umwenden«, »vertreiben« o. ä. zu ergänzen sein. *ʿnn*,

(3) *gbty*[1048] *hꜣy m p*[*.t*[1049] . . . . . . *ḫft*]
(4) *ḫfty*[1050] *mwt* ⸢*mw*⸣*t*⟨*.t*⟩ *ḏꜣ*[1051] *ḏꜣ*⸢*y*⸣ [. . . . . .]
(5) ⸢*s*⸣*ḫm.t ỉr.t wš*⸢*ꜣ*⸣[[1052] . . . . . .]
(6) ⸢*ḫft? ḏꜣ*⸣ *ḏꜣ*⸢*y*⸣ *ḥmw*⟨*.t-rꜣ*⟩ [. . . . . .]
(7) *ḏd*[1053] *md.*⸢*w*⸣ *ḥr n*⸢*n*⸣[1054] ⸢*s*⸣[*ẖ(w).w?*[1055] . . . . . .]
(8) ⸢*rn?*⸣*.w* . . .[1056] ⸢. . .⸣[. . .[1057] . . .]
(9) [. .]⸢*.w*⸣[1058] *snḏ.wy?*[1059] *nfr.wy?*[1060] [. . . . . .]
(10) [. .]⸢. .⸣[1061] *dỉ(w) r ḫḫ* ⸢*s?*⸣ [. . . . . .]

(1) Buch [(des) Abwendens(?)] von [jeglicher übler] Hautentzünd⟨ung⟩ [. . . . . .]:
(2) Sei[d] gegrüßt, Götter, die sind in [. . . . . .]
(3) Koptos; die aus (dem) Him[mel] herabsteigen [. . . . . . Feind],
(4) Feindin, Wiedergänger, Wiedergänger⟨in⟩, Widersacher, Widersacherin [. . . . . .][1062]

---

das man immerhin in der Lücke unterbringen könnte, ist nicht mehr als ein Vorschlag.

1046 Die Ergänzung folgt den Parallelen (vgl. FISCHER-ELFERT, *GM* 165 [1998] S. 110). Im großen Athener Papyrus wird bei *nb* »jeder« und *bỉn* »böse« die Femininendung nur ganz ausnahmsweise geschrieben. Ob es der Schreiber des Fragmentes genauso handhabte, ist natürlich nicht sicher.

1047 *ỉnḏ* ist zusätzlich mit einer überflüssigen *wꜣḏ*-Gruppe geschrieben.

1048 Eine sehr ähnliche Graphie bietet der magische P. Harris = P. BM EA 10042 rt. 6.13 (LEITZ: *Magical and Medical Papyri* Taf. 17). Dieses Toponym ist in den Vergleichstexten nicht belegt.

1049 Einige der Parallelen fügen vor *m p.t* noch *ꜣpd.w* »Vögel« ein.

1050 Der kleine Strich vorne ist ein Palimpsestrest oder Schmutz.

1051 Mit zusätzlichem senkrechten Strich hinter dem Determinativ des Sterbenden.

1052 Was die Wortabtrennung anbelangt, so kann man ein Verständnis als *ỉr.tw šꜣ*[ausschließen. Erstens ist ein feminines Partizip mit Bezug auf *sḫm.t* das Wahrscheinlichste. Zweitens würde der Text *.tw* mit der *w*-Schlaufe schreiben und nicht mit dem Wachtelküken. Für *wšꜣ*[denken wir an *wšꜣ* [»Nacht [« oder an *wš(ꜣ)*[*wš(ꜣ)* »zersch[lagen« (dessen Partizip würde als das eines vierradikaligen Verbs ja mit *ỉrỉ* umschrieben).

1053 Links oben ein kleiner Schrägstrich.

1054 Die Handlungsanweisung ist hier tatsächlich in Schwarz geschrieben.

1055 Zu ⸢*n*⸣[*tr.w* »G[ötter« (so P. BM EA 10732 7) paßt der tief in der Zeile stehende Zeichenrest nicht. Daher liegt eine Ergänzung nach P. Chester Beatty VII vs. 7.7 zu ⸢*s*⸣[*ẖ(w).w* nahe, doch könnte man alternativ auch an ⸢*t*⸣[*wt.w* »B[ilder« oder ⸢*t*⸣[*ỉ.wt* »Z[eichen« denken.

1056 Mit doppeltem Gottesdeterminativ.

1057 Die letzten erhaltenen Zeichenreste sind möglicherweise in Rot geschrieben. Jetzt ist mit bloßem Auge nichts mehr zu sehen

1058 Eher liegende Pluralstriche als *m*, da kein Schwanz zu sehen ist.

1059 Mit zwei Gottesdeterminativen.

1060 Möglicherweise sind die je zweifach geschriebenen Zeichen *snḏ*, Falke auf Standarte und *nfr* gar nicht als Wörter *snḏ.wy nfr.wy* zu lesen, sondern lediglich als Kette magisch wirksamer Zeichen zu verstehen (vgl. z. B. P. Leiden I 348 rt. 12.9–10).

1061 Ob ⸢*ḥr*⸣ oder ⸢*r*⸣?

1062 Denkbar wäre z. B. eine Ergänzung wie »usw. und alle Boten der«.

(5) Sachmet, die Dunkelheit(?)/Zersch[lagen(?)] macht [. . . . . .][1063]
(6) Feind(?), Widersacher, Widersacherin us⟨w.⟩ [. . . . . .][1064]
(7) Rezitation über diese Z[eichnungen(?)[1065] . . . . . .]
(8) Namen(?) . . . . . .[. . . . . .]
(9) [. .]. . Doppelfurcht(?) – doppeltgut(?) [. . . . . .]
(10) [. .]. . werde gegeben an (den) Hals (des[?]) Patienten(?) [. . . . . .]

Bei dem auch mit Hilfe der Parallelversionen nicht vollständig wiederherstellbaren Text handelt es sich um ein »Buch« (*md̠ꜣ.t*) gegen Hautentzündung (*srf.t*)[1066] (1). Die Reste der Handlungsanweisung (7 ff.) zeigen, daß Zeichnungen(?) anzufertigen sind (7), über die der Spruch zu rezitieren ist, und diese oder noch etwas anderes (vgl. 8 ff.) dem Patienten als Amulett um den Hals gehängt werden sollen (10).

Die Aufzählung verschiedener Götter (2 f. und 5) und Dämonen (3 f. und 6) läßt erkennen, daß von den Ägyptern als Ursache der Hautkrankheit Gottheiten und Dämonen angenommen werden. Das bisher Bekannte zur *srf.t*-Krankheit hat WESTENDORF zusammengestellt.[1067] Demnach scheint sich die Krankheit aus einem Hautausschlag (*wḥꜣw*) entwickeln zu können. Sie kann lange andauern. Zur medizinischen Diagnose, für die vor allem die Etymologie des Wortes (»Wärme, Hitze«) einen Hinweis geben kann,[1068] trägt das Athener Fragment nichts Neues bei. Wir vermuten, daß die ägyptische Bezeichung für verschiedene Hautkrankheiten verwendet werden konnte, die jucken und z. B. zu Rötung führen. Schuppenflechte (Psoriasis) wäre ein denkbarer Kandidat.

[1063] Vielleicht stand hier der Beginn einer Anweisung wie z. B. »Es sollen gemacht werden«; vgl. die Anmerkung zu Zeile 7.

[1064] Eventuell folgte eine Anweisung z. B. zum Zeichnen der Aufgezählten wie etwa »als Zeichnung auf einem neuen Papyrus« (vgl. den Kommentar zu Zeile 7, beachte Zeile 10 und siehe die Parallele P. Chester Beatty VII vs. 7.6, wo gesagt wird, daß der Spruch über Zeichnungen zu sprechen ist).

[1065] Unabhängig davon, welches Wort hier zu ergänzen ist (vgl. die Anmerkung zur Transliteration), so impliziert die Verwendung von »diese«, daß das, worüber die Rezitation gesprochen werden soll, vorher genannt war. Eine solche Aufzählung könnte man am ehesten in der vorigen Zeile (Beginn im verlorenen Ende von Zeile 5) vermuten. Alternativ könnte »diese« auch auf eine heute verlorene Vignette Bezug nehmen.

[1066] Zu *srf.t* s. *Wb d. mediz. Texte* II S. 779–782 und im Zusammenhang mit anderen Hautkrankheiten besonders im Buch vom Tempel QUACK in: FISCHER-ELFERT (Hg.): *Papyrus Ebers*, S. 63 ff., bes. S. 68 ff.

[1067] WESTENDORF: *Handbuch der Medizin* S. 315 ff.

[1068] Da *srf* im Ägyptischen offenbar nie soviel wie »Brand, (Feuer-)Hitze« bedeutet (vgl. *Wb* IV S. 195 f.), dürfte auszuschließen sein, daß mit der *srf.t*-Krankheit z. B. wie verbrannt, also schwärzlich aussehende Hautstellen (etwa durch Brand [Gangrän]) gemeint sein können, obwohl für koptisches ⲥⲓⲣⲉϥⲉ / ⲥⲣⲁϥ Bedeutungen wie »Schorf, Geschwür, Wunde« vermutet worden sind (WESTENDORF op. cit. S. 315).

Fragment 2

(x+1) . . .]⌜. .⌝ *m ʿ.t* [. . .
(x+2) . . .]⌜. . .⌝[. . .[1069]
(x+3) . . .][1070] *mỉ*⌜.⌝[[1071] . . .
(x+4) . . .]⌜.⌝ *sẖ(w) m?* [. . .
(x+5) . . .]⌜. .⌝[1072] [. . .

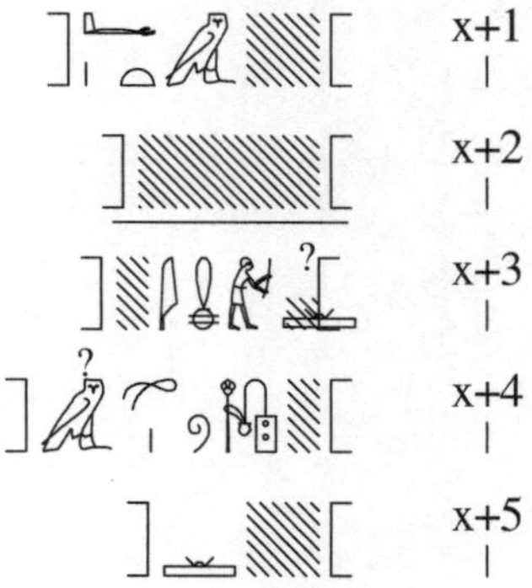

(x+1) . . .]. . in Körperteil [. . .
(x+2) . . .]. . .[. . .
(x+3) . . .] . . .[. . .
(x+4) . . .]. geschrieben mit(?) [. . .
(x+5) . . .]. . [. . .

Fragment 4[1073]

(x+1) . . .]⌜. . .⌝ *wn?* [. . .
(x+2) . . .] *mn ms.n* [*mn.t*
(x+3) . . .] *r tꜣ?*[1074] ⌜. .⌝[. . .

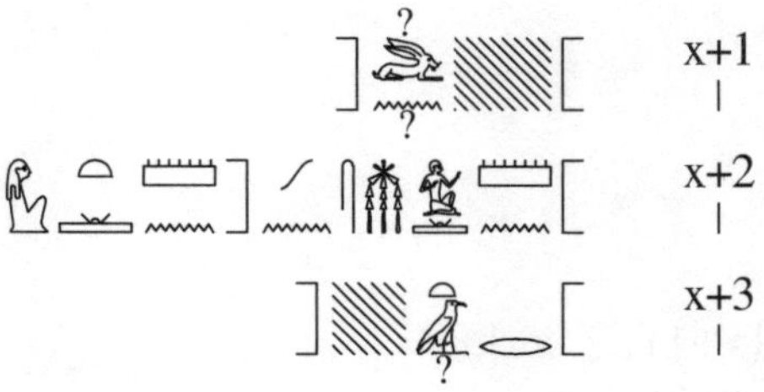

(x+1) . . .]. . . ist(?) [. . .
(x+2) . . .] N.N., den [N.N.] geboren hat, [
(x+3) . . .] zu der(?) . .[. . .

Fragment 5[1075]

(x+1) . . .]⌜. . .⌝[. . .
(x+2) . . .]⌜. .⌝*wy=k*[1076] [[1077]

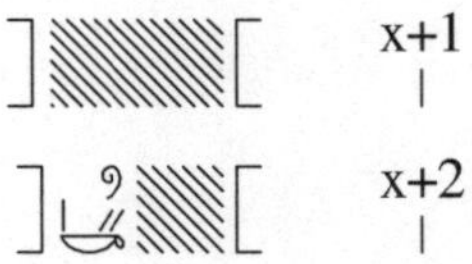

[1069] Die Schriftreste dieser Zeile sind mit roter Tinte geschrieben.
[1070] Endet mit Buchrolle(?) und schlagendem Mann.
[1071] Vielleicht *mỉ* + Buchrolle oder *mỉ.t.t*?
[1072] Endet mit Buchrolle.
[1073] Aus dem ehemaligen Rahmen mit Fragmenten vom Anfang der Rolle; rechts ein kleines Stückchen mit *mn* angefügt.
[1074] Oder *t* + Buchrolle?
[1075] Aus dem ehemaligen Rahmen mit Fragmenten vom Anfang der Rolle.
[1076] Zuerst etwas wie das *dp*-Zeichen oder wie *ẖ* mit etwas darüber.
[1077] Vielleicht fehlt am Ende dieser und der nächsten Zeilen nichts mehr.

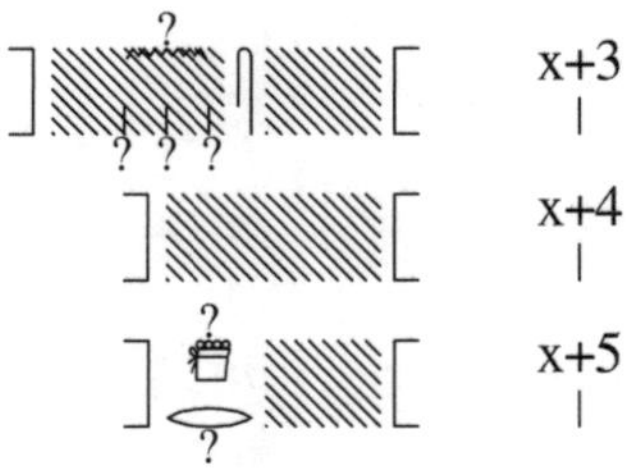

(x+3) . . .]⸢. .⸣=*s*⸢*n?*⸣[1078] [
(x+4) . . .]⸢. . .⸣[. . .
(x+5) . . .]. . *ḏr?*[

(x+1) . . .]. . .[. . .
(x+2) . . .]. . . du/dein [
(x+3) . . .]. . sie(?) [
(x+4) . . .]. . .[. .
(x+5) . . .]. . . . .[

Fragment 6[1079]

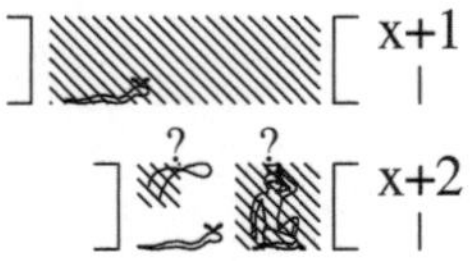

(x+1) . . .]⸢. . .=*f*⸣ [. . .
(x+2) . . .]=*f* [1080] [. . .

(x+1) . . .]. . . er [. . .
(x+2) . . .] er [. . .

Fragment 7[1081]

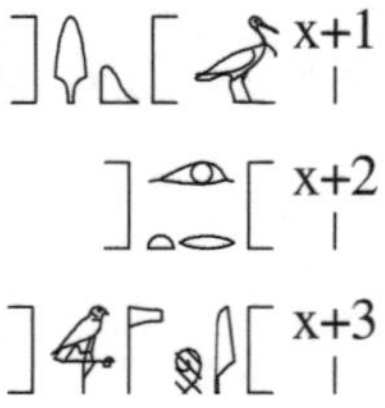

(x+1) . . . *bꜣ*]*q*[1082] [. . .
(x+2) . . .] *ỉr.t* [. . .
(x+3) . . .] *ỉ*⸢*w*⸣ *nṯr* [. . .

(x+1) . . . Morin]gabaum [. . .
(x+2) . . .] machen [. . .
(x+3) . . .] Ein Gott [. . .

Fragment 8[1083]

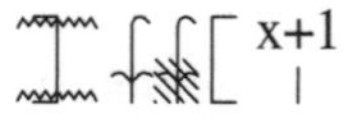

(x+1) . . .] ⸢*nn*⸣ [. . .

(x+1) . . .] diese [. . .

[1078] Eher so als . . .]. .=*s* ⸢*s?*⸣ ». . .]. . sie den(?) Patienten(?)«.
[1079] Aus dem ehemaligen Rahmen mit Fragmenten vom Anfang der Rolle.
[1080] Vorher eventuell das Zeichen des tragenden Mannes und das Schlaufendeterminativ.
[1081] Aus dem ehemaligen Rahmen mit Fragmenten vom unteren Teil der Rolle.
[1082] Mit Baumdeterminativ.
[1083] Aus dem ehemaligen Rahmen mit Fragmenten vom unteren Teil der Rolle.

Fragment 10[1084]

(x+1) . . .][1085] *nt*⌜*y*⌝ [. . .
(x+2) . . .] *p*[*n*] *ḥ*⌜.⌝[.
(vs. x+1) [1086] . . .]*ꜣ?*⌜. .⌝[. . .[1087]

(x+1) . . .], welcher [. . .
(x+2) . . .] die[ser] – . .[.
(vs. x+1) . . .]. . .[. . .

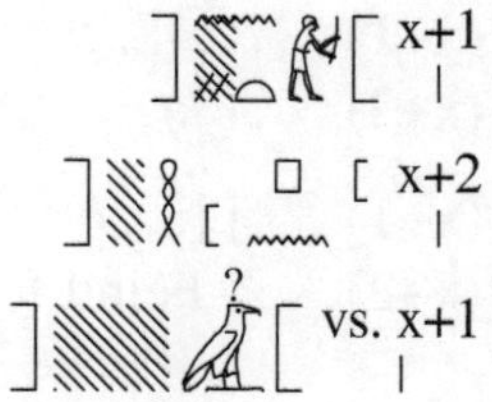

Fragment 12[1088]

(x+1) . . .]⌜.⌝[. . .
(x+2) . . .]. *wỉ*[*ꜣ*[1089] . . .

(x+1) . . .].[. . .
(x+2) . . .]. Bar[ke . . .

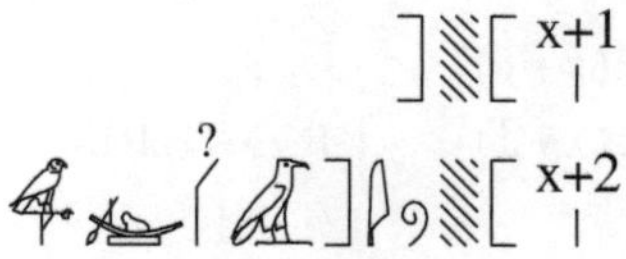

Fragment 13

(x+1) [1090] . . .]⌜.⌝ *n=f* [. . .

(x+1) . . .]. ihm [. . .

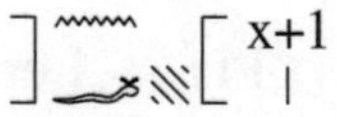

[1084] Aus dem ehemaligen Rahmen mit Fragmenten vom unteren Teil der Rolle.
[1085] Mit schlagendem Mann determiniert.
[1086] Das ist offenbar die letzte Zeile einer Kolumne. Die Schrift ist in gleicher Weise orientiert wie die der Vorderseite. Das Fragment gehört also wohl in den hinteren Teil des Papyrus (etwa im Bereich der Kolumnen x+12 und x+13 [Vorderseite] und x+14 bis x+16 [Rückseite]), wo der magische Text auf Recto und Verso steht.
[1087] Oder . . .]*wy*⌜. .⌝[. . .?
[1088] Aus dem ehemaligen Rahmen mit Fragmenten vom unteren Teil der Rolle.
[1089] Das Determinativ des geknickten Holzes kommt im Wort *wỉꜣ* in den Kolumnen x+1 bis x+4 nicht vor. Von Kolumne x+5 an gehört es aber zur Schreibung dazu (vgl. S. 42). Je nachdem, wohin das Fragment gehörte, ist die eine oder die andere Determinierung anzunehmen.
[1090] Das ist die letzte Zeile einer Kolumne.

Fragment 15

(x+1) . . .]⌜.⌝[. . .
(x+2) . . .] *ḫft* [. . .[1091]

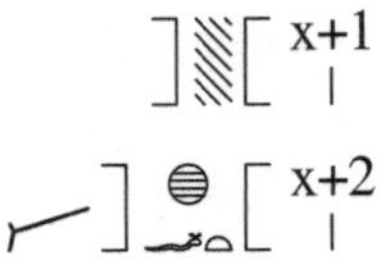

(x+1) . . .].[. . .
(x+2) . . .] Feind [. . .

Fragment 19

(x+1) . . .]⌜.⌝[[1092] . . .
(x+2) . . .] ỈM=⌜F⌝ [. . .

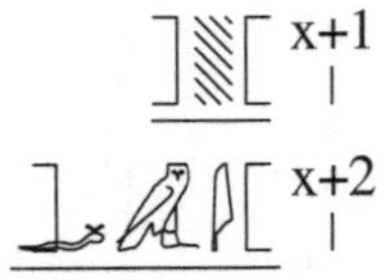

(x+1) . . .].[. . .
(x+2) . . .] IN/MIT IHM [. . .

Fragment 20

(x+1) . . .]⌜=*f*? .⌝[. . .
(x+2) . . .]=*f*[1093] [. . .

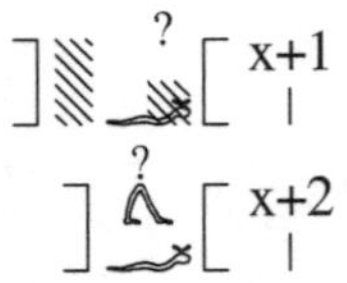

(x+1) . . .] er(?) .[. . .
(x+2) . . .] er [. . .

Fragment 31

(x+1) . . .]⌜.⌝[1094] ⌜*mwt*⌝ [. . .[1095]
(x+2) . . .]⌜. .⌝[. . .

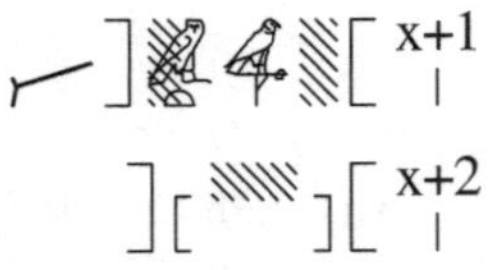

(x+1) . . .]. Wiedergänger [. . .
(x+2) . . .]. .[. . .

[1091] Das dürfte die letzte Zeile einer Kolumne sein.
[1092] Rest eines Rubrums.
[1093] Wohl mit Determinativ der laufenden Beinchen.
[1094] Mit Gottesdeterminativ.
[1095] Vermutlich gehört diese Zeile vor das in x+13.5 Erhaltene.

Fragment 34[1096]

(x+1) . . .]⸢.⸣=*f* ⸢*i͗*⸣[*w?*]⸢=*f*⸣[1097] [. . .
(x+2) . . .]⸢. .⸣=*s*⸢*n?*⸣ [. . .[1098]

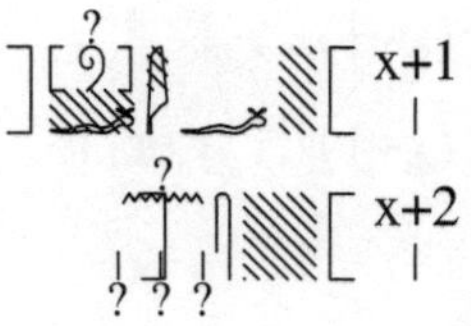

(x+1) . . .]. er/ihn, in[dem(?)] er [. . .
(x+2) . . .]. . sie(?) [. . .

Fragment 35

(x+1) . . .]⸢. .⸣*w*=*f*[1099] [. . .
(x+2) . . .   . . .]⸢*t?*⸣[1100] ⸢. . .⸣[. . .[1101]

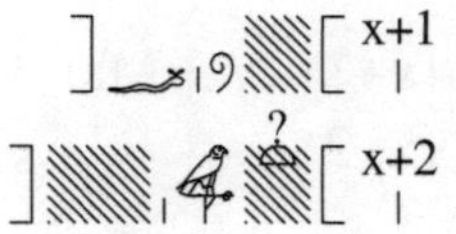

(x+1) . . .]. . . er [. . .
(x+2) . . .]. . .[. . .

Fragment 42

(x+1) . . .]⸢. .⸣[. . .
(x+2) . . .]⸢.*w*⸣ *nb n* [. . .
(x+3) . . .]⸢.⸣[1102] [. . .

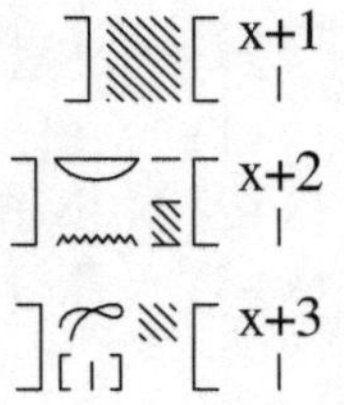

(x+1) . . .]. .[. . .
(x+2) . . .] alle [. .]. von [. . .
(x+3) . . .]. [. . .

[1096] Die Fragmente 34 bis 51 stammen aus dem ehemaligen Rahmen mit Fragmenten vom Anfang der Rolle.

[1097] Zur Schreibung vgl. x+10.1; zur Not ist aber auch eine Lesung ⸢*i͗w*⸣ anstelle von ⸢*i͗*⸣*w?*]⸢=*f*⸣ denkbar.

[1098] Das vermutete *n* ist allerdings recht schräg.

[1099] Vor dem Suffix steht ein senkrechter Strich.

[1100] Ob vor dem Gottesdeterminativ *t* über Ei dasteht? Oder sind zwei Gottesdeterminative zu verstehen? Vgl. auch die nächste Fußnote.

[1101] ⸢*nṯr.w*⸣, an das wir zuerst gedacht hatten, stimmt wohl nicht. Ist etwa die ganze Zeile als *mn*] ⸢*ms*⸣[.*n mn.t* »N.N., den N.N.] gebor[en hat« zu lesen?

[1102] Mit Schlaufendeterminativ.

Fragment 44

(x+1) . . .][1103] =*f* ⌜.⌝[. . .

(x+1) . . .] er .[. . .

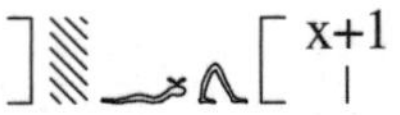

Fragment 50

(x+1) . . .] *sp* ⌜.⌝[. . .
(x+2) . . .]⌜. . .⌝[. . .[1104]

(x+1) . . .] Mal .[. . .
(x+2) . . .]. . .[. . .

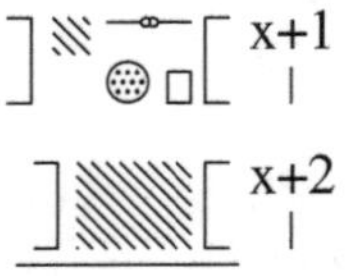

Fragment 51[1105]

(x+1) . . .]⌜.⌝[. . .
(x+2) *mn*].*t?* [. . .
(x+3) . . .]⌜.⌝*ỉ*[. . .

(x+1) . . .].[. . .
(x+2) N.]N.(?) [
(x+3) . . .]. .[. . .

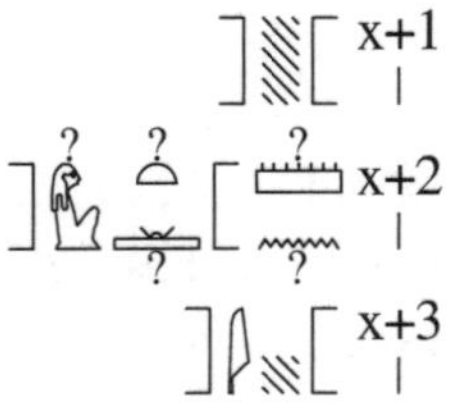

Fragment 65[1106]

(x+1) . . .]⌜.⌝*t*[. . .
(x+2) . . .]⌜.⌝ *ỉb* [. . .

(x+1) . . .]. .[. . .
(x+2) . . .]. Herz [. . .

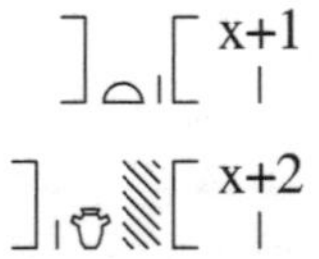

[1103] Nur das Determinativ der laufenden Beinchen ist erhalten.

[1104] Rubriziert.

[1105] Die Fragmente 34 bis 51 stammen aus dem ehemaligen Rahmen mit Fragmenten vom Anfang der Rolle.

[1106] Dieses Fragment liegt noch rechts neben der letzten Zeile von Kol. x+12.

Anhang

Wortregister

Hinweise

Durch die typographische Auszeichnung der Referenzangaben wird der Erhaltungszustand des jeweiligen Belegs angezeigt:

fett	evtl. bis auf Determinative komplett erhalten
normal	teilweise zerstört
[...]	ergänzt
{...}	zu tilgender Beleg

Kommen innerhalb einer einzigen Zeile unterschiedlich gut erhaltene Belege vor, sind im Register zuerst die vollständig erhaltenen, dann die teilzerstörten, zuletzt die ergänzten aufgeführt.

Ein beim Zeilenübergang getrenntes Wort wird durch eine »f.«-Referenz angegeben.

In der alphabetischen Sortierung werden = und - am Wortanfang ignoriert (z. B. steht das Suffix *=f* unter *f*, das abhängige Pronomen *-sw* unter *s*. Im Wortinnern werden Bindestrich und Punkt wie ein Blank gezählt und kommen damit noch vor dem Buchstaben *ꜣ* (z. B. steht die zusammengesetzte Präposition *m-ꜥ* vor den mit *mꜣ* beginnenden Wörtern und *ỉꜣb.ty* vor *ỉꜣby*).

Weicht die Schreibung an einer Belegstelle vom angesetzten Lemma ab oder liegt z. B. bei Verben eine um ein Tempuskennzeichen erweiterte Form vor, wird hinter der Referenzangabe in runden Klammern die an der jeweiligen Stelle tatsächlich geschriebene Form notiert.

Wir erinnern daran, daß wir *mḥr* statt *mr* und *dp* statt *tp* umschrieben haben. Auf die konsequente Bezeichnung nicht geschriebener Femininendungen oder der Endungen schwacher Verben haben wir verzichtet.

Auf die Angabe von Querverweisen ist in der Regel ebenfalls verzichtet worden. Der Wortbestand der Addenda (S. 417 ff.) ist in diesem Register berücksichtigt.

Gottheiten

Toponyme

Sonstige Wörter

ỉ	o: **3.1**; **3.1**; **3.1**; **3.1**; **3.1**; **3.9**; **3.10**; **5.9**; **11.11**; **12.2**; **12.2**; **13.3**
ỉ. .	(?): **1.7**; 4.3; 13.9?
ỉ.ỉr	[perfektisches Partizip von *ỉr* »machen«]: **5.9**; **5.10**
ỉ.ỉr	[2. Tempus]: **9.10**
ỉꜣw	alt sein: **4.3**
ỉꜣw.t	Verehrung: **6.6 f.**
ỉꜣb.ty	östlich: **6.11**
ỉꜣby	linker: **5.7**
ỉꜣdb	verschlossen(?): **3.11**
ỉy	kommen: [5.2] (*ỉy.tỉ*); **5.5** (*ỉy.n*); **8.1**; **8.2 f.**; **8.7** (*ỉy.tỉ*); **8.8**; **9.3**; 13.3?; **16.11**
ỉꜥ	waschen: 2.4; **2.9**; **3.6**; **3.7**; 3.13; 3.14; **4.4**; **4.7**; **4.11**; **7.11**; **9.9**
ỉꜥnw	Wehe: **7.1**; **7.9**
ỉꜥrꜥr.t	Uräusschlange: **2.4**; **4.9**
ỉw	[Hilfsverb]: **1.3**; **2.1**; [2.1]?; **5.5**; **5.8**; **6.2**; **7.4**; **7.8**; **8.1**; **8.2**; **8.4**; **8.4**; **8.4**; **8.4**?; **8.6**; **8.12**; 8.12; 8.12?; **9.1**; 9.1; **9.2**; **9.5**; **9.6**; **9.6**; 9.6; **9.8**; **9.8**; **9.10**; **9.10**; **9.11**; **9.12**; **10.1**; **10.2**; **10.2**; **10.7**; **16.4**; **16.5**; **16.6**; **17.1**; Fr. 7 3; Fr. 34 1?
ỉw	um zu [Schreibung für *r*]: **5.5**
ỉw	kommen: **5.8**; **5.8**; **6.4**; **9.2**
ỉw	[ob Fehler für *ỉf* »wegtragen«?]: **5.5**
ỉwꜣ	[ein Rind]: **10.4**
ỉwḥw	befeuchten: **5.6**
ỉwty	welcher nicht: **5.1**; **8.2**; **16.2**
ỉb	Herz: **3.1**; **3.1**; **3.2**; **3.2**; **3.2**; **3.4**; **3.5**; **8.10**; **11.5**; **12.11**; 12.11? (*ỉb.w?*); **16.5**; **16.6**; **Fr. 65 2**
ỉpw	dieser [Singular]: **8.5**; **8.6**
ỉpw	diese [Plural]: 3.1
ỉpwy.w	diese [Plural]: **5.9**
ỉft.w	[eine Pflanze]: **5.5**
ỉm=	in, aus, mit [status pronominalis der Präposition *m*]: **1.6**; **1.10**; **3.5**; **3.8**; **4.1**; **6.3**; **7.14**; **8.4**; **8.7**; 8.11; **9.5**; **12.1**; 12.4; 13.6?; 15.10; **Fr. 19 2**
ỉm	dort; damit: »dort« **7.4**; **16.10**; **17.1**
ỉm	gib!: **6.5**; **7.6**
ỉmy	der in: [7.14] (*ỉmy.w*); **11.1**; 11.5; **12.5**; **12.12**; 15.6? (*ỉmy.w*); Fr. 1 2 (*ỉmy.w*)
ỉmw	Wehgeschrei: **7.1**; **7.9**
ỉmn(w)	verbergen: 8.13; **11.1**; **11.2**; **11.3**
ỉmnw	Versteck: 15.4
ỉn	bringen: **3.1**; **3.1**; **3.2** (*ỉn.tw*); **3.2** (*ỉn.tw*); **6.5** (*ỉn.tw*); **9.5** (*ỉn.tw*); [9.6] (*ỉn.tw*); **11.9** (*ỉn.n*); **12.8**
ỉn	von: **3.2**; **3.3**; 3.7; **3.9**; [3.13]; 4.4; [4.4]; **4.7** (*ỉn{n}*); **4.11**; 7.7; [7.11]; **9.5**; **9.6**; 9.11
ỉn	[satzeinleitende Partikel]: **8.6**; **9.3**
ỉn	[Fragepartikel]: **5.5**; **8.1**; **8.2**; 9.2; **9.5**; 9.5
ỉn	für [Pleneschreibung anstelle von *n*]: **7.8** (*ỉ{n}n*); **10.1**
ỉn	sagte, rief: **7.8**
ỉnb	Mauer: **16.11**

wḫꜣ	Nachtmahl: **16.5**
wsr.t	Hals: 2.11
wšꜣ. . .	Dunkelheit(?)/Zerschlagen(?): Fr. 1 5
wtt	erzeugen: 11.4 (*wt{y}⟨t⟩*)
wṯs	Verleumdung(?): **11.3**
wdnw	opfern: 9.12
wḏ-nsw	Königsdekret: **6.7**
wḏꜣ	unversehrt sein lassen: **8.6**
wḏꜣ	gehen: **1.6**
wḏꜣ.t	Udjatauge: 1.8; **4.6**; **4.8**
wḏꜥ	trennen, richten: **2.8**; **13.4**
bꜣ	Ba: **2.3**; **8.8**; **8.10** (*bꜣ.w*); 8.12 (*bꜣ.w*); **9.5**; **9.5**; **9.8** (*bꜣ.w*)
bꜣỉꜣ	Gebüsch: **6.11**
bꜣỉꜣ	Malz(?): **7.3**
bꜣy	Macht(?) [Schreibung für *bꜣw*?]: **12.2**
bꜣy?	Gebüsch(?): 12.9; vgl. *bꜣỉꜣ*
bꜣw	Macht: **11.1**
bꜣq	Moringabaum: Fr. 7 1
bꜣkw	Produkte: **6.4**
bỉ.t	Honig: **2.4**; **3.13**; **4.4**; **4.11**; **5.1**; **7.11**; **9.9**
bỉwk	Falke: **1.10**
bỉn	böse, übel: **9.8**; **11.9**; [Fr. 1 1]
bỉn.t	Böses: 9.6
bỉt	König von Unterägypten: **6.2**; **6.7**
b(w)	Ort: **9.5**
bw	[Negation]: 3.12
bš	Ausspeien: **13.9**
p. . .	(?): 12.12
p.t	Himmel: **3.9**; **4.2**; **5.5**; **6.4**; **7.12**; [9.4]?; **15.6**; Fr. 1 3
pꜣ	dieser, der: **1.9**; **2.12**; **5.9**; **5.10**; **6.11**; **8.2**; **8.5**; **10.2**; **11.8**; **12.3**
pꜣ.wt	Opferbrote: **16.7**
pꜣq.t	feinstes Leinen: 1.8; 16.3? (*p{tw}⟨ꜣ⟩q⟨.t⟩?*)
pw	[Kopula]: **1.7**?; **2.10**; **5.1**; **7.3**; **8.5**; **13.8**; **16.7**; [16.7]
pw	fliegen: **7.8**
pwy	dieser: 12.11
pn	dieser: 2.3; **2.8**; **2.11**; **3.6**; **3.12**; **6.1**; 6.2?; **6.3**; **6.12**; **7.7**; **7.10**; **9.7**; 11.10; **16.8**; **16.8**; Fr. 10 2
pnꜥ	verdreht: **3.8**
pnw	Maus: **10.4** (*pn{rn}w*)
pr	herauskommen: **5.1**; **6.10**; **6.10**; **7.12**; **8.2**; 8.9; **9.4**; **9.4**; **9.8**; **12.6**; 12.8; 12.9 (*pr.w*)
pr	Haus: **6.5**; **6.6**
pḥ.wy	Ende, Hinterteil: **5.8**; **7.6**
pḥ.ty	Kraft: **6.1**; **6.6**
pẖr.t	Mittel: **4.1**
psd	Erglänzen: **2.1**
psd	Rücken: **6.4**
psḏ.t	Neunheit: **7.9**; **7.9**; **11.8**

pḏ.t	Bogen: **8.4**
=f	[Suffix der 3. Person Sg. mask.]: **1.6**; **1.6**; **1.6**?; **1.7**; **1.7**; **1.7**; **1.10**; **1.11**; 1.12; **2.1**; **2.1**; **2.1**; **2.1**; 2.1; 2.2; 2.2; 2.2; **2.6**; **2.8**; **2.8**; **2.8**; **2.8**; **2.10**; **2.12**; [2.12]; **2.13**; **3.1**; **3.1**; **3.1**; **3.1**; **3.2**; **3.2**; **3.2**; **3.2**; **3.2**; **3.3**; **3.3**; **3.5**; **3.8**; **3.9**; **{3.10}**; **{3.11}**; **{3.11}**; **3.14**; **3.14**; **4.1**; **4.1**; **4.11**; **5.4**; **5.4**; **5.7**; **5.9**; **5.12**; **6.1**; **6.1**; **{6.1}**; **6.1**; **6.2**; **6.2**; **6.2**; **6.4**; **7.2**; **7.2**; **7.2**; **7.3**; **7.4**; **7.4**; **7.4**; **7.4**; **7.6**; **7.6**; **7.7**; **7.8**; **7.8**; **7.8**; **7.8**; **7.9**; **7.9**; **7.11**; **7.12**; **7.12**; [7.12]; **7.13**; 7.13; **7.14**; 7.14; **8.1**; **8.1**; **8.2**; **8.3**; **8.4**; **8.4**; **8.4**; **8.4**; **8.4**; [8.4]; **8.7**; **8.9**; {**8.9**}; **8.10**; **8.10**; 8.11; **8.12**; **8.12**; **8.12**; 8.12; **8.13**; **9.5**; **9.8**; **9.10**; **9.10**; **9.11**; **9.11**; **9.12**; **9.12**; **9.12**; **10.1**; **10.1**; **10.1**; **10.1**; **10.2**; **10.2**; **10.4**; **10.6**; **10.8**; **11.4**; **11.5**; **11.6**; **11.6**; [11.7]; **11.9**; **11.10**; **11.10**; **11.10**; **11.11**; **12.1**; **12.1**; 12.4; **12.5**; **12.12**; 12.12; **13.9**?; **15.9**; **15.9**; **16.1**; **16.1**; **16.4**; **16.5**; **16.5**; **16.6**; **16.6**; **16.6**; **16.7**; **16.7**; **16.10**; **17.1**; Fr. 6 1; **Fr. 6 2**; **Fr. 13 1**; Fr. 19 2; Fr. 20 1?; **Fr. 20 2**; **Fr. 34 1**; Fr. 34 1; **Fr. 35 1**; **Fr. 44 1**
fꜣi̓	tragen: 2.7 (*fꜣi̓⟨.t⟩*)
=fy	[Suffix der 3. Person Sg. mask. nach Dual]: **3.9**; **8.4**; **11.4**; **11.6**; **11.7**; [16.3]
f?t?.	(?): 1.13
ftt(y)	[ein Faserbausch]: **12.7**; **12.8**
fd.t	Schweiß: **5.1**
m	in, aus, mit: **1.3**; **1.7**; **1.11**?; **1.11**; 1.12; **1.13**; **1.13**; **2.1**; **2.1**; 2.1?; **2.2**; **2.2**; **2.2**; 2.2; 2.4; 2.4; 2.4; **2.5**; **2.6**; **2.7**; **2.7**; **2.9**; 2.9; **2.11**; **2.12**; [2.13]; {**3.2**}; **3.6**; **3.7**; **3.8**; **3.9**; **3.9**; **3.13**; **3.13**; 3.13; [3.13]; [3.14]?; **4.2**; **4.2**; 4.2; **4.3**; **4.4**; **4.4**; **4.4**; **4.5**; 4.5; **4.6**; **4.6**; **4.7**; **4.7**; **4.7**; **4.8**; **4.8**; **4.9**; **4.9**; **4.9**; **4.10**; **4.11**; **4.11**; **5.1**; **5.1**; [5.1]; **5.3**; **5.3**; **5.3**; **5.6**; **5.6**; **5.6**; **5.6**; **5.7**; **5.7**; **5.10**; **5.11**; **5.11**; **5.11**; **5.11**; **5.11**; **5.11**; **5.12**; **5.12**; **6.1**; **6.1**; **6.1**; **6.1**; **6.2**; **6.2**; **6.3**; **6.3**; **6.4**; **6.4**; **6.4**; **6.5**; **6.6**; **6.7**; **6.9**; **6.10**; **6.12**; **6.12**; **6.13**; **7.1**; **7.2**; **7.2**; **7.2**; **7.6**; **7.6**; **7.10**; **7.10**; **7.11**; **7.11**; **7.12**; [7.12]; **7.13**; **8.2**; **8.4**; **8.4**; **8.4**; **8.4**; **8.5**; **8.6**; [8.6]; **8.9**; **8.9**; **8.11**; **8.12**; **8.13**; **8.13**; **9.1**; **9.1**; [9.1]?; [9.2]?; **9.4**; **9.4**; **9.5**; **9.5**; **9.6**; **9.9**; **9.9**; [9.9]; [9.9]; **9.11**; **10.1**; **10.1**; **10.1**; **10.2**; **10.2**; **10.3**; **11.1**; **11.2**; **11.3**; **11.4**; **11.5**; **11.5**; **11.6**; **11.6**; **11.7**; **11.7**; [11.8]?; **11.10**; **11.10**; 11.10; **12.6**; **12.6**; 12.9; 12.10; **12.11**; 13.2; 13.4; **13.5**; **13.9**; **15.7**; [15.8]; 15.9; **16.1**; **16.1**; **16.3**; **16.3**; **16.4**; **16.9**; [16.9]; **16.10**; 16.11; **Fr. 1 3**; **Fr. 2 1**; **Fr. 2 4**?
m	als [prädikatives *m*]: **3.9**; **3.9**; **3.11**; **8.6**; **8.6**
m. . .	[Substantiv](?): 12.3?
m?. . .w	[ein Gebäude oder Gebäudeteil]: 15.2
m.ntf	[unabhängiges Pronomen der 3. Person Sg. mask.]: **1.9**; **7.3**; siehe auch *ntf*
m.ntsn	[unabhängiges Pronomen der 3. Person Pl.]: **5.9**
m.ntk	[unabhängiges Pronomen der 2. Person Sg. mask.]: **6.6**; siehe auch *mtwk*
m-ꜥ	von: **12.5**; **16.8**; 16.8
m-bꜣḥ	vor: **2.7**; **4.7**; **4.9**; **5.3**; **10.1**; **10.1**; 13.2?
m-bnr	draußen: {**16.2**}
m-mi̓.t.t	ebenso: **4.3**; 5.11; **6.4**
m-rꜣ-pw	oder: 9.12; **10.1**
m-ḫt	nach, hinter: 2.2 (*m-{di̓}⟨ḫ⟩t*); 15.8 (*m-{i̓r.t}⟨ḫt⟩*)
m-ḫt	danach: **10.2**
m-ẖny	in [Schreibung für *m-ẖnw*]: **4.8**

ms	gebären: 1.1 (*ms.n*); 1.9 (*ms.n*); 1.14 (*ms.n*); **2.6** (*ms.n*); **2.8** (*ms.n*); **3.1** (*ms.n*); **3.3** (*ms.n*); **3.4** (*ms.n*); **3.5** (*ms.n*); **3.8** (*ms.n*); **5.2** (*ms.n*); **5.3** (*ms.n*); **5.11** (*ms.n*); 5.12 (*ms.n*); **6.3**; **6.5** (*ms.n*); **6.9** (*ms.n*); **6.10** (*ms.n*); **8.2** (*ms.n*); **8.3** (*ms.n*); **8.6** (*ms.n*); **8.12** (*ms.n*); **9.3** (*ms.n*); **9.7** (*ms.n*); **10.5** (*ms.n*); [11.1] (*ms.n*); 11.2 (*ms.n*); **11.4** (*ms.n*); **11.5** (*ms.n*); **11.9** (*ms.n*); **11.10** (*ms.n*); [12.1] (*ms.n*); 12.6 (*ms.n*); [12.8] (*ms.n*); **12.10** (*ms.n*); 13.2 (*ms.n*); [13.10]? (*ms.n*); [13.11]? (*ms.n*); **14.1** (*ms.n*); **14.2** (*ms.n*); **14.3** (*ms.n*); **14.4** (*ms.n*); **14.5** (*ms.n*); **14.6** (*ms.n*); **14.7** (*ms.n*); **14.8** (*ms.n*); **14.9** (*ms.n*); **14.10** (*ms.n*); 15.1 (*ms.n*); 15.2 (*ms.n*); 15.3 (*ms.n*); 15.4 (*ms.n*); 15.5 (*ms.n*); [15.6] (*ms.n*); [15.7] (*ms.n*); **15.9** (*ms.n*); 15.11 (*ms.n*); **16.2** (*ms.n*); **16.4** (*ms.n*); **16.5** (*ms.n*); **Fr. 4 2** (*ms.n*)
mstꜣnn	[eine Flüssigkeit]: **3.6 f.**
msḏr	Ohr: **5.4**; **5.4**; 5.4; **5.6**; **5.7**; **5.9**; {11.7}
mšꜥ.w	gehende [Pl.]: **17.1**
mk	siehe [satzeinleitende Partikel]: **3.12**
mk	schützen: **3.4**; **12.1** (*mk.t(w)=*)
mk.t	Schutz: **2.8** (*mk.t(w)=*)
mk.t	(richtige) Stelle: **3.2** (*mk.t(w)=*); **8.10** (*mk.t(w)=*)
mky	Schutz [Schreibung für *mk.t*]: **8.8**
mtw.tw	[Konjunktivbasis mit »man«]: **5.4**
mtwk	[unabhängiges Pronomen der 2. Person Sg. mask.]: **9.6**; siehe auch *m.ntk*
m=tn	seht [satzeinleitende Partikel]: **7.1**
md{.t}	Stab(?): **2.1**
md.w	Worte: 1.10; **4.3**; **5.4**; 5.6; **5.7**; 5.8 (*md⟨.w⟩*); **8.3**; **8.5**; **11.10**; **12.7**; Fr. 1 7
md.wt	Worte: **3.4**
mḏ.t	Stall: **10.4**
mḏꜣ.t	Buch: **5.4**; **5.9**; **5.12**; **6.7**; [7.1]; **8.8**; **10.2**; **Fr. 1 1**
=n	[Suffix der 1. Person Pl.]: **9.4**; **12.8**?
n	in, mit [Schreibung für *m*]: **2.6**; **5.3**; **6.6**; **11.7**; **16.6**
n	als [Schreibung für *m*]: **4.2**; **4.2**; **4.3**; **6.7**
n	[Präposition des Dativs]: **1.7**; **1.13**; **2.1** und passim
n	[Genitiv]: **1.10**; **1.13**; **2.1** und passim, beachte **3.6** (*n{.w}*); **3.9** (*n{.w}*); **3.9** (*n{.w}*); **6.4** (*n{.t}*); **7.1** (*n{.t}*); **10.6** (*n{.t}*)
n	(?): {**5.2**}; 11.11
n.w	[Genitiv, Pl.]: **11.2**; **12.9**
n.t	[Genitiv, fem.]: **1.10**; **1.11**?; **3.6**; **4.1**; **5.9**; **5.12**; **6.7**; **7.1**; [7.1]; **7.11**; **8.8**; **12.7**; **12.11**?; [Fr. 1 1]
n.t	in(?), von(?) [Schreibung für *m*?]: **7.8**; **8.7**
n-ḥr	nach vorne: **2.6**; **16.4**
nꜣ	die [Pl.]: **4.10**; **10.3**; **10.6**; 12.3?
nꜣ.w	jene [Pl.]: **9.6**; **9.9**; **10.3**
nw	Zeit: **2.2**; **5.11**; **5.11**
nwḥw	Schnur: **5.6**
nb	jeder, jede; jeglicher, jegliche: **2.2**; **3.5**; **3.5**; **3.8**; **3.8**; [3.8]; **5.2**; **5.2**; **5.10**; **5.10**; **5.11**; **5.11**; [5.11]; **5.12**; **5.12**; **6.5**; **6.5**; **6.5**; **6.9**; **6.10**; **7.2** (*nb.t*); **8.8**; [8.8]; **8.9**; **8.9**; **8.9**; **8.9**; **8.12**; **9.5** (*nb{.t}.w*); **9.8**; **11.1**; **11.2**; **11.3**; **11.5**; **11.5**; **11.9**; **11.10**; **11.10**; 12.6; [12.10]; **15.8**; **16.1**; **16.3**; **16.3**; **16.6**; **16.10**; **16.10**; [Fr. 1 1]; **Fr. 42 2**

r-ꞽwd	zwischen: **4.10**
r-bnr	hinaus: **6.9 f.**; **6.10**
r-nt.t	nämlich: 6.6 (*r-nt{y}⟨.t⟩*)
r-ḥry	nach oben: 8.8? (*⟨r-?⟩ḥry*)
r-ḫt	unterstellt (wörtl. »am Holz«): **6.8**
r-ẖry.w	nach unten: **7.5**
r-gs	neben: **7.9**
rꜣ	Mund, Spruch: **1.11**; [1.11]; **1.13**? (*rꜣ?.w*); 2.3; {**2.3**}; **2.6**; **2.6**; **2.6**; **2.8**; **2.10**; **2.10**?; **2.11**; **3.1**; **3.4**; **3.6**; **3.7**; **3.7**; **3.11**; **3.12**; **3.14**; 4.1; **4.2**; **5.1**; **5.3**; **5.4**; **5.7**; **6.12**; **7.6**; **7.7**; **7.7**; **7.10**; **7.11**; **8.5**; **8.5**; **8.7**; **9.7**; **9.11**; 10.6; **11.11**; [12.4]; **12.7**; **13.3**; [15.8] (*rꜣ.w*); **15.9**; 16.8; **16.9**; **16.10**
ry	Tinte [Schreibung für *ry.t*]: **2.11**
rw.ty	draußen: **8.9**
rwꞽ	beseitigen: **3.8**; **5.3** (*rwꞽ.t*); 9.5 (*rw{pẖr}⟨ꞽ⟩*)
rwḏ.t	Hartgestein: 16.1 (*rwḏ⟨.t⟩*)
rpy.t	Bild: **2.9**; **2.9**; [2.12]; **4.5**; **4.6**; 6.12; **6.13**
rmw.w	Fische: **6.3**
rmn	Oberarm: 8.1
rmn.t	[eine Krankheit]: **6.7**
rmṯ	Mensch: **4.1**; **6.3**; **7.13**; **16.2**
rn	Name: **1.13**; **2.12**; **2.12**; **8.1**; **8.1**; **9.5**; **9.9**; **10.3**; **10.6**; **11.7** (*rn.w*); **12.11**; **13.8**; **13.8**; Fr. 1 8? (*rn?.w*)
rḫ	kennenlernen, wissen; Wissen: **2.6**; **5.1**; **10.3**; 10.6; 16.2
rs	Wache: **5.10**; **5.10**; **5.11**
rsy	Süden: **6.4**
rsw.t	Erwachen: {11.7}
rdꞽ	geben, veranlassen: **4.10** (*rdꞽw*); **4.11** (*rdꞽw*); **5.7**; **7.2**; **7.7** (*rdꞽw*); **10.6** (*rdꞽ.t*); **11.3**; **12.8**; siehe auch *dꞽ* und *dd*
hꜣ. .	(?): **13.6 f.**
hꜣꞽ	hinabsteigen, befallen: **6.8** (*hꜣ*); **7.5** (*hꜣy*); **7.6** (*hꜣy*); **8.2** (*hꜣy*); **8.10** (*hꜣy*); **8.12** (*hꜣy*); **10.5** (*hꜣy*); **11.6** (*hꜣy*); **Fr. 1 3** (*hꜣy*)
hꜣb	schicken: **11.4**
hꜣmhꜣm.w	Gebrüll: 5.1 (*hꜣ⟨m⟩hꜣm.w*)
hꜣhꜣy	frenetischer Jubel: **3.5**
hrw	Tag: 2.5?; **5.11**; **5.11**
hhn	[Substantiv]: **8.2**
ḥ. .	(?): Fr. 10 2
ḥ.t	schlagen [Infinitiv]: **8.11**
ḥꜣ	hinter; Hinterseite: **8.3**; **8.13**
ḥꜣ.t	Vorderseite, Spitze, Bug: **5.8**; **6.6**; 17.1?
ḥꜣw	Vermehrung: **6.7**
ḥꜣm	Fänger: 5.3
ḥꜣq	erbeuten: 12.11
ḥꜣty	Herz: **3.3**; **3.5**; **6.3**; **16.6**
ḥꜥ	Körperteil, Glied: **3.8**; **3.11** (*ḥꜥ.w*); **4.1** (*ḥꜥ.w*); **5.12**; **6.5**; **6.9**; **6.10**; **8.9** (*ḥꜥ.w*); **10.1** (*ḥꜥ.w*); **11.1**; **11.2**; **11.3**; **11.5**; **11.10** (*ḥꜥ.w*); **11.10** (*ḥꜥ.w*); 11.10 (*ḥꜥ.w*); 12.6; [12.10]; **16.1** (*ḥꜥ.w*); **16.7**
ḥꜥꞽ	Bett: **8.3**

ḥwrꜥ	sich vergreifen, mißbrauchen: **3.11**
ḥbs.w	Kleidung: **10.1**
ḥpt	packen: **5.3** (*{s}ḥpt*)
ḥpt.w	Querhölzer: 15.5
ḥm	Majestät: **3.8**; **5.10**; **5.10**
ḥm	zurückweichen: **8.7 f.** (*ḥm.tỉ*)
ḥm.wt	Frauen: **6.11**
ḥmw.t-rꜣ	usw.: 9.3; [9.8]; 11.1 (*ḥmw.t⟨-rꜣ⟩*); 15.10 (*ḥmw⟨.t-rꜣ⟩*); 16.3 (*ḥmw.t⟨-rꜣ⟩*); **16.6**; Fr. 1 6 (*ḥmw⟨.t-rꜣ⟩*)
ḥms	sitzen: **6.2** (*ḥms.tw*)
ḥnꜥ	mit: **2.8**; **6.11**
ḥnq.t	Bier: 2.4; 2.9; **2.10**; **3.7**; **3.13**; **4.4**; **4.7**; **4.11**; **7.11**; **9.9**; **12.10**
ḥr	auf, über, bei, wegen: **1.8**; **1.9**?; [1.10]?; **2.1**; **2.3**; [2.3]; [2.4]; **2.7**; **2.8**; **2.9**; **2.11**; **2.12**; **2.12**; **2.12**; **2.13**; [2.13]; [3.2]; 3.3; [3.6]; [3.6]; **3.11**; [3.13]; [3.14]?; **4.1**; [4.4]; **4.9**; **4.10**; **4.10**; {**5.4**}; [5.6]; **5.8**; **5.11**; **6.3**; **6.4**; **6.5**; [6.12]; **7.1**; **7.7**; **7.7**; **7.7**; **7.8**; **7.9**; **7.9**; **7.10**; **7.10**; 7.13; **8.1**; {**8.1**}; **8.2**; **8.3**; **8.3**; {**8.5**}; **8.9**; **8.10**; **8.11**; **8.11**; [8.12]; [8.13]; **9.2**; **9.2**; 9.3; **9.4**; **9.9**; [9.9]; **9.10**; **9.11**; **9.12**; **9.12**; [9.12]; **10.1**; **10.2**; **10.2**; **10.2**; **10.3**; [10.7]; **11.4**; **11.10**; **12.3**; **12.4**; {**12.7**}; **16.1**; 16.8; **16.9**; [16.10]; **17.1**; **Fr. 1 7**
ḥr	Gesicht: **2.3** (*ḥr.w*); **2.6**; **9.3**; **9.7**; **11.8** (*ḥr.w*); **16.4**
ḥr-ꜥ.wy	sogleich: **11.3**
ḥr-sꜣ	nach: **10.2**; **12.7**
ḥr-ḏꜣḏꜣ-n	auf: 2.12; 2.13
ḥry	oben: **4.6**; 8.13 (*ḥry.w*); **9.5**; **11.7** (*ḥry.w*)
ḥry	Himmel [Schreibung für *ḥr.t*]: **3.9**; vgl. *ḥrw*
ḥry-ỉb	Mitte: **4.9**
ḥry-sštꜣ.w	(der) über den Geheimnissen: 15.5
ḥry-dp	Oberhaupt: **6.4**
ḥrw	Himmel [Schreibung für *ḥr.t*]: **11.6**; vgl. *ḥry*
ḥrwy	fern sein: **9.10**; **16.4** (*ḥrw{s}y.tỉ*)
ḥḥ.w	Millionen: **4.2**
ḥs	Kot: **1.10** (*ḥ⟦b⟧s{b}.w*); **2.10** (*ḥ{b}s.w*); **4.1**; **7.7** (*ḥ{b}s*)
ḥsꜣw	Pflanzenschleim: 5.6
ḥsq	abschneiden: 11.2 (*ḥ⟨s⟩q*)
ḥqꜣ	Herrscher: **3.9**; **6.4**
ḥkꜣ	Zauber: **9.10**
ḥty.t	Kehle: 2.11 (*ḥty⟨.t⟩*)
ḥtp	ruhen, sich beruhigen, untergehen: **10.2**; **12.8**; 12.9
ḥtp.w	Opfergaben: **10.1**; 12.12?
ḥtp.t	Frieden: **8.5**
ḫ.t	Sache: **9.8**; **11.9** (*ḫ.wt*)
ḫ.t	Feuer, Flamme: **4.9** (*ḫ.ty*); **5.5**; **5.7**; **6.10**; **10.1**
ḫꜣy.t	Gemetzel(?): **6.3**
ḫꜣ{ꜣ}y.t	Leiden: **9.6 f.**
ḫꜣꜥ	lassen, werfen: **6.3**
ḫꜣw.t	Altar: 1.3?; **6.5**; **6.6**
ḫꜣb(w)s	Fackel: 15.7 (*ḫꜣb(w)⟨s⟩⟨.w⟩*); 16.9 (*ḫꜣb(w)⟨s⟩*)
ḫp	einen Überfall machen: **3.10**

ḫpr	werden: {**5.3**}
ḫprw	Gestalt: **3.3** (*ḫpr*); **9.7**
ḫpš	Arm: **8.1**
ḫft	vor, bei: **4.3**?; **11.7**; **12.3**
ḫft(y)	Feind(in); s. im Register der Gottheiten
ḫm	Unkenntnis: **8.8**
ḫm	Heiligtum: **9.1**
ḫnty	Südwärtsfahren: **4.8**
ḫr	[satzeinleitende Partikel]: **10.2**
ḫrw	Stimme: **2.8**; **4.3**; **7.1**; **7.8**; **9.4**; **9.4**; **9.8**
ḫḫ	Hals: **5.7**; **10.3**; **10.4**; **10.5**; **Fr. 1 10**
ḫsf	vertreiben, abwehren: **3.9**; **8.9**; **16.10**; **17.1**
ḫt	zurückweichen: **3.10**
ḫtmw	verschlossen: **1.11**; **3.7**
ḫd	Nordwärtsfahren: **4.8**
ẖ.t	Körper, Leib: **5.2**; **5.12**; **6.1**; **6.1**; **6.1**; **6.1**; **6.2**; **6.2**; **6.3**; **7.1**; **7.2**; **7.7**; **7.8**; **7.9**; **7.9**; **7.11**; **12.12**; **13.5**
ẖꜣỉw	Leichnam [Schreibung für *ẖꜣ.t*]: **8.2**; 9.6
ẖꜣr.t	Witwe: **3.11**
ẖꜥq	schädigen: **5.10**
ẖnnw	Aufrührer: **6.2**
ẖr	unter: **5.8**; **5.8**; **6.4**; 6.12
ẖry	Bedarf [Schreibung für *ẖr.t*]: **7.13**; **16.7**
ẖr.t-nṯr	Nekropole: **2.7**; **7.14**; **8.12**; **9.5**
ẖry.w	unten: **8.13**; **11.8**
ẖdbw	töten: **6.3** (*ẖ{r}dbw*)
=s	[Suffix der 3. Person Sg. fem.]: **1.3**?; **1.7**; **3.2**; **3.3**; **3.5**; **3.12**; **4.9**; [6.1]; **7.9**; **8.3**; **9.1**; **12.4**; **12.8**; [15.10]?; siehe auch *=s(t)*
s	Mann, Patient: **1.6**; **1.10**; **2.13**; **3.7**; **3.13**; **3.14**; **4.1**; **4.1**; **4.4**; **4.7**; **4.11**; **5.4**; **5.7**; **6.13**; **7.7**; **7.11** (*s{s}*); **9.10**; 9.11; **9.12**; **10.1**; **10.2**; **12.4**; Fr. 1 10?
s. .ms.tw	(?): 9.2
s.t	Frau, Patientin: **3.7**; **4.4**; 9.12?; [10.1]
s.t	Platz, Stelle: 1.7; **8.10** (*s.t.t(w)=*); **13.4**; **15.9**
s.t-ỉr.ty	Blick: **11.7**
s.t-ꜥ.w-nṯr	Gotteseinwirkung: 12.8; **12.10**
s.t-msḏr	Gehör: 11.7
s.t-rꜣ	Sprechfähigkeit: **2.1**
s.t-ḥm.t	Frau: **4.1**
s.t(y)	Thronfolger: **3.9**
sꜣ	Sohn: **2.11**; **3.3**; **3.9**; **3.10**; **3.12**; **6.1**; **6.4**; **7.6**; **7.9**
sꜣ.w	Schutz: **2.8**; **13.3**; 15.9?; **17.1**
sꜣw	bewachen: {**5.2**} (*sꜣw.tw*)
sꜣḥ	Nähe: 5.8 (*sꜣ⟨ḥ⟩*)
sỉn-wꜥb	reiner Ton: **16.9**
sỉn(w)	schnell bringen: **1.7**
-sy	[abhängiges Pronomen der 3. Person Sg. fem.]: [16.2]
-sw	[abhängiges Pronomen der 3. Person Sg. mask.]: **1.7**; **2.2**; **3.2**; **3.4**; **3.4**; **5.10**; **8.6**; **8.7**; **8.7**; **10.4**; **10.6**; **11.1**; **11.1**; **11.2**; **11.2**; **11.3**; **11.3**; **11.4**;

	[Stativ]); **10.8**; **11.3**; 15.8; **16.3**
sḫty	Fallensteller: 5.3 (*sḫt⟨y⟩*)
sẖ(w)	schreiben, zeichnen; Schrift, Zeichnung: **1.11**; [2.4]; **2.9**; **2.11**; **2.12**; 2.12; **2.13** (*sẖ.n*); **3.6**; [3.13]; **4.4**; **4.5**; **4.6**; **4.7**; **4.9**; **4.9**; {**4.10**} (*sẖ(w)*); **6.13**; **7.10**; [9.9]; **9.11**; Fr. 1 7 (*sẖ(w).w?*); **Fr. 2 4**
sšm	leiten: 8.12; **13.6**
sšmw	Bild: **2.6** (*sšmw⟨.w⟩*); **2.7**; **8.11**
sšn	drehen: **5.6** (*sšnw*)
sšny	wütend: **12.8**
sštꜣ	geheim: 16.1 (*sštꜣ.w*)
sšd	Fenster: 15.3 (*⟨s⟩šd.w*)
sk	abwischen(?): **12.9**
sgb	schreien; Schrei: **5.4**; 9.2
=s(t)	[Suffix der 3. Person Sg. fem.; Schreibung für *=s*]: **4.9**; **6.3**; **8.4**; siehe auch *=s*
stꜣ(ỉw)	erhitzen: **16.11**
sty	Ocker: **2.4** (*sty.tꜣ*); **3.13**; **4.4** (*sty.tꜣ*); **4.5** (*sty.tꜣ*); **4.6**; **4.7**; **4.10**; **7.10**; [9.9]
stp(w)	Lappen: **1.8**
sḏ.t	Feuer: **4.10**; **4.11**
sḏm	hören: **3.4**; **9.4**; **9.8** (*sḏm{.t}*); **9.10** (*sḏm{.t}*); **9.12**
sḏr	schlafen, daliegen, die Nacht verbringen: **4.3**; **7.8**
šꜣ	Sumpfland: **5.7**
šꜣỉw	Kot [Schreibung für *šꜣ.w*]: **4.1**
šꜥd	Gemetzel: **10.8**
šp	blind sein: **9.1** (*špwy*); 15.11? (*špw[y?]*)
špsy.wt	Edeldamen: 15.7; **16.8**; **16.9**
šfy	Schwellung: **7.5**
šfy	Würde: 2.2
šm	gehen: **2.1**; **2.6**; **3.9**; **7.6**; **11.6**; **11.7**
šms	Gefolge: **2.2**
šmšm	[eine Schlange]: **2.10**
šn. .	(?): 1.7
šn.t	Beschwörung: **7.11**
šnw	Haar: **8.2**
šnw	beschwören [Schreibung für *šnỉ*]: 13.10? (*šnw.n?*); 13.11? (*šnw.n?*); **14.1** (*šnw.n*); **14.2** (*šnw.n*); **14.3** (*šnw.n*); **14.4** (*šnw.n*); **14.5** (*šnw.n*); **14.6** (*šnw.n*); **14.7** (*šnw.n*); **14.8** (*šnw.n*); **14.9** (*šnw.n*); **14.10** (*šnw.n*); 15.1 (*šnw.n*); 15.2 (*šnw.n*); 15.3 (*šnw.n*); 15.4 (*šnw.n*); 15.5 (*šnw.n*); [15.6] (*šnw.n*); [15.7] (*šnw.n*)
šnw.w	Bäume: 6.11 (*šnỉw{ỉ}.w*)
šs	ausgezeichnetes Mittel: **4.2**
šsp	Empfangen(d)er(?); Leuchtender(?) [im zweiten Fall Schreibung für *sšp*]: **4.2**; **4.2**; **4.3**
štꜣ.w	Geheimnisse; geheime [Pl.]: **2.7**; 8.13
šd	rezitieren: **10.2**
šdy.t	[ein Gewässer]: **7.8**
qꜣ	Höhe; hoch sein, laut sein: **1.8**; **4.3**; **9.8**
qꜣỉ	Gestalt [Schreibung für *qỉ*]: **2.2**

tm	[Negationsverb]: **3.14**; **5.8**; **6.10**
tm	vollständig sein(?); [Negationsverb](?): **9.2**
=tn	[Suffix der 2. Person Pl.]: **2.5**; **2.8**; **3.3**; **3.3**; **3.3**; **3.3**; **3.3**; **3.4**; **3.4**; **3.4**; **4.3**; **5.10**; **7.1**; **7.1**; **7.9**; **7.9**; **11.8**; **11.9**; **16.3**; **16.4**; **16.6**; **16.6**; **16.7**; **16.7**; **16.7**; **16.7**; **17.1**; **17.1**; Fr. 1 2; siehe auch *=ṯn*
ṯꜣỉ	nehmen, fassen: **3.3** (*ṯꜣ(ỉ)*); **5.2**? (ideographisch mit Krokodil geschrieben)
ṯꜣy	Mann: **6.11**
ṯꜣw	Wind: **11.6**
ṯꜣw	rauben: **5.5**
=ṯn	[Suffix der 2. Person Pl.]: 5.5 (*=ṯ⟨n⟩*); siehe auch *=tn*
ṯsỉ	aufrichten: **1.12** (*ṯs.w*); 8.13 (*ṯs.t*)
ṯs	Knoten: **5.7**
ṯs	Spruch: **8.6**
ṯtf	verwirren: **12.11**; **12.11**; **12.12**
d?. . .	(?): 15.2
dỉ	geben, veranlassen: **2.5** (*dỉ.t*); **2.8**; **3.3**; **3.3** (*dỉ{.n}*); **4.1** (*dỉ(w)*); **5.5** (*dỉ.t*); **6.5** (*dỉ.tw*); **6.5** (*dỉ.tw*); **8.10** (*dỉ.t*); **9.12** (*dỉ(w)*); **10.3** (*dỉ.t*); **Fr. 1 10** (*dỉ(w)*); siehe auch *rdỉ* und *dd*
dwꜣ.t	Dat: **3.10** (*dwꜣ(w).t*); 4.2 (*dwꜣ(w).t*); **4.3**
dwꜣ⟨y⟩?	morgendlich(?): 8.5; 8.6
dbn	Stirn: **7.12**; 8.4 (*db⟨n⟩*)
dp	Kopf, Spitze: **2.13**; **5.5**; **5.7**; **7.2**; **9.12**; **11.2** (*dp.w*)
dp	erster(?) / auf(?): **2.4**
dpy	erster: 8.5 (*dp⟨y⟩*); 10.7
dr	beseitigen: **3.5** (*dr.tw*); **4.1**; **5.2**; **5.2**; 5.9; **5.12**; **6.7**; [7.1]; **8.9**; **8.11**; **11.2**; **11.5**; [11.9]; **16.6** (*dr.n*); **17.1**
dhn.t	Stirn: **2.13**
ds	Feuerstein: **16.1**
dgꜣ	blicken: 1.9? (*dg?]ꜣ.n*)
dd	geben: **6.6** (*dd.tw*); **10.3** (*dd.tw*); **10.4** (*dd.⟨t⟩w*); 10.5 (*⟨d⟩d.tw*); siehe auch *rdỉ* und *dỉ*
ḏꜣ. .w?.w	[ein Gebäude oder Gebäudeteil]: 15.1
ḏꜣỉ	kreuzen: **8.1** (*ḏꜣy*)
ḏꜥr	suchen: **9.4 f.** (*ḏꜥr{wỉỉ}*)
ḏꜥḏꜥ.w	Beweglichkeit(?): **5.5**
ḏw	Übel: **11.4**
ḏw.t	Böses: **10.6**
ḏbꜣ	bekleiden, versehen: **16.3**
ḏbꜥ.w	Finger [Pl.]: **8.4**
ḏfꜣ.w	Speisen: **10.1** (*{w}ḏfꜣ.w*)
ḏmꜥ	Papyrus: **10.1**
ḏr	fernhalten: **16.10** (*ḏr.tw*)
ḏr?	(?): Fr. 5 5
ḏr.t	Hand: **3.12**; **8.4**; **8.4**; **12.12**?; 13.2?
ḏrww	Seite, Flanke: **7.4**
ḏs=	selbst, eigen: **2.1**; 2.2; **3.5**
ḏsr	heilig: **2.6** (*ḏsr.w*)
ḏd	sprechen, sagen: **1.10**; **2.3** (*ḏd.tw*); **2.8** (*ḏd.tw*); **2.11** (*ḏd.tw*); **3.4** (*ḏd.t.n*);

Wortbruchstücke (nach den erhaltenen Konsonanten geordnet; Auswahl)

Zahlen (mit Ziffern geschrieben)

Ungelesenes (nach dem Vorkommen im Text geordnet; Auswahl)

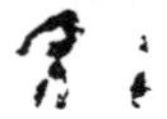 [etwa *mꜣꜣ* »sehen«?]: **1.6**

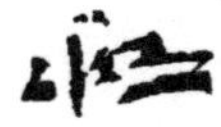 (?): **2.1**

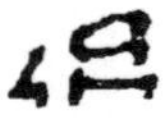 *r*. . . [ob *r ḥr.t* oder mißratenes *r dỉ.t*?]: **8.10**

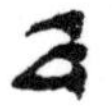 [ob für das Suffix =*ỉ* oder =*ṯ*?]: **12.9**

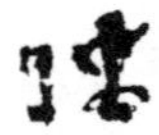 (?): **12.10**

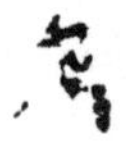 (?): **16.11**

Bibliographie

Hinweis: Artikel aus dem *LÄ* sind hier nicht einzeln aufgeführt. Mit vergleichbaren Nachschlagewerken wird in der Regel sinngemäß verfahren. Bei der alphabetischen Reihung der Kurztitel bleiben »(Hg.)« und »in:« unberücksichtigt.

ALLEN, *BES* 16 (2002) S. 1 ff. — ALLEN, J. P.: The Speos Artemidos Inscription of Hatshepsut. In: *Bulletin of the Egyptological Seminar (BES)* 16 (2002) S. 1–19.

ALLEN: *The Heqanakht Papyri* — ALLEN, J. P.: *The Heqanakht Papyri.* New York 2002.

ALTENMÜLLER in: *Fs. Grunert*, S. 19 ff. — ALTENMÜLLER, H.: Reden und Rufe auf zwei Gräberbildern des Alten Reiches. In: FEDER, F. / MORENZ, L. D. / VITTMANN, G. (Hgg.): *Von Theben nach Giza. Festmiszellen für Stefan Grunert zum 65. Geburtstag.* Göttingen 2011 (= GM Beihefte 10), S. 19–22.

ALTENMÜLLER: *Synkretismus in den Sargtexten* — ALTENMÜLLER, B.: *Synkretismus in den Sargtexten.* Wiesbaden 1975 (= GOF 7 = Synkretistische Erscheinungen in der altägyptischen Religion 2).

ALTMANN: *Kultfrevel* — ALTMANN, V.: *Die Kultfrevel des Seth. Die Gefährdung der göttlichen Ordnung in zwei Vernichtungsritualen der ägyptischen Spätzeit (Urk. VI).* Wiesbaden 2010 (= Studien zur spätägyptischen Religion 1).

ANDREWS: *Amulets* — ANDREWS, C.: *Amulets of ancient Egypt.* London 1994.

ASSMANN in: *Fs. Stadelmann*, S. 235 ff. — ASSMANN, J.: Der Ort des Toten. In: *Stationen. Beiträge zur Kulturgeschichte Ägyptens. Rainer Stadelmann gewidmet.* Mainz 1998, S. 235–245.

ASSMANN: *Hymnen und Gebete* — ASSMANN, J.: *Ägyptische Hymnen und Gebete.* Zürich / München 1975.

ASSMANN: *Images et rites* — ASSMANN, J.: *Images et rites de la mort en Égypte ancienne. L'apport des liturgies funéraires.* Paris 2000.

ASSMANN, *JEA* 65 (1979) S. 54 ff. — ASSMANN, J.: Harfnerlied und Horussöhne. Zwei Blöcke aus dem verschollenen Grab des Bürgermeisters Amenemḥēt (Theben Nr. 163) im Britischen Museum. In: *JEA* 65 (1979) S. 54–77.

ASSMANN: *König als Sonnenpriester* — ASSMANN, J.: *Der König als Sonnenpriester. Ein kosmographischer Begleittext zur kultischen Sonnenhymnik in thebanischen Tempeln und Gräbern.* Glückstadt 1970 (= Abhandlungen des Deutschen Archäologischen Instituts Kairo. Ägyptologische Reihe 7).

ASSMANN: *Re und Amun* — ASSMANN, J.: *Re und Amun. Die Krise des polytheistischen Weltbildes im Ägypten der 18.–20. Dynastie.* Freiburg Schweiz und Göttingen 1983 (= OBO 51).

ASSMANN: *Religion und kulturelles Gedächtnis* — ASSMANN, J.: *Religion und kulturelles Gedächtnis.* München 2000.

ASSMANN: *Sonnenhymnen in thebanischen Gräbern* — ASSMANN, J.: *Sonnenhymnen in thebanischen Gräbern.* Mainz 1983 (= Theben 1).

ASSMANN: *Tod und Jenseits* — ASSMANN, J.: *Tod und Jenseits im alten Ägypten.* München 2001.

ASSMANN / BOMMAS: *Totenliturgien* I — ASSMANN, J. / BOMMAS, M.: *Altägyptische Totenliturgien.* Bd. 1: *Totenliturgien in den Sargtexten des Mittleren Reiches.* Heidelberg 2002 (= Supplemente zu den Schriften der Heidelberger Akadademie der Wissenschaften. Philosophisch-historische Klasse 14).

AUFRÈRE: *L'univers minéral* — AUFRÈRE, S.: *L'univers minéral dans la pensée égyptienne.* 2 Bde. Kairo 1991 (= BdE 105).

BARBOTIN, *RdE* 50 (1999) S. 5 ff. — BARBOTIN, C.: Le papyrus Chassinat III. In: *RdE* 50 (1999) S. 5–49.

BARDINET: *Dents et mâchoires* — BARDINET, T.: *Dents et mâchoires dans les représentations religieuses et la pratique médicale de l'Égypte ancienne.* Rom 1990.

BARDINET, *RdE* 39 (1988) S. 3 ff. — BARDINET, T.: Remarques sur les maladies de la peau, la lèpre, et le châtiment divin dans l'Égypte ancienne. In: *RdE* 39 (1988) S. 3–36.

BARTA, *GM* 103 (1988) S. 7 ff. — BARTA, W.: Jn als Pleneschreibung der Präposition n. In: *GM* 103 (1988) S. 7–11.

BARTA, *GM* 107 (1989) S. 55 ff. — BARTA, W.: Beispiele der Sargtexte für jn als Pleneschreibung der Präposition n. In: *GM* 107 (1989) S. 55–58.

BARTA: *Neunheit* — BARTA, W.: *Untersuchungen zum Götterkreis der Neunheit.* München / Berlin 1973.

BAUM: *Arbres* — BAUM, N.: *Arbres et arbustes de l'Égypte ancienne. La liste de la tombe thébaine d'Ineni (n° 81).* Leuven 1988 (= OLA 31).

BdE — Institut Français d'Archéologie Orientale (Hg.): Bibliothèque d'Étude. Kairo 1908–.

BEAUX: *Cabinet de curiosités* — BEAUX, N.: *Le cabinet de curiosités de Thoutmosis III. Plantes et animaux du «Jardin botanique» du Karnak.* Leuven 1990 (= OLA 36).

BECK: *Sāmānu* — BECK, S.: *Sāmānu. Ein vorderasiatischer Dämon in Ägypten.* Münster 2015 (= Ägypten und Altes Testament 83).

BECKERATH in: *Fs. Aßfalg*, S. 17 ff. — BECKERATH, J. VON: Der weise Djedefhor in spätägyptischer Überlieferung. In: SCHULZ, R. / GÖRG, M. (Hgg.): *Lingua restituta orientalis. Festgabe für Julius Aßfalg.* Wiesbaden 1990 (= Ägypten und Altes Testament 20), S. 17–20.

BECKERATH: *Chronologie* — BECKERATH, J. VON: *Chronologie des pharaonischen Ägypten. Die Zeitbestimmung der ägyptischen Geschichte von der Vorzeit bis 332 v. Chr.* Mainz 1997 (= MÄS 46).

BEDIER: *Rolle des Gottes Geb* — BEDIER, SH.: *Die Rolle des Gottes Geb in den ägyptischen Tempelinschriften der griechisch-römischen Zeit.* Hildesheim 1995 (= HÄB 41).

BEINLICH: *Papyrus Tamerit 1* — BEINLICH, H.: *Papyrus Tamerit 1. Ein Ritualpapyrus der ägyptischen Spätzeit.* Dettelbach 2009 (= Studien zu den Ritualszenen altägyptischer Tempel 7).

BICKEL in: AMENTA / LUISELLI / SORDI (Hgg.): *L'Acqua*, S. 191 ff. — BICKEL, S.: Creative and Destructive Waters. In: AMENTA, A. / LUISELLI, M. M. / SORDI, M. N. (Hgg.): *L'acqua nell'Egitto antico: vita, rigenerazione, incantesimo, medicamento. Proceedings of the First International Conference for Young Egyptologists. Italy, Chianciano Terme October 15–18, 2003.* Rom 2005 (= Egitto Antico 3, Atti 1), S. 191–200.

BICKEL: *La cosmogonie* — BICKEL, S.: *La cosmogonie égyptienne. Avant le Nouvel Empire.* Freiburg Schweiz und Göttingen 1994 (= OBO 134).

BICKEL, *SAK* 15 (1988) S. 17 ff. — BICKEL, S.: Furcht und Schrecken in den Sargtexten. In: *SAK* 15 (1988) S. 17–25.

BIFAO — *Bulletin de l'Institut Français d'Archéologie Orientale.* Kairo 1901–.

BILLEN in: *Amosiadès (Fs. Vandersleyen),* S. 43 ff. — BILLEN, J.: Un poisson rouge. In: OBSOMER, C. / OOSTHOEK, A.-L. (Hgg.): *Amosiadès. Mélanges offerts au Professeur Claude Vandersleyen par ses anciens étudiants.* Louvain-la-Neuve 1992, S. 43–47.

BLACKMAN: *Bîgeh* — BLACKMAN, A. M.: *The Temple of Bîgeh.* Kairo 1915 (= The Temples immergés de la Nubie).

BLACKMAN, *JEA* 5 (1918) S. 24–35 — BLACKMAN, A. M.: The Funerary Papyrus of Nespeḥerʿan (Pap. Skrine no. 2). In: *JEA* 5 (1918) S. 24–35.

BLACKMAN, *Orientalia* 7 (1938) S. 67 f. — BLACKMAN, A. M.: A Note on *Lebensmüder*, 86-88. In: *Orientalia* 7 (1938) S. 67–68.

BÖCK, *OLZ* 104 (2009) Sp. 381 ff. — BÖCK, B.: Diagnose im Alten Mesopotamien. Überlegungen zu Grenzen und Möglichkeiten der Interpretation keilschriftlicher diagnostischer Texte. In: *Orientalistische Literaturzeitung* 104 (2009) Sp. 381–398.

BOMMAS: *Mythisierung d. Zeit* — BOMMAS, M.: *Die Mythisierung der Zeit. Die beiden Bücher über die altägyptischen Schalttage des magischen pLeiden I 346.* Wiesbaden 1999 (= GOF 37).

BONNET: *RÄRG* — BONNET, H.: *Reallexikon der ägyptischen Religionsgeschichte.* Berlin / New York ³2000.

BORGHOUTS: *Egyptian* — BORGHOUTS, J. F.: *Egyptian. An Introduction to the Writing and Language of the Middle Kingdom.* 2 Bde. Leuven 2010 (= Egyptologische Uitgaven 24).

BORGHOUTS, *JEA* 59 (1973) 114 ff. — BORGHOUTS, J. F.: The Evil Eye of Apopis. In: *JEA* 59 (1973) S. 114–150.

BORGHOUTS, *OMRO* 51 (1971) — BORGHOUTS, J. F.: *The Magical Texts of Papyrus Leiden I 348.* Leiden 1971 (= *OMRO* 51).

BORGHOUTS, *RdE* 32 (1980) S. 33 ff. — BORGHOUTS, J. F.: The Ram as a Protector and Prophesier. In: *RdE* 32 (1980) S. 33–46.

BORGHOUTS in: ROCCATI / SILIOTTI (Hgg.): *Magia in Egitto*, S. 257 ff. — BORGHOUTS, J. F.: The Edition of Magical Papyri in Turin: A Progress Report. In: ROCCATI, A. / SILIOTTI, A. (Hgg.): *La Magia in Egitto Antico.* Mailand 1987, S. 257–269.

BRAUN: *Pharao und Priester* — BRAUN, N. S.: *Pharao und Priester – Sakrale Affirmation von Herrschaft durch Kultvollzug. Das* Tägliche Kultbildritual *im Neuen Reich und der Dritten Zwischenzeit.* Wiesbaden 2013 (= Philippika 23).

BREASTED: *Surgical Papyrus* II — BREASTED, J. H.: *The Edwin Smith Surgical Papyrus. Published in facsimile and hieroglyphic transliteration with translation and commentary in two volumes.* Bd. 2 Chicago [1930] (= The University of Chicago Oriental Institute Publications 4).

BRESCIANI in: *Fs. Daumas* Bd. 1, S. 87 ff. — BRESCIANI, E.: *Ḥr ỉmj-šnwt, Ḥr ỉmj-sṯȝtjw* oppure *Ḥr ỉmj-ḥȝtjw* ? In: *Hommages à François Daumas.* Bd. 1 Montpellier 1986, S. 87–94.

Brockhaus Bd. 11 —— *Der Große Brockhaus.* Bd. 11 Wiesbaden [16]1957.

BROSE, *GM* 243 (2014) S. 61 ff. —— BROSE, M.: Die Formen des Verbs *rdj* in den »Urkunden der 18. Dynastie« (Teil 1). In: *GM* 243 (2014) S. 61–75.

BRUNNER: *Geburt des Gottkönigs* —— BRUNNER, H.: *Die Geburt des Gottkönigs. Studien zur Überlieferung eines altägyptischen Mythos.* Wiesbaden [2]1986 (= Ägyptologische Abhandlungen 10).

BRUNNER, *ZÄS* 93 (1966) 29 ff. —— BRUNNER, H.: Die »Weisen«, ihre »Lehren« und »Prophezeiungen« in altägyptischer Sicht. In: *ZÄS* 93 (1966) S. 29–35.

BRUNNER, *ZÄS* 102 (1975) S. 94 ff. —— BRUNNER, H.: Zur Aussprache der Namen Chephren und Djedefhor. In: *ZÄS* 102 (1975) S. 94–99.

BRUNNER-TRAUT: *Spitzmaus und Ichneumon* —— BRUNNER-TRAUT, E.: *Spitzmaus und Ichneumon als Tiere des Sonnengottes.* Göttingen 1965 (= Nachrichten der Akademie der Wissenschaften in Göttingen aus dem Jahre 1965. Philologisch-Historische Klasse), S. 123–163.

BRUNNER-TRAUT: *Tanz* —— BRUNNER-TRAUT, E.: *Der Tanz im Alten Ägypten nach bildlichen und inschriftlichen Zeugnissen.* Glückstadt [3]1992.

BUCK: *Slaap* —— BUCK, A. DE: *De godsdienstige opvatting van den slaap inzonderheid in het oude Egypte. Rede uitgesproken bij het aanvaarden van het ambt van buitengewoon hoogleerar in de egyptologie en de geschiedenis van de antieke godsdiensten aan de Rijksuniversiteit te Leiden op 20 October 1939.* Leiden 1939 (= Mededeelingen en Verhandelingen van het Vooraziatisch-Egyptisch Gezelschap »Ex Oriente Lux« 4).

BURKARD in: *Liebieghaus – Ägyptische Bildwerke* Bd. 3, S. 254 ff. —— BURKARD, G.: Totenbuch des Tut, Sohn des Hor. In: BECK, H. (Hg.): *Liebieghaus – Museum Alter Plastik. Ägyptische Bildwerke.* Bd. 3: *Skulptur, Malerei, Papyri und Särge.* Melsungen 1993, S. 254–293 (Kat.-Nr. 62).

CAMINOS, *JEA* 58 (1972) S. 205 ff. —— CAMINOS, R. A.: Another Hieratic Manuscript from the Library of Pwerem Son of Ḳiḳi (Pap. B.M. 10288). In: *JEA* 58 (1972) S. 205–224.

CAMINOS, *JEA* 68 (1982) S. 145 ff. —— CAMINOS, R. A.: The Rendells Mummy Bandages. In: *JEA* 68 (1982) S. 145–155.

CAMINOS in: ROCCATI / SILIOTTI (Hgg.): *Magia in Egitto*, S. 148 ff. —— CAMINOS, R. A.: Magic for the Dead. In: ROCCATI, A. / SILIOTTI, A. (Hgg.): *La Magia in Egitto ai Tempi dei Faraoni. Atti Convegno Internazionale di Studi. Milano 29–31 Ottobre 1985.* Mailand 1987, S. 148–151.

CANNUYER, *GM* 73 (1984) S. 13 ff. —— CANNUYER, C.: nox, in ea nocetur ... Les dangers de la nuit dans la litterature didactique de l'ancienne Egypte. In: *GM* 73 (1984) S. 13–21.

CdE —— *Chronique d'Égypte. Bulletin périodique de la Fondation Égyptologique Reine Élisabeth* [ab Bd. 56 (1981) ohne Untertitel]. Brüssel 1925–.

ČERNÝ: *Paper and Books* —— ČERNÝ, J.: *Paper and Books in Ancient Egypt.* Chicago 1985 (Nachdruck der Ausgabe von 1952).

ČERNÝ: *Papyrus de Deir el-Médineh* I —— ČERNÝ, J.: *Papyrus hiératiques de Deir el-Médineh.* Bd. 1 Kairo 1978 (= DFIFAO 8).

ČERNÝ / GARDINER: *Hieratic Ostraca* I —— ČERNÝ, J. / GARDINER, A. H.: *Hieratic Ostraca.* Bd. 1 Oxford 1957.

ČERNÝ / GROLL: *Late Egyptian Grammar* —— ČERNÝ, J. / GROLL, S. I.: *A Late Egyptian Grammar*. Rom 1975 (= Studia Pohl: Series Maior 4).

CRUM: *Coptic Dictionary* —— CRUM, W. E.: *A Coptic Dictionary*. Oxford 1939.

CRUZ-URIBE, *JARCE* 45 (2009) S. 201 ff. —— CRUZ-URIBE, E.: *Stẖ ꜥꜣ pḥty* »Seth, God of Power and Might«. In: *JARCE* 45 (2009) S. 201–226.

DARNELL, *SAK* 22 (1995) S. 47 ff. —— DARNELL, J. C.: Hathor Returns to Medamûd. In: *SAK* 22 (1995) S. 47–94.

DARNELL, *SAK* 24 (1997) S. 35 ff. —— DARNELL, J. C.: The Apotropaic Goddess in the Eye. In: *SAK* 24 (1997) S. 35–48.

DARNELL / DARNELL: *Theben Desert Road Survey* I —— DARNELL, D. / DARNELL, J. C.: *Theben Desert Road Survey in the Egyptian Western Desert*. Bd. 1: *Gebel Tjauti Rock Inscriptions 1–45 and Wadi El-Ḥol Rock Inscriptions 1–45*. Chicago 2002 (= Oriental Institute Publications 119).

DEICHER / MAROKO (Hgg.): *Liste* —— DEICHER, S. / MAROKO, E. (Hgg.): *Die Liste. Ordnungen von Dingen und Menschen in Ägypten*. Berlin 2015 (= Ancient Egyptian Design, Contemporary Design History and Anthropology of Design 1).

Dendara II —— CHASSINAT, É.: *Le temple de Dendara*. Bd. 2 Kairo 1934.

Dendara X —— CAUVILLE, S.: *Le temple de Dendara. Les chapelles osiriennes*. 2 Teile Kairo 1997 (= Dendara X).

DEPAUW / SMITH in: *Fs. Zauzich*, S. 67 ff. —— DEPAUW, M. / SMITH, M.: Visions of Ecstasy. Cultic Revelry before the goddess Ai / Nehemanit. Ostraca Faculteit Letteren (K.U.Leuven) dem. 1–2. In: HOFFMANN, F. / THISSEN, H. J. (Hgg.): *Res severa verum gaudium. Festschrift für Karl-Theodor Zauzich zum 65. Geburtstag am 8. Juni 2004*. Leuven / Paris / Dudley, MA 2004 (= Studia Demotica 6), S. 67–93.

DEPUYDT, *Enchoria* 28 (2002/3) S. 7 ff. —— DEPUYDT, L.: Demotic Script and Demotic Grammar (III): *R-Ḥr.f* »on them« in *Mythus* 18,7. In: *Enchoria* 28 (2002/3) S. 7–18.

DEPUYDT, *Le* Muséon 112 (1999) S. 273 ff. —— DEPUYDT, L.: Egyptian »Split« Genitives and Related Phenomena: Exotic Debris from Conflicting Forces. In: *Le Muséon* 112 (1999) S. 273–299.

DERCHAIN: *Papyrus Salt 825* —— DERCHAIN, P.: *Le Papyrus Salt 825 (B.M. 10051), rituel pour la conservation de la vie en Égypte*. 2 Bde. Brüssel 1965 (= Académie Royale de Belgique. Classe des lettres. Mémoires. Collection in–8°. Deuxième série Bd. 58, fasc. 1a–b).

DERCHAIN, *RdE* 28 (1976) S. 61–65 —— DERCHAIN, P.: La recette du kyphi. In: *RdE* 28 (1976) S. 61–65.

DERCHAIN-URTEL: *Thot* —— DERCHAIN-URTEL, M.-T.: *Thot à travers ses épithètes dans les scènes d'offrandes des temples d'époque gréco-romaine*. Brüssel (= Rites égyptiens 3).

DÉVAUD, *ZÄS* 50 (1912) S. 130 —— DÉVAUD, E.: Sur la forme [ỉj] « venir », copte ⲉⲓ:ⲓ. In: *ZÄS* 50 (1912) S. 130.

DE WIT, *CdE* 32 (1957) S. 25 ff. —— DE WIT, C.: Les Génies des Quatre Vents au temple d'Opet. In: *CdE* 32 (1957) S. 25–39.

DE WIT: *Temple d'Opet* —— DE WIT, C.: *Les inscriptions du temple d'Opet, à Karnak*. 3 Bde. Brüssel 1958–1968 (= Bibliotheca Aegyptiaca 11–13).

DFIFAO —— Documents de Fouilles de l'Insitut Français d'Archéologie Orientale du Caire. Kairo 1934/38–.

DÖRRER in: HÖFER / RAHNER (Hgg.): *Lexikon für Theologie und Kirche* Bd. 3, Sp. 1114. —— DÖRRER, A. Eßzettel (auch Schluckbildchen). In: HÖFER, J. / RAHNER, K. (Hgg.): *Lexikon für Theologie und Kirche*. Bd. 3 Freiburg ^{2}1986, Sp. 1114.

DOHERTY: *Potter's Wheel* —— DOHERTY, S. K.: *The Origins and Use of the Potter's Wheel in Ancient Egypt*. Oxford 2015 (= Archaeopress Egyptology 7).

DOMINICUS: *Gesten und Gebärden* —— DOMINICUS, B.: *Gesten und Gebärden in Darstellungen des Alten und Mittleren Reiches*. Heidelberg 1994 (= Studien zur Archäologie und Geschichte Altägyptens 10).

DORMAN: *Faces in Clay* —— DORMAN, P. F.: *Faces in Clay. Technique, Imagery, and Allusion in a Corpus of Ceramic Sculpture from Ancient Egypt*. Mainz 2002 (= MÄS 52).

DRIOTON in: *Miscellanea Gregoriana*, S. 73 ff. —— DRIOTON, É.: Un autel du culte héliopolitain. In: *Miscellanea Gregoriana. Raccolta di scritti pubblicati nel I centenario dalla fondazione del Pont. Museo Egizio (1839–1939)*. Vatikanstadt 1941, S. 73–81.

EBBELL, *ZÄS* 62 (1927) S. 13 ff. —— EBBELL, B.: Die ägyptischen Krankheitsnamen. In: *ZÄS* 62 (1927) S. 13–20.

ECKSTEIN in: HOFFMANN-KRAYER / BÄCHTOLD-STÄUBLI (Hgg.): *Handbuch des deutschen Aberglaubens* Bd. 2, Sp. 1022 ff. —— ECKSTEIN, F.: Essen. In: HOFFMANN-KRAYER, E. / BÄCHTOLD-STÄUBLI, H. (Hgg.): *Handbuch des deutschen Aberglaubens* (= Handwörterbücher zur deutschen Volkskunde. Abt. 1: Aberglaube). Bd. 2 Berlin / Leipzig 1929/30, Sp. 1022–1059.

EDEL: *Ärzte* —— EDEL, E.: *Ägyptische Ärzte und ägyptische Medizin am hethitischen Königshof. Neue Funde von Keilschriftbriefen Ramses' II. aus Boğazköy*. Opladen 1976 (= Rheinisch-Westfälische Akademie der Wissenschaften. Geisteswissenschaftliche Vorträge. G 205).

EDEL: *Altäg. Gr.* —— EDEL, E.: *Altägyptische Grammatik*. Rom 1955/64 (= Analecta Orientalia 34/39).

Edfou III —— CHASSINAT, É.: *Le temple d'Edfou*. Bd. 3 Kairo 1928 (= MMAF 20).

Edfou V —— CHASSINAT, É.: *Le temple d'Edfou*. Bd. 5 Kairo 1930 (= MMAF 22).

Edfou VI —— CHASSINAT, É.: *Le temple d'Edfou*. Bd. 6 Kairo 1931 (= MMAF 23).

EDGERTON / WILSON: *Historical Records* —— EDGERTON, W. F. / WILSON, J. A.: *Historical Records of Ramses III. The Texts in* Medinet Habu *Volumes I and II Translated with Explanatory Notes*. Chicago 1936 (= SAOC 12).

EDWARDS, *JEA* 54 (1968) S. 155 ff. —— EDWARDS, I. E. S.: Ḳenḥikhopshef's Prophylactic Charm. In: *JEA* 54 (1968) S. 155–160.

EDWARDS: *Oracular Amuletic Decrees.* —— EDWARDS, I. E. S.: *Oracular Amuletic Decrees of the Late New Kingdom*. 2 Bde. London 1960 (= Hieratic Papyri in the British Museum 4).

EICHLER: *Verwaltung des »Hauses des Amun«* —— EICHLER, S. S.: *Die Verwaltung des »Hauses des Amun« in der 18. Dynastie*. Hamburg 2000 (= SAK Beihefte 7).

ENMARCH: *Ipuwer* —— ENMARCH, R.: *A World Upturned. Commentary on and Analysis of* The Dialogue of Ipuwer and the Lord of All. Oxford u. a. 2008.

ERICHSEN: *Glossar* — ERICHSEN, W.: *Demotisches Glossar.* Kopenhagen 1954.

ERMAN: *Neuäg. Gr.* — ERMAN, A.: *Neuägyptische Grammatik.* Hildesheim / New York 1979 (= Nachdruck der Ausgabe Leipzig ²1933).

ESCHWEILER: *Bildzauber* — ESCHWEILER, P.: *Bildzauber im Alten Ägypten. Die Verwendung von Bildern und Gegenständen in magischen Handlungen nach den Texten des Mittleren und Neuen Reiches.* Freiburg Schweiz und Göttingen 1993 (= OBO 137).

Esna III — SAUNERON, S.: *Le temple d'Esna III [N°s 194–398].* Kairo 1968.

Esna VII — HALLOF, J. (Hg.): SAUNERON, S.: *Le temple d'Esna VII: N°s 547-646.* Kairo 2009.

ÉTIENNE: *Heka* — ÉTIENNE, M.: *Heka. Magie et envoûtement dans l'Égypte ancienne.* Paris 2000.

FAULKNER: *Book of Hours* — FAULKNER, R. O.: *An ancient Egyptian book of hours (pap. Brit. Mus. 10569).* Oxford 1958.

FAULKNER, *JEA* 21 (1935) S. 48 ff. — FAULKNER, R. O.: Some Further Remarks on the Transcription of Late Hieratic. In: *JEA* 21 (1935) S. 49–51.

FAULKNER, *JEA* 24 (1938) S. 41 ff. — FAULKNER, R. O.: The Bremner-Rhind Papyrus-IV. In: *JEA* 24 (1938) S. 41–53.

FEUCHT in: *Fs. Junge*, S. 189 ff. — FEUCHT, E.: Noch einmal zu *ʿmʿ* auf der Pianchistele – Ein Beitrag zu Reinheitsvorschriften. In: MOERS, G. et al. (Hgg.): jn.t ḏrw. *Festschrift für Friedrich Junge.* Göttingen 2006, S. 189–194.

FEUCHT: *Kind* — FEUCHT, E.: *Das Kind im Alten Ägypten. Die Stellung des Kindes in Familie und Gesellschaft nach altägyptischen Texten und Darstellungen.* Frankfurt / New York 1995.

FISCHER, *GM* 107 (1989) S. 69 ff. — FISCHER, H. G.: Occurences of [*in*], agential and dative. In: *GM* 107 (1989) S. 69–76.

FISCHER: *Varia I* — FISCHER, H. G.: *Varia I.* New York 1976.

FISCHER-ELFERT, *aMun* 12 (2002) S. 20 ff. — FISCHER-ELFERT, H.-W.: Der Nachtdämon. In: *aMun* 12 (2002) S. 20–23.

FISCHER-ELFERT in: *Fs. Vernus*, S. 195 ff. — FISCHER-ELFERT, H.-W.: In Praise of Pi-Ramesse – A Perfect Trading Center (including two new Semitic words in syllabic orthography; Ostr. Ashmolean Museum HO 1187). In: COLLOMBERT, P. / LEFÈVRE, D. / POLIS, S. / WINAND, J. (Hgg.): *Aere perennius. Mélanges égyptologiques en l'honneur de Pascal Vernus.* Leuven / Paris / Bristol, CT 2016 (= OLA 242), S. 195–218.

FISCHER-ELFERT, *GM* 135 (1993) S. 31 ff. — FISCHER-ELFERT, H.-W.: Vermischtes II. In: *GM* 135 (1993) S. 31–37.

FISCHER-ELFERT, *GM* 165 (1998) S. 105 ff. — FISCHER-ELFERT, H.-W.: Legenda Hieratika – I. In: *GM* 165 (1998) S. 105–112.

FISCHER-ELFERT in: KOENIG (Hg.): *La magie en Égypte*, S. 167 ff. — FISCHER-ELFERT, H.-W.: Quelques textes et une vignette du Papyrus magique n° 1826 de la Bibliothèque nationale d'Athènes. In: KOENIG, Y. (Hg.): *La magie en Égypte: à la recherche d'une définition. Actes du colloque organisé par le musée du Louvre les 29 et 30 septembre 2000.* Paris 2002, S. 167–184.

FISCHER-ELFERT: *Lesefunde* —— FISCHER-ELFERT, H.-W.: *Lesefunde im literarischen Steinbruch von Deir el-Medineh.* Wiesbaden 1997 (= Kleine ägyptische Texte 12).

FISCHER-ELFERT: *Magika Hieratika* —— FISCHER-ELFERT, H.-W.: *Magika Hieratika in Berlin, Hannover, Heidelberg und München.* Berlin 2014 (= Ägyptische und Orientalische Papyri und Handschriften des Ägyptischen Museums und Papyrussammlung Berlin 2).

FISCHER-ELFERT in: TAIT (Hg.): *Never Had the Like Occured*, S. 119 ff. —— FISCHER-ELFERT, H.-W.: Representations of the Past in New Kingdom Literature. In: TAIT, J. (Hg.): *›Never Had the Like Occured‹: Egypt's view of its past.* London 2003 (= Encounters with Ancient Egypt), S. 119–137.

FISCHER-ELFERT, *Würzburger medizinhistorische Mitteilungen* 17 (2000) S. 117 ff. —— FISCHER-ELFERT, H.-W.: Fallsucht im Alten Ägypten. Ätiologie, Diagnose und ihre magikomedizinische Behandlung. In: *Würzburger medizinhistorische Mitteilungen* 17 (2000) S. 117–127.

FISCHER-ELFERT: *Zaubersprüche* —— FISCHER-ELFERT, H.-W.: *Altägyptische Zaubersprüche.* Stuttgart 2005 (= Reclams Universal-Bibliothek 18375).

FITZENREITER in: ARNST / HAFEMANN / LOHWASSER (Hgg.): *Begegnungen* S. 131 ff. —— FITZENREITER, M.: Innere Bezüge und äußere Funktion eines ramessidischen Felsgrabes in Nubien – Notizen zum Grab des Pennut (Teil I). In: ARNST, C.-B. / HAFEMANN, I. / LOHWASSER, A. (Hgg.): *Begegnungen. Antike Kulturen im Niltal. Festgabe für Erika Endesfelder[,] Karl-Heinz Priese[,] Walter-Friedrich Reineke[,] Steffen Wenig von Schülern und Mitarbeitern.* Leipzig 2001, S. 131–159.

FLESSA: *»(Gott) schütze«* —— FLESSA, N.: *»(Gott) schütze das Fleisch des Pharao«. Untersuchungen zum magischen Handbuch pWien Aeg 8426.* München / Leipzig 2006 (= Corpus Papyrorum Raineri 27).

FRANDSEN in: *Fs. Wente*, S. 131 ff. —— P. J. FRANDSEN: On Fear of Death and the Three *bwt*s Connected with Hathor. In: TEETER, E. / LARSON, J. A. (Hgg.): *Gold of Praise. Studies on Ancient Egypt in Honor of Edward F. Wente.* Chicago 1999 (= SAOC 58), S. 131–148.

FRANDSEN, *GM* 179 (2000) S. 9–34 —— FRANDSEN, P. J.: On the Origin of the Notion of the Evil in Ancient Egypt. In: *GM* 179 (2000) S. 9–34.

FRANDSEN in: *Gs. Quaegebeur* II, S. 975 ff. —— FRANDSEN, P. J.: On the Avoidance of Certain Forms of Loud Voices and Access to the Sacred. In: CLARYSSE, W. / SCHOORS, A. / WILLEMS, H. (Hgg.): *Egyptian Religion. The Last Thousand Years. Studies Dedicated to the Memory of Jan Quaegebeur.* Teil 2 Leuven 1998 (= OLA 85), S. 975–1000.

FRANDSEN in: KOUSOULIS (Hg.): *Demonology*, S. 25 ff. —— FRANDSEN, P. J.: Faeces of the creator or the temptations of the dead. In: KOUSOULIS, P. (Hg.): *Ancient Egyptian Demonology. Studies on the Boundaries between the Demonic and the Divine in Egyptian Magic.* Leuven / Paris / Walpole 2011 (= OLA 175), S. 25–62.

FRANKE: *Verwandtschaftsbezeichnungen* —— FRANKE, D.: *Altägyptische Verwandtschaftsbezeichnungen im Mittleren Reich.* Hamburg 1983 (= Hamburger Ägyptologische Studien 3).

GARDINER: *Grammar* —— GARDINER, A. H.: *Egyptian Grammar. Being an Introduction to the Study of Hieroglyphs.* Oxford ^{3}1978 (= 1957).

GARDINER: *HPBM* III —— GARDINER, A. H.: *Hieratic Papyri in the British Museum. Third Series: Chester Beatty Gift.* 2 Bde. London 1935.

Gardiner: *LEM* —— Gardiner, A. H.: *Late-Egyptian Miscellanies*. Brüssel 1937 (= Bibliotheca Aegyptiaca 7).

Gardiner: *LES* —— Gardiner, A. H.: *Late-Egyptian Stories*. Brüssel 1932 (= Bibliotheca Aegyptiaca 1).

Gardiner: *RAD* —— Gardiner, A. H.: *Ramesside Administrative Documents*. London 1948.

Gardiner, *RdE* 6 (1951) S. 115 ff. —— Gardiner, A. [H.]: A Protest Against Unjustified Tax-Demands. In: *RdE* 6 (1951) S. 115–133.

Gasse, *Catalogue* des ostraca de Deir el-Médina —— Gasse, A.: *Catalogue des ostraca hiératiques littéraires de Deir el-Médina*. Bd. 4, Fasz. 1: *N°s 1676–1774*. Kairo 1990 (= DFIFAO 25).

Gasse: *Les papyrus du Museo Gregoriano* —— Gasse, A.: *Les papyrus hiératiques et hiéroglyphiques du Museo Gregoriano Egizio*. Vatikanstadt 1993.

George: *Schatten* —— George, B.: *Zu den altägyptischen Vorstellungen vom Schatten als Seele*. Bonn 1970.

Germer: *Arzneimittelpflanzen* —— Germer, R.: *Untersuchungen über Arzneimittelpflanzen im Alten Ägypten*. Hamburg 1979.

Germer: *Heilpflanzen* —— Germer, R.: *Handbuch der altägyptischen Heilpflanzen*. Wiesbaden 2008 (= Philippika. Marburger altertumskundliche Abhandlungen 21).

Ghoneim: *Ökonomische Bedeutung des Rindes* —— Ghoneim, W.: *Die ökonomische Bedeutung des Rindes im alten Ägypten*. Bonn 1977 (= Habelts Dissertationsdrucke. Reihe Ägyptologie 3).

GM —— *Göttinger Miszellen*. Göttingen 1972–.

Goebs, *GM* 194 (2003) S. 29 ff. —— Goebs, Katja: Zerstörung als Erneuerung in der Totenliteratur. Eine kosmische Interpretation des Kannibalenspruchs. In: *GM* 194 (2003) S. 29–50.

Goedicke, *WZKM* 59/60 (1963/64) S. 1 ff. —— Goedicke, H.: Hieratische Ostraka in Wien. In: *WZKM* 59/60 (1963/64) S. 1–43.

GOF —— Göttinger Orientforschungen. Veröffentlichungen des Sonderforschungsbereiches Orientalistik an der Georg-August-Universität Göttingen. IV. Reihe: Ägypten. (1982 ohne Haupttitel). Göttingen 1973–1982.

Goyon, *BIFAO* 77 (1977) S. 45 ff. —— Goyon, J. C.: Un phylactère tardif : le Papyrus 3233 a et b du Musée du Louvre. In: *BIFAO* 77 (1977) S. 45–54.

Goyon: *Confirmation du pouvoir* —— Goyon, J.-C.: *Confirmation du pouvoir royal au nouvel an [Brooklyn Museum Papyrus 47.218.50]*. Kairo 1972 (= BdE 52).

Goyon: *Dieux - gardiens* —— Goyon, J.-C.: *Les dieux - gardiens et la genèse des temples (d'après les textes égyptiens de l'époque gréco-romaine). Les soixante d'Edfou et les soixante-dix-sept dieux de Pharbaethos*. 2 Teile Kairo 1985 (= BdE 93).

Goyon: *Papyrus d'Imouthès* —— Goyon, J.-C.: *Le Papyrus d'Imouthès Fils de Psintaês. Au Metropolitan Museum of Art de New-York (Papyrus MMA 35.9.21)*. New York 1999.

Goyon: *Recueil des prophylaxie* —— Goyon, J.-C.: *Le recueil de prophylaxie contre les agressions des animaux venimeux du Musée de Brooklyn. Papyrus Wilbour 47.218.138*. Wiesbaden 2012 (= Studien zur spätägyptischen Religion 5).

GOYON in: ROCCATI / SILIOTTI (Hgg.): *La Magia*, S. 57 ff. — GOYON, J. C.: Nombre et univers : Réflexions sur quelques données numériques de l'arsenal magique de l'Egypte pharaonique. In: ROCCATI, A. / SILIOTTI, A. (Hgg.): *La Magia in Egitto ai Tempi dei Faraoni*. Mailand 1987, S. 57–70.

GOYON in: THIERS (Hg.): *Documents de Théologies Thébaines Tardives* 2, S. 33 ff. — GOYON, J. C.: Thèbes : Khonsou, Thot et la monarchie pharaonique après la Troisième Période de Transition. La fête de Thot du 19 du premier mois de l'année et les rites de confirmation du pouvoir royal à Karnak, Edfou et Philæ (I). In: THIERS, C. (Hg.): *Documents de Théologies Thébaines Tardives* 2. Montpellier 2013 (= CENiM 8), S. 33–93.

GOYON in: THIERS (Hg.): *Documents de Théologies Thébaines Tardives* 3, S. 29 ff. — GOYON, J. C.: Thèbes : Khonsou, Thot et la monarchie pharaonique après la Troisième Période de Transition. La fête de Thot du 19 du premier mois de l'année et les rites de confirmation du pouvoir royal à Karnak, Edfou et Philæ (II). In: THIERS, C. (Hg.): *Documents de Théologies Thébaines Tardives* 3. Montpellier 2015 (= CENiM 13), S. 29–89.

GRANDET: *P. Harris I* — GRANDET, P.: *Le Papyrus Harris I (BM 9999)*. 2 Bde. Kairo 1994 (= BdE 109).

GRAPOW: *Bildl. Ausdrücke* — GRAPOW, H.: *Die bildlichen Ausdrücke des Ägyptischen. Vom Denken und Dichten einer altorientalischen Sprache*. Darmstadt 1983 (= Nachdr. d. Ausgabe Leipzig 1924).

GRAPOW: *Mediz. Texte in Umschreibung* — GRAPOW, H.: *Die medizinischen Texte in hieroglyphischer Umschreibung autographiert*. Berlin 1958 (= Grundriß der Medizin der Alten Ägypter 5).

GRAPOW: *Wie die Ägypter sich anredeten* — GRAPOW, H.: *Wie die Alten Ägypter sich anredeten, wie sie sich grüßten und wie sie miteinander sprachen*. 4 Teile Berlin 1939–1943 (= Abhandlungen der Preußischen Akademie der Wissenschaften. Philosophisch-historische Klasse 1939, 11; 1940, 12; 1941, 11; 1942, 7).

GRAVES-BROWN in: DANN (Hg.): *Current Research in Egyptology 2004*, S. 68–83 — GRAVES-BROWN, C. A.: Flint and Life Crises in Pharaonic Egypt. In: DANN, R. J. (Hg.): *Current Research in Egyptology 2004. Proceedings of the Fifth Annual Symposium which took place at the University of Durham January 2004*. Oxford 2006, S. 68–83.

GRAVES-BROWN in: PIQUETTE / LOVE (Hgg.): *Current Research in Egyptology 2003*, S. 57–70 — GRAVES-BROWN, C. A.: The Spitting Goddess and the Stony Eye: Divinity and flint in Pharaonic Egypt. In: PIQUETTE, K. / LOVE, S. (Hgg.): *Current Research in Egyptology 2003. Proceedings of the Fourth Annual Symposium which took place at the Institute of Archaeology, University College London 18–19 January 2003*. Oxford 2005, S. 57–70.

GREGERSEN in: *Fs. Frandsen*, S. 55 ff. — GREGERSEN, M.: Spend an optimal day (*iri hrw nfr*). In: NYORD, R. / RYHOLT, K. (Hgg.): *Lotus and Laurel. Studies on Egyptian Language and Religion in Honour of Paul John Frandsen*. Kopenhagen 2015 (= CNI Publications 39), S. 55–85.

GRIFFITHS: *Origins of Osiris* — GRIFFITHS, J. G.: *The Origins of Osiris*. München 1966 (= MÄS 9).

GRIMM: *Festkalender* — GRIMM, A.: *Die altägyptischen Festkalender in den Tempeln der griechisch-römischen Epoche*. Wiesbaden 1994 (= Ägypten und Altes Testament 15).

GRIMM / GRIMM: *Deutsches Wörterbuch* Bd. 10 — GRIMM, J. / GRIMM, W.: *Deutsches Wörterbuch.* Bd. 10 München 1984 (= Nachdruck der Ausgabe Leipzig 1877).

GRUNERT, *GM* 221 (2009) S. 37–39 — GRUNERT, S.: Das »Arschloch« – kein Esel, nur eine Eselei. In: *GM* 221 (2009) S. 37–39.

GUGLIELMI / BUROH in: *Fs. te Velde*, S. 101 ff. — GUGLIELMI, W.: Die Eingangssprüche des Täglichen Tempelrituals nach Papyrus Berlin 3055 (I, 1 – VI, 3). In: VAN DIJK, J. (Hg.): *Essays on Ancient Egypt in Honour of Herman te Velde*. Groningen 1997 (= Egyptological Memoirs 1), S. 101–166.

GUTBUB: *Textes fondamentaux de Kom Ombo* — GUTBUB, A.: *Textes fondamentaux de la théologie de Kom Ombo.* Kairo 1973.

HÄB — Hildesheimer Ägyptologische Beiträge. Hildesheim 1976–.

HAHN / SCHERER: *Lexikon der Medizin* — HAHN, G. / SCHERER, M. (Red.): *Lexikon der Medizin.* Bergisch Gladbach [o. J.].

HANNIG: *ÄW I* — HANNIG, R.: *Ägyptisches Wörterbuch I. Altes Reich und Erste Zwischenzeit.* Mainz 2003 (= Hannig-Lexica 4 = Kulturgeschichte der antiken Welt 98).

HANNIG: *HandWb* — HANNIG, R.: *Die Sprache der Pharaonen. Großes Handwörterbuch Ägyptisch – Deutsch (2800–950 v. Chr.) – Marburger Edition –.* Mainz [5]2009 (= Kulturgeschichte der antiken Welt 64).

HARING, *JESHO* 46 (2003) S. 249 ff. — HARING, B. [J. J.]: From Oral Practice to Written Record in Ramesside Deir el-Medina. In: *Journal of the Economic and Social History of the Orient* 46 (2003) S. 249–272.

HARING / DONKER VAN HEEL, *Writing in a Workmen's Village* — HARING, B. J. J. / DONKER VAN HEEL, K.: *Writing in a Workmen's Village. Scribal Practice in Ramesside Deir el-Medina.* Leiden 2003 (= Egyptologische Uitgaven 16).

HARRAUER / LIVADARAS in: MANAPHIS (Hg.): *Sina*, S. 356 f. — HARRAUER, H. / Λιβαδάρας, N.: Η συλλογη παπυρων. In: Μαναφις, K. (Hg.): Σινα. Οι θησαυροι της ι. μονης αγιας Αικατερινης. Athen 1990, S. 356–357.

HELCK: *Djedefhor* — HELCK, W.: *Die Lehre des Djedefhor und die Lehre eines Vaters an seinen Sohn.* Wiesbaden 1984 (= Kleine ägyptische Texte).

HELCK: *Nfr.tj* — HELCK, W.: *Die Prophezeiung des Nfr.tj.* Wiesbaden 1970 (= Kleine ägyptische Texte).

HERMANN, *ZÄS* 73 (1937) 68–74 — HERMANN, A.: Die Katze im Fenster über der Tür. In: *ZÄS* 73 (1937) 68–74.

Hieratische Papyrus Berlin — *Hieratische Papyrus aus den Königlichen Museen zu Berlin. Herausgegeben von der Generalverwaltung.* 5 Bde. Leipzig 1901–1909.

Hieroglyphic Texts (BM) VIII — EDWARDS, I. E. S. (Hg.): *British Museum. Hieroglyphic Texts from Egyptian Stelae, etc.* Teil 8 [London] 1939.

HOCH: *Semitic Words* — HOCH, J. E.: *Semitic Words in Egyptian Texts of the New Kingdom and Third Intermediate Period.* Princeton 1994.

HOFFMANN in: COLLINS (Hg.): *Magic and Witchcraft* S. 52 ff. — HOFFMANN, F.: Ancient Egypt. In: COLLINS, D. J. (Hg.): *The Cambridge History of Magic and Witchcraft in the West.* New York 2015, S. 52–82.

HOFFMANN in: *ICD 7*, S. 219–228 —— HOFFMANN, F.: Die Hymnensammlung des P. Wien D6951. In: RYHOLT, K. (Hg.): *Acts of the Seventh International Conference of Demotic Studies. Copenhagen, 23–27 August 1999*. Kopenhagen 2002 (= CNI Publications 27), S. 219–228.

HOFFMANN in: *ICP 23*, S. 279 ff. —— HOFFMANN, F.: Die ägyptischen literarischen Texte. Ein Forschungsüberblick. In: PALME, B. (Hg.): *Akten des 23. Internationalen Kongresses für Papyrologie Wien, 22.–28. Juli 2001*. Wien 2007 (= Papyrologica Vindobonensia 1), S. 279–294.

HOFFMANN: *Kampf um den Panzer des Inaros* —— HOFFMANN, F.: *Der Kampf um den Panzer des Inaros. Studien zum P. Krall und seiner Stellung innerhalb des Inaros-Petubastis-Zyklus*. Wien 1996 (= Mitteilungen aus der Papyrussammlung der Österreichischen Nationalbibliothek [Papyrus Erzherzog Rainer]. Neue Serie 26).

HOFFMANN / QUACK: *Anthologie* —— HOFFMANN, F. / QUACK, J. F.: *Anthologie der demotischen Literatur*. Berlin 2007 (= Einführungen und Quellentexte zur Ägyptologie 4).

HOLLIS: *Tale of Two Brothers* —— HOLLIS, S. T.: *The Ancient Egyptian "Tale of Two Brothers". A Mythological, Religious, Literary, and Historico-Political Study*. Oakville, CT [2]2008.

HORNUNG: *Amduat* —— HORNUNG, E.: *Das Amduat. Die Schrift des verborgenen Raumes*. 2 Teile Wiesbaden 1963 (= Ägyptologische Abhandlungen 7).

HORNUNG: *Das Buch der Anbetung des Re im Westen* —— HORNUNG, E.: *Das Buch der Anbetung des Re im Westen (Sonnenlitanei). Nach den Versionen des Neuen Reiches*. 2 Teile Genf 1975 und 1976 (= Ægyptiaca Helvetica 2–3).

HORNUNG: *Das Buch von den Pforten des Jenseits* —— HORNUNG, E.: *Das Buch von den Pforten des Jenseits*. 2 Teile Genf 1979 und 1984 (= Ægyptiaca Helvetica 7 und 8).

HORNUNG: *Der Eine und die Vielen* —— HORNUNG, E.: *Der Eine und die Vielen. Ägyptische Gottesvorstellungen*. Darmstadt [6]2005.

HORNUNG, *Eranos-Jahrbuch* 52 (1983) S. 455 ff. —— HORNUNG, E.: Fisch und Vogel: zur altägyptischen Sicht des Menschen. In: *Eranos-Jahrbuch* 52 (1983) S. 455–496.

HORNUNG: *Himmelskuh* —— HORNUNG, E.: *Der Mythos von der Himmelskuh. Eine Ätiologie des Unvollkommenen*. Freiburg Schweiz und Göttingen [3]1997.

HORNUNG: *Tal der Könige* —— HORNUNG, E.: *Tal der Könige. Die Ruhestätte der Pharaonen*. Darmstadt 1983.

HORNUNG: *Totenbuch* —— HORNUNG, E.: *Das Totenbuch der Ägypter*. Darmstadt 1990.

HORNUNG: *Unterweltsbücher* —— HORNUNG, E.: *Ägyptische Unterweltsbücher*. Darmstadt [2]1984.

IVERSEN: *Hieroglyphic Dictionary* —— IVERSEN, E.: *Papyrus Carlsberg Nr. VII. Fragments of a Hieroglyphic Dictionary*. Kopenhagen 1958 (= Historisk-filologiske Skrifter udgivet af Det Kongelige Danske Videnskabernes Selskab Bd. 3,2).

JANSEN-WINKELN: *Inschriften der Spätzeit* III —— JANSEN-WINKELN, K.: *Inschriften der Spätzeit*. Teil 3: *Die 25. Dynastie*. Wiesbaden 2009.

JANSSEN, *JEA* 80 (1994) S. 129 ff. —— JANSSEN, J. J.: Debts and Credit in the New Kingdom. In: *JEA* 80 (1994) S. 129–136.

JARCE — *Journal of the American Research Center in Egypt.* Boston 1962–.

JASNOW / SMITH, *Enchoria* 32 (2010/11) S. 9 ff. — JASNOW, R. / SMITH, M.: 'As for Those Who have Called me Evil, Mut will Call them Evil': Orgiastic Cultic Behaviour and its Critics in Ancient Egypt (PSI Inv. [prov.] D 114a + PSI Inv. 3056 verso). In: *Enchoria* 32 (2010/11) S. 9–53.

JEA — *The Journal of Egyptian Archaeology.* London 1914–.

JELÍNKOVÁ-REYMOND: *Statue guérisseuse* — JELÍNKOVÁ-REYMOND, E.: *Les inscriptions de la statue guérisseuse de Djed-Ḥer-le-sauveur.* Kairo 1956 (= BdE 23).

JØRGENSEN in: *Fs. Frandsen*, S. 133 ff. — JØRGENSEN, J. B.: Myths, menarche and the *Return of the Goddess.* In: NYORD, R. / RYHOLT, K. (Hgg.): *Lotus and Laurel. Studies on Egyptian Language and Religion in Honour of Paul John Frandsen.* Kopenhagen 2015 (= CNI Publications 39), S. 133–164.

JOHNSON, *GM* 150 (1996) S. 75 ff. — JOHNSON, S.: A new view on some old vegetables: a study of the generic words *wꜣḏ* and *smw*. In: *GM* 150 (1996) S. 75–80.

JUNGE: *Neuägyptisch* — JUNGE, F.: *Einführung in die Grammatik des Neuägyptischen.* Wiesbaden 1996.

JUNKER / WINTER: *Geburtshaus* — JUNKER, H. / WINTER, E.: *Das Geburtshaus der Isis in Philä. Mit Zeichnungen von Dr. Otto Daum.* Wien et al. 1965 (= Österreichische Akademie der Wissenschaften. Philosophisch-historische Klasse. Denkschriften Sonderband).

KÁKOSY in: ID.: *Selected Papers*, S. 239–258 — KÁKOSY, L.: Ein magischer Papyrus des Kunsthistorischen Museums in Budapest. In: KÁKOSY, L.: *Selected Papers (1956–73).* Budapest 1981 (= Studia Aegyptiaca 7), S. 239–258.

KÁKOSY, *ZÄS* 117 (1990) S. 140 ff. — KÁKOSY, L.: Fragmente eines unpublizierten magischen Textes in Budapest. In: *ZÄS* 117 (1990) S. 140–157.

KEES, *ZÄS* 64 (1929) S. 99 ff. — KEES, H.: Kulttopographische und mythologische Beiträge. In: *ZÄS* 64 (1929) S. 99–112.

KEIMER, *Gartenpflanzen* II — GERMER, R. (Hg.): KEIMER, L.: *Die Gartenpflanzen im alten Ägypten.* Bd. 2 Mainz 1984.

KLASENS, *OMRO* 33 (1952) — KLASENS, A.: *A Magical Statue Base (Socle Béhague) in the Museum of Antiquities at Leiden.* Leiden 1952 (= *OMRO* 33).

KLOTH: *Biographische Inschriften* — KLOTH, N.: *Die (auto-) biographischen Inschriften des ägyptischen Alten Reiches: Untersuchungen zu Phraseologie und Entwicklung.* Hamburg 2002 (= SAK Beihefte 8).

KLOTZ: *Adoration of the Ram.* — KLOTZ, D.: *Adoration of the Ram. Five Hymns to Amun-Re from Hibis Temple.* New Haven 2006 (= Yale Egyptological Studies 6).

KLOTZ: *Caesar in the City of Amun* — KLOTZ, D.: *Caesar in the City of Amun. Egyptian Temple Construction and Theology in Roman Thebes.* Turnhout 2012 (= Monographies Reine Élisabeth 15).

KOENIG in: AMENTA / LUISELLI / SORDI (Hgg.): *L'Acqua* S. 91 ff. — KOENIG, Y.: L'eau et la magie. In: AMENTA, A. / LUISELLI, M. M. / SORDI, M. N. (Hgg.): *L'acqua nell'Egitto antico: vita, rigenerazione, incantesimo, medicamento. Proceedings of the First International Conference for Young Egyptologists. Italy, Chianciano Terme October 15–18, 2003.* Rom 2005 (= Egitto Antico 3, Atti 1), S. 91–105.

KOENIG, *BIFAO* 79 (1979) S. 103 ff. — KOENIG, Y.: Un revenant inconvenant? (Papyrus Deir el-Medineh 37). In: *BIFAO* 79 (1979) S. 103–119.

KOENIG, *BIFAO* 82 (1982) S. 283 ff. — KOENIG, Y.: Deux amulets de Deir el-Médineh. In: *BIFAO* 82 (1982) S. 283–293.

KOENIG, *BIFAO* 87 (1987) S. 255 ff. — KOENIG, Y.: Une petite stèle-amulette en bois. In: *BIFAO* 87 (1987) S. 255–263.

KOENIG, *BIFAO* 99 (1999) S. 259 ff. — KOENIG, Y.: Le contre-envoûtement de Ta-i.di-Imn. Pap. Deir el-Médineh 44. In: *BIFAO* 99 (1999) S. 259–281.

KOENIG, *BIFAO* 104 (2004) S. 291 ff. — KOENIG, Y.: Le papyrus de Moutemheb. In: *BIFAO* 104 (2004) S. 291–326.

KOENIG: *Magie et magiciens* — KOENIG, Y.: *Magie et magiciens dans l'Égypte ancienne.* Paris 1994.

KOENIG: *Papyrus Boulaq 6* — KOENIG, Y.: *Le Papyrus Boulaq 6. Transcription, Traduction et Commentaire.* Kairo 1981 (= BdE 87).

KOENIG, *RdE* 33 (1981) S. 29 ff. — KOENIG, Y.: Les effrois de Keniherkhepeshef (Papyrus Deir el-Médineh 40). In: *RdE* 33 (1981) S. 29–37.

KOENIG, *RdE* 38 (1987) S. 105 ff. — KOENIG, Y.: La Nubie dans les textes magiques. «L'inquiétante étrangeté». In: *RdE* 38 (1987) S. 105–110.

Kom Ombo II — DE MORGAN, J.: *Kom Ombos. Catalogue des monuments et inscriptions de l'Égypte antique.* Bd. 2 Wien 1895.

KOUSOULIS in: *ICE IX*, S. 1043 ff. — KOUSOULIS, P. I. M.: Dead Entitites in Living Bodies: The Demonic Influence of the Dead in the Medical Texts. In: GOYON, J.-C. / CARDIN, C. (Hgg.): *Proceedings of the Ninth International Congress of Egyptologists. Actes du neuvième Congrès international des égyptologues. Grenoble, 6-12 septembre 2002.* Bd. 1 Leuven / Paris / Dudley, MA (= OLA 150), S. 1043–1050.

KOUSOULIS in: ID. (Hg.): *Demonology*, S. IX ff. — KOUSOULIS, P.: Introduction. The Demonic Lore of Ancient Egypt. Questions on Definition. In: KOUSOULIS, P. (Hg.): *Ancient Egyptian Demonology. Studies on the Boundaries between the Demonic and the Divine in Egyptian Magic.* Leuven / Paris / Walpole 2011 (= OLA 175), S. IX–XXI.

KRAUSS: *Astronomische Konzepte* — KRAUSS, R.: *Astronomische Konzepte und Jenseitsvorstellungen in den Pyramidentexten.* Wiesbaden 1997 (= Ägyptologische Abhandlungen 59).

KRI — KITCHEN, K. A.: *Ramesside Inscriptions. Historical and Biographical.* 8 Bde. Oxford 1975–1990.

KRISS / KRISS-HEINRICH: *Volksglaube im Bereich des Islam* — KRISS, R. / KRISS-HEINRICH, H.: *Volksglaube im Bereich des Islam.* 2 Bde. Wiesbaden 1960–1962.

KUBISCH in: KLINKOTT / KUBISCH / MÜLLER-WOLLERMANN (Hgg.): *Geschenke und Steuern, Zölle und Tribute* S. 65 ff. — KUBISCH, S.: Überblick über die Terminologie der Abgaben in den altägyptischen Schriftquellen vom Alten bis zum Neuen Reich. In: KLINKOTT, H. / KUBISCH, S. / MÜLLER-WOLLERMANN, R. (Hgg.): *Geschenke und Steuern, Zölle und Tribute. Antike Abgabenformen in Anspruch und Wirklichkeit.* Leiden / Boston 2007 (= Culture and History of the Ancient Near East 29), S. 65–85.

KUCHAREK: *Klagelieder von Isis und Nephthys* — KUCHAREK, A.: *Die Klagelieder von Isis und Nephthys in Texten der Griechisch-Römischen Zeit.* Heidelberg 2010 (= Altägyptische Totenliturgien 4).

KURTH in: *Kölner Ägyptische Papyri*, S. 9 ff. —— KURTH, D.: Magischer Papyrus gegen Krankheiten. In: *Kölner Ägyptische Papyri (P. Köln ägypt.)*. Bd. 1 Opladen 1980 (= Papyrologica Coloniensia 9), S. 9–53.

KURTH: *Ptolemäisch* I —— KURTH, D.: *Einführung ins Ptolemäische. Eine Grammatik mit Zeichenliste und Übungsstücken.* Teil 1 Hützel 2007.

LÄ —— HELCK, W. / OTTO, E. [Bd. 1] (Hgg.) bzw. HELCK, W. / WESTENDORF, W. [Bd. 2 ff.] (Hgg.): *Lexikon der Ägyptologie.* 7 Bde. Wiesbaden 1975–1992.

LAMBDIN: *Sahidic Coptic* —— LAMBDIN, T. O.: *Introduction to Sahidic Coptic.* Macon 1983.

LAPP, *GM* 239 (2013) S. 51 ff. —— LAPP, G.: *zšn ḏwjt* und *zšš wꜣḏ*. In: *GM* 239 (2013) S. 51–63.

LEITZ: *Gaumonographien* —— LEITZ, C.: *Die Gaumonographien in Edfu und ihre Papyrusvarianten. Ein überregionaler Kanon kultischen Wissens im spätzeitlichen Ägypten.* 2 Teile Wiesbaden 2014 (= Soubassementstudien III = Studien zur spätägyptischen Religion 9).

LEITZ: *Geographisch-osirianische Prozessionen* —— LEITZ, C.: *Geographisch-osirianische Prozessionen aus Philae, Dendara und Athribis.* Wiesbaden 2012 (= Soubassementstudien 2 = Studien zur spätägyptischen Religion 8).

LEITZ, *GM* 98 (1987) S. 55 ff. —— LEITZ, C.: Spruch 11 des magischen Papyrus Leiden I 348 (rto IV,9–10). In: *GM* 98 (1987) S. 55–60.

LEITZ, *GM* 100 (1987) S. 47 ff. —— LEITZ, C.: Spruch 7 des magischen Papyrus Leiden I 348 (rto III,5–8). In: *GM* 100 (1987) S. 47–55.

LEITZ: *Magical and Medical Papyri* —— LEITZ, C.: *Magical and Medical Papyri of the New Kingdom.* London 1999 (= Hieratic Papyri in the British Museum 7).

LEITZ: *Tagewählerei* —— LEITZ, C.: *Tagewählerei. Das Buch* ḥꜣt nḥḥ pḥ.wy ḏt *und verwandte Texte.* 2 Bde. Wiesbaden 1994.

LEITZ: *Tempelinschriften* —— LEITZ, C.: *Die Tempelinschriften der griechisch-römischen Zeit.* Münster 2004 (= Quellentexte zur ägyptischen Religion 1 = Einführungen und Quellentexte zur Ägyptologie 2).

LEPPER: *pWestcar* —— LEPPER, V. M.: *Untersuchungen zu pWestcar. Eine philologische und literaturwissenschaftliche (Neu-)Analyse.* Wiesbaden 2008 (= Ägyptologische Abhandlungen 70).

LEPSIUS: *Todtenbuch* —— LEPSIUS, R.: *Das Todtenbuch der Ägypter nach dem hieroglyphischen Papyrus in Turin.* Leipzig 1842.

LEVEN (Hg.): *Antike Medizin* —— LEVEN, K.-H. (Hg.): *Antike Medizin. Ein Lexikon.* München 2005.

LEXA: *Magie* —— LEXA, F.: *La magie dans l'Égypte antique de l'ancien empire jusqu'à l'époque copte.* 3 Bde. Paris 1925.

LGG —— LEITZ, C. (Hg.): *Lexikon der ägyptischen Götter und Götterbezeichnungen.* 8 Bde. Leuven 2002–2003 (= OLA 110–116 und 129).

LIEVEN in: *Fs. Frandsen*, S. 181 ff. —— LIEVEN, A. VON: Antisocial gods? On the transgression of norms in ancient Egyptian mythology. In: NYORD, R. / RYHOLT, K. (Hgg.): *Lotus and Laurel. Studies on Egyptian Language and Religion in Honour of Paul John Frandsen.* Kopenhagen 2015 (= CNI Publications 39), S. 181–207.

LIEVEN in: GEUS / IRWIN / POISS (Hgg.): *Herodots Wege des Erzählens*, S. 323 ff. —— LIEVEN, A. VON: Asychis or Sasychis, that is the Question. In: GEUS, K. / IRWIN, E. / POISS, T. (Hgg.): *Herodots Wege des Erzählens. Logos und Topos in den Historien*. Frankfurt a. M. 2013 (= Zivilisationen & Geschichte 22), S. 323–332.

LIEVEN: *Grundriß des Laufes der Sterne* —— LIEVEN, A. VON: *Grundriß des Laufes der Sterne. Das sogenannte Nutbuch*. 2 Bde. Kopenhagen 2007 (= The Carlsberg Papyri 8 = CNI Publications 31).

LIEVEN in: *ICE X*, S. 899 ff. —— LIEVEN, A. VON: Who was "King" (S)asychis? In: KOUSOULIS, P. / LAZARIDIS, N. (Hgg.): *Proceedings of the Tenth International Congress of Egyptologists. University of the Aegean, Rhodes. 22-29 May 2008*. Bd. 1 Leuven / Paris / Bristol, CT 2015 (= OLA 241,1), S. 899–908.

LIEVEN, *Mitt. Berliner Gesellschaft für Anthropologie* 25 (2004) S. 47 ff. —— LIEVEN, A. VON: Kinder, Schreiber, Könige – Vergöttlichte Menschen im Alten Ägypten. Ein Arbeitsbericht. In: *Mitteilungen der Berliner Gesellschaft für Anthropologie, Ethnologie und Urgeschichte* 25 (2004) S. 47–62.

LIEVEN, *RdE* 51 (2000) S. 103 ff. —— LIEVEN, A. VON: Kleine Beiträge zur Vergöttlichung Amenophis['] I. – I. Amenophis I. auf schildförmigen Mumienamuletten. In: *RdE* 51 (2000) S. 103–121.

LingAeg —— *Lingua Aegyptia. Journal of Egyptian Language Studies*. Göttingen 1991–.

LÜCHTRATH in: Edfu – Begleitheft 5, S. 97 ff. —— LÜCHTRATH, A.: Das Kyphirezept. In: KURTH, D. (Hg.): *Edfu: Bericht über drei Surveys; Materialien und Studien*. Wiesbaden 1999 (= Die Inschriften des Tempels von Edfu. Begleitheft 5), S. 97–145.

LUFT: *Anzünden der Fackel* —— LUFT, D. C.: *Das Anzünden der Fackel. Untersuchungen zu Spruch 137 des Totenbuches*. Wiesbaden 2009 (= Studien zum Altägyptischen Totenbuch 15).

LUFT in: *Fs. Westendorf*, S. 103 ff. —— LUFT, U.: dj.j rḫ=k. In: *Studien zu Sprache und Religion Ägyptens. Zu Ehren von Wolfhart Westendorf überreicht von seinen Freunden und Schülern*. Bd. 1: *Sprache*. Göttingen 1984, S. 103–111.

LUFT in: *Fs. zum 150jährigen Bestehen des Berliner Museums*, S. 173 ff. —— LUFT, U.: Ein Amulett gegen Ausschlag (*srf.t*). In: *Festschrift zum 150jährigen Bestehen des Berliner Ägyptischen Museums*. Berlin 1974, S. 173–179.

MÄS —— Münchner Ägyptologische Studien. Berlin [ab Bd. 20 (1984) München / Berlin; ab Bd. 46 (1997) Mainz] 1962–.

MANASSA in: *Fs. Assmann*, S. 109 ff. —— MANASSA, C.: Sounds of the Netherworld. In: ROTHÖHLER, B. / MANISALI, A. (Hgg.): *Mythos & Ritual. Festschrift für Jan Assmann zum 70. Geburtstag*. Berlin 2008 (= Religionswissenschaft. Forschung und Wissenschaft 5), S. 109–135.

MANASSA in: MEYER-DIETRICH (Hg.): *Laut und Leise*, S. 147 ff. —— MANASSA, C.: Soundscapes in Ancient Egyptian Literature and Religion. In: MEYER-DIETRICH, E. (Hg.): *Laut und Leise. Der Gebrauch von Stimme und Klang in historischen Kulturen*. Bielefeld 2011, S. 147–172.

MARIETTE: *Papyrus Boulaq* —— MARIETTE, A.: *Les papyrus égyptiens du Musée de Boulaq*. Paris 1871–1876.

MASPERO: *Sarcophages* I —— MASPERO, G.: *Sarcophages des époques persane et ptolémaique (CG).* Bd. 1 Kairo 1914.

MASSART: *Leiden Magical Papyrus I 343 + I 345* —— MASSART, A.: *The Leiden Magical Papyrus I 343 + I 345.* Leiden 1954 (= *OMRO* 34 Suppl.).

MATHIEU in: *Gs. Yoyotte* II, S. 819 ff. —— MATHIEU, B.: Réflexions sur le « Fragment Daressy » et ses hommes illustres. In: ZIVIE-COCHE, C. / GUERMEUR, I. (Hgg.): *« Parcourir l'éternité ». Hommages à Jean Yoyotte.* Bd. 2 Turnhout 2012 (= Bibliothèque de l'École des Hautes Études, Sciences Religieuses 156,2), S. 819–852.

MATTHIEU / LOURIE, *Publications de la Société Egyptologique Leningrad* 2 (1929) S. 28 ff. —— MATTHIEU, M. / LOURIE, I.: Ostrakon No 4478 des Museums für schöne Künste in Moskau. In: *Publications de la Société Égyptologique à l'Université de l'Etat de Leningrad* 2 (1929) S. 28–31.

Medinet Habu VI —— The Epigraphic Survey: *The Temple Proper.* Teil 2: *The Re Chapel, the Royal Mortuary Complex, and Adjacent Rooms with Miscellaneous Material from the Pylons, the Forecourts, and the First Hypostyle Hall.* Chicago 1963 (= Medinet Habu 6 = The University of Chicago Oriental Institute Publications 84).

MEEKS: *AL* —— MEEKS, D.: *Année Lexicographique.* 3 Bde. Paris 1980–1982.

MEEKS: *Mythes du Delta* —— MEEKS, D.: *Mythes et légendes du Delta d'après le papyrus Brooklyn 47.218.84.* Kairo ^{2}2008 (= Mémoires publiés par les membres de l'Institut Français d'Archéologie Orientale du Caire 125).

MENDEL: *Monatsgöttinnen* —— MENDEL, D.: *Die Monatsgöttinnen in Tempeln und im privaten Kult.* Turnhout 2005 (= Rites égyptiens 11).

MEURER: *Feinde des Königs* —— MEURER, G.: *Die Feinde des Königs in den Pyramidentexten.* Freiburg und Göttingen 2002 (= OBO 189).

MIDANT-REYNES, *RdE* 33 (1981) S. 39–45 —— MIDANT-REYNES, B.: Les noms du silex en égyptien. In: *RdE* 33 (1981) S. 39–45.

MMAF —— Mémoires publiés par les membres de la Mission Archéologique Française au Caire. Kairo (teilweise Paris) 1884 (1889)–.

MÖLLER: *Paläographie* II —— MÖLLER, G.: *Hieratische Paläographie. Die aegyptische Buchschrift in ihrer Entwicklung von der fünften Dynastie bis zur römischen Kaiserzeit.* Bd. 2: *Von der Zeit Thutmosis' III bis zum Ende der einundzwanzigsten Dynastie.* Leipzig 1909.

MORENZ, *GM* 160 (1997) S. 63 ff. —— MORENZ, L. D.: *Ḥtp wr* - »große Opfergabe« (= Urin); Zu einem typisch sakraltextlichen Euphemismus in den Sargtexten. In: *GM* 160 (1997) S. 63–68.

MORENZ, *WZKM* 54 (1957) S. 119 ff. —— MORENZ, S.: Eine »Naturlehre« in den Sargtexten. In: *WZKM* 54 (1957) S. 119–129.

MOSHER, *JARCE* 29 (1992) S. 143 ff. —— MOSHER, M.: Theban and Memphite Book of the Dead Traditions in the Late Period. In: JARCE 29 (1992) S. 143–172.

MYŚLIWIEC: *Atum* —— MYŚLIWIEC, K.: *Studien zum Gott Atum.* 2 Bde. Hildesheim 1978–1979 (= HÄB 5 und 8).

NAVILLE: *Todtenbuch* —— NAVILLE, E.: *Das aegyptische Todtenbuch der XVIII. bis XX. Dynastie.* Einleitung und 2 Bde. Berlin 1886.

NERLICH / ZINK, *Bayerisches Ärzteblatt* 56,8 (2001) S. 373 ff. — NERLICH, A. [G.] / ZINK, A. [R.]: Paläopathologische Untersuchungen in der Nekropole von Theben-West. Leben und Krankheit im alten Ägypten. In: *Bayerisches Ärzteblatt* 56,8 (2001) S. 373–376.

NERLICH / ZINK in: *Fs. Kolta*, S. 17–27 — NERLICH, A. G. / ZINK, A. R.: Leben und Krankheiten im alten Ägypten. Paläopathologie von altägyptischen Mumien und Skelettfunden. In: LOCHER, W. G. (Hg.): *Orientalische Blütenlese. Florilegium Orientale. Symposium zum 75. Geburtstag von Dr. phil. Kamal Sabri Kolta am 11. Mai 2005*. München 2006, S. 17–27.

NUNN: *Medicine* — NUNN, J. F.: *Ancient Egyptian Medicine*. London 2000.

NYORD: *Breathing Flesh* — NYORD, R.: *Breathing Flesh. Conceptions of the Body in the Ancient Egyptian Coffin Texts*. Kopenhagen 2009 (= CNI Publications 37).

OBO — Orbis Biblicus et Orientalis. Freiburg Schweiz und Göttingen 1973–.

OLA — Orientalia Lovaniensia Analecta. Leuven 1975–.

OMRO — *Oudheidkundige Mededeelingen uit 's Rijksmuseum van Oudheden te Leiden* [ab Bd. 17: *Oudheidkundige Mededeelingen uit het Rijksmuseum van Oudheden te Leiden*]. Leiden 1920–1999.

O'ROURKE, *Royal Book of Protection* — O'ROURKE, P. F.: *A Royal Book of Protection of the Saite Period. pBrooklyn 47.218.49*. New Haven, CT 2015 (= Yale Egyptological Studies 9).

O'ROURKE, *ZÄS* 134 (2007) S. 166 ff. — O'ROURKE, P. F.: The *ʿmʿt*-Woman. In: *ZÄS* 134 (2007) S. 166–172.

O'ROURKE, *ZÄS* 137 (2010) S. 45 ff. — O'ROURKE, P. F.: The *ʿmʿ*-Male. In: *ZÄS* 137 (2010) S. 45–53.

OSING: *Hierat. Papyri aus Tebtunis I* — OSING, J.: *Hieratische Papyri aus Tebtunis I*. 2 Bde. Kopenhagen 1998 (= CNI Publications 17 = The Carlsberg Papyri 2).

OTTO: *Magie* — OTTO, B.-C.: *Magie. Rezeptions- und diskursgeschichtliche Analysen von der Antike bis zur Neuzeit*. Berlin / New York 2011 (= Religionsgeschichtliche Versuche und Vorarbeiten 57).

PANAGIOTOPOULOS, *Ägypten und Levante* 10 (2000), S. 139 ff. — PANAGIOTOPOULOS, D.: Tributabgaben und Huldigungsgeschenke aus der Levante. Die ägyptische Nordexpansion in der 18. Dynastie aus strukturgeschichtlicher Sicht. In: *Ägypten und Levante* 10 (2000) S. 139–158.

PARKINSON: *Poetry and Culture* — PARKINSON, R. B.: *Poetry and Culture in Middle Kingdom Egypt. A Dark Side to Perfection*. London / New York 2002.

PESTMAN: *Tsenhor* — PESTMAN, P. W.: *Les papyrus démotiques de Tsenhor (P. Tsenhor). Les archives privées d'une femme égyptienne du temps de Darius Ier*. 2 Bde. Leuven 1994.

PETRIE: *Hawara* — PETRIE, W. M. F.: *Hawara, Biahmu, and Arsinoe*. London 1889.

PEUST, *GM* 208 (2006) S. 7 f. — PEUST, C.: Nochmals zur Lesung der Kopf-Hieroglyphe. In: *GM* 208 (2006) S. 7–8.

PIANKOFF: *Livre du Jour* — PIANKOFF, A.: *Le Livre du Jour et de la Nuit*. Kairo 1942 (= BdE 13).

PIANKOFF / RAMBOVA: *Mythological Papyri* — PIANKOFF, A. / RAMBOVA, N.: *Mythological Papyri*. 2 Teile New York 1957 (= Egyptian Religious Texts and Representations 3 = Bollingen Series 40).

PLEYTE / ROSSI: *Papyrus de Turin* — PLEYTE, W. / ROSSI, F.: *Papyrus de Turin*. 2 Bde. Leiden 1869–1876.

PM — PORTER, B. / MOSS, R. L. B.: *Topographical Bibliography of Ancient Egyptian Hieroglyphic Texts, Relief, and Paintings*. 8 Bde. Oxford 1927–1999 (^{2}1960–).

POLLAK: *Gesundheitslexikon* — POLLAK, K.: *Knaurs Großes Gesundheitslexikon. Ein Ratgeber für Gesunde und Kranke*. München ^{6}1994.

POSENER: *Catalogue des ostraca de Deir el-Médineh* I — POSENER, G.: *Catalogue des ostraca hiératiques littéraires de Deir el-Médineh*. Bd. 1: *N°s 1001–1108*. Kairo 1934–1938 (= DFIFAO 1).

POSENER: *Catalogue des ostraca de Deir el-Médineh* II — POSENER, G.: *Catalogue des ostraca hiératiques littéraires de Deir el-Médineh*. Bd. 2: *N°s 1109–1266*. Kairo 1951–1972 (= DFIFAO 18).

POSENER, *JEA* 35 (1949) S. 77 ff. — POSENER, G.: Les signes noirs dans les rubriques. In: *JEA* 35 (1949) S. 77–81.

POSENER, *JEA* 37 (1951) S. 75 ff. — POSENER, G.: Sur l'emploi de l'encre rouge dans les manuscrits égyptiens. In: *JEA* 37 (1951) S. 75–80.

POSENER, *RdE* 11 (1957) S. 119 ff. — POSENER, G.: Le conte de Néferkarê et le général Siséné (Recherches litéraires VI). In: *RdE* 11 (1957) S. 119–137.

POSENER, *RdE* 28 (1976) S. 146 ff. — POSENER, G.: Notes de transcription. In: *RdE* 28 (1976) S. 146–148.

PRIES: *Stundenwachen* — PRIES, A. H.: *Die Stundenwachen im Osiriskult. Eine Studie zur Tradition und späten Rezeption von Ritualen im Alten Ägypten*. 2 Teile Wiesbaden 2011 (= Studien zur spätägyptischen Religion 2).

QUACK: *Ani* — QUACK, J. F.: *Die Lehren des Ani. Ein neuägyptischer Weisheitstext in seinem kulturellen Umfeld*. Freiburg Schweiz und Göttingen 1994 (= OBO 141).

QUACK in: ASSMANN / BLUMENTHAL (Hgg.): *Literatur und Politik*, S. 267 ff. — QUACK, J. F.: Der historische Abschnitt des Buches vom Tempel. In: ASSMANN, J. / BLUMENTHAL, E. (Hgg.): *Literatur und Politik im pharaonischen und ptolemäischen Ägypten. Vorträge der Tagung zum Gedenken an Georges Posener 5. - 10. September 1996 in Leipzig*. Kairo 1998 (= BdE 127), S. 267–278.

QUACK in: BERLEJUNG / DIETRICH / QUACK (Hgg.): *Menschenbilder*, S. 561 ff. — QUACK, J. F.: Zur Beschneidung im Alten Ägypten. In: BERLEJUNG, A. / DIETRICH, J. / QUACK, J. F. (Hgg.): *Menschenbilder und Körperkonzepte im Alten Israel, in Ägypten und im Alten Orient*. Tübingen 2012 (= Orientalische Religionen in der Antike. Ägypten, Israel, Alter Orient / Oriental Religions in Antiquity. Egypt, Israel, Ancient Near East 9), S. 561–651.

QUACK, *CdE* 74 (1999) S. 5 ff. — QUACK, J. F.: Magie und Totenbuch – eine Fallstudie (pEbers 2,1–6). In: *CdE* 74 (1999) S. 5–17.

QUACK in: FISCHER-ELFERT (Hg.): *Papyrus Ebers*, S. 63 ff. — QUACK, J. F.: Tabuisierte und ausgegrenzte Kranke nach dem »Buch vom Tempel«. In: FISCHER-ELFERT, H.-W. (Hg.): *Papyrus Ebers und die antike Heilkunde. Akten der Tagung vom 15.-16. 3. 2002 in der Albertina/UB der Universität Leipzig*. Wiesbaden 2005 (= Philippika 7), S. 63–80.

QUACK in: *Fs. Kitchen*, S. 413 ff. — QUACK, J. F.: Beiträge zu einigen religiösen und magischen Texten. In: COLLIER, M. / SNAPE, S. (Hgg.): *Ramesside Studies in Honour of K. A. Kitchen*. Bolton 2011, S. 413–416.

QUACK in: JÖRDENS (Hg.): *Ägyptische Magie*, S. 101 ff. — QUACK, J. F.: Dämonen und andere höhere Wesen in der Magie als Feinde und Helfer. In: JÖRDENS, A. (Hg.): *Ägyptische Magie und ihre Umwelt*. Wiesbaden 2015 (= Philippika 8), S. 101–118.

QUACK in: LEPPER (Hg.): *Persönlichkeiten*, S. 43 ff. — QUACK, J. F.: Imhotep – der Weise, der zum Gott wurde In: LEPPER, V. (Hg.): *Persönlichkeiten aus dem Alten Ägypten im Neuen Museum*. Petersberg 2014, S. 43–66.

QUACK, *LingAeg* 5 (1997) S. 277 ff. — QUACK, J. F. (Rez.): Leitz: Tagewählerei. In: *LingAeg* 5 (1997) S. 277–287.

QUACK, *LingAeg* 11 (2003) S. 113 ff. — QUACK, J. F.: Zum Lautwert von Gardiner Sign-List U 23. In: *LingAeg* 11 (2003) S. 113–116.

QUACK, *OLZ* 101 (2006) Sp. 397–399 — QUACK, J. F. (Rez.): Fischer-Elfert: Zaubersprüche. In: *Orientalistische Literaturzeitung* 101 (2006) Sp. 397–399.

QUACK in: RYHOLT (Hg.): *Hieratic Texts*, S. 39 ff. — QUACK, J. F.: Eine Papyruskopie des Textes der Votivellen (P. Carlsberg 419). In: RYHOLT, K. (Hg.): *Hieratic Texts from the Collection*. Kopenhagen 2006 (= The Carlsberg Papyri 7 = CNI Publications 30), S. 39–52.

QUACK in: RYHOLT (Hg.): *Literary Texts* — QUACK, J. F.: Fragmente eines theologischen Traktats. In: RYHOLT, K. (Hg.): *Demotic Literary Texts from the Tebtunis Temple Library and elsewhere*. Kopenhagen i. Dr. (= The Carlsberg Papyri 11).

QUACK in: SCHNEIDER (Hg.): *Das Ägyptische und die Sprachen Vorderasiens*, S. 472 ff. — QUACK, J. F.: Griechische und andere Dämonen in spätdemotischen magischen Texten. In: SCHNEIDER, T. (Hg.): *Das Ägyptische und die Sprachen Vorderasiens, Nordafrikas und der Ägäis. Akten des Basler Kolloquiums zum ägyptisch-nichtsemitischen Sprachkontakt. Basel 9.-11. Juli 2003*. Münster 2004 (= Alter Orient und Altes Testament 310), S. 427–507.

QUACK, *Sokar* 27 (2013) S. 64–81. — QUACK, J. F.: Vom Dekret des Neferkasokar zum Dialog des Imhotep. Ägyptische Textquellen zum idealen Tempel. In: *Sokar* 27 (2. Halbjahr 2013) S. 64–81.

QUACK, *WdO* 35 (2005) S. 198 ff. — QUACK, J. F. (Rez.): Wettengel: Die Erzählung von den beiden Brüdern. In: *Die Welt des Orients* 35 (2005) S. 198–202.

QUACK, *ZDMG* 146 (1996) S. 507 ff. — QUACK, J. F. (Rez.): Hoch: Semitic Words. In: *Zeitschrift der Deutschen Morgenländischen Gesellschaft* 146 (1996) S. 507–514.

QUACK, *ZDMG* 155 (2005) S. 610 f. — QUACK, J. F. (Rez.): Dorman: Faces in Clay. In: *Zeitschrift der Deutschen Morgenländischen Gesellschaft* 155 (2005) S. 610–611.

QUAEGEBEUR in: *Fs. Heerma van Voss*, S. 105 ff. — QUAEGEBEUR, J.: Lettres de Thot et Décrets pour Osiris. In: KAMSTRA, J. H. / MILDE, H. / WAGTENDONK, K. (Hgg.): *Funerary Symbols and Religion. Essays dedicated to Professor M.S.H.G. Heerma van Voss on the occasion of his retirement from the Chair of the History of Ancient Religions at the University of Amsterdam*. Kampen 1988, S. 105–126.

RADESTOCK: *Prinzipien* — RADESTOCK, S.: *Prinzipien der ägyptischen Medizin. Medizinische Lehrtexte der Papyri Ebers und Smith. Eine wissenschaftstheoretische Annäherung*. Würzburg 2015 (= Wahrnehmungen und Spuren Altägyptens 4).

RANKE: *PN* I — RANKE, H.: *Die ägyptischen Personennamen*. Bd. 1: Verzeichnis der Namen. Glückstadt 1935.

RAUE: *Heliopolis und das Haus des Re* —— RAUE, D.: *Heliopolis und das Haus des Re. Eine Prosopographie und ein Toponym im Neuen Reich.* Berlin 1999.

RAVEN: *Egyptian Magic* —— RAVEN, M. J.: *Egyptian Magic. The Quest for Thoth's Book of Secrets.* Kairo / New York 2012.

RAVEN in: *Fs. te Velde*, S. 275 ff. —— RAVEN, M. J.: Charms for Protection during the Epagomenal Days. In: VAN DIJK, J. (Hg.): *Essays on Ancient Egypt in Honour of Herman te Velde*. Groningen 1997 (= Egyptological Memoirs 1), S. 275–291.

RAVEN, *OMRO* 64 (1983) S. 7 ff. —— RAVEN, M. [J.]: Wax in Egyptian Magic and Symbolism. In: *OMRO* 64 (1983) S. 7–47.

RdE —— *Revue d'Égyptologie.* Paris 1933–.

Redford: *King-Lists, Annals and Daybooks* —— REDFORD, D. B.: *King-Lists, Annals and Daybooks. A Contribution to the Study of the Egyptian Sense of History.* Mississauga 1986.

RITNER, *JARCE* 27 (1990) S. 25 ff. —— RITNER, R. K.: O. Gardiner 363: A Spell Against Night Terrors. In: *JARCE* 27 (1990) S. 25–41.

RITNER: *Mechanics* —— RITNER, R. K.: *The Mechanics of Ancient Egyptian Magical Practice.* Chicago ^{4}2008 (= SAOC 54).

RIZZO, *BIFAO* 105 (2005) 295 ff. —— RIZZO, J.: *Bjn*: de mal en pis. In: *BIFAO* 105 (2005) 295–320.

ROCCATI in: *Atti del 1° convegno sul Vicino Oriente*, S. 101 ff. —— ROCCATI, A.: L' offerta di Geb. In: *Atti del 1° convegno italiano sul Vicino Oriente*. Rom 1978, S. 101–108.

ROCCATI: *Magica Taurinensia* —— ROCCATI, A.: *Magica Taurinensia. Il grande papiro magico di Torino e i suoi duplicati.* Rom 2011 (= Analecta Orientalia 56).

ROEDER / RÖPKE (Hgg.): *Zwischen Schein und Sein* —— ROEDER, H. / RÖPKE, F. (Hgg.): *Zwischen Schein und Sein. Die Magieproblematik aus der Perspektive früher Hochkulturen.* München 2013 (= Ägyptologie und Kulturwissenschaft 3).

ROSENOW in: HANNIG / VOMBERG / WITTHUHN (Hgg.): *Marburger Treffen*, S. 35 ff. —— ROSENOW, D.: Es stinkt. Hygiene im alten Ägypten. In: HANNIG, R. / VOMBERG, P. / WITTHUHN, O. (Hgg.): *Marburger Treffen zur altägyptischen Medizin. Vorträge und Ergebnisse des 1.–5. Treffens 2002–2007.* Göttingen 2007 (= GM Beihefte 2), S. 35–46.

ROTH / ROEHRIG, *JEA* 88 (2002) S. 121 ff. —— ROTH, A. M. / ROEHRIG, C. H.: Magical Bricks and the Bricks of Birth. In: *JEA* 88 (2002) S. 121–139.

ROULIN: *Livre de la Nuit* —— ROULIN, G.: *Le Livre de la Nuit. Une composition égyptienne de l'au-delà.* 2 Teile Freiburg Schweiz und Göttingen 1996 (= OBO 147).

RÜTER: *Habt Ehrfurcht* —— RÜTER, S.: *»Habt Ehrfurcht vor der Gottheit NN«. Die* śnḏ-n-*Hymnen in den ägyptischen Tempeln der griechisch-römischen Zeit.* Gladbeck 2009 (= Die Inschriften des Tempels von Edfu. Begrleithefte 2).

SAK —— *Studien zur altägyptischen Kultur.* Hamburg 1974–.

SAKKELION / SAKKELION: *Katalogos* —— Σακκελίων, I. / Σακκελίων, A. I.: *Ἐθνική Βιβλιοθήκη τῆς Ἑλλάδος – Κατάλογος τῶν χειρογράφων τῆς Ἐθνικῆς Βιβλιοθήκης τῆς Ἑλλάδος.* Athen 1892.

SANDER-HANSEN: *Anchnesneferibre* —— SANDER-HANSEN, C. E.: *Die religiösen Texte auf dem Sarg der Anchnesneferibre.* Kopenhagen 1937.

SANDER-HANSEN: *Metternichstele* —— SANDER-HANSEN, C. E.: *Die Texte der Metternichstele.* Kopenhagen 1956 (= Analecta Aegyptiaca 7).

SAOC —— Studies in Ancient Oriental Civilization. Chicago 1931–.

SAUNERON, *BIFAO* 60 (1960) S. 31 ff. —— SAUNERON, S.: La différenciation des langages d'après la tradition égyptienne. In: *BIFAO* 60 (1960) S. 31–41.

SAUNERON, *Kêmi* 20 (1970), S. 7 ff. —— SAUNERON, S.: Le rhyme d'Anynakhté (Pap. Deir el-Médinéh 36). In: *Kêmi* 20 (1970) S. 7–18.

SAUNERON: *Papyrus illustré de Brooklyn* —— SAUNERON, S.: *Le papyrus magique illustré de Brooklyn [Brooklyn museum 47.218.156].* Brooklyn 1970 (= Wilbour Monographs 3).

SAUNERON: *Traité d'ophiologie* —— SAUNERON, S.: *Un traité égyptien d'ophiologie. Papyrus du Brooklyn Museum N°s 47.218.48 et 85.* Kairo 1989 (= Institut Français d'Archéologie Orientale du Caire. Bibliothèque Générale 11).

EL-SAYED in: *Fs. Radwan* Bd. 1, S. 295 ff. —— EL-SAYED, R.: Nebnerou. In: *Studies in Honor of Ali Radwan.* Bd. 1 Kairo 2005, S. 295–318.

EL-SAYED: *Neith* —— EL-SAYED, R.: *La déesse Neith de Saïs.* 2 Bde. Kairo 1982 (= BdE 86).

SCHNEIDER, *SAK* 24 (1997) S. 241 ff. —— SCHNEIDER, T.: Das Schriftzeichen »Rosette« und die Göttin Seschat. In: *SAK* 24 (1997) S. 241–267.

SCHOTT: *Bücher* —— SCHOTT, S.: *Bücher und Bibliotheken im Alten Ägypten.* Wiesbaden 1990.

SCHOTT, *ZÄS* 65 (1930) S. 35 ff. —— SCHOTT, S.: Drei Sprüche gegen Feinde. In: *ZÄS* 65 (1930) S. 35–42.

SCHRAMM: *Historische Malmaterialien* —— SCHRAMM, H.-P.: *Historische Malmaterialien und Möglichkeiten ihrer Identifizierung.* Dresden [1980].

SCHWEITZER, *ZÄS* 138 (2011) S. 132 ff. —— SCHWEITZER, S.: Zum Lautwert einiger Hieroglyphen. [D1], [U23], [F25] und [W19]. In: *ZÄS* 138 (2011) S. 132–149.

SEIPEL: *Ägypten* —— SEIPEL, W.: *Ägypten. Die letzten Pharaonen. Von Alexander dem Großen bis Kleopatra. Katalog zur Ausstellung in der Kunsthalle Leoben. 25. April – 1. November 2015.* Regensburg [= Publikationen der Reiss-Engelhorn-Museen 67].

SÉRIDA in: *Fs. Frandsen*, S. 351 ff. —— SÉRIDA, R.: Cultural Memory and Motifs of Magician Heroes from Ancient to Islamic Egypt. In: NYORD, R. / RYHOLT, K. (Hgg.): *Lotus and Laurel. Studies on Egyptian Language and Religion in Honour of Paul John Frandsen.* Kopenhagen 2015 (= CNI Publications 39), S. 351–372.

SETHE: *Altägyptische Vorstellungen vom Lauf der Sonne* —— SETHE, K.: *Altägyptische Vorstellungen vom Lauf der Sonne.* Berlin 1928 (= Abhandlungen der Preußischen Akademie der Wissenschaften. Philosophisch-historische Klasse 1928).

SETHE: *Amun und die acht Urgötter* —— SETHE, K.: *Amun und die acht Urgötter von Hermopolis. Eine Untersuchung über Ursprung und Wesen des ägyptischen Götterkönigs.* Berlin 1929 (= Abhandlungen der Preußischen Akademie der Wissenschaften. Philosophisch-historische Klasse 1929,4).

SETHE: *Dramatischer Ramesseumpapyrus* —— SETHE, K.: *Dramatische Texte zu altägyptischen Mysterienspielen.* II. *Der Dramatische Ramesseumpapyrus. Ein Spiel zur Thronbesteigung des Königs.* Leipzig 1928 (= Untersuchungen zur Geschichte und Altertumskunde Aegyptens 10, S. 81–264 und Taf. 1–22).

SETHE, *ZÄS* 41 (1904) S. 43 ff. — SETHE, K.: Der Name Sesostris. In: *ZÄS* 41 (1904) S. 43–57.

SETHE: *Zahlen* — SETHE, K.: *Von Zahlen und Zahlworten bei den alten Ägyptern und was für andere Völker und Sprachen daraus zu lernen ist. Ein Beitrag zur Geschichte von Rechenkunst und Sprache.* Straßburg 1916 (= Schriften der Wissenschaftlichen Gesellschaft in Straßburg 25).

SIMPSON in: *Fs. Edwards*, S. 57 ff. — SIMPSON, W. K.: Lepsius Pyramid LV at Dahshur: the Mastaba of Si-Ese, Vizier of Amenemhet II. In: *Pyramid Studies and Other Essays Presented to I. E. S. Edwards*. London 1988 (= Egypt Exploration Society Occasional Publications 7), S. 57–60.

SIMPSON: *Inscribed Material from Abydos* — SIMPSON, W. K.: *Inscribed Material from the Pennsylvania-Yale Excavations at Abydos.* New Haven und Philadelphia 1995 (= Publications of the Pennsylvania-Yale Expedition to Egypt 6).

SIMPSON, *JEA* 46 (1960) S. 65 ff. — SIMPSON, W. K.: Papyrus Lythgoe: A Fragment of a Literary Text of the Middle Kingdom from El-Lisht. In: *JEA* 46 (1960) S. 65–70.

SIMPSON, *JEA* 49 (1963) S. 172. — SIMPSON, W. K.: The vizier Weḥaʿu in Papyrus Lythgoe and Ostr. Moscow 4478. In: *JEA* 49 (1963) S. 172.

SMITH in: Bareš / COPPENS / SMOLÁRIKOVÁ (Hgg.): *Egypt in Transition*, S. 396 ff. — SMITH, M.: The Reign of Seth: Egyptian Perspectives from the First Millennium BCE. In: BAREŠ, L. / COPPENS, F. / SMOLÁRIKOVÁ, K. (Hgg.): *Egypt in Transition. Social and Religious Development of Egypt in the First Millennium BCE. Proceedings of an International Conference Prague, September 1–4, 2009*. Prag 2010, S. 396–430.

SMITH: *Primaeval Ocean* — SMITH, M.: *On the Primaeval Ocean.* Kopenhagen 2002 (= The Carlsberg Papyri 5 = CNI Publications 26).

SMITH: *Traversing Eternity* — SMITH, M.: *Traversing Eternity. Texts for the Afterlife from Ptolemaic and Roman Egypt.* Oxford 2009.

SMITHER, *JEA* 27 (1941) S. 131 f. — SMITHER, P. C.: A Ramesside love charm. JEA 27 (1941) S. 131–132.

SPIEGELBERG: *Demot. Gr.* — SPIEGELBERG, W.: *Demotische Grammatik.* Heidelberg ²1975.

SPIEGELBERG, *ZÄS* 49 (1911) S. 127 f. — SPIEGELBERG, W.: Amon als Gott der Luft oder des Windes (πνεῦμα). ZÄS 49 (1911) S. 127–128.

STADLER in: *Fs. Seidl*, S. 3 ff. — STADLER, M. A.: Metatranszendenztheologie im Alten Ägypten. Pyramidentextspruch 215 und der ramessidische Weltgott. In: ERNST, S. / HÄUSL, M. (Hgg.): *Kulte, Priester, Rituale. Beiträge zu Kult und Kultkritik im Alten Testament und Alten Orient. Festschrift für Theodor Seidl zum 65. Geburtstag*. St. Ottilien 2010 (= Arbeiten zu Text und Sprache im Alten Testament 89), S. 3–31.

STADLER in: *Fs. Vittmann*, S. 521 ff. — STADLER, M. A.: Die Größe der nubischen Katze im *Mythos vom Sonnenauge*. Zur Semantik von demotisch *qy* »hoch« oder »lang«. In: LIPPERT, S. L. / SCHENTULEIT, M. / STADLER, M. A. (Hgg.): *Sapientia Felicitas. Festschrift für Günter Vittmann zum 29. Februar 2016*. Montpellier 2016 (= Cahiers de l'ENiM 14), S. 521–538.

STADLER: *Weiser und Wesir* — STADLER, M. A.: *Weiser und Wesir. Studien zu Vorkommen, Rolle und Wesen des Gottes Thot im ägyptischen Totenbuch.* Tübingen 2009 (= Orientalische Religionen in der Antike. Ägypten, Israel, Alter Orient 1).

STEINDORFF: *Kopt. Gr.* — STEINDORFF, G.: *Koptische Grammatik.* Hildesheim 1979 (= Nachdr. der Ausg. Berlin ^{3}1930).

STÖRK, *GM* 5 (1973) S. 33 ff. — STÖRK, L.: Das Ohr in den altägyptischen Sexualvorstellungen. In: *GM* 5 (1973) S. 33–38.

STÖRK, *GM* 8 (1973) S. 39 ff. — STÖRK, L.: Das Ohr in den altägyptischen Sexualvorstellungen – Nachtrag. In: *GM* 8 (1973) S. 39–42.

STÖRK, *GM* 108 (1989) S. 65 ff. — STÖRK, L.: Aurispizien III. In: *GM* 108 (1989) S. 65–74.

STRICKER, *AcOr* 15 (1937) S. 21 ff. — STRICKER, B. H.: Une orthographe méconnue. In: *Acta Orientalia* 15 (1937) S. 21–25.

SUYS, *Orientalia* N.S. 3 (1934) S. 63 ff. — SUYS, E.: Le papyrus magique du Vatican. In: *Orientalia N.S.* 3 (1934) S. 63–87.

SZPAKOWSKA: *Behind Closed Eyes* — SZPAKOWSKA, K.: *Behind Closed Eyes. Dreams and Nightmares in Ancient Egypt.* Swansea 2003.

SZPAKOWSKA, *JARCE* 40 (2003) S. 113 ff. — SZPAKOWSKA, K.: Playing with Fire: Initial Observations on the Religious Uses of Clay Cobras from Amarna. In: *JARCE* 40 (2003) S. 113–122.

SZPAKOWSKA in: KOUSOULIS (Hg.): *Demonology*, S. 63 ff. — SZPAKOWSKA, K.: Demons in the dark: nightmares and other nocturnal enemies in ancient Egypt. In: KOUSOULIS, P. (Hg.): *Ancient Egyptian Demonology. Studies on the Boundaries between the Demonic and the Divine in Egyptian Magic.* Leuven / Paris / Walpole 2011 (= OLA 175), S. 63–76.

TACKE: *Opferritual* — TACKE, N.: *Das Opferritual des ägyptischen Neuen Reiches.* 2 Bde. Leuven / Paris / Walpole 2013 (= OLA 222).

TE VELDE: *Seth* — TE VELDE, H.: *Seth, God of Confusion. A Study of his Role in Egyptian Mythology and Religion.* Leiden 1977 (= Probleme der Ägyptologie 6).

THEIS, *GM* 236 (2013) S. 91 ff. — THEIS, C.: Varia Philologica: Papyrus Wien Aeg 8426, x+I,18–23. In: *GM* 236 (2013) S. 91–96.

THEIS: *Magie und Raum* — THEIS, C.: *Magie und Raum. Der magische Schutz ausgewählter Räume im alten Ägypten nebst einem Vergleich zu angrenzenden Kulturbereichen.* Tübingen 2014 (= Orientalische Religionen in der Antike. Ägypten, Israel, Alter Orient 13).

THEIS in: NEUNERT et al. (Hgg.): *Text*, S. 227 ff. — THEIS, C.: Ein Stemma-Dilemma. Die Rekonstruktion der Überlieferungsgeschichte der Totenbuchsprüche 151d–g anhand königlicher und privater Textträger. In: NEUNERT, G. et al. (Hgg.): *Text: Wissen – Wirkung – Wahrnehmung. Beiträge des vierten Münchner Arbeitskreises Junge Ägyptologie (MAJA 4) 29.11. bis 1.12.2013.* Wiesbaden 2015 (= GOF 59), S. 227–251.

THEIS, *ZÄS* 142 (2015) S. 85 ff. — THEIS, C.: Wenn Archäologie und Philologie nicht harmonieren. Magische Ziegel, ihre Nischen und Totenbuchspruch 151d–g. In: *ZÄS* 142 (2015) S. 85–95.

THISSEN in: *Gs. Behrens*, S. 369 ff. — THISSEN, H.-J.: Nubien in demotischen magischen Texten. In: MENDEL, D. / CLAUDI, U. (Hgg.): *Ägypten im afro-orientalischen Kontext. Aufsätze zur Archäologie, Geschichte und Sprache eines unbegrenzten Raumes. Gedenkschrift Peter Behrens.* Köln 1991 (= Afrikanistische Arbeitspapiere, Sondernummer 1991), S. 369–376.

Urk. IV 1776–1954 —— HELCK, W.: *Urkunden der 18. Dynastie.* Heft 21: *Inschriften von Zeitgenossen Amenophis' III.* Berlin 1958 (= Urkunden des ägyptischen Altertums Abt. IV Abteilung), S. 1776–1954.

Urk. VI —— SCHOTT, S.: *Urkunden mythologischen Inhalts.* Leipzig 1929–1939 (= Urkunden des aegyptischen Altertums Abt. VI).

Urk. VIII —— FIRCHOW, O. (Hg.): SETHE, K.: *Thebanische Tempelinschriften aus griechisch-römischer Zeit.* Berlin 1957 (= Urkunden des ägyptischen Altertums Abt. VIII).

VERHOEVEN (Hg.): *»Binsen«-Weisheiten* —— VERHOEVEN, U. (Hg.): *Ägyptologische »Binsen«-Weisheiten I–II. Neue Forschungen und Methoden der Hieratistik. Akten zweier Tagungen in Mainz im April 2011 und März 2013.* Stuttgart 2015 (= Abhandlungen der Akademie der Wissenschaften und der Literatur · Mainz. Abhandlungen der Geistes- und sozialwissenschaftlichen Klasse. Einzelveröffentlichung Nr. 14).

VERHOEVEN: *Buchschrift* —— VERHOEVEN, U.: *Untersuchungen zur späthieratischen Buchschrift.* Leuven 2001 (= OLA 99).

VERHOEVEN: *Grillen, Kochen, Backen* —— VERHOEVEN, U.: *Grillen, Kochen, Backen im Alltag und im Ritual Altägyptens. Ein Lexikographischer Beitrag.* Brüssel 1984 (= Rites égyptiens 4).

VERHOEVEN: *Totenbuch der Iahtesnacht* —— VERHOEVEN, U.: *Das Saitische Totenbuch der Iahtesnacht. P. Colon. Aeg. 10207.* 3 Teile Bonn 1993 (= Papyrologische Texte und Abhandlungen 41).

VERHOEVEN: *Totenbuch des Nespasefy* —— VERHOEVEN, U.: *Das Totenbuch des Monthpriesters Nespasefy aus der Zeit Psammetichs I. pKairo JE 95714 + pAlbany 1900.3.1; pKairo JE 95649; pMarseille 91/2/1 (ehem. Slg. Brunner) + pMarseille 291.* Wiesbaden 1999 (= Handschriften des altägyptischen Totenbuches 13).

VERNER: *Mastaba of Ptahshepses* —— VERNER, M.: *The Mastaba of Ptahshepses. Reliefs. I/1.* 2 Teile Prag 1977 [erschienen 1986] (= The Excavations of the Czechoslovak Institute of Egyptology at Abusir 1).

VERNUS in: GROSSMANN / POLIS / WINAND (Hgg.): *Lexical Semantics*, S. 387 ff. —— VERNUS, P.: Le verbe *gm(j)* : essai de sémantique lexicale. In: GROSSMANN, E. / POLIS, S. / WINAND, J. (Hgg.): *Lexical Semantics in Ancient Egyptian.* Hamburg 2012 (= Lingua Aegyptia. Studia Monographica 9), S. 387–438.

VERNUS, *RdE* 34 (1982/3) S. 115 ff. —— VERNUS, P.: Études de philologie et de linguistique (II). In: *RdE* 34 (1982/3) S. 115–128.

VINOGRADOV in: *Ancient Egypt*, S. 17 f. und S. 286 —— VINOGRADOV, A. K.: A Rare Meaning of the Preposition *ḥr* in Egyptian. In: PAVLOVA, O. I. (Hg.): *Ancient Egypt: Language – Culture – Consciousness.* [Konferenz Moskau 12.–13. März 1998]. Moskau 1999, S. 17–27 und S. 286.

VITTMANN: *Riesen* —— VITTMANN, G.: *»Riesen« und riesenhafte Wesen in der Vorstellung der Ägypter.* Wien 1995 (= Beiträge zur Ägyptologie 13 = Veröffentlichungen der Insitute für Afrikanistik und Ägyptologie der Universität Wien 71).

VLEEMING: *Gooseherds of Hou* —— VLEEMING, S.: *The Gooseherds of Hou (Pap. Hou).* Leiden 1991 (= Studia Demotica 3).

VLEEMING in: ID. (Hg.): *Aspects of Demotic Orthography*, S. 145 ff. — VLEEMING, S.: Notes On Demotic Orthography. In: VLEEMING, S. (Hg.): *Aspects of Demotic Orthography. Acts of an International Colloquium held in Trier, 8 November 2010*. Leuven / Paris / Walpole 2013 (= Studia Demotica 11), S. 145–161.

VOSS, *SAK* 23 (1996) S. 377 ff. — VOSS, S.: Ein liturgisch-kosmographischer Zyklus im Re-Bezirk des Totentempels Ramses' III. in Medinet Habu. In: *SAK* 23 (1996) S. 377–396.

VYCICHL: *Dictionnaire étymologique* — VYCICHL, W.: *Dictionnaire étymologique de la langue copte*. Leuven 1983.

WARAKSA: *Female Figurines* — WARAKSA, E. A.: *Female Figurines from the Mut Precinct. Context and Ritual Function*. Freiburg Schweiz und Göttingen 2009 (= OBO 240).

WARD, *SAK* 9 (1981) S. 359 ff. — WARD, W. A.: Lexicographical Miscellanies II. In: *SAK* 9 (1983) S. 359–373.

Wb — ERMAN, A. / GRAPOW, H. (Hgg.): *Wörterbuch der aegyptischen Sprache*. 7 Bde. Berlin ^{4}1982.

Wb d. Drogennamen — DEINES, H. VON / GRAPOW, H.: *Wörterbuch der ägyptischen Drogennamen*. Berlin 1959 (= Grundriß der Medizin der Alten Ägypter 6).

Wb d. mediz. Texte — DEINES, H. VON / WESTENDORF, W.: *Wörterbuch der medizinischen Texte*. 2 Teile Berlin 1961–1962 (= Grundriß der Medizin der Alten Ägypter 7).

WELVAERT, *GM* 151 (1996) S. 101 ff. — WELVAERT, E.: On the Origin of the Ished-scene. In: GM 151 (1996) S. 101–107.

WENTE in: *Fs. Simpson*, S. 855 ff. — WENTE, E. F.: A Goat for an Ailing Woman (Ostracon Wente). In: DER MANUELIAN, P. (Hg.): *Studies in Honor of William Kelly Simpson*. Bd. 2 Boston 1996, S. 855–867.

WERNING: *Höhlenbuch* Teil 2 — WERNING, D. A.: *Das Höhlenbuch. Textkritische Edition und Textgrammatik*. Teil 2: *Textkritische Edition und Übersetzung*. Wiesbaden 2011 (= GOF 48).

WERNING, *LingAeg* 12 (2004) S. 183 ff. — WERNING, D. A.: The Sound Values of the Signs Gardiner D1 (Head) and T8 (Dagger). In: *LingAeg* 12 (2004) S. 183–204.

WESTENDORF, *GM* 46 (1981) S. 27 ff. — WESTENDORF, W.: Eilen und Warten. In: *GM* 46 (1981) S. 27–31.

WESTENDORF, *GM* 97 (1987) S. 71 ff. — WESTENDORF, W.: Ein neuer Fall der »homosexuellen Episode« zwischen Horus und Seth? (pLeiden 348 Nr. 4). In: *GM* 97 (1987) S. 71–77.

WESTENDORF, *GM* 206 (2005) S. 103 ff. — WESTENDORF, W.: Noch einmal: Das Wort *ʿmʿ* Knabe/Jüngling/Unbeschnittener/Unreiner. In: *GM* 206 (2005) S. 103–110.

WESTENDORF, *GM* 223 (2009) S. 103 ff. — WESTENDORF, W.: Horus und Seth (?) auf der Palastfassade des Semerchet oder noch einmal: Die Giraffe und das Seth-Tier. In: *GM* 223 (2009) S. 103–112.

WESTENDORF: *Gr. med. Texte* — WESTENDORF, W.: *Grammatik der medizinischen Texte*. Berlin 1962 (= Grundriß der Medizin der Alten Ägypter 8).

WESTENDORF: *Handbuch der Medizin* — WESTENDORF, W.: *Handbuch der altägyptischen Medizin*. 2 Bde. Leiden / Boston / Köln 1999 (= Handbuch der Orientalistik. 1. Abteilung: Der Nahe und Mittlere Osten. Bd. 36).

WESTENDORF in: KARENBERG / LEITZ (Hgg.): *Heilkunde und Hochkultur I,* S. 55 ff. —— WESTENDORF, W.: Seuchen im Alten Ägypten. In: KARENBERG, A. / LEITZ, C. (Hgg.): *Heilkunde und Hochkultur I. Geburt, Seuche und Traumdeutung in den antiken Zivilisationen des Mittelmeerraumes.* Münster / Hamburg / London 2000, S. 55–69.

WESTENDORF: *Kopt. HandWb* —— WESTENDORF, W.: *Koptisches Handwörterbuch.* Heidelberg 1965–1977.

WETTENGEL: *Die Erzählung von den beiden Brüdern* —— WETTENGEL, W.: *Die Erzählung von den beiden Brüdern. Der Papyrus d'Orbiney und die Königsideologie der Ramessiden.* Freiburg Schweiz und Göttingen 2003 (= OBO 195).

WILDUNG: *Imhotep und Amenhotep* —— WILDUNG, D.: *Imhotep und Amenhotep. Gottwerdung im Alten Ägypten* München / Berlin 1977 (= MÄS 36).

WILSON: *Ptolemaic Lexicon* —— WILSON, P.: *A Ptolemaic Lexicon. A Lexicographical Study of the Texts in the Temple of Edfu.* Leuven 1997 (= OLA 78).

WIMMER: *Paläographie* —— WIMMER, S.: *Hieratische Paläographie der nicht-literarischen Ostraka der 19. und 20. Dynastie.* 2 Teile Wiesbaden 1995 (= Ägypten und Altes Testament 28).

WINAND: *Études de néo-égyptien* I —— WINAND, J.: *Études de néo-égyptien.* Bd. 1: *La morphologie verbale.* Liège 1992 (= Ægyptiaca Leodiensia 2).

WINAND / GOHY, *LingAeg* 19 (2011) S. 175–245 —— WINAND, J. / GOHY, S.: La grammaire du Papyrus Magique Harris. In: *LingAeg* 19 (2011) S. 175–245.

WÜTHRICH: *Chapitres supplémentaires* —— WÜTHRICH, A.: *Édition synoptique et traduction des chapitres supplémentaires du Livre des Morts 162 à 167.* 2 Bde. Wiesbaden 2015 (= Studien zu altägyptischen Totentexten 19).

WZKM —— *Wiener Zeitschrift für die Kunde des Morgenlandes.* Wien 1887–.

YAMAZAKI: *Zaubersprüche für Mutter und Kind* —— YAMAZAKI, N.: *Zaubersprüche für Mutter und Kind. Papyrus Berlin 3027.* Berlin 2003 (= Achet B 2).

ZÄS —— Bde. 1–2: *Zeitschrift für Ägyptische Sprach- und Alterthumskunde.* Berlin 1863 – September 1864;
Bde. 2–37: *Zeitschrift für Ägyptische Sprache und Alterthumskunde.* Berlin und Leipzig Oktober/November 1864 - 1899;
Bde. 38–99: *Zeitschrift für Ägyptische Sprache und Altertumskunde.* Berlin und Leipzig 1900–1973;
Bde. 100–: *Zeitschrift für Ägyptische Sprache und Altertumskunde.* Berlin 1974–2013 (Berlin u. a. 2014–).

ZANDEE: *Death as an Enemy* —— ZANDEE, J.: *Death as an Enemy According to Ancient Egyptian Conceptions.* Leiden 1960.

ZEIDLER: *Pfortenbuchstudien* II —— ZEIDLER, J.: *Pfortenbuchstudien.* Teil II: *Kritische Edition des Pfortenbuches nach den Versionen des Neuen Reiches.* Wiesbaden 1999 (= GOF 36).

ZGOLL: *Traum und Welterleben* —— ZGOLL, A.: *Traum und Welterleben im antiken Mesopotamien. Traumtheorie und Traumpraxis im 3.–1. Jahrtausend v. Chr. als Horizont einer Kulturgeschichte des Träumens.* Münster 2006 (= Alter Orient und Altes Testament 333).

ZIBELIUS-CHEN, *LingAeg* 13 (2005) S. 181–224 —— ZIBELIUS-CHEN, K.: Die nicht ägyptischsprachigen Lexeme und Syntagmen in den chapitres supplémentaires und Sprüchen ohne Parallelen des Totenbuches. In: *LingAeg* 13 (2005) S. 181–224.

Zitierte Textstellen

Sachindex (Auswahl)

Im folgenden Register werden in der alphabetischen Sortierung »ä«, »ö«, »ü« und »ß« wie »ae«, »oe«, »ue« und »ss« behandelt. Anführungszeichen, Bindestrich und Klammern bleiben bei der Sortierung unberücksichtigt. Lückenlos aufeinanderfolgende Referenzangaben werden mit »–« zusammengzogen«. Das impliziert nicht, daß an den entsprechenden Stellen eine über mehr als eine Seite laufende zusammenhängende Diskussion des betreffenden Stichwortes zu finden ist. Ist ein Wort über den Seitenwechsel getrennt, wird die Referenzangabe mit »f.« versehen.

ΕΛΛΗΝΙΚΗ ΜΕΤΑΦΡΑΣΗ

Εισαγωγή

Κείμενο

Ευρετήριο

Σημείωμα για την ελληνική μετάφραση

Η ελληνική μετάφραση της παρούσας έκδοσης του *Αθηναϊκού Μαγικού Παπύρου* περιορίστηκε στα κεφάλαια, τα οποία μπορούν να γίνουν κατανοητά από αναγνώστες χωρίς προχωρημένες γνώσεις στην Αιγυπτιολογία. Για αυτόν τον λόγο παραλείφθηκαν η μεταγραφή του αιγυπτιακού πρωτοτύπου, τα κεφάλαια της παλαιογραφίας, ορθογραφίας και γραμματικής (κεφ. 8–10) αλλά και οι υποσημειώσεις όλων των υπόλοιπων κεφαλαίων, οι οποίες απευθύνονται σε αιγυπτιολόγους που έχουν τη δυνατότητα να εμβαθύνουν στα αποτελέσματα της παρούσας μελέτης. Επίσης κρίθηκε προτιμότερο να μην επαναληφθούν στην ελληνική μετάφραση οι εικόνες (κυρίως βινιέτες αλλά και ένα σχέδιο του παπυροκυλίνδρου) που είναι ενταγμένες στο γερμανικό κείμενο. Ο Έλληνας αναγνώστης μπορεί εύκολα να ανατρέξει σε αυτές στα αντίστοιχα γερμανικά κεφάλαια. Τέλος, οι συντομογραφίες εξηγούνται στην βιβλιογραφία.

Διαμαντής Παναγιωτόπουλος
Χαϊδελβέργη, Οκτώβριος 2018

Πρόλογος

Μετά από είκοσι χρόνια δουλειάς, με αίσθημα ανακούφισης αλλά και χαράς είμαστε επιτέλους σε θέση να σας παρουσιάσουμε αυτό το βιβλίο. Όλα αυτά τα χρόνια, ποικίλες άλλες υποχρεώσεις έκαναν αδύνατη την απρόσκοπτη μελέτη του *Αθηναϊκού Μαγικού Παπύρου*, κάτι στο οποίο ευχόμαστε να επιδείξουν κατανόηση όχι μόνο οι υπεύθυνοι της Εθνικής Βιβλιοθήκης αλλά και οι συνάδελφοί μας.

Πέρα από την χαρά μας για τη δημοσίευση του βιβλίου, θέλουμε να εκφράσουμε και ένα μεγάλο ευχαριστώ σε όλους όσους συνεισέφεραν ποικιλότροπα για την ολοκλήρωση αυτού του στόχου. Θα τους αναφέρουμε εδώ σε μια στοιχειώδη χρονολογική σειρά.

Ο H. Harrauer, ο πρώην διευθυντής της Εθνικής Βιβλιοθήκης της Αυστρίας, ήταν ο πρώτος που το 1994 υπέδειξε στον F. Hoffmann την ύπαρξη του παπύρου και τον βοήθησε να εξασφαλίσει τα δικαιώματα δημοσίευσής του. Τον H. Harrauer τον ευχαριστούμε και για την συμβολή του στον παρόντα τόμο, στην οποία περιγράφει το χρονικό των επαφών μεταξύ των δύο πλευρών αλλά και για την βοήθειά του στις προετοιμασίες που οδήγησαν τελικά στο ξετύλιγμα του παπύρου που παρέμενε κλειστός από την αρχαιότητα.

Η E. Simon ανέλαβε να φέρει σε επαφή τον F. Hoffmann με τον Π. Γ. Νικολόπουλο, τον τότε διευθυντή της Εθνικής Βιβλιοθήκης.

Ο Π. Γ. Νικολόπουλος επέτρεψε τελικά το 1996 στον H. Hoffmann να μελετήσει τον πάπυρο. Τον ίδιο χρόνο του έδωσε επίσης τη δυνατότητα να κάνει μια πρώτη αντιβολή του κειμένου και του παραχώρησε τα δικαιώματα δημοσίευσης.

Ο G. Vittmann ανέλαβε να εφοδιάσει τον F. Hoffmann κατά την παραμονή του στην Αθήνα με πένα, μελάνη και ειδικό χαρτί που ήταν απαραίτητα για την ακριβή αποτύπωση των σημείων τα οποία θα επέτρεπαν την παλαιογραφική χρονολόγηση του παπύρου.

Η Α. Κορδούλη, η τότε διευθύντρια της Συλλογής Χειρογράφων της Εθνικής Βιβλιοθήκης, και οι συνεργάτες της παρείχαν ευγενή φιλοξενία στον F. Hoffmann το 1996 και στον ίδιο, την A. Donau, τον K.-V. von Eickstedt και τον H.-W. Fischer-Elfert το 2000. Το ενδιαφέρον της Α. Κορδούλη για την πρόοδο των εργασιών υπήρξε αμείωτο. Σε αυτή οφείλουμε και την παραχώρηση μιας λάμπας υπεριώδους ακτινοβολίας, χωρίς την οποία οι περισσότερες επικεφαλίδες δεν θα ήταν αναγνώσιμες.

Η A. Donau, συντηρήτρια παπύρων της Εθνικής Βιλιοθήκης της Αυστρίας, ανέλαβε όχι μόνο το ξετύλιγμα του παπύρου το 1993 αλλά και τον εκ νέου καθαρισμό του και τη συντήρησή του το 2000. Σε συνεργασία με τον H. Hoffmann συγκόλλησε επίσης αρκετά σπαράγματα. Σε αυτή οφείλουμε τέλος και μια συμβολή στον παρόντα τόμο σχετικά με το ξετύλιγμα και την τεχνική συντήρησης του παπύρου, η οποία περιλαμβάνει και διάφορες παρατηρήσεις που έγιναν κατά τη διάρκεια αυτών των εργασιών.

Η μετάβαση της A. Donau στην Αθήνα το 2000 δεν θα ήταν δυνατή χωρίς την συγκατάθεση της Γενικής Διεύθυνσης της Εθνικής Βιβλιοθήκης της Αυστρίας.

Στον K.-V. von Eickstedt οφείλουμε όχι μόνο τις περισσότερες από τις φωτογραφίες που δημοσιεύονται στον παρόντα τόμο αλλά και την βοήθειά του σε διάφορα πρακτικά θέματα κατά τη διάρκεια των εργασιών μας στην Αθήνα το 2000.

Πολύτιμες ήταν και οι υποδείξεις του H. van den Berg, ο οποίος συνέβαλε στη λειτουργικότητα του προγράμματος Glyph, με το οποίο στοιχειοθετήθηκαν τα ιερογλυφικά σημεία του παρόντος τόμου.

Οι αντιβολές του κειμένου, η συντήρηση και οι φωτογραφίες θα ήταν πολύ δύσκολο να πραγματοποιηθούν χωρίς τη χρηματική ενίσχυση του Γερμανικού Ιδρύματος Ερευνών, το οποίο ανέλαβε τα έξοδα της παραμονής του H. Hoffmann στην Αθήνα το 1996 αλλά και των εργασιών των H. Hoffmann, A. Donau, K.-V. von Eickstedt και H.-W. Fischer-Elfert στην Εθνική Βιβλιοθήκη το 2000. Το Γερμανικό Ίδρυμα Ερευνών χορήγησε επίσης στον H. Hoffmann την υποτροφία Heisenberg, στο πλαίσιο της οποίας αυτός, παράλληλα με άλλες υποχρεώσεις, μπόρεσε να μελετήσει τον *Αθηναϊκό Πάπυρο*.

Ο G. Keil παρείσχε σε αρκετές περιπτώσεις χρήσιμες ιατρικές υποδείξεις που συνέβαλαν αποφασιστικά στην ταύτιση ασθενειών που αναφέρονται στον πάπυρο αλλά και των συμπτωμάτων τους. Επίσης μας πρότεινε την δημοσίευση της μελέτης μας σε μια σειρά που εκδίδεται από τον ίδιο.

Για διάφορες άλλες υποδείξεις σε ιατρικά θέματα ευχαριστούμε και τον R. Plattner.

Σε διάφορα σεμινάρια στα πανεπιστήμια του Würzburg (θερινό εξάμηνο 1997, F. Hoffmann), του Yale (καλοκαίρι 2013, H.-W. Fischer-Elfert) και του Μονάχου (χειμερινό εξάμηνο 2013/14, F. Hoffmann) είχαμε την ευκαιρία να συζητήσουμε διάφορες ιδέες για το περιεχόμενο του παπύρου με τους φοιτητές μας. Από αυτές τις συζητήσεις προέκυψε και η ιδιαίτερα ευχάριστη υποχρέωση να διασαφηνίσουμε τις απόψεις μας.

Εξαιρετικά χρήσιμη ήταν επίσης και η ανταλλαγή απόψεων με συναδέλφους στο πλαίσιο διαλέξεων. Θέλουμε να τους ευχαριστήσουμε όλους για τη συμβολή τους μέσω ποικίλων υποδείξεων.

Στον Δ. Παναγιωτόπουλο οφείλουμε ένα μεγάλο ευχαριστώ για τη μετάφραση μέρους του παρόντος βιβλίου στα ελληνικά, κάτι το οποίο έγινε λόγω της επιθυμίας που είχε εκφράσει εξ αρχής η ελληνική πλευρά να κάνει το περιεχόμενο του παπύρου προσιτό και στο ελληνικό αναγνωστικό κοινό. Ο Δ. Παναγιωτόπουλος ανέλαβε επίσης την ανανέωση των επαφών με την ελληνική πλευρά, μετά την συνταξιοδότηση των προαναφερθέντων συνεργατών της Εθνικής Βιβλιοθήκης.

Στον J. F. Quack οφείλουμε διάφορες υποδείξεις για την ανάγνωση μερών του κειμένου αλλά και για τη δευτερεύουσα βιβλιογραφία, επίσης συμβουλές που μας βοήθησαν να αποφύγουμε πολλά λάθη αλλά και κυρίως κριτικά σχόλια που συνέβαλαν στην ριζική αναθεώρηση τμημάτων της μετάφρασης αλλά και στην καλύτερη αιτιολόγηση πολλών δικών μας απόψεων.

Τους C. Leitz και M. Stadler, εκδότες των *Ägyptologische Abhandlungen*, ευχαριστούμε για την πρόταση να δημοσιεύσουμε το βιβλίο στη σειρά τους, την οποία πρόθυμα αποδεχθήκαμε. Στην δική τους επιμέλεια του κειμένου οφείλουμε την επισήμανση διαφόρων προβλημάτων και παροραμάτων που συνέβαλαν στην προσεκτικότερη διατύπωση αρκετών απόψεων.

Στην προσθήκη των ιερογλυφικών μεταγραφών στο ήδη στοιχειοθετημένο κείμενο συνέδραμε ο P. Brose.

Η συνεργασία με τον εκδοτικό οίκο Harrassowitz ήταν ιδιαίτερα αρμονική. Συγκεκριμένα, θα θέλαμε να ευχαριστήσουμε θερμά τους B. Krauss και J. Fetkenheuer για την σημαντική βοήθειά τους για την έκδοση αυτού του βιβλίου αλλά και την καλαίσθητη στοιχειοθέτησή του, όπως επίσης και τον W. Kurz από το Memminger Medien-Centrum για την υπομονετική και επίπονη εργασία του κατά την επιμέλεια των πινάκων.

Η χορηγεία της *VG Wort* για την κάλυψη των δαπανών της εκτύπωσης μας βοήθησε να ολοκληρώσουμε με επιτυχία το τελευταίο στάδιο πριν την έκδοση του βιβλίου.

Θα θέλαμε τέλος να ζητήσουμε συγγνώμη από όλους αυτούς, οι οποίοι μας βοήθησαν με οποιονδήποτε τρόπο και τους οποίους παραλείψαμε εδώ να ευχαριστήσουμε, όχι λόγω κακής πρόθεσης αλλά λόγω παράβλεψης. Κατά τη διάρκεια της μακρόχρονης αυτής μελέτης ήταν εύκολο να λησμονηθούν όχι μόνο κάποιες δυσκολίες αλλά και ποικιλότροπη βοήθεια. Για αυτό το λόγο θα θέλαμε σε αυτό το σημείο να εκφράσουμε τις θερμότατες ευχαριστίες μας σε όλους αυτούς που αναφέραμε ονομαστικά αλλά και σε όλους τους υπόλοιπους που μας παρείσχαν σημαντική υποστήριξη.

H.-W. Fischer-Elfert και F. Hoffmann
Λειψία και Μόναχο, Σεπτέμβρης 2018

Εισαγωγή

1. Προλεγόμενα

Ο κύριος στόχος της παρούσας έκδοσης συνίσταται στην παρουσίαση και τον σχολιασμό του γραπτού και εικονογραφημένου μαγικού περιεχομένου του *Αθηναϊκού Παπύρου*, ούτως ώστε αυτή να αποτελέσει σημείο αφετηρίας για περαιτέρω μελέτες. Για αυτό το λόγο, στην περίπτωση κειμένων που παραδίδονται και αλλού δεν παρέχουμε σύνοψη όλων των σχετικών μαρτυριών, αναφέρουμε ωστόσο την ύπαρξη των όποιων παραλλήλων.

Οι απόπειρές μας να προτείνουμε ιατρικές ερμηνείες θα πρέπει απλά να θεωρηθούν ως ερεθίσματα με μελλοντικό στόχο μια ενδελεχέστερη μελέτη ιατρικών ζητημάτων στα αιγυπτιακά μαγικά κείμενα. Αυτό το επισημαίνουμε γιατί είμαστε πεπεισμένοι ότι τα μαγικά κείμενα δεν αποτελούν 'ανοησίες' αλλά πρέπει να θεωρηθούν ως ο αιγυπτιακός τρόπος να θεραπεύσει κανείς με τη βοήθεια της θρησκείας ασθένειες, οι οποίες πιστευόταν ότι προκλήθηκαν από δαιμονικά όντα, καθώς τα αίτιά τους ήταν ασαφή. Συνακόλουθα, τα μαγικά κείμενα αντανακλούν κατά κάποιο τρόπο τα συμπτώματα των ασθενειών, τις οποίες αυτά καλούνται να θεραπεύσουν, για τον απλό λόγο ότι πρέπει να είναι προσαρμοσμένα σε αυτές. Έτσι λοιπόν, θα πρέπει να είναι εφικτό και το αντίστροφο, να μπορεί δηλαδή κανείς από την ανάλυση των κειμένων να συμπεράνει ποιές ήταν αυτές οι ασθένειες αλλά και τί πίστευαν οι Αιγύπτιοι για αυτές. Γνωρίζουμε βέβαια ότι τυχαίες ομοιότητες μπορεί ενδεχομένως να μας οδηγήσουν σε ιατρικές ερμηνείες που δεν είναι έγκυρες. Η 'ιατρική' ανάγνωση των αιγυπτιακών μαγικών κειμένων δεν είναι ακόμα ιδιαίτερα διαδεδομένη. Κατά κανόνα, αυτά αναλύονται αποκλειστικά από παλαιογραφική, φιλολογική, θεολογική και θρησκειολογική σκοπιά. Πιστεύουμε, ωστόσο, ότι είναι απαραίτητο να επιχειρήσουμε, έστω και για μια μοναδική φορά, μια 'ιατρική' ερμηνεία των αιγυπτιακών μαγικών κειμένων, γιατί κατά τη γνώμη μας μόνο αυτή μπορεί να μας επιτρέψει να προσεγγίσουμε το λόγο για τον οποίο αυτά συντάχθηκαν που δεν είναι άλλος από τις ενοχλήσεις των ασθενών.

Η έκδοση του παπύρου είναι έτσι διαρθρωμένη ώστε να ανταποκρίνεται όσο το δυνατόν ακριβέστερα στην αιγυπτιακή δομή του κειμένου (βλ. κεφ. 13). Κάθε ενότητα ξεκινά με μια σύντομη εισαγωγή, στην οποία συνοψίζονται τα σημαντικότερα σχετικά συμπεράσματα. Ακολουθούν οι παράγραφοι του κειμένου, στην αρχή των οποίων αναφέρονται τα γνωστά σε εμάς παράλληλά τους και εν συνεχεία η απόδοση του κειμένου σε ιερογλυφικά αλλά και η μεταγραφή του. Εδώ περιλαμβάνονται και παρατηρήσεις σχετικές με την ανάγνωση και μεταγραφή. Εν συνεχεία παρατίθεται η μετάφραση του κειμένου που επίσης περιλαμβάνει διάφορες παρατηρήσεις.[1] Η πραγμάτευση των επιμέρους ενοτήτων ολοκληρώνεται με τον σχολιασμό τους, στον οποίο αρχικά προσπαθούμε να διερευνήσουμε το μυθικό υπόβαθρο, στη συνέχεια να κατανοήσουμε την αιγυπτιακή αντίληψη περί των υπό θεραπεία ασθενειών και τέλος να τις εξετάσουμε από μια σύγχρονη ιατρική σκοπιά.

---

[1] Η ελληνική μετάφραση αποδίδει αποκλειστικά τη γερμανική μετάφραση του αιγυπτιακού πρωτοτύπου χωρίς τη μεταγραφή και τις παρατηρήσεις σε μορφή υποσημειώσεων (σημ. του μεταφρ.).

Στην μετάφραση του κειμένου χρησιμοποιούνται τα ακόλουθα επεξηγηματικά σημεία που αναφέρονται στην κατάσταση διατήρησής του:
(;) αβέβαιη μετάφραση
[ ] μη σωζόμενα μέρη
[[ ]] διεγραμμένο από το συγγραφέα
⟨ ⟩ παράλειψη του συγγραφέα
( ) επεξηγηματικά σχόλια
{ } να διαγραφεί

Στην ιερογλυφική μεταγραφή του κειμένου προσθέσαμε διορθώσεις που θεωρήσαμε βέβαιες, επισημαίνοντάς τες ως τέτοιες. Προσπαθήσαμε ωστόσο να μην διογκώσουμε σε υπερβολικό βαθμό την ιερογλυφική απόδοση του κειμένου ούτως ώστε να μη διαταραχθεί η αντιστοιχία μεταξύ μεταγραφής και σχολιασμού.[2]

Προσπαθήσαμε να αποδώσουμε το κείμενο όσο το δυνατόν πιστότερα, αποφεύγοντας οποιεσδήποτε επεμβάσεις που θα έκαναν τη μετάφραση πιο ρέουσα. Για να τεκμηριώσουμε την κατάσταση διατήρησης του κειμένου, σε ένα βαθμό ωστόσο στον οποίο η μετάφραση θα ήταν κατανοητή, αποφασίσαμε να διατηρήσουμε χωρίς ή με ελάχιστες διορθώσεις, όσο αυτό ήταν δυνατό, ασυμφωνίες στο πρωτότυπο αλλά και κενά στη δομή του. Σε αυτή την προσπάθεια είναι αδύνατο να αποφύγουμε εντελώς κάποια υποκειμενικά κριτήρια. Για αυτό το λόγο, παρέχουμε στο σχολιασμό εναλλακτικές λύσεις. Είμαστε ωστόσο πεπεισμένοι ότι η εκδοχή του κειμένου που μας διασώζεται στον *Αθηναϊκό Πάπυρο* αποτελεί προϊόν μιας ζωντανής παράδοσης αντιγραφέων με συνεχείς επεξεργασίες και αλλαγές. Συνακόλουθα, η βασική μας επιδίωξη ήταν να προσεγγίσουμε το κείμενο έτσι όπως αυτό αποδώθηκε από το γραφέα του *Αθηναϊκού Παπύρου* και όχι να ανασυνθέσουμε την πρωταρχική μορφή του.

Σε πολλές περιπτώσεις, η επιλογή των ρηματικών χρόνων για την απόδοση των αντίστοιχων αιγυπτιακών δεν ήταν εύκολη, έτσι ώστε ήταν αδύνατο να εφαρμοστεί μια αυστηρώς ενιαία μέθοδος. Και αυτό γιατί πιστεύουμε ότι κείμενα αυτού του είδους συνδυάζουν διαφορετικές χρονικές διαστάσεις: α) την περιγραφή ενός παρελθοντικού γεγονότος, το οποίο ταυτόχρονα εκγενικεύεται ως αρχετυπικό σε *illo tempore*, β) την σποραδικά αποδεδειγμένη προσαρμογή τελετουργικών κειμένων, ούτως ώστε αυτό το οποίο εξιστορείται να θεωρείται ως κάτι που επαναλαμβάνεται αέναα, και γ) την συνειδητοποίηση μιας τέτοιας διαδικασίας στο πλαίσιο μιας θεραπευτικής αγωγής που λαμβάνει χώρα στο παρόν.

Θεωρούμε ότι κύριος στόχος μιας πρώτης έκδοσης δεν είναι άλλος από το να δημοσιεύσει ένα κείμενο, κάνοντάς το έτσι προσιτό. Περιοριζόμαστε λοιπόν σε αυτό το στόχο, χωρίς να επιδιώκουμε ένα πλήρη σχολιασμό του περιεχομένου του.

---

2 Σε αυτό το σημείο παραλείπονται κάποιες παρατηρήσεις του γερμανικού πρωτοτύπου που αφορούν την ορθογραφία και μεταγραφή του αιγυπτιακού κειμένου. Κατ' εξαίρεση δεν μπαίνει σε παρένθεση το οριστικό άρθρο στο «ο δείνας» και «η δείνα», παρά το γεγονός ότι η αντίστοιχη αιγυπτιακή λέξη γράφεται χωρίς άρθρο (σημ. του μεταφρ.).

2. Ιστορία της έρευνας

Ο πάπυρος, την *editio princeps* του οποίου παρουσιάζουμε εδώ, βρίσκεται στην ιδιοκτησία της Εθνικής Βιβλιοθήκης το αργότερο από τη δεκαετία του 1890. Όπως μας πληροφόρησε προφορικά η Α. Κορδούλη, ο πάπυρος δωρήθηκε στην Εθνική Βιβλιοθήκη από έναν εύπορο Έλληνα. Η πρωιμότερη έντυπη πληροφορία για αυτόν χρονολογείται το 1892 και συγκεκριμένα στο Ι. και Α. Σακκελίων, *Κατάλογος των χειρογράφων της Εθνικής Βιβλιοθήκης της Ελλάδος*, όπου ο πάπυρος ήδη αναφέρεται με τον αριθμό 1826:

«Θήκη λευκοσιδηρᾶ σχήματος κυλινδρικοῦ. Ἐν αὐτῇ περιέχεται εἰλητόν ἐκ παπύρου πλάτ. 0,21 (μ.) αἰγυπτιαστί γεγραμμένου, δυσκόλως δέ ἀνελισσόμενου διά τό ἐν καταστάσει διαλύσεως διακεῖσθαι».

Αυτά τα στοιχεία φυσικά δεν επαρκούν για να διαλευκάνουν ούτε την ακριβή προέλευση του παπύρου αλλά ούτε και τις συνθήκες κάτω από τις οποίες αυτός κατέληξε στην Εθνική Βιβλιοθήκη (βλ. ωστόσο κεφ. 15).

Είναι ωστόσο αξιοσημείωτο ότι ήδη τότε είχε διαπιστωθεί ότι πρόκειται για έναν αιγυπτιακό πάπυρο. Λόγω της εύθραυστης κατάστασής του, αφέθηκε στη μεταλλική θήκη του, στην οποία ακόμα φυλασσόταν εκατό χρόνια αργότερα, όταν η A. Donau και ο H. Harrauer τον ξετύλιξαν για πρώτη φορά.

Με το ξετύλιγμά του τέθηκαν οι βάσεις για τη μελέτη αυτής της εντυπωσιακής γραπτής μαρτυρίας για την αιγυπτιακή μαγεία. Οι H.-W. Fischer Elfert και F. Hoffmann ανέλαβαν την ευθύνη της μελέτης και δημοσίευσής του και ήδη παρουσίασαν τον πάπυρο σε προκαταρτικές ανακοινώσεις στο πλαίσιο διάφορων συνεδρίων ή συλλογικών τόμων:

H.-W. Fischer-Elfert:
– *aMun* 12 (2002) σελ. 20 κ.ε.
– στο: KOENIG (επιμ.): *La magie en Égypte*, σελ. 167 κ.ε.
– στο: TAIT (επιμ.): *Never Had the Like Occured*, σελ. 119 κ.ε.
– *Zaubersprüche* αρ. 8, 9, 10, 15, 16 και 66.

F. Hoffmann:
– «Ein hieratisch-magischer Papyrus aus Athen» («Ένας ιερατικός-μαγικός πάπυρος από την Αθήνα»), διάλεξη στις 26/11/1996, στο πλαίσιο της σειράς διαλέξεων παρουσίασης του ερευνητικού έργου του Ινστιτούτου Αιγυπτιολογίας στη Χαϊδελβέργη.
– στο: *ICP* 23, σελ. 280.
– «Zu Risiken und Nebenwirkungen fragen Sie Ihren Arzt oder Zauberer. Ein neues Ägyptisches Handbuch gegen Krankheitsdämonen» («Για τυχόν κινδύνους ή παρενέργειες ρωτήστε τον γιατρό ή τον μάγο σας. Ένα νέο αιγυπτιακό εγχειρίδιο κατά των δαιμόνων που προκαλούν ασθένειες»), διάλεξη στις 07/12/2010 στο Αιγυπτιακό Μουσείο του Μονάχου.
– «Kampf gegen Krankheitsdämonen» («Καταπολέμηση των δαιμόνων που προκαλούν ασθένειες»), διάλεξη στις 06/07/2013 στην 33η συνάντηση της ομάδας εργασίας *Alte Medizin* (*Αρχαία Ιατρική*) στο Mainz.
– «Der Athener magische Papyrus» («Ο Αθηναϊκός Μαγικός Πάπυρος»), διάλεξη στις 13/07/2013 στο Ετήσιο Αιγυπτιολογικό Συνέδριο στη Χαϊδελβέργη.

3. Μια προσωπική μαρτυρία (Hermann Harrauer)

Αυτό που σήμερα διαφημίζεται ως *International Community* ('διεθνής κοινότητα') δεν αποτελεί βέβαια επίτευγμα του παρόντος αλλά υπήρχε εδώ και αρκετό καιρό, λειτουργώντας μάλιστα πολύ πιο αποτελεσματικά ακόμα και χωρίς τη χρήση μοντέρνων μέσων επικοινωνίας. Ο διακεκριμένος Βιεννέζος καθηγητής Βυζαντινών Σπουδών Herbert Hunger († 2000) που έχαιρε διεθνούς αναγνώρισης και είχε διατελέσει για πολλά χρόνια Πρόεδρος της Αυστριακής Ακαδημίας Επιστημών, διατηρούσε στενές επαφές με αθηναϊκούς λόγιους κύκλους, με τους οποίους συναναστρεφόταν και ο τότε Διευθυντής της Εθνικής Βιβλιοθήκης, Παναγιώτης Γ. Νικολόπουλος. Από τις προσωπικές του επαφές με την μονή της Αγίας Αικατερίνης στο όρος Σινά, ο τελευταίος γνώριζε τη δραστηριότητα της Συλλογής Παπύρων της Βιέννης στον τομέα της συντήρησης και συγκεκριμένα στην συντήρηση παπύρων (που αφορούσε μεταξύ άλλων και το άνοιγμα πολυάριθμων *σταχώσεων*[3]). Με αυτή την αφορμή, ο Π. Νικολόπουλος ενημέρωσε τον Η. Hunger για την ύπαρξη ενός παπύρου στην Αθήνα που δεν είχε ακόμα ξετυλιχθεί, ζητώντας ταυτόχρονα τη βοήθεια της βιεννέζικης ομάδας συντήρησης παπύρων για το ξετύλιγμά του. Ο Hunger, που είχε διατελέσει από το 1956 έως και το 1964 και Διευθυντής της Συλλογής Παπύρων της Βιέννης, είχε διατηρήσει και αργότερα τις στενές σχέσεις του με την Παπυρολογία και ειδικά με τον επόμενο διευθυντή της Συλλογής Παπύρων, τον κλασικό φιλόλογο Hermann Harrauer. Λίγο μετά την πρώτη κρούση και μια πρώτη προσωπική συνάντηση με τον Π. Νικολόπουλο, ο Η. Harrauer και η Α. Donau, συντηρήτρια της Συλλογής Παπύρων της Βιέννης, μετέβησαν στην Αθήνα για μια πρώτη αυτοψία του παπύρου.

Εκεί οι υπεύθυνοι της Εθνικής Βιβλιοθήκης τους παρουσίασαν μια κυλινδρική μεταλλική θήκη με διάμετρο περ. 10 εκ. και μήκος ±30 εκ. Μετά την αφαίρεση του πώματος διέκριναν ένα σφιχτά τυλιγμένο παπυρικό κύλινδρο από ανθεκτικό υλικό. Και ενώ το μήκος του παπύρου παρέμενε αδιευκρίνιστο, οι προοπτικές επιτυχίας του ασφαλούς ξετυλίγματός του φαίνονταν ευνοϊκές, αν και ήταν βέβαιο ότι αυτό θα αποτελούσε ένα τολμηρό εγχείρημα.

Μετά από δύο χρόνια απαραίτητων γραφειοκρατικών προεργασιών από την ελληνική πλευρά, ξεκίνησε το Φεβρουάριο του 1993 το ξετύλιγμα του παπύρου. Ως χώρος εργασίας, μας παραχωρήθηκε ένα οίκημα σε ένα αθηναϊκό προάστιο, το οποίο νοικιάστηκε από την Εθνική Βιβλιοθήκη. Αρχικά θεωρήσαμε δεδομένο ότι ο συγκεκριμένος χώρος θα επαρκούσε για τα συνολικό μήκος του ξετυλιγμένου κυλίνδρου, το οποίο υπολογιζόταν να είναι 6 έως 8 μ. Σύντομα αναγκαστήκαμε όμως να αντιμετωπίσουμε το πρώτο – αναμενόμενο – πρόβλημα, το οποίο ωστόσο δεν είχε προβλεφθεί, και συγκεκριμένα την εύρεση τραπεζιών με ανάλογο μήκος. Το πρόβλημα αυτό λύθηκε αυτοσχεδιάζοντας, καθώς δημιουργήσαμε από ένα πάγκο ταπετσαρίσματος, κοντραπλακέ και χαρτόκουτες μια 'επιφάνεια εργασίας' μήκους άνω των 5 μ. Ένα άλλο, καθόλου απλό πρόβλημα αποτέλεσε αρχικά η έλλειψη θέρμανσης. Αυτό λύθηκε από την ελληνική πλευρά, η οποία αμέσως

---

[3] Οι *σταχώσεις* είναι καλύμματα βιβλίων που είναι συγκολλημμένα από διάφορα υλικά, όπως πάπυρο, περγαμηνή, χαρτί και ξύλο, βλ. HARRAUER/LIBAΔΑΡΑΣ, στο ΜΑΝΑΦΙΣ (επιμ.), *Σινά*, σελ. 356 κ.ε.

προθυμοποιήθηκε να μας βοηθήσει, και κυρίως από τον καθημερινό μας σοφέρ, Νικόλαο Καραχρήστο, ο οποίος μας παραχώρησε μια ηλεκτρική θερμάστρα με ακτίνα θέρμανσης δύο μέτρων, κάτι που ήταν αναγκαίο για την λεπτότεχνη εργασία της συντηρήτριας Andrea Donau που μπόρεσε έτσι να ζεστάνει τα ευαίσθητα δάχτυλά της που σχεδόν κινδύνευαν από ακαμψία λόγω ψύχους.

Προβληματική αποδείχθηκε επίσης και η φωτογραφική τεκμηρίωση, καθώς η ελληνική πλευρά δεν μπορούσε να μας διαθέσει ένα φωτογράφο ή φωτογραφική μηχανή αλλά και επειδή εμείς δεν είχαμε παρά μια απλή φωτογραφική μηχανή. Αυτό εξηγεί και την όχι ιδιαίτερα υψηλή ποιότητα των φωτογραφιών των πρώτων εργασιών. Ένα επιπρόσθετο πρόβλημα ήταν και η έλλειψη ενός ακόμα προβολέα.

Η αφαίρεση του κυλίνδρου από τη μεταλλική θήκη του δεν ήταν δύσκολη. Δεν αποκολλήθηκε κανένα κομμάτι των άκρων του παπύρου. Η ποιότητα του υλικού ήταν εξαιρετική. Ως συνήθως, το κείμενο είχε καταγραφεί στην εσωτερική επιφάνεια του κυλίνδρου. Το ξετύλιγμά του επίσης δεν παρουσίασε κανένα πρόβλημα. Μόνο το περιθώριο του κυλίνδρου ήταν εύθραυστο. Καθώς έφερε και αυτό τμήματα του κειμένου έπρεπε να συγκολληθεί πριν την επικείμενη μελέτη του παπύρου. Όπως είναι αναπόφευκτο στην περίπτωση παπυρικών κυλίνδρων, και αυτός ήταν συγκολλημένος από περισσότερα μέρη. Διαπιστώθηκε επίσης, ότι κατά την κατασκευή του, οι ακμές συγκόλλησης δεν θεωρήθηκαν ιδιαίτερα ανθεκτικές και ενισχύθηκαν επιπρόσθετα με λωρίδες παπύρου πλάτους 3 εκ., οι οποίες επικολλήθηκαν σε αυτά τα σημεία στην άγραφη οπίσθια πλευρά του κυλίνδρου.

Μετά την συντήρηση του κυλίνδρου με τις μεθόδους που εφαρμόζονταν στη Βιέννη, ο πάπυρος ήταν θεωρητικά έτοιμος να προστατευθεί με γυάλινο κάλυμμα και να μεταφερθεί στο κτίριο της Εθνικής Βιβλιοθήκης στην Πανεπιστημίου, σε μία απόσταση δηλαδή 20 χλμ.! Πριν γίνει αυτό, επιμείναμε ότι ο πάπυρος έπρεπε να μεταφερθεί ενιαίος. Ακολούθησαν επίπονες προσπάθειες για να εξηγήσουμε και να αιτιολογήσουμε με περιγραφές αλλά και με σχέδια (στον Διευθυντή της Εθνικής Βιβλιοθήκης, καθηγητή Π. Νικολόπουλο, τη γραμματέα του, τον σοφέρ μας, τον υπεύθυνο του ταμείου της Εθνικής Βιβλιοθήκης, τον υαλοποιό και τον ξυλουργό – για όλα αυτά υπάρχουν λοιπόν ιστορικά τεκμήρια!) τον τρόπο με τον οποίο θέλαμε να συσκευάσουμε τον πάπυρο σαν ‘σάντουιτς’. Αυτό προέβλεπε τα εξής:

α) ένα νοβοπάν μήκους 4 μ. και πάχους 20 χιλ.,

β) πάνω σε αυτό, έναν υαλοπίνακα μήκους 4 μ. και πάχους 4–5 χιλ. (ενδεχομένως σε δύο τμήματα μήκους 3 + 1 μ.),

γ) πάνω σε αυτόν, ρολό χαρτιού καθόλο το μήκος των 4 μ. (το οποίο είχαμε φέρει από τη Βιέννη),

δ) πάνω σε αυτό, τον πάπυρο,

ε) πάνω σε αυτόν, ρολό χαρτιού (βλ. γ) ως προστασία κατά τη μεταφορά αλλά και από τις καιρικές συνθήκες,

στ΄) πάνω σε αυτό, έναν υαλοπίνακα (βλ. β),

ζ) στερέωση των δύο υαλοπινάκων με σελοτέιπ για να μην γλιστρήσουν. Αυτοκόλλητη ταινία κατά μήκος των ακμών των υαλοπινάκων αλλά και σε δύο σημεία της εσωτερικής τους επιφάνειας για να μην γλιστρήσουν,

η) ένα ακόμα νοβοπάν, όπως στο α,

θ) πακετάρισμα και στερέωση με δέσιμο και κόλλα.

Η προμήθεια όλων αυτών των υλικών συντελέστηκε ταχύτατα και χωρίς γραφειοκρατικά εμπόδια.

Ένα φορτηγό μας έφερε τα νοβοπάν και τους υαλοπίνακες. Τα μεταφέραμε στο δεύτερο όροφο του ενοικιασμένου οικήματος, έχοντας κατά νου ότι σε λίγες ώρες θα τα μεταφέραμε στην αντίθετη κατεύθυνση, αυτή τη φορά μαζί με τον πάπυρο. Η καλή θέληση όλων των συμμετεχόντων έπαιξε καθοριστικό ρόλο σε αυτή την προσπάθεια.

Για την μεταφορά του πακεταρισμένου παπύρου από τα προάστια στο κέντρο της Αθήνας δεν μπορούσαμε να έχουμε στη διάθεσή μας το φορτηγό. Τη λύση έδωσε τελικά ο σοφέρ μας, Νικόλας Καραχρήστος, έχοντας συναίσθηση της μεγάλης ευθύνης που βάρυνε αυτόν και το υπηρεσιακό του αυτοκίνητο. Έδεσε το προς μεταφορά 'αντικείμενο' στη σχάρα οροφής του αυτοκινήτου του, ενός Peugeot 504 στέισον βάγκον. Ο πακεταρισμένος πάπυρος έφθανε μέχρι το μπροστινό άκρο του αυτοκινήτου και προεξείχε 1 μ. περίπου από το πίσω. Ο κύριος λόγος ανησυχίας αποτελούσαν οι αναπόφευκτες ταλαντεύσεις των δύο φύλλων νοβοπάν λόγω των ανωμαλιών των αθηναϊκών οδοστρωμάτων. Ο Ν. Καραχρήστος κατόρθωσε να τις περιορίσει στο ελάχιστο, με την υπομονετική του οδήγηση αλλά και τις άριστες γνώσεις του για την κατάσταση των αθηναϊκών δρόμων. Η αθόρυβη αυτή συμβολή του παραμένει ακόμα και μετά από τόσο καιρό κάτι παραπάνω από αξιέπαινη.

Νέα προβλήματα κληθήκαμε να αντιμετωπίσουμε στο χώρο μπροστά και εντός του κτιρίου της Εθνικής Βιβλιοθήκης, το οποίο θα αποτελούσε το μελλοντικό χώρο φύλαξης του παπύρου. Υπήρχε ένας μόνο κατάλληλος χώρος, ο οποίος βρισκόταν στον τελευταίο όροφο του κτιρίου. Ορθωμένο κάθετα, το πακέτο μήκους 4 μ. μεταφέρθηκε από το ισόγειο του κλιμακοστασίου στον τελευταίο όροφο. Με πολλά προβλήματα και απαιτώντας πολύ χρόνο επιτεύχθηκε τελικά και η μεταφορά του από το κλιμακοστάσιο του τελευταίου ορόφου στο χώρο φύλαξής του.

Σε αυτό το σημείο ολοκληρώνεται και η συμβολή μου. Στις τελευταίες συζητήσεις μου με τον καθηγητή Π. Νικολόπουλο και την αντιδιευθύντρια της Εθνικής Βιβλιοθήκης σχετικά με την επιλογή του ερευνητή που θα μελετούσε τον πάπυρο, τους πρότεινα με επιμονή να επικοινωνήσουν με τον κ. Friedhelm Hoffmann, ο οποίος τότε εργαζόταν ακόμα στο Πανεπιστήμιο του Würzburg. Αυτό ήταν σε αντίθεση με την προβλεπόμενη – σύμφωνα με μια διακρατική συμφωνία Ελλάδας και Αιγύπτου – επιλογή ενός Έλληνα ή Αιγύπτιου, ο οποίος ωστόσο δεν στάθηκε δυνατόν να βρεθεί.

Θα ήθελα τέλος να εξάρω τη συμβολή της Andrea Donau που εργάστηκε με αφοσίωση, αυταπάρνηση και επαγγελματισμό. Δεν πρέπει να λησμονήσουμε ότι οφείλουμε και σε αυτή το γεγονός ότι ο πάπυρος τίθεται πλέον στη διάθεση της επιστήμης. Οι Αθηναίοι συνάδελφοι της Εθνικής Βιβλιοθήκης είναι αξιέπαινοι γιατί φρόντισαν για την ασφαλή διατήρηση του παπύρου με αξιοθαύμαστη επιμέλεια μέχρι την ημέρα του ξετυλίγματός του. Και αυτό γιατί δεν διαπιστώσαμε οποιαδήποτε φθορά από τυχόν ερασιτεχνικές και υποκινούμενες από απλή περιέργεια προσπάθειες ξετυλίγματος του κυλίνδρου.

4. Ξετύλιγμα και συντήρηση (Andrea Donau)

Η στερεωτική επέμβαση στον πάπυρο έλαβε χώρα το 1993 και το 2000 (15 – 26 Φεβρουαρίου 1993 και 29 Φεβρουαρίου – 10 Μαρτίου 2010).

Το 1993 πραγματοποιήθηκε η γενική εξέταση του αντικειμένου, το ξετύλιγμα του κυλίνδρου, η ενίσχυση της μάζας του παπύρου αλλά και η λείανση και στερέωση της επιφάνειάς του. Ο πάπυρος τοποθετήθηκε κάτω από γυαλί για να είναι δυνατόν να αποθηκευτεί αλλά και να εκτεθεί.

Το 2000, σε στενή συνεργασία με τον F. Hoffmann, σπαράγματα του παπύρου ταξινομήθηκαν και – μετά τον προσδιορισμό της ακριβής τους θέσης – συγκολλήθηκαν. Η επιφάνεια του παπύρου καθαρίστηκε, ενισχύθηκε και στερεώθηκε εκ νέου.

1993

Γενική εξέταση

Προκειμένου να προστατευθεί, ο παπυρικός κύλινδρος ήταν διπλωμένος σε χαρτιά εντελώς διαφορετικού τύπου και ποιότητας, τα οποία λόγω της μεγάλης τους περιεκτικότητας σε ξύλο και οξύ είχαν κιτρινίσει και γίνει εύθρυπτα. Ωστόσο, δεν ήταν δυνατόν να αποδειχθεί ότι αυτό είχε αρνητικές επιπτώσεις στην κατάσταση διατήρησης του παπύρου. Εκτός αυτού, ο κύλινδρος ήταν τοποθετημένος σε μια κυλινδρική μεταλλική θήκη με πώμα, οπότε και ήταν επαρκώς προστατευμένος ακόμα και κάτω από όχι ιδιαίτερα ιδανικές κλιματικές συνθήκες. Μηχανικές διαβρώσεις και ελλείποντα τμήματα διακρίθηκαν κυρίως στην περιοχή της κατώτερης πλευράς του. Αυτές προκλήθηκαν προφανώς από τη συχνή μετακίνηση του παπύρου από τη μεταλλική θήκη και την επανατοποθέτησή του σε αυτή. Ο κύλινδρος είχε ύψος γύρω στα 28 εκ. και διάμετρο γύρω στα 7 εκ. Το σχετικά σφιχτό τύλιγμα του κυλίνδρου εμπόδιζε σε μεγάλο βαθμό διαβρώσεις στην μάζα του υλικού, κάτι το οποίο συνέβαλε αποφασιστικά στην καλή διατήρησή του.

Το υλικό του παπύρου

Το υλικό πάνω στο οποίο γράφτηκε το κείμενο, διακρίνεται για την καλή, λεπτή αλλά και ανθεκτική του ποιότητα. Η στερεότητά του έχει εξασθενήσει σε περιορισμένο μόνο βαθμό, είναι όμως παρόλα αυτά ξηρό και εύθραυστο. Με το προσεκτικό ξεδίπλωμα της αρχής του κυλίνδρου διακρίθηκαν αμέσως η γραφή και ταυτόχρονα η μελάνη (μαύρη λιθανθρακοφόρος μελάνη). Καθώς η κατάσταση διατήρησης του υλικού ήταν σχετικά καλή, οι παπυρικές ίνες ωστόσο έντονα αποξηραμένες και εύθρυπτες, έπρεπε αυτό να υγρανθεί για να επανακτήσει την ευελιξία του. Μόνο τότε θα ήταν δυνατόν να ξετυλιχθεί σιγά σιγά ο κύλινδρος. Καθώς ο βαθμός ευαισθησίας της μελάνης σε αυτή την κατάσταση του αντικειμένου δεν μπορούσε να ελεγχθεί επαρκώς, το υδατικό αντιδραστήριο έπρεπε να απλωθεί στο παπυρικό υλικό με μεγάλη προσοχή και οικονομία αλλά και κάτω από συνεχή εποπτεία.

Γραφικές ύλες

Για την καταγραφή του κειμένου, χρησιμοποιήθηκε και μελανή αλλά και ερυθρή γραφική ύλη. Στην πρώτη περίπτωση, πρόκειται προφανώς για λιθανθρακοφόρο μελάνη. Η ερυθρή γραφική ύλη δεν είναι εύκολο να προσδιοριστεί. Μετά από ενδελεχή μικροσκοπική μελέτη διαπιστώθηκε ότι αυτή αντιδρά σε υπεριώδη ακτινοβολία, καθώς φαίνεται πιο έντονη και καλύτερα αναγνώσιμη. Επιπλέον, οι παπυρικές ίνες φαίνονται να έχουν εν μέρει ποτιστεί με αυτό το χρώμα, σε αντίθεση με την λιθανθρακοφόρο μελάνη, στην περίπτωση της οποίας οι κόκκοι της χρωστικής ουσίας επικάθονται πάνω στις ίνες του παπύρου. Μια συγκριτική μελέτη ερυθρών χρωστικών ουσιών σε παπύρους της Συλλογής Παπύρων της Βιέννης κατέδειξε ότι και αυτές αντιδρούν ανάλογα σε υπεριώδη ακτινοβολία. Σύμφωνα με τον Schramm, αυτό αποτελεί σαφή ένδειξη για την περιεκτικότητά τους σε σίδηρο. Για αυτό το λόγο, πιστεύω ότι πρόκειται για ερυθρή ώχρα. Κατά παράδοξο τρόπο, η απόχρωση της ερυθρής 'μελάνης' αλλάζει στη μέση του παπυρικού κειμένου. Η μοναδική ερμηνεία που μπορώ να προτείνω για αυτό είναι ότι η χρωστική ουσία αναμείχθηκε εκ νέου, ούτως ώστε οι διακυμάνσεις της χρωματικής της απόχρωσης να οφείλονται στη διαφορετική ώχρα που χρησιμοποιήθηκε.

Οι χημικές αναλύσεις επιβεβαίωσαν την ταύτιση της συγκεκριμένης χρωστικής ουσίας με ώχρα.

Τα δείγματα περιείχαν όχι μόνο σίδηρο και ασβέστιο σε υψηλή περιεκτικότητα αλλά και πυρίτιο, άνθρακα, οξυγόνο, επίσης χλώριο, θείο, αλουμίνιο, νάτριο και κάλιο σε χαμηλή περιεκτικότητα και τέλος, σε περιορισμένο ποσοστό, φώσφορο, μαγνήσιο και τιτάνιο. Χλώριο και νάτριο προέρχονται από άλατα του συγκεκριμένου υλικού. Άνθρακας και πυρίτιο ανιχνεύθηκαν και σε δείγματα του παπυρικού κυλίνδρου.

Το συστατικό στοιχείο, στο οποίο οφείλεται το χρώμα της ερυθρής χρωστικής ουσίας είναι ένα οξείδιο σιδήρου (Fe_2O_3) με αρκετές διακυμάνσεις στην περιεκτικότητά του. Επιπλέον, η ερυθρή ώχρα περιέχει χαλαζία και διάφορα είδη άργιλου.

Ξετύλιγμα του παπυρικού κυλίνδρου

Μετά τη λήψη όσο το δυνατόν καλύτερων μέτρων προστασίας, με βάση την προκαταρτική εξέταση του παπύρου, αποφάσισα να φουσκώσω τις παπυρικές ίνες με ένα μείγμα από απιονισμένο νερό και αιθανόλη (40:60%) που ψεκάστηκε σε ελεγχόμενες δόσεις, ώστε να μπορέσω να ξετυλίξω τον παπυρικό κύλινδρο, κάτι που απαιτούσε μεγάλη υπομονή και δεξιοτεχνία. Η μαύρη αλλά και, όπως διαπιστώθηκε κατά τη διάρκεια αυτής της διαδικασίας, η ερυθρή μελάνη αποδείχτηκε ότι ήταν ανθεκτικές στην υγρασία. Καθώς το ξετύλιγμα του παπύρου προχωρούσε, διαπιστώθηκε ότι και τμήματα της εξωτερικής πλευράς του κυλίνδρου ήταν καταγεγραμμένα. Επιπλέον ορισμένα ενεπίγραφα θραύσματα παπύρου είχαν επικολληθεί σε σχισίματα. Δεν ήταν δυνατόν να εξακριβωθεί εάν αυτό είχε συμβεί πριν την καταγραφή του κειμένου στον παπυρικό κύλινδρο ή σε κάποιο μεταγενέστερο χρονικό σημείο. Αυτά τα επικολλημένα θραύσματα απομακρύνθηκαν, συντηρήθηκαν ως μεμονωμένα κομμάτια και προστατεύθηκαν με το γυάλινο κάλυμμα.

Στερέωση και εξομάλυνση της επιφάνειας του παπύρου

Με το προοδευτικό ξετύλιγμα τμημάτων του κυλίνδρου, γινόταν η στερέωσή τους και εξομάλυνση της επιφάνειάς τους. Με βάση την προκαταρτική εξέταση του παπύρου, αποφάσισα να χρησιμοποιήσω ένα διάλυμα από αιθανόλη και απιονισμένο νερό με 1% περιεκτικότητα σε υδροξυπροπυλοκυτταρίνη (τύπος Klucel L). Η εξομάλυνση της επιφάνειας του παπύρου έγινε, όπως και η στερέωση, προοδευτικά. Καθώς δεν είχαμε στη διάθεσή μας κάποια πρέσα, ο πάπυρος τοποθετήθηκε κάτω από βαριές ξύλινες και γυάλινες πλάκες αλλά και βιβλία μέχρι να στεγνώσει εντελώς. Ενδιάμεσα τοποθετήθηκαν στυπόχαρτα που μπορούσαν να απορροφήσουν γρήγορα την πλεονάζουσα υγρασία. Και ενώ τα στυπόχαρτα αντικαταστάθηκαν αρκετές φορές, η διάρκεια της διαδικασίας στεγνώματος ήταν πολύ μεγάλη λόγω των κακών συνθηκών κλιματισμού. Δεν ήταν μόνο η υγρασία στους χώρους εργασίας, η οποία ήταν υπερβολικά υψηλή, αλλά δεν υπήρχε και δυνατότητα κλιματισμού. Σε όλη τη διάρκεια αυτών των εργασιών, τα ήδη ξετυλιγμένα τμήματα του κυλίνδρου παρέμειναν κάτω από βαριές γυάλινες πλάκες, καθώς η μάζα του παπύρου είχε επανακτήσει λόγω της στερέωσης τη φυσική της ελαστικότητα, αντιδρώντας άμεσα σε διακυμάνσεις της υγρασίας της ατμόσφαιρας. Αν δεν γινόταν αυτό, λόγω των διαφορετικά τεντωμένων συντηρημένων και μη συντηρημένων τμημάτων του κυλίνδρου, υπήρχε ο κίνδυνος φθορών – και συγκεκριμένα σχισιμάτων – της παπυρικής μάζας.

Μέτρα προστασίας του παπύρου

Τα υπάρχοντα σχισίματα επικολλήθηκαν με γιαπωνέζικο χαρτί. Τα μεγάλα σπαράγματα, κυρίως από την περιοχή των άκρων του κυλίνδρου, τοποθετήθηκαν στη θέση τους και στερεώθηκαν επίσης με γιαπωνέζικο χαρτί. Η κολλητική ουσία που χρησιμοποιήθηκε εδώ ήταν συμβατή με το προαναφερθέν διάλυμα και αποτελούνταν από υδροξυπροπυλοκυτταρίνη τύπου G (3%) και αιθανόλη (96%).

Καθώς δεν ήταν δυνατόν να διαπιστωθεί με απόλυτη βεβαιότητα η αρχική θέση όλων των σπαραγμάτων του παπύρου, όσα ήταν προβληματικά περιβλήθηκαν ως μεμονωμένα κομμάτια με γυάλινο κάλυμμα. Αυτό έγινε με στόχο μια εκ νέου εξέτασή τους από έναν αιγυπτιολόγο, σε συνεργασία με έναν συντηρητή, για την ταυτοποίηση της θέσης αυτών των σπαραγμάτων, κάτι το οποίο πράγματι επετεύχθη εν μέρει κατά τις εργασίες του 2000.

Μετά το πλήρες στέγνωμα του παπυρικού κυλίνδρου, το οποίο, κάτω από τις δεδομένες συνθήκες, ήταν ιδιαίτερα χρονοβόρο, αφαιρέθηκε το γιαπωνέζικο χαρτί που προεξείχε.

Στις εργασίες αυτές έπρεπε να χρησιμοποιηθεί, και λόγω χρονικής πίεσης αλλά και λόγω έλειψης υλικού, όχι μόνο το υψηλής ποιότητας και ελαστικό γιαπωνέζικο χαρτί *Kinzuki Kozu* (6 γρ./τ.μ.), αλλά και το *Usumino* B5 (14 γρ./τ.μ.), κάτι το οποίο δεν είχε αρνητικές επιπτώσεις στον πάπυρο, κυρίως επειδή αυτός περιβλήθηκε με προστατευτικό γυαλί.

Επικάλυψη με γυαλί

Με στόχο να εξασφαλιστεί κατά ιδανικό τρόπο η μελλοντική του διατήρηση αλλά και να διευκολυνθεί η προγραμματισμένη μελέτη του, οι δύο πλευρές του σχεδόν 4 μ. μήκους παπυρικού κυλίνδρου καλύφθηκαν με δύο γυάλινες πλάκες. Μετά το τέλος των εργασιών συντήρησης διαπιστώθηκε ένα κύρτωμα του παπύρου με απόκλιση 5 εκ., έχοντας ως βάση υπολογισμού όλο το μήκος του κυλίνδρου. Έτσι, ο πάπυρος είχε μέγιστο πλάτος 33 εκ. περίπου, ενώ το κανονικό του πλάτος ήταν

10 εκ. μικρότερο. Για τη μεταφορά και την αποθήκευσή του, οι γυάλινες πλάκες ενισχύθηκαν από ένα χοντρό και σταθερό κοντραπλακέ με δοκάρια:

-----------------	επικάλυψη με ύφασμα
——————	γυάλινη πλάκα (2 χιλ.)
###########	πάπυρος
. . . .	στυπόχαρτο
——————	γυάλινη πλάκα (2 χιλ.)
HHHHHHHH	κοντραπλακέ

Μεταξύ των γυάλινων πλακών, ο πάπυρος τοποθετήθηκε σε χαρτί που δεν περιείχε ξύλο και οξέα. Αυτό λειτουργεί ως προστατευτικό στρώμα, εξισορροπώντας μικρές διακυμάνσεις των κλιματικών συνθηκών. Τα άκρα των γυάλινων πλακών περιβλήθηκαν με κολλητική ταινία. Αυτή ωστόσο δεν κάλυψε όλο το μήκος τους για να αποφευχθεί έτσι η δημιουργία μικροκλίματος μεταξύ των γυάλινων πλακών που θα ευνοούσε την ανάπτυξη μικρoργανισμών.

Πριν το κλείσιμο των γυάλινων πλακών με κολλητική ταινία, ανοίχθηκαν διάχωρα στο στυπόχαρτο, ούτως ώστε το κείμενο της κατώτερης πλευράς (της εξωτερικής δηλαδή πλευράς του κυλίνδρου) να είναι ορατό και αναγνώσιμο. Αυτό έγινε με στόχο τη διευκόλυνση της μεταγενέστερης μελέτης του παπύρου αλλά και την φροντίδα του, η οποία έτσι μπορεί να γίνει χωρίς να είναι απαραίτητο να αφαιρεθεί πρώτα το προστατευτικό χαρτί.

Η αφαίρεση των γυάλινων προστατευτικών πλακών πρέπει να αποφευχθεί με κάθε τρόπο και λόγω του μεγάλου μεγέθους και της ευθρυπτότητας του παπύρου αλλά και λόγω του βάρους και της ευθραυστότητας των γυάλινων πλακών. Διαφορετικά, υφίσταται κίνδυνος να προκληθούν ανεπανόρθωτες φθορές στον πάπυρο. Σε περίπτωση που αυτό όμως είναι απόλυτα αναγκαίο, θα πρέπει να γίνει μόνο από έμπειρους συντηρητές.

Τα σπαράγματα παπύρου, η θέση των οποίων δεν ήταν δυνατόν να διαπιστωθεί τοποθετήθηκαν σε έξι μικρά γυάλινα περιβλήματα μεγέθους A4. Ακόμα και τα πιο μικρά σπαράγματα, η αρχική θέση των οποίων είναι άγνωστη, περιβλήθηκαν επίσης ως μεμονωμένα κομμάτια με γυαλί.

Αποθήκευση

Πέρα από όλα αυτά τα μέτρα συντήρησης που εφαρμόστηκαν στο συγκεκριμένο αντικείμενο, δεν μπορούμε να αγνοήσουμε τη σημασία των κλιματικών συνθηκών στο χώρο, στον οποίο ο παπυρικός κύλινδρος πρόκειται μελλοντικά να φυλαχθεί. Η σωστή αναλογία μεταξύ θερμοκρασίας και υγρασίας πρέπει να επιτευχθεί και να παραμείνει σταθερή. Η θερμοκρασία πρέπει να κυμαίνεται μεταξύ 18–20 βαθμών Κελσίου και η σχετική υγρασία του αέρα μεταξύ 50–55%. Οι ιδανικές αυτές κλιματικές συνθήκες του χώρου φύλαξης δυστυχώς δεν είναι διαθέσιμες με αποτέλεσμα να υπάρχει κίνδυνος να προκληθούν χημικές αντιδράσεις που θα είχαν ως αποτέλεσμα την επιτάχυνση της διαδικασίας αποδυνάμωσης της ανθεκτικότητάς του. Εξίσου σημαντικές με τις κλιματικές συνθήκες είναι και οι συνθήκες φωτισμού. 50 *lux* θα ήταν η ιδανική ένταση φωτός για να εκτεθεί ο πάπυρος. Άμεση επαφή με το φως της ημέρας πρέπει σε κάθε περίπτωση να αποφευχθεί, καθώς μέσω της επίδρασης ορατής και μη ορατής ακτινοβολίας ενεργοποιούνται φωτοχημικές διαδικασίες στο υλικό του παπύρου. Αυτές θα είχαν ως αποτέλεσμα το υλικό να ξεραθεί και να πάρει πιο σκοτεινό χρώμα αλλά και οι ύλες με τις οποίες γράφτηκε το κείμενο να ξεθωριάσουν. Σε περίπτωση που η απόλυτη αποφυγή ζημιογόνου υπεριώδους και υπέρυθρης ακτινοβολίας δεν είναι δυνατή, τότε ο πάπυρος πρέπει να προστατευθεί με κάλυμμα. Αυτή η προστασία έχει πάντως εξασφαλιστεί στις παρούσες συνθήκες φύλαξής του.

2000

Τελικός καθαρισμός και τελική στερέωση

Η μάζα του παπύρου ήταν ιδιαίτερα ξηρή και εύθραυστη, κάτι το οποίο, κατά τη γνώμη μου, οφειλόταν στις όχι ιδιαίτερα ιδανικές κλιματικές συνθήκες του χώρου στον οποίο αυτός φυλάσσεται. Υπάρχει βέβαια ένας υγραντήρας αλλά δεν υπάρχει κάποιος που να μπορεί να τον χειρίζεται τακτικά και με την απαιτούμενη εμπειρία. Το καλοκαίρι το κλίμα είναι πολύ θερμό και ξηρό, το χειμώνα αντίθετα ψυχρό. Ο χώρος αερίζεται μια φορά την ημέρα, κάτι το οποίο γίνεται μεν με καλή πρόθεση αλλά δεν είναι σωστό. Με τον αερισμό του χώρου εισέρχεται σε αυτόν το καλοκαίρι αέρας αναμεμειγμένος με νέφος αλλά και ηλιακή ακτινοβολία. Πιθανές επιπτώσεις είναι ίσως κάποια θολά σημεία που διακρίνονται στο γυάλινο περίβλημα του παπύρου.

Η στερέωση έγινε με διάλυμμα απιονισμένου νερού και αιθανόλης με περιεκτικότητα 1% σε Klucel L (βλ. παραπάνω). Σε ορισμένες περιπτώσεις στερεώθηκαν μεμονωμένες ίνες ή ματσάκια ινών με διάλυμα περιεκτικότητας 3% σε Klucel G. Στην εσωτερική πλευρά του κυλίνδρου παρατηρήθηκαν πολλοί κόκκοι άμμου, σκόνη και κρύσταλλοι αλάτων που σχηματίστηκαν στην επιφάνεια του παπύρου. Λόγω αυτών των χοντρόκοκκων ακαθαρσιών, η μελάνη του παπύρου τρίφθηκε σε ορισμένα σημεία και έγινε δυσανάγνωστη. Τέτοιες φθορές εμφανίζονται σε τακτά χρονικά διαστήματα. Αυτό οφείλεται προφανώς στο μακρό διάστημα αποθήκευσης του κυλίνδρου. Σε ορισμένα σημεία, οι κρύσταλλοι έχουν διαβρώσει εντελώς την ινώδη υφή του παπύρου, κάτι το οποίο διακρίνεται με το μικροσκόπιο. Στην επιφάνεια του παπύρου υπάρχουν επίσης ορατές ασπρουδερές κηλίδες. Λόγω των εργασιών συντήρησης, κατά τις οποίες χρησιμοποιήθηκε και νερό, τα άλατα είχαν συγκεντρωθεί κυρίως στο τέλος του παπύρου. Ο καθαρισμός ήταν στεγνός και έγινε με νυστέρι και πινέλο αλλά και με υγρές κομπρέσες που έπρεπε να αλλάζονται πολύ συχνά.

Στην οπίσθια όψη αλλά και στο τέλος του παπυρικού κυλίνδρου είχαν παρθεί ήδη το 1993 τα πρώτα μέτρα προστασίας του με την χρήση γιαπωνέζικου χαρτιού *Usumino* B5/14 γρ./τ.μ. Αυτό αφαιρέθηκε το 2000 και αντικαταστάθηκε με το καλύτερης ποιότητας και ελαστικότερο γιαπωνέζικο χαρτί *Kinzuki Kozu*/6 γρ./τ.μ. Δυστυχώς αυτό δεν μπόρεσε να γίνει σε όλα τα σημεία λόγω έλλειψης χρόνου, χωρίς να προκύπτουν, ωστόσο, όπως προαναφέρθηκε, οποιεσδήποτε αρνητικές επιπτώσεις για τον πάπυρο.

Μετά την ολοκλήρωση της ενίσχυσής της, η μάζα του παπύρου ήταν και πάλι τόσο ελαστική, ώστε να μπορεί κανείς – φυσικά μετά από την απαραίτητη στερεωτική προφύλαξη – να τον διπλώσει. Έτσι κατέστη δυνατόν να διαβαστούν και οι στήλες της οπίσθιας όψης.

Προσδιορισμός θέσης μικρών σπαραγμάτων
Η θέση αρκετών σπαραγμάτων, τα οποία το 1993 δεν ήταν δυνατόν να ταξινομηθούν και είχαν καλυφθεί ως μεμονωμένα αποσπάσματα με γυαλί, προσδιορίστηκε σε συνεργασία με τον F. Hoffmann και αυτά ενισχύθηκαν με γιαπωνέζικο χαρτί.

Σημείωση
Κατά τη διάρκεια αυτών των εργασιών, αντιμετώπισα συχνά νέες δυσκολίες και προβλήματα, τα οποία δεν μου είχαν παρουσιαστεί στη μόνιμη θέση εργασίας μου στη Συλλογή Παπύρων της Βιέννης. Η στερέωση του φορέα του κειμένου υπήρξε μεν επιτυχής, όχι ωστόσο στον επιθυμητό βαθμό. Το αποτέλεσμα θα ήταν διαφορετικό, δηλαδή καλύτερο, αν είχα στη διάθεσή μου ένα εργαστήριο με όλα τα απαραίτητα εργαλεία. Έτσι οι εργασίες συντήρησης κινήθηκαν εντός κάποιων σαφών ορίων. Τα υλικά που χρησιμοποιήθηκαν κατά τη διάρκεια αυτών των εργασιών είναι με βάση τα όσα γνωρίζουμε, αναστρέψιμα. Το μέσο στερέωσης και συγκόλλησης υδροξυπροπυλοκυτταρίνη μπορεί να διαλυθεί με διάφορα διαλυτικά. Έτσι, επικαλύψεις και κολλήσεις μπορούν να αφαιρεθούν εύκολα ανά πάσα στιγμή.

5. Περιγραφή

Στην τωρινή του κατάσταση, χωρίς να συνυπολογίσουμε τα πολυάριθμα σπαράγματα, η θέση των οποίων στο κείμενο δεν μπορεί να προσδιοριστεί, λαμβάνοντας ωστόσο υπόψη τις αποστάσεις που πρέπει να συμπληρωθούν μεταξύ των αποκομμένων από τον μεγάλο κύλινδρο τμημάτων με τις στήλες x+1 und x+13, ο πάπυρος έχει μήκος σχεδόν ακριβώς 4 μ. Το ύψος του κυμαίνεται μεταξύ 20 και 21,5 εκ.

Στην αρχή του, ο πάπυρος είναι κομμένος και αρκετά φθαρμένος, στη συνέχειά του οι φθορές στο άνω άκρο του μειώνονται μετά από μικρή απόσταση αισθητά, ενώ στο κάτω άκρο αυτές επίσης λιγοστεύουν, παραμένουν ωστόσο μέχρι το τέλος του παπύρου. Διασκορπισμένα καθ' όλο το μήκος του παπύρου, διακρίνονται σχισίματα που προκλήθηκαν από τέντωμα και τα οποία έχουν σχήμα λεπτής σφήνας που στενεύει από το κάτω άκρο του παπύρου προς τα πάνω. Σχεδόν ακριβώς στο τέλος του παπύρου, είχε αφαιρεθεί ένα μεγάλο κομμάτι από τον κύλινδρο, κάτι που προκάλεσε και φθορά στο υλικό.

Σήμερα σώζονται 16 κολλήσεις των φύλλων, η θέση των οποίων διακρίνεται στο συνοπτικό σχέδιο. Οι αποστάσεις από την μια κόλληση στην επόμενη έχουν στην πλειοψηφία τους μήκος μεταξύ 25 και 26 εκ., σε μια περίπτωση 22,5 εκ., ενώ κατά το τέλος του παπύρου 12 εκ. μετά από μια κόλληση ακολουθεί η επόμενη:

Κόλληση	Απόσταση από την προηγούμενη κόλληση σε εκ.
1	> 19,2
2	24,7
3	25,2
4	25,7

5	25,0
6	22,4
7	25,3
8	24,9
9	25,3
10	25,2
11	25,5
12	25,9
13	25,2
14	25,3
15	24,2
16	12,0
Τέλος	> 19,9

Τα πλάτη των φύλλων που προκύπτουν από αυτές τις αποστάσεις είναι βέβαια ασυνήθιστα μεγάλα για το Νέο Βασίλειο.

Ο *Αθηναϊκός Πάπυρος* είναι ένα παλίμψηστο. Στην πρόσθια όψη, το παπυρολογικό *recto*, το αρχικό κείμενο σβήστηκε επιμελώς με εξαίρεση μεμονωμένα ορατά υπολείμματα, στην οπίσθια όψη αντίθετα, διατηρήθηκαν ολόκληρα δύο τμήματα του αρχικού χειρογράφου. Πρόκειται για ραμεσσιδικά διοικητικά κείμενα, ένα από τα οποία, αυτό στην οπίσθια όψη της στήλης x+9, είναι ένας λογαριασμός. Σε σχέση με το μαγικό κείμενο, το αρχικό χειρόγραφο είναι γραμμένο ανάποδα. Πριν την επαναχρησιμοποίησή του λοιπόν, ο πάπυρος μάλλον αναποδογυρίστηκε εκτός και αν ήδη το αρχικό κείμενο στην οπίσθια όψη γράφτηκε αναποδογυρισμένο. Αυτό απαντά συχνά σε ανάλογα μεμονωμένα *jottings* (= σημειώσεις). Ο γραφέας του μαγικού κειμένου μάλλον δεν προσπάθησε καν να καθαρίσει εντελώς την οπίσθια όψη του παπύρου, καθώς δεν χρειαζόταν ολόκληρη την επιφάνειά της. Επίσης, το αρχικό χειρόγραφο βρίσκεται σε αρκετή απόσταση από το τέλος του μαγικού κειμένου στην οπίσθια όψη του παπύρου και για αυτό το λόγο δεν ενοχλούσε ιδιαίτερα.

Σίγουρα κατά την επαναχρησιμοποίησή του, ο αρχικός πάπυρος κόπηκε στη μέση κατά μήκος. Και αυτό γιατί το τωρινό του ύψος αντιστοιχεί ακριβώς στο μισό του τυπικού ραμεσσιδικού κυλίνδρου που έχει ύψος 41–43 εκ.

Στην πρόσθια όψη υπάρχουν ακόμα 13, τουλάχιστον εν μέρει διατηρημένες στήλες του μαγικού κείμενου, το οποίο συνοδεύεται από βινιέτες, ενώ στην οπίσθια όψη τέσσερις ακόμα στήλες. Το πλάτος τους είναι στην πρόσθια όψη γύρω στα 30 εκ. ενώ στην οπίσθια κυμαίνεται μεταξύ 20 και 25 εκ:

	Στήλη	Πλάτος σε εκ.
Recto	x+1	> 28,5
	x+2	32,0
	x+3	29,0
	x+4	31,0
	x+5	31,0
	x+6	28,0
	x+7	29,0

	x+8	28,0
	x+9	34,0
	x+10	36,5
	x+11	29,0
	x+12	30,5
	x+13	27,5
Verso	x+14	25,0
	x+15	20,5
	x+16	22,0
	x+17	27,5

6. Ανασύνθεση του αντικειμένου

Διατηρημένα είναι, τουλάχιστον εν μέρει, 17 φύλλα (με 16 κολλήσεις· πρβλ. κεφ. 5). Σώζεται επίσης και το τέλος του κυλίνδρου, όπως φαίνεται από το κείμενο. Αν λάβει κανείς υπόψη ότι ο συνήθης αριθμός φύλλων ανά κύλινδρο στο Νέο Βασίλειο ήταν 20, τότε είναι λογικό να υποθέσουμε ότι λείπουν εντελώς τρία φύλλα από την αρχή του κυλίνδρου. Από την αρχή μέχρι την πρώτη σωζόμενη κόλληση, με την οποία τελειώνει το πρώτο (εν μέρει) διατηρημένο φύλλο πρέπει να υπολογίσει κανείς ένα μήκος 100 εκ. περίπου, αν κανείς προϋποθέσει ότι όλα τα φύλλα από την αρχή του κυλίνδρου είχαν κατά μέσο όρο ένα πλάτος 25 εκ.

Καθώς οι πρώτες πλήρεις στήλες έχουν πλάτος 30 εκ. περίπου και είναι λογικό να υπολογίσουμε ένα ανάλογο πλάτος για την εν μέρει κατεστραμμένη στήλη x+1 αλλά και τις προηγούμενες στήλες, από τις οποίες δεν σώζεται τίποτα, είναι πιθανό ότι πριν την στήλη x+1 υπήρχαν αρχικά δύο ακόμα.

Δεν γνωρίζουμε ωστόσο, αν ο γραφέας, πριν την επαναχρησιμοποίηση του παπύρου, έκοψε ίσως ένα φθαρμένο κομμάτι στην αρχή του. Ως εκ τούτου, θα μπορούσε βέβαια να έχει χαθεί μόνο ένα μικρότερο τμήμα του κειμένου στην αρχή του παπύρου – σε μια ακραία περίπτωση ίσως ούτε μία στήλη. Δεδομένου του ότι διασώθηκε ένας μεγάλος αριθμός σπαραγμάτων, η αρχική θέση των οποίων δεν μπορεί να προσδιοριστεί, θεωρούμε εξαιρετικά απίθανο ότι όλα ανήκουν στη στήλη x+1 ή στο κύριο μέρος του παπύρου. Πρέπει μάλλον να υποθέσουμε ότι αυτά τα σπαράγματα ήταν μεταξύ άλλων και υπολείμματα από μια τουλάχιστον προηγούμενη στήλη.

Από την άλλη πλευρά όμως, είναι εξαιρετικά απίθανο να λείπουν περισσότερες από δύο στήλες. Βέβαια, θα μπορούσε θεωρητικά να υποθέσει κανείς ότι ο γραφέας του μαγικού κειμένου επικόλλησε στην αρχή του κυλίνδρου ένα κομμάτι παπύρου για να τον επιμηκύνει. Αυτό ωστόσο δεν είναι και τόσο πιθανό, καθώς στην οπίσθια όψη υπάρχει ακόμα πολύς διαθέσιμος χώρος, ο οποίος δεν δικαιολογεί την επικόλληση ενός πρόσθετου κομματιού.

7. Ανασύνθεση της διαδικασίας καταγραφής του κειμένου

Αρχικά, μπορεί κανείς να διαπιστώσει ότι οι βινιέτες προηγήθηκαν της καταγραφής του κειμένου στον πάπυρο. Διαφωτιστική είναι σχετικά με αυτό η στήλη x+7. Ενώ οι σειρές 1 έως 3 αρχίζουν ακολουθώντας μια στοιχειώδη τάξη και σε ίσο διάχωρο μεταξύ τους στα αριστερά της ανώτερης βινιέτας, η αρχή της σειράς 4 ακολουθεί τη θέση του ιερογλυφικού σημείου του κροκοδείλου και συγκεκριμένα της άκρης της ουράς του, με αποτέλεσμα να γραφεί υπερβολικά ψηλά. Ο γραφέας προσπαθεί να διορθώσει το υπερβολικά στενό διάχωρο των σειρών με το να γράψει αυτή τη σειρά με λοξή φορά προς τα κάτω, μέχρι που να φθάσει στη σωστή απόσταση από τη σειρά 3. Από αυτό το σημείο και πέρα η σειρά 4 γράφεται οριζόντια. Η αδεξιότητα στην αρχή της σειράς 4 είχε ωστόσο ως αποτέλεσμα ότι η συμμετρική απόδοση της ακόλουθης σειράς θα δημιουργούσε ένα ακαλαίσθητο κενό ακριβώς κάτω από τη βινιέτα. Για να το αποφύγει αυτό, ο γραφέας προσέθεσε μία σύντομη σειρά (σειρά 5) κάτω από τη βινιέτα. Αυτή η σειρά βρίσκεται χαμηλότερα από την αρχή της σειράς 4, ωστόσο στο ίδιο ύψος με το τέλος της. Η σειρά 6 γράφεται στη σωστή της θέση, και εκτείνεται οριζόντια από την αρχή έως και το τέλος της στήλης. Το γεγονός ότι ο γραφέας του κειμένου προφανώς επηρεάστηκε από τη βινιέτα, καθιστά σαφές ότι αυτή προϋπήρχε της καταγραφής του κειμένου.

Αλλά και η κατώτερη βινιέτα της ίδιας στήλης κάνει φανερό ότι η απόδοση των εικόνων προηγήθηκε αυτής του κειμένου. Και αυτό γιατί η δεύτερη από δεξιά θεότητα φέρει ένα σκαραβαίο ως κόσμημα κεφαλής, ο οποίος αποτελεί και το υψηλότερο εικονιστικό μοτίβο της συγκεκριμένης βινιέτας. Ο γραφέας του κειμένου διέκοψε τη σειρά 11 σε αυτό το σημείο, μοιράζοντάς τη δεξιά και αριστερά του σκαραβαίου. Αυτή η ακολουθία μας φαίνεται πάντως πειστικότερη από την υπόθεση ότι ο γραφέας σχεδίασε την καταγραφή του κειμένου του με τέτοια ακρίβεια ώστε να προβλέψει και ένα κενό ακριβώς στο σημείο στο οποίο θα σχεδιαζόταν αργότερα η βινιέτα.

Στη στήλη x+10, ο γραφέας προτίμησε προφανώς μία διαφορετική λύση, με αποτέλεσμα το κείμενο να παρακάμψει μια βινιέτα. Συγκεκριμένα, έκανε τη σειρά x+10.4 σαφώς συντομότερη από τις προηγούμενες τρεις, με το να αρχίσει τη νέα πρόταση όχι σε αυτή αλλά ως σειρά x+10.5 στο χώρο κάτω από τη δεύτερη σειρά των εικόνων της βινιέτας. Η αιτία για το κενό στη σειρά 4 ήταν προφανώς η αρκετά ψηλά τοποθετημένη συνοδευτική επιγραφή του προτελευταίου ιερογλυφικού σε σχήμα ανθρώπου σε οκλάζουσα στάση, την οποία ο γραφέας ήθελε να αποφύγει.

Το γεγονός ότι οι βινιέτες προηγήθηκαν του κειμένου, υποδηλώνεται και από την εσοχή των σειρών x+6.8–10 στα αριστερά της βινιέτας που είναι μεγαλύτερη από αυτή των υπόλοιπων σειρών. Και πάλι, η πιθανότερη υπόθεση είναι ότι ο γραφέας κατέγραψε το κείμενο γύρω από τα τμήματα της προϋπάρχουσας εικόνας.

Το ερώτημα, πόσα άτομα συμμετείχαν στην απόδοση των βινιετών και του κειμένου στον πάπυρο, είναι ωστόσο δυσκολότερο να απαντηθεί. Το πιθανότερο είναι ότι οι βινιέτες σχεδιάστηκαν από δύο διαφορετικά χέρια. Ο πρώτος σχεδιαστής ανέλαβε όλες τις βινιέτες μέχρι τους ανθρώπους σε οκλάζουσα στάση στη στήλη x+10. Αυτός χρησιμοποιεί μια κανονική γραφίδα και ενδιαφέρεται να αποδώσει τις εσωτερικές λεπτομέρειες των μορφών: την ποδιά της όρθιας μορφής στις σειρές x+4, x+6, x+7 και x+10 αλλά και την ανώτερη απόληξη σε σχήμα κολάρου όλων σχεδόν των ανθρώπινων μορφών σε οκλάζουσα στάση στη σειρά x+7 (όχι ωστόσο στη σειρά x+4, η δεξιά βινιέτα της οποίας πρέπει γενικά να θεωρηθεί ως μέτριας ποιότητας). Μια ιδιομορφία αυτού του σχεδιαστή αποτελεί ο τρόπος με τον οποίο αποδίδει σχηματικά την περιοχή του ματιού: Ανεξάρτητα από το αν οι απεικονισμένες μορφές κοιτούν προς αριστερά (π.χ. x+10), δεξιά (x+4) ή προς τα πάνω (x+4) χρησιμοποιεί ένα διπλό σημείο σε σχήμα *z* για την απόδοση του φρυδιού και του ματιού. Ακόμα και αν αυτός ο σχεδιαστής δεν ήταν κάποιος χαρισματικός καλλιτέχνης, φαίνεται πως μπορούσε να σχεδιάσει τις μορφές με ταχύτητα και επιδεξιότητα. Τα σχέδιά του διακρίνονται επιπλέον για την ομοιομορφία τους.

Εντελώς διαφορετικές είναι ωστόσο οι μορφές σε οκλάζουσα στάση στη βινιέτα της στήλης x+10. Πέρα από το γεγονός ότι για αυτές χρησιμοποιήθηκε μια πολύ στενότερη γραφίδα, οι μορφές αυτές είναι ανομοιόμορφα σχεδιασμένες. Μετά την πέμπτη μορφή, ο σχεδιαστής σταμάτησε σχεδόν εντελώς να αποδίδει το αυτί. Το σχήμα της κεφαλής διαφέρει από μορφή σε μορφή. Καμιά μορφή δεν φέρει κολάρο. Αυτές οι παρατηρήσεις επιτρέπουν την υπόθεση ότι η δεύτερη ομάδα βινιετών από τη στήλη x+10 και έπειτα πρέπει να αποδοθούν στο χέρι ενός άλλου σχεδιαστή.

Μια ματιά στις συνοδευτικές επιγραφές των βινιετών στη στήλη x+10 – οι υπόλοιπες βινιέτες έμειναν χωρίς επεξηγηματικό κείμενο – επιβεβαιώνει αυτή την εντύπωση. Ενώ οι συνοδευτικές επιγραφές των όρθιων μορφών ακριβώς όπως και οι ίδιες έγιναν με μια γραφίδα κανονικού πάχους και με το σύνηθες για την ύστερη ραμεσσιδική περίοδο στυλ γρήγορου γραψίματος που τείνει σε μια δραστική απλοποίηση των σημείων αλλά και τη μεταξύ τους σύνδεση στο κάτω μέρος τους, οι συνοδευτικές επιγραφές των μορφών σε οκλάζουσα στάση αλλά και οι ίδιες οι μορφές αποδόθηκαν στον πάπυρο με μια στενότερη γραφίδα προδίδοντας αδεξιότητα. Ωστόσο, η συνοδευτική επιγραφή της πρώτης μορφής σε οκλάζουσα στάση σχεδιάστηκε από το χέρι του πρώτου γραφέα.

Μια επιπλέον ένδειξη επιτρέπει την υπόθεση ότι για το κείμενο και τις βινιέτες του παπύρου εργάστηκαν δύο διαφορετικά άτομα. Η στήλη x+10 έγινε πολύ πλατύτερη από όλες τις υπόλοιπες στήλες του *Αθηναϊκού Μαγικού Παπύρου*, γιατί ο δεύτερος σχεδιαστής απεικόνισε τις τρεις πρώτες μορφές σε οκλάζουσα στάση, αμέσως δίπλα από τις όρθιες. Είναι λοιπόν πιθανό ότι ο δεύτερος σχεδιαστής δεν ήταν επαρκώς κατατοπισμένος σχετικά με την (προσχεδιασμένη) μορφή του συνολικού παπύρου.

Με βάση τα προαναφερθέντα, θεωρούμε πολύ πιθανό ότι οι βινιέτες και συνοδευτικές επιγραφές πρέπει να αποδοθούν σε δύο διαφορετικά άτομα:

Σχεδιαστής/γραφέας Α: βινιέτες από τη στήλη x+4 έως και το πρώτο τμήμα (όρθιες μορφές) των βινιετών της στήλης x+10 αλλά και συνοδευτική επιγραφή των πρώτων μορφών σε οκλάζουσα στάση.

Σχεδιαστής/γραφέας Β: δεύτερο τμήμα των βινιετών της στήλης x+10 (μορφές σε οκλάζουσα στάση) εκτός της πρώτης συνοδευτικής επιγραφής.

Αν η υπόθεσή μας για το κενό στο τέλος της σειράς x+10.4 ευσταθεί, τότε ο σχεδιαστής/γραφέας Β πρέπει να ξεκίνησε να εργάζεται, αφού ο πρώτος είχε σχεδιάσει τις ανθρώπινες μορφές στη στήλη x+10, πριν ωστόσο καταγράψει το κείμενο στην ίδια στήλη. Και αυτό γιατί το άτομο Α είναι ταυτόχρονα και ο γραφέας. Ο ίδιος επισεσυρμένος γραφικός χαρακτήρας, που χρησιμοποιεί ο Α στις συνοδευτικές επιγραφές των βινιετών που σχεδίασε ο ίδιος στη στήλη x+10, απαντά και στις διάφορες προσθήκες στα μαγικά κείμενα (x+2.3 και 5, x+5.3 και 11, x+7.7 και 8). Δεν υπάρχει κανένας λόγος να υποθέσει κανείς εδώ την ύπαρξη ενός τρίτου γραφέα αντί του χεριού του γραφέα A. Εάν αυτός είχε αναλάβει την πλειοψηφία των βινιετών, τον συνολικό σχεδιασμό της μορφής του κειμένου αλλά και τις διορθώσεις σε αυτό, τότε ήταν σίγουρα υπεύθυνος και για το ίδιο το κείμενο. Και παρά το γεγονός ότι ο γραφικός χαρακτήρας του μαγικού κειμένου δεν είναι τόσο βιαστικός όσο οι προσθήκες και οι συνοδευτικές επιγραφές των βινιετών του γραφέα A αλλά αποτελεί ένα επιμελημένο στυλ λόγιας γραφής, δεν υπάρχει λόγος, κατά τη γνώμη μας, να μην αποδώσουμε και αυτή στο ίδιο πρόσωπο. Και αυτό γιατί η χρήση ενός περισσότερο ή λιγότερο επιμελημένου τρόπου γραφής από ένα και το αυτό άτομο δεν είναι ασυνήθιστο φαινόμενο.

Επίσης δεν υπάρχει λόγος να αμφιβάλλουμε για το ότι κατά τη διάρκεια της καταγραφής ενός κειμένου, ο τρόπος γραψίματος αλλά και ο τρόπος απόδοσης λέξεων δεν παραμένει εντελώς αναλλοίωτος. Ενώ στον *Αθηναϊκό Πάπυρο*, το μέγεθος των σημείων παρουσιάζει διακυμάνσεις, διακρίνεται μια σαφής τάση για σταδιακή μεγένθυση των σημείων και συνακόλουθα για μια σταδιακή μείωση του αριθμού σειρών ανά στήλη, όπως γίνεται σαφές και στον ακόλουθο πίνακα:

	στήλη	ύψος σειράς σε εκ.	αριθμός σειρών
Recto	x+1	1,3	14
	x+2	1,3	13
	x+3	1,2	14
	x+4	1,2	(11)
	x+5	1,4	12
	x+6	1,3	13
	x+7	1,3	13
	x+8	1,3	13
	x+9	1,4	12
	x+10	1,5	(8)
	x+11	1,5	11
	x+12	1,4	12
	x+13	1,4	11
Verso	x+14	1,5	10
	x+15	1,5	11
	x+16	1,5	11
	x+17	–	1

(Τα κεφάλαια 8–10 δεν μεταφράστηκαν στα ελληνικά)[4]

4 Βλ. εισαγωγικό σημείωμα για την ελληνική μετάφραση.

11. Φρασεολογία (διακειμενικότητα)

Α. Μια επίκληση από την *Καθημερινή Τελετουργία του Ναού* συνδυασμένη με έναν ιδιωματισμό των θεϊκών διαταγμάτων (x+3.1 κ.ε.)

Η ρήση x+3.1–5 αποτελεί μια αρκετά πιστή αντιγραφή του 36ου Επεισοδίου της *Καθημερινής Τελετουργίας του Ναού* ή *Θυσιαστικής Τελετουργίας*. Στις επικαλούμενες θεότητες προσφέρεται η καρδιά, μια τελετουργική διαδικασία που αντανακλά την προσφορά της καρδιάς από την Ίσιδα στον γιο της Ώρο αλλά και αντίστροφα από τον Ώρο στη μητέρα του Ίσιδα. Η όλη τελετουργική διάταξη αποτελεί επέκταση αυτού που διατυπώνεται ήδη στα *Κείμενα των Πυραμίδων* και συγκεκριμένα στη Επωδό 595 § 1640a–c.

Διαφέρει ωστόσο αυτός που φέρει την καρδιά: Στην *Θυσιαστική Τελετουργία* είναι ο ιερέας αυτός που μιλά για τον εαυτό του σε πρώτο πρόσωπο. Στον *Αθηναϊκό Πάπυρο* πρόκειται, ωστόσο, για τον ίδιο τον Ώρο που φέρνει την καρδιά στον ασθενή.

Στην συνέχεια του κειμένου διαφέρουν για μια ακόμη φορά οι συμμετέχοντες: Ενώ στη *Θυσιαστική Τελετουργία* οι άνθρωποι είναι αυτοί που πρέπει να σιωπήσουν και οι θεοί αυτοί που πρέπει να ακούσουν αυτό που είπε ο Ώρος στον πατέρα του Όσιρι, στον *Αθηναϊκό Μαγικό Πάπυρο* οι θεοί πρέπει να σιωπήσουν και να ακούσουν αυτό που είπε ο Θωθ (x+3.4 κ.ε.). Αυτή η προτροπή στους θεούς να σιωπήσουν και να ακούσουν τα λόγια ενός διατάσσοντος θεού βρίσκει ένα παράλληλο στα *Θεϊκά Διατάγματα*. Ο ίδιος ο Θωθ αναφέρεται και στη *Θυσιαστική Τελετουργία*, απλώς όμως ως μια ακόμα θεότητα, στην οποία προσφέρεται η καρδιά.

Στην παράδοση του κειμένου αυτής της τελετουργίας, ο χρόνος του ρήματος ‘φέρω’ δεν είναι ομοιογενής. Στην περίπτωση του *Αθηναϊκού Παπύρου*, προτιμούμε μια ενεστωτική μετάφραση του εδώ χρησιμοποιούμενου ρηματικού τύπου. Με την προτροπή προς τους θεούς να φροντίσουν για την καρδιά του ασθενούς και να ακούσουν τα λόγια του Θωθ, ο οποίος καθορίζει σε ποιον ανήκει αυτή η καρδιά, πραγματοποιείται πράγματι μια στροφή προς την παροντική διάσταση.

Σε αντίθεση με τη ρήση της *Καθημερινής Θυσιαστικής Τελετουργίας*, όπως π.χ. στον *Πάπυρο του Βερολίνου* P. 3055 5.8–9 και 12.2–4, η οποία ως προς το περιεχόμενό της θα μπορούσε να συνδεθεί με την Άνοδο της Μάατ στον Ουρανό και της οποίας προηγείται το φίλημα της γης και ακολουθεί ένας ύμνος ως ολοκλήρωση της τελετουργίας, η ρήση του *Αθηναϊκού Παπύρου* υφίσταται αυτόνομη. Συνοδεύεται απλώς από την υπόδειξη ότι η ρήση πρέπει να απαγγελθεί ενώπιον των απεικονίσεων των θεών, τις οποίες ο ιερέας πρέπει να σχεδιάσει, έπειτα να διαλύσει μέσα σε μπίρα και να τις πιει.

Β. Ένα δάνειο από τις επιγραφές των ξένων λαών (x+6.4)

Η πραγματεία *Περί της Εκδίωξης του nsy nsy.t mwt mwt.t* (x+5.12–6.7) περιγράφει τον Σεθ στη μορφή του ως *b3t3* να μαίνεται στην κοιλιά της μητέρας του. Ο Σεθ κυριαρχεί εν τω μεταξύ ως βασιλιάς στις Δύο Χώρες, ένα αξίωμα το οποίο δικαιωματικά ανήκει στον αδελφό του, Όσιρι. Ως σφετεριστής, ο Σεθ προκαλεί μια επιδημία (*ẖ3y.t),* που θερίζει τους ανθρώπους που κατοικούν στη χώρα, τα ψάρια του Νείλου και τα πτηνά του ουρανού. Γίνεται επίκληση στον Όσιρι, ως έναν εκ γενετής Αιγύπτιο (x+6.3), να σώσει τη χώρα του από τη μάστιγα. Αυτό πραγματοποιείται με την ενθρόνιση του γιου του, Ώρου, ως ηγεμόνα. Ως νόμιμος διάδοχος του πατέρα του, ο Ώρος έχει το δικαίωμα ότι «Νότος (και) Βορράς έρχονται σε αυτόν με τα αγαθά τους στις πλάτες τους» (x+6.4–5). Η έκφραση αυτή βρίσκει παράλληλα στις ραμεσσιδικές βασιλικές επιγραφές, στα οποία παραπέμπουμε στις υποσημειώσεις της μετάφρασης.

Γ. Ένα δάνειο από τις καθαγιαστικές τελετουργίες και την *Καθημερινή Τελετουργία του Ναού* – ή: Που είναι το Μπα του δαίμονα; (x+9.5–6)

Η τελετουργία που ξεκινά στο x+8.8 και αποτελείται από τουλάχιστον πέντε ενότητες αφορώντας την καταπολέμηση του 'επαναστάστη' (*sbỉw*), 'εχθρού' (*ḫfty*), των φαντασμάτων (*mwt* και *mwt.t*) και κάθε άλλου δαίμονα, διατυπώνει στην πρώτη ρήση, μεταξύ άλλων, το ερώτημα σχετικά με τον τόπο διαμονής του. Ταυτόχρονα εκφράζεται και η απειλή ότι δεν σκοπεύουν να σταματήσουν την αναζήτηση μέχρι να τον εντοπίσουν. Σε άμεση προσφώνηση, ο δαίμονας ερωτάται: «Είσαι επάνω (στον ουρανό); (Τότε) το Μπα σου θα εκδιωχθεί από τον Ρα. [Εί]σαι στη γη; (Τότε) η [σορ] ό⟨ς⟩ σου [θα] [εκδιωχθεί] από τον Γκεμπ (x+9.5–6). Και τότε θα συνθλίβεται εφτά φορές κάθε ώρα στο έδαφος (x+9.6)». Οι ερωτήσεις σχετικά με τον τόπο διαμονής αποτελούν ίσως δάνειο μιας από τις δημοφιλέστερες θυσιαστικές ρήσεις στο πλαίσιο της εκστατικής τελετουργίας, με αντίστροφο, ωστόσο, εννοιολογικό περιεχόμενο. Τη ρήση αυτή, η οποία παραδίδεται στα *Κείμενα των Πυραμίδων* (Επωδές 834 και 902, *CT* VII 35 und 109c) έως – πολύ αργότερα – σε ένα αντίγραφο της Ύστερης Περιόδου στο Ναό του Εντφού (*Edfou* V 65,8–67,7), μελέτησε διεξοδικά ο J. Assmann, στις παρατηρήσεις του οποίου βασίζεται και η ακόλουθη πραγμάτευση. Στην εκδοχή B, σύμφωνα με τη μελέτη του Assmann, αναφέρεται στερεότυπα: «Είσαι στον ουρανό; Τότε η μητέρα σου η Νουτ πρέπει να ανοίξει τα θυρόφυλλα του 'Δροσερού'. Είσαι στη γη; Τότε ο πατέρας σου ο Γκεμπ πρέπει να ανοίξει τις πόρτες του».

Ανάλογο είναι και το χωρίο από το τελευταίο μέρος του Επεισοδίου 36 της *Καθημερινής Τελετουργίας*: «Είσαι στον ουρανό; Έλα στην *ꜣḫ*-μορφή σου! Είσαι στη γη; Έλα στην *bꜣ*-μορφή σου! Είσαι στον ουρανό; Τότε έλα, η μητέρα σου η Νουτ θα σου ανοίξει τα θυρόφυλλα των δύο οριζόντων. Είσαι στη γη; Τότε έλα, ο πατέρας σου ο Γκεμπ θα σου ανοίξει τα δύο θυρόφυλλα της γης».

Η διατύπωση της θυσιαστικής ρήσης αλλά και της *Τελετουργίας του Ναού* που ακολουθεί μετά από αυτό το χωρίο δεν παρουσιάζει κάποια αναλογία με τη ρήση του *Αθηναϊκού Παπύρου*. Παρόλα αυτά, είναι προφανές ότι η παράλληλη ακολουθία των ερωτήσεων σχετικά με τον τόπο διαμονής του δαίμονα έχει τις ρίζες της στις προαναφερθείσες τελετουργικές ρήσεις ακόμα και αν δεν γίνεται φυσικά καμία αναφορά στην απειλή της εξόντωσης του δαίμονα στην περίπτωση του εντοπισμού του. Οι ρήσεις αυτές αφορούν την επίκληση του νεκρού για την απόδοση θυσιών σε αυτόν αλλά και την έλευση του θεού στο ναό του. Αντίθετα, ο *Αθηναϊκός Πάπυρος* αναφέρεται στη αναζήτηση και τον εντοπισμό του δαίμονα που προκάλεσε τη μάστιγα με στόχο την εξόντωσή του. Σε συσχετισμό με τη σειρά *mwt mwt.t* στην αρχή της ρήσης, ο συγκεκριμένος δαίμονας μπορεί να ταυτιστεί πιο συγκεκριμένα με έναν ανήσυχο νεκρό που σηκώθηκε από τον τάφο του ή καλύτερα έναν ζωντανό-νεκρό, ο οποίος πρέπει να εξοντωθεί. Η Νουτ και ο Γκεμπ είναι τα πρόσωπα της εκδοχής Β της θυσιαστικής ρήσης που την κάνουν να διαφέρει από την εκδοχή Α, στην οποία δεν αναφέρονται. Ο *Αθηναϊκός Πάπυρος* έχει στη θέση τους, όπως και η *Καθημερινή Τελετουργία*, τον Ρα και τον Γκεμπ, κάτι το οποίο είναι εύστοχο από την σκοπιά της μαγικής τελετουργίας, καθώς έτσι η οσιριανική ταυτότητα του ‘ιδανικού νεκρού’ που πρόκειται να καθαγιαστεί, γίνεται μέσω της μαγείας αδύνατη, επειδή η μητέρα του δεν κατονομάζεται αλλά αντικαθίσταται από τον κλασικό εξολοθρευτή των εχθρών στον ουρανό. Από την άλλη πλευρά, η ενεργοποίηση του θεού του ουρανού και της γης, η οποία διατυπώνεται εδώ ως απειλή, είναι πιθανόν ότι χρησίμευε απλώς για να καταστήσει σαφές στον δαίμονα, ότι όπου αυτός και αν κρυφτεί, ούτως ή άλλως θα εντοπιστεί αλλά και ότι όλος ο κόσμος είναι στραμμένος εναντίον του. Η ρήση του *Αθηναϊκού Παπύρου* μπορεί λοιπόν να θεωρηθεί ως η αποφατική αντιστροφή μιας σύντομης αλλά χαρακτηριστικής ακολουθίας από μια τελετουργία προς τιμήν των νεκρών ή των θεών.

Δ. Δύο γνωστικά κείμενα (x+10.3 κ.ε. και x+10.6 κ.ε.)

Το *Βιβλίο περί του Σφαγιασμού των Εξεγερθέντων* που ξεκινά στο x+8.8 περιέχει μεταξύ άλλων δύο σύντομες παραγράφους, η εισαγωγή των οποίων δεν φαίνεται να προέρχεται από την γνωστή ιδιωματική φρασεολογία των μαγικών κειμένων. Τα κείμενα των χωρίων x+10.3–6 και 10.6–11.11 εισαγάγονται πιο συγκεκριμένα με τα λόγια *r dỉ.t rẖ=k* «Προς ενημέρωσή σου» ή *r dỉ.t rẖ⟨=k⟩* «Προς ενημέρωση ⟨σου⟩». Η έκφραση αυτή έχει κανονικά τη θέση της όχι σε επικλήσεις αλλά σε κείμενα τεκμηριωτικού χαρακτήρα. Πολυάριθμα έγγραφα από την Deir el-Medina εισαγάγονται με αυτήν την έκφραση ή με μια απρόσωπη διατύπωση. Εδώ έχουμε να κάνουμε, σύμφωνα με τον Haring, με μια *scribal formula*, η οποία κατάγεται από την *oral formula tw=ỉ dj.t rẖ* ‘ενημερώνω’ ή ‘ανακοινώνω’ και προφανώς αναφέρεται στους αυτήκοους μάρτυρες μιας προφορικής ανακοίνωσης. Σχετικά με τη ρήση *r rdỉ.t rẖ.tw*, ο Haring σημειώνει ότι «was restricted at Deir el-Medina to the private domain with very few exceptions, although it seems to have been used first in records of the necropolis administration». Σύμφωνα με τις παρατηρήσεις του, η ρήση αυτή πρωτοεμφανίζεται γύρω στο τέλος της 19ης Δυναστείας και χαίρει ευρέας διάδοσης κατά τη πρώιμη 20η Δυναστεία. Αυτή η επισήμανση συνάδει με τη χρονολόγηση του κειμένου του *Αθηναϊκού Παπύρου*. Επιπλέον οι δύο υποδείξεις *(r)dỉ.t rẖ=k* θα μπορούσαν να ήταν δύο πάνω κάτω σύγχρονες συνθέσεις, αν η συγκεκριμένη διατύπωση δεν είχε ως πρότυπο κάποιο ήδη υπάρχον παλαιότερο κείμενο κατά την εποχή της καταγραφής του *Αθηναϊκού Παπύρου*.

Και τα κείμενα τεκμηριωτικού χαρακτήρα αλλά και τα δύο χωρία του *Αθηναϊκού Παπύρου* περιέχουν λίστες προσώπων και αντικειμένων. Τα μη λογοτεχνικά κείμενα πιστοποιούν πληρωμές οφειλών και μεταβιβάσεις αγαθών. Εδώ πρέπει ωστόσο να επισημανθεί μια σημαντική διαφορά, καθώς αυτά τα έγγραφα δεν απευθύνονται σε κανένα σημείο σε δεύτερο ενικό πρόσωπο αρσενικού γένους σε κάποιον ως αυτόν που πρόκειται να πληροφορηθεί. Αν λάβουμε ωστόσο υπόψη ότι η χρήση της απρόσωπης διατύπωσης των κειμένων τεκμηριωτικού χαρακτήρα αυξάνεται σε εντυπωσιακό βαθμό κατά τη διάρκεια της 19ης – 20ης Δυναστείας στον διοικητικό τομέα, τότε η παραλλαγμένη χρήση τους στον *Αθηναϊκό Πάπυρο* θα μπορούσε να θεωρηθεί ως μια επιπλέον ένδειξη του ύφους της νεοαιγυπτιακής ή καθομιλουμένης γλώσσας, ανήκοντας έτσι σε μια διαφορετική κατηγορία κειμένων από αυτή της μεγάλης πλειοψηφίας των υπόλοιπων ρήσεων.

Τέλος, εντός της νουθεσίας *r rdj.t-rẖ* στο x+10.6–11.11 γίνεται μια σειρά επτά υμνικών επικλήσεων (*ỉnḏ-ḥr=k*).

Ε. Η Λιτανεία του Ήλιου ως πρότυπο για ένα ξόρκι (x+13.10–15.8)

Ακολούθως διατυπώνεται η υπόθεση ότι η μακροσκελής επίκληση, η οποία αφορά μέρη της οικίας και εκτείνεται από το x+13.10 έως και το x+15.8, έχει ως πρότυπό της την *Λιτανεία του Ήλιου*. Από μορφολογικής άποψης, υφίσταται μια αντιστοιχία καθώς και τα δύο κείμενα είναι λιτανείες. Στο *Αθηναϊκό Πάπυρο*, το ξόρκι αυτό είναι το μόνο που καταγράφεται σε στίχους. Η *Λιτανεία του Ήλιου* μπορεί επίσης να καταγραφεί με ανάλογο τρόπο. Ακόμα και η εσωτερική διάρθρωση των δύο κειμένων παρουσιάζει αντιστοιχίες: Μετά από μια επίκληση στην *Λιτανεία του Ήλιου* ή μια διαπίστωση στο ξόρκι του *Αθηναϊκού Παπύρου* ακολουθεί στο τέλος της συγκεκριμένης ενότητας μια ταυτοποίηση που εισαγάγεται με μια προσωπική αντωνυμία: Στην *Λιτανεία του Ήλιου* πρόκειται για ένα όνομα του Θεού Ήλιου, στο ξόρκι για μια ταύτιση αυτού στον οποίο απευθύνεται η επίκληση με μια μορφή του Θεού Ήλιου. Έτσι υφίσταται και μια αντιστοιχία μεταξύ των δύο κειμένων και ως προς το περιεχόμενο, η οποία μάλιστα είναι τόσο στενή ώστε να υπάρχουν ομοιότητες μεταξύ συγκεκριμένων κατονομασιών: Το *ỉmn-rn=f* στο x+15.4 μπορεί να συγκριθεί με το *ỉmn-ḥꜤ.w* στην 30η Επωδό της *Λιτανείας του Ήλιου* αλλά και με το *ỉmn-hꜣ.t* στην 39η Επωδό ή με το *ỉmny* της 52ης Επωδού. Το *ḥry-sštꜣ* (x+15.5) αντιστοιχεί με το *sštꜣy* της 44ης Επωδού. Μια σαφής αναλογία υφίσταται τέλος μεταξύ του *mỉw* ‘γάτος’ στο x+15.3 και του *mỉw Ꜥꜣ* ‘μεγάλος γάτος’ στην 56η Επωδό.

Βέβαια πρέπει να επισημάνουμε και τις διαφορές μεταξύ των δύο κειμένων: Ενώ η *Λιτανεία του Ήλιου* απευθύνεται στον Θεό Ήλιο, ο οποίος αναφέρεται σε δεύτερο πρόσωπο, το ξόρκι αναφέρει το άτομο στο οποίο αυτό απευθύνεται (και το οποίο φυσικά δεν κατονομάζεται στο κείμενο) σε τρίτο πρόσωπο, κάτι το οποίο ωστόσο αποτελεί γενικό κανόνα στα αιγυπτιακά ιατρικά και μαγικά κείμενα.

12. Βινιέτες

Όλες οι βινιέτες είναι προσανατολισμένες ως προς την κύρια φορά της ανάγνωσης αλλά και δράσης (στην περίπτωση των εικόνων) προς τα δεξιά, την κανονική δηλαδή φορά της γραφής και των εικόνων στην Αίγυπτο, η οποία δεν χρήζει κάποιων διακριτικών σημείων.

Α. Δεξιά και δίπλα από το x+4.6–11 [βλ. σελ. 55]

Στα δεξιά των γραμμών 6–11 της στήλης x+4, ένα καμπύλο ή ορθογώνιο περίγραμμα περικλείει αρκετές μορφές που είναι παρατεταγμένες σε τέσσερις ζώνες, από τις οποίες μόνο η ανώτερη έχει μια γραμμή που υποδηλώνει το έδαφος. Η βινιέτα πρέπει να ολοκληρώθηκε πριν την καταγραφή του κειμένου στα αριστερά της (αυτή η πρακτική ισχύει για όλες τις εικόνες της πρόσθιας όψης του παπύρου, βλ. και Κεφ. 7 για την ανασύνθεση της διαδικασίας καταγραφής του κειμένου).

Σε καμιά από τις μορφές ή σκηνές διάδρασης μεταξύ τους, οι οποίες περιέχονται εντός του περιγράμματος, δεν υπάρχει μια σαφής αναφορά στις ρήσεις του κειμένου. Με βάση την θέση της, η συγκεκριμένη βινιέτα δεν μπορεί να αναφέρεται σε ένα κείμενο της προηγούμενης στήλης αρ. 3. Η ιδιαίτερα ευθεία δεξιά πλευρά του περιγράμματος δίνει επιπλέον την εντύπωση ότι σε αυτό το σημείο το κείμενο θα έπρεπε να ακολουθήσει κατά κάποιο τρόπο τη διάταξη μιας στήλης, με άλλα λόγια ένα είδος στοίχισης.

Την ανώτερη ζώνη καταλαμβάνουν τρία οκλάζοντα ανθρωπόμορφα όντα με ανόμοιες κεφαλές που κοιτάζουν προς τα δεξιά. Από τα δεξιά προς τα αριστερά θα μπορούσε κανείς να διακρίνει τις κεφαλές ενός γαϊδουριού(;), ενός πιθήκου(;) και ενός άνδρα με ιερατική γενειάδα.

Στην αμέσως επόμενη ζώνη διακρίνεται μια γάτα που βαδίζει προς τα δεξιά και η οποία βρίσκεται στα αριστερά ενός ορθογωνίου με διπλό περίγραμμα (φιάλη ή κιβώτιο ιδωμένο εκ των άνω;). Το τελευταίο θυμίζει κάπως το ζώο που περιβάλλεται από ένα επίπεδο ωοειδές σχήμα – πρόκειται για τον Ώρο Μεχεντίιρτι – στην ανώτερη ζώνη του τέταρτου σπηλαίου στο *Βιβλίο των Σπηλαίων*.

Στην τρίτη ζώνη εκ των άνω, απεικονίζονται δύο ανθρωπόμορφα όντα με ενδύματα που φθάνουν μέχρι το γόνατο και τα οποία στέκονται το ένα απέναντι από το άλλο κρατώντας σκήπτρα με ζωόμορφες κεφαλές και έχοντας ανάμεσά τους μια μικρή ανθρώπινη μορφή που αποδίδεται μετωπικά (σκαρφαλώνοντας στα σκήπτρα;). Στο αριστερό άκρο της εικόνας διακρίνεται μια μορφή χωρίς χέρια με κεφαλή τσακαλιού(;) και μακριά περούκα. Θυμίζει τη μορφή με κεφαλή του Σεθ σε ένα περίαπτο Σαϊτικής περιόδου στο Μουσείο του Λούβρου (αρ. 3233b), το οποίο ο Goyon συνδέει με τον Άμμωνα-Ρα, παραπέμποντας στις Επωδούς 17 και 176 της *Βίβλου των Νεκρών*.

Η ερμηνεία της κατώτερης ζώνης είναι εξαιρετικά αμφίβολη λόγω της κακής της διατήρησης στο τμήμα λίγο αριστερά του κέντρου. Στο αριστερό άκρο διακρίνεται πάντως μια γραμμική φιγούρα. Είτε ταλαντεύει στον αέρα και με τα δύο της χέρια ένα είδος θηλιάς ή λάσου πάνω από μια κλίνη ή ένα φορείο είτε στέκει σε αυτό το σημείο με υψωμένα χέρια, με τα οποία σηκώνει ψηλά κάτι που μοιάζει με ραβδί (ίσως ζυγός;). Στο δεξιό μέρος της εικόνας απεικονίζεται κάτι που δεν πρέπει να είναι λάσο αλλά δύο καμπύλες γραμμές που διασταυρώνονται και οι οποίες θα μπορούσαν να θεωρηθούν ως σημεία της Νηίθ. Κάτω δεξιά διακρίνεται μάλλον το ιερογλυφικό σημείο του ουρανού με μία τελεία κάτω από αυτό, η οποία θυμίζει το διακριτικό σημείο του ιερογλυφικού που υποδηλώνει τον ουρανό στην ιερατική γραφή (πρβλ. x+3.9 και x+4.2.). Ή μήπως πρόκειται στην περίπτωση του αντικειμένου που μοιάζει με θηλιά για την απεικόνιση ενός κλινοσκεπάσματος και σε αυτή του υποτιθέμενου σημείου του ουρανού για ένα κρεβάτι; Η εναλλακτική αυτή ερμηνεία θα ταίριαζε τουλάχιστον στο χρονικό διάστημα της ημέρας και της νύχτας, κατά τη διάρκεια του οποίου η ρήση, στην οποία αναφέρεται η βινιέτα, θα έπρεπε να ασκήσει την ευεργετική της επίδραση.

Για αυτή τη βινέτα δεν μας είναι γνωστό κάποιο παράλληλο. Μια αρκετά όμοια βινιέτα, ωστόσο μόνο ως προς το εξωτερικό της περίγραμμα, απαντά στο *Όστρακο UCL* 31948. Όμως, το σχέδιο στο εσωτερικό της τελευταίας είναι εντελώς διαφορετικό ενώ επιπλέον δεν σώζεται κάποιο συνοδευτικό κείμενο, γιατί ίσως και δεν υπήρχε. Πάντως υπάρχουν αρκετοί πάπυροι που περιέχουν αποκλειστικά βινιέτες, οι οποίες δεν συνοδεύονται από καμιά ρήση.

Μια γενική αντιστοιχία με την μικρή ανθρώπινη μορφή που σκαρφαλώνει(;) ή κρατάει κάτι έχουν τα κρυπτογράμματα που δημοσίευσε ο Petrie (*Hawara*, πίν. 1, κάτω δεξιά).

Καθώς στο x+4.6 κ.ε. αναφέρεται ότι οι σκηνές αυτής της φιάλης είναι «όπως (αυτό), το οποίο βρίσκεται μπροστά τους πάνω από (τον) Οφθαλμό Ούτζατ και (την) βάρκα» θα μπορούσαμε ίσως να υποθέσουμε ότι αυτή η βινιέτα ταυτίζεται ίσως με τη σκηνή που πρέπει να απεικονιστεί στη δεύτερη φιάλη, καθώς αυτή βρίσκεται στον πάπυρο πάνω από τη βινιέτα που περιγράφεται στην ενότητα Β και η οποία ανήκει χωρίς αμφιβολία στην τρίτη φιάλη; Ακόμα και με αυτή την υπόθεση δεν μπορούμε δυστυχώς να καταλήξουμε σε κάποιο σαφές συμπέρασμα καθώς δεν είναι δυνατόν να αναγνωρίσει κανείς σε αυτές τις παραστάσεις τους Ρα, Τέφνουτ, Γκεμπ, Νουν, Σία και Θωθ (x+4.5 κ.ε.). Οι οδηγίες για τη διεξαγωγή της τελετουργικής πράξης δεν μας δίνουν δυστυχώς καμιά πληροφορία για το παρουσιαστικό αυτών των θεοτήτων.

Β. Κάτω από τη στήλη x+4 (σχετικά με το x+4.7–11) [βλ. σελ. 56]

Η βινιέτα αυτή αποτελείται από δύο μέρη και αναφέρεται σαφώς στις οδηγίες των γραμμών x+4.7, το περιεχόμενο των οποίων αυτή αποδίδει εικονιστικά: Στα δεξιά διακρίνεται ένας κύκλος που περικλείει διάφορες εικόνες, αριστερά ουραίοι και φλόγες. Η περιγραφή του περιεχομένου αυτού του κύκλου αρχίζει στην γραμμή x+4.8 με κατεύθυνση από πάνω προς τα κάτω. Μπορούν να διακριθούν τρεις ζώνες:

Στην ανώτερη διακρίνεται μία βάρκα που κινείται προς τα δεξιά με τον γερακοκέφαλο Ρα σε οκλάζουσα στάση και το βλέμμα στραμμένο προς τα δεξιά. Στη δεξιά του πλευρά διακρίνονται τα υπολείμματα της βάρκας που έρχεται από την αντίθετη κατεύθυνση πάνω στην οποία απεικονίζεται ο Θωθ με κεφαλή ίβιδας και το βλέμμα στραμμένο προς τα αριστερά.

Ακριβώς από κάτω ακολουθεί μια ζώνη με θεότητες σε οκλάζουσα στάση που κοιτάζουν προς τα δεξιά. Στην περιγραφή της εικόνας στο κείμενο δεν αναφέρεται συγκεκριμένα για ποιές θεότητες πρόκειται· αυτές μπορούν ωστόσο να ταυτιστούν με τους *nṯr.w* (‘θεούς’) στο x+4.9. Διακρίνονται υπολείμματα έξι μορφών, στις οποίες μπορούν να συμπληρωθούν μία (αν υποθέσει κανείς ότι οι πρώτες διέθεταν μεγαλύτερο χώρο από τις τελευταίες) ή το πολύ δύο στο μη σωζόμενο πλέον μέρος της ζώνης. Θα μπορούσε ίσως να υποθέσει κανείς ότι – δεδομένης της λεπτομερούς περιγραφής των υπόλοιπων εικόνων – οι θεότητες θεωρούνταν αυτονόητες, όντας οι ίδιες με τις θεότητες Ρα, Τέφνουτ, Γκεμπ, Νουν, Σία και Θωθ της προηγούμενης φιάλης (x+4.5–6), ούτως ώστε η εκ νέου ονομαστική τους μνεία να ήταν περιττή και να επαρκούσε έτσι η αναφορά τους ως ‘θεοί’ στο x+4.8. Αυτό θα ήταν ωστόσο μόνο τότε πιθανό αν επιπλέον υπέθετε κανείς μια αναδρομική διάταξη: Η μορφή με τον ηλιακό δίσκο (αντί κεφαλής;) σε οκλάζουσα στάση στο αριστερό άκρο θα μπορούσε να είναι ο Ρα, η προηγούμενη με λεοντοκεφαλή και ηλιακό δίσκο η Τέφνουτ, αυτή που προηγείται της τελευταίας με το Στέμμα της Κάτω Αιγύπτου και ιερατική γενειάδα ο Γκεμπ και τέλος ο οκλάζων και αμιγώς ανθρωπόμορφος θεός με ιερατική γενειάδα πριν από αυτή θα πρέπει να είναι ο Νουν. Οι υπόλοιπες μορφές είναι ελλιπώς ή μη διατηρημένες. Από τη μορφή ωστόσο σε οκλάζουσα στάση στο δεξιό άκρο διακρίνεται στο ύψος του πηγουνιού πάνω από τα γόνατα και μια παχιά λοξή γραμμή από μελάνι με κατεύθυνση προς τα κάτω και δεξιά, η οποία θα μπορούσε εύκολα να ταυτιστεί με το ράμφος μιας ίβιδας, κάτι που θα έκανε με τη σειρά του πιθανή την ταύτισή της με τον Θωθ, τον τελευταίο της σειράς των θεών που αναφέρονται στο x+4.5–6.

Στην κατώτερη ζώνη, το δεξιό μέρος της οποίας δεν σώζεται, διακρίνονται στα αριστερά ένας μπαμπουίνος με την κεφαλή προς τα δεξιά, και μπροστά από αυτόν υπολείμματα ενός Οφθαλμού Ούτζατ. Ό,τι υπήρχε κάτω από αυτή την εικόνα έχει χαθεί σχεδόν πλήρως. Καθώς, σύμφωνα με το κείμενο, ο Οφθαλμός Ούτζατ πλαισιωνόταν από έναν μπαμπουίνο σε κάθε πλευρά, μπορούμε να συμπληρώσουμε στα δεξιά έναν δεύτερο μπαμπουίνο με κεφαλή στραμμένη προς τα αριστερά.

Καθώς μεν οι θεοί βρίσκονται σύμφωνα με το κείμενο στο «εσωτερικό του μεγάλου Οφθαλμού Ούτζατ» (x+4.8), οι ουρακοτάγκοι δε στα δεξιά και αριστερά του Οφθαλμού Ούτζατ (x+4.9), τότε η παράσταση πρέπει να ερμηνευτεί ως ακολούθως: Ο κύκλος που περικλείει τις εικόνες είναι η ίριδα του Οφθαλμού Ούτζατ, ο οποίος απεικονίζεται για μια ακόμα φορά στο ίδιο το εσωτερικό του για να κάνει σαφή τη θέση των ουρακοτάγκων. Αυτή η διάταξη θυμίζει την Επωδό 163 της *Βίβλου των Νεκρών*. Σύμφωνα με τις οδηγίες τελέσεως της τελετουργίας, πρέπει να σχεδιαστούν διάφορες σκηνές στο εσωτερικό της ίριδας (*ḏfḏ*) δύο Οφθαλμών Ούτζατ. Στις σωζόμενες βινιέτες διακρίνονται αυτές οι λεπτομέρειες, όντας ωστόσο μια εξαίρεση, καθώς, λόγω του μικρογραφικού χαρακτήρα των εικόνων, αυτές ήταν κατά κανόνα δύσκολο να σχεδιαστούν. Ο σχεδιαστής του *Αθηναϊκού Παπύρου* έλυσε αυτό το πρόβλημα με το να απεικονίσει ένα μέρος αυτής της σύνθεσης, δηλαδή την ίριδα, για μια ακόμα φορά, σε μεγένθυση.

Η οδηγία στο x+4.9 συνεχίζει με την υπόδειξη ότι οι τέσσερις ουραίοι *m-bꜣḥ=s* πρέπει να σχεδιαστούν «πριν από αυτό» (δηλ. τον Οφθαλμό Ούτζατ). Αυτό το μέρος της βινιέτας αποδόθηκε στα αριστερά της. Δύο ζεύγη ουραίων είναι στραμμένα προς τα δύο σημεία της φωτιάς που είναι σχεδιασμένα ανάμεσά τους.

Γ. Δεξιά κατώτερη γωνία της στήλης x+6 (αναφερόμενη στο 5.12–6.7) [βλ. σελ. 58]

Η παράσταση αυτή σχετίζεται με την προαιώνια διαμάχη μεταξύ του Όσιρι και του Σεθ, για την οποία γίνεται λόγος και στη ρήση του 5.12–6.7. Ακόμα και αν σε αυτές τις γραμμές δεν υπάρχουν κάποιες οδηγίες για μια πρακτική εφαρμογή, η βινιέτα πρέπει να αναφέρεται σε αυτές. Απεικονίζονται δύο μορφές, μία εν κινήσει και μία δεύτερη που κείται και μεταφέρεται από την πρώτη. Η μορφή που παριστάνεται εν κινήσει έχει την κεφαλή του Σεθ, βραχιόλια στους βραχίονες και ένα πολύπτυχο ζώμα από το οποίο κρέμεται ένα ταινιόσχημο ύφασμα. Τα υψωμένα χέρια φέρουν μια μούμια με ιερατική γενειάδα, η οποία ωστόσο δεν έχει άλλα διακριτικά. Στο αριστερό του χέρι, ο Σεθ φαίνεται πως κρατά ένα λεπτό αντικείμενο που μοιάζει με ψαθί ή γραφίδα, αν φυσικά δεν πρόκειται για μια αδέξια και ιδιαίτερα επιμηκυσμένη απόδοση του αντίχειρα.

Η σκηνή της μεταφοράς της μούμιας του Όσιρι από τον Σεθ απαντά μεταξύ άλλων και στο μαγικό *Πάπυρο του Leiden* (I 348 = AMS 26α) που χρονολογείται στο Νέο Βασίλειο.

Η ιδέα της μεταφοράς του Όσιρι από τον Σεθ παραδίδεται ήδη στα *Κείμενα των Πυραμίδων*: Ως τιμωρία για το φόνο του αδερφού του, ο Σεθ καταδικάζεται να φέρει στο εξής στους ώμους του την τελετουργικά παρασκευασμένη σορό του Όσιρι. Η Επωδός 371 § 649α των *Κειμένων των Πυραμίδων* το αναφέρει με απόλυτη σαφήνεια: «Ο Ώρος φρόντισε ώστε αυτός (= ο εχθρός) να φέρει/σηκώνει εσένα (= τον Όσιρι) με το όνομα σου 'Μεγάλο Φορείο'». Σύμφωνα με τη Επωδό 838 των *Κειμένων των Σαρκοφάγων* (*CT* VII 40g), ο Σεθ δεν μπορεί «να απομακρυνθεί από το φορείο». Εδώ πρέπει επίσης να αναφερθεί και ο *Δραματικός Ραμεσσιδικός Πάπυρος*, όπου στην Δεύτερη Σκηνή (σύμφωνα με την αρίθμηση του Sethe) ο Θωθ λέει στον Σεθ: «Η ύπαρξή σου δεν μπορεί να διαρκέσει κάτω από αυτόν που είναι ισχυρότερος από εσένα». Ανάλογες εκφράσεις απαντούν και σε άλλα χωρία, όπως οι Επωδοί 532 § 1258c και 606 § 1699c των *Κειμένων των Πυραμίδων* και η Επωδός 74 των *Κειμένων των Σαρκοφάγων* (*CT* I 309a–e). Σχολιάζοντας αυτά τα κείμενα στο βιβλίο του *Tod und Jenseits* (σελ. 223), ο Assmann επισημαίνει – κατά τη γνώμη μας – εύστοχα: «Η ταπείνωση του εχθρού, ο οποίος εξαναγκάζεται να φέρει στους ώμους του τον Όσιρι, αποτελεί απαραίτητη προϋπόθεση της κοινωνικής του αποκατάστασης».

Το μοτίβο αυτό θα μπορούσε να έχει και μια ηλιακή διάσταση. Ο Te Velde (*Seth*, σελ. 97) μας υπενθυμίζει ότι στον *Πάπυρο Jumilhac* XX, ο Μπάτα (Σεθ) με μορφή ταύρου φέρει στη ράχη του τον Όσιρι. Επίσης, ο Griffiths στο *Origins of Osiris* (σελ. 74–77) διατυπώνει την υπόθεση ότι το συγκεκριμένο μοτίβο μπορεί να προέρχεται από την ιδέα του Σεθ ως πλοίου, το οποίο μεταφέρει τον Όσιρι μέσω του Νείλου για την ταφή, ή του Σεθ ως γαϊδάρου, ο οποίος μεταφέρει τον Όσιρι σαν αλωνισμένο σιτάρι.

Δ. Δεξιά ανώτερη γωνία της στήλης x+7 (αναφερόμενη στο 6.7–13) [βλ. σελ. 59]
Η σκηνή αποτελείται από τρία μέρη. Στα δεξιά απεικονίζεται μία βάρκα με κατεύθυνση προς τα δεξιά. Στην πρύμνη της, η οποία έχει δύο κουπιά, είναι καθισμένος οκλαδόν ένας θεός που φέρει το στέμμα του Όσιρι και κέρατα κριού, από το σβέρκο του οποίου κρέμεται ένα ταινιόσχημο ύφασμα. Στην πλώρη απεικονίζεται όρθια μια μορφή που φορά ζώμα που φθάνει μέχρι τα γόνατα και φέρει το Ερυθρό Στέμμα, από το οποίο κρέμονται λοξά προς τα πίσω δύο ταινιόσχημα υφάσματα. Το δεξί της χέρι, το οποίο κρατά το σημείο Ανχ, εφάπτεται με το σώμα, ενώ το αριστερό κρατά ένα ακόντιο, η αιχμή του οποίου είναι στραμμένη προς τα κάτω, καρφωμένη στο σώμα ενός κροκόδειλου που βρίσκεται κάτω από τη βάρκα. Στα αριστερά αυτής της σκηνής κάθεται σε οκλάζουσα στάση η μορφή μιας αρσενικής θεότητας, η κεφαλή της οποίας κοσμείται με διάδημα και ένα Φτερό Μάατ ή Σου. Η τελευταία λεπτομέρεια δεν διακρίνεται με ευκρίνεια, είναι συγκρίσιμη ωστόσο με το ιερατικού χαρακτήρα φτερό στην κεφαλή του Σου στον *Δημοτικό Πάπυρο* I vs. 7.4.

Το στενότερο παράλληλο αυτής της βινιέτας αλλά και του συνοδευτικού κειμένου στο οποίο αυτή αναφέρεται αποτελεί ο *Πάπυρος Chester Beatty VI* vs. 1.1–2. Από το κείμενο της ρήσης σώζεται σε αυτόν τμήμα των δύο πρώτων γραμμών (πρβλ. x+6.7–8 του *Αθηναϊκού Παπύρου*). Το δεξιό μισό της σχετικής στήλης του *Παπύρου Chester Beatty* αλλά και οι συνοδευτικές βινιέτες κάτω από τις γραμμές 1–2 δεν σώζονται πλέον και ως εκ τούτου ο αρχικός τους αριθμός παραμένει άγνωστος. Αυτό ωστόσο που ακόμα διακρίνεται μας επιτρέπει να διαπιστώσουμε μια αντιστοιχία μεταξύ του θεού με το ακόντιο και το Ερυθρό Στέμμα στον *Αθηναϊκό Πάπυρο* με μια θεότητα σε βάρκα η οποία φέρει το Στέμμα της Άνω Αιγύπτου στον *Πάπυρο Chester Beatty*. Η τελευταία ωστόσο απεικονίζεται μόνη της στη βάρκα και κρατά το ακόντιο – επίσης στο αριστερό της χέρι – κάπως παθητικά σε κάθετη κατεύθυνση πάνω από τον οριζόντια κείμενο κροκόδειλο. Μια ακόμη θεότητα που όχι μόνο φέρει αλλά και χρησιμοποιεί το ακόντιο εικονίζεται στον *Πάπυρο Chester Beatty VI* και συγκεκριμένα στο δεξί άκρο του σωζόμενου τμήματος της στήλης. Το θύμα αυτής της θεότητας διαφέρει ωστόσο από αυτό του *Αθηναϊκού Παπύρου*, καθώς πρόκειται για ένα ξαπλωμένο ανθρώπινο σώμα, το οποίο δαγκώνουν τέσσερις κροκόδειλοι. Πάνω από αυτή τη σκηνή εικονίζεται σε οκλάζουσα στάση μια θεότητα με κριόμορφη κεφαλή που φέρει τον ηλιακό δίσκο.

Ε. Κάτω από την στήλη x+7 (αναφερόμενο στο 7.7–11) [βλ. σελ. 60]

Αυτή η πλούσια σε περιεχόμενο βινιέτα αναφέρεται μόνο σε μια υπόδειξη στις οδηγίες εφαρμογής της ρήσης κατά του πονόκοιλου: «Αυτή η ρήση διαβάζεται πάνω από αυτούς τους θεούς που είναι σχεδιασμένοι με ώχρα πάνω σε μια νέα φιάλη» (x+7.10 κ.ε.). Τα μέλη της ομάδας των θεών μπορούν να ταυτιστούν ως εξής:

Στην δεξιά άκρη εικονίζονται δύο θεότητες σε οκλάζουσα στάση, η πρώτη από τις οποίες πρέπει να ταυτιστεί με μια ηλιακή θεότητα, προφανώς τον Χαράχτε, λόγω της γερακόμορφης κεφαλής της και του ηλιακού δίσκου που διακοσμείται με ουραίο (πρβλ. την πρώτη μορφή του *Παπύρου DeM* I vs. 7.4 αλλά και ελάχιστα σωζόμενα ίχνη του ονόματός της, αυτόθι 7.1). Η δεύτερη μορφή είναι χωρίς αμφιβολία ο Χέπρι λόγω του σκαραβαίου που φέρει στην κεφαλή του (πρβλ. *Πάπυρο DeM* I vs. 7.4, τρίτη μορφή).

Πίσω από αυτές ακολουθεί μια πιο σύνθετη σκηνή: Στην πλώρη μιας βάρκας που κατευθύνεται προς τα δεξιά εικονίζεται ο Σεθ – όπως γίνεται σαφές λόγω της κεφαλής του – ο οποίος σκύβει ελαφρώς προς τα εμπρός. Σκοτώνει με το ακόντιο ένα φίδι με κουλουριασμένο σώμα που υψώνεται για να τους επιτεθεί και το οποίο μπορεί να ταυτιστεί με τον Απόφι. Από αυτό το φίδι σώζονται μόνο η κεφαλή και η τελευταία κουλούρα του σώματός του. Στη βάρκα κάθονται σε οκλάζουσα στάση πίσω από τον Σεθ δύο ακόμη θεότητες. Η πρώτη είναι ανθρωπόμορφη και φέρει το Στέμμα του Όσιρι (χωρίς κέρατα κριού), οπότε δεν μπορεί να είναι άλλος από τον ίδιο το θεό. Πίσω από αυτόν, στην πρύμνη, κάθεται επίσης σε οκλάζουσα στάση μια γερακόμορφη θεότητα με Διπλό Στέμμα, κατά πάσα πιθανότητα ο Ώρος, όπως γίνεται προφανές από μια σύγκριση με την έκτη μορφή του *Παπύρου DeM I* vs. 7.4 (πρβλ. επίσης την αναφορά του ονόματος, αυτόθι 7.1). Κάτω από τη βάρκα, στραμμένο όπως και αυτή προς το φίδι, εικονίζεται ένα ζώο, το οποίο λόγω της έλλειψης απόδοσης ανατομικών λεπτομερειών, της πιο σφαιρικής κεφαλής, της μυτερής μουσούδας και των διαφορετικά αποδομένων ποδιών διαφέρει από τον κροκόδειλο της προηγούμενης βινιέτας. Στο ζώο αυτό συνδυάζονται χαρακτηριστικά μιας μυγαλής και ενός ιχνεύμονα. Την ταύτιση ως μυγαλή κάνουν πιθανή κυρίως η μυτερή μουσούδα αλλά και το γεγονός ότι στην απόδοση της κεφαλής σε προφίλ τα πολύ μυτερά αυτιά δεν υπερβαίνουν την κορυφή της. Ωστόσο, σε αντίθεση με αυτές τις ενδείξεις, το περίγραμμα της ράχης, τα πόδια και η παχιά ουρά ταιριάζουν σαφώς καλύτερα σε έναν ιχνεύμονα, καθώς τουλάχιστον οι τρισδιάστατες αποδόσεις μυγαλών στην αιγυπτιακή τέχνη χαρακτηρίζονται από «κυλινδρικό σώμα, ψηλά πόδια και οριζόντια τεντωμένη ουρά που είναι λεπτή σαν κορδόνι». Καθώς στις δισδιάστατες απεικονίσεις της αιγυπτιακής τέχνης και ιδιαίτερα στην περίπτωση της κεφαλής παρατηρείται μια σύγχιση μεταξύ μυγαλής και ιχνεύμονα, η αμφίσημη απόδοση του ζώου στον *Αθηναϊκό Πάπυρο* δεν πρέπει να ξενίζει. Επιπλέον, και τα δύο αυτά ζώα συνδέονται με την νυχτερινή πορεία του θεού Ήλιου. Η μυγαλή θα μπορούσε να ερμηνευθεί άμεσα ως μια από τις μορφές του νυχτερινού Θεού Ήλιου, τον οποίο αυτή συνοδεύει στη συγκεκριμένη σκηνή. Σε αυτή την συνάφεια θα μπορούσε κανείς τέλος να αναφέρει την αιγυπτιακή προσωνυμία της μυγαλής ως *ꜥmꜥm* ('λαίμαργης'), η οποία στη συγκεκριμένη σκηνή θα μπορούσε να της προσδώσει ακόμα πιο σαφέστερα το στοιχείο ενός δραστήριου αρωγού του θεού. Ο ιχνεύμων, από την άλλη πλευρά, ο οποίος πράγματι τρέφεται με φίδια, θεωρούνταν στην Αίγυπτο ως αντίπαλος του φιδόμορφου εχθρού του Θεού Ήλιου, ο οποίος στη συγκεκριμένη βινιέτα στέκεται πράγματι απέναντί του. Θα μπορούσε λοιπόν να βοηθήσει το Θεό Ήλιο να ξεπεράσει το εμπόδιο του Απόφι και να συνεχίσει την νυχτερινή του πορεία στην Ηλιακή Βάρκα.

Προς τα αριστερά, η βινιέτα ολοκληρώνεται με ένα καθιστό παιδί που κρατά το χέρι του μπροστά στο στόμα του. Στην κεφαλή του φέρει στέμμα με διπλό φτερό(;) και μια κόμπρα που ανασηκώνεται. Θα πρέπει να ταυτιστεί με τον Νεανία Ώρο, ο οποίος έφαγε εν αγνοία του το ψάρι *ꜣbḏw* (x+7.8). Το ίδιο το ψάρι δεν διακρίνεται στη βινιέτα. Η βρώση του ψαριού *ꜣbḏw* έθεσε το Θεό Ήλιο σε μεγάλο κίνδυνο, τον οποίο μπορούν να αποτρέψουν μόνο ο Σεθ και ένας ιχνεύμων ή μια μυγαλή, ώστε αυτός να μπορέσει να αναδυθεί ξανά ως Χαράχτε και Χέπρι, οι οποίοι εικονίζονται στο δεξιό μέρος της σκηνής.

ΣΤ΄. Βινιέτα στο κατώτερο μισό της στήλης x+10 (αναφέρεται στο x+8.8 κ.ε. και x+10.3–6) [βλ. σελ. 62]

Σε αυτή τη βινιέτα μας παρουσιάζονται τα 'ικανά πνεύματα' (x+10.3). Είναι χωρισμένα σε δύο ομάδες. Τα πρώτα δέκα πνεύματα εικονίζονται ως μια σειρά από άνδρες στραμμένους προς τα δεξιά, οι οποίοι είναι ενδεδυμένοι μόνο με ζώματα και κρατιούνται μεταξύ τους από τα χέρια. Οι περισσότεροι από αυτούς τους άνδρες φορούν ένα είδος κολάρου στο λαιμό. Ίσως κάποιοι έφεραν και ιερατική γενειάδα (κυρίως ο έβδομος, όγδοος και ένατος), ωστόσο αυτό δεν μπορεί να θεωρηθεί βέβαιο λόγω της κακής ποιότητας του σχεδίου.

Πίσω από αυτήν την ομάδα ακολουθούν δώδεκα όντα σε οκλάζουσα στάση που μοιάζουν με μούμιες με ιερατική γενειάδα (όχι όμως και ιερατική περούκα), από τα οποία τα τρία πρώτα εικονίζονται στην ίδια σειρά με τους όρθιους άνδρες, ενώ οι υπόλοιποι στην κατώτερη σειρά. Στο εσωτερικό των σωμάτων αυτών των όντων δεν αποδίδεται καμιά λεπτομέρεια.

Το ερώτημα γιατί δέκα πνεύματα στέκονται, ενώ τα υπόλοιπα κάθονται οκλαδόν δεν μπορεί να απαντηθεί εύκολα. Υποθέτουμε ότι σε αυτό το σημείο κάποιος άλλος σχεδιαστής ανέλαβε τη συμπλήρωση της βινιέτας, ο οποίος και προτίμησε μια διαφορετική εικονιστική απόδοση. Μια εναλλακτική ερμηνεία θα ήταν ότι οι δύο διαφορετικές στάσεις πρέπει να ερμηνευτούν ως ‘καθιστοί’ και ‘όρθιοι’. *ʿḥʿ* + *ḥmsỉ* σημαίνει σε αυτόν ακριβώς τον συνδυασμό ‘ζω, κάθομαι για φαγητό’. Σύμφωνα με το x+10.1, έπρεπε κανείς να προσελκύσει το ενδιαφέρον των 22 πνευμάτων με φαγητά.

Η βινιέτα αυτή είναι και η μοναδική με συνοδευτικές επιγραφές, οι οποίες περιέχουν τα ονόματα των πνευμάτων σε μια έντονα πλάγια γραφή (x+10 V.1–22, μετά το x+10.6). Με βάση αυτό το στοιχείο, πρόκειται για σοφούς κυρίως του μακρινού παρελθόντος, αρκετοί από τους οποίους ήταν αναμφίβολα γνωστοί στην αιγυπτιακή λογοτεχνία.

Z. Σημεία στο ρέον κείμενο [βλ. σελ. 63]

Κλείνοντας το κεφάλαιο για τις βινιέτες του *Αθηναϊκού Παπύρου*, θα πρέπει να παραθέσουμε συνοπτικά και όλα τα εικονιστικά στοιχεία που δεν αποδόθηκαν με την ιδιαίτερη μορφή μιας βινιέτας αλλά ως σημεία κανονικού μεγέθους εντός του κειμένου και μάλιστα σε πλάγια γραφή. Δεν είναι σε όλες τις περιπτώσεις εφικτό να διαπιστωθεί αν πρόκειται για παραδρομές ή για σκόπιμα αποδομένα ασυνήθιστα γραφήματα. Τα αναφέρουμε εδώ με τη σειρά με την οποία αυτά απαντούν στο κείμενο. Ο αναγνώστης θα πρέπει εδώ να συμβουλευτεί και τον σχολιασμό των επιμέρους χωρίων, στα οποία εμφανίζονται τα συγκεκριμένα σημεία.

Στο x+2.2 απαντά η σε ιερατική γραφή αποδομένη ακολουθία φλόγα + *n* + κάθετη γραμμή. Προφανώς και δεν πρόκειται για μια σύντομη σημείωση σχετικά με τις οδηγίες θεραπείας λόγω του περιεχομένου της συγκεκριμένης ρήσης.

Μια τέτοια οδηγία θεραπείας μας φαίνεται πιθανότερο να έχει ενσωματωθεί στο κείμενο στο x+2.7. Σε αυτό το σημείο απαντούν τρία κέρατα ή κεφαλές πτηνών σε ιερατική γραφή, έπειτα ή πρόθεση *ḥr* ‘πάνω σε’, δύο σημεία της φλόγας, ένας κύκλος και στο τέλος πάλι τρία κέρατα ή κεφαλές πτηνών. Καθώς μετά από αυτήν την ακολουθία το κείμενο συνεχίζεται με την έκφραση «για να μεταφερθεί ⟨αυτή⟩ μπροστά από τον Όσιρι», θεωρούμε πιθανό να πρόκειται για οδηγίες θεραπείας.

Στο τέλος της σειράς x+2.8, στις γραμμένες με κόκκινη μελάνη οδηγίες θεραπείας της ίδιας ρήσης, στην οποία απαντούν και τα σημεία από το x+2.7 διακρίνονται μετά από ένα δυσανάγνωστο τμήμα ένα ιερατικό σημείο της φωτιάς και ένας κύκλος. Εδώ είναι πιθανή μια συγγένεια με τα σημεία του x+2.7.

Μετά την αξιοσημείωτη συγκέντρωση ιδιόμορφων σημείων στη στήλη x+2, τα προαναφερθέντα σημεία απαντούν ξανά στο x+5.12 και μάλιστα αυτά που έχουν αποδοθεί πιο εικονιστικά από όλα τα υπόλοιπα: Τέσσερις ιερογλυφικές μορφές σε οκλάζουσα στάση με κεφαλή γύπα είναι διατεταγμένες πάνω σε μια ευθεία γραμμή που δηλώνει το δάπεδο. Καθώς η ρήση που ολοκληρώνεται σε αυτό το σημείο απευθύνεται σε τέσσερα πνεύματα, είναι προφανές ότι τα τέσσερα προαναφερθέντα όντα αποτελούν την απεικόνισή τους, η οποία προστίθεται στο τέλος της ρήσης, όντας ωστόσο ενταγμένη στη διάταξη του κειμένου.

Τέλος, το Απόσπασμα 1, το οποίο δεν ανήκει στον *Αθηναϊκό Πάπυρο* αλλά είχε επικολληθεί πάνω σε αυτόν ως ενισχυτική ταινία, περιέχει στο Z.9 την σε ιερατική γραφή αποδομένη ακολουθία δύο σημείων *snḏ*, δύο ταξογράμματα θεοτήτων και δύο σημεία *nfr*. Το ερώτημα εάν αυτά αποτελούν σημεία που θα μπορούσαν να διαβαστούν άμεσα ως δυάδες ή μάλλον μια ακολουθία μεμονωμένων σημείων με μαγική δύναμη, δεν μπορεί να απαντηθεί. Προφανώς έχουμε γενικά να κάνουμε με μια σχετικά μακρά ακολουθία διπλασιασμένων σημείων, η οποία θα μπορούσε να αρχίζει ήδη στην προηγούμενη σειρά με τα δύο ψηλά σημεία *s* αλλά και τα προσδιοριστικά των θεοτήτων αμέσως μετά.

13. Δομή του κειμένου

Σε κάθε προσπάθεια ανασύνθεσης της συνολικής διάρθρωσης του κειμένου πρέπει κανείς να λάβει υπόψη ότι η αρχή του παπύρου δεν διασώζεται, αλλά – από την άλλη πλευρά – και το ότι ο γραφέας διέκοψε την καταγραφή του κειμένου στην πρώτη σειρά της στήλης x+17, χωρίς δηλαδή να φθάσει μέχρι το τέλος του. Παρόλα αυτά, οι 17 στήλες, ακόμα και αν δεν σώζονται στο σύνολό τους, προσφέρουν μια αξιόπιστη βάση για τη μελέτη της συνολικής διάρθρωσης του κειμένου, ιδιαίτερα αν αναλογιστεί κανείς ότι το μη σωζόμενο τμήμα του παπύρου στην αρχή του περιελάμβανε μόνο μία έως δύο στήλες (βλ. σελ. 321).

Τη βάση για την προτεινόμενη από εμάς δομή του κειμένου στην παρούσα έκδοση αποτέλεσε η αιγυπτιακή δομή του, δηλαδή η αρχική διαίρεσή του σε επιμέρους ενότητες. Ο λόγος αυτής της επιλογής μας είναι ότι τα τμήματα του κειμένου, τα οποία οι Αιγύπτιοι θεώρησαν ότι ταιριάζουν μεταξύ τους, μας δίνουν πολύτιμες πληροφορίες για το περιεχόμενο και τη σημασία μεμονωμένων ρήσεων αλλά και για την πρακτική εφαρμογή τους και τις ασθένειες που αυτές προορίζονταν να θεραπεύσουν. Αυτό το τονίζουμε, καθώς στο παρελθόν η συγκεκριμένη μέθοδος δεν αποτελούσε τον κανόνα.

Στον *Αθηναϊκό Μαγικό Πάπυρο*, οι ρήσεις διακρίνονται, από τη μια πλευρά, μεταξύ τους μέσω του τίτλου τους αλλά όμως, από την άλλη, συνδέονται ορισμένες φορές και αλυσιδωτά η μια με την άλλη σε μια σειρά ρήσεων μέσω της χρήσης της λέξης *ky/k.t* «άλλος/άλλη». Παράλληλα, διάφορες παραπομπές αλλά και λέξεις κλειδιά που επαναλαμβάνονται σε διάφορες ρήσεις παίζουν επίσης ένα συγκεκριμένο ρόλο. Ο γραφέας αμέλησε ωστόσο κάποιες φορές να κάνει τη σωστή σήμανση της δομής, όπως προκύπτει από την ανάλυση του κειμένου ως προς την διάρθρωση και το περιεχόμενό του.

Οι αιγυπτιακοί όροι για τις επιμέρους ενότητες είναι οι ακόλουθοι:

rꜣ ‘ρήση’ σημαίνει την μικρότερη γραπτή ενότητα του κειμένου. Διάφορες ‘ρήσεις’ μπορούν να αποτελέσουν μαζί ένα *mḏꜣ.t* ‘βιβλίο’. Οι περισσότερες οριοθετημένες ενότητες του *Αθηναϊκού Παπύρου* ονομάζονται στον τίτλο τους ως ‘ρήσεις’.

mḏꜣ.t ‘βιβλίο’ χρησιμοποιείται τις περισσότερες φορές για τον ορισμό μιας ενότητας, η οποία δεν είναι απαραίτητα μεγαλύτερη από μια ρήση, αλλά προφανώς αυτόνομη. Τα μέρη ΙΙ.α, ΙΙ.β, ΙΙΙ και IV κατονομάζονται έτσι στον τίτλο τους. Στην περίπτωση του μέρους V, μια ανάλογη εισαγωγή παραλείφθηκε: Αυτό το μέρος αρχίζει αμέσως με την πρώτη του ρήση (*rꜣ*), της οποίας δεν προηγείται κανένα *ky* ‘άλλη (ρήση)’, έτσι ώστε να είναι εδώ προφανές ότι πρόκειται για την αρχή μιας νέας ενότητας. Και στην επίκληση του μέρους VII φαίνεται πως παραλείφθηκε η επικεφαλίδα. Και εδώ, ωστόσο, δεν υπάρχει αμφιβολία για την αυτονομία της, η οποία τονίζεται με απόλυτη σαφήνεια από την μεθοδική καταγραφή του κειμένου σε στίχους.

Σε μία περίπτωση (x+5.4), ένα τμήμα του κειμένου, το οποίο με βάση στοιχεία του περιεχομένου του πρέπει να θεωρηθεί προφανέστατα ως η συνέχεια της αμέσως προηγούμενης σειράς ρήσεων, ορίζεται ως ‘βιβλίο’. Δεν μπορούμε να αποκλείσουμε ότι πράγματι πρόκειται αρχικά για ένα αυτόνομο βιβλίο, το οποίο προστέθηκε εδώ σε μια άλλη τελετουργία. Αυτό ακριβώς υποδηλώνει μάλιστα και η επικεφαλίδα του (*k.t(ỉ) mḏꜣ.t*) ‘Άλλο Βιβλίο’.

Ένα βιβλίο μπορεί επίσης να αποτελεί μέρος ενός μεγαλύτερου βιβλίου, όπως καταδεικνύει το από εννοιολογική σκοπιά εξαιρετικά ενδιαφέρον χωρίο x+10.2 κ.ε. Εδώ γίνεται παραπομπή σε ένα *Βιβλίο των Λίθων*, το οποίο υποθέτουμε ότι μπορεί να ταυτιστεί με τον κατάλογο (*rn*) των *Λίθων Λιβανίσματος* (x+10.6 κ.ε.)

rn ‘όνομα’ > ‘κατάλογος’ μπορεί να αποτελεί συμπληρωματικό στοιχείο ενός βιβλίου είτε ως απλή απαρίθμηση μεμονωμένων ονομάτων ή ως πλήρως διατυπωμένο κείμενο. Είναι ενδιαφέρον ότι στην δεύτερη περίπτωση και συγκεκριμένα στο χωρίο που προαναφέρθηκε (x+10.6 κ.ε.) γίνεται αναφορά σε έναν τέτοιο κατάλογο, ωστόσο με την ονομασία *mḏꜣ.t* ‘βιβλίο’.

pẖr.t ‘θεραπευτικό βοήθημα’. Ο όρος αναφέρεται στο x+4.1 σε πληροφορίες σχετικά με την παρασκευή αλλά και τις ιδιότητες μιας θεραπευτικής ουσίας, χωρίς ωστόσο κάποιο κείμενο που πρέπει να απαγγελθεί. Αυτή είναι βέβαια και η συνήθης σημασία του *pẖr.t* στα μαγικά/ιατρικά κείμενα. Αυτό γίνεται έκδηλο και από την συνύπαρξη του *rꜣ* ‘ρήση’ με το *pẖr.t* ‘θεραπευτικό βοήθημα’ στον *Πάπυρο Ebers* 1.1 = Eb 1 και στον *Πάπυρο Hearst* 6.5 = H 78.

Αν εξετάσει κανείς την γενική σύνθεση του *Αθηναϊκού Παπύρου* και από τη σκοπιά του περιεχομένου, τότε η μορφή του γίνεται ακόμα πιο σαφής. Τα μέρη που από μόνα τους καταλαμβάνουν το σύνολο των πρώτων πέντε σωζόμενων στηλών (I.α–γ) είναι αφιερωμένα στην θεραπεία της χαμένης ικανότητας ομιλίας, του ‘φόβου’, αναπνευστικών προβλημάτων και ανάλογων παθήσεων, οι οποίες σήμερα μπορούν να θεωρηθούν ως συμπτώματα μιας αποπληξίας ή θερμοπληξίας. Οι Αιγύπτιοι πίστευαν ότι αυτές προξενούνταν από φαντάσματα που είχαν διεισδύσει στο αυτί του ασθενούς.

Τα επόμενα μέρη II.α και II.β, τα οποία από κοινού δεν καταλαμβάνουν ούτε μία ολόκληρη στήλη, αφορούν επίσης την καταπολέμηση δαιμόνων που προφανώς μαστίζουν ως επιδημίες ανθρώπους και ζώα.

Ακολουθούν τα μέρη III και IV με έκταση λίγο μεγαλύτερη από μία στήλη, τα οποία στρέφονται και πάλι κατά της ασθένειας *rmn.t* και του πονόκοιλου που προξενούνται από δαίμονες.

Μέχρι αυτό το σημείο λοιπόν ο *Αθηναϊκός Πάπυρος* αναφέρεται στη θεραπεία διάφορων ασθενειών που προξενούνται στο σύνολό τους από δαίμονες. Η ακολουθία που επιλέχτηκε για την αναφορά τους ίσως υπαγορεύτηκε από την αρχή του *a capite ad calcem* (‘από την κορυφή ως τα νύχια’): Το μέρος I επικεντρώνεται στο κεφάλι, το μέρος II.α δεν αναφέρεται σε ένα μόνο συγκεκριμένο μέρος του σώματος, το μέρος II.β αφορά «κάθε μέρος του σώματος» (*ḥꜥ nb*), όπως και το μέρος III (που αναφέρεται σε μια ασθένεια του δέρματος που συνοδεύεται και από πυρετό), στο μέρος IV γίνεται λόγος κυρίως για την 'κοιλιά' (ẖ.t). Η τελευταία υπόθεση δεν είναι ωστόσο ασφαλής καθώς βασίζεται σε λίγες ενδείξεις.

Με το μέρος V, η έκταση του οποίου ισοδυναμεί περίπου με μία στήλη, ο πάπυρος καταπιάνεται με ένα διαφορετικό θέμα, για το οποίο έγινε ήδη λόγος στο Ι.β, δηλαδή τους δαίμονες που δρουν κατά τη διάρκεια της νύχτας και πρέπει να αντιμετωπιστούν ή και να εξοντωθούν.

Ακολουθεί το μέρος VI με έκταση πέντε σχεδόν στηλών, το οποίο αποτελεί μια κανονική τελετουργία εναντίον ενός μεγάλου αριθμού δαιμόνων. Το συγκεκριμένο μέρος αποτελεί μια ιδανική περιπτωσιολογική μελέτη για την αιγυπτιακή μέθοδο δόμησης σύνθετων κειμένων ή οδηγιών θεραπείας. Το κυρίως κείμενο με τίτλο, ρήση και λεπτομερείς οδηγίες θεραπείας, που προηγείται, αναλαμβάνει ταυτόχρονα το ρόλο ενός οδηγού, καθώς δημιουργεί συνδέσεις με αποσπασμένες από αυτό ενότητες είτε άμεσα μέσω παραπομπών είτε έμμεσα μέσω λέξεων-κλειδιά. Εκτός αυτών ακόμα και τα μεμονωμένα κείμενα συνδέονται μεταξύ τους με λέξεις-κλειδιά:

Κυρίως κείμενο (x+8.8–10.3):

· Λέξεις-κλειδιά στο κείμενο της απαγγελίας:
«Κατατροπώθηκες . . . επτά φορές» (x+9.6)
→ *Απαγγελία από το Βιβλίο των Επτά Λίθων Λιβανίσματος* (x+10.2 κ.ε.)
→ *Ονόματα των Επτά Λίθων Λιβανίσματος* (x+10.6–11.11)

· Λέξεις-κλειδιά στις οδηγίες θεραπείας:
«Σχέδιο . . . με (τα) ονόματα των πνευμάτων» (x+9.9)
→ *Ονόματα των πνευμάτων* (x+10.3–6 και x+10 σειρά 1–22)

· Παραπομπή στις οδηγίες θεραπείας:
«απαγγέλεις . . . από το *Βιβλίο των Λίθων Λιβανίσματος*» (x+10.2 κ.ε.)
→ *Ονόματα των λίθων λιβανίσματος* (x+10.6–11.11);
εδώ αναφέρονται πλαισιώνοντας τα ονόματα οι *Σεθ, Ώρος* και *Θωθ* (1^{ος}, 6^{ος} και 7^{ος} λίθος) ↓

· Λέξεις-κλειδιά στον τίτλο:
«. . ., ⟨πάνω στις οποίες θα⟩ λιβανίσεις» (x+10.6 κ.ε.)

· Λέξεις-κλειδιά στις οδηγίες θεραπείας:
«λιβανίζεις» (x+10.2) και
«Λιβάνισε . . . με τα λιβανίσματα!» (x+10.3)
→ *Ρήση του λιβανίσματος* (x+11.11–12.7)

· Λέξη-κλειδί στις οδηγίες θεραπείας:
«φυτά 'ταύρου'» (x+12.3) ↓

· *Ρήση για τη μικρή μπάλα από νήμα μετά το λιβάνισμα με φυτά 'ταύρου'* (x+12.7–13.3)

· επάνοδος στα προαναφερθέντα:
Ο θεραπευτής ταυτίζεται με τον *Θωθ*, που χώρισε το *Ώρο* από τον *Σεθ* (x+12.4–7).

Αυτή η σύνθετη τελετουργία στρέφεται γενικά ως μέσο προστασίας κατά των δαιμόνων που θα μπορούσαν να διεισδύσουν στο σώμα του ασθενή. Πρόκειται, όπως αναφέρεται ρητά, για κάτι το οποίο θα κρατήσει τους δαίμονες σε απόσταση.

Στο μέρος VII, η προστασία αυτή κατά των δαιμόνων που δρουν τη νύχτα διευρύνεται ακόμα μια φορά, με το να συμπεριληφθεί στα μέτρα άμυνας και ολόκληρο το υπνοδωμάτιο. Από την τελευταία ρήση αυτού του μέρους και ταυτόχρονα και ολόκληρου του παπύρου, ο γραφέας δεν σημείωσε παρά μόνο τον τίτλο και έπειτα διέκοψε το γράψιμο. Δεν είναι σαφές για ποιό λόγο το έκανε αυτό. Δεν επρόκειτο πάντως για έλλειψη χώρου. Το *verso* 67 του παπύρου, στο οποίο το κείμενο συνεχίζεται με το x+14, θα μπορούσε να προσφέρει χώρο για πολλές ακόμη στήλες.

Συνοψίζοντας, μπορεί να διαπιστωθεί ότι τα μαγικά κείμενα που καταγράφηκαν στον *Αθηναϊκό Πάπυρο* καλύπτουν δύο μεγάλα θέματα:

Α. Θεραπεία από ασθένειες δαιμονικής προέλευσης με την εκδίωξη αυτού που τις προκάλεσε από το σώμα του ασθενή (Μέρη I–IV).

Β. Καταπολέμηση δαιμόνων που δρουν τη νύχτα με διεύρυνση τελικά της προστασίας σε ολόκληρο το υπνοδωμάτιο (Μέρη V–VII).

Η αρχή της δεύτερης ενότητας (Β) στο x+7.11 δεν σημειώνεται στο κείμενο. Η διαίρεση σε δύο μεγάλες θεματικές ενότητες μπορεί να μην ήταν σημειωμένη ούτε στην αρχή του παπύρου, η οποία δεν διασώθηκε. Αυτή μπορεί πλέον να ανασυντεθεί μόνο από τη δομή του περιεχομένου του.

14. Χρήση του παπύρου

Ο *Αθηναϊκός Μαγικός Πάπυρος* παρείχε σε ένα θεραπευτή του δεύτερου μισού του 12ου αι. π. Χ. (20η Δυναστεία[5]) σε επιμελημένη διευθέτηση ρήσεις, βινιέτες και οδηγίες για διάφορες θεραπείες. Ακόμα και αν στις μαγικές τελετουργίες αναφέρεται συχνά ότι κάποιος πρέπει να έχει στην κατοχή του έναν αχρησιμοποίητο πάπυρο – αντίστοιχα στον *Αθηναϊκό Πάπυρο* προβλέπεται αρκετές φορές η χρήση μιας «νέας φιάλης» – αυτό δεν αφορά την αποτελεσματικότητα των ρήσεων του *Αθηναϊκού Παπύρου*. Γιατί εντέλει, το παρόν χειρόγραφο δεν αποτελεί το μαγικό μέσο αυτό καθαυτό, αλλά απλά το πρότυπο με βάση το οποίο αυτό θα παρασκευαζόταν.

Σοβαρότερα προβλήματα για την πραγματική χρήση του παπύρου θα μπορούσαν να είχαν προκαλέσει οι πολλές αλλοιώσεις και παραλείψεις χωρίων του κειμένου. Τί απήγγειλε στην πραγματικότητα ο θεραπευτής στα σημεία όπου έλειπαν μεγάλα τμήματα του κειμένου; Μήπως για να αποφύγει το να έλθει σε δύσκολη θέση αυτοσχεδίαζε ή ακόμα και μάσαγε τα λόγια του;

Δεν γνωρίζουμε το όνομα του κατόχου του, υποθέτουμε ωστόσο ότι επρόκειτο για έναν θεραπευτή, ο οποίος πράγματι χρησιμοποίησε τον πάπυρο συχνά. Αυτό φαίνεται και από τις φθορές του. Κυρίως όμως οι επιδιορθώσεις με επικολλημένες ταινίες παπύρου αποδεικνύουν ότι κάποιος ενδιαφερόταν να συνεχίσει να τον

---

[5] Σημ. του μεταφραστή.

χρησιμοποιεί. Για τον κάτοχό του, ο *Αθηναϊκός Πάπυρος* ήταν λοιπόν σημαντικός. Και μπορούμε να είμαστε σχεδόν βέβαιοι ότι ήταν σημαντικός λόγω του περιεχομένου του. Και αυτό γιατί, η υλική αξία του παπύρου δεν ήταν ιδιαίτερα μεγάλη, καθώς το συγκεκριμένο αντικείμενο ήταν ένας αποσυρμένος από ένα αρχείο, κομμένος στη μέση και σβησμένος παπυροκύλινδρος, πάνω στον οποίο καταγράφηκε μετέπειτα ένα κείμενο με πολλά λάθη και όχι ιδιαίτερα περίτεχνες βινιέτες.

Χάρη στην έκτασή του και τις θεραπευτικές τελετουργίες που περιγράφονται διεξοδικά σε αυτόν, ο *Αθηναϊκός Πάπυρος* μας δίνει ακόμα και σήμερα τη δυνατότητα να μελετήσουμε ενδελεχώς τις σχέσεις μεταξύ μαγικών κειμένων σε ένα βαθμό μάλιστα που δεν ήταν μέχρι τώρα εφικτός. Με την υπόθεσή μας ότι ακόμα και τα μαγικά κείμενα μπορούν να προσεγγιστούν από τη σκοπιά μιας ιατρικής ερμηνείας, προσπαθούμε επιπλέον να συμβάλουμε και στην μελέτη της αιγυπτιακής μαγείας ως μιας πτυχής των αρχαίων μεθόδων ίασης.

15. Προέλευση του παπύρου

Ως ένα στοιχείο για να απαντηθεί το ερώτημα σχετικά με το πού γράφτηκε το κείμενο του παπύρου στην αρχαιότητα, θεωρούμε την πιθανολογούμενη απόδοση του *ṯ3ỉ* με το ιδεόγραμμα του κροκοδείλου στο x+5.2 (βλ. το σχετικό σχόλιο). Πιστεύουμε ότι αυτό αποτελεί ένδειξη μιας θηβαϊκής παράδοσης. Αυτό ωστόσο μπορεί και να σημαίνει απλώς ότι το πρότυπο του *Αθηναϊκού Παπύρου* προερχόταν από τις Θήβες, ο ίδιος ωστόσο συγγράφηκε μάλλον κάπου άλλου και ίσως χρησιμοποιήθηκε και σε άλλα μέρη πριν καταλήξει στον τόπο εύρεσής του.

Μια επιπλέον ένδειξη για τη θηβαϊκή προέλευση προκύπτει ωστόσο από την πιθανολογούμενη αναφορά του σοφού *ʿš3-ẖ.t* στο x+10 V.10. Ένα άτομο με αυτό το όνομα και την προσθήκη *nḥ nfr* ‘καλή προσευχή’, αναφέρεται ως συγγενής του ατόμου που χρησιμοποίησε τον τάφο TT 58 στη ραμεσσιδική περίοδο. Η μικρή χρονική απόσταση μεταξύ της πιθανολογούμενης περιόδου στην οποία αυτός έζησε και της αναφοράς αυτού του ατόμου ως βοηθού του θεού στον *Αθηναϊκό Μαγικό Πάπυρο* συνηγορεί, μαζί με το γεγονός, ότι ο *ʿš3-ẖ.t* αργότερα θεωρούνταν κυρίως στις Θήβες ως θεός, στο ότι εδώ έχουμε να κάνουμε με ένα ακόμα θηβαϊκό στοιχείο του *Αθηναϊκού Παπύρου*.

Μόνο με μεγάλη επιφύλαξη θα θέλαμε τέλος να διατυπώσουμε την υπόθεση ότι η χρήση ενός ιδιαίτερα πλάγιου τύπου του σημείου για το *ỉs* (Möller· *Paläographie* αρ. 580· πρβλ. σελ. 24 και 26) θα μπορούσε να υποδηλώσει ότι ο γραφέας έπρεπε να γράφει αρκετά συχνά τη λέξη *ỉs.t* (‘ομάδα’), οπότε αυτός θα πρέπει να αναζητηθεί στο γραφειοκρατικό περιβάλλον ενός διοικητικού συστήματος όπως αυτού της Deir el-Medina.

Κείμενο

Ια. Κατά του τρόμου και της απώλειας της ικανότητας ομιλίας (κυρίως θεραπευτικού χαρακτήρα) (x+1.1–4.1)

Σε αυτό το πρώτο σωζόμενο, μακροσκελές τμήμα του *Αθηναϊκού Μαγικού Παπύρου* γίνεται λόγος για τον 'τρόμο' (*nrw*) και τις ασθένειες που προέρχονται από αυτόν, κυρίως το 'κλειστό στόμα' (*r3 ḫtm*). Τα συμπτώματα που αναφέρονται στις επιμέρους ρήσεις συνηγορούν, κατά τη γνώμη μας, κυρίως σε μια ερμηνεία ως εγκεφαλικό επεισόδιο με τα συμπτώματα παράλυσης ή απώλειας βασικών σωματικών λειτουργιών που αυτό προκαλεί. Με μια τέτοια διάγνωση μπορούν να συσχετιστούν τα ακόλουθα συμπτώματα:

α. Οι παθήσεις εμφανίζονται ξαφνικά· πρβλ. την αιγυπτιακή τους ονομασία ως 'τρόμο' (*nrw* [x+1.4 αλλά και σε αρκετά άλλα σημεία]).

β. Ο ασθενής πάσχει από απώλεια της ικανότητας ομιλίας (πρβλ. x+2.6), και ίσως προβλήματα όρασης (πρβλ. x+1.12 και x+2.1) και απώλειας αισθήσεων (πρβλ. x+3.9 κ.ε.).

γ. Τα συμπτώματα αυτής της ασθένειας περιλαμβάνουν και τη δυσκολία του ασθενή να καταπιεί (πρβλ. x+2.5).

δ. Ο ασθενής μπορεί να πάθει ασφυξία (x+2.10 κ.ε.).

ε. Ο ασθενής παρουσιάζει κυκλοφορικές διαταραχές (x+2.13 κ.ε.).

στ΄. Στις παθήσεις ανήκουν επίσης σπασμωδικά συμπτώματα παράλυσης ('γύρισμα γλώσσας' [*ns pnꜥ*]) σε όλο το σώμα (x+3.7 κ.ε.) και πιθανώς την τυπική για εγκεφαλικό επεισόδιο ημιπληγία (x+3.12)· πρβλ. ίσως και x+3.9 και x+3.11).

Όπως δείχνουν οι διάφορεις ρήσεις και οδηγίες θεραπείας, οι παθήσεις αυτές προκαλούνταν κατά την αιγυπτιακή πεποίθηση από δαίμονες (όπως αναφέρεται σποράδην) ή θεότητες (x+3.8), οι οποίες διείσδυαν στο σώμα του ασθενή και έπρεπε να αντιμετωπιστούν με διάφορες μεθόδους:

· Ο ασθενής κατά κάποιο τρόπο 'ανοσοποιείται' με τη βοήθεια εικόνων των θεών και εξωτερικά αλλά και εσωτερικά: Απεικονίσεις των θεοτήτων σχεδιάζονται είτε σε διάφορα σημεία του σώματος του ασθενή (x+2.11 κ.ε.) ή σε μια φιάλη και μετά πλένονται και πίνονται από τον ασθενή (x+2.3 κ.ε., x+3.6 κ.ε., x+3.13)

· Με εξωτερική (x+4.1) ή εσωτερική χρήση (x+3.6 κ.ε.) φαρμακευτικών ουσιών από το 'φαρμακείο των βρώμικων ουσιών' (πρβ. και x+2.10), οι δαίμονες θα απομακρυνθούν αηδιασμένοι. Επίσης, η μόλυνση του ασθενή με το δηλητηριώδες σπέρμα των δαιμόνων (*incubus*) θα αποφευχθεί με 'αντισυλληπτικές' ουσίες (x+3.6 κ.ε.).

· Οι δαίμονες απειλούνται ότι θα εξοντωθούν από τους θεούς.

Αποσπάσματα μιας ρήσης κατά του τρόμου και οδηγίες θεραπείας (x+1.1–1.11)

(x+1.1) [. . .]. . να επικαλέσει(;) – ο δείνα, τον οποίο γέν[νησε η δείνα, . . .]
(x+1.2) [. . .].[. . .]. . .[. . .].
(x+1.3) [. . .]., με το να(;) αυτοί(;) [. . .]. . . με(;) βωμό(;) [. . .].
(x+1.4) [. . .] να λύσει(;) . .[. . .]. . . τρόμο [. . .]

(x+1.5) [. . .]. ⟨s⟩*ft*-λάδι από/για . . [. . .]. . . .[. . .]. .[. .]
(x+1.6) [. . . θα] (ο) ασθενής με αυτό [αλειφθ]εί. [. . .] // ο(;) γενικά, θεοί // [. . .]. πάνε, για να τον . . . . . εχθρό, «[Εκεί]ν[ος]»
(x+1.7) [. . .].[. . .]. είναι(;) για αυτή ένα μέ[ρος . . .] // αυτός σε . . . . .[. // . . .]. αυτοί ⟨για(;)⟩ αυτόν. Αυτός φέρει αυτόν/εαυτόν γρήγορα προς
(x+1.8) Οφθαλμό [. . . Ούτζα]τ μέχρι (το) ύψος (ή: «Οφθαλμό [. . . Ούτζα]τ, για να είναι ψηλά») [. . . //. .]. . . . .[. . . //]. πάνω σε πανί από το πιο καλό λιν⟨ό ύ⟩φασμα
(x+1.9) [. . . ο δείνα], τον οποίο γέννησε η δείνα, πλάι σε(;) (= με[;]) λάδι. Αυτός (είναι .[. . . // έβλεπ]αν(;) (οι) θε[οί(;) // . . .] λάδι – ο μηλίτης
(x+1.10) [. . .] (Ο) ασθενής θα αλειφθεί με αυτό.
ΝΑ ΓΙΝΟΥΝ ΕΠΙΚΛΗ[ΣΕΙΣ] ΓΙΑ(;) . . . . . .] // Μάατ // [. . .] από τα περιττώματα γερακιού
(x+1.11) [. . .] από(;) . . . σ(ε)(;) αυχένα(;). Γίνεται σε/ως γραφή/σχέδιο [. . .

Παρά την εξαιρετικά αποσπασματική διατήρηση αυτής της ρήσης μπορεί να διαπιστωθεί ότι εδώ διαδραματίζουν ένα ρόλο ο ‘τρόμος’ (*nrw*· x+1.4) και οι δαίμονες (x+1.6), που πρέπει σίγουρα να θεωρηθούν ως αυτοί που προξενούν τις ενοχλήσεις του ασθενή.

Η θεραπεία περιλαμβάνει την χρήση αλοιφών στον ασθενή (x+1.5 και x+1.9 κ.ε.) και μια επίκληση πάνω από ένα σχέδιο (x+1.10 κ.ε.). Η χρήση περιττωμάτων γερακιού (x+1.10) θα μπορούσε να θεωρηθεί, όπως και αυτή των περιττωμάτων γυναίκας, σε ένα άλλο χωρίο στο x+4.1, ως ένα μέσο για να διατηρηθούν οι δαίμονες σε απόσταση μέσω ουσιών που προκαλούν αηδία.

Η ιατρική ερμηνεία της συγκεκριμένης ασθένειας ως εγκεφαλικό επεισόδιο ενισχύεται και από το γεγονός ότι αυτή η ρήση αποτελεί μέρος μιας μεγαλύτερης ενότητας, οι υπόλοιπες ρήσεις της οποίας επίσης συνηγορούν, κατά τη γνώμη μας, σε μια τέτοια διάγνωση.

Ρήση για το άνοιγμα κλειστού στόματος με οδηγίες θεραπείας (x+1.11–2.5)
(πρβλ. *Όστρακο DeM* 1181 και *Πάπυρο Τορίνου* πίν. 123 13)

(x+1.11) ΡΗΣΗ ΓΙΑ Τ(Ο)] ΑΝΟΙΓΜΑ ΚΛΕΙΣΤΟΥ ΣΤΟΜΑΤΟΣ . . .
(x+1.12) [. . .] στο σκοτάδι [. . .]. από/για . . . λά[δι . . .] αυτός/αυτόν· αυτός που σηκώνει όρθιο (το) ζώο, ο οποί[ος]
(x+1.13) [. . .] Τώρα λοιπόν [. . . . . .] ΜΕ ΣΤΟΜΑΤΑ(;) . . .[. . . .] εσύ(;) με τον πατέρα μου σε/με (το) όνομα ενός μεγάλου
(x+1.14) [. . .]. . .[. . .] ο δείνα, τον οποίο γέννησε η δεί[να],
(x+2.1) με την δική του ικανότητα ομιλίας ότα(ν) λάμπει(;), τότε που(;) αυτός παίρνει (το) ραβδί . . (και)] φεύγει. Έχεις τη μορφή σου των εννέα αιγυπτιακών πήχεων. Οι βραχίονές σου . . . .[. . .]
(x+2.2) σε κάθε στιγμή – φωτιά(;) – στη μορφή σου. Τον αφήνεις να αναπτυχθεί σε αυτό που αποτελεί το αξίωμά του (και) το δικό του [.]. σε (αυτό) /περισσότερο από (τους) Θεού(ς) των Ωρών(;)/που σπεύδουν(;) π⟨ί⟩σω σου (και των/τις) Θε⟨ές⟩ των Ωρών(;)/που σπεύδουν(;) στην ακολουθία σου.

(x+2.3) Το Μπα σου (είναι) ο άρχοντας της Μένδης, με ⟨τέσσερα⟩ πρόσωπα πάνω σε [έ]ν[α] αυχένα!

ΑΥΤΗ Η Ρ[ΗΣΗ] {ρήση} ΝΑ ΔΙΑΒΑΣΤΕΙ ⟨ΠΑΝΩ⟩ από μια εικόν⟨α⟩ (του) Χου, μια εικόν⟨α⟩ (του) Σία, ΜΙΑ ΕΙΚΟΝΑ (ΤΟΥ) Γκεμπ, ΔΥΟ ΟΦΘΑΛΜΟΥΣ ΟΥΤΖΑΤ, ΜΙΑ ΕΙΚΟΝΑ (ΤΟΥ)

(x+2.4) Άτουμ (ΚΑΙ) ΕΝΑ ΦΙΔΙ ΟΥΡΑΙΟ ΠΡΩΤΗ(;)/ΠΑΝΩ ΣΕ(;). ., ΣΧΕΔΙΑΣΜΕΝΗ [ΠΑΝΩ ΣΕ] ΜΙΑ ΝΕΑ ΦΙΑ[ΛΗ], ΜΕ ΩΧΡΑ, ΝΑ ΚΑΛΥΦΘΕΙ ΜΕ ΜΕΛΙ, ΝΑ ΠΛΥΘΕΙ ΜΕ ΓΛΥΚΙΑ ΜΠΙΡΑ·

(x+2.5) ΝΑ ΦΡΟΝΤΙΣΕΙ, ΩΣΤΕ ΝΑ ΠΙΕΙ [. .]. . . . . .[. . .] ΜΙΑ ΚΑΛΗ ΜΕΡΑ(;).

Αυτή η ρήση αφορά την επανάκτηση της ικανότητας ομιλίας (*s.t-rꜣ* [x+2.1]) του ασθενή. Το ραβδί που πιθανώς αναφέρεται στο x+2.1 (*md{.t}*) θα μπορούσε να θεωρηθεί ως υπαινιγμός του *md.t* 'λέξη, λόγος'. Λόγω της συνάφειάς της με την ακόλουθη ρήση (x+2.5 κ.ε.), είναι προφανές ότι και η ασθένεια που θα έπρεπε να εξαλειφθεί στην παρούσα ρήση θεωρούνταν από τους Αιγύπτιους ως δαιμονικής προέλευσης. Τα μυθολογικά στοιχεία που απαντούν σε αυτήν την ρήση παραπέμπουν σε μια σύνδεση με τον Όσιρι: το σκοτάδι (x+1.12)· το ύψος των εννέα αιγυπτιακών πήχεων (x+2.1), το οποίο ελάχιστα υπερβαίνει το ύψος του Όσιρι που αναφέρεται στο *Dendara* II 101,3 συμφωνώντας απόλυτα με το ύψος ενός νεκρού μετά την μετουσίωσή του· οι θεότητες των Ωρών(;) (x+2.2· το νόημα αυτού του χωρίου είναι ωστόσο αβέβαιο), που παραπέμπουν στις αγρυπνίες· με τον Όσιρι μπορεί να συσχετισθεί επίσης και η αναφορά του τετρακέφαλου άρχοντα της Μένδης (x+2.3), που θα μπορούσε να ερμηνευθεί ως Μπα του Ρα, του Σου, του Γκεμπ και του Όσιρι.

Η θεραπευτική αγωγή περιλαμβάνει μια επίκληση και την κατάποση των μαγικών σχεδίων που έχουν διαλυθεί μέσα σε μπίρα.

Μεμονωμένη, η παρούσα ρήση προσφέρει περιορισμένες μόνο ενδείξεις για μια ιατρική διάγνωση της ασθένειας, μεταξύ άλλων και επειδή το πρώτο μέρος της έχει πλέον σε μεγάλο βαθμό χαθεί. Βέβαιο είναι ότι ο ασθενής δεν μπορεί να μιλήσει. Είναι πιθανόν επίσης, πέρα από αυτό, να πάσχει και από προβλήματα όρασης (πρβλ. την αναφορά του 'σκοταδιού' [*kkwy*] κατά την επίκληση προς το θεό στο x+1.12 και την αξιοσημείωτη έμφαση στο 'λάμπει[;]' [*psd*] στο x+2.1). Και τα δύο μπορούν να συνδυαστούν με τις επιπτώσεις ενός εγκεφαλικού επεισοδίου. Κατά της ερμηνείας μας φαίνεται αρχικά να συνηγορεί το ότι ο ασθενής πρέπει να πιει κάτι (x+2.5). Ωστόσο, η υπόδειξη αυτή συμπληρώνεται με μια προσθήκη που δυστυχώς δεν είναι αναγνώσιμη στο σύνολό της, στην οποία όμως προφανώς η θεραπεία προβλέπεται να γίνει σε μια 'καλή ημέρα(;)' (*hrw· nf r*). Αυτό σημαίνει μάλλον ότι ο ασθενής πρέπει να πιει μια θεραπευτική ουσία, τη μέρα που θα μπορέσει να το κάνει. Ίσως όμως το νόημα αυτής της έκφρασης είναι ότι πρέπει κανείς να περιμένει μια ευνοϊκή ημέρα του 'ημερολογίου του πεπρωμένου'. Και στις δύο περιπτώσεις πάντως παίζει ρόλο η δυσκολία του ασθενή να καταπιεί. Για αυτό το λόγο, θα θέλαμε να επιμείνουμε στην πιθανή ιατρική ερμηνεία της ασθένειας που πρέπει να θεραπευθεί στην παρούσα ρήση ως εγκεφαλικού επεισοδίου.

Η λήψη μαγικών σχεδίων μέσω του στόματος με στόχο την θεραπεία ασθενειών ή και την προστασία από αυτές είναι επιπλέον γνωστή και από δεισιδαιμονίες της γερμανικής λαϊκής παράδοσης.

(συμπληρωματικά:) Επίκληση κατά της απώλειας της ικανότητας ομιλίας από πνεύματα με οδηγίες θεραπείας (x+2.5–10)

(x+2.5) Σας χαιρετ⟨ούμε⟩, .[. . .]. (και) πνεύματα, που περνούν
(x+2.6) με (το) πρόσωπο προς τα εμπρός, για να κλέψουν (την) ομιλία (του) δείνα, τον οποίον γέννησε ο δείνα. – Στόμα, δίστασε! – «Αυτός που πάει με το στόμα του»! Όπως είναι γνωστό εσύ δεν θα γνωρίσεις (τις) ιερές εικόν⟨ες⟩ (του) Όσιρι,
(x+2.7) (τα) μυστικά (του) άρχοντα (της) νεκρόπολης στο σύνολό τους, (ούτε αυτά της) Ίσιδος (και) της Νέφθυ, (ούτε) (την) εικόνα (του) Ώρου σ(το) φλογισμένο νησί. – Κεφαλές πτηνών/κέρατα πάνω σε/πάνω από δύο φλόγες· φιάλη(;), κεφαλές πτηνών/κέρατα, για να ⟨τις⟩ μεταφέρουν μπροστά από τον Όσιρι. –
(x+2.8) Φωνή, που χωρίζει/βάζει σε τάξη τον Ώρο και τον Σεθ: Ελευθέρωσέ τον δείνα, τον οποίο γέννησε η δείνα! Αυτή (= η φωνή) πρέπει να δώσει τους βραχίονές της ⟨στο(;) έδαφος(;)⟩! Αυτή πρέπει να δώσει προστασία (*s3*), ώστε η προστασία του (*mk.t*) να του επαναληφθεί!
ΑΥΤΗ Η ΡΗΣΗ ΝΑ ΔΙΑΒΑΣΤΕΙ ΠΑΝΩ ΑΠΟ . . . ΦΛΟΓΑ, ΜΙΑ ΦΙΑΛΗ(;)·
(x+2.9) ΜΙΑ ΕΙΚΟΝΑ (ΤΟΥ) Όσιρι, ΜΙΑ ΕΙΚΟΝΑ (ΤΟΥ) Χέπρι, ΜΙΑ ΕΙΚΟΝΑ (ΤΗΣ) Ίσιδος, ΜΙΑ ΕΙΚΟΝΑ (ΤΗΣ) Νέφθυ, ΣΧΕΔΙΑΣΜΕΝΕΣ ΣΕ ΜΙΑ ΦΙΑΛΗ· ΝΑ ΕΠΑΝΑΛΗΦΘΕΙ ΜΕ ΣΜΥΡΝΑ· ΝΑ ΠΛΥΘΕΙ ΜΕ ΓΛΥΚΙΑ ΜΠΙΡΑ. (ΑΥΤΟ) ΕΙΝΑΙ ΜΙΑ ΟΥΣΙΑ (ή κάτι παρόμοιο)
(x+2.10) ΠΟΥ ΘΑ ΣΩΣΕΙ – ΤΕΣΣΕΡΙΣ ΦΟΡΕΣ. Περιττώματα ενός φιδιού *šmšm*, ενός φιδιού *nnšm*, ενός σκορπιού(;), ενός τσακαλιού(;), μπίρα – πράγματι εξαιρετική.

Καθώς αυτό το τμήμα δεν εισαγάγεται με μια επικεφαλίδα, πρόκειται για μια ρήση που λειτουργεί ως πρόσθετη επίκληση στην προηγούμενη ρήση. Ακόμα και ως προς το περιεχόμενό του, το παρόν τμήμα αποτελεί συνέχεια του προηγούμενου, με τη διαφορά ωστόσο ότι ο θεραπευτής απευθύνεται εδώ άμεσα στους δαίμονες ([. .].*t 3ẖwy.w* στο x+2.5), που προξένησαν την ασθένεια: Είναι καθοδόν για να κλέψουν από τον ασθενή την ικανότητα ομιλίας (*r3* ‘στόμα’· x+2.6). Το στόμα ωστόσο πρέπει να περιμένει και να μην φύγει μαζί με τους δαίμονες (*šm*· x+2.6). Στους δαίμονες καθίσταται σαφές πόσο μάταιες είναι οι προσπάθειές τους: Από την μια πλευρά, δεν πρόκειται να μάθουν ποτέ τα μυστικά του Όσιρι και της θεϊκής του ακολουθίας (x+2.6 κ.ε.) και από την άλλη η κατά πολύ ισχυρότερη φωνή του θεού Θωθ(;) θα τους εξολοθρεύσει, προστατεύοντας τον ασθενή (x+2.8).

Η αιγυπτιακή αντίληψη για τα αίτια της απώλειας της ικανότητας ομιλίας του ασθενή, στην οποία βασίζεται αυτή η ρήση, φαίνεται να είναι ότι δαίμονες αρπάζουν από τον ασθενή το λόγο. Αυτό έχει από τη μια πλευρά ως συνέπεια ότι ο ασθενής δεν μπορεί να τον ελέγξει αλλά ούτε και να μιλήσει. Από την άλλη πλευρά υφίσταται ο κίνδυνος, οι δαίμονες να εκμυστηρευτούν σε άλλους τα λόγια του ασθενή αλλά και τη γνώση που αυτά εμπεριέχουν σχετικά με τα μυστικά του Όσιρι.

(x+2.6 κ.ε.). Η ίδια αντίληψη σχετικά με την περιφρόνηση των μυστικών του Όσιρι εκφράζεται πιθανώς και στην κατώτερη ζώνη της Ένατης Ώρας του *Βιβλίου της Πύλης*: «Εσείς (= οι τιμωρημένοι κακοποιοί) ρίξατε το μυστήριο πίσω σας και αρπάξατε την εικόνα της Σέτιτ. (Ωστόσο) ο πατέρας μου Όσιρις θριαμβεύει εναντίον σας, εγώ θριαμβεύω εναντίον σας! Εσείς είστε αυτοί που αποκαλύψατε το κρυμμένο, όταν ο δημιουργός μου (= Όσιρις) αναπαυόταν στο Ντατ».

Η θεραπεία περιλαμβάνει και πάλι, παράλληλα με την επίκληση, την σχεδίαση μαγικών εικόνων που πλένονται με μπίρα(;) (και σίγουρα πίνονται από τον ασθενή) (x+2.8 κ.ε.). Είναι ενδιαφέρον ότι οι ανόσιες πράξεις των δαιμόνων στρέφονται ενάντια στους ίδιους και μάλιστα αυτολεξεί, με ένα λογοπαίγνιο σχετικά με τη σημασία της λέξης *nḥm*: ενώ οι δαίμονες αρπάζουν (*nḥm* [x+2.6]), το φάρμακο θα σώσει (*nḥm* [x+2.10]).

Η θεραπεία συμπληρώνεται με φαρμακευτικές ουσίες από το 'φαρμακείο των βρώμικων ουσιών', τα περιττώματα δηλαδή διάφορων ζώων (x+2.10). Η επιλογή τους αποδεικνύεται ότι είναι από μαγική/ιατρική σκοπιάς ιδανική για τη θεραπεία της απώλειας ικανότητας ομιλίας που προξένησαν οι δαίμονες:

· Φίδι *šmšm*: Βοηθά πιθανώς λόγω του ονόματός του, στο οποίο κρύβεται, κατά την άποψή μας, ένα λογοπαίγνιο που σχετίζεται με την κατονομασία του προβλήματος, τη 'φυγή' (*šm*· vgl. x+2.6) του στόματος.

· Φίδι *nnšm*: Έχει ίσως την ίδια επίδραση με το προηγούμενο φίδι, επίσης λόγω του λογοπαίγνιου που εμπεριέχει το όνομά του.

· Σκορπιός (*wḥ*ᶜ*.t*): Έχει ως επίδραση – με βάση εκ νέου ένα λογοπαίγνιο – το λύσιμο (*wḥ*ᶜ) της γλώσσας του ασθενή, ώστε αυτός να μπορέσει να μιλήσει (πρβλ. x+3.8 στη μεθεπόμενη ρήση που ανήκει στην ίδια τελετουργία).

· Τσακάλι(;) (*wnš*): Ενισχύει τα μάγια, καθώς η γλώσσα του *wnš* φαίνεται πως είναι για τους Αιγύπτιους συνώνυμο της προσφώνησης μαγικών ρήσεων ή τουλάχιστον των γνώσεων που σχετίζονται με αυτές. Επιπλέον, ο σύμφωνα με την αιγυπτιακή αντίληψη χαρακτηριστικός τρόπος με τον οποίο το τσακάλι τριγυρίζει γύρω από ένα σημείο, θα μπορούσε να χρησιμοποιηθεί εδώ ως αντίθεση για τη φυγή του στόματος.

· Μπίρα: Είναι η βάση του ποτού στο οποίο διαλύονται τα περιττώματα των προαναφερθέντων ζώων.

Όσον αφορά την ιατρική διάγνωση, δεν προκύπτουν από το παρόν κείμενο κάποια νέα στοιχεία. Είναι ωστόσο πιθανό ότι εδώ πρόκειται για μια ασθένεια που εμφανίζεται ξαφνικά, γιατί αλλιώς δεν θα υπήρχε λόγος οι Αιγύπτιοι να θεωρούσαν ότι η αιτία της θα ήταν ο 'τρόμος' (πρβλ. *nrw* στο x+1.4).

Άλλη ρήση κατά του αναπνευστικού προβλήματος με οδηγίες θεραπείας (x+2.10–13)

(εν μέρει παράλληλο με x+2.10–11: *Πάπυρος DeM* I vs. 5.4)

(x+2.10) ΆΛΛΗ ΡΗΣΗ(;) {ΑΠΟ}:
Ας σταθεροποιηθεί
(x+2.11) ο λαιμό⟨ς⟩ σου, το [λαρύγ]γ⟨ι⟩ σου δεν είναι στε[νό], ο Ώρος, γιός (της) Ίσιδος! Είμαι η μητέρα σου Ίσις. Δεν θα πεθάνε[ις].

ΑΥΤΗ Η ΡΗΣΗ ΠΡΟΣΦΩΝΕΙΤΑΙ πάνω από ένα Πεσσό Τζεντ, που φέρει σχέδια από μελάνι· μια εικόνα (του) Ώρου
(x+2.12) σχεδιασμένη στη δεξιά πλευρά [του]· [μια εικόνα (της) Ίσιδος] είναι σχεδιασμένη στην αριστερή πλευρά του με σμύρνα. Θ[α(;) υπάρχει(;)] ένα κόκκινο λινό ύφασμα με (το) με[γάλο(;)] όνομα [πάνω σ]την εικόνα (του) Ώρου (και μια με) (το) όνομα
(x+2.13) (τ[ης]) Ίσιδος πάνω σ[τ]ο κεφάλι (του) ασθενή. Κοίτα, έγραψες (προηγουμένως) ⟨πάνω⟩ (στο) κόκκινο λιν[ό ύφασμα με σμύρν]α (και) πάνω (στο) μέτωπο μιας εικό⟨νας⟩ (του) Όσιρι μέσα σε αυτόν.

Ο σκοπός αυτής της σύντομης ρήσης γίνεται προφανής με πολύ άμεσο τρόπο ήδη στο ξεκίνημά της: Ο λαιμός του Ώρου, ο οποίος αποτελεί και το επίκεντρο αυτού του μυθολογικού προηγούμενου, πρέπει να 'σταθεροποιηθεί' (*smn* [x+2.10]) και να μην είναι 'αδύναμος' (⸢*g*⸣[*ꜣbw*] [x+2.11]). Η κατάσταση του ασθενή είναι προφανώς άκρως επικίνδυνη (πρβ. «[Εσύ] δεν θα πεθάνεις» στο x+2.11).

Οι σε σύγκριση με τη ρήση μακροσκελείς οδηγίες θεραπείας αφορούν απεικονίσεις του Ώρου και της Ίσιδος, οι οποίες πρέπει να σχεδιαστούν στο δεξί και αριστερό χέρι του ασθενή (x+2.11–12), αλλά και ένα 'μεγάλο όνομα' στο άνω μέρος της εικόνας του Ώρου και το όνομα της Ίσιδος στο κεφάλι του ασθενή (x+2.12). Επιπλέον, παίζουν ρόλο εκτός από έναν Πεσσό Τζεντ, ένα κόκκινο λινό ύφασμα που φέρει επιγραφές και ένα ειδώλιο του Όσιρι επίσης με επιγραφή στο μέτωπό του, το οποίο είναι τυλιγμένο μέσα σε αυτό το ύφασμα. Προφανώς με αυτό τον τρόπο αναπαρίσταται η ταφή και ανάσταση του Όσιρι ως μυθολογικό παράλληλο για την θεραπεία του ασθενούντος ανθρώπου.

Εάν ο ασθενής βρίσκεται σε μια τόσο άκρως επικίνδυνη κατάσταση ώστε δεν μπορεί να πιει κάποια άλλη υγρή θεραπευτική ουσία, καθώς ο λαιμός του είναι 'αδύναμος' για να το κάνει αυτό, τότε η ιατρική διάγνωση είναι προφανής: Πιθανώς πρόκειται για την καταπολέμηση του αναπνευστικού προβλήματος που αποτελεί σύμπτωμα ενός εγκεφαλικού επεισοδίου. Εξίσου πιθανό είναι ωστόσο ότι η προηγούμενη αγωγή με υγρές θεραπευτικές ουσίες, η οποία είναι από τη σύγχρονη ιατρική σκοπιά λανθασμένη, γιατί μπορεί να προκαλέσει τον θάνατο του ασθενή από ασφυξία, είναι και η αιτία για τα συμπτώματα της ασθένειας που πρέπει να καταπολεμηθούν εδώ. Σε αυτή την περίπτωση, η παρούσα ρήση έχει στόχο να καταπολεμήσει μια επιπλοκή που προκλήθηκε από την θεραπεία που εφαρμόστηκε.

Άλλη ρήση για να έλθει η καρδιά στη θέση της, με οδηγίες θεραπείας (x+2.13–3.7)

(εν μέρει παράλληλο με x+3.1–5: Επεισόδιο 36 της *Καθημερινής Τελετουργίας* κ.α. κατά τον *Πάπυρο Chester Beatty IX* rt. 3.11–4.7 και τον *Πάπυρο Βερολίνου* 3055 5.8–9· 12.2–4)

(x+2.13) ΑΛ-
(x+3.1) ΛΗ ΡΗΣΗ:

Ω Ρα! Ω Άτουμ! Ω Σάχμετ! Ω Χέπρι! Ω αυτοί οι θεοί! Αυτός (= Ώρος) φέρνει (την) καρδιά (του) Ρα σε αυτόν. Φέρνει (την) καρδιά (του) δείνα, τον οποίο γέννησε η δείνα σε αυτόν,

(x+3.2) όπως (η) καρδιά (του) Ρα φέρεται σε αυτόν. Σταθεροποιήστε την ⟨στη⟩ σωστή) της θέση, όπως (η) καρδιά (του) Ώρου φέρεται σε αυτόν από την μητέρα του Ίσιδα, όπως (η) καρδιά (της) Ίσιδος φέρεται σε αυτή

(x+3.3) από το γιο της Ώρο! Θεοί, αυτός (= Ώρος;) θα φροντίσει να σας πάρουν(;) (και) να επαναληφθείτε, για να πράξετε. Ας (κάνετε=) πάρετε τη μορφή σας. Ας δώσετε (την) καρδιά (του) δείνα, τον οποίον γέννησε η δείνα, σε αυτόν, γιατί εσείς την

(x+3.4) σταθεροποιείτε (και) εσείς την προστατεύετε. Όταν (η) καρδιά (του) δείνα, τον οποίον γέννησε η δείνα αρπάζε⟨ται⟩, τότε πάρτε (το) στόμα (του) φαντάσματος! Σωπάστε, θεοί! Ας ακούσετε (τα) λόγια, που είπε

(x+3.5) ίδιος ο Θωθ: «Η καρδιά σου (*ỉb*) σου ανήκει, η καρδιά σου (*ḥ3ty*) σου ανήκει, δείνα, τον οποίον γέννησε η δείνα!» Δεν θα σταματήσει (ο) φρενήρης πανηγυρισμός κάθε θεού (και) κάθε θεάς για αυτό το γεγονός.

ΝΑ ΠΡΟΣΦΩΝΗΘΕΙ

(X+3.6) ΑΥΤΗ Η ΡΗΣΗ ⟨ΠΑΝΩ⟩ ΑΠΟ ΜΙΑ ΕΙΚΟΝ⟨Α⟩ (ΤΟΥ) Ρα (ΚΑΙ) ΜΙΑ ΕΙΚΟΝ⟨Α⟩ (ΤΟΥ) Θωθ, ΠΟΥ ΕΙΝΑΙ ΣΧΕΔΙΑΣΜΕΝΕΣ ⟨ΠΑΝΩ⟩ ΣΕ ΜΙΑ ΝΕΑ ΦΙΑΛΗ· ΝΑ ΠΛΥΘΕΙ ΜΕ ΤΑ ΟΥΡΑ ΕΝΟΣ ΕΦΗΒΟΥ(;)/ΑΓΟΡΙΟΥ ΧΩΡΙΣ ΠΕΡΙΤΟΜΗ(;), ΝΕΡΟ ΑΠΟ ΥΓΡΟ *MS-*

(X+3.7) *-T3NN* ΑΙΜΑ ΜΙΑΣ ΑΙΜΟΡΡΑΓΙΑΣ(;)· ΝΑ ΠΛΥΘΕΙ ΜΕ ΓΛΥΚΙΑ ΜΠΙΡΑ ΚΑΙ ΝΑ ΤΟ ΠΙΕΙ (Ο) ΑΣΘΕΝΗΣ (Η Η) ΑΣΘΕΝΗΣ.

Η εκδοχή του *Αθηναϊκού Παπύρου* αντιστοιχεί, αν εξαιρέσει κανείς ελάχιστες αποκλίσεις, στη στερεότυπη εκδοχή της *Καθημερινής Τελετουργίας*. Στο παρόν κείμενο, η ρήση προσφωνείται πλέον για έναν ασθενούντα άνθρωπο. Αυτό που γίνεται και εδώ, σε αναλογία με τον Ρα και τον Ώρο, είναι να φέρουν την καρδιά του στη '(σωστή) θέση της' (*mk.t=f* [x+3.2]). Γίνεται επίκληση στους θεούς να εξαλείψουν τους δαίμονες (x+3.4) και με αυτό τον τρόπο να εφαρμόσουν την προσωπική υπόδειξη του Θωθ, ότι η καρδιά, που αυτοί άρπαξαν, ανήκει στον ασθενή (x+3.5). Ο Θωθ είναι κατά ιδανικό τρόπο προορισμένος για αυτό το ρόλο, καθώς είναι, με βάση τη μυθολογική παράδοση, ιδιαίτερα συνδεδεμένος με την καρδιά.

Οι εικόνες των θεών Ρα και Θωθ, που σύμφωνα με τις οδηγίες θεραπείας πρόκειται να σχεδιαστούν (x+3.6), πρέπει να πλυθούν με τρεις διαφορετικές υγρές ουσίες, τις οποίες μετά θα πιει ο ασθενής (x+3.6 κ.ε.):

· Ούρα ενός άρρενος ατόμου που δεν μπορεί να τεκνοποιήσει είτε λόγω του νεαρού της ηλικίας του είτε επειδή δεν έχει κάνει ακόμη περιτομή (*ᶜmᶜ(m)*).

· Νερό από *mst3nn* (άγνωστη φαρμακευτική ουσία· πρβλ. το σχόλιο στη μετάφραση).

· Αίμα από εμμηνόπαυση(;).

Η πρώτη και η τρίτη φαρμακευτική ουσία έχουν τουλάχιστον ως κοινό στοιχείο το ότι είναι, σύμφωνα με την αιγυπτιακή αντίληψη, αντισυλληπτικές. Αυτή η ιδιότητά τους στρέφεται εδώ προφανώς κατά των δαιμόνων, οι οποίοι πρέπει να εμποδιστούν από το να μολύνουν τον ασθενή με το δηλητηριώδες σπέρμα τους που προκαλεί την ασθένεια. Κάτι τέτοιο ταιριάζει με την αιγυπτιακή αντίληψη για την θεραπεία ενός εγκεφαλικού επεισοδίου, το οποίο, όπως ήδη αναφέραμε, προέρχεται, κατά τους Αιγύπτιους, από τους δαίμονες που προκαλούν 'τρόμο'.

Καθώς τα συμπτώματα ενός εγκεφαλικού επεισοδίου μπορεί να περιλαμβάνουν και ένα ασθενέστερο ή πιο αργό σφυγμό, τότε μια ρήση για τη θεραπεία της καρδιάς αντιστοιχεί απόλυτα στη συνολική εικόνα της ασθένειας. Αντίστροφα, είναι ωστόσο πιθανό, ότι καρδιακή αρρυθμία μπορεί να προκαλέσει πήγμα αίματος, το οποίο με τη σειρά του μπορεί να οδηγήσει σε εγκεφαλικό επεισόδιο.

Άλλη ρήση για το άνοιγμα του κλειστού στόματος και για την καταπολέμηση του τρόμου με οδηγίες θεραπείας (x+3.7–4.1)

(εν μέρει παράλληλο με x+3.8–12: *Πάπυρος Brooklyn* 37.900 L rt. 2–7· *Πάπυρος Καΐρου CG* 58042 vs. [= *Πάπυρος Boulaq* 4] 2.4)
(συναφές με *Πάπυρο DeM I* vs. 5.3–4)

(x+3.7) ΆΛΛΗ ΡΗΣΗ: ΆΝΟΙΓΜΑ ΕΝΟΣ ΚΛΕΙΣΤΟΥ ΣΤΟΜΑΤΟΣ,

(X+3.8) ΛΥΣΙΜΟ ΜΙΑΣ ΑΝΕΣΤΡΑΜΜΕΝΗΣ ΓΛΩΣΣΑΣ ΠΟΥ ΕΙΝΑΙ ΣΕ ΚΑΘΕ ΜΕΛΟΣ ΤΟΥ ΣΩΜΑΤΟΣ (ΤΟΥ) ΔΕΙΝΑ, ΤΟΝ ΟΠΟΙΟΝ ΓΕΝΝΗΣΕ Η ΔΕΙΝΑ, εξάλειψη (του) τρόμου που τον κυριεύει μπροστά από κάθε θεό (και) ⟨κάθε⟩ θεά, αυτόν που τον έπλασε (η) μεγαλειότητα ⟨του⟩ Θωθ για τον

(x+3.9) Γκεμπ, (τον) πατέρα (των) θεών, ο οποίος ήταν βασιλέας (του) ουρανού (και) άρχοντας (των) Δύο Όχθεων – αυτός εκδιώχθηκε από τον Ώρο, (τον) γιο (της) Ίσιδος: «Ω διάδοχε του θρόνου (των) θεών, που (τώρα) πας στ(ον) ουρανό, τα μάτια σου (όμως) είναι στο

(x+3.10) Ντατ! Ας πάρεις μαζί σου, ό,τι κάνεις! Είμαι ο Ώρος. Κάνε στην άκρη! Εγώ, εγώ είμαι (ο) γιος (του) Όσιρι. Ω μητέρα {του} Ίσις, (κόρη =) θεία Νέφθυς! Μια επιδρομή έκανε (η) συμμορία

(x+3.11) (του) Σεθ. Ο πατέρας {του} ⟨μου⟩ είναι νεκρός, η μητέρα {του} ⟨μου⟩ μια χήρα. Ο (αδελφός =) θείος ⟨μου⟩ Σεθ με κακοποιεί (σεξουαλικά[;]).Το στόμα μου είναι κλειστό(;), τα μέλη ⟨μου⟩ είναι αδύναμα,

(x+3.12) δεν μπορώ να χρησιμοποιήσω το/τα χέρι/χέρια μου. Έλα, έλα, μητέρα Ίσις». «Δες, (εδώ) είμαι, γιε μου Ώρο! Είμαι η μητέρα σου, που ξέρει να χρησιμοποιεί τα χείλη της».
ΑΥΤΗ Η ΡΗΣΗ ΠΡΟΣΦΩΝΕΙΤΑΙ

(X+3.13) [ΠΑΝΩ] ΑΠΟ ΜΙΑ ΝΕΑ [ΦΙΑ]ΛΗ ([ΜΕ ΓΡΑΦΗ] ΑΠΟ =) [ΣΧΕΔΙΑΣΜΕΝΗ] ΜΕ ΩΧΡΑ· ΕΠΑΛΕΙΦΕΤΑΙ ΜΕ ΜΕΛΙ, [ΠΛΕΝΕ]ΤΑΙ ΜΕ ΓΛΥΚ[ΙΑ] ΜΠΙΡΑ· [ΠΙΝΕΤΑΙ] ⟨ΑΠΟ⟩ (ΤΟΝ) ΑΣΘΕΝΗ, ⟨ΓΙΑ(;) ΝΑ(;)⟩ ΣΩΣΕΙ(;)

(X+3.14) [. . .] ΑΥΤΟΣ/ΤΟΝ ΕΑΥΤΟ ΤΟΥ. ΑΝ (Ο) ΑΣΘΕΝΗΣ ΔΕΝ [ΜΠΟΡΕΙ(;)] [ΝΑ ΒΑΛ]ΕΙ(;), ΤΟ ΣΤΟΜΑ ΤΟΥ ΣΤΗΝ(;) ΠΛΥΜΕΝΗ ΦΙΑΛΗ, ΤΟΤΕ ΣΧΕΔΙΑΖΕ⟨ΤΑΙ⟩ ΜΙΑ ΕΙΚΟ⟨ΝΑ⟩ (ΤΟΥ) ΌΣΙ[ΡΙ] [ΑΠΟ(;) . .]. ΑΛΟΙΦΕΣ;

(X+4.1) ΠΕΡΙΤΤΩΜΑΤΑ ΜΙΑΣ ΓΥΝΑΙΚΑΣ: ΜΕ ΑΥΤΑ ΛΙΒΑΝΙΖΕΤΑΙ (Ο) ΑΣΘΕΝΗΣ.

Στην παρούσα ρήση γίνεται, μετά το μέρος x+1.11 κ.ε., και πάλι λόγος για την θεραπευτική αγωγή για ένα 'κλειστό στόμα' (*rꜣ ḫtm* [x+3.7]). Εδώ ωστόσο, η θεραπεία διευρύνεται και με το 'λύσιμο μιας ανεστραμμένης γλώσσας' (*ns pnᶜ* [x+3.8]), μια έκφραση που όμως δεν χρησιμοποιείται στην κυριολεκτική της έννοια, καθώς η θεραπεία εφαρμόζεται σε όλο το σώμα του ασθενή (x+3.8). Ο τρόμος (*nrw*) που προκάλεσαν οι θεοί και οι δαίμονες θα πρέπει να είχε ως επιπτώσεις κάποια συμπτώματα παράλυσης του ασθενή. Η συνάφεια με το προηγούμενο χωρίο γίνεται σαφής μέσω της εκ νέου αναφοράς του 'τρόμου' (*nrw* [x+3.8]), ο οποίος, σε αυτή την περίπτωση, καταπολεμείται με την πεποίθηση ότι έχει προξενηθεί από θεούς και θεές (x+3.8). Ανάλογη με την προηγούμενη τελετουργική διαδικασία είναι η εκ νέου εμφάνιση του Θωθ ως θεραπευτή στη μυθολογική διάσταση (x+3.8). Εδώ υποδηλώνεται μάλιστα, ότι ολόκληρη η ρήση προέρχεται από αυτόν. Στη θεϊκή διάσταση, πρόκειται αρχικά για τον Γκεμπ, τον οποίο ο Ώρος εκδίωξε από το θρόνο του και που τώρα μάλλον στέκεται ανάποδα (x+3.9 κ.ε.), κάτι που αντανακλά με δραστικό τρόπο την ασθένεια της 'ανεστραμμένης γλώσσας'. Ο Γκεμπ διατάσσεται να απομακρύνει τις ενοχλήσεις του ασθενή. Προφανώς του προσάπτεται η κατηγορία, ότι από τη θέση στην οποία αυτός τώρα βρίσκεται μπορεί να προκαλέσει ασθένειες. Ο θεραπευτής ταυτίζεται σε αυτή τη ρήση με τον Ώρο, ο οποίος από τη μια πλευρά είναι τόσο ισχυρός ώστε να μπορεί να απομακρύνει τον Γκεμπ από το θρόνο, από την άλλη όμως έχει ανάγκη την βοήθεια της μητέρας του Ίσιδος, καθώς ο ίδιος είναι τώρα παράλυτος και αδύναμος εξαιτίας της επίθεσης της συμμορίας του Σεθ (x+3.10 κ.ε.). Η Ίσιδα, που ξέρει να χρησιμοποιεί τα 'χείλη της' – δηλαδή για μαγικές ρήσεις – τον βοηθά (x+3.12).

Στην δυστυχώς αρκετά κατεστραμμένη θεραπευτική αγωγή αναφέρονται ένα ποτό μέσα στο οποίο διαλύονται εικόνες(;) (x+3.13), και – ίσως με την έννοια μιας εναλλακτικής θεραπείας – το λιβάνισμα του ασθενή (x+3.14 κ.ε.).

Οι περιορισμένες ενδείξεις για το είδος της ασθένειας μπορούν να ερμηνευθούν από ιατρική σκοπιά ως μετάβαση από τά αρχικά χαλαρά σε μετέπειτα σπαστικά συμπτώματα παράλυσης: Το στόμα παραμένει κλειστό (*ḫtm* [x+3.7]), τα μέλη είναι αδύναμα (*gꜣnn* [x+3.11]), εμφανίζουν όμως τώρα 'στρεβλώσεις' (*pnꜥ* [x+3.8]). Επιπλέον φαίνεται κατά τη γνώμη μας να υποδηλώνεται η τυπική για εγκεφαλικά επεισόδια ημιπληγία: Ο ασθενής δεν μπορεί να χρησιμοποιήσει το χέρι του (x+3.12), όπως και ο Γκεμπ *υπήρξε* αρχικά άρχοντας των *Δύο* Όχθεων (x+3.9). Ανάλογο είναι, ίσως, ως ιδέα το χωρίο του *Παπύρου του Βερολίνου* P. 3038 rt. 7.4 = Bln 76, όπου αναφέρεται η «'στρέβλωση' (*iṯ*) του *ημίσεος* (*gs*) του προσώπου (του = του ασθενή)». Το αν η εικόνα του στεκόμενου ανάποδα Γκεμπ (με το κεφάλι προς τα κάτω) υπαινίσσεται, πέρα από την επεξήγηση της 'στρέβλωσης' (*pnꜥ*), και το ότι ο ασθενής έχει χάσει πιθανώς τις αισθήσεις του, παραμένει ένα πιθανό ενδεχόμενο.

Ιβ. Κατά του νυχτερινού τρόμου (x+4.1–5.4)

Το γεγονός ότι στην περίπτωση του *Αθηναϊκού Μαγικού Παπύρου* διάφορα κείμενα συνδέονται το ένα με το άλλο σε μια ακολουθία ρήσεων (πρβ. κεφ. 13), καταδεικνύει ότι οι Αιγύπτιοι θεωρούσαν πως αυτά ήταν συναφή μεταξύ τους. Αυτό είναι προφανές καθώς όλα τους αφορούν την καταπολέμηση ενοχλήσεων δαιμονικής προέλευσης. Η παρούσα παράγραφος ξεκινά αρχικά με μια ουσία που προφυλάσσει (χωρίς ρήση!) από τον ‘τρόμο’ (*nrw*) (x+4.1–2), τον οποίο ερμηνεύουμε ως εγκεφαλικό επεισόδιο, και μια ρήση μαζί με τις οδηγίες θεραπείας κατά του ‘τρόμου’ ειδικά κατά τη νύχτα (x+4.2–11). Η συνανήκουσα συμπληρωματική ρήση που αναφέρει το μέλι στρέφεται ευθέως κατά των φαντασμάτων. Έτσι, επιβεβαιώνεται η διαπίστωση που είχε γίνει ήδη σχετικά με το χωρίο x+3.8, σύμφωνα με την οποία οι Αιγύπτιοι απέδιδαν την αιτία του εγκεφαλικού επεισοδίου σε θεϊκά όντα.

Ουσία για την εξάλειψη του τρόμου (x+4.1–2)

(x+4.1) Ουσία για (την) εξάλειψη του ΤΡΟΜΟΥ:
Ανθρώπινα περιττώματα κατακαίγο⟨νται⟩ (και) (ρίχνονται) στο λάδι, δίνονται σ(το) στόμα (του) ασθενή, ένα μέρος (και) ⟨στα⟩ μέλη του σώματός του.
(x+4.2) Μια πράγματι εξαιρετική ουσία, εκατομμύρια φορές!

Σε αυτή τη σύντομη παράγραφο παρουσιάζεται μια θεραπευτική ουσία (*pẖr.t* [x+4.1]) κατά του ‘τρόμου’ (*nrw* [x+4.1]) και τονίζεται η μεγάλη αποτελεσματικότητά της. Σε αντίθεση με τις προηγούμενες παραγράφους, δεν υπάρχει εδώ κάποια ρήση, αλλά απλώς η περιγραφή της υλικής υπόστασης της θεραπείας. Αυτή ακριβώς ορίζεται και ως *pẖr.t*.

Η ουσία αποτελείται από ένα είδος αλοιφής από ανθρώπινα περιττώματα, η οποία επαλείφεται στο στόμα και σε άλλα μέλη του σώματος του ασθενή (x+4.1). Αναλογιζόμενοι ότι με βάση την αιγυπτιακή αντίληψη ο ‘τρόμος’ (*nrw*) είχε δαιμονική προέλευση, η επιλογή της συγκεκριμένης ουσίας μπορεί να ερμηνευτεί ως αντιαπωθητικό που προκαλεί αηδία. Το αιγυπτιακό ρήμα *dr* ‘εξαλείφω’ (x+4.1) περιγράφει ακριβώς αυτή την ιδιότητα: Οι δαίμονες πρέπει να χάσουν την αποτελεσματικότητά τους.

Αναμφίβολα, έχουμε να κάνουμε και εδώ, τουλάχιστον από αιγυπτιακή σκοπιά, με την ίδια ασθένεια. Από ιατρική σκοπιά, δεν είναι δυνατόν να γίνει κάποια πρόσθετη διαπίστωση.

Άλλη ρήση κατά του νυχτερινού τρόμου με οδηγίες θεραπείας (x+4.2–11)
(παράλληλο εν μέρει με *Πάπυρο DeM* I vs. 5.3–4)

(x+4.2) ΆΛΛΗ ΡΗΣΗ:
Ο Ρα είναι αυτός που λαμβάνει/λάμπει(;). Ο Ρα είναι αυτός που λαμβάνει/λάμπει(;), αυ(τός) που είναι σ(το) Ντατ. Θεοί στο(ν) ουρανό! Θεοί στ(η) γη! Ελάτε! Δείτε
(x+4.3) τον Ρα ως αυτόν που λαμβάνει/λάμπει(;), αυτόν που είναι σ(το) Ντατ. Είναι γέρος. (Εκεί) κείται.
ΕΠΙΚΛΗΣΗ ΚΑΤΑ ΤΗ ΔΙΑΡΚΕΙΑ(;) ΤΟΥ ΧΟΡΟΥ(;) ΣΟΥ, (ΕΝΩ) (Η) ΦΩΝΗ ΕΙΝΑΙ ΑΝΑΛΟΓΑ ΔΥΝΑΤΗ.
(X+4.4) ΈΝΑ ΣΗΜΕΙΟ *tỉ.t*(;), ΣΧΕΔΙΑΣΜΕΝΟ ⟨ΠΑΝΩ⟩ ΣΕ ΜΙΑ ΝΕΑ ΦΙΑΛΗ ΜΕ ΩΧΡΑ· ΑΛΕΙΦΕΤΑΙ ΜΕ ΜΕΛΙ· ΠΛΕΝΕΤΑΙ ΜΕ ΓΛΥΚΙ[Α] ΜΠΙΡΑ· ΠΙΝΕΤΑΙ ⟨ΑΠΟ⟩ (ΤΟΝ) ΑΣΘΕΝΗ (Η) ⟨Α⟩ΠΟ (ΤΗΝ) ΑΣΘΕΝΗ, ΠΟΥ
(X+4.5) ΕΙΝΑΙ ΑΡΡΩΣΤΟΣ/ΑΡΡΩΣΤΗ.
ΜΙΑ ΑΛΛΗ ΦΙΑΛΗ, ΠΟΥ ΦΕΡΕΙ ΕΝΑ ΣΧΕΔΙΟ ΑΠΟ ΩΧΡΑ: ΕΙΚΟΝΑ (ΤΟΥ) Ρα, ΕΙΚΟΝΑ (της) Τέφνουτ, ΕΙΚΟΝ⟨Α⟩ (του) Γκεμπ, ΕΙΚΟΝ⟨Α⟩ (του) Νουν,
(x+4.6) ΕΙΚΟΝΑ (της) Νουτ, ΕΙΚΟΝ⟨Α⟩ (του) Σία, ΕΙΚΟΝ⟨Α⟩ (του) Θωθ, σχεδιασμένες με ώχρα ΟΠΩΣ (ΑΥΤΟ), ΠΟΥ ΕΙΝΑΙ ΠΑΝΩ από (τον) Οφθαλμό Ούτζατ (και) από
(x+4.7) {από} (τη) βάρκα μπροστά από αυτούς. Πλένεται με γλυκιά μπίρα· πίνεται από (τον) ασθενή.
ΜΙΑ ΑΛΛΗ φιάλη με σχέδιο από ώχρα:
(x+4.8) Βάρκα (του) Ρα, *mꜥnḏ.t* βάρκα (του) Θωθ, (η) μια σε πλεύση προς Βορρά, (και) η άλλη σε πλεύση προς Νότο. (Οι) θεοί είναι σ(το) εσωτερικό (του) μεγάλου Οφθαλμού Ούτζατ (της) αφέντρας (των)
(x+4.9) Δύο Χωρών· δύο μπαμπουίνοι, ο (καθ)ένας από αυτούς στην πλευρά του. Τέσσερα φίδια ουραίοι (είναι) σχεδιασμένα πριν από αυτό, (δύο) φλόγες στη μέση τους, σχεδιασμένες
(x+4.10) {σχεδιασμένες} με ώχρα πάνω σε μια φιάλη· να ριχθεί λιβάνι σε μια φωτιά μεταξύ των φιδιών ουραίων στ(ο) εσωτερικό
(x+4.11) της φωτιάς· να σβηστεί με μέλι· να κανονιστεί να περάσει αυτός ⟨ολ⟩όκληρος δίπλα από αυτή· να πλυθεί με γλυκιά μπίρα· να το πιει (ο) ασθενής.

Στην παρούσα παράγραφο, η ίδια η ρήση είναι συγκριτικά σύντομη. Δίνει έμφαση στο γεγονός ότι ο Ρα στον Κάτω Κόσμο (x+4.2 και 3) είναι γέρος και απλά κείται εκεί (x+4.3). Ο λόγος απευθύνεται στους θεούς του ουρανού και της γης, που πρέπει αυτό να το δουν (x+4.2 κ.ε.). Η σύνδεση με την δύση του ήλιου είναι τόσο προφανής όσο και ο λόγος της επίκλησης των κοσμικών συμβάντων για το καλό του ασθενούντος ανθρώπου: Έτσι όπως ο Ρα κατά τη διάρκεια της νύχτας είναι προστατευμένος στον Κάτω Κόσμο, ώστε το επόμενο πρωί να αναδυθεί ανανεωμένος στον ουρανό, έτσι πρέπει και ο ασθενής να περάσει τη νύχτα χωρίς κάποιες επιπλοκές.

Η ασυνήθιστη έκταση της θεραπευτικής αγωγής βρίσκεται σε αντίθεση με τη σύντομη ρήση, συμπληρώνεται ωστόσο με την επόμενη ρήση που αφορά το μέλι (x+5.1 κ.ε.). Η μαγική τελετουργία περιλαμβάνει τη σχεδίαση συνολικά μάλλον τριών εικονιστικών συνθέσεων. Στην περίπτωση της πρώτης πρόκειται για το σημείο *tỉ.t* (x+4.4). Η δεύτερη περιλαμβάνει κυρίως τον Ρα και τους Αρχέγονους Θεούς ή Θεούς της Δημιουργίας, ορισμένοι από τους οποίους ίσως ανήκουν στο πλήρωμα του Νυχτερινής Ηλιακής Βάρκας (x+4.5 κ.ε.). Τέλος, η τρίτη εικόνα συνδυάζει την Ηλιακή Βάρκα, τη βάρκα *mᶜnḏ.t* του Θωθ, ένα Οφθαλμό Ούτζατ, δύο μπαμπουίνους, τέσσερις ουραίους και δύο φλόγες (x+4.7 κ.ε.). Το πιθανότερο είναι, κατά τη γνώμη μας, ότι αυτά αποτελούν ενδείξεις για την ανατολή του ήλιου. Αυτό υποδηλώνεται από την αναφορά των μπαμπουίνων, τους οποίους οι Αιγύπτιοι θεωρούσαν τα ζώα που χαιρετίζουν μεγαλόφωνα τον ήλιο κατά την ανατολή του. Ωστόσο εδώ, ο Ρα είναι ακόμα στον Κάτω Κόσμο και η ανατολή του ήλιου ακόμα αναμένεται. Ως βοηθός πρέπει μάλλον να θεωρηθεί και ο Θωθ, ο οποίος, ως γνωστόν συνδέεται με το φεγγάρι, εδώ ωστόσο πρέπει μάλλον να συνδράμει στην επικείμενη ανατολή του ήλιου.

Και οι τρεις εικόνες πρέπει να σχεδιαστούν με ώχρα πάνω σε μια φιάλη, να πλυθούν ώστε μετά ο ασθενής να πιει το ‘διάλυμα’ (x+4.4 κ.ε., x+4.7, x+4.11)· στην περίπτωση της τρίτης φιάλης, πρέπει πρώτα να καεί λιβάνι και να διαλυθεί σε μέλι (x+4.10 κ.ε.).

Το νόημα των τριών αυτών εικόνων συνδέεται κατά τη γνώμη μας με τις τρεις φάσεις της νυχτερινής πορείας του θεού Ήλιου: 1) δύση (χρήση του σημείου *tỉ.t*, ώστε να μην είναι απαραίτητη ή άμεση αναφορά στο όνομα του θεού· ταυτόχρονα *tỉ.t* ως *μέρος* μόνο του Οφθαλμού Ούτζατ), 2) νυχτερινή πορεία με αναζωογόνηση (μεταξύ άλλων Ρα και Νουν) και 3) ανατολή (μπαμπουίνοι, [ολόκληρος] Οφθαλμός Ούτζατ). Με το να δεχθεί αυτές τις εικόνες στο σώμα του, ο ασθενής ταυτίζεται με τον Θεό Ήλιο. Καθώς εδώ τονίζεται η νυχτερινή διάσταση αυτού του θεού, είναι προφανές ότι και ο ίδιος ο ασθενής αντίστοιχα πρέπει να προστατευθεί κατά τη διάρκεια της νύχτας από δαίμονες που μπορούν να προκαλέσουν κακό.

Η επίδραση του μαγικού ποτού ενισχύεται και από την προσφώνηση της ρήσης (x+4.2), η οποία σύμφωνα με το κείμενο πρέπει να γίνει μεγαλόφωνα, αλλά και από τον συνοδευτικό άγριο (πηδηχτό, της Άθωρ) χορό(;) (*ksks* [x+4.3]). Εδώ υπάρχει ίσως μια αντιστοιχία με τις θεότητες Μπες και τον θορυβώδη χορό τους κατά τη συνοδεία της θεάς Άθωρ, οι οποίες είναι βέβαια γνωστές και ως προστάτιδες θεότητες του υπνοδωματίου.

Ούτε στη ρήση αλλά ούτε και στην θεραπευτική αγωγή αναφέρονται ευθέως τα ονόματα των δαιμόνων, κατά των οποίων στρέφεται αυτή η θεραπεία. Αυτά αναφέρονται ωστόσο στη ρήση που πρέπει να προσφωνηθεί (x+5.1 κ.ε.) κατά το σβήσιμο της φωτιάς με μέλι (x+4.11)

Αν θέλουμε να δώσουμε βάση στην αναφορά που γίνεται στον ασθενή – και εδώ και *στην* ασθενή – στο x+4.4 κ.ε., με τη φράση «αυτός/αυτή που είναι άρρωστος/άρρωστη», και δεν θεωρήσουμε ότι πρόκειται απλά για μια μηχανικά επαναλαμβανόμενη, στερεότυπη έκφραση, τότε ολόκληρη η τελετουργία που περιγράφεται εδώ δεν αφορά την προληπτική θεραπεία ενός υγιούς ανθρώπου αλλά την αποφυγή μιας επακόλουθης ‘μόλυνσης’ που θα μπορούσε να προκληθεί από τη νυχτερινή δράση δαιμόνων σε ένα ασθενή που ήδη πάσχει από μια αρρώστια δαιμονικής προέλευσης.

Αυτή η διαδικασία είναι από ιατρική σκοπιά λογική, καθώς ένας ήδη πάσχων ασθενής μπορεί να αποτελέσει εύκολο θύμα μιας επιπλέον ασθένειας.

(συμπληρωματικά:) Ρήση για μέλι κατά των φαντασμάτων με οδηγίες θεραπείας (x+5.1–4)

(x+5.1) ΡΗΣΗ ΓΙΑ μέλι:
Ιδρώτας που έσταξε από το κορμό του Ρα, (του) άρχοντα της δύναμης(;)/πρόληψης(;), (που) ουρλιάζει στο μεγάλο Γκε⟨μπ⟩, που δεν είναι μικρός σε γνώσεις! Μια σκιά (του) ποταμού είναι αυτό, που συνέβη
(x+5.2) ⟨σ⟩(το) σώμα (του) δείνα, τον οποίον γέννησε η δείνα. Εξάλειψε (το) σκότος, για να φωτίσεις (τον) Νουν! Εξάλειψε κάθε φάντασμα (και) συνέλαβε(;) κάθε φάντασμα, που ⟨ήλθε⟩!
(x+5.3) Δράσε στο παρόν, θηρευ⟨τή⟩, στ(η) βάρκα ⟨(του) Κυρίου⟩ (της) ζωής, εσύ που βάζεις παγί⟨δες⟩ σ(τη) βάρκα Νέσμετ (του) Κυρίου (της) ζωής (και) σ(τη) βάρκα *⟨m⟩ᶜnḏ.t*, αντίστοιχα (με την) εξάλειψη (των δαιμόνων κ.ο.κ.) από (τα) επτά ανοίγματα (του κεφαλιού) (του) δείνα, τον οποίον γέννησε η δείνα!
(x+5.4) Επίκληση στ(ο) αυτί, στ(ον) ασθενή· Και να προσφωνηθεί με δυνατή φωνή στο αυτί του.

Η συγκεκριμένη ‘ρήση για μέλι’ δεν παρουσιάζει κάποια αντιστοιχία με αυτή στον *Πάπυρο Hearst* 14.7–10 = H 215 , με εξαίρεση τον όμοιο τίτλο. Και οι δύο έχουν το ύφος μιας τελετουργικής ρήσης θυσιαστικής προσφοράς: «Ερχεται το μέλι, ⟨αυτό(;)⟩ έρχεται, για να επικαθίσει πάνω στις ακρίδες(;)». Η παράγραφος του *Αθηναϊκού Παπύρου* έχει μάλλον ως στόχο να απωθήσει ή να κρατήσει σε απόσταση από τον κοιμώμενο ασθενή πνεύματα νεκρών και φαντάσματα. Η ρήση είναι ακριβώς η ίδια με αυτή που αναφέρεται λίγο πριν το τέλος της προηγούμενης παραγράφου και πρέπει να προσφωνηθεί κατά το σβήσιμο της φωτιάς με μέλι, εξηγώντας πώς πρέπει αυτό να γίνει.

Όπως και στην προηγούμενη ρήση, και αυτή έχει ως προϋπόθεση ότι η νύχτα είναι το χρονικό διάστημα στο οποίο τα μάγια θα ασκήσουν την επίδρασή τους: Γίνεται αναφορά στο σκότος (*kkwy* [x+5.2]), που πρέπει να εξαλειφθεί από τον κοιμώμενο ασθενή, στον Νουν, που πρέπει να φωτιστεί (x+5.2), περαιτέρω στον Κύριο της Ζωής (*⟨nb⟩ ᶜnḫ* [x+5.3]), με τον οποίο υποδηλώνεται μάλλον και ο Όσιρις (πρβλ. επίσης την αναφορά της βάρκας Νέσμετ που του ανήκει στο x+5.3) αλλά και στην σαρκοφάγο. Ταυτόχρονα μπορεί με αυτό (*ᶜnḫ* ‘ζωή’ [x+5.3]!) να εννοείται η υπερνίκηση του θανάτου και την νύχτας και η μετάβαση στο πρωί.

Σύμφωνα με την αιγυπτιακή πεποίθηση, ο κοιμισμένος διεισδύει στον Νουν και μοιάζει με έναν νεκρό.

Οι δαίμονες, ενάντια των οποίων στρέφεται η ρήση, ταυτίζονται ως ποταμίσιες σκιές (x+5.1) και φαντάσματα (x+5.2). Ως γνωστόν, οι Αιγύπτιοι φοβούνταν την απώλεια της σκιάς τους, κάτι το οποίο συνέβαινε όταν μια άλλη σκιά κατάπινε τη δική τους. Η εξάλειψη αυτών των δαιμόνων (x+5.2 κ.ε.) θα πρέπει να γίνει μέσω των επτά ανοιγμάτων του κεφαλιού (x+5.3). Για αυτό το λόγο, η ρήση πρέπει να προσφωνηθεί στο αυτί του ασθενή (x+5.4). Στον *Πάπυρο DeM* I vs. 5.1, το ξόρκι του θεϊκού μάγου, ο οποίος δεν είναι άλλος από τον Ρα, πρέπει να απαγγελθεί «στο αυτί του δείνα». Η συγκατάταξη των δύο ρήσεων τουλάχιστον σε αυτόν τον πάπυρο (vs. 4.5–5.3 και 5.3–7) είναι λοιπόν αρκετά όμοια με αυτή που απαντά στον *Αθηναϊκό Πάπυρο* και συνδέεται και στις δύο περιπτώσεις με τον φόβο απέναντι σε δαιμονικά όντα. Οι αναλογίες επεκτείνονται και σε άλλες ρήσεις, όπως θα καταδειχθεί στη συνέχεια.

Αξιοσημείωτος είναι ο ρόλος που παίζει εδώ η πρόκληση θορύβων. Στόχος τους είναι να τρομάξουν τα νυχτερινά πνεύματα. Η προσωνυμία ‘αυτός με το μεγάλο βρυχηθμό’ (x+4.3) αποτελεί μια πρώτη ένδειξη προς αυτή την κατεύθυνση.

Η σαφής ταύτιση του ασθενή με τον Θεό Ήλιο, που γίνεται ήδη στις διεξοδικές οδηγίες θεραπείας στο x+4.2 κ.ε., και στην οποία η παρούσα ρήση αποτελεί μια συμπλήρωση, απαντά και εδώ: Το μέλι ερμηνεύται ως ιδρώτας του Ρα (x+5.1), ο επικαλούμενος θεός οφείλει να εξαλείψει το σκότος και να φωτίσει τον αρχέγονο ωκεανό (x+5.2), στον οποίο ο ίδιος αναζωογονείται. Η βάρκα *mꜥnḏ.t* αναφέρεται τέλος στο κλείσιμο της ρήσης (x+5.3). Η μνεία της υπογραμμίζει ταυτόχρονα τον επιδιωκόμενο στόχο: Έτσι όπως εξαλείφεται η απειλή κατά του Θεού Ήλιου, έτσι θα ξεπεράσει και ο ασθενής τον κίνδυνο των δαιμόνων. Αυτός ο κίνδυνος παραλληλίζεται με την απειλή κατά του Θεού Ήλιου, ο οποίος ταυτίζεται κατά τη διάρκεια της νύκτας με τον Όσιρι, όπως υποδηλώνεται και από την προαναφερθείσα αναφορά του ‘Κυρίου της Ζωής’ και της βάρκας Νέσμετ.

Σε σύγκριση με την προηγούμενη παράγραφο, δεν προκύπτει από αυτή τη ρήση κάποια πρόσθετη ένδειξη από ιατρική σκοπιά. Επιβεβαιώνεται ωστόσο ότι αυτή αφορά την προστασία του ασθενή κατά τη διάρκεια της νύκτας. Είναι επίσης πιθανό, ότι εφιάλτες ή άλλες καταστάσεις πανικού πρέπει να αποφευχθούν. Και αυτό γιατί ο ιδρώτας που αναφέρεται στην αρχή της ρήσης, μπορεί, παρά την όποια μυθολογικοποίηση, να συνδέεται με τον πραγματικό ιδρώτα του πανικοβλημένου ασθενή. Από την άλλη πλευρά δεν μπορεί αυτός να διαχωριστεί από το αρχέγονο νερό που αναφέρεται λίγο παρακάτω. Ακόμα και ο ποταμίσιος ίσκιος (x+5.1) φαίνεται πως συνδέεται με αυτή την αντίληψη.

Ι.γ Κατά του τρόμου κατά τη διάρκεια της ημέρας (x+5.4–5.9)

Το βιβλίο-φυλακτό που ακολουθεί εδώ και η ρήση που πρέπει να απαγγελθεί στο αυτί του ασθενή στρέφονται επίσης κατά φαντασμάτων. Οι ίδιοι δαίμονες θεωρούνται όμως εδώ ως αίτιοι ενοχλήσεων, οι οποίες κατά τη γνώμη μας πρέπει να ερμηνευτούν μάλλον ως θερμοπληξία.

Καθώς στη σειρά x+5.5 αναγνωρίζεται ο κίνδυνος, ότι ο Θεός Ήλιος και ο ουρανός μπορεί να καούν, η παράγραφος αυτή πρέπει μάλλον να αφορά πράγματι τους δαίμονες που δρουν κατά τη διάρκεια της ημέρας. Σε αυτό συνηγορεί και το γεγονός ότι η ζέστη αποτελεί πρόβλημα κυρίως κατά τη διάρκεια της ημέρας και όχι της νύχτας.

Άλλο βιβλίο-φυλακτό στο αυτί με άλλη ρήση κατά φαντασμάτων με οδηγίες θεραπείας (x+5.4–7)

(x+5.4) Άλλο (ΒΙΒΛΙΟ =) ΦΥΛΑΚΤΟ ΣΤΟ ⟨ΑΥ⟩ΤΙ ΤΟΥ. Άλλη ρήση:

(x+5.5) Φάντασμα του(;) Βούσιρι(;), (θηλυκό) φάντασμα! Ήλθατ⟨ε⟩,για να στερήσετε (την) ικανότητα κίνησης(;), για(;) να αρπάξετε(;) (το) φυτό *ỉft*(;), για να βάλετε φωτιά σ(το) κεφάλι (του) Ρα, για να κάψετε (τον) ουρανό

(x+5.6) με κοτσάνια βούρλων(;)·

ΑΠΑΓΓΕΛΙΑ ⟨ΠΑΝΩ ΑΠΟ⟩ ΒΟΥΡΛΑ, ΠΟΥ ΕΧΟΥΝ ΥΓΡΑΝΘΕΙ ΜΕ ΜΑΓΕΙΡΕΜΕΝΟ ΦΥΤΙΚΟ ΖΩΜΟ,ΝΑ ΤΥΛΙΧΘΕΙ ΣΕ ΕΝΑ ΣΧΟΙΝΙ ΣΤ(Ο)

(x+5.7) ΑΡΙΣΤΕΡΟ ΑΥΤΙ· (ΤΟ ΣΧΟΙΝΙ) ΝΑ ΓΙΝΕΙ ΑΠΟ ΕΠΤΑ ΚΟΜΠΟΥΣ· ΝΑ ΤΟΠΟΘΕΤΗΘΕΙ ⟨Σ⟩(ΤΟ) ΛΑΙΜΟ (ΤΟΥ) ΑΣΘΕΝΗ. ΑΠΑΓΓΕΛΙΑ ΣΤΟ ΑΥΤΙ ΤΟΥ.

Αυτή η για διάφορους λόγους προβληματική και ίσως σε ορισμένα σημεία διαστρεβλωμένη παράγραφος αναφέρει, μια διαφορετική, σε σύγκριση με την προηγούμενη, θεραπεία, στο επίκεντρο της οποίας βρίσκεται η τοποθέτηση στο αυτί του ασθενή ενός φυλακτού, το οποίο ονομάζεται ‘βιβλίο’ *mḏȝ.t* (x+5.4). Στη ρήση, ο λόγος απευθύνεται αρχικά στους δαίμονες που πρέπει να εξαλειφθούν (φαντάσματα [x+5.5]) και οι οποίοι ερωτούνται για τα σχέδιά τους. Αυτό που τους καταλογίζεται είναι ότι θέλουν να στερήσουν την ικανότητα κίνησης(;) (*ḏʿḏʿ*) και να αρπάξουν το φυτό *ỉft*, για να ανάψουν φωτιά και να βασανίσουν έτσι το κεφάλι του Ρα αλλά και να βάλουν ακόμα και στον ουρανό φωτιά (x+5.5 κ.ε.) με κοτσάνια βούρλων(;).

Το πρώτο μέτρο καταπολέμησής τους είναι το σβήσιμο της φωτιάς με την ύγρανση της καύσιμης ύλης των δαιμόνων, των βούρλων, αλλά και η απαγγελία της ρήσης εναντίον τους. Έτσι, το αριστερό αυτί του ασθενή, το οποίο στην Αίγυπτο γενικά θεωρείται ως πιθανή πύλη εισόδου βλαβερών δαιμόνων, προστατεύεται με το στρίψιμο γύρω από αυτό ενός σκοινιού που έχει φτιαχτεί από τα βούρλα (x+5.6 κ.ε.). Επιπλέον, πρέπει να γίνει η απαγγελία της ρήσης προς το αυτί του ασθενή (x+5.7). Η προστασία συμπληρώνεται τέλος με το σχηματισμό επτά κόμπων στο σχοινί, το οποίο περνιέται μετά στο λαιμό του ασθενή (x+5.7). Με αυτό τον τρόπο επιδιώκεται προφανώς η επέκταση της προστασίας σε ολόκληρο το κεφάλι.

Καθώς ο Θεός Ήλιος μπορεί να απειληθεί από μια φωτιά που φουντώνει στον ουρανό (x+5.5) μόνο κατά τη διάρκεια της ημέρας, όταν αυτός τον διασχίζει, η ρήση πρέπει να αφορά ενοχλήσεις κατά τη διάρκεια της ημέρας.

Από ιατρική σκοπιά, αξιολογήσιμη είναι με βάση αυτά τα στοιχεία η διαπίστωση ότι οι ενοχλήσεις αφορούν το κεφάλι, καθώς διαφορετικά δεν θα υπήρχε λόγος να αναφερθεί το κεφάλι του Ρα στο x+5.5. Στο μυθολογικό προηγούμενο, η αναφορά της φωτιάς στο κεφάλι του θεού Ήλιου (x+5.5) θα μπορούσε να υποδηλώνει ‘καυτούς’ πόνους ή ακόμα και συμπτώματα της ασθένειας που προκλήθηκαν από ζέστη. Η τελευταία υπόθεση μας φαίνεται πιο πιθανή, αν λάβει κανείς υπόψη την περιορισμένη ικανότητα κίνησης(;) ($\underline{d}^{c}\underline{d}^{c}$ [x+5.5]) του ασθενή. Με αυτό τον τρόπο, όλα τα επιμέρους στοιχεία μπορούν να συνδυαστούν στο πλαίσιο μιας πειστικής ερμηνείας: Κατά τη γνώμη μας, η ασθένεια, που πρέπει εδώ να θεραπευτεί, είναι θερμοπληξία σε αρχικό στάδιο. Αυτή προαναγγέλεται μεταξύ άλλων με ξηρό και ζεστό δέρμα, πονοκεφάλους και ζαλάδες. Ακολουθεί το αρχικό – ή ‘ερυθρό’ – στάδιο της θερμοπληξίας που χαρακτηρίζεται από το κατακόκκινο κεφάλι του ασθενή, ξηρό και ζεστό δέρμα, απώλεια των αισθήσεων, διανοητική σύγχυση, αδιαθεσία και υψηλό πυρετό. Επίσης μπορεί να εμφανιστούν πονοκέφαλοι, αδιαθεσία και σπασμοί.

Αν η ερμηνεία μας είναι σωστή, τότε μια θερμοπληξία στην Αίγυπτο θα έπρεπε μάλλον να είχε σχεδόν πάντα μοιραίες συνέπειες. Και αυτό γιατί δεν δροσιζόταν ο ασθενής, κάτι το οποίο όμως ήταν απολύτως απαραίτητο.

Θα μπορούσαμε όμως να φανταστούμε ότι στη συγκεκριμένη παράγραφο πρόκειται για ημικρανία ή για άλλες μορφές ιδιαίτερα ενοχλητικών πονοκέφαλων. Σε αυτή την περίπτωση δεν θα είχαμε λοιπόν να κάνουμε πράγματι με ζέστη αλλά με ένα καυτό πόνο. Η υπερβολική ευαισθησία ενός ασθενή, που πάσχει από ημικρανία, μεταξύ άλλων σε θορύβους αλλά και η αδιαθεσία και ο εμετός θα μπορούσαν να ήταν οι λόγοι για τους οποίους η θεραπεία περιελάμβανε ειδικά το αυτί και το λαιμό του (x+5.6 κ.ε.).

Άλλη ρήση για το αυτί με θεραπευτική αγωγή (x+5.7–9)

(x+5.7) Άλλη ρήση:

Φωτιά (της) χώρας των βάλτων στο κεφάλι τους (= των δαιμόνων)

(x+5.8) κον⟨τά⟩ στην Βούσιρι (και) την Ηλιόπολη πρώτα, (κοντά στην) Λητόπολη στο τέλος. Αν έλθεις, εγώ λέω ⟨. . .⟩. Αν δεν έλθεις, ο Ώρος δεν θα ⟨. . .⟩.

ΑΠΑΓΓΕΛΙ⟨Α⟩

(X+5.9) ΣΤΟ ΑΥΤΙ ΤΟΥ.

Παρά τον αποσπασματικό χαρακτήρα της, η παρούσα ρήση παρουσιάζει, ως προς το περιεχόμενό της, μια στενή αντιστοιχία με την προηγούμενη, πέρα από τη σύνδεσή της με αυτή μέσω της ονομασίας ‘άλλη ρήση’ (x+5.7) Και εδώ γίνεται λόγος μεταξύ άλλων για τη φωτιά (x+5.7), τη Βούσιρι (x+5.8) και ίσως τον Θεό Ήλιο (πρβλ. την αναφορά της Ηλιόπολης στο x+5.8)· και πάλι η ρήση απαγγέλεται στο αυτί του ασθενή (x+5.8 κ.ε.). Φαίνεται πως οι δαίμονες απειλούνται τώρα από τα ίδια τους τα όπλα, καθώς η φωτιά, η οποία στην προηγούμενη ρήση βασάνιζε τον Ρα (x+5.5), τώρα στρέφεται εναντίον τους. Η χώρα των βάλτων (*š3*) είναι προφανώς η περιοχή όπου φυτρώνουν βούρλα (*sw.wt*), τα οποία στην προηγούμενη ρήση (x+5.4–7) παίζουν ένα ιδιαίτερα καθοριστικό ρόλο στην θεραπεία του ασθενή. Η *š3* είναι πράγματι η χώρα που πλημμυρίζει και στην οποία βρίσκονται βοσκοτόπια και λουλούδια. Είναι το αντίθετο της *sḫ.t*, της καλλιεργήσιμης γης.

Η εκδίωξη των δαιμόνων ξεκινά στη Βούσιρι και την Ηλιόπολη (x+5.8). Και αυτό γίνεται κατανοητό με βάση την προηγούμενη ρήση, καθώς η Βούσιρις αποτελεί ίσως σε αυτή την παράγραφο τον τόπο προέλευσης του δαίμονα-φαντάσματος (x+5.5), ο οποίος μάλλον στέλνεται από τον Όσιρι (πρβλ. x+6.3 κ.ε.), ενώ η Ηλιόπολη είναι ο τόπος του πάσχοντα Θεού Ήλιου στην προηγούμενη ρήση. Το κυνήγι των δαιμόνων ολοκληρώνεται στην Λητόπολη (x+5.8), αφήνοντας έτσι πίσω του το Δέλτα του Νείλου (= την 'χώρα των βάλτων' στο x+5.7;) και φθάνοντας στον τόπο λατρείας του Ώρου-Μεχεντιίρτι. Ο θεός αυτός, που πιστευόταν ότι ήταν γιος του Ρα, διαδραματίζει ένα ρόλο στο επόμενο χωρίο, ωστόσο λόγω των εκτεταμένων ελλείψεων του κειμένου δεν είναι δυνατόν να καθοριστεί ούτε ποιός ήταν αυτός ο ρόλος αλλά ούτε και ποιά ήταν τα κίνητρά του. Καθώς στο δαίμονα που τώρα κατά κάποιον τρόπο 'στριμώχνεται στη γωνία' προτείνονται δύο εναλλακτικές δυνατότητες σχετικά με το τι θα συμβεί, αν έλθει ή αν δεν έλθει (x+5.8), είναι βέβαιο, με βάση αρκετές αντίστοιχες περιπτώσεις σε άλλα αιγυπτιακά μαγικά κείμενα, ότι αν αυτός δεν αποφασίσει να αποφύγει τον θεραπευτή, ο τελευταίος τον απειλεί με τη συντέλεια του κόσμου.

Όσον αφορά την ιατρική ερμηνεία της παρούσας ρήσης αρκεί η υπόδειξη στην προαναφερθείσα, ιδιαίτερα στενή σχέση με την προηγούμενη. Συνακόλουθα και η παρούσα ρήση αφορά τις ίδιες ενοχλήσεις, ίσως δηλαδή θερμοπληξία ή ημικρανία ή κάτι ανάλογο. Ειδικά η επανάληψη του όρου 'φωτιά' (*ḫ.t*) στην αρχή της ρήσης (x+5.7) ενισχύει αυτή την ερμηνεία.

II.α Κατά του *ns* και της *nsy* (x+5.9–5.12)

Η ρήση αυτή, η οποία δεν συνοδεύεται από κάποιες οδηγίες θεραπείας, προέρχεται από την παράδοση των ταφικών κειμένων, στα οποία, σε συνδυασμό με αυτή την προστατευτική επίκληση, δεν ήταν επίσης απαραίτητο να διεξαχθεί κάποια τελετουργία. Στην περίπτωση ωστόσο του *Αθηναϊκού Παπύρου*, όπου αυτή χρησιμοποιείται κατά της ασθένειας *nsy.t,* η οποία νομίζουμε ότι μπορεί να ταυτιστεί με τη φυματίωση, η ρήση προορίζεται να λειτουργήσει ως φυλακτό για έναν ζωντανό ασθενή.

Βιβλίο για την εξάλειψη του δαίμονα *ns* και του θηλυκού δαίμονα *nsy* ανά πάσα στιγμή (x+5.9–12)

(εν μέρει παράλληλα: *Πάπυρος Chester Beatty VI* vs. 2.5–7 και *Πάπυρος Βερολίνου* P. 14499 1–3)

(x+5.9) ΒΙΒΛΙΟ ΓΙΑ (ΤΗΝ) ΕΞΑΛΕΙΨΗ ΤΟΥ ΔΑΙΜΟΝΑ *ns* (ΚΑΙ) ΤΟΥ ΘΗΛΥΚΟΥ ΔΑΙΜΟΝΑ *nsy*: Ω αυτά τα τέσσερα πνεύματα, αυτοί οι μεγάλοι, οι οποίοι είναι εκείνοι που
(x+5.10) τη νύχτα (έκαναν =) φύλαξαν σκοπιά για (τη) μεγαλειότητα (του) Όσιρι! Αν, όπως είναι στην σκοπιά, που εσείς φυλάξατε για (τη) μεγαλειότητα (του) Όσιρι, κανένα φάντασμα, κανένας αντίπαλος
(x+5.11) κανένα ⟨θηλυκό⟩ φάντασμα, [καμιά] αντίπαλος δεν τον βλάπτει, τότε ας φυλάξετε επίσης σκοπιά (την) νύχτα, τ(ην) ημέρα, ανά πάσα στιγμή για τον δείνα, τον οποίον γέ[ννη]σε η δείνα, την νύχτα, τ(ην) μέρα, ανά (x+5.12) πάσα στιγμή.

Αυτό το σύντομο κείμενο στρέφεται, σύμφωνα με την επικεφαλίδα του, κατά του δαίμονα *ns* και του θηλυκού δαίμονα *nsy* (x+5.9). Για να προστατευτεί ο ασθενής από αυτούς, γίνεται επίκληση σε τέσσερα πνεύματα (*ꜣḫ(wy).w*), τα οποία ήδη φύλαξαν επιτυχώς σκοπιά για τον Όσιρι, ώστε να μην μπορέσει να τον βλάψει κανένας δαίμονας – και όχι ειδικά μόνο οι *ns* και *nsy*! – (x+5.9 κ.ε.). Σε αναλογία με τον Όσιρι, ελπίζει τώρα ο ασθενούν άνθρωπος να έχει μια παρόμοια προστασία (x+5.11), που θα του παρασχεθεί αδιάκοπα (x+5.11 κ.ε.).

Το συγκεκριμένο κείμενο αποτελεί μια προφυλακτική ρήση που χρησιμοποιείται συχνά σε μαγικό ρόλο αποκλειστικά στα εγκόσμια και η οποία απαντά όμως και στο χώρο της ταφικής λατρείας, όντας π.χ. ιδιαίτερα δημοφιλής σε σαρκοφάγους της Σαϊτικής και Περσικής Περιόδου. Το πρωταρχικό πλαίσιο χρήσης του κειμένου θα μπορούσε να ήταν η διαδικασία μετουσίωσης του νεκρού.

Αξιοσημείωτη φαίνεται να είναι η απεικόνιση σε σειρά τεσσάρων όντων σε οκλάζουσα στάση με κεφαλές γύπα στο τέλος της ρήσης στη σειρά x+5.12. Δεν θα ήταν παράτολμο να αναγνωρίσουμε εδώ τα τέσσερα πνεύματα (*ꜣḫ.w*). Στη Σαρκοφάγο του Άμασι (Kairo CG 29305) έχουν όλα τους, όπως και στο φυλακτό του *Παπύρου του Βερολίνου* 14499, κεφαλές μπαμπουίνων (στον *Πάπυρο του Βερολίνου* έχουν έτσι και αλλιώς ολόκληρα τη μορφή μπαμπουίνων), και διαχωρίζονται σε δύο ζευγάρια με τα ονόματα *sbq* – *sbq.t* και *ỉtmw* – *ỉtm.t*. Ο *Πάπυρος του Βερολίνου* φέρει επίσης μια αρκετά περίτεχνα σχεδιασμένη βινιέτα:

Τα πνεύματα *ꜣḫ.w* στέκουν στην αριστερή πλευρά ενός φορείου του Όσιρι και κρατούν στα χέρια τους σκήπτρα. Δίπλα τους απεικονίζεται μάλλον η Νέφθυς. Αντίθετα, στον *Πάπυρο Chester Beatty VI* vs. 2.8, τα πνεύματα *pꜣ 4 ꜣḫ.w šps.w ỉpw* απεικονίζονται απλώς ως τέσσερις ανθρωπόμορφες θεότητες σε οκλάζουσα στάση.

Ενώ η τετράδα αυτή *στο Πάπυρο του Βερολίνου* P. 14499 φέρει τα προαναφερθέντα ονόματα, στο γνωστό κείμενο B των Στηλών του Ώρου οι Ρα, Σάχμετ, Θωθ και Χέκα ονομάζονται ως «οι τέσσερις αυτοί θεοί, αυτοί οι μεγάλοι, που προστατεύουν τον Όσιρι» (π.χ. *Στήλη του Μέτερνιχ*, σειρά 43). Παράλληλα όμως υπήρχε φυσικά και η ιδέα των τεσσάρων γιων του Ώρου ως θεών που προστάτευαν (*nṯr.w*, όχι *ꜣḫ.w*) τον Όσιρι (βλ. π.χ. Heerma van Voss στο: *LÄ* III, 52 κ.ε. και Pries: *Stundenwachen*, 397–399 [5η ώρα της ημέρας]).

Σύμφωνα με την άποψή μας, ο αριθμός των προστατευόντων πνευμάτων ερμηνεύεται ως επιθυμία να καλυφθούν και τα τέσσερα σημεία του ουρανού. Σύμφωνα με τον *Πάπυρο BM EA* 10059 II.4 = L 5 (Leitz: *Magical and Medical Papyri*, πίν. 27), η πιθανή περιοχή προέλευσης του δαίμονα *ns* είναι πάντως ο βορράς και ο νότος.

Μια ιατρική ερμηνεία της ασθένειας *nsy.t*, η οποία αναφέρεται συχνά και εκτός του *Αθηναϊκού Παπύρου*, δεν είναι ακόμα εφικτή. Η εδώ και αρκετό καιρό διατυπωμένη υπόθεση ότι πρόκειται για επιληψία, μπορεί εύκολα να καταρριφθεί. Για αυτό το λόγο, ο Bardinet στο μακροσκελές του άρθρο για τις δερματικές ασθένειες στην αρχαία Αίγυπτο, απέρριψε αυτή την ταύτιση και – με βάση τη χρήση σφραγίδων και την περιστασιακή συγκατάταξη αυτής της ασθένειας με την ασθένεια *tmy.t* – κατέληξε σε μια ταύτιση με τη δερματίτιδα. Ο Westendorf προτείνει το *ns* ‘βυθίζω’ ως ετυμολογική προέλευση των ονομάτων, τελικά όμως υποθέτει ότι η συγκεκριμένη ασθένεια είναι σύνθετη και μπορεί να προσβάλει ολόκληρο το σώμα.

Αν θέλει κανείς να παραμείνει στην κυριολεκτική σημασία της ετυμολογίας του αιγυπτιακού ονόματος της ασθένειας (‘αυτή που βυθίζει/βυθίζεται [όπως ένα πόδι στο μαλακό έδαφος]’) τότε θα μπορούσε πράγματι να είχε ονομαστεί έτσι λόγω των συμπτωμάτων με τα οποία αυτή συνδεόταν (βαθουλώματα στο δέρμα;). Επιπλέον, όπως προκύπτει από την παρούσα ρήση του *Αθηναϊκού Παπύρου*, η ασθένεια θα μπορούσε, τουλάχιστον με βάση την αιγυπτιακή αντίληψη, να εκδηλωθεί οποιαδήποτε στιγμή.

Παρά τα μεθοδολογικά προβλήματα που συνδέονται με μια αναδρομική διάγνωση, θα θέλαμε να προτείνουμε εδώ προς συζήτηση μια νέα ερμηνεία, η οποία κατά τη γνώμη μας θα μπορούσε να εξηγήσει κατά τον καλύτερο τρόπο τα μεμονωμένα συμπτώματα που οι Αιγύπτιοι απέδιδαν συνολικά σε μια και μόνο ασθένεια. Τα χαρακτηριστικά της ασθένειας *nsy.t* είναι τα ακόλουθα:

α. Η ‘μετάδοση’ της μπορεί σύμφωνα με το παρόν κείμενο του *Αθηναϊκού Παπύρου* να συμβεί οπουδήποτε και οποτεδήποτε. Η ασθένεια είναι λοιπόν ανεξάρτητη από τις εποχές του χρόνου. Καθώς εμφανίζεται συχνά σε αιγυπτιακά μαγικά-ιατρικά κείμενα, πρέπει να ήταν αρκετά συχνή και διαδεδομένη.

β. Η ασθένεια μπορεί να ‘θραύσει’ (*hq*) οστά.

γ. Εκδηλώνεται και στο δέρμα, μάλλον με τη μορφή βαθουλωμάτων.

δ. Όταν εμφανίζονται ενοχλήσεις στην κοιλιακή χώρα, η ασθένεια φαίνεται να εντοπίζεται στην δεξιά πλευρά.

ε. Αφορά επίσης τα μάτια, τα οποία θεωρούνται ταυτόχρονα και ως πύλη εισόδου για τον δαίμονα *ns* και τον θηλυκό δαίμονα *nsy*.
στ΄. Καρδιακά και αναπνευστικά προβλήματα συγκαταλέγονται επίσης στα συμπτώματα της ασθένειας.
ζ. Μπορεί να έχει θανατηφόρες επιπτώσεις.

Η κατηγοριοποίηση τόσο διαφορετικών συμπτωμάτων κάτω από μία και μόνο αιγυπτιακή ονομασία αποτελεί κατά τη γνώμη μας ένα επιχείρημα για το ότι αυτά πράγματι παρατηρήθηκαν σε συνδυασμό μεταξύ τους, έτσι όπως καταγράφονται στα αιγυπτιακά θεραπευτικά κείμενα. Μια ασθένεια που παρουσιάζει όλα τα συμπτώματα, που απαντούν στα αιγυπτιακά κείμενα, είναι η φυματίωση, την οποία για αυτό το λόγο θα θέλαμε να ταυτίσουμε στο πλαίσιο μιας νέας ερμηνευτικής απόπειρας ως την ασθένεια *nsy.t*. Μια σύγκριση των σύγχρονων ιατρικών γνώσεων περί φυματίωσης με τα χαρακτηριστικά που οι Αιγύπτιοι απέδιδαν στην ασθένεια *nsy.t*, οδηγεί στη διαπίστωση αρκετών αναλογιών:

α. Η ύπαρξη της φυματίωσης στην αρχαία Αίγυπτο πρέπει να θεωρείται βέβαιη. Η ασθένεια αυτή μπορούσε να μεταδοθεί κυρίως μέσω μολυσματικών σταγονιδίων από άνθρωπο σε άνθρωπο ή από ζώο (π.χ. βοοειδή) σε άνθρωπο. Παλαιοπαθολογικές έρευνες επιτρέπουν επιπλέον την υπόθεση ότι το ποσοστό μόλυνσης στον αιγυπτιακό πληθυσμό έφθανε το 50%. Σε παγκόσμια κλίμακα, το μυκοβακτήριο που προκαλεί τη φυματίωση είναι γενικά τόσο συχνό ώστε οι περισσότεροι άνθρωποι μολύνονται τουλάχιστον μια φορά κατά τη διάρκεια της ζωής τους. Ωστόσο, η μόλυνση μέσω του παθογόνου αυτού μυκοβακτηρίου της φυματίωσης, δεν οδηγεί αναγκαστικά και στην εκδήλωση της ασθένειας. Αυτό συμβαίνει μόνο όταν το ανοσοποιητικό σύστημα του σώματος – σε ορισμένες περιπτώσεις μετά από χρόνια – λόγω ασιτίας ή κακής διατροφής, άλλης ασθένειας ή κακών συνθηκών διαβίωσης – αποδυναμώνεται. Αυτό έχει ως συνέπεια ότι τα συμπτώματα της ασθένειας είναι σύνθετα και – σε συνάρτηση με την περιοχή του σώματος όπου τα παθογόνα βακτήρια ενεργοποιούνται – ποικίλα.
β. Η ‘θραύση’ των οστών μπορεί να ερμηνευτεί ως φυματίωση των οστών, η οποία προκαλεί καταστολή του μυελού των οστών και δημιουργία βαθουλωμάτων και αποστημάτων. Ιδιαίτερα σαφείς είναι οι επιπτώσεις της φυματίωσης των οστών στη γνωστή μούμια που αποδίδεται στον Νεσπαρεχάν και στην οποία ένας σπόνδυλος έχει υποχωρήσει και η σπονδυλική στήλη παρουσιάζει έντονη στρέβλωση.
γ. Η φυματίωση των οστών τρυπά τελικά το δέρμα και σχηματίζει συρίγγια. Πέρα από αυτή και άλλες παραμορφώσεις του δέρματος μπορεί κανείς να αναφέρει τον φυματιώδη λύκο (*Lupus vulgaris*· κυρίως στην περιοχή του προσώπου ή των άκρων), αποστήματα που σπάνε και οδηγούν σε ακρωτηριασμούς που παραμορφώνουν το σώμα αλλά και την βλατιδονεκρωτική φυματίωση (κεντρική κατάρρευση και κρούστες), συμπτώματα που θα μπορούσαν να θεωρηθούν η αιτία για την αιγυπτιακή ονομασία *nsy.t* ‘βαθούλωμα’.
δ. Στην φυματίωση των οργάνων, τα παθογόνα μυκοβακτήρια προσβάλουν, πέρα από τους πνεύμονες, π.χ. το έντερο, τη σπλήνα και σπανιότερα το συκώτι – που βρίσκεται σε αντίθεση με τη σπλήνα στη δεξιά πλευρά του σώματος. Αυτό προκαλεί πόνους στο στομάχι.

ε. Από φυματίωση μπορεί να προσβληθούν ακόμα και τα μάτια. Οι ουλές που παραμένουν μπορεί να έχουν αρνητικές επιπτώσεις στο πεδίο αλλά και την ικανότητα όρασης.

στ΄. Αν τα αναπνευστικά προβλήματα που αναφέρονται στα αιγυπτιακά κείμενα δεν σχετίζονται άμεσα με την φυματίωση των πνευμόνων, τότε μπορεί να συνδεθούν με τις αναπνευστικές ενοχλήσεις που εμφανίζονται κατά το προηγούμενο στάδιο, αυτό της κεγχροειδούς φυματίωσης. Οι 'καρδιακές' ενοχλήσεις υποδηλώνουν, με βάση τα όσα πίστευαν οι Αιγύπτιοι για το ρόλο της καρδιάς, κυρίως τις σοβαρές επιπλοκές στη γενική κατάσταση υγείας του ασθενή κατά την ανοιχτή μορφή φυματίωσης, σε περίπτωση που αυτές δεν έχουν να κάνουν με αναπνευστικά προβλήματα. Και αυτό γιατί σύμφωνα με την ισχύουσα αιγυπτιακή αντίληψη, τα αγγεία που συνδέονται με την καρδιά μεταφέρουν και τον αέρα στο εσωτερικό του σώματος.

ζ. Όπως είναι βέβαια γνωστό, η φυματίωση μπορεί να έχει θανατηφόρα κατάληξη. Σε αυτό το σημείο, αρκεί η επισήμανση ότι στο τέλος του 19ου αιώνα σε ολόκληρη τη Γερμανία και ακόμα και το 1945 στην περιοχή του Βερολίνου το ετήσιο ποσοστό θανάτων από φυματίωση ήταν περίπου 25 ανά 10.000 κατοίκους.

Το γεγονός ότι *όλα* τα χαρακτηριστικά της ασθένειας *nsy.t* που αναφέρονται από τους Αιγύπτιους βρίσκουν αντιστοιχίες στα συμπτώματα της φυματίωσης συνηγορεί υπέρ της ταύτισής τους. Ωστόσο, είναι κατά τη γνώμη μας πιθανό ότι ακόμα και καρκινώματα, όπως ένα ραγδαία αναπτυσσόμενο βασικοκυτταρικό καρκίνωμα που προσβάλλει τα οστά, αποτελούν μια πιθανή εναλλακτική ερμηνεία.

II.β Κατά *ns*, *nsy* και φαντασμάτων ως προς την επιδημιακή τους διάσταση (x+5.12–6.7)

Όπως και το προηγούμενο 'βιβλίο', και αυτό παρατίθεται χωρίς οδηγίες θεραπείας, υποδηλώνοντας ότι και σε αυτή την περίπτωση έχουμε να κάνουμε με ένα κείμενο που χρησιμοποιείται ως φυλακτό. Το δεύτερο αυτό κείμενο στρέφεται, σύμφωνα με τον τίτλο του, όχι μόνο εναντίον των δαιμόνων που προκαλούν την *nsy.t* ('φυματίωση'[;]) αλλά και κατά των φαντασμάτων, τα οποία θεωρούνταν η αιτία επιδημιών που προσέβαλαν ανθρώπους και ζώα. Το μυθολογικό του υπόβαθρο είναι η διαμάχη μεταξύ Ώρου και Σεθ για την κληρονομιά του Όσιρι.

Βιβλίο για την εξάλειψη του δαίμονα *ns*, του θηλυκού δαίμονα *nsy* και φαντασμάτων (x+5.12–6.7)

(x+5.12) ΒΙΒΛΙΟ ΓΙΑ ΤΗΝ ΕΞΑΛΕΙΨΗ ΤΟΥ ΔΑΙΜΟΝΑ *ns*, ΤΟΥ ΘΗΛΥΚΟΥ ΔΑΙΜΟΝΑ *nsy*, του φαντάσματος (και) του θηλυκού φαντάσματος, που βρίσκονται σε κάθε μέλος του σώματος (του) δείνα, τον οποίον γέννησε η δείνα: [Ισχυρ]ός (ή κάτι ανάλογο) στ(ο) σώμα της μητέρας του,

(x+6.1) ισχυρός, ⟨Μπά⟩τα σ(το) σώμα της μητέρας του, μεγάλος σε ισχύ στο σώμα του, γιος (της) Νουτ στο σώμα {του} ⟨της⟩, αυτός ο αναμοχλευτής, ισχυρός στ(ο) σώμα της μητέρας του,

(x+6.2) αναμοχλευτής στ(ο) σώμα της μητέρας του, αυτός(;) ο Σεθ, ισχυρός στ(ο) σώμα της μητέρας του, ο βασιλιάς της Άνω και Κάτω Αιγύπτου Σεθ! Ο αδελφός του, Όσιρις, τον οποίο εσύ (βάζεις να καθίσει =) ενθρονίζεις, έχοντας

(x+6.3) την καρδιά σου στο σώμα σου! Η συμφορά που έστειλες(;) έπληξε την Αίγυπτο στην οποία γεννήθηκες, για να σκοτώσεις (τους) ανθρώπους σε αυτή τη χώρα, (τα) ψάρια στ(ον) ποταμό,

(x+6.4) και ομοίως (τα) πουλιά στ(ον) ουρανό! Ο γιος σου Ώρος είναι ο ηγέτης (των) δύο όχθεων, αρχηγός (των) ζώντων. Ας έλθει σε αυτόν ο Νότος (και) ο Βορράς φορτωμένοι με τα αγαθά τους.

(x+6.5). Φρόντισε, ώστε να απομακρυνθεί κάθε θηλυκός δαίμονας *nsy* (και) κάθε θηλυκό φάντασμα, που είναι σε κάθε μέλος του σώματος (του) δείνα, τον οποίον γέννησε ο δείνα! Θα στηθεί ένας βωμός στ(ο) σπίτι (του) Γκεμπ, (του) κληρονομικού ηγεμόνα. Θα στηθεί

(x+6.6) ένας βωμός στ(ο) σπίτι (του) Ώρου στο Σένουτ. Αυτό που είπε ο Όσιρις, δηλαδή «Είσαι ο Σεθ, μεγάλος σε ισχύ, στη(ν) πλώρη (της) βάρκας (του) Ρα. Σου (δίνουν =) αποτίνουν φόρο τιμής

(x+6.7) όχι μόνο για (την) κατατρόπωση (του) ΑΠΟΦΙ».

Το παρόν κείμενο στρέφεται κατά διάφορων δαιμόνων (x+5.12). Είναι ωστόσο ενδιαφέρον ότι αυτοί προφανώς δρουν κατά κάποιο τρόπο με εντολή του Όσιρι, καθώς αυτός πρέπει να επέμβει ώστε η 'συμφορά' (*ḫ3y.t*) που έστειλε να παραμείνει μακριά από την Αίγυπτο (x+6.2 κ.ε.) και οι δαίμονες να εξαφανιστούν (x+6.5). Εδώ πρόκειται προφανώς για μια επιδημία, η οποία πιστεύεται ότι εξαπλώθηκε σε όλη την Αίγυπτο και εξόντωσε ανθρώπους, ψάρια και πουλιά. Μια επιδημία με τις διαστάσεις μιας βιβλικής πληγής!

Ο Όσιρις θεωρείται, όχι δίχως λόγο, ως ηγέτης επικίνδυνων δαιμόνων καθώς στο βασίλειό του βρίσκονται βέβαια φαντάσματα (x+5.12), τα οποία κανονικά θα έπρεπε εκεί να ησυχάζουν. Θα μπορούσε επίσης κανείς να προσάψει στον Όσιρι, ως θεό των νεκρών, ότι επιδιώκει να φέρει όσο το δυνατόν γρηγορότερα όσο το δυνατόν περισσότερους ανθρώπους στο χώρο εξουσίας του. Σε αυτό το ρόλο, ενός ηγέτη των δαιμόνων, εμφανίζεται μάλιστα ο Όσιρις στην *Αφήγηση για τον Ώρο και τον Σεθ* (15.5 κ.ε.).

Ο αντίπαλος του Όσιρι στην παρούσα ενότητα του *Αθηναϊκού Παπύρου* είναι ο Μπάτα, ο οποίος εμφανίζεται εδώ στην υπόστασή του ως Σεθ, καθώς ταυτίζεται με αυτόν (x+6.2). Η ευεργετική επίδραση, την οποία η ρήση αναμένεται να έχει, βασίζεται στο μύθο του Όσιρι και του Ώρου: Μετά το θάνατο του Όσιρι, ο Σεθ αρχικά σφετερίζεται την εξουσία της χώρας (x+6.2). Ο Όσιρις επιθυμεί ωστόσο να αναλάβει ο γιος του Ώρος το βασιλικό αξίωμα και για αυτό το λόγο πλήττει την Αίγυπτο με επιδημίες. Επιτυγχάνεται ωστόσο ο κατευνασμός του, με την υπόσχεση ότι ο Ώρος θα γίνει ο βασιλιάς της Αιγύπτου (x+6.4 κ.ε.). Ως ανταπόδοση, ο Όσιρις πρέπει να αποσύρει τους δαίμονες (x+6.5). Αυτό ακριβώς το ενδεχόμενο γίνεται ωστόσο περίπλοκο, καθώς ο Σεθ είναι αυτός που ξεπέρασε το εμπόδιο του Απόφι, κάνοντας έτσι δυνατή τη συνέχιση της πορείας της Ηλιακής Βάρκας. Για αυτό το λόγο, ο Θεός Ήλιος υποστηρίζει την αξίωση του Σεθ να αναλάβει την εξουσία. Είναι λοιπόν αδύνατον να παρακάμψει κανείς τον Σεθ. Πέρα από αυτό, πιστευόταν ότι, παράλληλα με αυτήν του την αποστολή, ο Σεθ καθόταν δίπλα στον Θεό Ήλιο ως γιος του, κάνοντας ως θεός του καιρού τον ουρανό να δονείται από κεραυνούς, ώστε όλοι να τον φοβούνται. Στον *Αθηναϊκό Μαγικό Πάπυρο* υποδηλώνεται προφανώς η ίδια λύση αυτής της διένεξης, όταν στον τέλος της ενότητας αναφέρεται ότι πρέπει κανείς να αποδώσει τιμές στον Σεθ «πέρα από την επικράτησή του επί του Απόφι» (x+6.6 κ.ε.).

Παρά τις πολύ ενδιαφέρουσες μυθολογικές διασυνδέσεις του κειμένου μας, αυτό δεν μας προσφέρει από ιατρική σκοπιά κάποια αξιολογήσιμα στοιχεία. Πληροφορούμαστε απλώς ότι πρόκειται για μια ασθένεια που εξαπλώθηκε ως επιδημία σε ολόκληρη την Αίγυπτο και ήταν λοιπόν εξαιρετικά μεταδοτική ή για περισσότερες από μια ασθένειες, που συνδέονταν μεταξύ τους, και έπληξαν όχι μόνο τους ανθρώπους αλλά και τα ψάρια και τα πουλιά (x+6.3 κ.ε.). Θα μπορούσε κανείς να υποθέσει ότι η εμφανής απουσία ζώων της στεριάς οφείλεται απλώς σε μια παραδρομή του κειμένου ή, αλλιώς, ότι πρόκειται για μια επιδημία, στην οποία η κύρια πηγή 'μόλυνσης' για τους ανθρώπους θα πρέπει να εντοπιστεί σε ακάθαρτα νερά. Πιο συγκεκριμένα, τα πουλιά για τα οποία γίνεται εδώ λόγος θα μπορούσαν να είναι υδρόβια, καθώς η Αίγυπτος ήταν ιδιαίτερα πλούσια σε αυτό το είδος αλλά και επειδή τα πουλιά θεωρούνταν σε μυθολογικό επίπεδο ως συμπληρωματική κατηγορία των ψαριών. Άρα, η αναφορά των πουλιών δεν αποτελεί εμπόδιο για την προτεινόμενη ερμηνεία. Η επιδημία αυτή του *Αθηναϊκού Μαγικού Παπύρου* δεν σχετίζεται λοιπόν, όπως φαίνεται, με τη βουβωνική πανούκλα, η οποία στην Αίγυπτο είναι γνωστή ως 'ετήσια επιδημία' και μεταδίδεται κυρίως κατά την διάρκεια της ετήσιας πλημμύρας του Νείλου μέσω των ψύλλων των αρουραίων. Σε αυτό συνηγορεί και το ότι ως αιτία αυτής της 'ετήσιας επιδημίας' θεωρούνταν δαίμονες που είχαν σταλεί όχι από τον Όσιρι αλλά από την Σάχμετ. Καθώς στην επικεφαλίδα αναφέρονται διάφοροι δαίμονες είναι πιθανό να εννοούνται εδώ γενικά περισσότερες από μια επιδημίες. Η αναφορά διάφορων δαιμόνων θα μπορούσε να υποδηλώνει μια μεγάλη αβεβαιότητα ως προς τα αίτια της ασθένειας. Αν αναλογιστεί ωστόσο κανείς την άμεση σύνδεση με το νερό (Όσιρις!), τότε θα άξιξε να αναφερθεί εδώ ότι στην Αίγυπτο το ποσοστό θνησιμότητας κατά τη διάρκεια της χαμηλής στάθμης του Νείλου τον Μάρτιο και Απρίλιο ήταν ιδιαίτερα υψηλό.

III. Κατά της ασθένειας *rmn.t* και δαιμόνων (x+6.7–13)

Αυτό το συγκριτικά σύντομο βιβλίο αφορά την ασθένεια *rmn.t*, η οποία μπορεί να ταυτιστεί με μια ασθένεια του δέρματος που συνοδεύεται από πυρετό. Η ζέστη αναφέρεται σε αυτή τη ρήση με τη μορφή της απειλής φωτιάς στην Ηλιόπολη (x+6.10 κ.ε.). Ως αίτιοι για την ασθένεια *rmn.t* θεωρούνται προφανώς δαίμονες, αρκετοί από τους οποίους μάλιστα απαριθμούνται άμεσα, κάτι το οποίο υποδηλώνει ότι οι Αιγύπτιοι δεν ήταν βέβαιοι για το τί πράγματι προκαλούσε την εμφάνισή της. Καθώς οι δαίμονες φαίνεται πως βρίσκονται σε «κάθε μέλος του σώματος» (x+6.9) του ασθενή, η ασθένεια *rmn.t* μπορούσε προφανώς να προσβάλει κάθε περιοχή του σώματος.

Πρόκειται, κατά τη γνώμη μας, για μια αρκετά επικίνδυνα ασθένεια και αυτό γιατί από τη μια πλευρά γίνεται χρήση ενός αρκετού αποτελεσματικού θεραπευτικού μέσου και συγκεκριμένα μιας βασιλικής εντολής του Όσιρι. Από την άλλη πλευρά, η θεραπευτική αγωγή, η οποία μάλλον θυμίζει την κατάποση απεικονίσεων των θεών από τον ασθενή, υποδηλώνει ότι τελικά δεν υπήρχαν πολλές ελπίδες θεραπείας.

Βιβλίο για την εξάλειψη της ασθένειας *rmn.t* και για το δέσιμο των δαιμόνων και φαντασμάτων με οδηγίες θεραπείας (x+6.7–13)

(παράλληλα: x+6.7–8: *Πάπυρος Chester Beatty VI* vs. 1.1–2)· x+6.11–12: *Πάπυρος Τορίνου* 1995 + 1996 4.9 και *Πάπυρος Βερολίνου* P. 23220 x+4)

(x+6.7) Βιβλίο για (την) εξάλειψη (της) ασθένειας *rmn.t* ως βασιλική εντολή (του) βασιλιά της Άνω και Κάτω Αιγύπτου Όσιρι, που κατέχει(;)

(x+6.8) (τον) θρόνο (του) ηγεμόνα με κληρονομικό δικαίωμα Γκεμπ, ο οποίος έχει αναλάβει (τις) εργασίες και έχει κατέλθει στη(ν) γη· ΔΕΣΙΜΟ ΤΟΥ ΕΧΘΡΟΥ (ΚΑΙ) ΤΗΣ ΕΧΘΡ⟨ΟΥ⟩,

(X+6.9) ΔΑΙΜΟΝΑ *ns* (ΚΑΙ) ΘΗΛΥΚΟΥ ΔΑΙΜΟΝΑ nsy:
δαίμονα *ns* (και) θηλυκέ δαίμονα *nsy*, που είσαστε σε κάθε μέλος του σώματος (του) δείνα, τον οποίον γέννησε η δείνα: Βγες

(x+6.10) από κάθε μέλος του σώματος (του δείνα, τον οποίον γέννησε η δείνα! Αν δεν βγεις, θα ξεσπάσει φωτιά

(x+6.11) και θα πλήξει τα 'θαμνόδεντρα', που βρίσκονται ανατολικά (και) βόρεια της Ηλιόπολης, (και) τους τέσσερις άνδρες και τέσσερις γυναίκες

(x+6.12) που είναι κάτω από (το) δέντρο *ἰšd* στην Ηλιόπολη.
ΑΥΤΗ Η ΡΗΣΗ ΝΑ ΠΡΟΣΦΩΝΗΘΕΙ ΠΑΝΩ ΑΠΟ ΜΙΑ ΕΙ[ΚΟΝ⟨Α⟩] ΤΟΥ Όσιρι ΜΕ(;)/ΑΠΟ(;) . . .[., ΜΙΑ ΕΙ]ΚΟΝΑ (ΤΗΣ) Νηίθ

(x+6.13) ΜΕ(;)/ΑΠΟ(;) .[. . .]., ΜΙΑ ΕΙΚΟΝΑ (ΤΗΣ) Νέφθυ, ΣΧΕΔΙΑΣΜΕΝΗ ⟨ΜΕ⟩ ΩΧΡΑ(;). . .[. . .]. ΑΣΘΕΝΗΣ.

Η παρούσα ρήση χαρακτηρίζεται ως βασιλική διαταγή του Όσιρι (x+6.7), με την οποία δίνεται η εντολή σε διάφορους δαίμονες να εγκαταλείψουν το σώμα του ασθενή (x+6.9 κ.ε.). Σε περίπτωση ανυπακοής, απειλούνται, λόγω της συνεχώς αυξανόμενης θερμοκρασίας του ασθενή, να καούν θάμνοι και δέντρα στην

Ηλιόπολη αλλά και τέσσερις 'άνδρες' και τέσσερις 'γυναίκες', που βρίσκονται εκεί, προφανώς κάτω από το δέντρο *ἰšd* (x+6.10 κ.ε.). Αυτοί είναι προφανώς θεοί και όχι άνθρωποι. Λόγω της σύνδεσης με την Ηλιόπολη, είναι βέβαιο ότι πρόκειται για τους τέσσερις θεούς Άτουμ, Σου, Γκεμπ και Σεθ και τις τέσσερις θεές Τέφνουτ, Νουτ, Ίσιδα και Νέφθυ, που συγκροτούν μαζί με τον Όσιρι, ο οποίος εδώ διατυπώνει την απειλή ως εν ενεργεία βασιλιάς (x+6.7 κ.ε.), την Εννεάδα των Θεών της Ηλιόπολης. Καθώς απειλείται η Ηλιόπολη, είναι σαφές ότι ο ασθενούν θεός θα πρέπει να είναι εγκατεστημένος εκεί. Χωρίς αυτό να αναφέρεται λοιπόν ρητά, ο ασθενούν άνθρωπος ταυτίζεται εδώ μάλλον με τον Θεό Ήλιο.

Έτσι κι αλλιώς, με την απειλή κατά του θεού, απειλείται και το μέλλον του ίδιου του κόσμου. Αλλά και η διατήρηση της κοινωνικής τάξης, και συγκεκριμένα της αιγυπτιακής βασιλείας θα κινδύνευε, εάν με το θάνατο της Ίσιδος δεν θα ερχόταν ποτέ στον κόσμο ο Ώρος, το μυθικό αντίστοιχο των Αιγύπτιων βασιλέων. Το ζήτημα της διαδοχής τονίζεται όχι μόνο στην αρχή του κειμένου (x+6.7 κ.ε.), αλλά υπενθυμίζεται και πάλι στο τέλος του, με την αναφορά του δέντρου *ἰšd*, στα φύλλα του οποίου πιστευόταν ότι καταγράφονταν τα ονόματα και τα τα έτη διακυβέρνησης του βασιλιά (x+6.12). Όλη αυτή η προσπάθεια γίνεται ώστε οι δαίμονες να μην φθάσουν μέχρι τα άκρα, ριψοκινδυνεύοντας έτσι την συντέλεια του κόσμου, αλλά να πεισθούν να εγκαταλείψουν το σώμα του ασθενή.

Στις δυστυχώς όχι πλήρως αναγνώσιμες οδηγίες θεραπείας, η εμφάνιση της Νηίθ προκαλεί έκπληξη (x+6.12). Μήπως πρόκειται ίσως για ένα λάθος αντί του αναμενόμενου 'Νουτ'; Δεν σώζεται επίσης, αυτό που θα έπρεπε επιπλέον να γίνει για να σχεδιαστούν οι απεικονίσεις των θεών και να προσφωνηθεί η ρήση. Ωστόσο είναι πιθανόν, ότι ο ασθενής θα έπρεπε να πιει τις διαλυμμένες σε υγρή ουσία εικόνες, όπως αναφέρεται συχνά στον *Αθηναϊκό Πάπυρο*.

Η ασθένεια, για την οποία εδώ γίνεται λόγος, αναφέρεται στην επικεφαλίδα ως *rmn.t*. Με βάση τις μέχρι τώρα γνωστές αναφορές της, αυτή δεν είναι δυνατόν να ταυτιστεί. Καθώς όμως απαντά στα *Oracular Amuletic Decrees* πάντα μετά την ασθένεια *srf*, η οποία με τη σειρά της φαίνεται πως είναι μια μόλυνση του δέρματος που συνοδεύεται από πυρετό, είναι πιθανόν ότι και η δερματική ασθένεια *rmn.t* εκδηλωνόταν με πυρετό ή ζέσταμα της ασθενούσας περιοχής του σώματος. Με βάση τον κανόνα *similia similibus* θα ταίριαζε εδώ απόλυτα το ότι η Ηλιόπολη απειλείται και μάλιστα από φωτιά (x+6.10).

Ούτε τα ιατρικά αλλά ούτε και τα δαιμονικά αίτια αυτής της ασθένειας φαίνεται πως ήταν ξεκάθαρα στους Αιγύπτιους. Γιατί αλλιώς αυτή η ρήση δεν θα στρεφόταν γενικά κατά διάφορων δαιμόνων (x+6.8 κ.ε.). Φαίνεται ωστόσο πως ως κύριοι αίτιοι θεωρούνταν ο δαίμονας *ns* και ο θηλυκός δαίμονας *nsy*, καθώς μόνο αυτοί αναφέρονται και στην επικεφαλίδα αλλά και στην ίδια τη ρήση.

Από ιατρική σκοπιά, μπορεί κανείς να αντλήσει από αυτή την ρήση απλώς την πληροφορία, ότι η ασθένεια *rmn.t*, για την οποία εδώ γίνεται λόγος, συνδεόταν πιθανώς με υψηλό πυρετό (ίσως σε συνδυασμό με ρίγη). Από την αναφορά της στα *Oracular Amuletic Decrees* προκύπτει επίσης, ότι η *rmn.t* είναι μια ασθένεια που έχει ως επιπτώσεις αλλαγές στο δέρμα.

IV. Κατά φουσκωμάτων και πονόκοιλων (x+7.1–7)

Η ακολουθία των δύο αυτών ρήσεων αφορά ‘πονόκοιλους’. Με βάση τα συμπτώματα της ασθένειας που είτε αναφέρονται ρητά είτε υποδηλώνονται, ερμηνεύουμε τους ‘πονόκοιλους’ ως μόλυνση στο πάγκρεας ή, εναλλακτικά, ως εντερική απόφραξη που συνδέεται με περιτονίτιδα.

Στην πρώτη ρήση (x+7.1–7), η οποία είχε προφανώς σαν στόχο να καταπολεμήσει το ρέψιμο ή ένα ‘πρήξιμο’, θεωρείται ως αιτία των ενοχλήσεων το ότι ο Ώρος έφαγε πλήθος διάφορων ακατάλληλων πραγμάτων, διαπράττοντας έτσι θρησκευτική ασέβεια, με αποτέλεσμα να έχει υποστεί βλαβερές συνέπειες ακόμα και ο Θεός Ήλιος. Ένα θεραπευτικό ποτό μπορεί να προσφέρει ανακούφιση στον ασθενή. Στη δεύτερη ρήση (x+7.7–11), η μυθολογική αιτία της ασθένειας περιορίζεται στις αρνητικές επιπτώσεις που έχει για τον Θεό Ήλιο η κατανάλωση του ψαριού *ȝbḏw*. Η ίαση επιδιώκεται εδώ αποκλειστικά με μαγικά μέσα.

Βιβλίο κατά φουσκωμάτων με οδηγίες θεραπείας (x+7.1–7)

(x+7.1) ⟨Βιβλίο (της) εξάλειψης⟩ ΜΙΑΣ ΑΛΛΑΓΗΣ Σ(ΤΗ) ΦΩΝΗ (της) κοιλιάς: Κραυγή πόνου σε ⟨εσ⟩άς, αλλοίμονο ⟨σ⟩ας, θεοί! Κοιτάξτε, ο Ώρος υποφέρει

(x+7.2) στην κοιλιά του. Έφαγε (την) τροφή κάποιου μικρού ζώου. Έφαγε από μια φωλιά(;) (και) από περιττώμα⟨τα⟩/εντόσθια(;)/κομματάκια(;) πουλιών(;) που είχαν τοποθετηθεί πάνω στη

(x+7.3) βύνη(;). Έφαγε φυτά (του) αγρού. Αυτός είναι, που ⟨ήπιε⟩ το νερό (του) Άπι,

(x+7.4) με το να φάει εκεί (= στον Νείλο) (τα) εντόσθια (του) ψαριού *ʿdw* (και) (την) πλευρά (του) ψαριού *ȝb⟨ḏ⟩w*. Η μητέρα του Ίσις (και) η (αδελφή =) θεία του Νέφθυς δεν ⟨έψησαν(;)⟩ για αυτόν ⟨ψωμ⟩ί(;).

(x+7.5) Ένα πρήξιμο κατέβηκε προς τα κάτω. Άρνη-

(x+7.6) ση! Ελάτ(ε) σε αυτόν! Θηλ⟨άσ⟩(τε)! – (Γάλα), εισέρχεται σ(το) στόμα! Κατεβαίνει μέχρι (τα) οπίσθια! – Αφήστε (τον) γιο Ώρο να πάει στη μητέρα του Ίσιδα!

ΝΑ ΠΡΟΣΦΩΝΗΘΕΙ

(x+7.7) ΑΥΤΗ Η ΡΗΣΗ ΠΑΝΩ ΑΠΟ ΠΕΡΙΤΤΩΜΑΤΑ ΓΑΪΔΑΡΟΥ (ΚΑΙ) ΠΑΝΩ ΑΠΟ ΓΕΜΑΤΟ(;)..., ΝΑ ΧΥΘΕΙ ΣΕ ΔΡΟΣΕΡΟ ΝΕΡΟ, ΚΑΙ ΝΑ ΤΟ ΠΙΕΙ ⟨Ο⟩ ΑΣΘΕΝΗΣ, Η ΚΟΙΛΙΑ ΤΟΥ ΟΠΟΙΟΥ ΥΠΟΦΕΡΕΙ.

Σε αυτή τη ρήση, το παιδί Ώρος είναι το μυθολογικό αντίστοιχο του γήινου ασθενή (x+7.1). Με αυτό το τρόπο επιδιώκεται η θεραπεία του ασθενούντος ανθρώπου.

Ως αιτία της ασθένειας, θεωρείται η κατανάλωση ακατάλληλων τροφών. Μεταξύ αυτών συγκαταλέγονται ορισμένα (μολυσμένα;) φυτά και μέρη φυτών (x+7.1 κ.ε.), το είδος των οποίων παραμένει ασαφές. Εκτός αυτών, ο Ώρος ήπιε νερό του Νείλου (x+7.3)· ο λόγος για τον οποίο αυτό αναφέρεται δεν μας είναι ωστόσο γνωστός, εκτός αν υποθέσει κανείς, ότι αυτό γίνεται ως μετάβαση στην επόμενη τροφή, καθώς ο Ώρος έφαγε μέρη των ψαριών *ʿḏw* και *ȝbḏw* (x+7.4). Το *ʿḏw* > *ʿdw* ‘κέφαλος’ (*Mugil sp.*) και το *ȝbḏw* είναι δύο ιερά ψάρια, τα οποία μεταξύ άλλων προπορεύονται ως πλοηγοί της Ηλιακής Βάρκας για να προειδοποιήσουν για την εμφάνιση του τέρατος Απόφι. Με το να τα φάει λοιπόν ο Ώρος, διέπραξε θρησκευτική ασέβεια. Ως αιτία για το γεγονός ότι ο Ώρος γυρίζει χωρίς λόγο γύρω γύρω και τρώει διάφορα ακατάλληλα φαγητά, αναφέρεται ότι το παιδί είναι κάπως παραμελημένο από την μητέρα του Ίσιδα και την θεία του Νέφθυ (x+7.4). Ο Ώρος προφανώς λοιπόν πεινούσε και – όπως κάνουν τα μικρά παιδιά – ξεκίνησε με δική του πρωτοβουλία την περιπλάνησή του, δοκιμάζοντας χωρίς διάκριση εντελώς διαφορετικά πράγματα. Αυτή η ξέγνοιαστη διάθεση για περιπέτεια είναι συνηθισμένη στην περίπτωση δίχρονων παιδιών που μόλις έμαθαν να περπατούν. Η κινητικότητα που μόλις απέκτησαν σε συνδυασμό με την περιέργειά τους αλλά και την έλλειψη εμπειρίας ως προς επικείμενους κινδύνους μπορούν εύκολα να οδηγήσουν σε μια επικίνδυνη κατάσταση. Το γεγονός ότι το κείμενο θεωρεί δεδομένο ότι ο Ώρος πρέπει να θηλάσει δεν αποτελεί αντίφαση, καθώς στην αρχαία Αίγυπτο τα παιδιά θήλαζαν μέχρι τα τρία τους χρόνια, αλλά και παραπάνω.

Ως επίπτωση της απερίσκεπτης κατανάλωσης ακατάλληλων τροφών υποφέρει τώρα ο Ώρος από μια «αλλαγή στ(η) φωνή της κοιλιάς», η οποία μπορεί να ερμηνευθεί ως ρέψιμο, αλλά και από ένα ‘πρήξιμο’ της κοιλιάς (x+7.5) και δεν μπορεί να φάει πλέον τίποτα (x+7.6). Λόγω της κατάστασης αυτής, η Ίσις και ίσως και η Νέφθυς πρέπει να θηλάσουν τον Ώρο (x+7.6). Καθώς ο Ώρος αρνείται να φάει κάτι, το γάλα δέχεται την εντολή να εισέλθει στο στόμα του παιδιού και να διεισδύσει έως τα ‘οπίσθια’ του Ώρου, όπου βρίσκεται το ‘πρήξιμο’ (x+7.6).

Ο ασθενούν άνθρωπος πρέπει να πιει περιττώματα γαϊδάρου και μια άλλη ουσία, προφανώς φυτικής προέλευσης, διαλυμμένα σε δροσερό νερό (x+7.7). Για μια ιατρική ερμηνεία, η παρούσα ρήση προσφέρει τις ακόλουθες ενδείξεις:

α. Η ασθένεια εντοπίζεται στην ‘κοιλιά’ (x+7.1, x+7.2, x+7.5).
β. Η κοιλιά είναι πρησμένη (x+7.5).
γ. Ο ασθενής υποφέρει επιπλέον μάλλον από ρέψιμο (x+7.1).
δ. Ο ασθενής δεν θέλει να φάει (x+7.6).
ε. Η χωνευμένη τροφή δεν μπορεί προφανώς να φθάσει μέχρι τον πρωκτό (x+7.6).
στ΄. Ο ασθενής είναι αδύναμος και δεν μπορεί να περπατήσει· πιθανώς εμφανίζονται συμπτώματα παράλυσης (x+7.7).

Αυτά τα συμπτώματα της ασθένειας θα μπορούσαν να συνηγορήσουν σε μια ταύτισή της με μια φλεγμονή του παγκρέατος:

α. Οι πόνοι σε μια φλεγμονή του παγκρέατος εντοπίζονται στο πάνω μέρος της κοιλιάς, επεκτείνονται ωστόσο συχνά μέχρι την πλάτη.
β. Φουσκώματα και μια σκλήρυνση της κοιλιάς συγκαταλέγονται επίσης στα συμπτώματα αυτής της ασθένειας.
γ. Ο ασθενής υποφέρει από τάσεις εμετού.
δ. Αδιαθεσία, κατάσταση σοκ ή παραισθήσεις, που εμφανίζονται σε μια μόλυνση του παγκρέατος, θα μπορούσαν να εξηγήσουν και αυτά, μαζί με τους δυνατούς πόνους, γιατί ο ασθενής δεν θέλει να φάει.
ε. Καθώς σε μια μόλυνση του παγκρέατος, η δραστηριότητα του εντέρου σταματά και επέρχεται δυσκοιλιότητα, η τροφή παραμένει πράγματι στην κοιλιά.
στ΄. Οι παραισθήσεις και η κατάσταση σοκ, που αναφέρθηκαν παραπάνω, εξηγούν την αδυναμία του ασθενή.

Πρέπει να αναφερθεί επίσης ότι μιας μόλυνσης του παγκρέατος προηγείται συνήθως ένα πρόσφατο πλούσιο γεύμα με κατανάλωση μεγάλης ποσότητας αλκοολούχων ποτών. Έτσι, ο εμφανώς μακρύς κατάλογος των διαφόρων πραγμάτων που έφαγε ο Ώρος (x+7.2–4) θα μπορούσε να εξηγηθεί με βάση μια ανάλογη διαπίστωση των Αιγυπτίων σχετικά με τα αίτια της ασθένειας. Καθώς η μέθη στην αρχαία Αίγυπτο είχε και μια θετική διάσταση, η μόλυνση του παγκρέατος πρέπει να εμφανιζόταν συχνά, κάτι που κάνει μια τέτοια ερμηνεία ακόμα πιθανότερη.

Καθώς και σήμερα δεν υπάρχει μια θεραπεία που να καταπολεμά τα αίτια της μόλυνσης του παγκρέατος αλλά αυτή περιορίζεται στην πλήρη αποχή από φαγητό και την αντιμετώπιση των πόνων και της κατάστασης σοκ του ασθενή, η αιγυπτιακή θεραπευτική αγωγή θα μπορούσε να ήταν επιτυχής.

Στην 'διάγνωσή' μας προσπαθήσαμε να εντοπίσουμε μια ασθένεια, η οποία καλύπτει *όλα* τα συμπτώματα που αναφέρονται στο αιγυπτιακό κείμενο. Είναι ωστόσο πιθανό ότι οι Αιγύπτιοι συνδύασαν στη συγκεκριμένη περίπτωση πολλές διαφορετικές ασθένειες μεταξύ τους, προσθέτοντας τα επιμέρους συμπτώματά τους. Υπό αυτή – την καθόλου απίθανη – προϋπόθεση, ίσως πρόκειται για περιτονίτιδα ή εντερική απόφραξη (*είλεός*) – και οι δύο ασθένειες μπορούν μάλιστα στην πραγματικότητα να εμφανιστούν ταυτόχρονα. Όλα τα συμπτώματα που αναφέρονται στις δύο ρήσεις αντιστοιχούν σε ένα τέτοιο συνδυασμό των δύο ασθενειών. Ρέψιμο και πρήξιμο της κοιλιάς θα μπορούσαν ίσως να ανταποκρίνονται καλύτερα στην περιγραφή του αιγυπτιακού κειμένου.

Άλλη ρήση κατά των πονόκοιλων ανά πάσα στιγμή μαζί με οδηγίες θεραπείας (x+7.7–11)

(Παράλληλα: *Πάπυρος Leiden* I 348 rt. 12.11–13.3 και *Όστρακο DeM* 1216 1–3)

(x+7.7) Άλλη ρήση:

(x+7.8) «Η κοιλιά ⟨μου⟩! Η κοιλιά ⟨μου⟩!», αναφώνησε ο Ώρος. Η φωνή του πέταξε στην Ίσιδα. Έφαγε από(;) (το) χρυσόψαρο *ꜣbḏw* στην άκρη (των) καθαρών νερών *šdy.t* (του) Ρα. Περνάει τη μέρα, περνάει τη νύχτα

(x+7.9) με (βάσανα στην κοιλιά του=) πονόκοιλους. Κραυγή πόνου σε ⟨εσ⟩άς,⟨μεγάλη⟩ Εννεάδα! Αλίμονό ⟨σα⟩ς, μικρή Εννεάδα! Ο γιος σας Ώρος υποφέρει στην κοιλιά του δίπλα σε αυτούς

(x+7.10) «οι οποίοι δεν ξέρουν (την) κούραση».

ΑΥΤΗ Η ΡΗΣΗ ΝΑ ΠΡΟΣΦΩΝΗΘΕΙ ΠΑΝΩ ΑΠΟ ΑΥΤΟΥΣ ΤΟΥΣ θεούς, ΣΧΕΔΙΑΣΜΕΝΟΥΣ ΜΕ ΩΧΡΑ ΠΑΝΩ ΣΕ ΜΙΑ

(X+7.11) ΝΕΑ ΦΙΑΛΗ· ΝΑ ΑΛΕΙΦΘΕΙ ΜΕ ΜΕΛΙ, ΝΑ ΠΛΥΘΕΙ ΜΕ ΓΛΥΚΙΑ ΜΠΙΡΑ· ΝΑ ΤΟ ΠΙΕΙ (Ο) ΑΣΘΕΝΗΣ ΠΟΥ ΥΠΟΦΕΡΕΙ ΣΤΗΝ ΚΟΙΛΙΑ ΤΟΥ.

Όπως και στην προηγούμενη ρήση, ο Ώρος είναι και σε αυτή ο ασθενής στο μυθολογικό επίπεδο (x+7.8 κ.ε.). Η αιτία για τις ενοχλήσεις είναι αυτή τη φορά η ασεβής κατανάλωση του ψαριού *ꜣbḏw* (x+7.8). Σε αντίθεση με την προηγούμενη ρήση, όλα τα φαγητά που κατανάλωσε ο Ώρος δεν διαδραματίζουν εδώ κανένα ρόλο. Πρόκειται μόνο για την βρώση του χρυσόψαρου *ꜣbḏw* (x+7.8) που είναι μάλλον ο ίδιος ο Θεός Ήλιος ή κάποιος συνοδός του. Όπως και να έχει, το βασικό συστατικό στοιχείο για τη διατήρηση της Δημιουργίας έχει χαθεί· το σώμα του φαγωμένου ψαριού αναφέρεται ρητά ως χρυσό, ώστε η σύνδεση με τον ήλιο να είναι προφανής. Ολόκληρος ο κόσμος απειλείται με καταστροφή. Οι επιπτώσεις για τον ασθενούντα άνθρωπο είναι αρχικά πονόκοιλοι, που διαρκούν μέρα και νύχτα (x+7.8 κ.ε.). Ειδικά η νύχτα υποδηλώνεται μέσω της αναφοράς των παραπόλιων αστέρων (x+7.9 κ.ε.).

Το 'φάρμακο' είναι το να πιει ο ασθενής μια απεικόνιση των θεών η οποία έχει αλειφθεί με μέλι και διαλυθεί σε μπίρα (x+7.10 κ.ε.).

Η στενή σχέση με την προηγούμενη ρήση είναι προφανής: Και η ίδια η ασθένεια, δηλαδή οι 'πονόκοιλοι', αλλά και το μυθολογικό της επίπεδο (βρώση του ψαριού *ȝbḏw*) συμφωνούν μερικώς ή πλήρως μεταξύ τους. Ωστόσο, εφαρμόζεται μια διαφορετική θεραπεία. Ενώ στην προηγούμενη ρήση χρησιμοποιείται μια θεραπευτική ουσία ως φάρμακο, εδώ εφαρμόζονται αποκλειστικά μαγικά μέσα. Είναι εύκολο να φανταστεί κανείς ποιές θα ήταν οι επιπτώσεις της βρώσης ενός μέρους του ψαριού *ȝbḏw*, το οποίο σε μυθολογικό επίπεδο θεωρείται η αιτία για την εμφάνιση της ασθένειας: Αν το ψάρι *ȝbḏw* δεν μπορεί πλέον να προειδοποιήσει τον Θεό Ήλιο για την εμφάνιση του Απόφι ή αν ο έχων μορφή ψαριού Θεός Ήλιος είναι ο ίδιος τραυματισμένος, τότε η ηλιακή τροχιά σταματά και αυτός δεν μπορεί πλέον να ανατείλει. Ως μέσο αντιμετώπισης αυτής της κατάστασης χρησιμεύουν από τη μια πλευρά οι απεικονίσεις του ανατέλλοντος Θεού Ήλιου (ως Ρα-Χαράχτε ['Ρα, ο Οριζόντιος Ώρος'] και ως Χέπρι, η νεανική μορφή του Θεού Ήλιου) στη βινιέτα που συνοδεύει αυτή τη ρήση (βλ. κεφ. 12 E). Από την άλλη πλευρά, στην σχεδιασμένη σκηνή καταβάλλεται κάθε δυνατή προσπάθεια ώστε ο Άποφις να γίνει ακίνδυνος ούτως ώστε να παραμεριστεί αυτό το εμπόδιο της συνέχισης της πορείας του Θεού Ήλιου: Η βινιέτα περιλαμβάνει δηλαδή μια απεικόνιση του Σεθ, που στέκει στην πλώρη της Ηλιακής Βάρκας και ξεπερνά μαζί με μια μυγαλή ή έναν ιχνεύμονα το εμπόδιο του φιδιού Απόφι. Απεικονίζεται επίσης και το παιδί Ώρος, το οποίο δέχεται αυτή τη βοήθεια.

Η ιδιαίτερη έμφαση με την οποία υποδηλώνεται το γεγονός ότι η ηλιακή τροχιά έχει σταματήσει, θυμίζει την διακοπή της διαδικασίας χώνεψης που αναφέρεται ως σύμπτωμα της ανθρώπινης ασθένειας στην προηγούμενη ρήση. Έτσι, πέρα από την προαναφερθείσα μυθολογική της σχέση με την προηγούμενη ρήση, προκύπτει και ένα επιπλέον συνδετικό στοιχείο ως προς την ιατρική ερμηνεία της υπό θεραπείας ασθένειας. Όπως ήδη αναφέρθηκε, ωστόσο, εδώ εφαρμόζεται απλά μια διαφορετική θεραπεία.

V. Κατά νυχτερινών φαντασμάτων (x+7.11–8.8)

Τα κείμενα και οι θεραπευτικές αγωγές αυτής της ενότητας, η οποία στο αιγυπτιακό κείμενο δεν διακρίνεται ως τέτοια, προορίζονται να προστατεύσουν όσους κοιμούνται τη νύχτα από δαίμονες. Στον ήδη από άλλες αιγυπτιακές πηγές γνωστό δαίμονα *shqq* μπορεί να αποδοθεί εδώ και μια νυχτερινή δραστηριότητα, με βάση τη σύνδεσή του με συγκεκριμένες ρήσεις που αφορούν ξεκάθαρα τη νύχτα. Από αιγυπτιακή σκοπιά, όλα αυτά τα νυχτερινά πνεύματα ήταν προφανώς φαντάσματα (*mwt* που σημαίνει ουσιαστικά 'νεκρός' ή *mwt.t* 'νεκρή' [x+8.7]). Συνολικά, οι τέσσερις ρήσεις (x+7.11–8.4, x+8.5, x+8.5–7 και x+8.7–8) ακολουθούν, κατά τη γνώμη μας, μια κατά κάποιο τρόπο χρονολογική ακολουθία, με το να εστιάζουν σε διαφορετικά στάδια της νύχτας. Η πρώτη ρήση είναι, από αυτή την άποψη, η πιο ασαφής: Ο ασθενής είναι στο κρεβάτι. Η δεύτερη ρήση αναφέρει το τέλος της νύχτας. Η τρίτη είναι σαφώς αφιερωμένη στο τέλος της νύχτας και τη μετάβαση στην ημέρα ('πρωι⟨νός⟩', 'Οριζόντιος'). Και με την τέταρτη ρήση κλείνει ο κύκλος που ξεκίνησε με την πρώτη: Ενώ στη ρήση κατά του δαίμονα *shqq* αναφέρεται ότι αυτός κατάγεται από τον ουρανό, στο κείμενο της τέταρτης ρήσης, αν το ερμηνεύουμε σωστά, ο δαίμονας καλείται να εξαφανιστεί '⟨προς τα⟩ πάνω'. Το γεγονός ότι η πρώτη και τέταρτη ρήση σχετίζονται μεταξύ τους προκύπτει και από το ότι μόνο σε αυτές απευθύνεται ο λόγος στο δαίμονα σε δεύτερο πρόσωπο, ενώ η δεύτερη και η τρίτη ρήση είτε δεν αναφέρουν κανέναν δαίμονα είτε κάνουν λόγο για αυτόν σε τρίτο πρόσωπο.

Στην πραγματικότητα, όλα αυτά τα δαιμονικά φαινόμενα με τη μορφή φαντασμάτων θα πρέπει να ήταν εφιάλτες κατά της διάρκεια του σταδίου του ύπνου που είναι γνωστό ως *Rapid-Eye-Movement* (*REM*).

Η συντομία των τριών ρήσεων στο x+8.5–8 είναι προφανής. Καθώς στις δύο τελευταίες απουσιάζει και η θεραπευτική αγωγή υποθέτουμε ότι πρόκειται για κείμενα που φέρονταν σε γραπτή μορφή ως φυλαχτά. Το συγκεκριμένο πλαίσιο χρήσης της ρήσης κατά του *shqq* μπορεί να προσδιοριστεί μόνο εντελώς υποθετικά (πρβλ. τα σχόλια στις μεμονωμένες ρήσεις).

Ρήση για το ξόρκι κατά του δαίμονα *s͟hqq* με οδηγίες θεραπείας (x+7.11–8.4)

(Παράλληλα: *Όστρακο Gardiner* 300· *Όστρακο Λειψίας* ÄMUL Inv.-Nr. 5251· *Πάπυρος BM* EA 10731 vs. = *KRI* IV 181–184· *Ιερατικός Πάπυρος Χαϊδελβέργης* 3a+b· *Πάπυρος University College London* 31969).

(x+7.11) Ρήση για το ξόρκι κατά (του)
(x+7.12) *shqq*, που έρχεται/ήλθε από (τον) ουρανό, το μάτι του οποίου είναι ⟨στο⟩ μέτωπό του, ⟨η γλώσσα του⟩
(x+7.13) είναι στα οπίσθιά του. Τρώ[ει] τροφή, την οποία έχουν ανάγκη (οι) άνθρωποι.
(x+7.14) Τον φοβούνται ⟨(αυτοί) σ⟩(την) νεκρόπολη.
(x+8.1) Ο δεξιός του πήχυς διασταυρώνεται με το βραχιόνά του: «Τζουμπεσέτ (είναι το) όνομα της μητέρας σου, Τζαϊθεσμίνι (είναι το) όνομα του πατέρα σου. Έχεις έλθει,

(x+8.2) για να κατέβεις στον δείνα, τον οποίον γέννησε η δείνα, αυτός (εσύ) που εξήλθες από τη σορό σου· οι δύο σου βραχίονες (είναι) μακριά, εσύ *hhn*, που δεν έχεις μαλλιά! Έχεις έλθει

(x+8.3) ⟨εναντίον⟩ του δείνα, τον οποίον γέννησε η δείνα, που είναι σ(το) κρεββάτι· οι βραχίονές τους (είναι) πίσω από (το) ιερό».

ΡΗΣΗ ΠΑΝΩ ΑΠΟ ΜΙΑ ΕΙΚΟΝ⟨Α⟩ (ΤΟΥ) *SHQQ*, Η ΓΛΩΣΣΑ ΤΟΥ ΟΠΟΙΟΥ ΕΙΝΑΙ ΑΝΕΣΤΡΑΜΜΕΝΗ

(x+8.4) ΣΤΑ ΟΠΙ⟨ΣΘ⟩ΙΑ, ΜΕ ΤΟ ΝΑ ΕΙΝΑΙ ΤΑ ΔΥΟ ΤΟΥ ΜΑΤΙΑ ΣΤΟ ΜΕΤΩ⟨ΠΟ ΤΟΥ⟩, ΜΕ ΤΟ ΝΑ ΕΙΝΑΙ ΤΑ ΔΑΧΤΥΛΑ ΤΟΥ ΑΝΕΣΤΡΑΜΜΕΝΑ, ΜΕ ΤΟ ΝΑ ΕΙΝΑΙ ΕΝΑ ΤΟΞΟ ΑΠΟ ΛΙΝΑΡΙ ΣΤΟ ΧΕΡΙ ΤΟΥ, ΜΕ ΤΟ ΝΑ ΜΑΧΕΤΑΙ ΜΕ ΑΥΤΟ, ΜΕ ΤΟ ΝΑ(;)[ΚΡΑΤ]Α(;) ΑΥΤΟΣ(;) ΤΟ ΤΟΞΟ ΤΟΥ ΣΤΟ ΧΕΡΙ ΤΟΥ.

Ο Hoch συνέδεσε το όνομα του δαίμονα *shqq*, δίχως αμφιβολία λανθασμένα, με το σημιτικό ή χαναανίτικο λεξιλόγιο, εντοπίζοντας την ετυμολογική του προέλευση στη ρίζα *hgg*, φωνητικά αποδομένη μάλιστα ως **Šahaqiqu*, την οποία αυτός μεταφράζει ως 'σκύλος που γρυλίζει'(;). Αντίθετα, ο Quack προτείνει ότι αυτό είναι παράγωγο του αιγυπτιακού ρήματος *hq* 'σπάζω'(;).

Κατά τη γνώμη μας, είναι ωστόσο λογικό να συνδέσουμε την καταγωγή του δαίμονα κυρίως με τους λεγόμενους *chapitres supplémentaires* της *Βίβλου των Νεκρών* (Επωδοί 163–165). Στη Επωδό 163 απαντά μεταξύ άλλων, σε διαφορετική βέβαια γραφή, αλλά με αρκετά στερεότυπη ακολουθία φωνημάτων ένα νουβικό τοπωνύμιο, το οποίο αποδίδεται από διαφορετικούς γραφείς ως:

– *shqqrp*
– *shqrgn*
– *snhqrh*

Ακόμα και τα ονόματα της μητέρας και του πατέρα του *shqq* – το ότι αυτά αναφέρονται δεν αποτελεί κανόνα στην περίπτωση δαιμόνων – δεν φαίνονται να είναι σημιτικά, έτσι ώστε να είναι προτιμότερο να εστιάσουμε μάλλον στη νουβική γλώσσα. Εδώ μπορεί να προστεθεί και η αναφορά της προέλευσης του δαίμονα στον *Πάπυρο BM* EA 10731 vs. 2–3 και το *Όστρακο Λειψίας* ÄMUL Inv.-Nr. 5251 rt. 4, σύμφωνα με την οποία αυτός «είναι κρυμμένος στο νότιο ουρανό». Αυτό μάλλον υποδηλώνει ότι η Νουβία ήταν η χώρα καταγωγής του.

Ο *shqq* ήταν ίσως ένα στοιχειό ή φάντασμα το οποίο συνδέεται με την ξενοφοβία, και συγκεκριμένα με το φόβο των Αιγυπτίων απέναντι στους Νούβιους και τη μαγεία τους.

Από τις ακόλουθες ρήσεις του *Αθηναϊκού Παπύρου*, οι οποίες εισαγάγονται στο σύνολό τους από το *ky rꜣ* 'άλλη ρήση', συνανήκοντας ως προς το περιεχόμενο με την παρούσα ρήση, γίνεται σαφές, ότι ο δαίμονας *shqq* δρα το βράδυ. Ακολούθως, η αναφορά ότι ο ασθενής κείται στο κρεββάτι (x+8.3), η οποία μεταξύ όλων των παραλλαγών του κειμένου απαντά μόνο στον *Αθηναϊκό Πάπυρο*, πρέπει να συσχετιστεί όχι γενικά με το κρεβάτι του ασθενή αλλά πιο συγκεκριμένα με τη νύχτα.

Αξιοσημείωτο είναι κατά τη γνώμη μας ότι στη ρήση αναφέρεται σε τρίτο πρόσωπο αυτός που πρέπει να προστατευθεί (x+8.3). Από αυτή την σκοπιά, που είναι εντελώς συνηθισμένη σε μαγικά-ιατρικά κείμενα, προκύπτει ότι αυτός που πάσχει δεν μπορεί να προσφωνήσει ο ίδιος, για το δικό του καλό, τη ρήση αλλά ούτε και να εφαρμόσει την προβλεπόμενη θεραπευτική αγωγή.

Καθώς είναι κατά τη γνώμη μας αδύνατον για έναν μάγο να επιτελεί κάθε βράδυ για κάθε άνθρωπο και σε κάθε τόπο αυτή την τελετουργία, η διεξαγωγή της θα πρέπει να περιοριζόταν σε συγκεκριμένα πρόσωπα ή σε συγκεκριμένες περιστάσεις. Μια τέτοια περίσταση θα μπορούσε να ήταν φυσικά μια βαριά ασθένεια, η οποία θα καθιστούσε αναγκαίο να προστατευθεί επιπρόσθετα ο ασθενής κατά τη διάρκεια της νύχτας μέσω ρήσεων και θεραπευτικών αγωγών. Έτσι διαπιστώνεται ένας συσχετισμός ως προς το περιεχόμενο αυτής της ενότητας του *Αθηναϊκού Μαγικού Παπύρου* με την προηγούμενή της.

Άλλα και μια άλλη περίσταση τέλεσης αυτής της τελετουργίας είναι κατά τη γνώμη μας πιθανή, την οποία θα θέλαμε εδώ απλώς να προτείνουμε, καθώς δεν μπορεί προς το παρόν να αποδειχθεί. Το παρουσιαστικό του κατά γενική αντίληψη ανθρωπόμορφου *shqq*, όπως αυτό περιγράφεται στη ρήση, αλλά και η συμπεριφορά του είναι σε σαφή αντίθεση με αυτά ενός 'κανονικού' ανθρώπου: Μεμονωμένα μέλη του σώματος βρίσκονται σε λάθος μέρος (x+7.12 κ.ε.), είναι ανεστραμμένα (x+8.1 και 4) ή λείπουν (x+8.2), ο δαίμονας τρέφεται από περιττώματα (x+7.13), εξέρχεται από μια σορό (x+8.2) κ.ο.κ. Αυτά θυμίζουν το περιεχόμενο των ταφικών ρήσεων αποστροφής. Ο *shqq* περιγράφεται ως η κατεξοχήν προσωποποίηση του ανεστραμμένου, κάτι το οποίο αποτελεί πράγματι ένα χαρακτηριστικό που ταιριάζει στους δαίμονες. Επίσης αναφέρεται ότι τον φοβούνται αυτοί που είναι στη νεκρόπολη (x+7.14), δηλαδή οι νεκροί. Ακόμα και η προέλευσή του από μια σορό (x+8.2) υποδηλώνει τη σχέση του με το θάνατο. Μήπως τότε το παρόν κείμενο αλλά και η συνανήκουσα τελετουργική δραστηριότητα διαδραματίζουν κάποιο ρόλο, αφότου κάποιος έχει πεθάνει; Ωστόσο, όπως υποδηλώνεται στο προαναφερθέν γενικό θεματικό πλαίσιο, πρόκειται για την προστασία κατά της διάρκεια της νύχτας, ο ασθενής που αναφέρεται στο x+8.2 και x+8.3 δεν μπορεί βέβαια να είναι ο ίδιος ο νεκρός, ο οποίος θα έπρεπε να προστατευθεί από το να αναγκαστεί από τον *shqq* να 'ζήσει' ανάποδα. Ο σκοπός του κειμένου θα πρέπει μάλλον να είναι να προστατεύσει αυτούς που γλύτωσαν το θάνατο. Αν αναλογιστεί κανείς ότι σύμφωνα με την αιγυπτιακή αντίληψη, η κατάσταση του ύπνου μοιάζει πολύ με αυτή του θανάτου αλλά και το ότι ο ίδιος ο θάνατος θεωρούνταν ένα εχθρικό ον, τότε θα πρέπει ο θάνατος ενός συνανθρώπου να δείχνει ότι η προστασία ενάντια σε κακόβουλα όντα είναι ατελής και ακολούθως πρέπει να ανανεωθεί.

Και με αυτή την ερμηνευτική προσέγγιση θα μπορούσε να εντοπιστεί μια σχέση με τις προηγούμενες ρήσεις κατά διαφορετικών ασθενειών, καθώς εδώ παρέχεται μια θεραπευτική ουσία για την περίπτωση που ο ασθενής πεθάνει.

Άλλη ρήση για τη νύχτα με οδηγίες θεραπείας (x+8.5)

(x+8.5) ΆΛΛΗ ΡΗΣΗ (ΤΗΣ[;]) ΝΥΧΤΑΣ:

Ποιος (είναι) ο Πρώτ⟨ος⟩; Είναι (αυτός), που κάνει (τη) νύχτα να τελειώσει ειρηνικά.

ΠΡΟΣΦΩΝΗΣΗ {ΠΑΝΩ} ΤΕΣΣΕΡΙΣ ΦΟΡΕΣ.

Αυτό που είναι βέβαιο σε αυτή τη σύντομη ρήση είναι το χρονικό σημείο προσφώνησής της που είναι η νύχτα. Αυτή αναφέρεται ρητά στην αρχή του κειμένου και επίσης στη συνέχειά του. Κατά πάσα πιθανότητα, ο 'Πρώτος' πρέπει να ερμηνευτεί ως ο Θεός Ήλιος, ο οποίος με την ανατολή του το πρωί «κάνει (τη) νύχτα να τελειώσει ειρηνικά». Ταυτόχρονα, η έκφραση 'ειρηνικά' (*m ḥtp.t*) θυμίζει τα αιγυπτιακά πρωινά τραγούδια στα οποία το 'ειρηνικά' (*m ḥtp*) απαντά ως ρεφραίν. Δίχως άλλο, φαίνεται πως η κύρια μέριμνα αυτού του κειμένου είναι να φέρει το τελικό στάδιο της νύχτας και την μετάβαση στην νέα μέρα σε αντιστοιχία με την ηλιακή τροχιά και με αυτό το τρόπο να την εξασφαλίσει. Καθώς δεν έχουμε κάποια άλλη ένδειξη για οποιονδήποτε περιορισμό στο πλαίσιο χρήσης αυτής της ρήσης, ίσως πρόκειται εδώ για ένα μέσο μαγικής προστασίας γενικού χαρακτήρα που θα μπορούσε να εφαρμοστεί σε κάθε περίπτωση. Η προσφώνηση, που σύμφωνα με τις οδηγίες θεραπείας πρέπει να γίνει τέσσερις φορές, έχει ίσως ως στόχο μια ολοκληρωμένη προστασία ως προς τον χώρο.

Ασαφές παραμένει ωστόσο ποιός θα έπρεπε κανονικά να προσφωνήσει τη ρήση: κάθε άνθρωπος, όταν πέφτει στο κρεβάτι; Όποιος ξυπνά το βράδυ;

Από ιατρική σκοπιά, θα μπορούσε κανείς να επισημάνει, ότι κατά τη διάρκεια του ύπνου, διαφορετικής έντασης στάδια ονείρων εναλλάσσονται μεταξύ τους. Ένα ιδιαίτερο ρόλο διαδραματίζουν τα στάδια *REM* (*Rapid Eye Movement*), στα οποία αυτός που κοιμάται ονειρεύεται πολύ ζωντανά, με πολλές εικόνες και με ένα ενεργότερο ρόλο του εαυτού του. Καθώς πριν το ξύπνημα προηγείται ένα στάδιο *REM*, πρέπει να δοθεί ιδιαίτερη έμφαση στα ονειρικά βιώματα αμέσως πριν το ξύπνημα, τα οποία αυτός που κοιμήθηκε θυμάται καλύτερα. Καθώς πιστευόταν ότι αυτά τα βιώματα προέρχονταν από έξω, είναι φυσιολογικό να γίνεται προσπάθεια να προστατευθεί αυτός που κοιμάται από αρνητικές εξωτερικές επιδράσεις.

Άλλη ρήση για τη νύχτα (x+8.5–7)

(x+8.5) Άλλη ρήση:
Αυτός ο πρωι⟨νός⟩(;) ⟨θεός⟩,
(x+8.6) είναι ο Ανούβις (και) η Νηίθ, (η) αφέντισ⟨σα⟩ της ζωής ⟨στην⟩ Ηλιόπολη, που τον διατηρούν ως αυτόν τον πρωι⟨νό⟩(;) θεό, ως τον Οριζόντιο μέσω μιας ρήσης(;) απρόσβλητο, με το να (ισχύει:) ο δείνα, τον οποίον γέννησε η δείνα, ⟨δεν⟩ θα
(x+8.7) συνουσιαστεί μαζί του ένα φάντασμα, δεν θα συνουσιαστεί μαζί του ένα ⟨θηλυκό⟩ φάντασμα, αν θα (θέλουν να) δράσουν μέσα(;) (στη) νύχτα, στην οποία (αυτό) τους αρέσει.

Όπως και στην προηγούμενη ρήση και εδώ ο Θεός Ήλιος παρουσιάζεται ως μυθολογικό ανάλογο του ανθρώπου που κοιμάται, ο οποίος με όμοιο τρόπο χάρη στην προστασία του Ανούβι και της Νηίθ θα ξεπεράσει τους κινδύνους της νύχτας και θα 'αναδυθεί' στον ανατολικό ορίζοντα χωρίς να προσβληθεί από φαντάσματα και εφιάλτες. Και πάλι το κείμενο εστιάζει ιδιαίτερα στη μετάβαση στην μέρα κατά το τέλος της νύχτας (πρβλ. 'πρωι⟨νός⟩' στο x+8.5 και 6 και 'Οριζόντιος' στο x+8.6). Με την ανατολή του ήλιου, ολοκληρώνεται ο θρίαμβος έναντι των δαιμόνων.

Καθώς το κείμενο δεν συνοδεύεται από κάποιες οδηγίες θεραπείας, θεωρούμε πιθανό ότι πρόκειται για ένα κείμενο με χρήση φυλακτού. Ακόμα και η αναφορά στο άτομο, το οποίο πρέπει να προστατευθεί, σε τρίτο πρόσωπο (x+8.6) συνάδει με αυτή την ερμηνεία, χωρίς ωστόσο να αποτελεί απαραίτητη προϋπόθεσή της.

Σε σύγκριση με την προηγούμενη, δεν προκύπτει από την παρούσα ρήση κάποια νέα ένδειξη από ιατρική σκοπιά. Θα θέλαμε ωστόσο, παρακινούμενοι από την ρητή αναφορά στις προσπάθειες των δαιμόνων να δηλητηριάσουν τον ασθενή κατά τη διάρκεια της νύχτας με το σπέρμα τους (x+8.7) – και αυτό θα μπορούσε να σημαίνει με βάση αυτά που ειπώθηκαν σχετικά με την προηγούμενη ρήση: κατά τη διάρκεια των σταδίων *REM* –, να διατυπώσουμε το ακόλουθο ερώτημα: Είναι πιθανόν ότι τουλάχιστον ένας από τους λόγους, για τους οποίους οι Αιγύπτιοι πίστευαν ότι η διείσδυση των δαιμονικών μικροβίων που προξενούσαν την ασθένεια γινόταν συγκεκριμένα μέσω της μόλυνσης από το δηλητηριώδες σπέρμα των δαιμόνων (και όχι π.χ. μέσω αέρα που προξενούσε ασθένειες), πρέπει να αναζητηθεί στο γεγονός ότι κατά τη διάρκεια των σταδίων *REM* αυτός που κοιμάται έχει συχνά στύση; Μήπως από αυτή την παρατήρηση προερχόταν η αντίληψη ότι οι δαίμονες κατά τη διάρκεια αυτού του χρονικού διαστήματος της νύχτας συμπεριφέρονταν ανάλογα;

Άλλη ρήση (x+8.7–8)

(x+8.7) ΑΛΛΗ ΡΗΣΗ:
Καλώς όρισες, (όμως) ας
(x+8.8) υποχωρήσεις ⟨προς τα(;)⟩ πάνω (από) κάθε πλευρά! Σταμάτα, αυτός (εσύ) που έχεις έλθει/έρχεσαι λόγω της άγνοιας του δικού σου Μπα.

Και πάλι έχουμε να κάνουμε εδώ με μια σχετικά σύντομη ρήση. Καθώς αυτή εισαγάγεται με την έκφραση 'άλλη ρήση' (x+8.7), πρέπει λοιπόν και αυτή να χρησίμευε όπως και η προηγούμενη για την προστασία αυτού που κοιμόταν το βράδυ. Ωστόσο, εδώ ακολουθείται μια άλλη διαδικασία: Ο δαίμονας χαιρετίζεται εν συντομία (x+8.7), αλλά λόγω της άγνοιας του δικού του Μπα διώχνεται πάλι (x+8.7 κ.ε.). Εδώ δεν προβάλεται η αναλογία με το Θεό Ήλιο, τον οποίο προστατεύουν άλλοι θεοί, αλλά η ανικανότητα του ίδιου του δαίμονα. Πρόκειται συγκεκριμένα για το ότι δεν γνωρίζει το Μπα του (x+8.8). Θεωρούμε ότι αυτή η διαπίστωση αποτελεί κατά κάποιο τρόπο έναν ορισμό σχετικά με το τί σημαίνει να είσαι φάντασμα (στα αιγυπτιακά *mwt* 'νεκρός'): Στην περίπτωση ενός νεκρού, που δεν τάφηκε σωστά, το Μπα του δεν έχει τη δυνατότητα να επιστρέψει στη σορό του νεκρού στον τάφο για να τον φροντίσει. Ο χωρισμός του Μπα από τη σορό του νεκρού που προκύπτει με αυτόν τον τρόπο έχει ως αποτέλεσμα ότι ο νεκρός δεν αναγνωρίζει πλέον το Μπα του και έτσι προφανώς στοιχειώνει αναζητώντας το ανάμεσα στους ζωντανούς.

Καθώς δεν υπάρχουν οδηγίες θεραπείας, πρόκειται μάλλον και πάλι για ένα κείμενο με χαρακτήρα φυλακτού, ακόμα και αν η ρήση που προορίζεται να προστατεύσει αυτόν που κοιμάται, του προσφέρεται κατά κάποιο τρόπο έτοιμη προς προσφώνηση.

Για μια ιατρική ερμηνεία δεν υπάρχουν εδώ κατά τη γνώμη μας κάποιες νέες ενδείξεις, γίνεται ωστόσο για μια ακόμα φορά σαφές, ότι οι Αιγύπτιοι πίστευαν ότι τα νυχτερινά φαντάσματα διείσδυαν σε αυτόν που κοιμόταν από έξω (x+8.7 κ.ε.).

VI. Κατά δαιμόνων (x+8.8 –13.9)

Με το x+8.8 ξεκινά η πιο μακροσκελής ενιαία ενότητα του *Αθηναϊκού Παπύρου*. Οι αυξανόμενες φθορές στη συνέχεια του κειμένου κάνουν δύσκολο να εντοπίσουμε με ακρίβεια το τέλος του. Το κείμενο, ωστόσο, τουλάχιστον μέχρι το x+13.3 ή μάλλον το x+13.9 συνανήκει.

Το θέμα αυτής της ενότητας αποτελεί μια διεξοδική τελετουργία προφανώς για έναν ασθενή σε κώμα. Στο επίκεντρο των μαγικών και ιατρικών μεθόδων βρίσκονται δύο διαφορετικά θεραπευτικά μέσα και πιο συγκεκριμένα αρχικά τα ονόματα 'ικανών πνευμάτων' (*ꜣḫ.w ỉqr.w*), με άλλα λόγια διάσημων και εν μέρει θεοποιημένων σοφών, και έπειτα ένα λιβάνισμα το οποίο γινόταν κυρίως μάλλον με μη χαραγμένα φρούτα συκομουριάς.

Η ακολουθία της τελετουργίας μπορεί να περιγραφεί ως εξής: Η αρχή γίνεται με την τετραπλή προσφώνηση μιας ρήσης που στρέφεται κατά δαιμόνων, ενώ τα πνεύματα σε ρόλο βοηθών σχεδιάζονται σε μια φιάλη και εφοδιάζονται με επιγραφές που δηλώνουν τα ονόματά τους. Αφού αλειφθούν με μέλι και πλυθούν με γλυκιά μπίρα, φτιάχνεται ένα ποτό, το οποίο δίνεται στο στόμα του ασθενή. Επιπλέον, τα πνεύματα σχεδιάζονται σε μια ταινία που δένεται γύρω από το κεφάλι του ασθενή. Ο τελευταίος πρέπει να είναι καθαρός και να φορά σανδάλια όταν, κατά τη δύση του ήλιου, προσφέρεται λιβάνι στα πνεύματα. Έπειτα λιβανίζεται ο ασθενής και απαγγέλεται το *Βιβλίο των Επτά Λίθων Λιβανίσματος*. Σε αυτό γίνεται επίκληση, με σχεδόν υμνολογικές εκφράσεις, σε μια θεότητα ανά κάθε ξεχωριστό κεραμεικό τροχό που χρησιμεύει σαν λιβανιστήρι και ο οποίος έτσι ενεργοποιείται για τη μάχη κατά των δαιμόνων. Μετά από ένα λιβάνισμα που συνοδεύεται από μια ακόμα ρήση, αφιερώνεται μια ξεχωριστή ρήση σε μια μικρή μπάλα από νήμα, που προφανώς χρησιμοποιείται για να δοθεί το θεραπευτικό ποτό στον ασθενή. Η επόμενη, μια ρήση κατά φαντασμάτων, θα μπορούσε να αποτελεί την κατάληξη της όλης τελετουργίας.

Όσον αφορά το μυθολογικό επίπεδο, το επίκεντρό του αποτελεί η ταύτιση του ασθενή με τον νυχτερινό Θεό Ήλιο. Τα πνεύματα και οι θεότητες που τον βοήθησαν οφείλουν τώρα να συμπαρασταθούν ως βοηθοί και στον ασθενούντα άνθρωπο. Πέρα από τα προαναφερθέντα 'ικανά πνεύματα' που βοηθούν κυρίως με το να χρησιμοποιούνται τα ονόματά τους ως φυλαχτό, πρόκειται κατά πρώτο λόγο για τον Σεθ, ο οποίος στην πλώρη της Ηλιακής Βάρκας κατατροπώνει τον Απόφι, τον Ώρο και κυρίως τον Θωθ. Ο τελευταίος, με τον οποίο ταυτίζεται ο θεραπευτής, δεν είναι μόνο ως θεός της σοφίας προορισμένος για να πολεμήσει κατά των δαιμόνων αλλά επιπλέον συμβάλλει, κυρίως με αυτή του την ιδιότητα, στο να χωρίσει τους βρισκόμενους σε διαμάχη Ώρο και Σεθ, ώστε αυτοί, καθένας στη θέση του, να δράσουν κατά των δαιμόνων.

Τα επιμέρους τμήματα της τελετουργίας είναι τα ακόλουθα:

α. Βιβλίο της σφαγής των δαιμόνων με μυθικό προηγούμενο και περιγραφή της τελετουργικής διαδικασίας (x+8.8–10.3). Εδώ προστίθενται τα ακόλουθα συμπληρωματικά στοιχεία:
β. Τονισμός της αποτελεσματικότητας των ονομάτων των πνευμάτων (x+10.3–6)
γ. Ονόματα των πνευμάτων (βινιέτα σε στήλη x+10 με συνοδευτικές επιγραφές)
δ. Ύμνος περί των επτά λιβανιστηριών (x+10.6–11.11)

ε. Ρήση για το λιβάνισμα (x+11.11–12.3)
στ΄. Ρήση μετά το λιβάνισμα (x+12.4–7)
ζ. Ρήση για τη μικρή μπάλα από νήμα *ftt* (x+12.7–13.3)
η. Ρήση κατά των φαντασμάτων (αβέβαιο αν ανήκει σε αυτή την ενότητα) (x+13.3–9)

Όλες αυτές οι ρήσεις είναι ως προς τη σύνθεσή τους στενά συνδεδεμένες μεταξύ τους. Στο Κεφ. 13 αναφερθήκαμε στις αυτοαναφορές μέσω λέξεων-κλειδιών και πτυχών του περιεχομένου. Συμπληρωματικά μπορεί να τονιστεί εδώ για μια ακόμα φορά ότι και οι *ꜣḫ.w*, οι *bꜣ.w ỉqr.w* 'οι ικανοί που έχουν λυτρωθεί' ή τα 'Μπα', όπως και οι *ỉnr.w* 'λίθοι' στην πορεία του κειμένου προσδιορίζονται γλωσσικά. Στο x+10.3 παρουσιάζονται και χρησιμοποιούνται οι πανταχού παρόντες στα μαγικά κείμενα *ꜣḫ.w ỉqr.w*, εδώ επιπλέον και ως *sr.w ꜥꜣy.w* 'μεγάλοι αξιωματούχοι'. Οι 'λίθοι λιβανίσματος' (= λιβανιστήρια) προσδιορίζονται με ακρίβεια στο x+11.8–9, όπου τελικά αναφέρονται σε υμνολογικό ύφος ως 'κεραμεικοί τροχοί' *nḥp.w*. Ο ίδιος ο θεραπευτής διασαφηνίζει μόλις στο x+12.4 κ.ε., σε ποιό ρόλο αυτός δρα, δηλαδή σε αυτόν του Θωθ, ο οποίος χώρισε τον Ώρο από τον Σεθ. Αυτό το μυθολογικό μοτίβο έπαιξε ήδη ένα ρόλο στις προηγούμενες επικλήσεις, όπου ο Σεθ είναι ο θεός στον οποίο γίνεται επίκληση στον πρώτο 'λίθο', ο Ώρος στον έκτο και ο Θωθ στον έβδομο. Η επιχειρηματολογία του μάγου-θεραπευτή ή η αναφορά εκείνου που αυτός χρειάζεται με λόγια και πράξεις για την επιτέλεση της τελετουργίας του, αναπτύσσεται με αυτό τον τρόπο από το γενικό στο συγκεκριμένο. Από γλωσσική σκοπιά, αυτός προσεγγίζει τα απαιτούμενα για την τελετή όχι απότομα αλλά σταδιακά.

Βιβλίο για τη σφαγή των στασιαστών (δαιμόνων), για την προστασία κατά φαντασμάτων, για την εξάλειψη του τρόμου και την αντιμετώπιση δαιμόνων, για να κάνει την καρδιά να κατέλθει στη θέση της, με οδηγίες θεραπείας (x+8.8–10.3)

(x+8.8) Βιβλιο για το σφαγιασμο (του) στασιαστη, κατατρόπωση (του) εχθρού, προστασία ⟨από κάθε⟩ φάντασμα,

(x+8.9) κάθε φάντασμα ⟨θηλυκό⟩, κάθε αντίπαλο, κάθε θηλυκό αντίπαλο, που διεισδύουν από έξω (και πάλι) ⟨εξ⟩έρχονται από τα μέλη του· και για (την) εξάλειψη του τρόμου· αντιμετώπιση του αντιπάλου και της θηλυκής αντιπάλου, κάθε φαντάσματος

(x+8.10) . . ., για να κάνει (την) καρδιά να κατέλθει στη θέση της (και στο) σωστό της μέρος· (το βιβλίο), που αυτά τα πνεύματα (και) ικανά Μπα έγραψαν για τον

(x+8.11) ηγεμόνα τους. Έπειτα έφτιαξαν μια εικόνα και χτυπούσαν με τα χέρια τους για να εξαλείψουν μ[ε] αυτό/αυτά(;) φάντασμα (και) ⟨θηλυκό⟩ φάντασμα, (αυτοί), (τα) πνεύματα (και)

(x+8.12) ικανά Μπα, τα οποία οδηγούν (τον) θεό ⟨στο⟩ δρόμο του, όταν κατέρχεται/έχει κατέλθει στον δείνα, τον οποίον γέννησε η δείνα, με το να(;) βρίσκει/έχει βρει τον καθένα .[. .]. σ(την) νεκρόπολη, με το να (x+8.13) (τον) σηκώνει όρθιο, ⟨αυτά⟩ που ⟨είναι⟩ [κρυμ]μένα πίσω από (τους) θεούς σ(τα) κρυ[φά] ιερά. Σε αυτόν μιλούν (αυτοί), που είναι [πά]νω (και αυτοί) που είναι κάτω:

(x+9.1) «[Υ]πάρχει [. . .] από έξι αιγυπτιακών πήχεων(;), καθώς ο Ώρος δεν είναι στ(ο) ιερό της στην (ή)(;) Κόπτο(;). Κοίτα, η Ίσις είναι τυφλή ⟨στον(;)⟩ ναό της (ή κάτι παρόμοιο)! Κοίτα, η Νέφθυς

(x+9.2) κραυγ[άζει . . .]! Κοίτα, πνεύματα, που δεν / ολόκληρα . . . κατά (την) άφιξη ⟨στο(;)/από το(;)⟩ σκότος(;): Αυτά είναι εναντίον σου, (δηλαδή) ΕΧΘΡΟΣ, 'ΕΚΕΙΝΟ', το φάντασμα, το ⟨θηλυκό⟩ φάντασμα,

(x+9.3) ⟨αντίπαλος⟩, θηλυκή αντί[παλος] κ.ο.[κ., αυτός(;) εσύ(;) δρας(;) κατά(;) του δείνα], τον οποίον γέννησε η δείνα, όπως λένε (οι) θεοί, θεές (και) ικανά πνεύματα που ήλθαν λόγω της γνώσης τους· Είναι (τα) [ικανά(;)] πνεύ-

(x+9.4) ματα, [που] μας [προστατεύουν(;)], η φωνή των οποίων έρχεται από ⟨(τον) ουρανό(;)⟩, τα (μάτια =) βλέμματα των οποίων (είναι στραμμένα) εναντίον σου σ(την) γη. Άκου (τη) δυνατή φωνή, που έρχεται σ(τη) γη! Δεν υπάρχει χαλάρωση(;) για σένα,

(x+9.5) για την αναζήτησή σου, [για] [να(;) εξολοθρεύσ]ουν(;) το Μπα σου σ(την) νεκρόπολη, για να εξαλεί⟨ψουν⟩ το όνομά σου από αυτό τον τόπο στον οποίο είσαι. Είσαι πάνω (= στον ουρανό); (Τότε) το Μπα σου θα (μετα)φερθεί από τον Ρα.

(x+9.6) [Εί]σαι στ(ην) γη; (Τότε) η [σορ]ό⟨ς⟩ σου [θα] [(μετα)φερθεί] από τον Γκεμπ. Κατατροπώθηκες επτά φορές την ώρα. Είσαι (ο) άρχοντας (του) κακο⟨ύ⟩. Κατατροπώθηκες. Κάθε πόνος

(x+9.7) τον [. . .] μορφή, που παίρνεις κατά του δείνα, τον οποίο γέννησε ο δείνα». Η ΡΗΣΗ ΑΥΤΗ ΝΑ ΠΡΟΣΦΩΝΗΘΕΙ ΤΕΣΣΕΡΙΣ ΦΟΡΕΣ. ΤΟ ΠΡΟΣΩΠΟ ΣΟΥ ΝΑ ΕΙΝΑΙ (ΣΤΡΑΜΜΕΝΟ) ΚΑΤΑ ΤΟΥ ΕΧΘΡΟΥ, 'ΕΚΕΙΝΟΥ', ΤΟΥ ΦΑΝΤΑΣΜΑΤΟΣ

(X+9.8) [⟨ΤΟΥ ΘΗΛΥΚΟΥ⟩ ΦΑΝΤΑΣΜΑΤΟΣ], ΑΝΤΙΠΑΛΟΥ, [ΘΗΛΥΚΗΣ] ΑΝΤΙΠΑΛΟΥ [Κ.Ο.Κ.] (ΚΑΙ) ΚΑΘΕ ΚΑΚΟΥ, ΧΩΡΙΣ ΑΥΤΟΣ ΝΑ ΑΚΟΥΕΙ (ΤΗΝ) ΕΞΟΔΟ ΜΙΑΣ ΔΥΝΑΤΗΣ ΦΩΝΗΣ, ΜΕ ΤΟ ΝΑ ΚΑΝΕΙΣ ΕΣΥ (ΑΠΟ ΤΗ ΜΙΑ ΠΛΕΥΡΑ) ΑΥΤΑ ΤΑ ΙΚΑΝΑ ΜΠΑ

(X+9.9) [ΩΣ ΣΧΕΔΙΑ ΑΠΟ ΩΧΡΑ ΠΑΝΩ ΣΕ] ΜΙΑ ΝΕ⟨Α⟩ ΦΙΑ[ΛΗ] ΜΕ (ΤΑ) ΟΝΟΜΑΤΑ ΕΚΕΙΝΩΝ ΤΩΝ ΠΝΕΥΜΑΤΩΝ· ΝΑ ΑΛΕΙΦΘΕΙ ΜΕ ΜΕΛΙ· ΝΑ ΠΛΥΘΕΙ ΜΕ

(X+9.10) ΓΛΥΚΙΑ ΜΠΙΡΑ . . .[. .]. . ΣΕ ΤΕΣΣΕΡΙΣ ΦΟΡΕΣ. ΜΗΝ . . ., ΚΑΘΩΣ Ο ΑΝΤΙΠΑΛΟΣ, Η ⟨ΘΗΛΥΚΗ⟩ ΑΝΤΙΠΑΛΟΣ, . . . ΑΥΤΗ(;)

(x+9.11) . . .[. . .· να το πι]ει (ο) ασθενής [. . .] σε αυτόν, το στόμα, είναι . . .· με το να κάνει[ς] εσύ (από την άλλη πλευρά) αυτά τα πνεύματα ως σχέδια

(x+9.12) [σε μια(;) ταινί]α(;) α[πό(;) . . .]· να δοθεί στο κεφάλι του ασθενή ή της ασθενούς(;), για να ακούσει (και) να είναι υγιής. Θυσιάζεις [για αυτούς] λιβάνι σε μια

(x+10.1) φλόγα για χάρη (του) ασθενή ή ⟨(της) ασθενούς⟩. Είναι καθαρός ως προς τα μέλη του (και) τα ρούχα του, καθώς είναι (εφοδιασμένος) με παπυρένια σανδάλια κατά την προσφορά θυσιών (και) τροφών μπροστά από αυτούς (και) μπροστά από τον Ρα-

(x+10.2) Χαραχτε, (όταν) δύει εν ζωή. Έπειτα όμως λιβανίζεις (τον) ασθενή, (και) προσφωνείς από πάνω του χωρία από το *Βιβλίο των Επτά*

(x+10.3) *Λίθων Λιβανίσματος*. Λιβάνισε από πάνω τους με τα λιβάνια!

Ήδη η ιδιαίτερα διεξοδική επικεφαλίδα κάνει σαφές ότι εδώ έχουμε να κάνουμε με ένα γενικό θεραπευτικό μέσο κατά δαιμόνων (x+8.8 κ.ε.). Για την αποτελεσματικότητά του σε κάθε περίσταση συνηγορεί και η συνηθισμένη σε λίστες δαιμόνων καταληκτική σημείωση «κ.ο.κ.» (x+9.3, x+9.8). Ταυτόχρονα πρέπει να επανέλθει η καρδιά του ασθενή και πάλι «στη θέση της» (x+8.10).

Αρχικά αναφέρεται, με ποιό τρόπο τα Μπα και τα πνεύματα Αχ από τη συνοδεία του Θεού Ήλιου απωθούν δαίμονες, ενώ αυτός κατά τη διάρκεια της νύχτας κατέρχεται ή έχει ήδη κατέλθει στον Κάτω Κόσμο (x+8.11 κ.ε.). Στη συνέχεια, σε ένα μέρος του κειμένου με πολλά κενά, διαδραματίζουν ένα ρόλο ο Ώρος, η Ίσις και η Νέφθυς (x+9.1 κ.ε.). Αξιοσημείωτη είναι προπάντως η έκφραση ότι ο Ώρος δεν βρίσκεται στο ιερό του.

Μετά την έμφαση που δόθηκε στις γνώσεις των πνευμάτων Αχ, που προσέδραμαν για να βοηθήσουν τον ασθενούντα άνθρωπο (x+9.3 κ.ε.), απευθύνεται τώρα στο κείμενο ευθέως ο λόγος στο δαίμονα (x+9.4 κ.ε.). Ο τελευταίος απειλείται ότι θα εντοπιστεί με θεϊκή βοήθεια ότι κι αν γίνει και θα κατατροπωθεί (x+9.4 κ.ε.).

Στη μακροσκελή και λεπτομερή θεραπευτική αγωγή περιγράφονται αρκετά μέτρα που πρέπει να παρθούν. Ο θεραπευτής πρέπει να προσφωνήσει τη ρήση τέσσερις φορές στραμμένος κατά των δαιμόνων (x+9.7 κ.ε.). Επιπλέον πρέπει σε μια νέα φιάλη να σχεδιαστούν τα Μπα και να αναγραφούν πλάι σε αυτά τα ονόματα των πνευμάτων Αχ (x+9.8 κ.ε.). Επίσης να αλειφθούν όλα με μέλι, να πλυθούν έπειτα με μπίρα και να δοθούν στον ασθενή για να τα πιει (x+9.9). Πέρα από αυτό, τα πνεύματα πρέπει να σχεδιαστούν σε μια ταινία και αυτή να τοποθετηθεί στο κεφάλι του ασθενή ή της ασθενούς (x+9.11 κ.ε.). Με αυτόν τον τρόπο επιδιώκεται ο ασθενής «να ακούει και να είναι υγιής». Πρέπει επίσης να αποφευχθεί ο κίνδυνος να διεισδύσουν οι δαίμονες στο αυτί του ασθενή ή να μπορέσουν να διοχετεύσουν σε αυτό το δηλητηριώδες σπέρμα τους. Στα πνεύματα προσφέρεται λιβάνι (x+9.12 κ.ε.). Ο ασθενής ή η ασθενής πρέπει να είναι σε αυτή την περίσταση καθαροί τόσο ως προς το σώμα αλλά και ως προς τα ρούχα (x+10.1). Στα Μπα, πνεύματα Αχ και τον Θεό Ήλιο εναποτίθενται φαγητά (x+10.1 κ.ε.), μέσω των οποίων κατά κάποιο τρόπο όλοι αυτοί προσελκύονται και προθυμοποιούνται να συνδράμουν. Το ότι αυτό προβλέπεται να συμβεί κατά τη δύση του ήλιου (x+10.2), είναι βέβαια σε αναλογία με την εισαγωγική αφήγηση, σύμφωνα με την οποία ο Θεός Ήλιος κατέρχεται στον ασθενή (x+8.12). Αμέσως μετά τις προσφορές ο ασθενής πρέπει να λιβανιστεί και να προσφωνηθούν χωρία από το *Βιβλίο των Επτά Λίθων Λιβανίσματος* (x+10.2 κ.ε.).

Οι ενοχλήσεις που ταλανίζουν τον ασθενή αναφέρονται μόνο μια φορά στον πληθυντικό ως *ḫ3y.wt* 'πόνοι' (κατά κανόνα στο σώμα) (x+9.6 κ.ε.). Αυτό δεν προσφέρει κανένα στοιχείο για την ταύτιση της ασθένειας, καθώς πρόκειται για μια γενικευμένη έννοια. Ωστόσο, το διεξοδικό κείμενο του *Αθηναϊκού Μαγικού Παπύρου* μας παρέχει επαρκείς ενδείξεις για το είδος της ασθένειας:

α. Ο Θεός Ήλιος κατέρχεται στον ασθενή. Σε αυτή τη συνάφεια αναφέρεται επίσης και η νεκρόπολη (x+8.12). Πιστεύεται λοιπόν ότι ο ασθενής είναι ήδη στον Κάτω Κόσμο. Ο κίνδυνος είναι, ως εκ τούτου, πολύ μεγάλος.

β. Η αναφορά ότι ο Ώρος δεν είναι στο ιερό του (x+9.1), θα μπορούσε να θεωρηθεί ως μια επιπλέον ένδειξη για την 'απουσία' του ασθενή.
γ. Ανάλογος με αυτή την ένδειξη είναι και ο σκοπός της ρήσης που αναφέρεται στην επικεφαλίδα, ότι δηλαδή η καρδιά πρέπει να έλθει στη θέση της (x+8.10). Καθώς, σύμφωνα με την αιγυπτιακή αντίληψη, η καρδιά αναλαμβάνει τον χειρισμό όλου του σώματος, προκύπτει ότι ο ασθενής δεν μπορεί πλέον να το ελέγξει.
δ. Ο ασθενής πλέον δεν ακούει (x+9.12). Ίσως για αυτό το λόγο γίνεται τόσο συχνά λόγος στη ρήση για κραυγές ή για μια δυνατή φωνή (x+9.2, πρβλ. και x+9.4· βλ. ωστόσο την αρνητική διατύπωση στο x+9.8). Ο ασθενής επίσης δεν μπορεί πλέον να δει (πρβλ. την τυφλή Ίσιδα στο x+9.1).
ε. Η θεραπευτική αγωγή μπορεί να διαρκέσει μεγάλο χρονικό διάστημα. Πάντως, το βράδυ είναι το χρονικό διάστημα που προορίζεται για την επιτέλεση μερών της τελετουργίας (x+10.2). Τόσο πολύ θα έπρεπε λοιπόν κανείς σε κάποιες περιπτώσεις να περιμένει.
στ΄. Η επίδραση της θεραπείας που προαναγγέλεται στην επικεφαλίδα κατά ενός μεγάλου αριθμού δαιμόνων και η μετέπειτα συνέχιση της απαρίθμησης των δαιμόνων στο ίδιο το κείμενο με «κ.ο.κ.» (x+9.3 και x+9.8) δείχνουν, ότι η τελετουργία προοριζόταν επίσης να έχει ακόμα και μια γενική επίδραση κατά των δαιμόνων. Αυτό μπορεί να σημαίνει ότι ο δαίμονας που προξενούσε τις ενοχλήσεις δεν μπορούσε να προσδιοριστεί με ακρίβεια ή ότι κανείς πίστευε ότι είχε να κάνει με μια πολλαπλή «μόλυνση», ότι δηλαδή η κατάσταση του ασθενή ήταν ιδιαίτερα σοβαρή.
ζ. Ο ασθενής δεν έχει πάντως πεθάνει, γιατί πρέπει να πιει μια θεραπευτική ουσία (x+9.11). Πέρα από αυτό εκφράζεται ρητά η ελπίδα, ότι θα αναρρώσει (*snb*) (x+9.12).

Από αυτές τις ενδείξεις που μπορούν να αξιολογηθούν από ιατρική σκοπιά, μπορούμε κατά τη γνώμη μας να συμπεράνουμε ότι ο ασθενής βρίσκεται σε μια κατάσταση πλήρους αναισθησίας, ίσως σε κώμα. Αν θέλουμε να τα περιορίσουμε στον ιατρικό τους πυρήνα, τα συμπτώματα της ασθένειας που μόλις απαριθμήθηκαν, σημαίνουν λοιπόν ότι:
α. Ο ασθενής αναπνέει μεν ακόμη, δίνει ωστόσο την εντύπωση ότι είναι νεκρός.
β. Είναι, με την κυριολεκτική σημασία της λέξης, 'απών'.
γ. Δεν είναι σε θέση να εκφραστεί ή να αντιδράσει συνειδητά.
δ. Ο ασθενής δεν αντιδρά σε εξωτερικά ερεθίσματα.
ε. Η κατάσταση αναισθησίας διαρκεί περισσότερο. Μια λιποθυμία πρέπει λοιπόν να αποκλειστεί.
στ΄. Από τη μια πλευρά βέβαια, υπάρχουν πολλά και διάφορα αίτια για την κατάσταση αναισθησίας. Από την άλλη, ίσως αποτελεί και η ίδια σύμπτωμα ορισμένων ιδιαίτερα βαρέων ασθενειών που μπορούν εύκολα να οδηγήσουν στο θάνατο. Πέρα από αυτό, κάποιος που βρίσκεται σε κατάσταση αναισθησίας μπορεί να πεθάνει από δίψα ή πείνα, καθώς δεν μπορεί να καταναλώσει τίποτε.
ζ. Εάν εδώ εννοείται ότι ο ασθενής πίνει κανονικά, τότε το αντανακλαστικό της καταπόσεως θα έπρεπε ακόμα να υπήρχε. Είναι ωστόσο εξίσου πιθανό ότι εδώ εννοείται πως γίνεται προσπάθεια να διοχετεύσουν μέσω του στόματος του ασθενή ένα θεραπευτικό υγρό με μαγική επίδραση. Σύμφωνα με την άποψή μας, δεν είναι

ασήμαντο ότι πέρα από τη στερεότυπη έκφραση «να το πιει (ο) ασθενής» δίνονται περαιτέρω πληροφορίες, οι οποίες λόγω των μη σωζόμενων μερών του κειμένου δεν μπορούν πλέον να ερμηνευθούν με περισσότερη ακρίβεια. Το γεγονός ότι, όπως γνωρίζουμε σήμερα, είναι επικίνδυνο να δώσουμε σε κάποιον που είναι αναίσθητος να πιει κάτι, καθώς αυτός μπορεί να πνιγεί, δεν αποτελεί επιχείρημα κατά της ερμηνείας μας. Τέλος, η κύρια θεραπευτική αγωγή αποτελείται έτσι κι αλλιώς από λιβανίσματα, η επιτέλεση των οποίων περιγράφεται με μεγαλύτερη ακρίβεια στις επόμενες ενότητες. Αυτά μπορούν φυσικά να γίνουν χωρίς επιπτώσεις σε κάποιον ασθενή που είναι αναίσθητος. Είναι μάλιστα πιθανό ότι ένα δυνατό λιβάνισμα μπορεί να λειτουργήσει αποτελεσματικά ως ερέθισμα αφύπνισης.

(συμπληρωματικά:) Να μάθεις τα ονόματα των πνευμάτων (x+10.3–6)

(x+10.3) Να σε κάνουν να μάθεις (τα) ονόματα εκείνων των ικανών πνευμάτων, (των) μεγάλων αξιωματούχων: Αν θα τα βάλει κάποιος σ(το) λαιμό
(x+10.4) ενός ποντικού, δεν θα τον πιάσει κανένας γάτος. Αν τα βάλει ⟨κά⟩ποιος σ(το) λαιμό ενός βοδιού *ỉwꜣ* (του) σταύλου, αυτό δεν θα σφαχτεί.
(x+10.5) Αν τα ⟨βά⟩λει κανείς σ(τον) λαιμό (του) δείνα, τον οποίον γέννησε η δείνα, δεν θα τον πειράξουν
(x+10.6) φάντασμα, ⟨θηλυκό⟩ φάντασμα, κακό στο(;)/μέσω(;) του στόματός του.

Όπως προκύπτει από το κείμενο, θα έπρεπε τα ίδια τα ονόματα αλλά και οι ιδιότητες διάφορων *ꜣḫ ỉqr* που συνδέονταν με αυτά να προστατεύσουν από την επίθεση των φαντασμάτων όποιον είχε πάνω του σε φυλαχτό τα ονόματά τους. Το έθιμο να φορά κανείς σε μικρά φυλαχτά στο λαιμό τα ονόματα διάσημων αξιωματούχων, δηλαδή λογίων ή λογοτεχνών, δεν μαρτυρείται προς το παρόν στην Αρχαία Αίγυπτο, τουλάχιστον σύμφωνα με τα όσα γνωρίζουμε μέχρι σήμερα.

Ανάλογοι είναι ωστόσο οι σκαραβαίοι με επιγραφές που αναφέρουν τα ονόματα παλαιότερων βασιλέων, οι οποίοι επίσης χρησιμοποιούνταν μάλλον ως φυλαχτά, αλλά και η βασιλική δέλτος με τα ονόματα *ḏsr-kꜣ-rꜥ* (= Αμένοφις Α΄) στο κατώτερο άκρο του *Παπύρου Chester Beatty VII* vs. 7 ή και χελωνόμορφα φυλαχτά με μια απεικόνιση, ορισμένες φορές όμως και με τα ονόματα του ίδιου βασιλιά, από την 20η Δυναστεία. Εδώ πρέπει να αναφερθούν επίσης και ο 'Αβραάμ' και 'Μωυσής' των δημοτικών μαγικών παπύρων όπως και το όνομα ή τα 99 ονόματα του Αλλάχ.

Με τα παραδείγματα που εξιστορούνται στο κείμενο (ποντίκι, βόδι, άνθρωπος [να δοθεί έμφαση στην κλιμάκωση!]) υπογραμμίζεται η εξαιρετική αποτελεσματικότητα της μαγικής τελετουργίας. Γιατί τα ποντίκια είναι η συνηθισμένη λεία των γατών και τα βόδια *ỉwꜣ* που εκτρέφονται σε σταύλο τα συνηθισμένα θύματα θυσίας ή σφαγής. Καθώς κανένας δεν θα κρέμαγε στο λαιμό ενός ποντικού ή βοδιού ένα φυλαχτό, αυτό που αναφέρεται εδώ δεν μπορεί φυσικά στην πραγματικότητα να διαψευσθεί, οπότε και ισχύει. Ωστόσο, μια θεϊκή επέμβαση θεωρούνταν αναμφίβολα ικανή να σώσει ένα βόδι από τη σφαγή (*Πάπυρος Insinger* 20.22).

Όσον αφορά τον τρόπο με τον οποίο προοριζόταν να επιδράσει η τελετουργία, γίνεται σαφές, ότι δεν επιδιωκόταν μια (ενεργή) άμυνα ενάντια σε μια εχθρική δύναμη αλλά μια πλήρη ‘ανοσοποίηση’ αυτού που έπρεπε να προστατευθεί. Και αυτό γιατί στην περίπτωση του βοδιού προς σφαγή, δεν αναφέρεται ποιός δεν θα επιτραπεί να το σφάξει.

Η μαρτυρία του κειμένου ότι θα «έβαζαν στο λαιμό του» τα ονόματα – και αυτό δεν σημαίνει τίποτε άλλο από το ότι κάποιος τα κρέμαγε στο λαιμό του με ένα σχοινί ως φυλαχτό – διαφέρει από την υπόδειξη της προηγούμενης ρήσης, σύμφωνα με την οποία εικόνες με συνοδευτικές επιγραφές ονομάτων έπρεπε να σχεδιαστούν σε μια φιάλη ή μια ταινία(;) (x+9.8 κ.ε. και x+9.11 κ.ε.). Το σχέδιο στη φιάλη πρέπει να πλυθεί, η ταινία(;) αντίθετα να τοποθετηθεί στο κεφάλι του ασθενή. Όταν τώρα στο x+10.3 κ.ε. αναφέρεται ότι τα φυλακτά θα περαστούν στο λαιμό, επιλέγεται λοιπόν ένα τρίτο είδος θεραπείας. Αναρωτιέται κανείς πότε αυτή άραγε θα εφαρμοστεί – όσον αφορά τουλάχιστον τον *Αθηναϊκό Μαγικό Πάπυρο* αυτό δεν συμβαίνει. Στόχος του παρόντος χωρίου είναι πολύ περισσότερο να τονιστεί η ευεργετική επίδραση ειδικά των ονομάτων: Ακόμα και αν κάποιος τα κρεμάει *απλώς* στο λαιμό του (χωρίς να κάνει κάτι άλλο με αυτά), επιδρούν! Η διατύπωση του κειμένου δεν αποκλείει επίσης ότι ίσως υπήρχαν περιπτώσεις, στις οποίες κάποιος εφάρμοζε αυτή τη μέθοδο. Κατά τη διάρκεια όμως της μεγάλης σε διάρκεια και σύνθετης τελετουργίας που περιγράφεται στον *Αθηναϊκό Μαγικό Πάπυρο*, αυτό δεν ισχύει. Τα ονόματα και τα σχέδια χρησιμοποιούνται εδώ με διαφορετικό τρόπο, συμβάλλοντας μέσω της επίδρασής τους στις τελετουργίες που πρόκειται να επιτελεστούν στη συνέχεια.

Στην επικεφαλίδα, παρεμπιπτόντως, δεν αναφέρονται πλέον τα Μπα, τα οποία στο x+9.8 κ.ε. απαντούν μάλιστα ως συνώνυμα των Αχ. Έτσι, το παρόν χωρίο προσφέρει ένα περαιτέρω στοιχείο για το ότι εδώ πρόκειται για μία και μόνο κατηγορία ‘πνευμάτων’.

(συμπληρωματικά:) Τα 10 + 12 πνεύματα (συνοδευτικές επιγραφές βινιετών)

(x+10 V.1) Ιμχοτέπ
(x+10 V.2) Χορντεντέφ
(x+10 V.3) Φάι
(x+10 V.4) Ιουεφεμ. . .εφ
(x+10 V.5) Σαεμ. . .εφ
(x+10 V.6) Ίπι
(x+10 V.7) Τζατζαεμάνχ
(x+10 V.8) Χεμπετένκα(;)
(x+10 V.9) Νέφερ
(x+10 V.10) Ασασέτ(;)

(x+10 V.11) Κατ(;)
(x+10 V.12) Χάπου
(x+10 V.13) ⟨Ιμεν-(;)⟩Χέτεπ
(x+10 V.14) Σαασέτ

(x+10 V.15) Σια. . .
(x+10 V.16) Περ⟨εμ⟩μούτ(;)
(x+10 V.17) Ανχπεχ⟨τυ(;)⟩γουέσερ
(x+10 V.18) Πέτεχ
(x+10 V.19) Χέ{ρ}⟨τ⟩τι(;)
(x+10 V.20) Γουέμπα(;)
(x+10 V.21) Νεφερσεσεμ(;)πεν
(x+10 V.22) Πούιι

Η λίστα με τα 22 συνολικά πνεύματα αποδίδεται με τη μορφή συνοδευτικών επιγραφών στις απεικονίσεις των πνευμάτων. Μόνο από αυτά τα σχέδια είναι φανερός ο διαχωρισμός τους σε 10 συν 12 όντα: Οι πρώτοι δέκα άνδρες είναι όρθιοι, οι δώδεκα επόμενοι σε οκλάζουσα στάση. Αυτό επιχειρούμε να το ερμηνεύσουμε στο τέλος της πραγμάτευσης αυτού του κειμένου.

Η ανάγνωση των συνοδευτικών επιγραφών με τα ονόματα σε έντονα πλάγια γραφή δεν ήταν σε όλες τις περιπτώσεις εφικτή, με αποτέλεσμα να παραμένουν αρκετά κενά και αβέβαια σημεία. Και παρά το γεγονός ότι λίγες μόνο από αυτές τις 22 μορφές μπορούν να ταυτιστούν με σοφούς ή ποιητές που είναι γνωστοί από άλλες πηγές ή ήταν διάσημοι στη ραμεσσιδική περίοδο και όχι μόνο, η μαρτυρία του *Αθηναϊκού Παπύρου* αποτελεί ένα εξαιρετικά σημαντικό τεκμήριο για την λατρεία άλλων μορφών εκτός από τους Ιμχοτέπ και Χορτζεντέφ. Ο *Αθηναϊκός Πάπυρος* μπορεί έτσι να συσχετιστεί με την Ευλογία των Ποιητών του *Παπύρου Chester Beatty IV* vs. 2.5–3.11, αλλά επίσης όμως και με δύο αποσπάσματα επιγραφών από τους τοίχους ενός τάφου της πρώιμης ραμεσσιδικής περιόδου στη Σαχάρα. Ένα από τα δύο αυτά αποσπάσματα έγινε γνωστό με την ονομασία *Απόσπασμα Daressy* και αναφέρει σε μορφή καταλόγου διάφορους ιερείς με χαμηλό κυρίως βαθμό ιεραρχίας όπως Επικεφαλής των Ταριχευτών κ.α., ενώ το δεύτερο αναφέρει ανώτατους ιερείς. Σύμφωνα με την προαναφερθείσα ευλογία του *Παπύρου Chester Beatty IV* vs. 2.5–3.11, οι οκτώ σοφοί που αναφέρονται σε αυτή, διαιώνισαν το όνομά τους στην αιγυπτιακή πολιτισμική μνήμη και μάλιστα όχι μόνο με τα κείμενά τους, τα οποία είχαν συγκαταλεχθεί στη λεγόμενη Μεγάλη Παράδοση. Ο δάσκαλος στον *Πάπυρο Chester Beatty IV* vs. 3.8–9 σημειώνει σχετικά με αυτούς: «Τα παιδιά άλλων ανθρώπων θα τους δοθούν ως κληρονόμοι σαν να ήταν τα δικά τους παιδιά».

Ο *Αθηναϊκός Πάπυρος* κάνει σαφές ότι αυτές οι λαμπρές προσωπικότητες της αιγυπτιακής πολιτισμικής ιστορίας κατέχουν και μια μαγική δύναμη (*ḥkꜣ*), η οποία εδώ αξιοποιείται (στον *Πάπυρο Chester Beatty IV* vs. 3.8–11 γίνεται για αυτό απλά ένας υπαινιγμός). Ο ρόλος των αναφερθέντων σοφών ως προστατών – μεταξύ άλλων κατά εχθρικών πνευμάτων νεκρών ή φαντασμάτων – είναι προγεδιαγραμμένος, καθώς οι 'ικανότητές' τους (*ἰqr*) ως 'ευλογημένους' (*ꜣḫ.w*) τους επιτρέπουν να δράσουν από το υπερπέραν για το καλό των ζώντων.

Όταν λατρεύονται το βράδυ κατά την δύση του ήλιου ή όταν προσφωνείται ένα ξόρκι με στόχο την επίκλησή τους, αυτό γίνεται με την πρόθεση να ενεργοποιηθούν αυτά τα *ꜣḫ.w ἰqr.w* ειδικά για τη νύχτα, όταν τα φαντάσματα δρουν ανεξέλεγκτα. Αυτή τη μαγική δύναμη των παλαιών σοφών και όχι τη λογοτεχνική τους δεινότητα τονίζει ολόκληρη η ενότητα του *Αθηναϊκού Μαγικού Παπύρου* από το x+8.8–13.3

και εξής – με μια σαφή έμφαση στην παρουσίαση των επιμέρους ονομάτων στο x+10.3–6 στο πλαίσιο μιας βινιέτας.

Με βάση τις υπάρχουσες πηγές, ονόματα ‘ποιητών’ ή εκείνων των αξιωματούχων-γραφέων, στους οποίους αποδίδονται ψευδεπίγραφα λογοτεχνικά κείμενα απαντούν σε μορφή καταλόγου στον τοίχο ενός τάφου στη Σαχάρα, στον *Πάπυρο Chester Beatty IV* και στον *Αθηναϊκό Πάπυρο* που δημοσιεύεται εδώ. Εδώ μπορούν να προστεθούν και τα αποσπάσματα μιας αφήγησης από το δεύτερο μισό της 12ης Δυναστείας, που δημοσίευσε ο W. K. Simpson το 1960, ο γραφικός χαρακτήρας της οποίας είναι γνωστός με το όνομα *Πάπυρος Lythgoe*. Σε αυτό το κείμενο αναλαμβάνει δράση μεταξύ άλλων ένας βεζύρης που ονομάζεται Γουέχαου, ο οποίος θα μπορούσε να ταυτιστεί με το πρώτο όνομα ενός καταλόγου ‘επιστατών’ (*ỉmy-r3*), που αναφέρονται στο *Όστρακο Μόσχας* 4478 rt. Τα υπόλοιπα ονόματα δεν μπορούν να ταυτιστούν και σύμφωνα με τον Parkinson θα μπορούσαν να είναι όλα επινοημένα. Έτσι, ίσως υπήρχε και ένας άλλος κατάλογος ονομάτων επιφανών αξιωματούχων, ο οποίος είχε συνταχθεί για έναν λόγο, τον οποίο δεν μπορούμε να διασαφηνίσουμε.

Στον *Αθηναϊκό Πάπυρο*, οι 22 προσωπικότητες *3ḫwy.w ỉqr.w* ονομάζονται ‘ικανοί λυτρωθέντες/πνεύματα’ και *sr.w ᶜ3y.w* ‘(μεγάλοι =) σημαντικοί αξιωματούχοι’ (x+10.3). Στη επιγραφή της θήκης ενός ουσέμπτι της Ύστερης Περιόδου στο Μουσείο του Τορίνου, ο Θωθ τους απευθύνει άμεσα το λόγο: «Έτσι μίλησε ο Θωθ . . . Αυτός λέει: «Ω μορφή του ουσέμπτι (*rpjj*) και εσείς Μεγάλοι Αξιωματούχοι του βασιλείου των νεκρών, όταν καλεί κανείς . . . (τον δείνα), . . ., τότε πρέπ{ε}ι να μιλήσετε: ‘Μάλιστα, θέλω να το κάνω’». Μήπως πρόκειται και εδώ για μια εξίσου επιφανή φάλαγγα προστατευόντων πνευμάτων νεκρών όπως και στην περίπτωση του *Αθηναϊκού Παπύρου*;

Δίχως άλλο, πρέπει να αντιπαραθέσουμε στην θετική χρησιμοποίηση των ‘Μεγάλων Αξιωματούχων’ στη ρήση του *Αθηναϊκού Παπύρου* την αντίθετη, αρνητική χρησιμοποίηση των *špsy.w* ‘ευγενών· αριστοκρατών’ σε μια μεγάλη αποθέωση ανθρώπινων μελών στον *Πάπυρο Chester Beatty VIII* rt. [6.x]–8.9. Εδώ, σε όποιον φορά το φυλαχτό παρέχεται η εγγύηση ότι «κανένας άνθρωπος, θεός ή θεά, και ακόμα αριστοκράτης δεν θα ιδιοποιηθεί» τα διάφορα μέλη του σώματός του.

Οι μορφές στον *Αθηναϊκό Πάπυρο* σχεδιάζονται αρχικά σε όρθια (10) και έπειτα σε καθιστή ή οκλάζουσα στάση (12). Αυτός ο τρόπος απεικόνισης αλλά και η εσωτερική διαφοροποίηση των μορφών εντός της βινιέτας δεν είναι εύκολο να ερμηνευθούν. Αν ‘αποκρυπτογραφήσει’ όμως κανείς τις δύο διαφορετικές στάσεις ως γενικευμένα γραφήματα της αιγυπτιακής γλώσσας για το ‘στέκομαι’ και το ‘κάθομαι/οκλάζω’ σε αυτή την ακολουθία, τότε έχουμε να κάνουμε με τα δύο μεταξύ τους συσχετιζόμενα ρήματα *ᶜḥᶜ* και *ḥmsỉ* , τα οποία σημαίνουν σε αυτή ακριβώς την σύμφραση ‘ζω· πηγαίνω να φάω’. Οι 22 άντρες πρέπει να τραφούν σύμφωνα με το x+10.1 με «τροφές που βρίσκονται μπροστά τους» (*ḏf3.w m-b3ḥ=sn*) – αλλιώς δεν θα μπορεί κανείς να τους κάνει επίκληση: Πρέπει να προσελκυθούν για να καθήσουν για φαγητό.

(συμπληρωματικά:) Να ξέρεις τα ονόματα των λίθων λιβανίσματος μαζί με οδηγίες θεραπείας (x+10.6–11.11)

(x+10.6) ΓΙΑ ΝΑ ⟨ΣΕ⟩ ΚΑΝΟΥΝ ΝΑ ΞΕΡΕΙΣ (ΤΑ) ΟΝΟΜΑΤΑ ΤΩΝ ΛΙΘΩΝ,
(x+10.7) ⟨ΠΑΝΩ ΣΤΟΥΣ ΟΠΟΙΟΥΣ ΘΑ⟩ ΛΙΒΑΝΙΣΕΙΣ:
ΠΡΩΤΟΣ λίθος . . . ΑΠΟ(;) ΛΙΒΑΝΙΣΜΑ: «Ας χαιρετηθείς,
(x+10.8) θεέ . . ., που κατασφαγιάζει (τον) στασιαστή, που κατατροπώνει (τον) [εχ]θρό, που κάνει το δικό του μακελειό (του) ΑΠΟΦΙ: [Ας στραφείς κατά (ή κάτι ανάλογο)] του εχθρού, 'εκεί[νου]', του φαντάσματος, του ⟨θηλυκού⟩ φαντάσματος, του αντιπάλου, της αντιπάλου,
(x+11.1) κ.ο.⟨κ.⟩., που κρύβεται, που φωλιάζει σε κάθε μέλος του σώματος (του) δείνα, τον οποίον [γέννησε η] δείνα!»
ΔΕΥΤΕΡΟΣ ΛΙΘΟΣ: «Ας χαιρετηθείς εσύ, (αυτός) μεταξύ (των) θεών, μεγάλος σε δύναμη!
(x+11.2) Ο εχθρός που κρύβεται, που φωλιάζει σε κάθε μέλος του σώματος (του) δείνα, τον οποίον γέννησε η δείνα – αυτός (που) κό⟨βει⟩ τα κεφάλια των πνευμάτων: Έλα επιτέλους, εξολόθρευσέ τον
(x+11.3) αμέσως».
ΤΡΙΤΟΣ ΛΙΘΟΣ: «Ας χαιρετηθείς εσύ, (που) κρύβεσαι, (που) καταγγέλεις(;) την συκοφαντία(;), για να κατατροπώσεις (τον) εχθρό (και) 'εκείνον' που είναι σε κάθε μέλος του σώματος (του)
(x+11.4) δείνα, τον οποίον γέννησε η δείνα: Έλα επιτέλους, ρίξε πάνω του (τη) συμφορά!».
ΤΕΤΑΡΤΟΣ ΛΙΘΟΣ: «Ας χαιρετηθείς εσύ, (που) δημιούργη(σε) τον εαυτό του με τα χέρια του,
(x+11.5) (που) δημιούργησε τον εαυτό του στην καρδιά του, ο πλοηγός σ⟨τ⟩(η) βάρκα *mꜥnḏ⟨.t⟩*: Εξολόθρευσέ τον, εκείνον τον εχθρό, 'εκείνο', το φάντασμα (και) το ⟨θηλυκό⟩ φάντασμα, που είναι σε κάθε μέλος του σώματος (του) δείνα τον οποίον γέννησε η δείνα!».
(x+11.6) ΠΕΜΠΤΟΣ ΛΙΘΟΣ: «Ας χαιρετηθείς εσύ, (που) κατέρχεσαι από (τον) ουρανό, που τα χέρια του ⟨. . .⟩, (όταν) αυτός κινείται σαν άνεμος, χωρίς να τον βλέπει! Έλα, άρχοντα (του) τρόμου,
(x+11.7) μπροστά από τα ονόματά τους!».
ΕΚΤΟΣ ΛΙΘΟΣ: «Ας χαιρετηθείς εσύ, (που) ⟨(προ)χωρά⟩ με την ⟨ακ⟩ο⟨ή του⟩, (που) προχωρά με το βλέμμα του – πάνω (και)
(x+11.8) κάτω – ⟨σ(;)⟩(τη) βάρκα *mꜥnḏ.t* (της) Εννεάδος (με) τον Ούτο ⟨στα⟩(;) πρόσωπά τους».
ΕΒΔΟΜΟΣ ΛΙΘΟΣ: «Ας χαιρετηθείς εσύ ⟨. . .»
«Ας χαιρετηθείτε⟩ εσείς, οι επτά κεραμει-
(x+11.9) κοί τροχοί! Ο Θωθ έφερε τη μαγική του {δύναμη}, για να ⟨εξαλείψετε⟩ κάθε συμφορά από τον δείνα, τον οποίον γέννησε η δείνα,
(x+11.10) από αυτό το μέλος του (και) από όλα τα μέλη του, (αυτά) του δείνα τον οποίον γέννησε η δείνα, από όλα τα μέλη του . . .[. .]»
ΡΗΣΗ ΠΑΝΩ ΑΠΟ ΕΠΤΑ
(x+11.11) ΚΕΡΑΜΕΙΚΟΥΣ ΤΡΟΧΟΥΣ (ΤΟΥ) ΛΙΒΑΝΙΣΜΑΤΟΣ.

Ακόμα και αν η επικεφαλίδα (x+10.6 κ.ε.) που αφορά αυτό το μέρος της τελετουργίας λιβανίσματος προδιαθέτει ίσως μάλλον για έναν απλό κατάλογο (πρβλ. κεφ. 11 Δ περί φρασεολογίας), ο αναγνώστης διαπιστώνει αμέσως ότι πρόκειται για κάτι διαφορετικό: Σε μια κατεξοχήν υμνολογική διατύπωση, για την οποία είναι χαρακτηριστική η επίκληση με την έκφραση *ỉnḏ-ḥr=* «Ας χαιρετηθείς/ας χαιρετηθείτε!», γίνεται, πάνω από τους λίθους λιβανίσματος που αναφέρονται ο καθένας ξεχωριστά, επίκληση θεϊκών όντων από τα οποία και απαιτείται να πολεμήσουν ενεργά κατά των δαιμόνων. Αυτό το κείμενο που απευθύνεται στους επτά κεραμεικούς τροχούς είναι στην παρούσα του μορφή μοναδικό μέχρι τώρα.

Παρεμπιπτόντως, στο κείμενο δεν αναφέρεται τίποτε σχετικά με το πού και πώς έχουν τοποθετηθεί οι λίθοι. Αυτή η πληροφορία δεν δίνεται ούτε σε σχέση με τους κεραμεικούς τροχούς του *Παπύρου Berlin* P. 3038 rt. 4.6 = Bln 46, 5.12–6.1 = Bln 60 και 7.2 = Bln 75. Αντίθετα, στον *Αθηναϊκό Πάπυρο* x+10.1 κ.ε. αναφέρεται με επαρκή ακρίβεια, πού πρέπει να τοποθετηθούν οι προσφορές.

Μια σειρά από παρατηρήσεις σχετικά με το σε ποιές θεότητες γίνεται επίκληση σε συνδυασμό με ποιούς μεμονωμένους λίθους μας φαίνονται απαραίτητες:

Πρώτος λίθος (x+10.7–11.1): ειδικά το επίθετο «αυτός που κάνει το δικό του μακελειό (στον) Απόφι» (x+10.8) υποδηλώνει το Σεθ. Στην εποχή της συγγραφής του *Αθηναϊκού Παπύρου*, ο Σεθ είναι ο κλασικός αντίποδας του Απόφι και αναλαμβάνει την αποστολή να κατατροπώσει αυτό το τέρας, έτσι ώστε ο Θεός Ήλιος να συνεχίσει τη νυχτερινή πορεία του για να εξέλθει από τον Κάτω Κόσμο. Είναι προφανές ότι η επιλογή του συγκεκριμένου αυτού σταδίου της ηλιακής τροχιάς αντιστοιχεί στενά με το επιλεγμένο χρονικό σημείο της τελετουργίας λιβανίσματος, δηλαδή μετά τη δύση του ήλιου (πρβλ. x+10.1 κ.ε.).

Δεύτερος λίθος (x+11.1–3): Οι προσωνυμίες '(αυτός) μεταξύ των θεών'(*ỉmy nṯr.w*) και 'μεγάλος σε δύναμη' (*wr bꜣw*) (x+11.1) είναι, αν τις δούμε μεμονωμένες, ασαφείς. Σύμφωνα ωστόσο με τις πηγές που παρατίθενται στο *LGG* I, σελ. 240a και b και II σελ. 432c–433a, μόνο ο Θεός Ήλιος φέρει *και τις δύο* προσωνυμίες. Ακόμα και το συνοδευτικό όνομα 'αυτός που κόβει (τα) κεφάλια (των) πνευμάτων' (x+11.2) μαρτυρείται μεταξύ άλλων συχνά για τον Θεό Ήλιο. Στον *Πάπυρο Leiden* I 348 rt. 8.5, ο Ρα αποκεφαλίζει με τα ίδια του τα χέρια τους νεκρούς και τους καταραμένους. Και στον πρώιμο πτολεμαϊκό *Πάπυρο BM* EA 10288 A 14 είναι τα χείλη των οπαδών του Σεθ και των καταραμένων αυτά που πρέπει να κοπούν (*ḥsq*). Η συνωνυμία μεταξύ αποκεφαλισμού και δύσης του ήλιου εναρμονίζεται με τη σύνδεση με την ηλιακή τροχιά που διατυπώνεται στην παρούσα ρήση. Με βάση τα παραπάνω είναι κατά τη γνώμη μας σχεδόν βέβαιο, ότι αυτός στον οποίο απευθύνεται εδώ ο λόγος είναι ο Θεός Ήλιος. Καθώς οι επικλήσεις που γίνονται στον πρώτο και τέταρτο λίθο αφορούν τη νύχτα, θα υποθέταμε μάλλον και σε αυτή την περίπτωση μια σύνδεση με την δύση του ήλιου.

Τρίτος λίθος (x+11.3 κ.ε.): Το συνοδευτικό όνομα '(αυτός) που κρύβεται (*ỉmn*)' (x+11.3) θα μπορούσε να αναφέρεται στον Άμμωνα (*ỉmn*) ή σε μια θεότητα που συνδεόταν με αυτόν, κυρίως τον Άμμωνα-Ρα (*ỉmn-rꜥ*). Εάν η ερμηνεία μας σχετικά με την προσωνυμία που ακολουθεί ως 'αυτός που καταγγέλλει(;) την συκοφαντία(;)' είναι σωστή, θα μπορούσε και εδώ τέλος να κρύβεται μια υπόδειξη για το ότι πρόκειται για τον Θεό Ήλιο, καθώς οι Αιγύπτιοι τον θεωρούσαν ως αυτόν που – κυριολεκτικά – έφερνε στο φως το κακό, επειδή κατά τη διάρκεια της ημέρας φώτιζε τη γη.

Τέταρτος λίθος (x+11.4 κ.ε.): Οι προσωνυμίες υποδηλώνουν ξεκάθαρα ότι εδώ πρόκειται για τον Θεό Ήλιο. Αρχικά γίνεται ένας υπαινιγμός στην αυτοδημιουργία του Άτουμ, της θεότητας-δημιουργού και ταυτόχρονα νυχτερινής μορφής του Θεού Ήλιου: Ως *wtṯ-sw* εμφανίζεται ο Άτουμ π.χ. στον Λίθο Schabaka, σειρά 6. Το *wtṯ-sw* είναι όμως και η προσωνυμία του Θεού Ήλιου γενικά. Με το συνοδευτικό όνομα ‘πλοηγός σ(τη) βάρκα *mʿnḏ.t*’ (x+11.5) γίνεται ήδη παραπομπή στη αναγέννηση του Θεού Ήλιου που ολοκληρώνεται στη μέση της νύχτας καθώς αυτός ήδη τώρα συνδέεται με την ανατολή του ήλιου.

Πέμπτος λίθος (x+11.6 κ.ε.): Ένα στενό παράλληλο στο χωρίο μας παρέχει π.χ. ο *Πάπυρος Skrine* 2 § 13: ‘(αυτός) που κατέρχεται από τον ουρανό, ο άρχοντας (του) τρόμου’. Πρόκειται για τον Θεό Ήλιο, ο οποίος εδώ αναφέρεται σε σχέση με την επίδρασή του πάνω στη γη. Κατέρχεται από τον ουρανό· παρόλα αυτά δεν μπορεί κανείς να τον δει επειδή εμφανίζεται ως αέρας. Ως θεός του ανέμου μπορεί να θεωρηθεί ο Σου ή, πιθανότερα, ο Άμμωνας. Ίσως λοιπόν, αυτό που εδώ εννοούνταν ήταν συγκεκριμένα η συνηθισμένη μορφή του Άμμωνα-Ρα.

Έκτος λίθος (x+11.7 κ.ε.): Και πάλι ο λόγος απευθύνεται εδώ στον Θεό Ήλιο. Ρητά αναφέρονται οι αισθητικές του ικανότητες όραση και ακοή. Αυτό το ερμηνεύουμε ως ένδειξη ότι ο Θεός Ήλιος που πορεύεται ‘πάνω’ κατά μήκος του ουρανού αντιλαμβάνεται κατά τη διάρκεια της διαδρομής του με την ακοή και τη ματιά του όλα όσα συμβαίνουν ‘κάτω’ στη γη (x+11.7 κ.ε.). Καθώς με την ακοή του Θεού Ήλιου εννοείται κυρίως ότι ακούει ικεσίες, δημιουργείται εδώ η προϋπόθεση ότι στο πλαίσιο της τελετουργίας μια θεότητα είναι σε ετοιμότητα ως αρμόδια να ακούσει τις ικεσίες και να δράσει ανάλογα.

Έβδομος λίθος (x+11.8): Η επίκληση δεν σώζεται. Μόνο η αρσενική μορφή της αντωνυμίας ‘εσύ’ διατηρείται ακόμη, έτσι ώστε τουλάχιστον να είναι βέβαιο ότι αυτό το μέρος απευθυνόταν σε μια ανδρική θεότητα. Δεν μπορεί ωστόσο να ειπωθεί με βεβαιότητα ποιός ήταν αυτός ο θεός. Δεν πρέπει να ήταν απαραίτητα ο Θεός Ήλιος, όπως προκύπτει αν παρατηρήσει κανείς την ομόκεντρη δομή όλων των επικλήσεων:

λίθος	θεός	δραστηριότητα	στάδιο / χρόνος
1.	Σεθ	ανοίγει μαχόμενος το δρόμο, στην πλώρη της Ηλιακής Βάρκας	νύχτα
2.	Θεός Ήλιος	πολεμά ισχυρός	δύση(;) του ήλιου
3.	Άμμων-Ρα	κρυμμένος· καταγγέλλει συκοφαντία(;)	;
4.	Άτουμ	αυτοδημιουργία	νύχτα, παραπομπή σε μέρα(;)
5.	Άμμων-Ρα	άνεμος· δεν μπορεί να τον δει κανείς	;
6.	Θεός Ήλιος	γεννιέται, επίδραση στη γη	ανατολή
7.	⟨. . .⟩	⟨. . .⟩	⟨. . .⟩
γενικά	Θωθ	έφερε μαγική δύναμη	–

Το κεντρικό θέμα είναι εδώ η νυχτερινή αυτοδημιουργία του Άτουμ (τέταρτη επίκληση). Αυτό το περιβάλλουν ως εσωτερικό ομόκεντρο ζευγάρι η τρίτη και πέμπτη επίκληση, στις οποίες απευθύνεται ο λόγος στον Άμμωνα-Ρα στο στάδιο, στο οποίο αυτός κρύβεται. Η επόμενη προς τα έξω ζώνη της ομόκεντρης αυτής δομής (δεύτερη και έκτη επίκληση) αναφέρεται στα σημαντικά στάδια της δύσης και ανατολής του ήλιου. Από την τελευταία, εξωτερική ζώνη σώζεται μόνο η επίκληση στον Σεθ που γίνεται στον πρώτο λίθο. Δεν αποκλείεται αυτή να αντιστοιχούσε στην έβδομη επίκληση σε μια αναφορά είτε πάλι του Σεθ είτε ενός άλλου αρωγού του Θεού Ήλιου, ίσως ενός θεού, ο οποίος σε αντίθεση με το Ρα δεν στέκει στην πλώρη αλλά στην πρύμνη της Ηλιακής Βάρκας.

Στην προσπάθεια να απαντηθεί αυτή η ερώτηση, μπορεί να καταλήξει κανείς στο ίδιο αποτέλεσμα ξεκινώντας από δύο διαφορετικά σημεία, δηλαδή ότι είναι πολύ πιθανόν ότι εδώ αναφερόταν ο Ώρος. Αυτό υποδηλώνεται αρχικά με σαφήνεια στην επόμενη και μεθεπόμενη ρήση, οι οποίες και οι δύο πρέπει μάλλον να προσφωνηθούν κατά τη διάρκεια του λιβανίσματος (x+11.11 κ.ε.). Σε αυτές, η ‘δύναμη(;) (του) Ώρου’ και η ‘δύναμη (του) Σεθ’ (x+12.2) διαδραματίζουν σε παραλληλία μεταξύ τους ένα σημαντικό ρόλο, ενώ ο θεραπευτής ταυτίζεται με τον Θωθ, ο οποίος χώρισε τον Ώρο και τον Σεθ (x+12.5). Ο σημαντικός ρόλος αυτών των τριών θεών ταιριάζει ίσως απόλυτα στην διάταξη που αποτελεί τη βάση του ύμνου σχετικά με τους λίθους λιβανίσματος: Το γεγονός ότι ο Σεθ αναφέρεται στην πρώτη επίκληση αντιστοιχεί στο θέση του στην πλώρη της Ηλιακής Βάρκας. Ο Ώρος που χωρίστηκε από αυτόν μέσω της επέμβασης του Θωθ πρέπει τότε να στέκεται στην πρύμνη, ώστε ο λόγος σε αυτόν θα έπρεπε να απευθυνόταν στην έβδομη επίκληση. Ο Θωθ, που σύμφωνα με το μύθο χώρισε τους δύο άλλους θεούς και ο οποίος έτσι κι αλλιώς λόγω της μαγικής του δύναμης πρέπει να είχε έναν ιδιαίτερο ρόλο στο πλαίσιο της προστασίας του Θεού Ήλιου, προβάλλεται για μια ακόμα φορά στην συνοψίζουσα γενική επίκληση (x+11.8 κ.ε.).

Ερχόμαστε τώρα, όπως προαναφέρθηκε, στο δεύτερο επιχείρημα σχετικά με την υπόθεσή μας ότι στον έβδομο λίθο γίνεται επίκληση στον Ώρο. Η διάταξη στην Ηλιακή Βάρκα με τον Σεθ στην πλώρη, τον Ώρο στην πρύμνη και την προσθήκη του Θωθ είναι στην Αίγυπτο γνωστή από την εικονογραφία, ωστόσο, με βάση τα όσα γνωρίζουμε, μόνο μετά την περίοδο του Νέου Βασιλείου, στην οποία χρονολογείται ο *Αθηναϊκός Μαγικός Πάπυρος*. Το πιο στενό εικονογραφικό παράλληλο για το θεολογικό δόγμα, στο οποίο αυτός βασίζεται απαντά σε μια βινιέτα του *Παπύρου Καΐρου* JE 31986 [Πάπυρος Β]. Εδώ αναγνωρίζει κανείς τον Θεό Ήλιο, που ταυτίζεται με βάση τις συνοδευτικές επιγραφές με το Ρα-Χαράχτε, στη βάρκα του. Στην πλώρη βρίσκεται ο Σεθ που τρυπά με το δόρυ του το φίδι Απόφι. Οι θεοί που στέκονται στην πρύμνη μπορούν να ταυτιστούν με βάση τις κεφαλές του με μορφή γερακιού ή ίβιδας ως Ώρος και Θωθ.

Το κατά πόσο εδώ η σύνδεση των κεραμεικών τροχών με τον Θεό της Δημιουργίας θα μπορούσε επίσης να έπαιζε κάποιο ρόλο, παραμένει ένα ανοικτό ερώτημα. Είναι πιθανόν πάντως ότι ο Θεός Ήλιος χρειάζεται ή χρησιμοποιεί συμπληρωματικά αυτές τις δυνάμεις για την αναζωογόνησή του. Θα θέλαμε να επισημάνουμε σε αυτή τη συνάφεια, ότι στο *Βιβλίο της Νουτ* (§ 16) αναφέρεται το άνοιγμα του *nḥp* σε σύνδεση με την ανατολή του Ήλιου. Η λέξη έχει ήδη ερμηνευτεί ως ‘κεραμεικός τροχός’ ή ‘μπάλα από κοπριά’(;), ο Quack ωστόσο υποθέτει ότι πρόκειται για μια ονομασία του αμνίου. Εν τούτοις, ο συνειρμός με την ομόφωνη, ετυμολογικά ωστόσο μη ταυτόσημη, λέξη για τον ‘κεραμεικό τροχό’ μπορεί να έπαιζε για τους Αιγύπτιους πάντα ένα ρόλο. Σε αυτό συνηγορεί π.χ. και το γεγονός ότι στη γένεση του ήλιου στο *Βιβλίο της Νύχτας* στην 12^{η} Ώρα απεικονίζεται πάνω στον κόλπο της Θεάς του Ουρανού ένας σκαραβαίος πάνω σε ένα κεραμεικό τροχό.

Ενώ, όπως μόλις είδαμε, η κυκλική αναγέννηση και επίδραση του Θεού Ήλιου εκφράζεται σε ένα ομοκεντρικά δομημένο κείμενο, οι μαρτυρίες περί της καταπολέμησης των δαιμόνων ακολουθούν τα χρονικά στάδια, όντας έτσι γραμμικές. Επιπλέον διαφαίνεται, ότι η ονομαστική αναφορά του ασθενή γίνεται μόνο μέχρι και τον τέταρτο λίθο. Μετά από αυτόν, δηλαδή στη φάση της ανατολής του ήλιου, το κείμενο κινείται προφανώς αποκλειστικά στον κόσμο των θεών και συμπεριλαμβάνει ρητά τον ασθενή μόνο στη συνοψίζουσα συνολική επίκληση:

λίθος	στάδιο / χρόνος	δαίμων [ή δαίμον(ες)]	δείνα	
1.	νύχτα (Σεθ)	κρύβονται (μακροσκελής κατάλογος)	+	⎤
2.	δύση του ήλιου	κρύβεται	+	⎦
3.	νύχτα(;)	για να κατατροπώσει το δαίμονα	+	⎤
4.	νύχτα, ένδειξη για μέρα(;)	εξολόθρευσε τον δαίμονα!	+	⎦

5.	;	‘τα ονόματά τους’	– ⌉
6.	ανατολή του ήλιου	–	– ⌋
7.	⟨. . .⟩ (Ώρος)	⟨. . .⟩	⟨. . .⟩ ⌉
γενικά	– (Θωθ)	(το κακό γενικά)	+ ⌋

Όπως βλέπει κανείς, με την ροή του κειμένου οι δαίμονες απωθούνται όλο και περισσότερο – έτσι όπως αυτό πρέπει να επιτευχθεί μέσω της τελετουργίας. Αρχικά, στον πρώτο λίθο απαριθμούνται δαίμονες σε ένα μακροσκελή κατάλογο, ο οποίος επιπλέον παραμένει μέσω του «κ.ο.κ.» ουσιαστικά ανοικτός. Αυτοί οι δαίμονες κρύβονται και φωλιάζουν στο σώμα του ασθενή. Η ονομαστική αναφορά τους εντάσσεται σε μια απαίτηση προς τον Σεθ να τους καταπολεμήσει όλους.

Αλλά και στον δεύτερο λίθο δηλώνεται το ίδιο, σχετικά με τον τόπο παραμονής του ‘κακού’, το οποίο ωστόσο είναι ήδη περιορισμένο στη λέξη ‘εχθρός’ στον ενικό. Μόνο εδώ γίνεται απευθείας επίκληση στον δαίμονα.

Με την επίκληση στον τρίτο λίθο αλλάζει και πάλι ο τρόπος με τον οποίο αναφέρονται οι δαίμονες. Η ονομαστική αναφορά τους εντάσσεται σε μια τελική πρόταση. Ο Θεός Ήλιος δρα για να κατατροπώσει τους εχθρούς που βρίσκονται στο σώμα του ασθενή. Εμφανές είναι επίσης το γεγονός ότι αυτοί δεν δρουν πλέον ενεργά· Δεν κρύβονται πλέον αλλά απλά βρίσκονται μέσα στο σώμα.

Στην επίκληση στον τέταρτο λίθο, η αγωνία αυτή των δαιμόνων παραμένει ακόμα στη διατύπωση του κειμένου: Και εδώ, αυτοί απλώς *είναι* στο σώμα του δείνα. Παρά το γεγονός ότι τώρα απαριθμούνται και πάλι πολλοί διαφορετικοί δαίμονες, αυτό φαίνεται, κατά τη γνώμη μας να υποδηλώνει την αυξανόμενη αποδυνάμωσή τους. Γιατί, καθένας από αυτούς θα καταστεί αμέσως αβλαβής με την απαίτηση προς τον αναγεννώμενο Θεό Ήλιο: «Εξολόθρευσέ τον!».

Το κείμενο του πέμπτου λίθου στρέφεται προφανώς κατά των τελευταίων ιχνών των δαιμόνων, δηλαδή των ονομάτων τους, καθώς αυτοί στην συγκεκριμένη ενότητα δεν κατονομάζονται πλέον αλλά γίνεται μια μόνο φορά λόγος για τα ‘ονόματά τους’. Ο ασθενής δεν αναφέρεται εδώ, ίσως γιατί έχει εν τω μεταξύ γίνει ένα με τον Θεό Ήλιο.

Στον έκτο λίθο γίνεται πλέον λόγος μόνο για τον ήλιο που πορεύεται κατά μήκος του ουρανού και επιδρά στη γη. Οι δαίμονες ή ο ασθενής δεν αναφέρονται ούτε με μια λέξη.

Η έβδομη επίκληση δεν καταγράφηκε στο χειρόγραφο. Θα ήταν ενδιαφέρον να γνωρίζαμε αν η διάρθρωση του κειμένου σε ζεύγη (βλ. σχετικά παρακάτω) αποτυπωνόταν και στην αναφορά που γινόταν στον ασθενή.

Η συνολική επίκληση, με την οποία κλείνει αυτή η ενότητα, αφορά τον Θωθ, ο οποίος ως θεϊκός τελετουργός ενισχύει κατά κάποιο τρόπο από έξω τα ηλιακά συμβάντα με τη μαγική του δύναμη, αναφέρει γενικά το ‘κακό’ – δεν χρησιμοποιείται κανένας ορισμός δαίμονα αλλά η έκφραση *ḫ.wt nb(.t) bỉn(.t)*. Πόσο απόλυτη είναι πλέον η εξουσία επάνω στο κακό διατυπώνεται εδώ σαφώς και λεκτικά. Για πρώτη φορά γίνεται επίκληση σε έναν μεγάλο αριθμό, δηλαδή τους επτά λίθους λιβανίσματος που το εξαλείφουν από το σώμα του δείνα. Ταυτόχρονα δεν αναφέρεται πλέον, όπως πριν, σε μια σχετική πρόταση, πού βρίσκεται το κακό. Δεν λέγεται πλέον ότι ένας δαίμονας που βρίσκεται στο σώμα του ασθενή, εξολοθρεύεται. Αντίθετα, το κακό γίνεται ακόμα πιο ασήμαντο, με το να πληροφορείται πλέον κανείς για αυτό μόνο ότι πρόκειται να εξολοθρευθεί. Ταυτόχρονα η ακεραιότητα του δείνα τονίζεται λεκτικά καθώς το κακό θα απομακρυνθεί από τον δείνα από ‘αυτό’ το μέλος του σώματος και από ‘όλα’ τα μέλη του σώματος.

Οι αναφορές στους δαίμονες και τον ασθενή διαρθρώνονται σε ζεύγη:
1ος και 2ος λίθος: Δαίμονες κρύβονται στο σώμα του δείνα.
3ος και 4ος λίθος: Εκδίωξη των δαιμόνων από το σώμα του δείνα.
5ος και 6ος λίθος: Εξάλειψη των υπολειμμάτων τους (ονόματα).
7ος λίθος και γενική επίκληση: Το κακό γενικά εκδιώκεται από τον δείνα.
Όπως βλέπει κανείς, κατά τη διάρκεια αυτών των συμβάντων οι δαίμονες γίνονται από το ένα στάδιο στο άλλο όλο και πιο αδρανείς και εξολοθρεύονται όλο και πιο αποτελεσματικά. Η εξάλειψη των δαιμόνων και έτσι η ίαση του ασθενή ως σκοπός της όλης τελετουργίας γίνονται σαφείς στο κείμενο ως διάταξη ζευγών από εκφράσεις που αντιστοιχούν μεταξύ τους.

Αυτή η διάρθρωση είναι συνδεδεμένη με την ομόκεντρη δομή αυτών των εκφράσεων, το θέμα των οποίων είναι η αναγέννηση του Θεού Ήλιου, ως επικράτηση πάνω στο κακό, και οι δαίμονες. Οι επικλήσεις πάνω από τους λίθους λιβανίσματος συνδέουν λοιπόν με περίτεχνο τρόπο την κυκλική αναγέννηση του Θεού Ήλιου που αποτυπώνεται στην ομόκεντρη κειμενική δομή αλλά και τη γραμμική δομή των εκφράσεων, με την οποία τονίζεται στο κείμενο ότι η εξολόθρευση των δαιμόνων είναι μη αναστρέψιμη.

(συμπληρωματικά:) Ρήση του λιβανίσματος με οδηγίες θεραπείας (x+11.11–12.4)

(x+11.11) Ρήση (του) .[.]. . (του[;]) λιβανίσματος:
Ω, λιβανίζει / αυτός που λιβανίζει [. . .]. από(;)/για(;) τον Ώρο στη(;) μητέρα του
(x+12.1) Ίσιδα (και την) (αδελφή =) θεία του [Νέφ]θυς, για να προστατεύσει αυτόν με αυτούς – έτσι(;) πρέπει(;) αυτοί(;) / πρέπει(;) εσείς(;) να προστατεύσετε(;) τον δείνα, [τον οποίον γέννησε η δείνα], κατά του εχθ[ρο]ύ, [«εκείνου]», του φαντάσματος, [θηλυκού φαντάσματος . . .]
(x+12.2) Ω δύναμη(;) (του) Ώρου! Ω δύναμη (του) Σεθ! . . . . ΛΙΒΑΝΙΣΜΑ ΜΕ(;)
(x+12.3) φυτά ‘ταύρου’ μπροστά από(;) τους επτά κεραμεικούς τροχούς, οι οπ![οίοι(;) . . .] τους(;) . . . δίπλα σε/πάνω σε . . . λιβανίζουν . . . [. . .]
(x+12.4) . . . λίπος(;) μιας(;) κατσίκας(;). Λιβάνισε (τον) ασθενή με αυτό. [(Ο) τρόμος] [μπροστά σε έναν θεό (ή) μια θε]ά (τότε) δεν θα τον κυριεύσει.

Ο αποσπασματικός χαρακτήρας αυτής της ρήσης δυσκολεύει την κατανόησή της. Είναι ωστόσο βέβαιο, ότι πρόκειται για το κείμενο που προορίζεται να συνοδεύσει τα λιβανίσματα που αποτελούν το σημαντικότερο θεραπευτικό μέσο σε ολόκληρη τη μακρά αυτή τελετουργία από το x+8.8 μέχρι το x+13.9. Σε αντίθεση με τον ύμνο περί των επτά λίθων λιβανίσματος (x+10.6–11.11), ο Θεός Ήλιος δεν διαδραματίζει τώρα κάποιο ενεργό ρόλο. Μάλιστα, δεν αναφέρεται καν. Αντίθετα, δίνεται έμφαση στον Ώρο, (x+11.11 και x+12.2), τον Σεθ (x+12.2 και 5) και τον Θωθ (x+12.5)· αναφέρονται επίσης η Ίσις (x+12.1) και η Νέφθυς (x+12.1).

Στην αρχή της ρήσης ο Ώρος απαιτεί ίσως από την Ίσιδα και τη Νέφθυ να λιβανίσουν κάποιον – ίσως κάποιον ασθενή από τον κόσμο των θεών – για να τον προστατεύσουν (x+11.11 κ.ε.). Υποθέτουμε ότι με αυτό ήδη ολοκληρώνεται το μυθολογικό προηγούμενο και γίνεται η σύνδεση με τον ασθενούντα άνθρωπο (x+12.1), για τη χάρη του οποίου γίνεται επίκληση στη δύναμη του Ώρου και του Σεθ (x+12.2).

Στις ακόλουθες οδηγίες θεραπείας (x+12.2 κ.ε.), το μεγαλύτερο τμήμα των οποίων δυστυχώς δεν σώζεται, πληροφορούμαστε τουλάχιστον και το ότι το θεραπευτικό λιβάνι περιέχει και φυτά 'ταύρου' (= μη χαραγμένοι καρποί συκομουριάς;) (x+12.3). Αυτοί οι καρποί θα μπορούσαν μάλιστα – με βάση το τρόπο συνάρτησής τους με το λιβάνισμα στο x+12.7 – να αποτελούν και το βασικό συστατικό του.

(συμπληρωματικά:) Ρήση για την αυτοταύτιση του θεραπευτή με οδηγίες θεραπείας (x+12.4–12.7)

(x+12.4) [Ρήση(;) του(;) . . .]: Εγώ είμαι [. . .],

(x+12.5) αυτός που είναι στην κορυφή. Είμαι ο Θωθ, που χώρισε τον Ώρο από τον αδελφό του Σ[εθ]. Εσύ(;)/Το δικό σου(;) [. . να κατασφ]άξει [. . .] πνεύματα, [που διεισδ(;)]-

(x+12.6) ύουν (και πάλι) εξέρχονται από . . ., για να λύσουν για μένα το φάντασμα, ⟨θηλυκό⟩ φάντασμα, τον αντίπαλο και την αντίπα[λο, που] (είναι) σε κάθε μέλος του σώματος (του) δείνα που γέννησε η δείνα. . . .
[Επι]-

(x+12.7) ΚΛΗΣΗ {ΠΑΝΩ ΑΠΟ} ΕΠΤΑ ΦΟΡΕΣ.

Η σύνδεση αυτής της ρήσης με την τελετουργία λιβανίσματος είναι βέβαιη λόγω του γεγονότος ότι αυτή πρέπει να προσφωνηθεί επτά φορές αλλά και γιατί η επόμενη ενότητα (x+12.7 κ.ε.) σίγουρα συνανήκει με αυτή. Στην παρούσα ρήση, ο θεραπευτής ταυτίζεται ρητά με τον Θωθ (x+12.4 κ.ε.). Έτσι τονίζεται η σημασία αυτού του θεού ως εκείνου που χώρισε τον Ώρο από τον Σεθ (x+12.5). Στο πλαίσιο της όλης τελετουργίας, ο ρόλος αυτός είναι, σύμφωνα με την ερμηνεία μας, ιδιαίτερης σημασίας, καθώς ο Σεθ και ο Ώρος πρέπει να εκπληρώσουν ο καθένας ξεχωριστά το καθήκον τους να προστατεύσουν τον Θεό Ήλιο. Ταυτόχρονα, είναι διαχωρισμένοι μεταξύ τους ως προς την αρίθμηση (πρώτος λίθος: Σεθ, έβδομος λίθος: Ώρος) αλλά και τη θέση (ο Σεθ στην πλώρη, ο Ώρος στην πρύμνη της Ηλιακής Βάρκας). Μόνο όταν ο Ώρος και ο Σεθ δεν είναι και πάλι σε διαμάχη, μπορούν να προστατεύσουν αποτελεσματικά τον Θεό Ήλιο. Από την εκπλήρωση αυτού του καθήκοντος εξαρτάται φυσικά, σύμφωνα με τη λογική του αιγυπτιακού τελετουργικού τυπικού, και η προστασία του ασθενούντος ανθρώπου, από τον οποίο οι δαίμονες πρέπει να «αποσπαστούν»/«διαχωριστούν» (*sfḫ*· x+12.6).

Οι αποσπασματικά σωζόμενες οδηγίες θεραπείας αυτής της ρήσης επιτρέπουν τη διαπίστωση ότι το κείμενο έπρεπε να προσφωνηθεί επτά φορές, κάτι που αντιστοιχεί επακριβώς στον αριθμό των λίθων λιβανίσματος.

(συμπληρωματικά:) Ρήση για τη μικρή μπάλα από νήμα *ftt* μετά το λιβάνισμα (x+12.7–13.3)

(x+12.7) ΑΛΛΗ ΡΗΣΗ – μικρή μπάλα από νήμα *ftt* μετά (το) λιβάνισμα με φυτά 'ταύρου' . . . από . . .:

(x+12.8) ο Ρα – εμείς(;) φέρνουμε. Αυτή φροντίζει, ώστε (το) οργισμένο μάτι του Ώρου να ηρεμήσει· εξέρχονται . . . μικρή μπάλα από νήμα *ftt* από(;) [θεϊκές] επιδράσεις [από(;)] φάντασμα, ⟨θηλυκό⟩ φάντασμα, τον αντί[παλο (και την) αντίπαλο] κατά(;) του δείνα [τον οποίον γέννησε]

(x+12.9) η δείνα. Αυτό(;) το κουρέλι(;) είναι(;) αυτό(;), σκουπίζει(;) για(;) . . . – να ηρεμήσει(;) [. .] τις φορές που εξέρχονται . . .[. . .] Χέ[μμ]ις από το θάμ[νο(;) . . .] σε [. . .]

(x+12.10) θεϊκές επιδράσεις ενός θεού, μιας θεάς, ενός φαντάσματος, ενός ⟨θηλυκού⟩ φαντάσματος, ενός αντιπάλου (και) μιας αντιπάλου, που είναι σε [κάθε μέλος του σώματος (του)] δείνα, τον οποίον γέννησε η [δείνα], (είναι). . . . πίν[ουν . . .] μπίρα . . .[. . . θεός(;)],

(x+12.11) (και)(;) θεά(;) (του[;]) τρόμου (και της) σύγχυσης (της) καρδιάς από(;) [. .]. . .[. . .] σε αυτό το όνομα [. . .] αυτοί προκαλούν σύγχυση (στις) καρδιές, αρπάζουν [. . .] εχθρό, «εκείνο», ⟨το φάντασμα, το θηλυκό φάντασμα⟩,

(x+12.12) τον αντίπαλο, την αντίπαλο, που είναι στην κοιλιά του .[. . .] μεγάλες [προσφ]ορές(;) [. . . Βού]σιρις .[. . .] αυτός προκαλεί σύγχυση

(x+13.1) . . .]. . . από [. . .] το φάντασμα, ⟨θηλυκό⟩ φάντασμα

(x+13.2) . . . δείνα, τον οποίον γέννησε] η δείνα, μπρο[στά(;) . .]. . . σε χέρι(;)

(x+13.3) . . . έρχ]εται(;) προστασία.

Η επικεφαλίδα κατατάσσει σαφώς την παρούσα ρήση σε μια χρονική στιγμή μετά το λιβάνισμα (x+12.7). Η λειτουργία της 'μικρής μπάλας από νήμα', στην οποία η ρήση αυτή είναι αφιερωμένη, είναι ασαφής. Ωστόσο γίνεται εμφανές, ότι το κείμενο πραγματεύεται πολύ διεξοδικά και ταυτόχρονα αποκλειστικά τις πιθανές βλαβερές επιδράσεις των δαιμόνων: Το οργισμένο μάτι του Ώρου πρέπει να ηρεμήσει (x+12.8), οι δαίμονες πρέπει ίσως να 'σκουπιστούν' (x+12.8 κ.ε.), πολυάριθμοι δαίμονες και θεϊκές επιδράσεις απαριθμούνται (x+12.8 κ.ε.), η άφιξη της προστασίας προαναγέλλεται (x+13.3). Επίσης είναι εμφανές, ότι από την ρήση απουσιάζουν οι οδηγίες θεραπείας. Η μικρή μπάλα από νήμα *ftt* θα πρέπει τότε να ήταν ένα αντικείμενο, το οποίο είτε είχε ήδη προαναφερθεί – και για το οποίο παρατίθεται εκ των υστέρων μια ρήση – είτε είχε μια χρήση που ήταν τόσο αυτονόητη για έναν Αιγύπτιο θεραπευτή, ώστε μια ρητά διατυπωμένη πληροφορία για αυτό να ήταν περιττή. Το μόνο χωρίο, στο οποίο η χρήση μιας μικρής μπάλας από νήμα στο πλαίσιο της συγκεκριμένης τελετουργίας μας φαίνεται πιθανή, είναι το x+9.9–11, στο οποίο ένα ποτό από γλυκιά μπίρα ετοιμάζεται και δίνεται στον ασθενή. Ίσως η μικρή μπάλα από νήμα έπαιζε ένα ρόλο στην δοσοληψία αυτού του ποτού στο x+9.11. Ο ασθενής μάλιστα έχει προφανώς χάσει τις αισθήσεις του, καθώς η θεραπευτική αγωγή στο x+9.11 επιτρέπει παρά τα κενά της την διαπίστωση ότι πρέπει να ληφθεί ιδιαίτερη πρόνοια για να μπορέσει να δοθεί στον ασθενή το ποτό. Όταν λοιπόν γίνεται και πάλι λόγος για την 'κατάποση μπίρας' και μάλιστα στο x+12.10, η χρήση μιας μικρής μπάλας από νήμα σε αυτή τη συνάφεια θα ήταν πιθανή.

Λόγω της απουσίας θεραπευτικής αγωγής στην παρούσα ρήση δεν μπορούμε σε αυτή την περίπτωση να καταλήξουμε στο συμπέρασμα ότι πρόκειται για ένα κείμενο με ρόλο φυλαχτού, άραγε λοιπόν η ρήση μάλλον έπρεπε να καταγραφεί σε μια ταινία. Και αυτό γιατί η καταγραφή της και τοποθέτησή της αναφέρονται ήδη στο x+9.11 κ.ε. Η ταινία παραμένει λοιπόν προφανώς στο κεφάλι του ασθενή και ό,τι χρειάζεται να γνωρίζει κανείς για την σωστή προσφώνηση της παρούσας ρήσης αναφέρεται στην επικεφαλίδα: Η θέση της στην τελετουργία είναι μετά το λιβάνισμα (x+12.7). Με άλλα λόγια, η έλλειψη οδηγιών θεραπείας επιτρέπει έτσι τη διαπίστωση ότι δεν υπάρχει κάποια διαδικασία που χρήζει περιγραφής.

(συμπληρωματικά:) Ρήση κατά φαντασμάτων (x+13.3–9)

(x+13.3) ΡΗΣΗ (ΤΟΥ) .[. . .]:
Ω φάντασμα,
(x+13.4) . . .]. . σ[ε(;)] χωρίζει/στήνει σ(την) θέση της εμφάνισής σου
(x+13.5) . . . φάντασμ]α, ⟨θηλυκό⟩ φάντασμα σε/από (το) σώμα . . . Δες, (τους) θεούς
(x+13.6) . . .]. . . αυτή(;) / με(;) σε αυτούς(;) καθοδηγούν . .-
(x+13.7) -[. . . . .]. . . τον εχθρό, την εχθρό, τον αντίπαλο, την αντίπαλο
(x+13.8) . .[. . . . .]. . . (Το) όνομα του πατέρα σου (και) της μητέρας σου είναι το όνομά σου [. . .]
(x+13.9) . .[. . .]. .[. . . . .] αυτός(;)/το δικό του(;) μέσω φτυσίματος. . . σε εσένα – να επαναλάβει [. . .]

Λόγω της κακής διατήρησης αυτής της ρήσης δεν είναι δυνατή μια διεξοδικότερη ανάλυση για το περιεχόμενό της ή το ιατρικό της υπόβαθρο. Δεν είναι καν βέβαιο, αν γενικά αυτή η ρήση ανήκει στην τελετουργία λιβανίσματος. Ένα τέτοιο πρόβλημα δεν αποτελεί έκπληξη καθώς οι ίδιοι οι Αιγύπτιοι κατέγραφαν ακόμα και τμήματα από μεγαλύτερες τελετουργίες ή ακόμα και μεμονωμένες ρήσεις ξεχωριστά ή, αντίστροφα, συνδύαζαν ένα τέτοιο υλικό σε νέες μακροσκελείς συνθέσεις. Διακρίνουμε ωστόσο στην ενότητα x+13.3–9 τις ακόλουθες ενδείξεις που συνηγορούν στο ότι αυτή συνανήκει με την προηγούμενη τελετουργία: Αρχικά, από την πλευρά του περιεχομένου, αυτές συνδυάζονται με ιδανικό τρόπο, καθώς στο τέλος της ρήσης απευθύνεται άμεσα ο λόγος στους δαίμονες στους οποίους δηλώνεται ότι οι ενέργειές τους οδηγούν σε αδιέξοδο. Έπειτα, η έκφραση *wḏ*^{c} 'στήνω' στο x+13.4 θα μπορούσε να υποδηλώνει τη δράση του Θωθ, ο οποίος διαδραματίζει έναν πρωτεύοντα ρόλο στην τελετουργία λιβανίσματος. Τέλος, το *sšm* 'καθοδηγώ' στο x+13.6 θα μπορούσε να είναι ένας σκόπιμος υπαινιγμός στο *sšmw* 'εικόνα' του x+8.11. Παρά το γεγονός, ότι όλα αυτά τα στοιχεία δεν αποδεικνύουν το ότι η παρούσα ρήση ανήκει στην τελετουργία λιβανίσματος, θα θέλαμε ωστόσο να το διατυπώσουμε αρχικά ως υπόθεση, όσο δεν υπάρχουν ξεκάθαρα αντεπιχειρήματα.

Τα σημαντικά κενά του κειμένου δεν επιτρέπουν επίσης να κατανοήσουμε ακριβέστερα το περιεχόμενο της ρήσης. Φαίνεται πάντως, ότι ο λόγος απευθύνεται άμεσα στους δαίμονες (x+13.3, 8 και 9). Πέρα από αυτό απαριθμούνται ως διαφορετικοί (x+13.5 και 7). Τέλος, ο ομιλητής φαίνεται να τονίζει ότι το όνομα του δαίμονα αλλά και των γονέων του του είναι γνωστά (x+13.8). Με αυτό τον τρόπο ο θεραπευτής κατέχει την καθοριστική δύναμη για να επιβληθεί στο δαίμονα.

Η ρήση δεν περιλαμβάνει κάποια άλλα στοιχεία που θα μπορούσαν να αξιολογηθούν από ιατρική σκοπιά. Σημαντικό θα μπορούσε να είναι ίσως το ‘φτύνω’ στο x+13.9. Είτε ο ασθενής πρέπει να κάνει εμετό είτε παρέχεται σε αυτόν ένα εμετικό φάρμακο.

VII. Κατά φαντασμάτων (x+13.9–17.1)

Σε αυτή την τελευταία ενότητα του *Αθηναϊκού Παπύρου* γίνεται και πάλι λόγος για την προστασία από φαντάσματα, τα οποία εδώ θεωρούνται συγκεκριμένα ως η αιτία για την ύπαρξη νυχτερινών όντων και εφιαλτών, ίσως ακόμα και για άλλες νυχτερινές ενοχλήσεις (βλ. σχετικά την τρίτη ρήση). Δυστυχώς, το κείμενο ολόκληρης της ενότητας παρουσιάζει εν μέρει τεράστια κενά.

Το μακροσκελέστερο τμήμα (x+13.10–15.8) ανήκει σε μια επίκληση μερών της οικίας ή δωματίων, η οποία έχει χαρακτήρα λιτανείας. Σε ελάχιστες από τις ρήσεις σώζεται κάτι περισσότερο από την αρχή της συνεχώς επαναλαμβανόμενης πρότασης «Την επίκληση έκανε ο δείνα, τον οποίο γέννησε η δείνα, . . . (μέρος της οικίας). Αυτός είναι. . . (θεϊκό ον)». Διακρίνεται ωστόσο με σαφήνεια, ότι εδώ επιδιώκεται μια διπλή προστασία: Από τη μια πλευρά γίνεται επίκληση σε διάφορα αρχιτεκτονικά μέλη, ούτως ώστε αυτά να γίνουν αδιάβατα για τους δαίμονες. Από την άλλη πλευρά, η επίκληση αποκτά κατά κάποιο τρόπο εγκυρότητα μέσω της ταύτισης του κοιμώμενου σε αυτόν τον χώρο με διάφορους θεούς. Ταυτόχρονα, ο κοιμώμενος γίνεται άτρωτος απέναντι στους δαίμονες λόγω της θεϊκής του πλέον υπόστασης. Τέσσερις θεές, απεικονίσεις των οποίων στήνονται σε κάθε γωνία του χώρου, ολοκληρώνουν την προστασία.

Η δεύτερη ρήση (x+15.9–16.10) προσφωνείται για τους θεούς. Ιδιαίτερα αξιοσημείωτο είναι το γεγονός ότι οι δαίμονες ενεργούν με εντολή του Όσιρι για να του φέρουν φαγητό – ακόμα και αν αυτό το φαγητό είναι η καρδιά του ασθενή που ταυτίζεται με τον Ρα. Αυτό σχετίζεται με τον απίστευτο φόβο των Αιγυπτίων απέναντι στους νεκρούς, οι οποίοι σε περίπτωση ελλιπούς φροντίδας στοιχειώνουν ως φαντάσματα και πλήττουν τους ζώντες. Ταυτόχρονα αξιοποιείται εδώ ο γνωστός ανταγωνισμός μεταξύ Ρα και Όσιρι, που μας είναι π.χ. γνωστός από το *Αφήγημα του Ώρου και του Σεθ*.

Στην τρίτη, πολύ σύντομη ρήση (x+16.10–17.1), διατυπώνεται και πάλι ο σκοπός ολόκληρης της ενότητας: Πρόκειται για την προστασία των άκρων του ασθενή από νυχτερινά φαντάσματα.

Επίκληση μερών της οικίας κατά φαντασμάτων (x+13.10–15.8)

(Παράλληλο: *Πάπυρος Chester Beatty VIII* vs. 1.1–9)

(x+13.10) Την επίκλη[ση(;) έκανε(;)] ο δείνα(;), [τον οποίο(;) γέννησε(;) η δείνα(;), . . .

(x+13.11) Την επίκλη[ση(;) έκανε(;)] ο δείνα(;), [τον οποίο(;) γέννησε(;) η δείνα(;), . . .

(x+14.1) Την επίκληση έκανε ο δείνα, τον οποίο γέννησε η [δείνα, . . .

(x+14.2) Την επίκληση έκανε ο δείνα, τον οποίο γέννησε η [δείνα, . . .

(x+14.3) Την επίκληση έκανε ο δείνα, τον οποίο γέννησε η [δείνα, . . .

(x+14.4) Την επίκληση έκανε ο δείνα, τον οποίο γέννησε η [δείνα, . . .

(x+14.5) Την επίκληση έκανε ο δείνα, τον οποίο γέννησε η [δείνα, . . .

(x+14.6) Την επίκληση έκανε ο δείνα, τον οποίο γέννησε η [δείνα, . . .

(x+14.7) Την επίκληση έκανε ο δείνα, τον οποίο γέννησε η [δείνα, . . .

(x+14.8) Την επίκληση έκανε ο δείνα, τον οποίο γέννησε η [δείνα, . . .
(x+14.9) Την επίκληση έκανε ο δείνα, τον οποίο γέννησε η [δείνα, . . .
(x+14.10) Την επίκληση έκανε ο δείνα, τον οποίο γέννησε η [δείνα, . . .
(x+15.1) Την επίκληση έκανε ο δείνα, τον οποίο γέννησε η δείνα, . . . Αυτός(;) είναι(;) .[. . .]
(x+15.2) Την επίκληση [έκανε] ο δείνα, τον οποίο γέννησε η δείνα, . . . Αυτός(;) είναι(;) .[. . .]
(x+15.3) Την επίκληση [έκανε] ο δείνα, τον οποίο γέννησε η δείνα, (τα) ⟨πα⟩ράθυρα. Αυτός είναι ένας γάτος.
(x+15.4) Την επίκληση έκανε ο δείνα, τον οποίο γέννησε η δείνα, (η) ‘κρυψώνα’. Αυτός είναι «εκείνος που κρύ[βει(;)]το όνομά του».
(x+15.5) Την επίκληση έκανε ο δείν[να, τον οποίο γέννησε] η δείνα, (τα) εγκάρσια ξύλινα δοκάρια. Αυτός είναι (εκείνος) πάνω από τα μυστικά.
(x+15.6) [Την επίκληση έκανε ο δείνα τον οποίο] γέννησε η δεί]να, (αυτοί)] στον(;) ουρανό. Αυτός είναι ο [Χαράχτε].
(x+15.7) [Την επίκληση έκανε ο δείνα, τον οποίο] [γέννησε] η δείνα . . . με τα τέσσερα ευγενή ονόματα, οι πυρ⟨σο⟩⟨ί⟩ των οποίων
(x+15.8) [είναι στο στόμα τους, η καύτρα της φω]τιάς τους είναι π⟨ίσω⟩ από αυτούς, [για να] [κατα]τροπώσουν κάθε φάντασμα, [θηλυκό] φάντασμα, ⟨τον αντίπαλο⟩, την αντί]παλο.

Αυτή η μακροσκελής ενότητα ξεχωρίζει ως προς το ύφος της και την καταγραφή της. Πρόκειται δηλαδή για προτάσεις με χαρακτήρα λιτανείας που είναι γραμμένες σε στίχους. Ακολουθούν μέχρι και την τελευταία το σχήμα *šnw.n mn ms.n mn.t* . . . (μέρος της οικίας) *ntf* . . . (θεϊκό ον) «Την επίκληση έκανε ο δείνα, τον οποίο γέννησε η δείνα, . . . (μέρος της οικίας). Αυτός είναι . . . (θεϊκό ον)». Ταυτόχρονα όμως, δεν γίνεται κάποια αναφορά στις λέξεις, με τις οποίες πρέπει να γίνει η λιτανεία. Αυτό που έχει σημασία είναι ότι ο δείνα έχει ολοκληρώσει την επίκληση και έχει πλέον ο ίδιος θεϊκή υπόσταση. Στη διάθεσή του βρίσκονται προφανώστα τέσσερα ‘ευγενή ονόματα’ (*špsy.t*), τα οποία διαθέτουν με τη σειρά τους τη φωτιά (x+15.7). Ο σκοπός της επίκλησης είναι η εξολόθρευση των φαντασμάτων (x+15.8).

Τα συμφραζόμενά της είναι σαφή: Τα διάφορα μέρη του δωματίου ‘ανοσοποιούνται’ μέσω της επίκλησης κατά της διείσδυσης των δαιμόνων. Η επίδρασή της εξασφαλίζεται κατά πρώτον μέσω της θεϊκής υπόστασης του δείνα και κατά δεύτερον μέσω της αρωγής των τεσσάρων ‘ευγενών ονομάτων’. Η θεϊκή υπόσταση του ασθενή προκύπτει από την εξίσωσή του με τους θεούς, οι οποίοι συχνά δεν αναφέρονται με το όνομά τους αλλά με προσωνυμίες. Στις περισσότερες από αυτές τις περιπτώσεις πρέπει να εννοείται ο Θεός Ήλιος (x+15.3: γάτος, x+15.4: ‘Αυτός που κρύβει το όνομά του(;)’, x+15.5: Χαράχτε· στο x+15.5 αναφέρεται ίσως ο Όσιρις ως το στάδιο του Θεού Ήλιου στον Κάτω Κόσμο με την προσωνυμία ‘αυτός πάνω από τα μυστικά’).

Ο λόγος για τον οποίο ένα συγκεκριμένο μέρος του σπιτιού συνδυάζεται με μια συγκεκριμένη θεότητα, είναι τις περισσότερες φορές προφανής: Τα παράθυρα είναι ένα από τα σημεία του σπιτού, στα οποία οι γάτες κάθονται με ευχαρίστηση. Επιπλέον ο γάτος αποτελεί μια από τις μορφές του Θεού Ήλιου και επίσης μέσω του παραθύρου διαχέεται το φως στο δωμάτιο. Η σύνδεση της 'κρυψώνας' (*ỉmn*) με τον θεό, 'που κρύβει τα ονόματά του (*ỉmn*)', βασίζεται, αν ισχύει η ανάγνωση που προτείνουμε εδώ, σε ένα λογοπαίγνιο. Αυτοί 'στον ουρανό' είναι είτε πραγματικά μέρη ενός κτιρίου (η οροφή) είτε ουράνιες θεότητες. Η θεότητα που θα ταίριαζε εδώ είναι φυσικά ο Χαράχτε. Αβέβαιη είναι η σημασία των εγκάρσιων ξύλων (*ḥpt.w*), που συνδέονται με αυτόν 'πάνω από τα μυστικά' (*ḥry-sštȝ.w*). Ίσως πρόκειται απλά για τη μορφή του συγκεκριμένου χώρου. Τα εγκάρσια ξύλα πατούν πάνω στα αρχιτεκτονικά μέλη, τα οποία αυτά συγκρατούν, όπως ο θεός πάνω από τα μυστικά του.

Στην περίπτωση των 'ευγενών ονομάτων' μπορεί να υποθέσει κανείς ότι πρόκειται για ουραίους ή θεές με τη μορφή της Θουέρι, απεικονίσεις των οποίων τοποθετούνταν σε κάθε γωνία του χώρου, ώστε αυτός να είναι προστατευμένος απέναντι σε κινδύνους από κάθε κατεύθυνση. Στην επόμενη ενότητα (x+15.9 κ.ε.) παρατίθεται εκ των υστέρων η ρήση που τις αφορά μαζί με τις συνανήκουσες οδηγίες θεραπείας.

Στη μεθεπόμενη ρήση (x+16.10 κ.ε.) είναι αντίθετα σαφές ότι η νύχτα μπορεί να θεωρηθεί ως το χρονικό διάστημα της θεραπείας ή πιο συγκεκριμένα της επίδρασής της. Αυτό ωστόσο δεν σημαίνει ότι η ρήση – από ιατρική σκοπιά – προοριζόταν να επιδράσει αποκλειστικά κατά νυχτερινών εφιαλτών και άλλων κακών ονείρων. Καθώς οι Αιγύπτιοι θεωρούσαν τους δαίμονες, οι οποίοι δεν ησύχαζαν την νύχτα, ως αιτία πολλών διαφορετικών ασθενειών, αυτή η ρήση στρέφεται βέβαια εξίσου και εναντίον τους.

(συμπληρωματικά:) Επίκληση των τεσσάρων ευγενών ονομάτων κατά των φαντασμάτων με οδηγίες θεραπείας (x+15.9–16.10)

(Παράλληλο: *Όστρακο Gardiner* 363)

(x+15.9) [. . .: . . .] Ρα – ο δείνα, τον οποίο γέννησε η δείνα, προστασία(;) στη θέση του . . . με/στο στόμα του

(x+15.10) [. . . φάντασμα], θηλυκό φάντασμα, εχθρός(;), 'εκείνος', ο αντίπαλος(;), η αντίπαλος(;), κρυμμένοι σ[ε(;) αυτόν(;) . . .]. . . κ.ο.⟨κ.⟩.

(x+15.11) [. . .]. τυφλ[ός(;)] – νερό(;) . . .[. . .] εικ⟨ό⟩νες (του) δείνα, τον οποίο γέννησε η δείνα,

(x+16.1) πάνω/δίπλα . . . Ρα· το σώμα του είναι από πυριτόλιθο, τα μέλη του είναι από κάθε κρυφό σκληρό πέτρωμα,

(x+16.2) αυτό, που άνθρωποι, θεοί, πνεύματα (και) φαντάσμα⟨τα⟩ δεν γνωρίζουν. Ο δείνα, τον οποίο γέννησε η δείνα, είναι ⟨καθαρός⟩

(x+16.3) από εσάς ως διπρόσωπ⟨ος⟩, εφοδιασμένος με το πιο λεπτότεχνο(;) λινό(;), για να κατατροπώσει κάθε φάντασμα, κάθε θηλυκό φάντασμα, κ.ο.⟨κ.⟩.

(x+16.4) Να είσαστε μακριά από τον δείνα, τον οποίο γέννησε η δείνα! Φάντασμα, θηλυκό φάντασμα, εσείς δεν θα έλθετε εναντίον του με (το) πρόσωπο προς τα εμπρός,

(x+16.5) ⟨για να⟩ πάρετε τα άκρα του, για πάρετε την καρδιά του ως δείπνο για 'αυτόν (που είναι) στην στιγμή του'. Ο δείνα, τον οποίο γέννησε η δείνα, ⟨πήρε⟩

(x+16.6) την καρδιά σας (*ỉb*), (ω) κάθε φάντασμα (και) κάθε θηλυκό φάντασμα κ.ο.κ. Πήρε την καρδιά σας (*ḥ3ty*) (και) σας εξολόθρευσε μέσα σε μια στιγμή.
(x+16.7) Το σώμα σας είναι ο τόπος διαμονής του. Δεν θα ζήσετε. Τα άκρα σας ⟨είναι⟩ οι άρτοι προσφοράς. Δεν θα ξεφύγετε
(x+16.8) από τα τέσσερα ευγενή ονόματα (και) αυτόν τον βωμό (του) Ώρου στο Σένουτ.
ΝΑ ΠΡΟΣΦΩΝΗΘΕΙ ΑΥΤΗ Η ΡΗΣΗ ΓΙΑ ΤΕΣΣΕΡΑ
(x+16.9) ευγενή ονόματα, ΠΛΑΣΜΕΝΑ ΑΠΟ ΚΑΘΑΡΟ ΠΗΛΟ . . . .
(x+16.10) . . . . . .

Η παρούσα ρήση αποτελεί μια συμπλήρωση στην προηγούμενη, καθώς πρέπει να προσφωνηθεί για τα τέσσερα 'ευγενή ονόματα' (*špsy.wt*) (x+16.8 κ.ε.), τα οποία ήδη στο x+15.7 κ.ε. με τους πυρσούς τους στο στόμα τους συμπαραστέκονταν στον ασθενή κατά των δαιμόνων. Τα τέσσερα 'ευγενή ονόματα, οι πυρσοί *ẖ3bs* των οποίων είναι στο στόμα τους' ταυτίζονται με τους τέσσερις *špsy.wt*, στα στόματα των οποίων είναι πυρσοί *tk3*.

Τα κενά του *Αθηναϊκού Παπύρου* δεν επιτρέπουν μια πλήρη ανασύνθεση του κειμένου, το οποίο ήταν ήδη γνωστό από το *Όστρακο Gardiner* 363, που με τη σειρά του σώζεται αποσπασματικά. Ωστόσο, παρά τις μικρές λεξικολογικές διαφορές, ο *Αθηναϊκός Πάπυρος* παρέχει μια άγνωστη μέχρι τώρα, αξιοσημείωτη περιγραφή του σώματος του θεού ήλιου Ρα. Με αυτόν μπορούσε να εξισωθεί ο νυχτερινός επικαρπωτής της επίκλησης με το να επωφεληθεί κατά τη διάρκεια της διαδρομής του θεού στον Κάτω Κόσμο (= νύχτα) από την άτρωτη φύση του που ενσαρκωνόταν σε ένα λίθινο και ως εκ τούτου απρόσβλητο και σκληρό σώμα.

Στους δαίμονες δεν δηλώνεται απλώς, ότι οι επιθέσεις τους θα είναι μάταιες (x+16.4 κ.ε.). Οι ίδιοι οι δαίμονες έχουν ήδη μάλλον πέσει θύματα του έμμεσα με το Ρα εξισωμένου ασθενή, ο οποίος πήρε τις καρδιές τους και κυριολεκτικά τις έφαγε (x+16.5–7). Τα τέσσερα 'ευγενή ονόματα', δηλαδή π.χ. τέσσερα φίδια ουραίοι, και ο βωμός του Ώρου στο Σένουτ θα συμβάλουν με τον τρόπο τους για την εξόντωση των δαιμόνων, δηλαδή μέσω της καύσης και έτσι της οριστικής εξολόθρευσής τους.

Από το υστερόγραφο που περιλαμβάνεται στο *Όστρακο Gardiner* 363 προκύπτει πώς πρέπει κανείς να χειριστεί τη ρήση μαζί με όλα τα απαιτούμενα. Σύμφωνα με αυτό, χρησιμοποιείται για την προστασία του κοιμώμενου ασθενή το βράδυ, με το να τοποθετείται ένα πήλινο ειδώλιο και στις τέσσερις γωνίες του δωματίου. Και στην περίπτωση των σχεδόν καθόλου αναγνώσιμων οδηγιών θεραπείας στην παραλλαγή της ρήσης στον *Αθηναϊκό Πάπυρο* μπορεί να υποθέσει κανείς επίσης την ύπαρξη τεσσάρων πήλινων ειδωλίων με αποτροπαϊκή χρήση.

Η επίθεση των δαιμόνων που θα έπρεπε να αποκρουστεί αναμενόταν προφανώς την νύχτα. Και αυτό γιατί η πρόθεση των δαιμόνων είναι να αρπάξουν από τον ασθενή τα άκρα και την καρδιά ως δείπνο για 'αυτόν (που είναι) στη στιγμή του' (x+16.5). Έτσι συμφωνούμε με την ερμηνεία της ρήσης που πρότεινε ο Ritner ως ενός μαγικού μέσου κατά πνευμάτων της νύχτας και εφιαλτών.

Κατά τη γνώμη μας, όμως, ο Ritner έσφαλε σε ένα καθοριστικό σημείο, από το οποίο εξαρτάται η κατανόηση της αιτίας, στην οποία οφείλονταν κατά τους Αιγύπτιους οι νυχτερινές επιδρομές των δαιμόνων. Υπέθεσε ότι ο *ỉmy-3.t* (βλ.

Όστρακο Gardiner 363) αλλά και ο *ỉmy-ȝ.t=f* (έτσι στον *Αθηναϊκό Πάπυρο*) είναι ένας ουραίος, κάτι που τον ανάγκασε επιπλέον να δεχτεί, ότι ο ένας ουραίος στις οδηγίες θεραπείας της ρήσης ενσαρκώθηκε σε τέσσερα πήλινα φίδια. Αυτή, η ήδη από μόνη της αρκετά παράδοξη υπόθεση, γίνεται ακόμα πιο παράδοξη με το ότι οι τέσσερις ουραίοι (= τέσσερα 'ευγενή ονόματα') οφείλουν μεν να βοηθήσουν τον ασθενή, ταυτόχρονα ωστόσο δε ένας ουραίος αρπάζει κομμάτια από το σώμα του ασθενή για να τραφεί. Η ερμηνεία του Ritner μπορεί να απορριφθεί ωστόσο οριστικά με βάση το αρσενικό γένος της συγκεκριμένης θεότητας, καθώς τα φίδια ουραίοι είναι στην Αίγυπτο θηλυκά. Θα θέλαμε αντίθετα να επιστήσουμε την προσοχή στη ρήση x+5.12 κ.ε., στην οποία ήδη γίνεται αναφορά στην *Αφήγηση για τον Ώρο και τον Σεθ*, όπου ο Όσιρις δρα ως κύριος των δαιμόνων. Αυτοί στέλνονται για να αρπάξουν την καρδιά (*Αφήγηση για τον Ώρο και τον Σεθ*, 15.5). Είναι ενδιαφέρον ότι σε αυτό το αφήγημα, ο Όσιρις και ο Ρα αποτελούν δύο ανταγωνιστές, από τους οποίους ο ένας παίρνει το μέρος του γιου του Ώρου και ο άλλος του Σεθ. Ο διπρόσωπος που αναφέρεται στο x+16.3 γεφυρώνει ίσως αυτή την αντίθεση. Κατά τη διάρκεια της νύχτας, όταν ο γερασμένος και αδύναμος Θεός Ήλιος έχει δύσει και διασχίζει τον Κάτω Κόσμο, υφίσταται, σύμφωνα με την αιγυπτιακή αντίληψη, κίνδυνος ότι ο Όσιρις θα μπορούσε να αποκτήσει υπεροχή. Αυτός ο κίνδυνος προκύπτει σύμφωνα με τους Αιγυπτίους ειδικά όταν ο Όσιρις και οι νεκροί, που έχουν μεταβεί στο βασίλειό του, δεν δέχονται επαρκείς ταφικές προσφορές, οπότε και στοιχειώνουν ως φαντάσματα. Τότε παίρνουν οι ίδιοι ότι χρειάζονται από τους ζωντανούς δρώντας ανεξέλεγκτα και καταστροφικά (x+16.5).

Το απαραίτητο τεκμήριο για την ολοκλήρωση της επιχειρηματολογίας μας, το ότι δηλαδή ο *ỉmy-ȝ.t=f* αποτελεί μια προσωνυμία για τον Όσιρι, μπορεί εύκολα να παρατεθεί: Στη *Βίβλο των Νεκρών*, Ρήση 182 απαντά μια ανάλογη επίκληση στον Όσιρι Χονταμέντι. Δεν μπορεί να είναι τυχαίο ότι ειδικά σε αυτή τη ρήση αναφέρεται ότι ο Ρα γίνεται ένα με τον Όσιρι και ο Όσιρις με τον Ρα (vers. 15 κ.ε.) αλλά και ότι ο Ρα αναζωογονεί την καρδιά του Όσιρι (vers. 18). Μήπως υπήρχε ο φόβος ότι αυτό θα είχε επιπτώσεις στην καρδιά του Ρα; Ο ασθενής που ταυτίζεται με τον Ρα στον *Αθηναϊκό Μαγικό Πάπυρο* φαίνεται τουλάχιστον να ανησυχεί για αυτό ακριβώς το ενδεχόμενο. Η πιθανή ιατρική ερμηνεία του σώματος από πυριτόλιθο και σκληρό πέτρωμα (x+16.1) παρατίθεται στο τέλος του σχολίου της επόμενης ρήσης.

Άλλη ρήση για την εκδίωξη των φαντασμάτων από τα άκρα (του ασθενή) κατά τη διάρκεια της νύχτας (x+16.10–17.1)

(x+16.10) Άλλη ρήση (για την) εκδίωξη ενός φαντάσματος ⟨από⟩ (τα) άκρα, ενός φαντάσματος σ(τη) νύχτα,

(x+16.11) αυτός που έρχεται (την) νύ[χτ]α(;), χωρίς να την ζεστάνει, αυτός που ξυπνά (κάποιον): . . .[. . .]. . τοίχος

(x+17.1) . . ., για να σας εξοντώσει, για να σας εκδιώ̣ξει [. . .
. . .] ΟΔΟΙΠΟΡΟΙ ΜΠΡΟΣΤΑ(;) . . ., ΜΕ ΤΟ Ν(Α) ΕΞΑΣΚΕΙ ΤΗΝ ΠΡΟΣΤΑΣΙΑ . . . ΕΚΕΙ/ΑΠΟ ΕΚΕΙ ΠΡΟΣΦΩΝΕΙ(;).

Η εισαγωγή του κειμένου με το *ky r3* ‘Άλλη ρήση’ (x+16.10) συνδέει τη συγκεκριμένη ενότητα με τις δύο προηγούμενες ρήσεις, στόχος των οποίων είναι η προστασία του υπνοδωματίου από φαντάσματα (x+13.10 κ.ε. και x+15.9 κ.ε.). Και η παρούσα ρήση στρέφεται κατά ενός φαντάσματος (x+16.10). Ταυτόχρονα αναφέρεται ρητά η νύχτα ως το χρονικό διάστημα της δράσης του (x+16.10 και 11), για την οποία στην προηγούμενη ρήση μόνο έμμεσα γίνεται λόγος (x+16.5). Το παρόν κείμενο μας δίνει ωστόσο επιπλέον αρκετά ακριβείς πληροφορίες για τη δράση του φαντάσματος (x+16.11), τις οποίες θα σχολιάσουμε από ιατρική σκοπιά μετά την ανάλυση του περιεχομένου και της δομής του.

Στο επόμενο τμήμα της ρήσης απευθύνεται ο λόγος στους δαίμονες σε δεύτερο πληθυντικό πρόσωπο (x+17.1). Ενώ μέχρι τώρα είχαμε να κάνουμε με μια εκτενή επικεφαλίδα που αναφέρει τους δαίμονες στο τρίτο πρόσωπο και μια περιγραφή της φύσης του δαίμονα που γίνεται με μετοχές και σχετικές συμπληρωματικές εκφράσεις (x+16.10 κ.ε.), βρισκόμαστε λοιπόν τώρα (x+17.1) ήδη στον κατά λέξη αποδιδόμενο λόγο της ίδιας της ρήσης που στρέφεται κατά των φαντασμάτων με στόχο την απώθησή τους.

Στο γραμμένο με κόκκινη μελάνη τρίτο μέρος (x+17.1, δεύτερο μισό) πρόκειται πιθανώς για τα πενιχρά υπολείμματα των οδηγιών θεραπείας.

Λόγω της αποσπασματικής διατήρησης αυτής της ενότητας δεν μπορεί να γίνει ούτε μια στοιχειώδης ανάλυσή της. Από ιατρική σκοπιά, η δράση του φαντάσματος στην παρούσα ρήση συνηγορεί ίσως στην ερμηνεία του κειμένου ως μαγικό μέσο για την άμυνα κατά νυχτερινών όντων και εφιαλτών:

α. Πρόκειται για νυχτερινές ενοχλήσεις (x+16.10 και 11).

β. Ο δαίμονας δεν ‘θερμαίνει’ τα άκρα του κοιμώμενου ασθενή (x+16.11). Θα προτείναμε να ερμηνεύσουμε αυτή την έκφραση ως ένδειξη ότι τον ασθενή έλουσε κρύος ιδρώτας (από φόβο).

γ. Ο ασθενής ξυπνά (x+16.11).

Όπως και στο x+4.2 κ.ε., x+5.1 κ.ε. αλλά ήδη και σε πολλές άλλες αιγυπτιακές πηγές πιστεύεται και εδώ ότι η αιτία για τα κακά όνειρα είναι δαιμονικά όντα που εισέρχονται από έξω στο σώμα του ασθενή.

Από τη σύγχρονη ιατρική σκοπιά, είναι βέβαια πιθανή και μια εντελώς διαφορετική ερμηνεία των συμπτωμάτων που αναφέρονται στις ρήσεις της έβδομης ενότητας:

α. Πρόκειται για ενοχλήσεις που εμφανίζονται την νύχτα (x+16.10 και 11).

β. Τα άκρα του κοιμώμενου ασθενή είναι κρύα (x+16.11) και έχουν περιορισμένη κινητικότητα (x+16.5: «⟨για να⟩ πάρουν τα άκρα του»).

γ. Το σώμα εμφανίζει συμπτώματα σκλήρυνσης («πυριτόλιθος» στο x+16.1).

Από αυτή τη σκοπιά, θα μπορούσε κανείς να υποθέσει μια ρευματοειδή αρθρίτιδα που επεκτείνεται βαθμιαία προκαλώντας αρθρικές φλεγμονές που σκληραίνουν, και η οποία επιδεινώνεται κατά τη διάρκεια της νύχτας, ώστε ο ασθενής να ξυπνά με αγκυλωμένα άκρα, νιώθοντας τα χέρια του κρύα. Για μια ασθένεια που επιδεινώνεται κυρίως τη νύχτα και που η αιτία της ακόμα και σήμερα είναι άγνωστη, οι Αιγύπτιοι σίγουρα θα πίστευαν ότι αυτή προκαλούνταν από δαίμονες.

Αποσπάσματα

Εδώ μεταγράψαμε και μεταφράσαμε μόνο τα αποσπάσματα, στα οποία μια τουλάχιστον λέξη είναι αναγνώσιμη. Με εξαίρεση το Απόσπασμα 1, που ήταν επικολλημμένο ως ταινία στην οπίσθια πλευρά του μεγάλου παπύρου, φέροντας ένα μαγικό κείμενο, όλα τα υπόλοιπα αποσπάσματα που παρατίθενται εδώ αποτελούν τμήματα του ίδιου του κυλίνδρου του *Αθηναϊκού Μαγικού Παπύρου*.

Απόσπασμα 1: Βιβλίο κατά δερματικής μόλυνσης
(Παράλληλα εν μέρει: *Πάπυρος Chester Beatty VII* vs. 7.1–6· *Πάπυρος BM* EA 10732· *Πάπυρος Βερολίνου* P. 15749· *Πάπυρος DeM* 42)

(1) Βιβλίο [(της) αποφυγής(;)] [κάθε σοβαρής] δερματικής μόλυν⟨σης⟩ [. . . . . .]:
(2) Ας χαιρετηθεί[τε], θεοί, που είναι στον [. . . . . .]
(3) Κόπτο· αυτοί που κατέρχονται από (τον) ουρα[νό] [. . . . . . ο εχθρός],
(4) η εχθρός, το φάντασμα, το ⟨θηλυκό⟩ φάντασμα, ο αντίπαλος, η αντίπαλος [. . . . . .]
(5) Σάχμετ, το σκοτάδι(;)/να συντρί[ψει(;)] κάνει [. . . . . .]
(6) εχθρός(;), ο αντίπαλος, η αντίπαλος κ.κ.⟨κ.⟩ [. . . . . .]
(7) Προσφώνηση πάνω από αυτές τις α[πεικονίσεις(;) . . . . . .]
(8) ονόματα(;) . . . . . .[. . . . . .]
(9) [. .]. . διπλός φόβος(;) – διπλά καλό(;) [. . . . . .]
(10) [. .]. . να δοθεί σ(τον) λαιμό (του[;]) ασθενή(;) [. . . . . .]

Στην περίπτωση αυτού του κειμένου το οποίο παρά την ύπαρξη μιας δεύτερης εκδοχής του δεν μπορεί πλήρως να ανασυντεθεί, πρόκειται για ένα 'βιβλίο' (*mḏꜣ.t*) κατά της δερματικής μόλυνσης (*srf.t*) (1). Τα υπολείμματα των οδηγιών θεραπείας (7 κ.ε.) αναφέρουν ότι πρέπει να σχεδιαστούν παραστάσεις(;) (7), πάνω από τις οποίες πρέπει να προσφωνηθεί η ρήση και αυτές ή και κάτι άλλο ακόμα (πρβλ. 8 κ.ε.) να περαστούν ως φυλαχτό στον λαιμό του ασθενή (10).

Η απαρίθμηση διάφορων θεών (2–3 και 5) και δαιμόνων (3–4 και 6) δείχνει ότι οι Αιγύπτιοι θεωρούσαν ως αιτία της δερματικής αυτής ασθένειας θεότητες και δαίμονες. Ότι μας είναι μέχρι τώρα γνωστό για την ασθένεια *srf.t* έχει συγκεντρωθεί από τον Westendorf. Σύμφωνα με αυτές τις πηγές φαίνεται ότι η ασθένεια εκδηλώνεται αρχικά με ένα εξάνθημα (*wḥꜣw*) και μπορεί να διαρκέσει μεγάλο χρονικό διάστημα. Όσον αφορά την ιατρική της διάγνωση, για την οποία η ετυμολογία της λέξης ('θερμότητα, ζέστη') μπορεί να προσφέρει μια ένδειξη, το απόσπασμα του *Αθηναϊκού Παπύρου* δεν προσθέτει κάτι νεώτερο. Υποθέτουμε, ότι η συγκεκριμένη αιγυπτιακή ονομασία θα μπορούσε να αναφέρεται σε διάφορες δερματικές ασθένειες οι οποίες προκαλούν φαγούρα ή κοκκίνισμα. Είναι πιθανόν να πρόκειται για ψωρίαση.

Απόσπασμα 2
(x+1) . . .]. . στο μέρος του σώματος [. . .
(x+2) . . .]. . .[. . .
(x+3) . . .] . . .[. . .
(x+4) . . .]. γραμμένο με(;) [. . .
(x+5) . . .]. . [. . .

Απόσπασμα 4
(x+1) . . .]. . . είναι(;) [. . .
(x+2) . . .] ο δείνα, τον οποίον γέννησε η [δείνα,
(x+3) . . .] στην(;) . .[. . .

Απόσπασμα 5
(x+1) . . .]. . .[. . .
(x+2) . . .]. . . εσύ/σου [
(x+3) . . .]. . αυτή(;) [
(x+4) . . .]. . .[. .
(x+5) . . .]. . . . .[

Απόσπασμα 6
(x+1) . . .]. . . αυτός [. . .
(x+2) . . .] αυτός [. . .

Απόσπασμα 7
(x+1) . . . Μορίνγ]κα δέντρο [. . .
(x+2) . . .] κάνει [. . .
(x+3) . . .] Ένας θεός [. . .

Απόσπασμα 8
(x+1) . . .] αυτή [. . .

Απόσπασμα 10
(x+1) . . .], ο οποίος [. . .
(x+2) . . .] αυτ[ός] – . .[.
(vs. x+1) . . .]. . .[. . .

Απόσπασμα 12
(x+1) . . .].[. . .
(x+2) . . .]. Πλοιά[ριο . . .

Απόσπασμα 13
(x+1) . . .]. Σε αυτόν [. . .

Απόσπασμα 15
(x+1) . . .].[. . .
(x+2) . . .] εχθρός [. . .

Απόσπασμα 19
(x+1) . . .].[. . .
(x+2) . . .] ΣΕ/ΜΕ ΑΥΤΟΝ [. . .

Απόσπασμα 20
(x+1) . . .] αυτός(;) .[. . .
(x+2) . . .] αυτός [. . .

Απόσπασμα 31
(x+1) . . .]. φάντασμα [. . .
(x+2) . . .]. .[. . .

Απόσπασμα 34
(x+1) . . .]. αυτός/αυτόν, μέ[σω(;)] αυτός [. . .
(x+2) . . .]. . αυτή(;) [. . .

Απόσπασμα 35
(x+1) . . .]. . . αυτός [. . .
(x+2) . . .]. . .[. . .

Απόσπασμα 42
(x+1) . . .]. .[. . .
(x+2) . . .] όλοι [. .]. από [. . .
(x+3) . . .]. [. . .

Απόσπασμα 44
(x+1) . . .] αυτός .[. . .

Απόσπασμα 50
(x+1) . . .] φορά .[. . .
(x+2) . . .]. . .[. . .

Απόσπασμα 51
(x+1) . . .].[. . .
(x+2) δεί]να(;) [
(x+3) . . .]. .[. . .

Απόσπασμα 65
(x+1) . . .]. .[. . .
(x+2) . . .]. καρδιά [. . .

Ευρετήριο

Οι αριθμοί του ευρετηρίου δεν αναφέρονται σε σελίδες αλλά στις ενότητες και στίχους του αιγυπτιακού κειμένου. Σε αυτούς έχει παραλειφθεί η ένδειξη ‘x+’ που συνοδεύει κάθε στίχο του κειμένου. Στο ευρετήριο αναφέρονται επιλεκτικά τα ονόματα των σημαντικότερων θεοτήτων.

Θεοί

Τοπωνύμια

Addenda

Erst als der Hauptteil des Buches mit Textwiedergabe, Umschrift, Übersetzung und Kommentar einschließlich der giechischen Übersetzung schon fertig layoutet war, bot sich uns noch die Möglichkeit, einige mit bloßem Auge gar nicht sichtbare Rubren mit Hilfe des Programms DStretch auf der Grundlage digitalisierter Farbdias des Papyrus lesbar zu machen. Es sind dieselben Aufnahmen, von denen auch die Tafeln hergestellt worden sind; sie zeigen, wie schlecht der Zustand der Rubren ist. Wir haben uns auf wenige Bereiche konzentriert, die bisher problematisch waren: Im einen Fall (x+16.8 ff.) war es, wie auf S. 212 in Fn. 1004 dargelegt, eine Stelle, die wir nicht unter UV-Licht am Original hatten betrachten können. In den anderen Fällen hat der verblüffende Erfolg in x+16.8 ff. dazu gereizt, das Verfahren auch an trotz aller bisherigen Bemühungen erst unvollständig gelesenen, aber lohnend erscheinenden Stellen auszuprobieren. Darüber hinaus haben wir auch einige ganz stark abgeriebene Bereiche des Papyrus, die in schwarzer Tinte geschrieben waren, noch einmal angeschaut (Kol. x+9, x+14 und x+15). Hier kommt man aber mit DStretch nicht weiter.

Unsere Ergebnisse zu den nochmals begutachteten Rubren legen wir hier in Form von Addenda vor. Um diese Nachträge wenigstens ansatzweise noch zu integrieren, haben wir ihren Wortbestand in das Wortregister eingearbeitet.

Addendum 1: Das Rubrum x+2.8–10 – die Zeilen x+2.8 und x+2.10

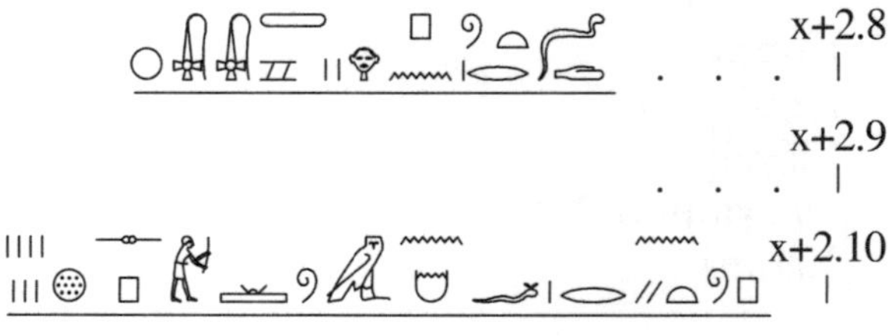

(x+2.8) *(. . .)* ḎD.TW Rꜣ PN ḤR ỈW-NSRNSR
(x+2.9) *(. . .)*
(x+2.10) PW NTY Rꜣ=F NḤM SP 7

(x+2.8) (. . .) REZITIERT WERDE DIESER SPRUCH ÜBER EINE (GEZEICHNETE) FLAMMENINSEL,
(x+2.9) (. . .)
(x+2.10) IST (DAS/DER),[1] DESSEN MUND RETTEN WIRD – SIEBENMAL.[2]

---

[1] Da uns das Ende von Zeile x+2.9 immer noch unklar ist, entgeht uns die Identität des Helfers.

[2] Interessant ist, daß der Spruch u. a. über eine Flammeninsel gesprochen werden soll; sie spielt schon in der Anrufung in x+2.7 in Verbindung mit Horus eine Rolle. In x+2.9 setzt sich die Auflistung der Zeichnungen, über die jetzt der Spruch rezitiert werden soll, mit verschiedenen Götterbildern fort. Der abschließende Vermerk »gezeichnet auf eine neue

Addendum 2: Das Rubrum x+6.12–13

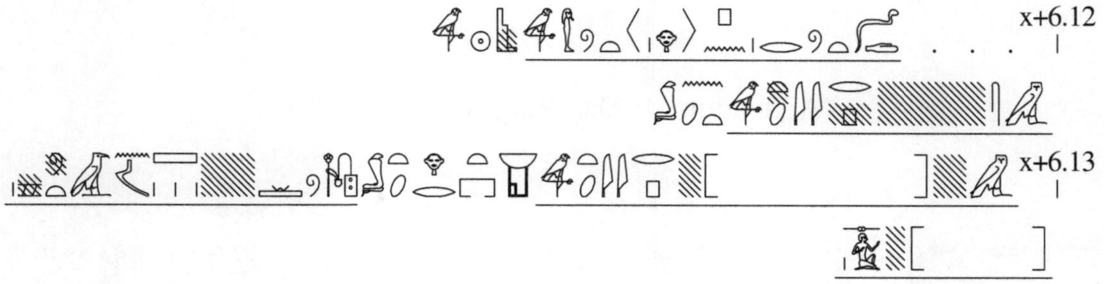

(x+6.12) *(. . .)* ḎD.TW Rꜣ PN ⟨ḤR⟩ TW⟨T⟩ *wsỉr* ⌜M S. .⌝[.[3] R]PY.⌜T⌝ *n.t*
(x+6.13) M ⌜.⌝[. . . .]⌜. .⌝ RPY.T *nb.t-ḥw.t{-ḥr}* SḪ(W) . . . N MꜣW.T [. . .]. . S

(x+6.12) (. . .) REZITIERT WERDE DIESER SPRUCH ⟨ÜBER⟩ EIN BIL⟨D⟩ DES Osiris MIT(?)/AUS(?) . . ., EIN BILD (DER) Neith
(x+6.13) MIT(?)/AUS(?) .[. . .]., EIN BILD (DER) Nephthys, GEZEICHNET ⟨AUF(?)⟩ EIN NEUES . . . [. . .]. . PATIENT.

Addendum 3: Das Rubrum x+9.10–11

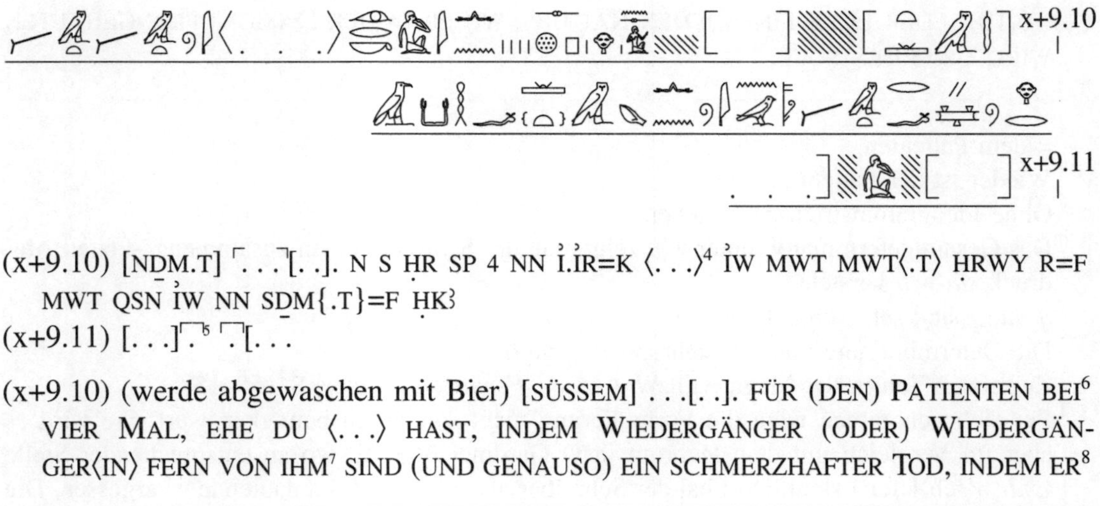

(x+9.10) [NḎM.T] ⌜. . .⌝[. .]. N S ḤR SP 4 NN Ỉ.ỈR=K ⟨. . .⟩[4] ỈW MWT MWT⟨.T⟩ ḤRWY R=F MWT QSN ỈW NN SḎM{.T}=F ḤKꜣ
(x+9.11) [. . .]⌜.⌝[5] ⌜.⌝[. . .

(x+9.10) (werde abgewaschen mit Bier) [SÜSSEM] . . .[. .]. FÜR (DEN) PATIENTEN BEI[6] VIER MAL, EHE DU ⟨. . .⟩ HAST, INDEM WIEDERGÄNGER (ODER) WIEDERGÄNGER⟨IN⟩ FERN VON IHM[7] SIND (UND GENAUSO) EIN SCHMERZHAFTER TOD, INDEM ER[8]

Schale« bezieht sich natürlich auch schon auf die Flammeninsel. Es entspricht übrigens ägyptischem Sprachgebrauch, daß man nicht »Bild einer Flammeninsel« sagt. Denn Bildwörter werden so gut wie ausschließlich nur mit anthropomorphen Begriffen verbunden.

[3] Die Spuren scheinen uns nicht zu *sỉn* »Lehm« zu passen. Die Gruppe / das Zeichen nach dem *s* ist ganz anders.

[4] So, wie der Text dasteht, kann er schwerlich korrekt sein. Wir vermuten, daß hinter *nn ỉ.ỉr=k* (schon das eine auffällige Konstruktion) das eigentliche Verb ausgefallen ist.

[5] Ein Determinativ des Mannes mit der Hand am Mund ist sichtbar.

[6] Vermutlich ist, wie wir bereits oben S. 170 Fn. 762 vermutet haben, *ḥr* »bei« zu tilgen.

KEINEN (SCHÄDLICHEN) ZAUBER HÖREN WIRD
(x+9.11) [. . .]. . .[. . .

Addendum 4: Das Rubrum x+16.8–10

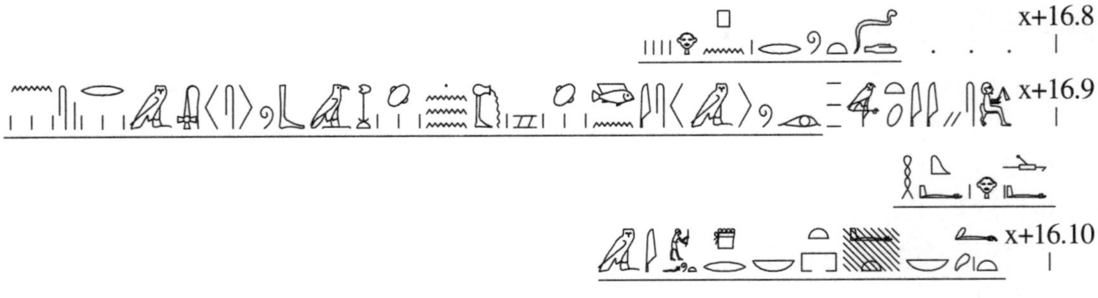

(x+16.8) *(. . .)* ḎD.TW RꜢ PN ḤR[9] 4
(x+16.9) *špsy.wt* ỈRW ⟨M⟩ SỈN-WꜤB[10] ḪꜢB⟨S⟩ M RꜢ.W=SN WꜤ(.T) ḤR QꜤḤ[11]
(x+16.10) [12] NB ⟨N⟩ ⸢Ꜥ.T⸣ NB(.T) ḎR.TW=F ỈM

(x+16.8) (. . .) REZITIERT WERDE DIESER SPRUCH ÜBER VIER
(x+16.9) Edeldamen, GEMACHT ⟨AUS⟩ REINEM-TON[13] (JEWEILS) EINE FACK⟨EL⟩ IN IHREN MÜNDERN, (JE) EINE (FIGUR) IN
(x+16.10) JEDER ECKE EINES JEDEN RAUMES, WO ER (= DER DÄMON) FERNGEHALTEN WIRD / WERDEN SOLL.[14]

---

[7] = dem Patienten.

[8] Wieder ist der Patient gemeint.

[9] Ohne Ideogrammstrich geschrieben.

[10] Das Gesamtdeterminativ hinter *wꜤb* zeigt, daß der Schreiber einen zusammengesetzten Ausdruck *sỉn-wꜤb* versteht.

[11] *q* und Ꜥ sind sehr schmal geraten.

[12] Die Determinierung von *qꜤḥ* steht am Beginn dieser Zeile.

[13] Zu reinem Ton in der Magie vgl. WARAKSA: *Female Figurines*, S. 155–158.

[14] Für sich genommen wäre die Formulierung nicht sonderlich bemerkenswert. Sie wird es aber im Vergleich mit dem Rubrum in O. Gardiner 363 12, wo an entsprechender Stelle ⟨*s*⟩*ḏr* »⟨sch⟩lafen« steht. Dort hat der Schreiber also einfach das anlautende *s* vergessen. Die Formulierung im Athener Papyrus stellt dann offenbar den Versuch dar, auf der Grundlage eines in gleicher Weise verderbten Textes, einen sinnvollen Wortlaut wiederherzustellen. So ist also offenbar aus *sḏr* »schlafen« über den Ausfall des *s* ein Wort *ḏr* entstanden, das seinerseits als »fernhalten«, ein Synonym zu *dr*, interpretiert wurde (vgl. *Wb* V S. 595,5–9). Damit der Text Sinn ergab, mußte weiter das Subjekt des Verbs geändert werden. Denn der zu schützende Mensch paßte nicht mehr. Abzuwehren ist natürlich der Dämon. Der einzige Schönheitsfehler, der dem antiken Schreiber unterlaufen ist: Im Spruch selbst werden die Dämonen im Plural angeredet, in der Handlungsanweisung steht jetzt der Singular.
Die textkrtische Verwandtschaft des Athener Papyrus mit dem O. Gardiner 363 unterstützt die von uns angenommene Herkunft des Athener Papyrus aus dem thebanischen Raum (s.

Corrigendum

S. 209 Fn. 981 WARASKA > WARAKSA

Kap. 15 auf S. 68). Denn der Ausfall des *s* von *sḏr* »schlafen« und die Umdeutung des Textes zu *ḏr* »fernhalten« wird mit einiger Wahrscheinlichkeit im selben Schreibermilieu geschehen sein. Da O. Gardiner 363 aus Deir el-Medine stammt, gewinnt die Vermutung einer thebanischen Herkunft des Athener Papyrus somit zusätzlich an Plausibilität.

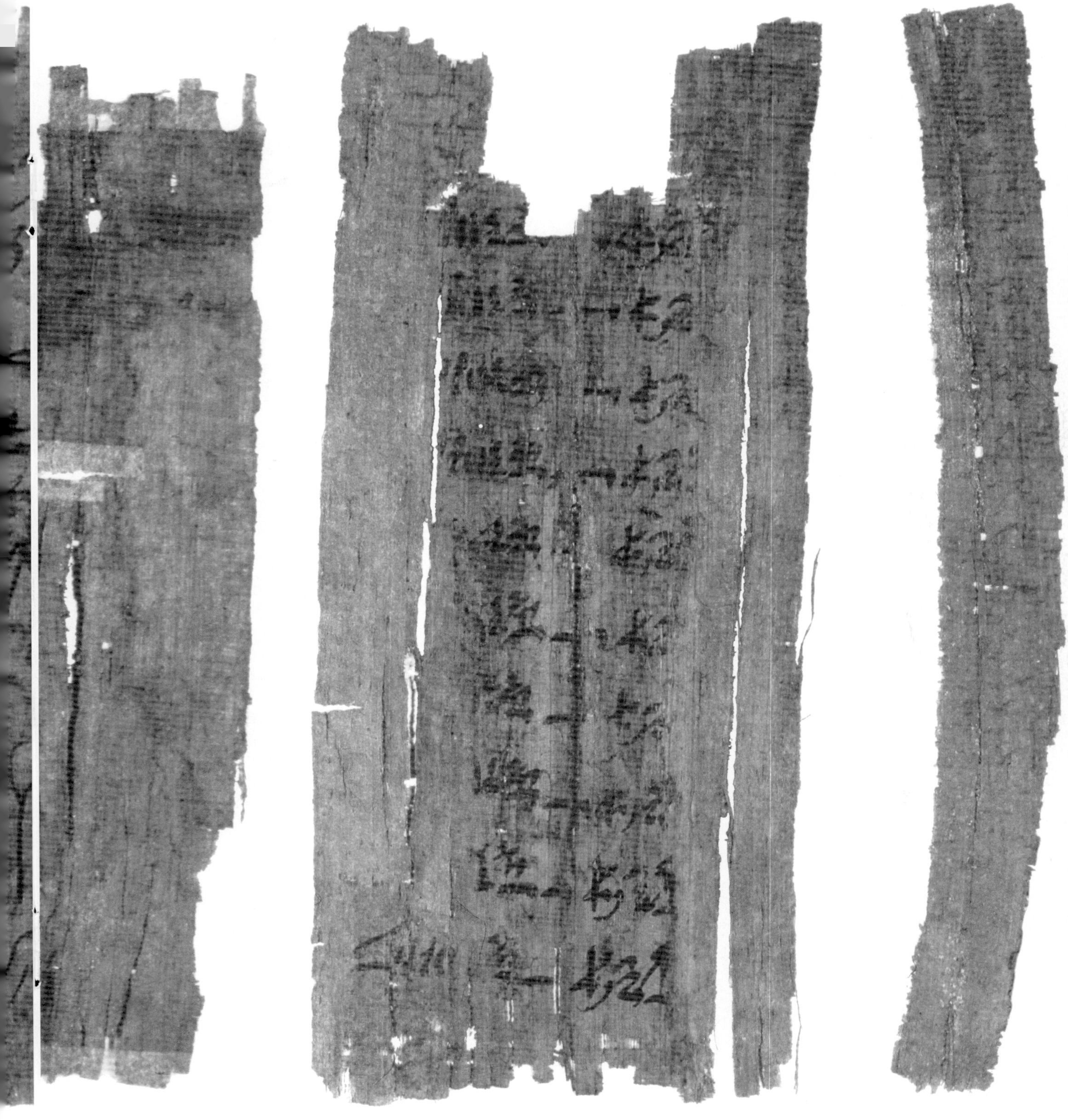
0
10 cm

0
10 cm

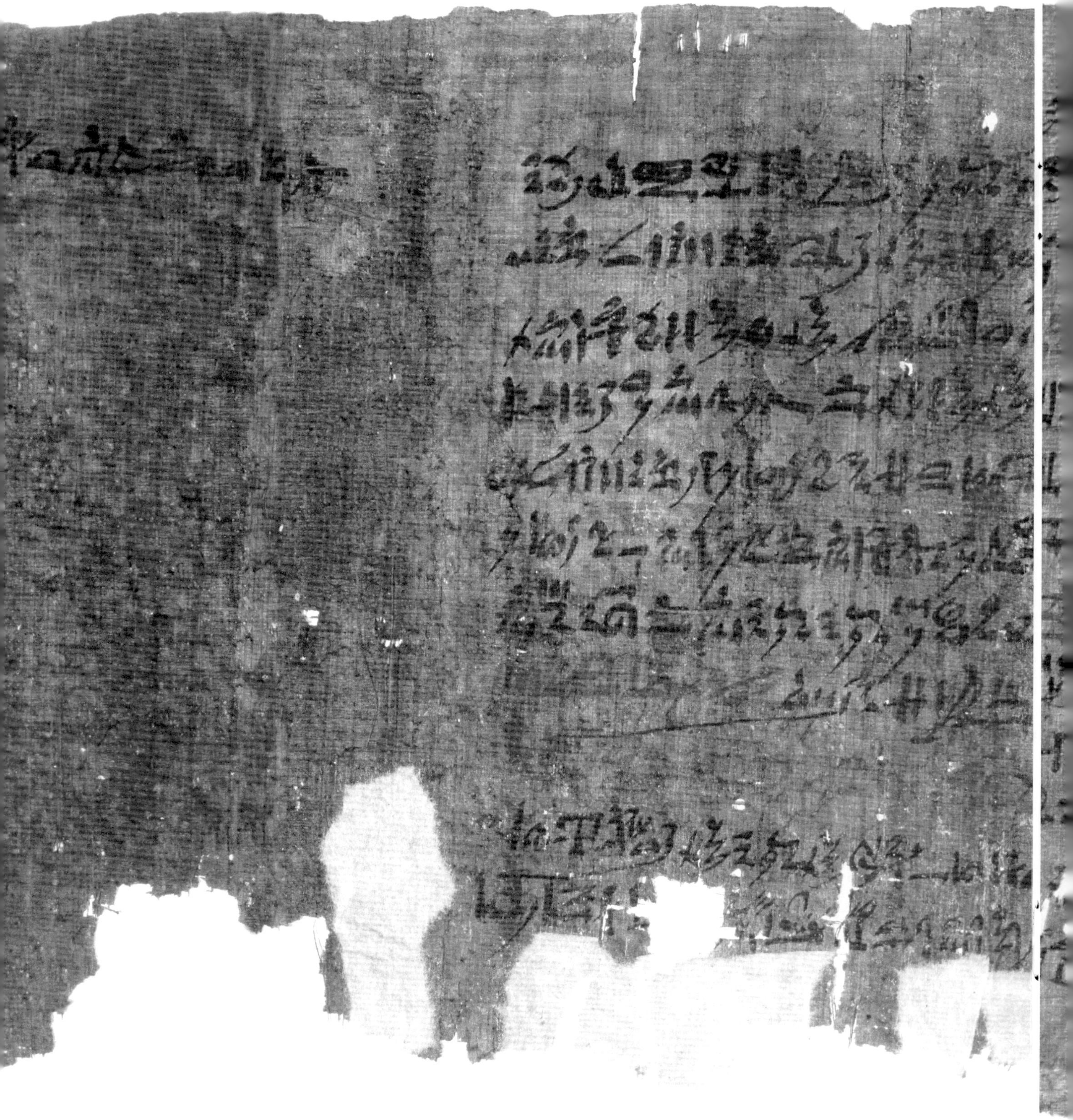

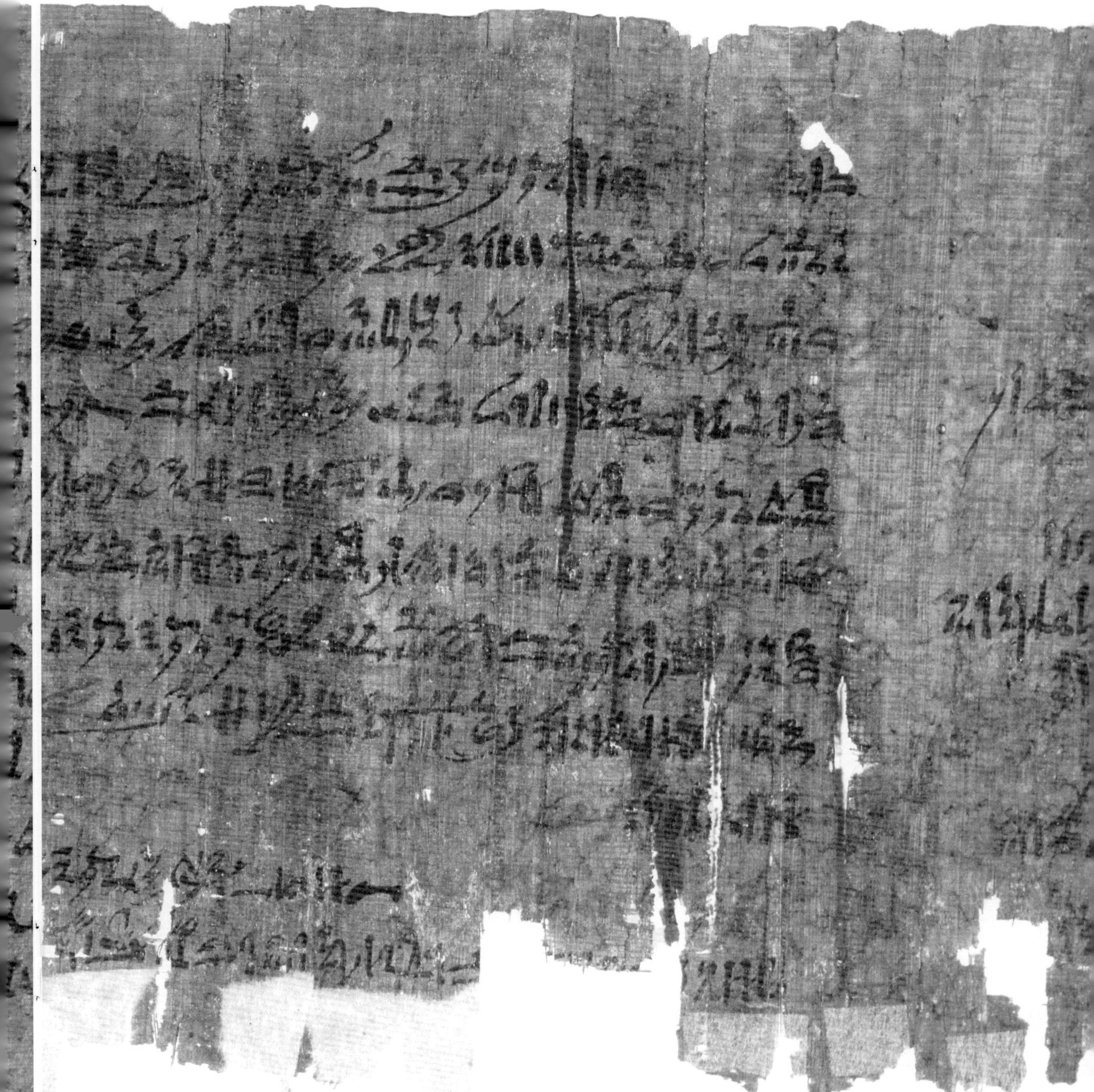

0
10 cm

0
10 cm

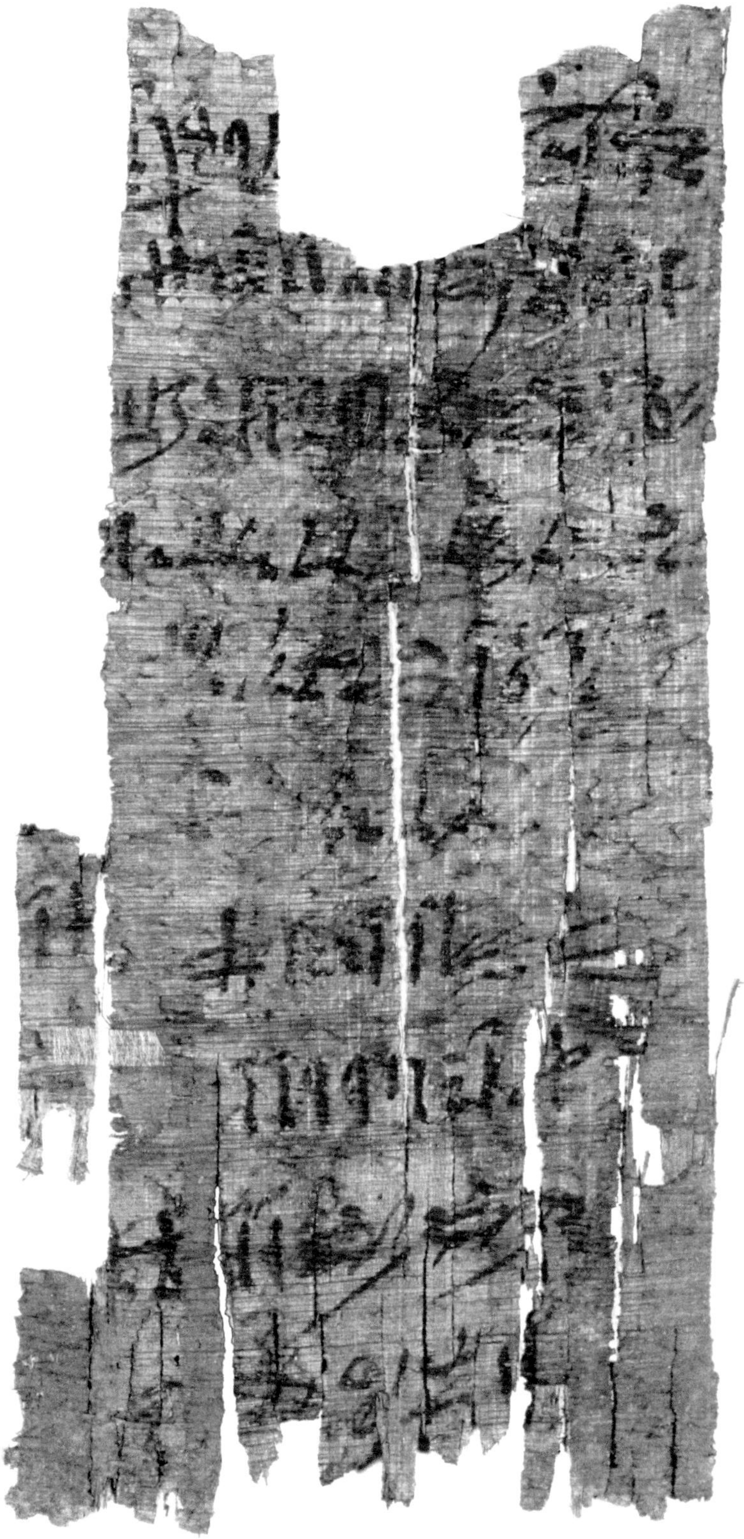

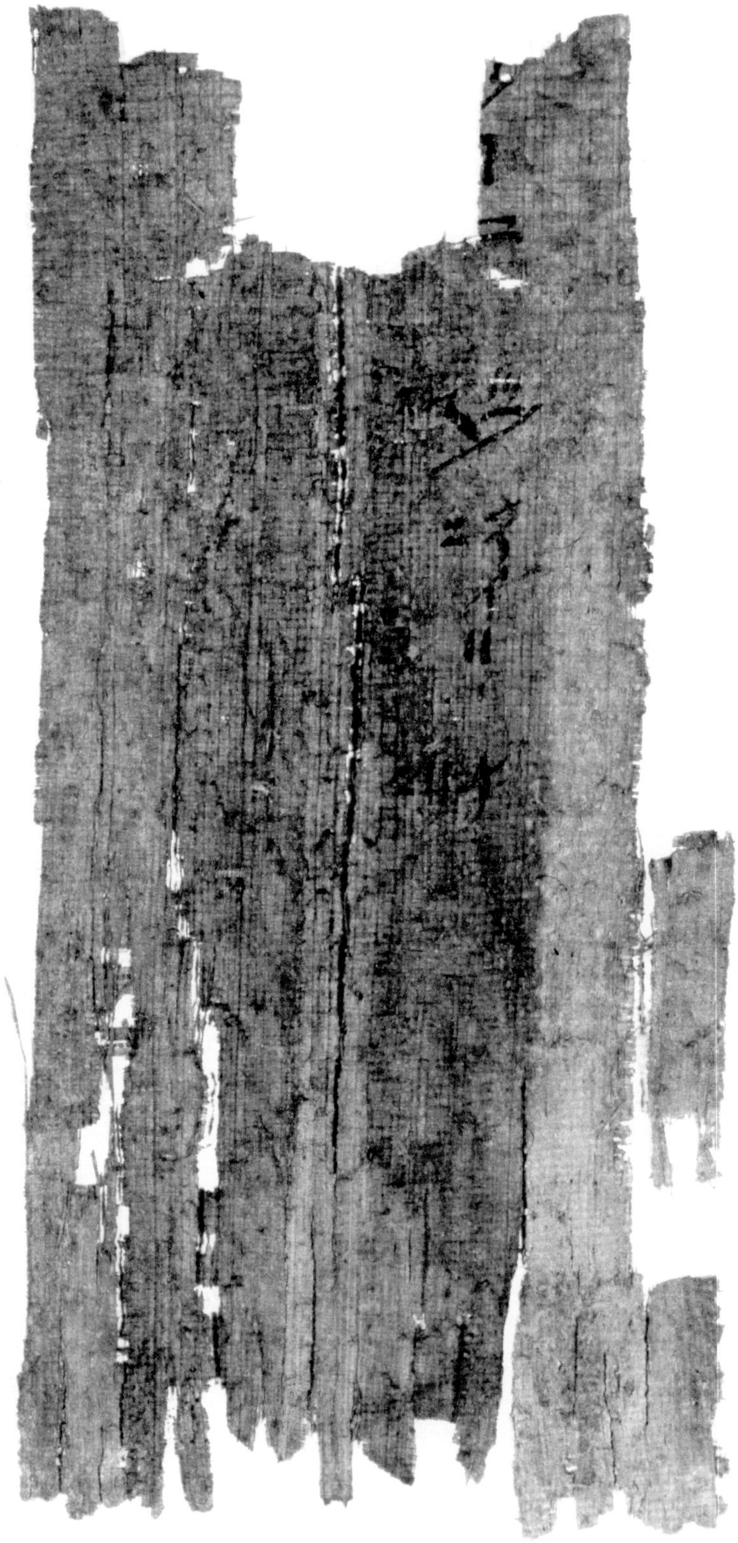

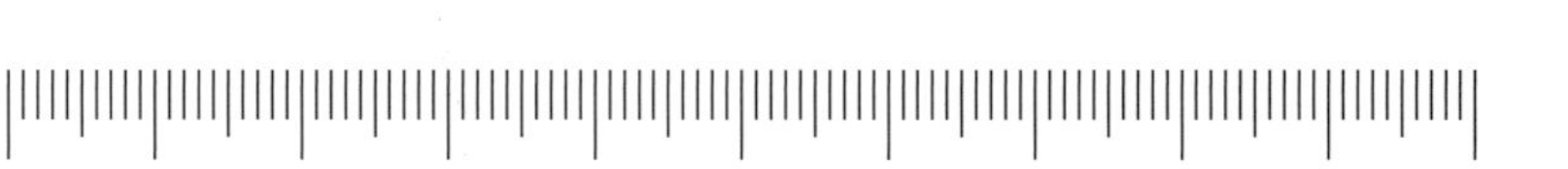
0
10 cm

2

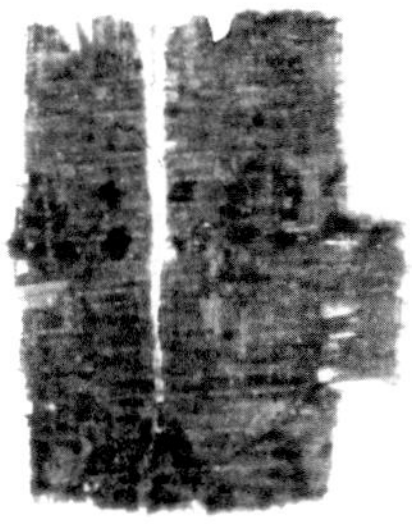
3

4

5

6

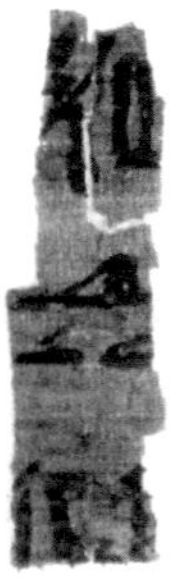
7

8

10

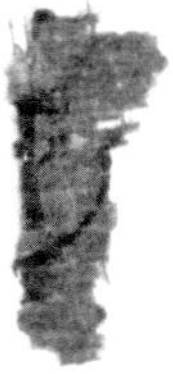
12

14

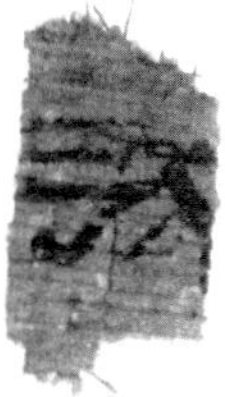
9

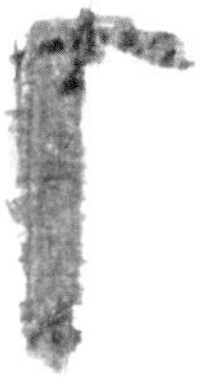
11

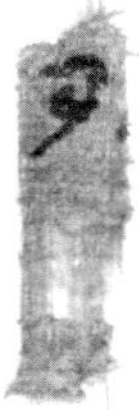
13

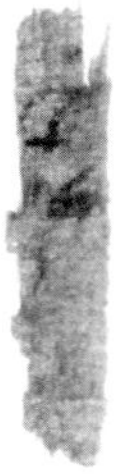
15

6

7

5

3

4

2

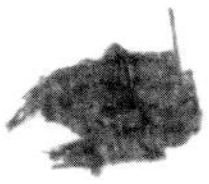

14

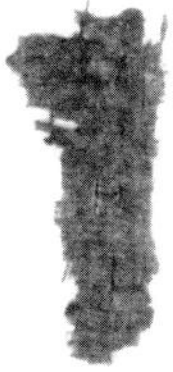

12

10

8

15

13

11

9

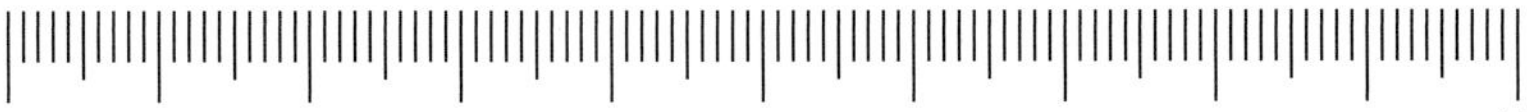

0 10 cm

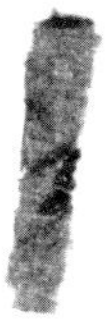
16

17
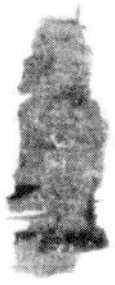
18

19
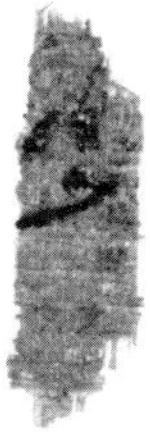
20
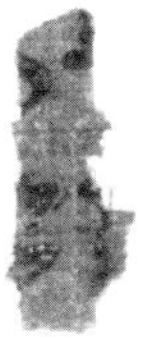
21

22

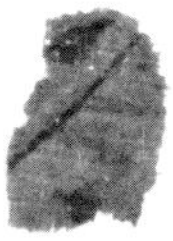
23
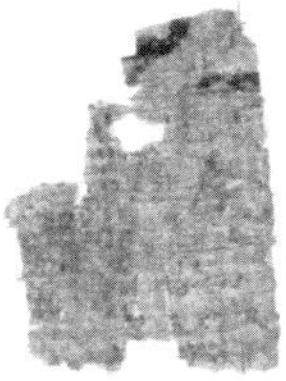
24
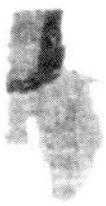
25
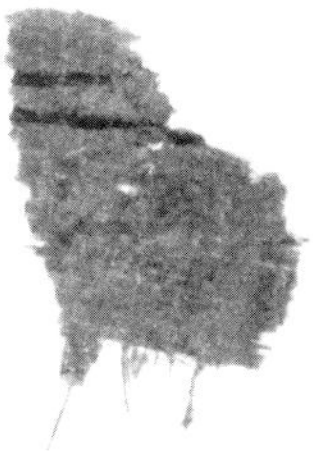
26

27
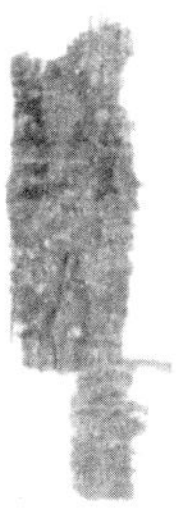
28

29
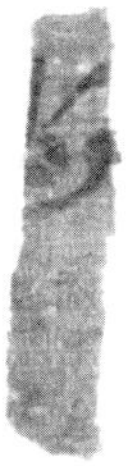
30
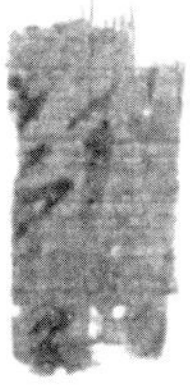
31

32

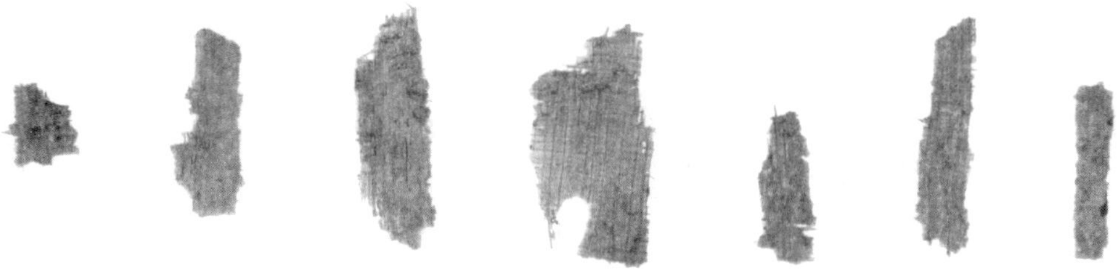

22 21 20 19 18 17 16

26 25 24 23

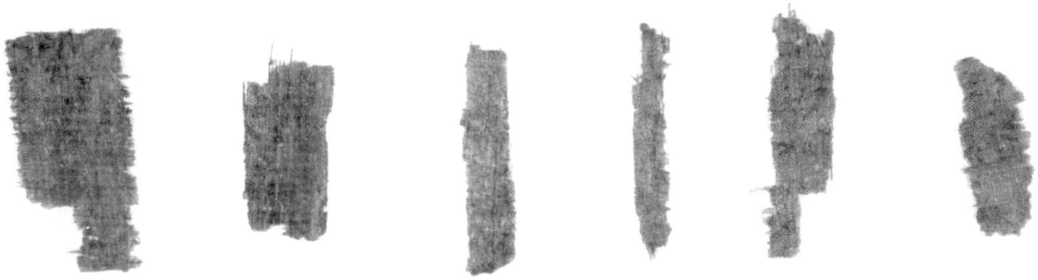

32 31 30 29 28 27

0 10 cm

Fr. 33 ist in Kol. x+2 eingefügt.

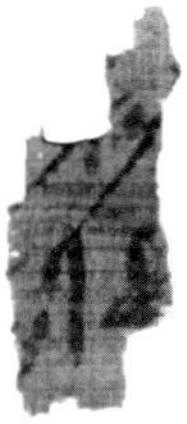

34

35

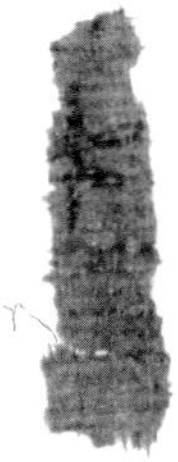

36

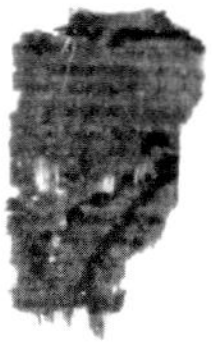

37

38

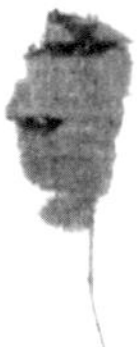

39

40

41

42

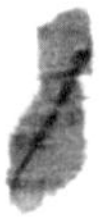

43

44

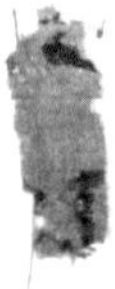

45

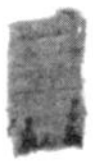

46

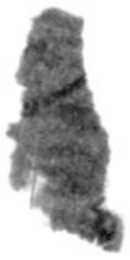

47

37

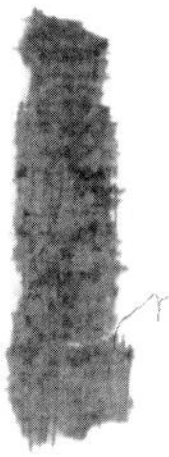
36

35

34

42

41

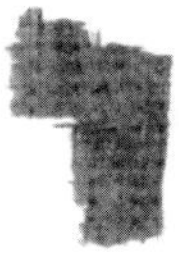
40

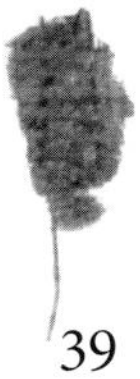
39

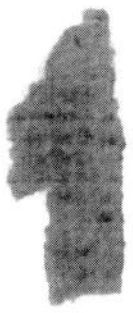
38

47

46

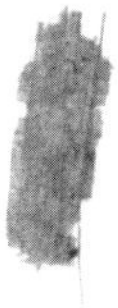
45

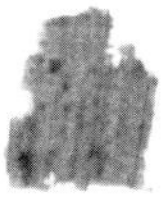
44

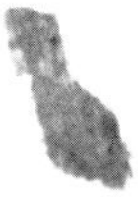
43

0 10 cm

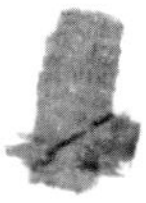
48

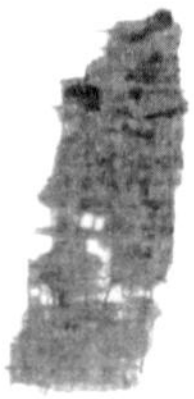
49

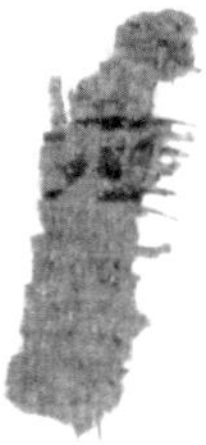
50

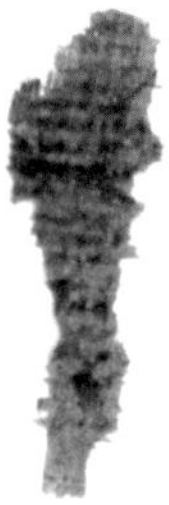
51

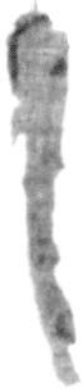
52

53

55

57

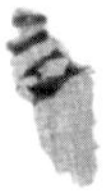
54

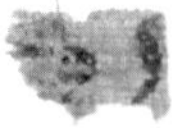
56

58

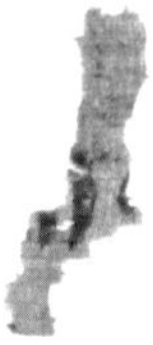
59

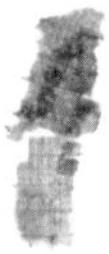
60

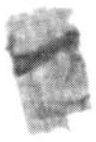
61

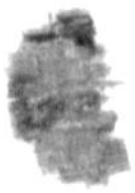
62

63

64

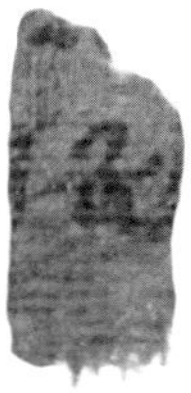
65

52
51
50
49
48
57
55
53
62
61
60
59
58
56
54
64
63
0
10 cm

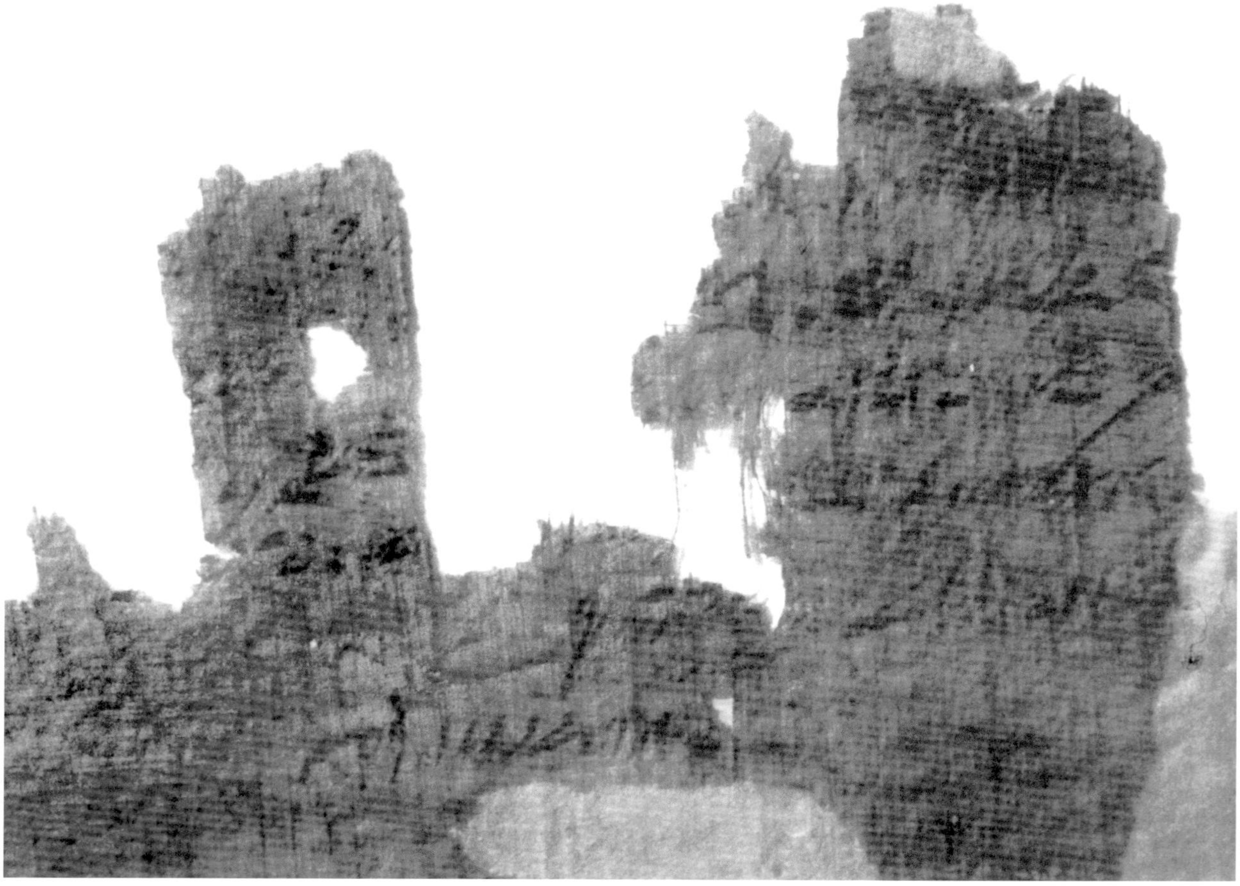

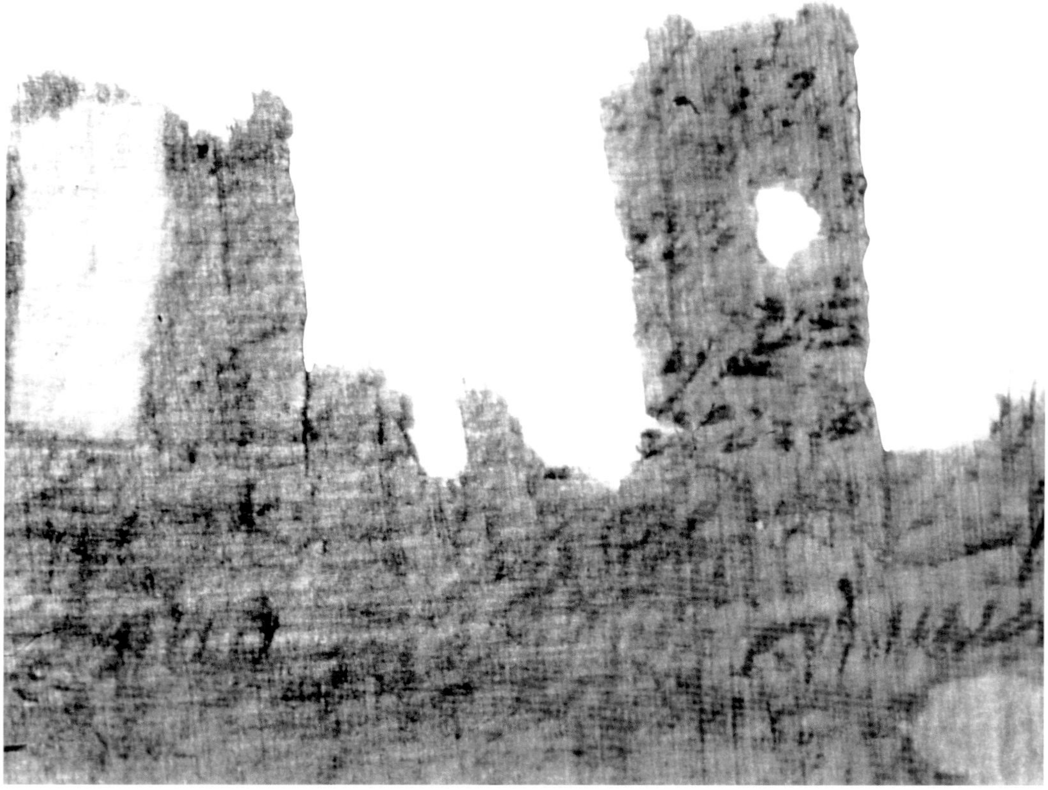

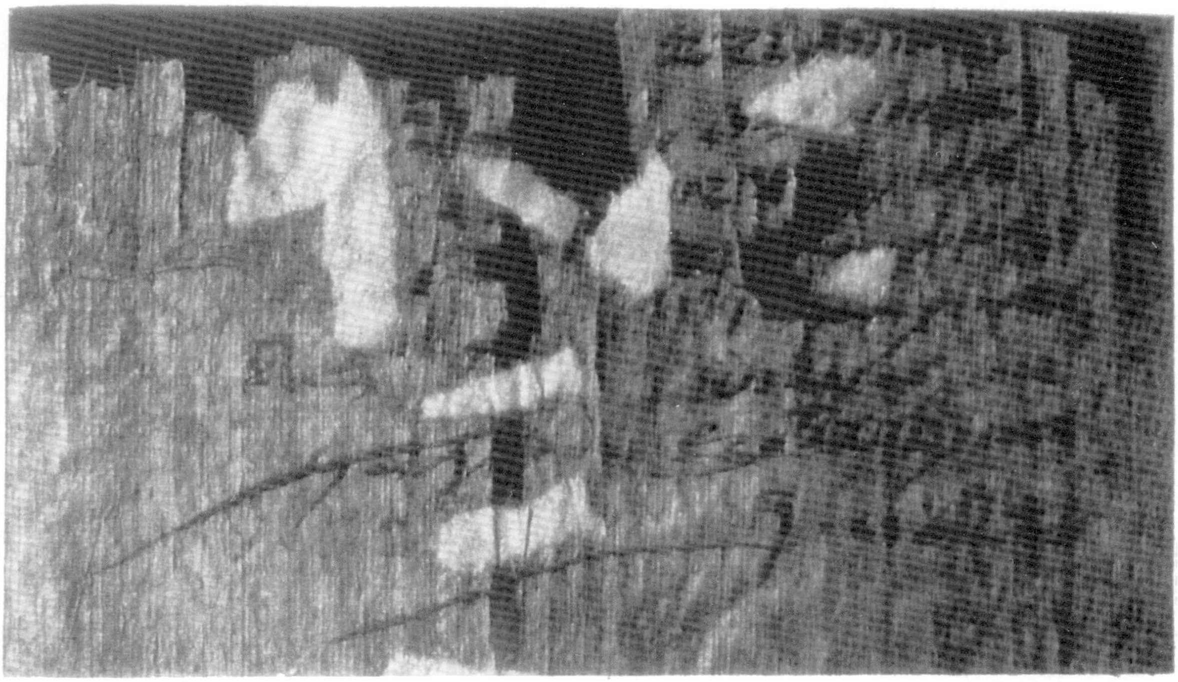

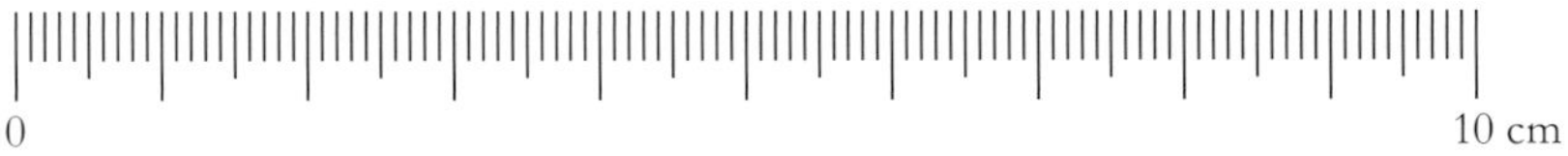

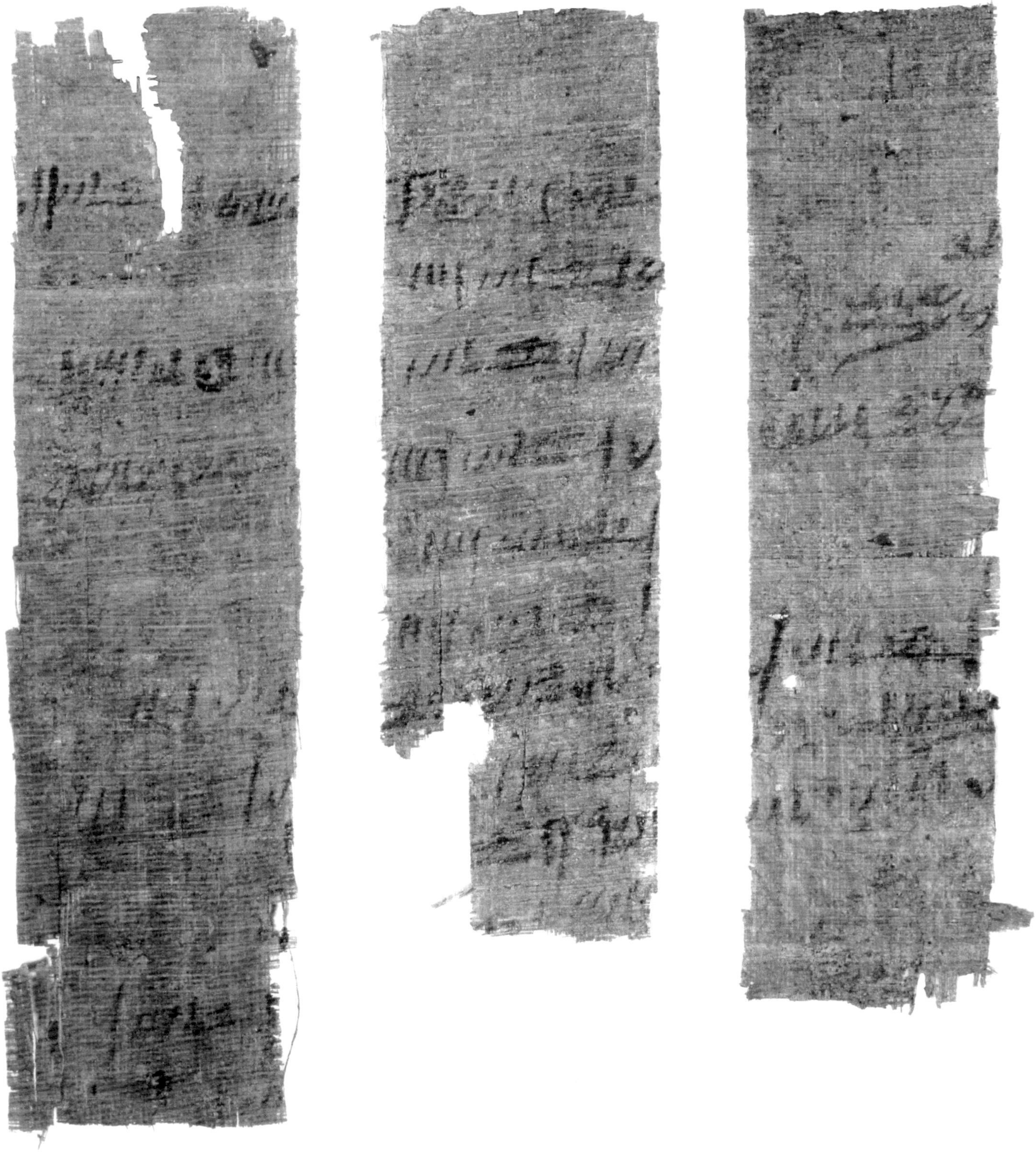

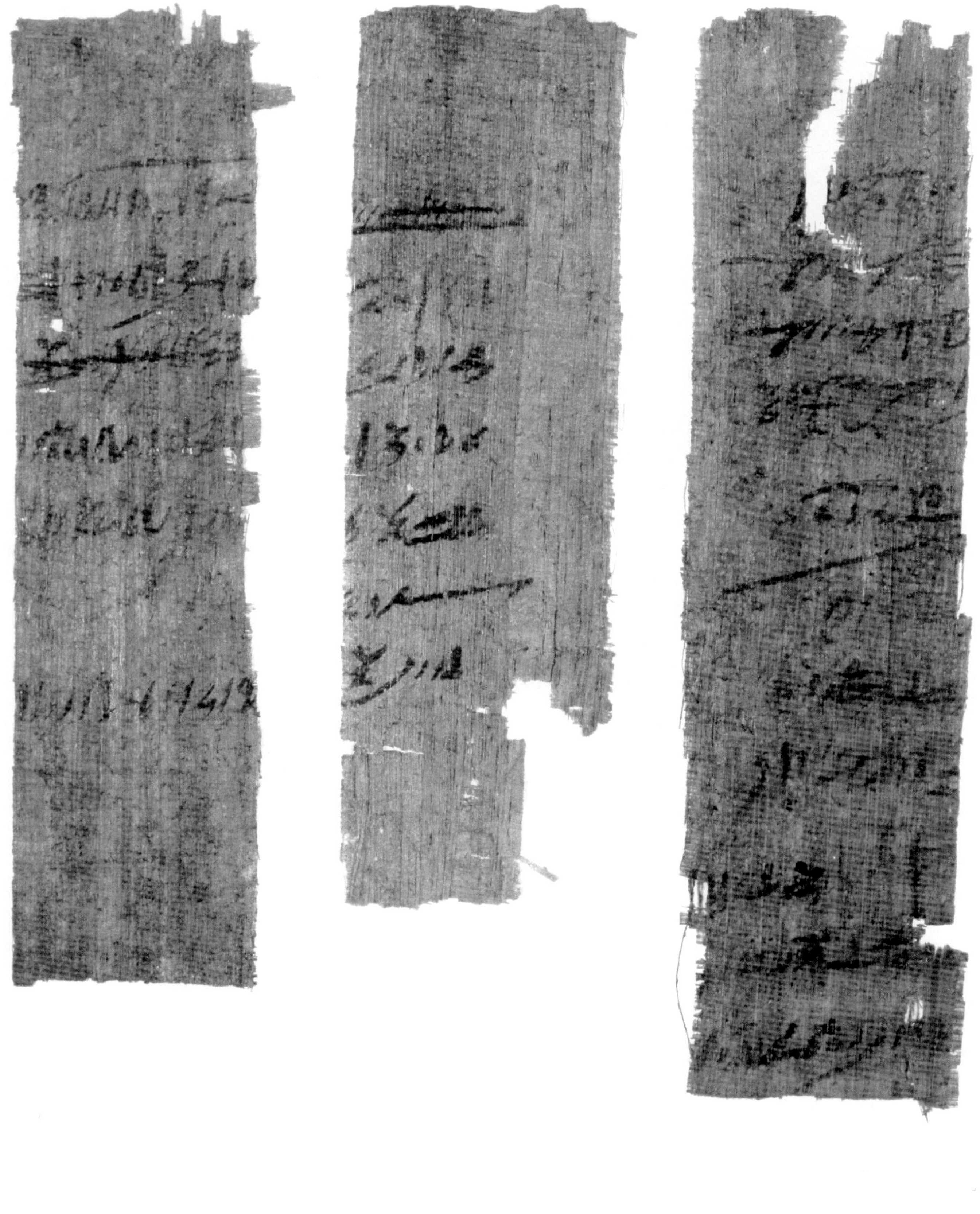
0
10 cm

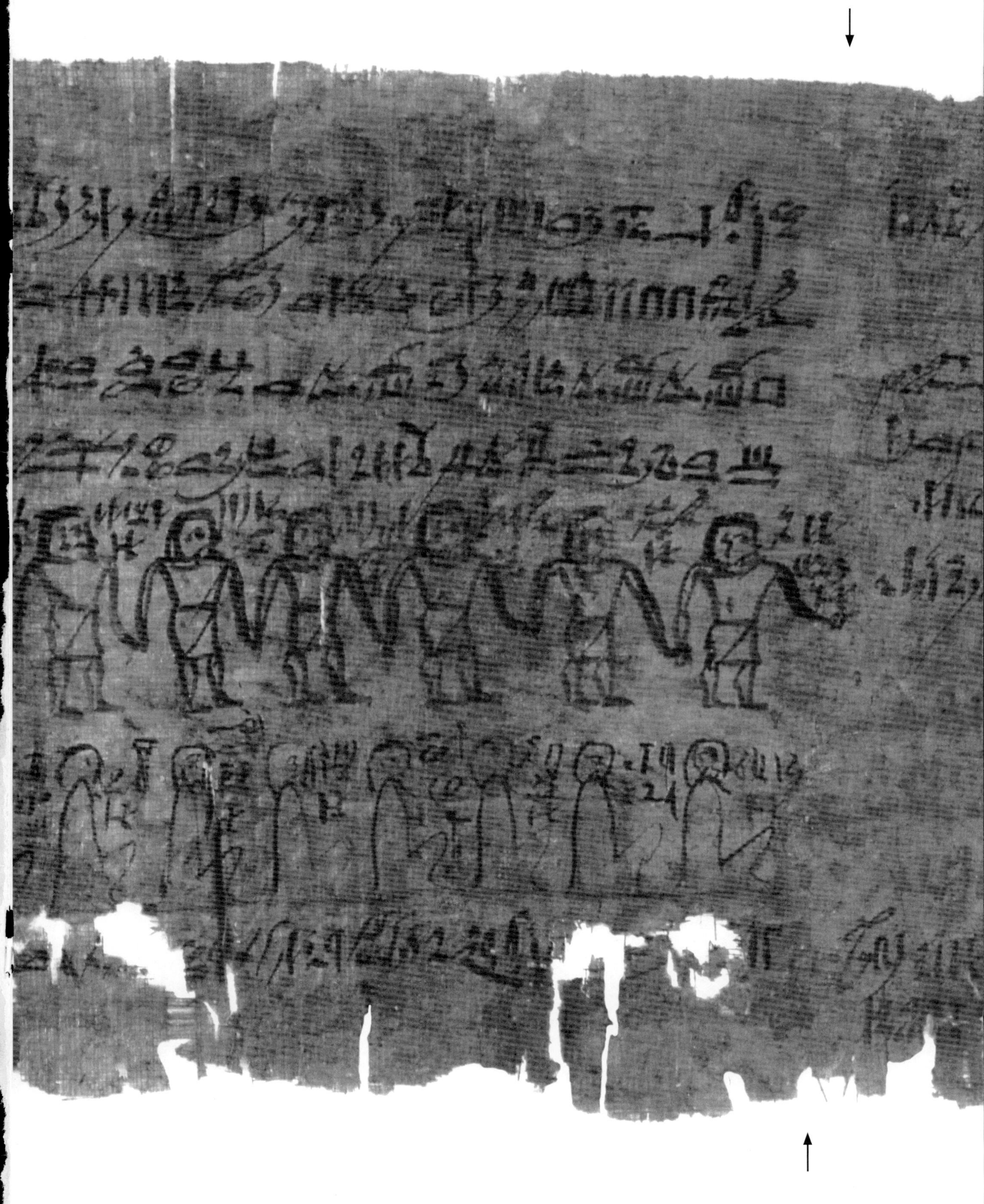

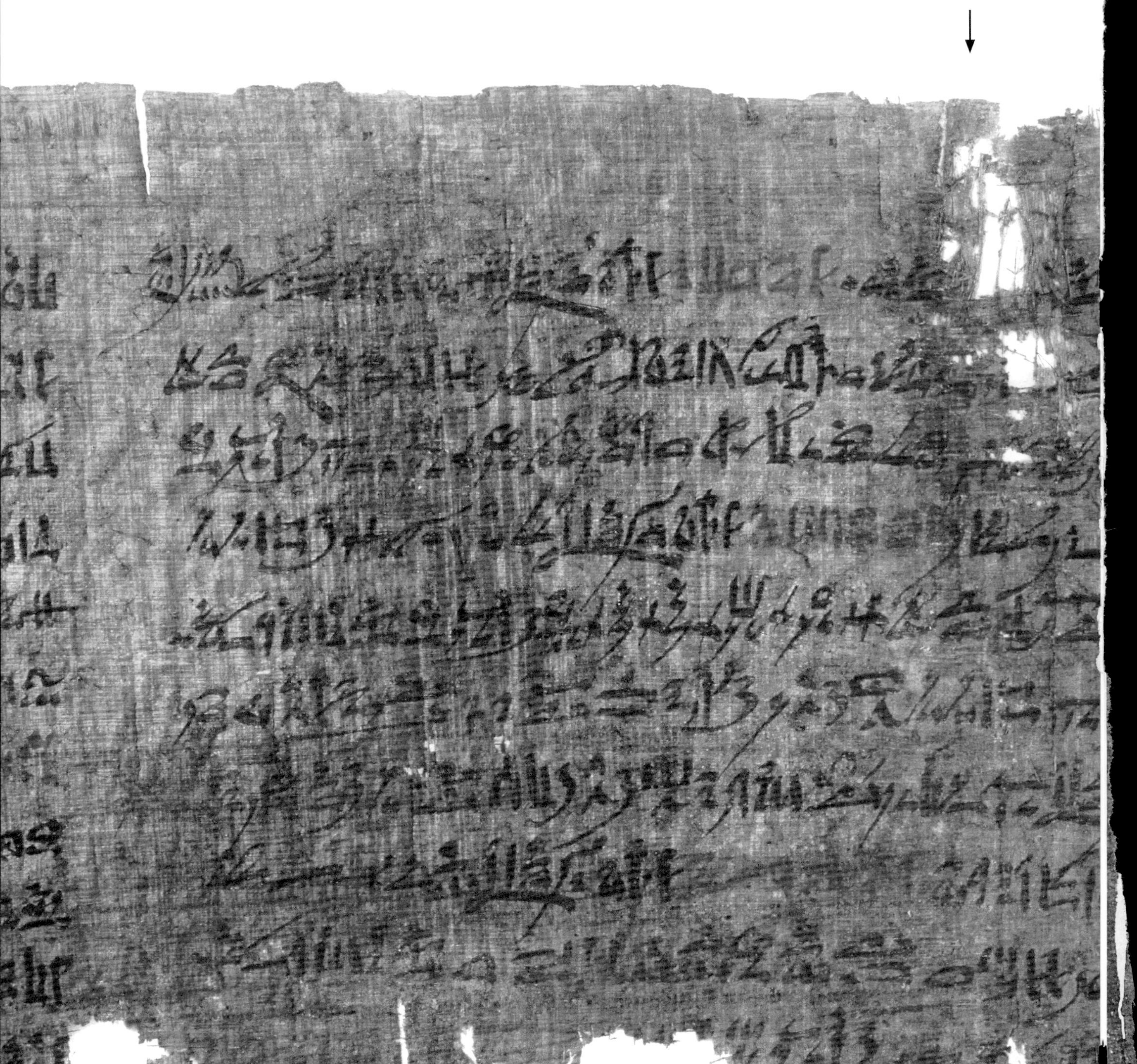

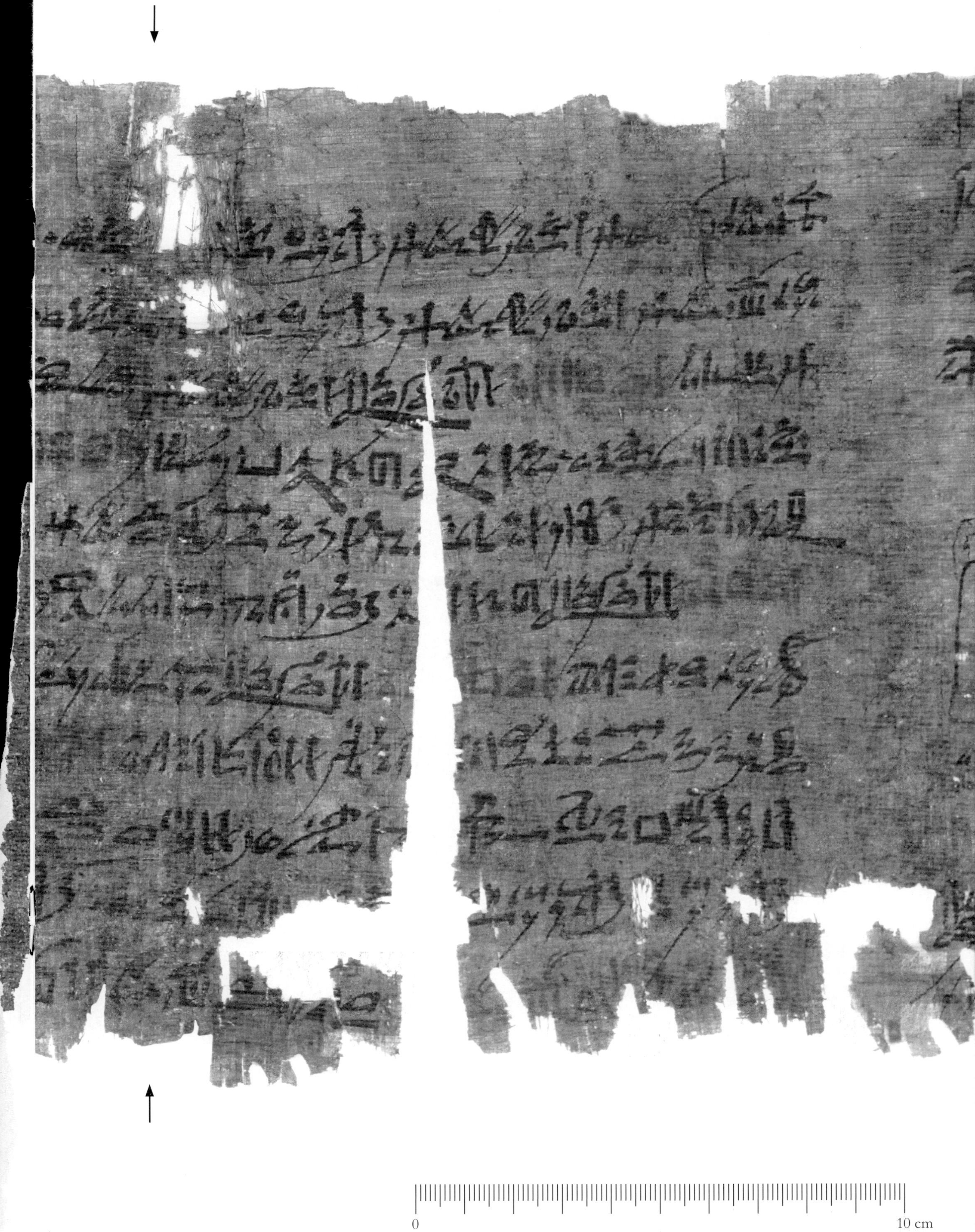

Kol. x+12 links

Kol. x+12 rechts

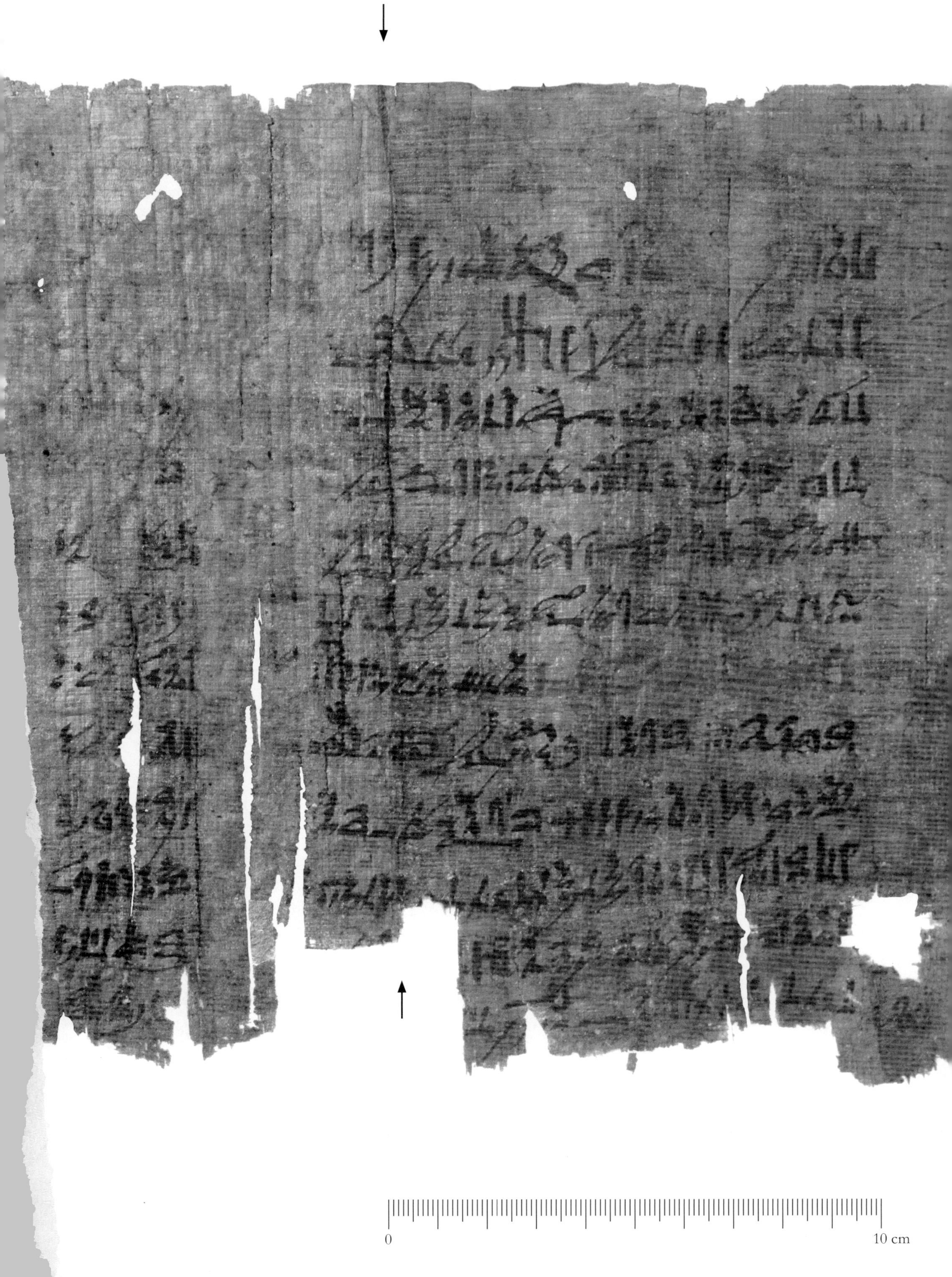

0
10 cm

0
10 cm

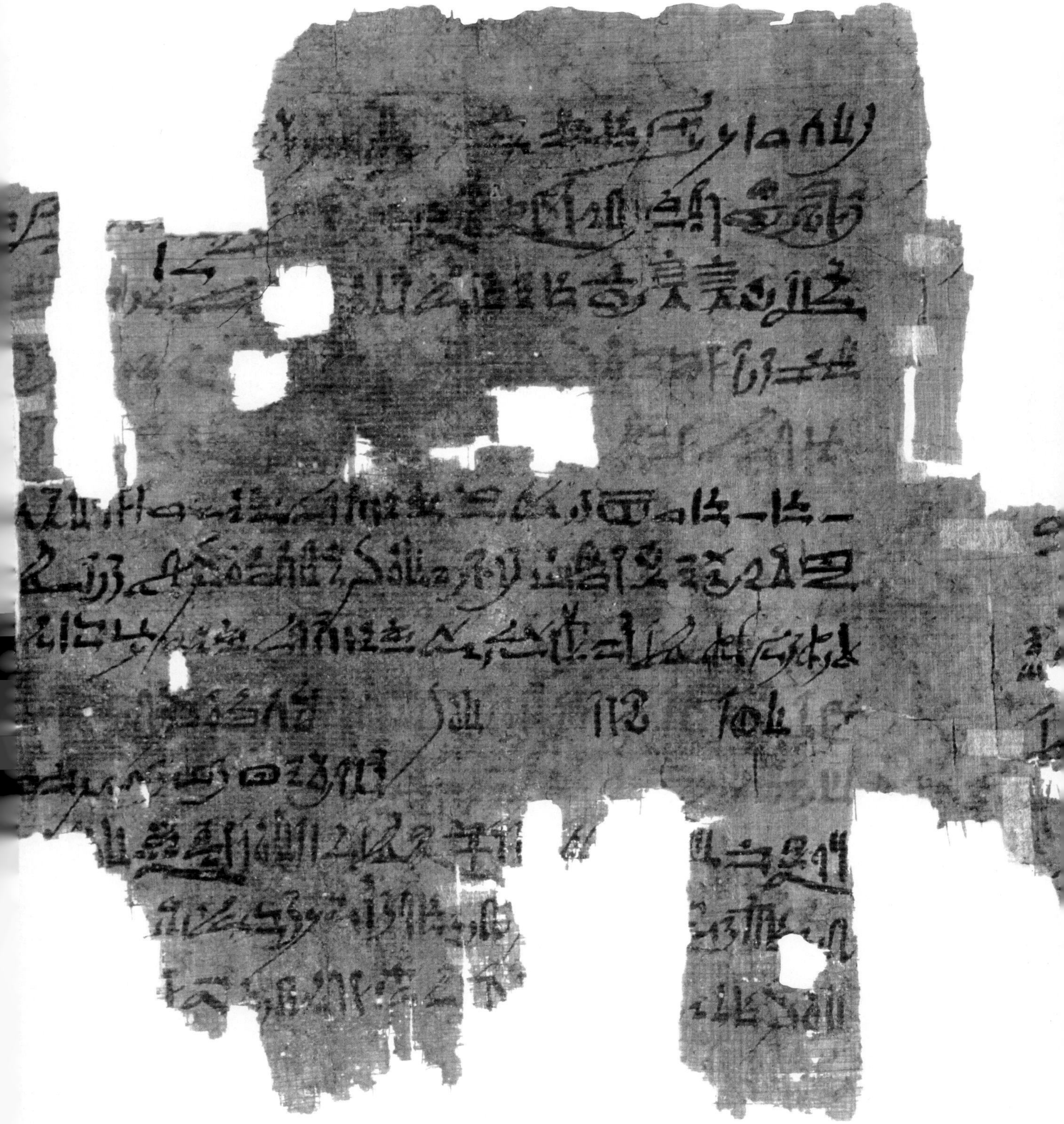
0
10 cm

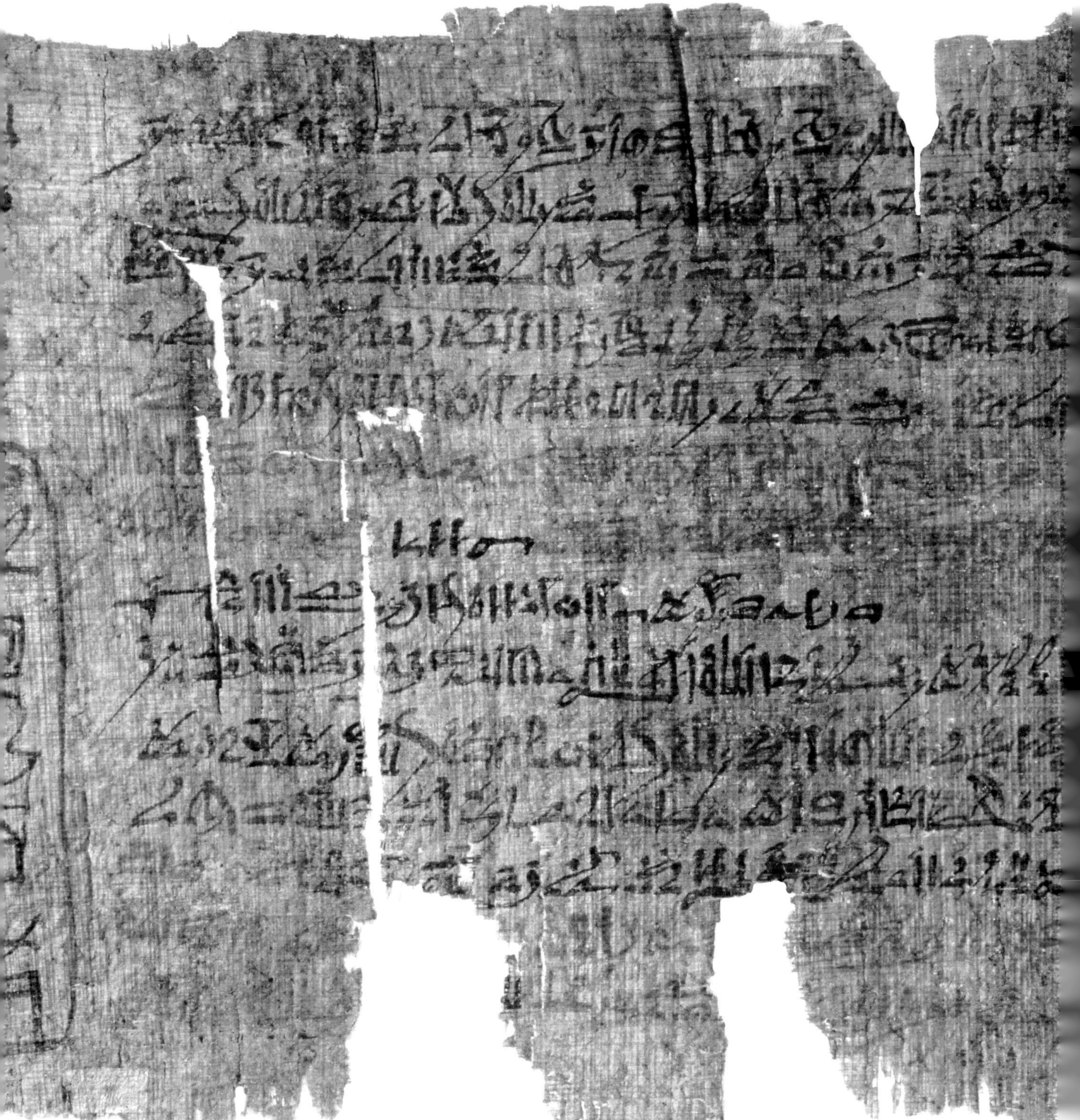

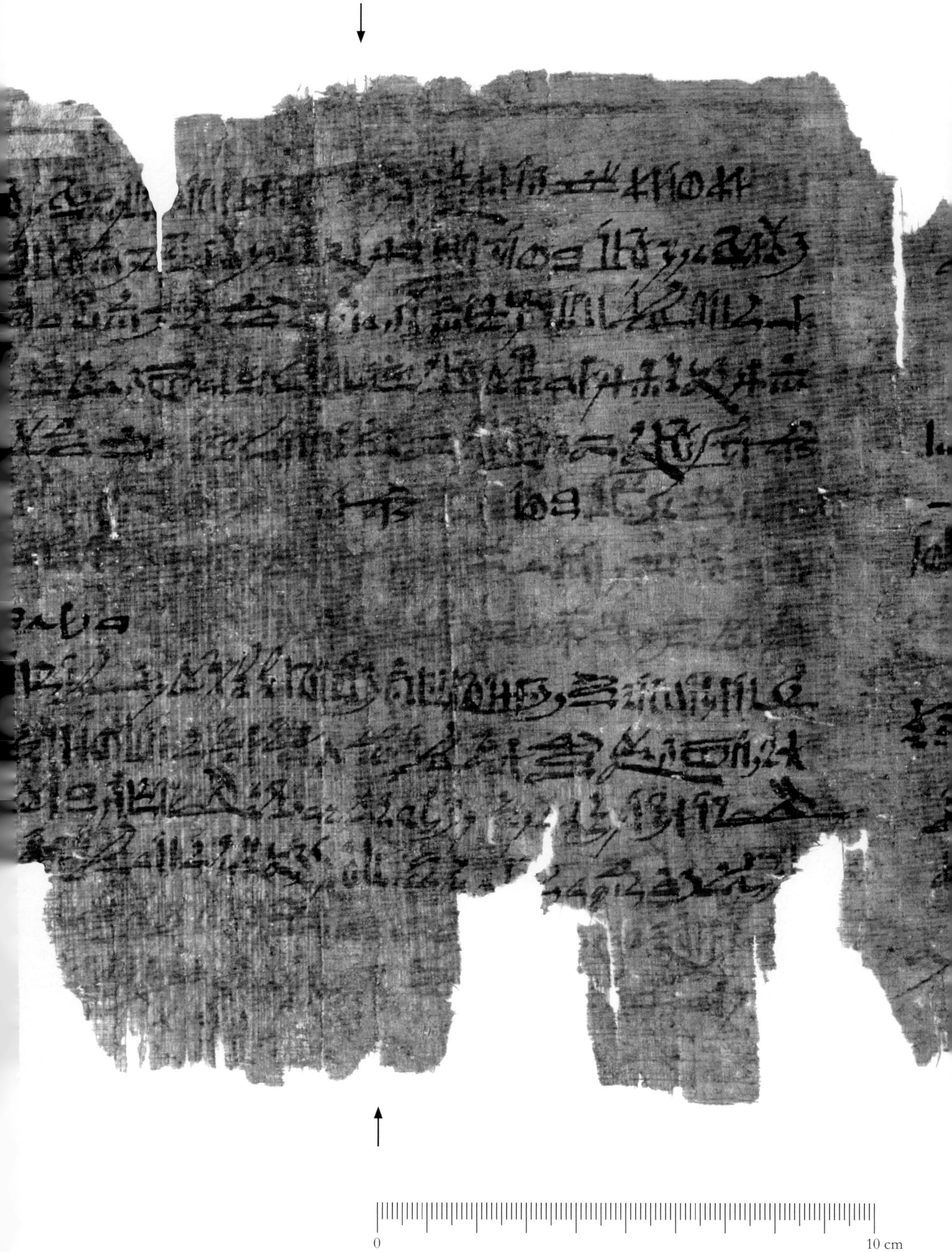
0
10 cm

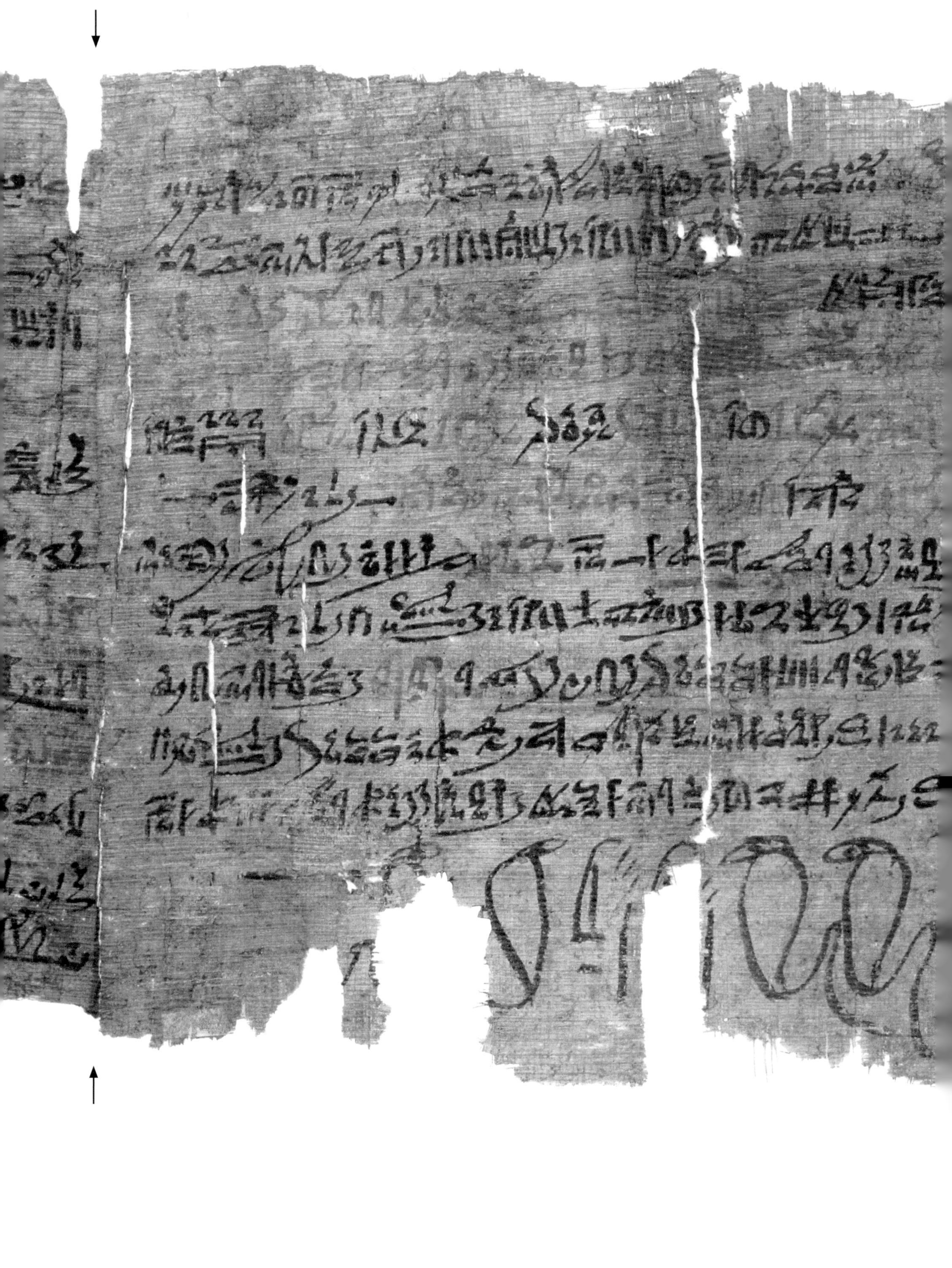

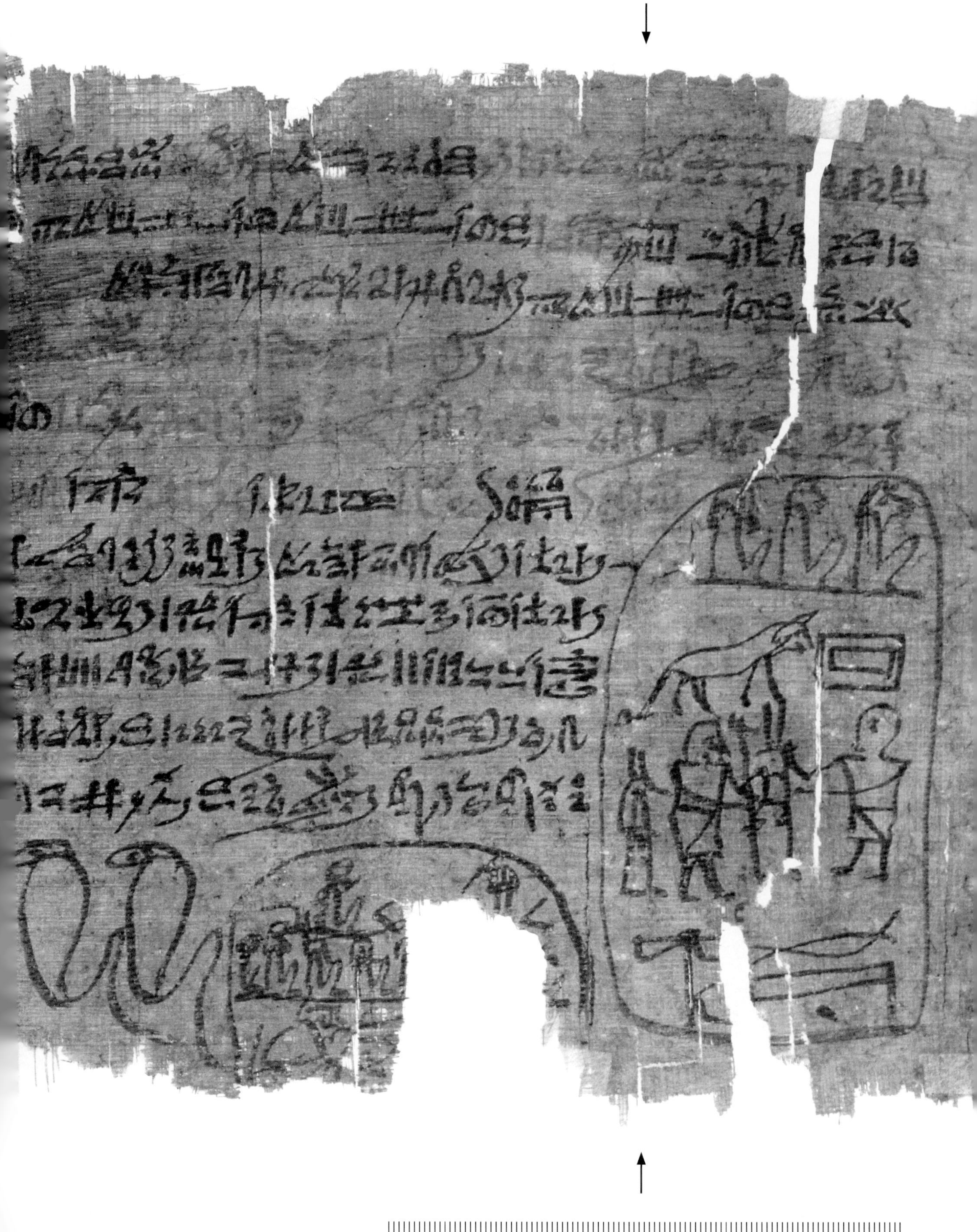
0
10 cm

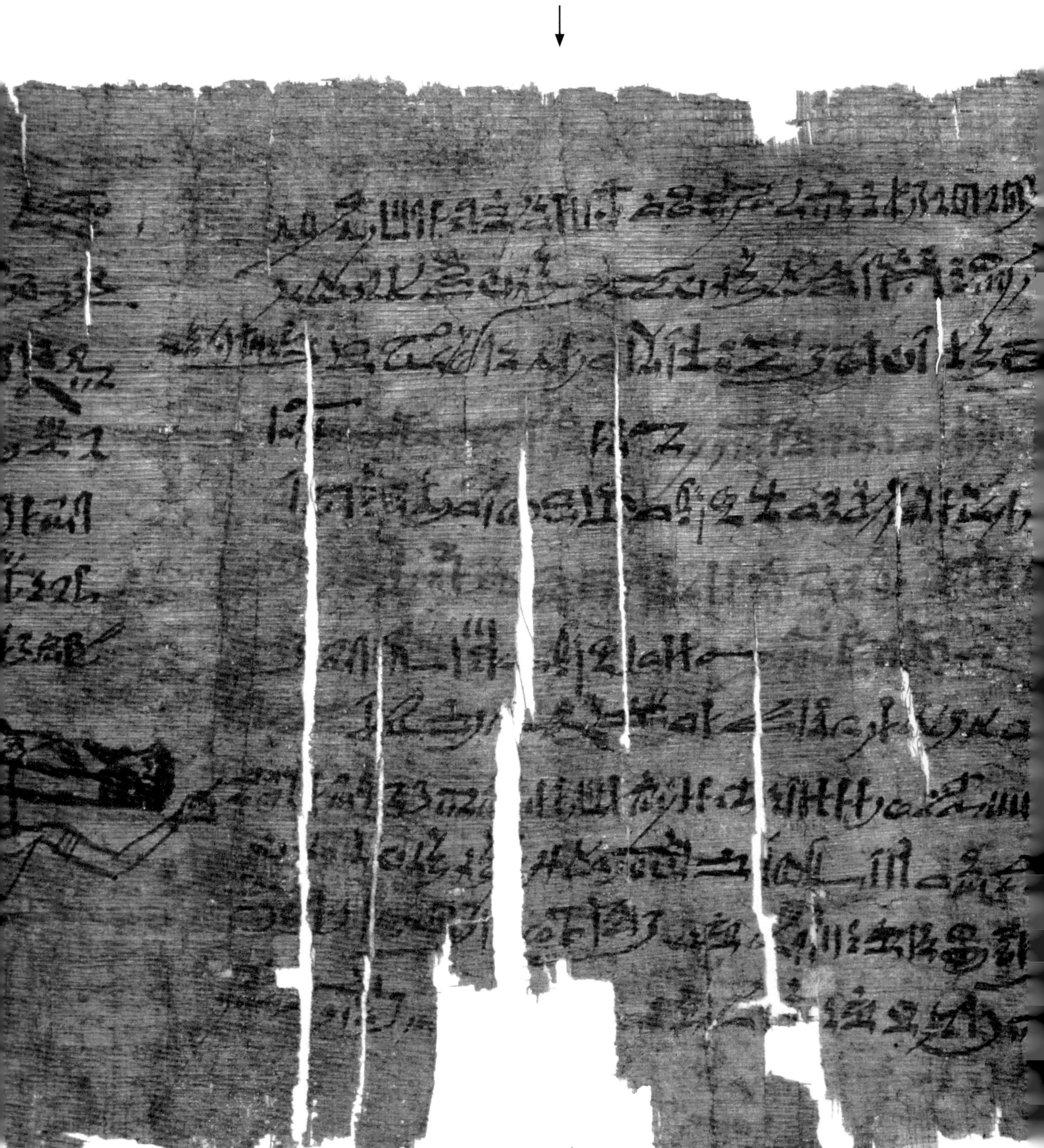

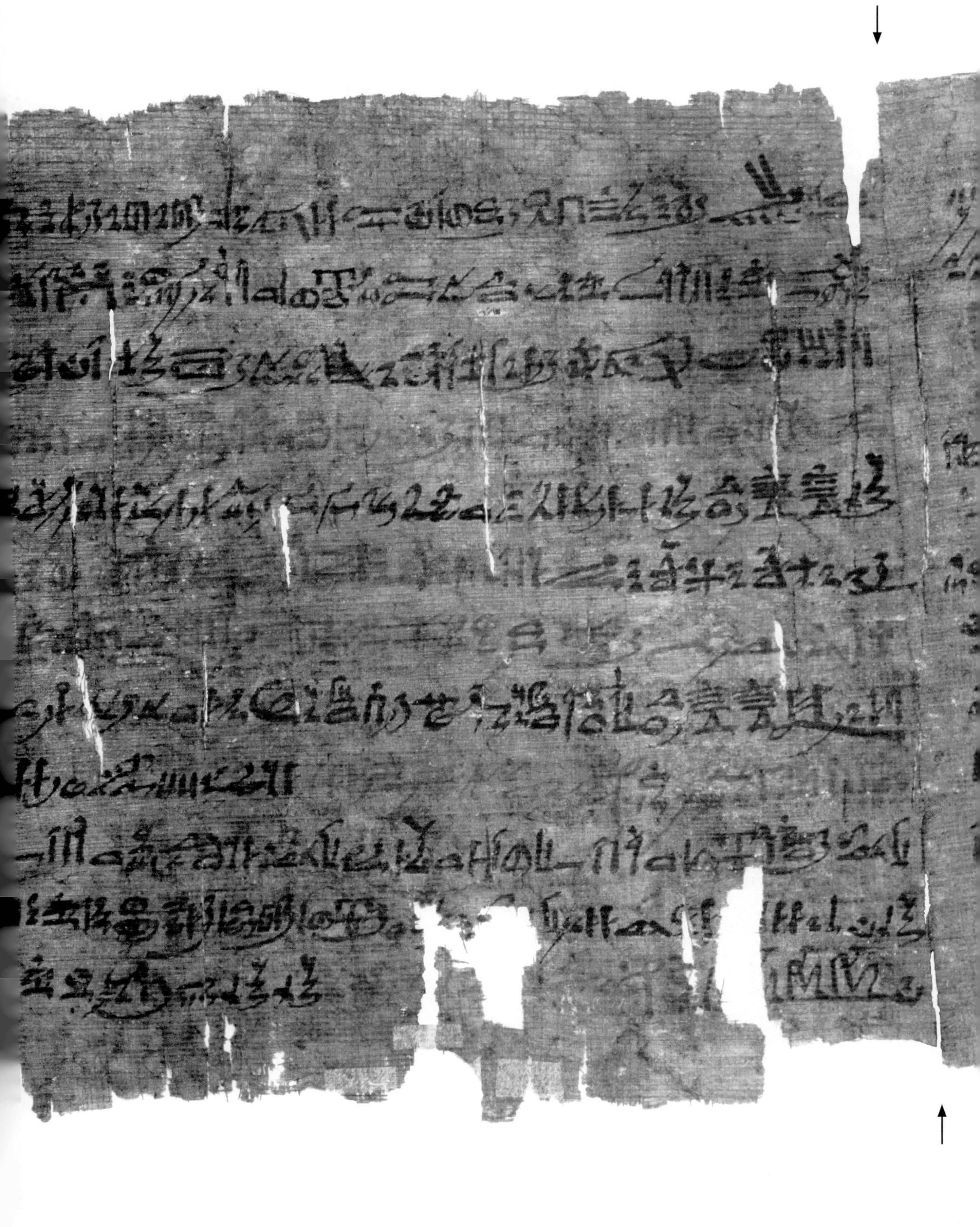
0
10 cm

Kol. x+6 links

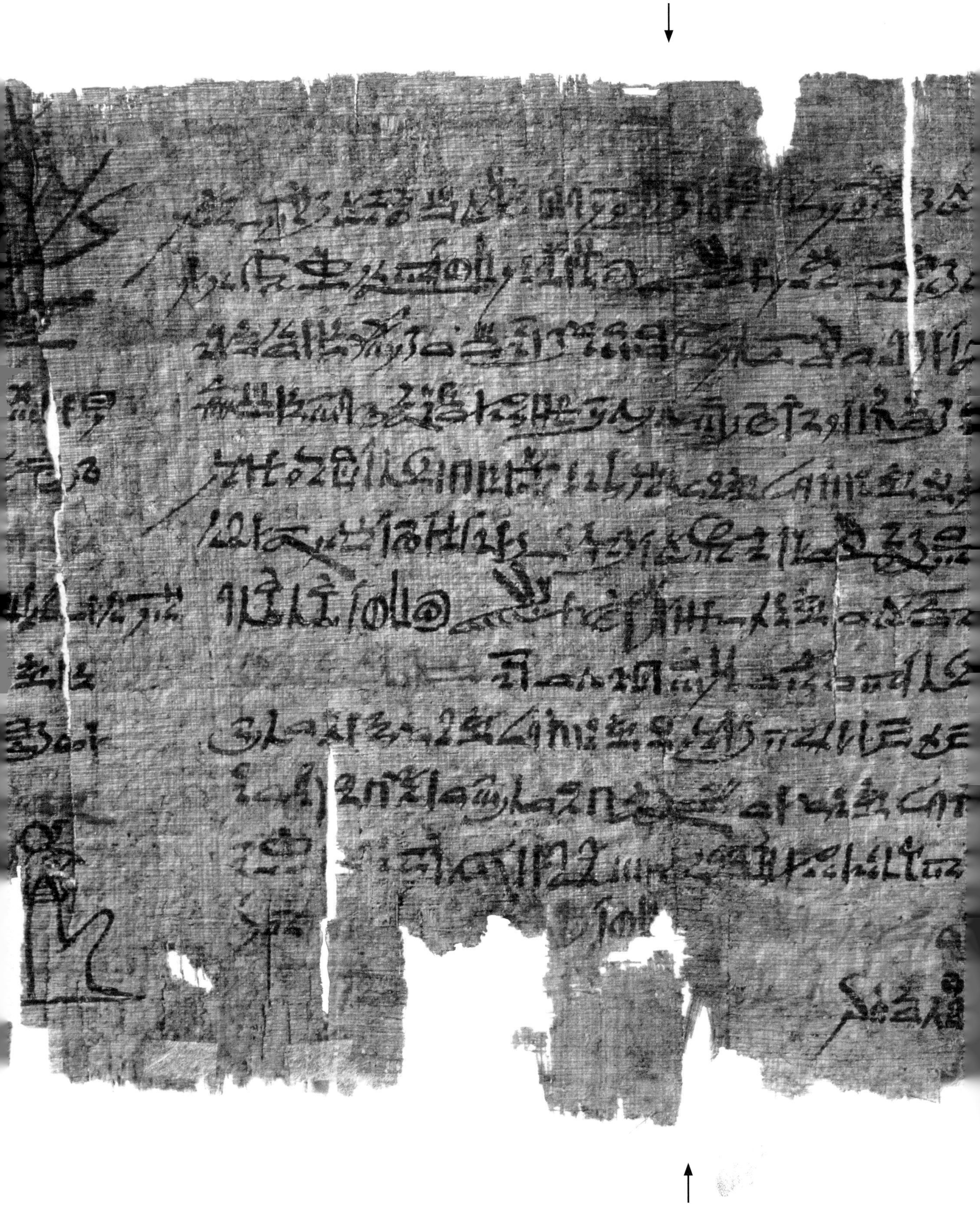

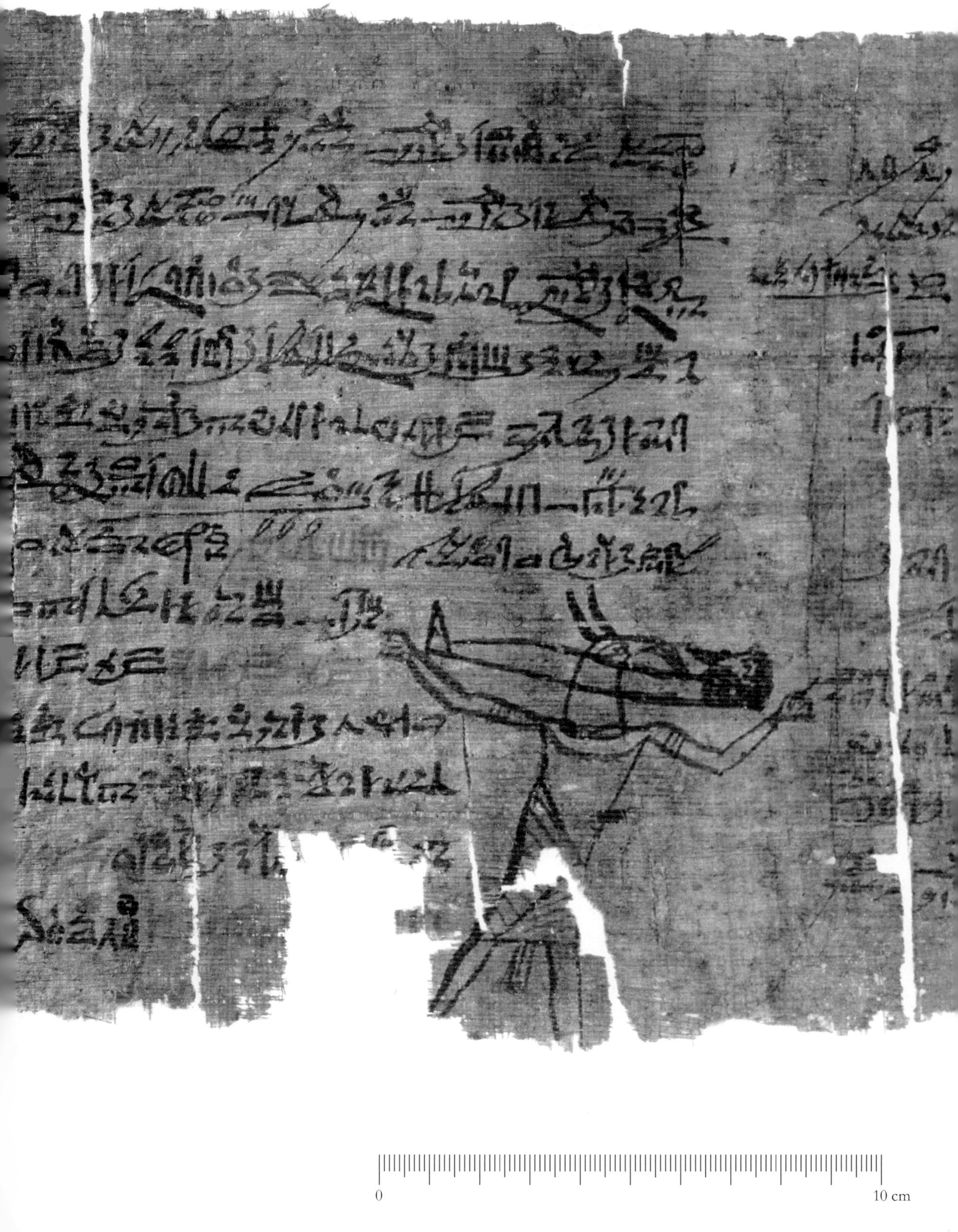

0 10 cm

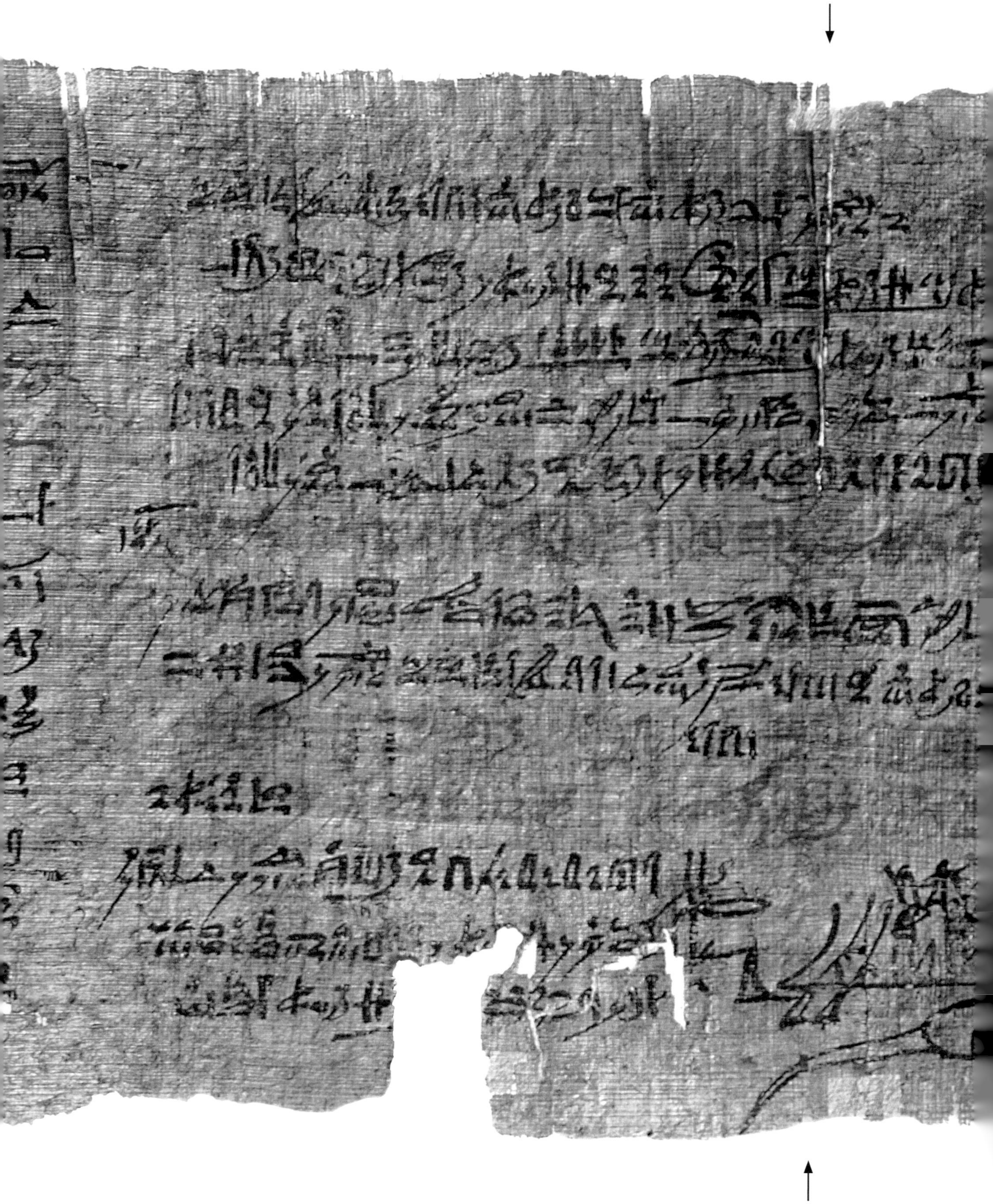

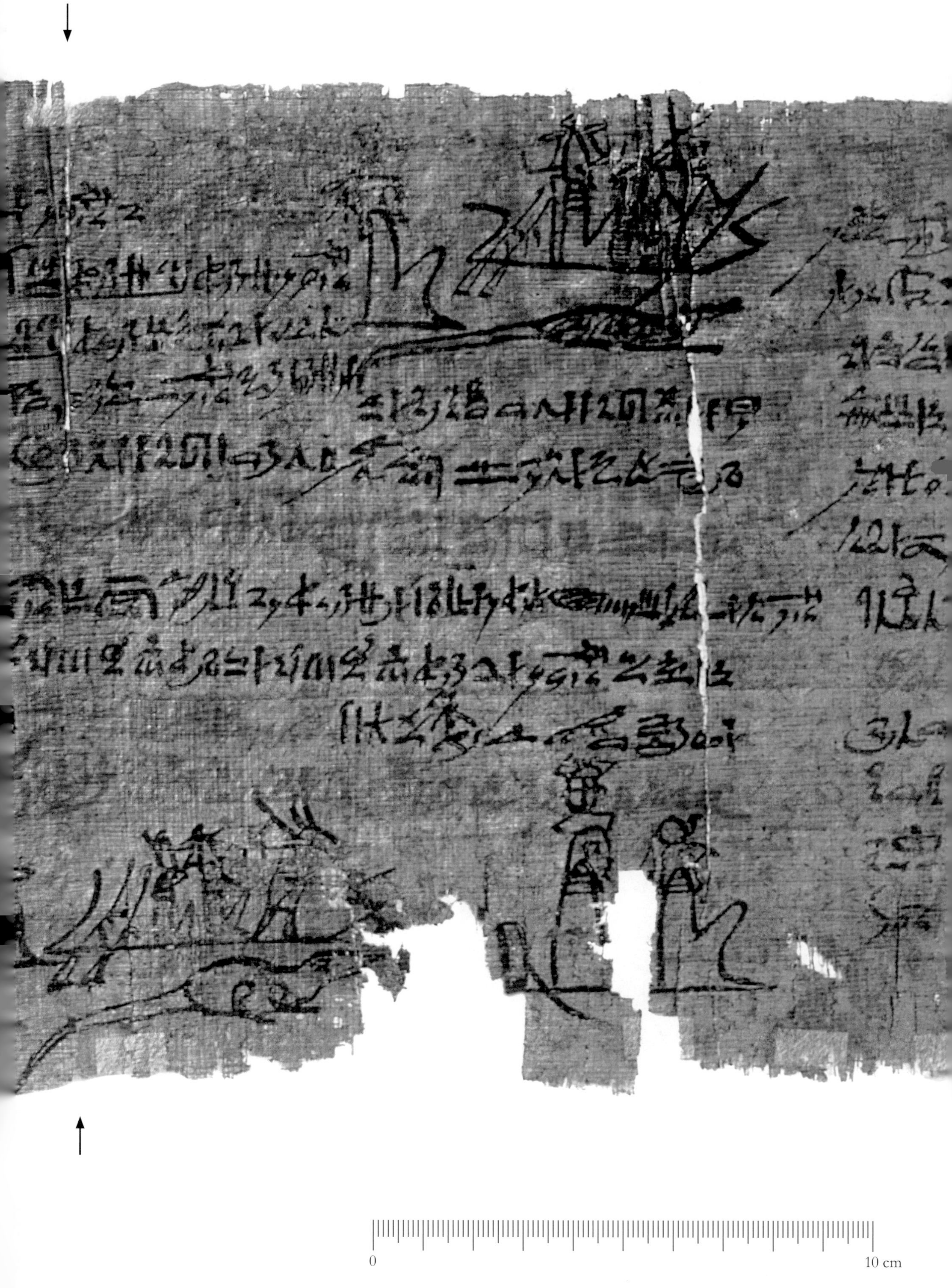

0 10 cm

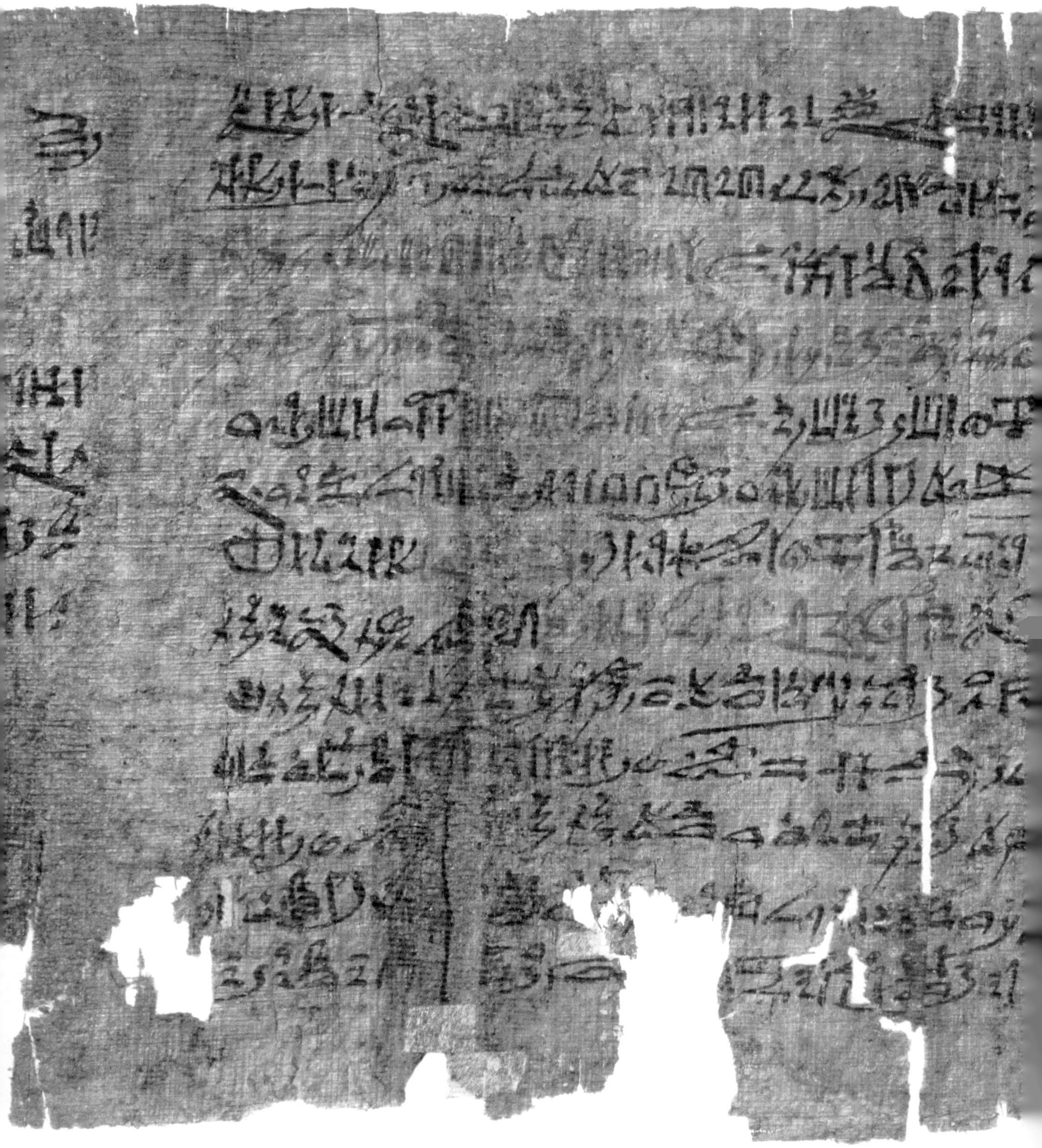

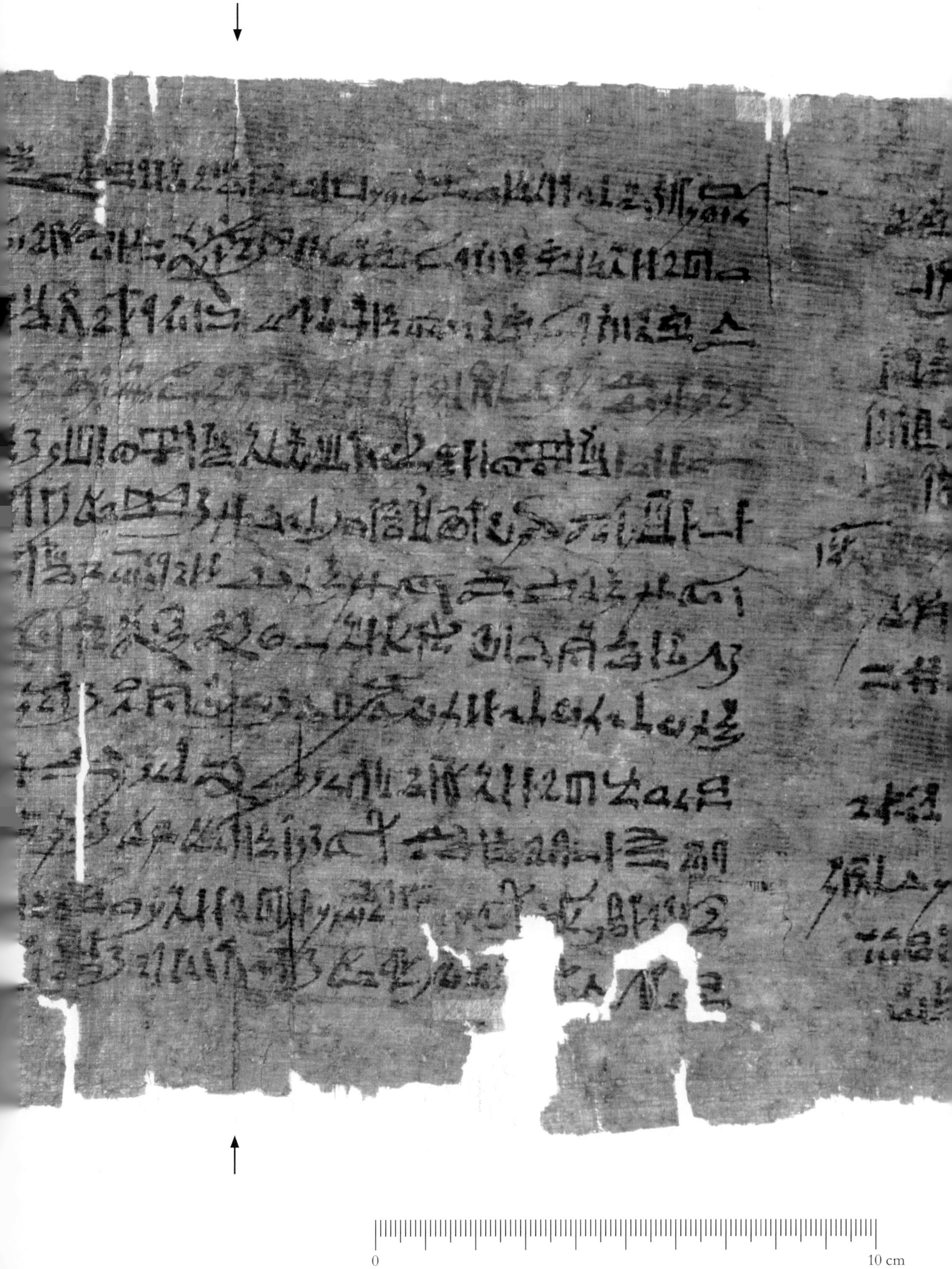
0
10 cm

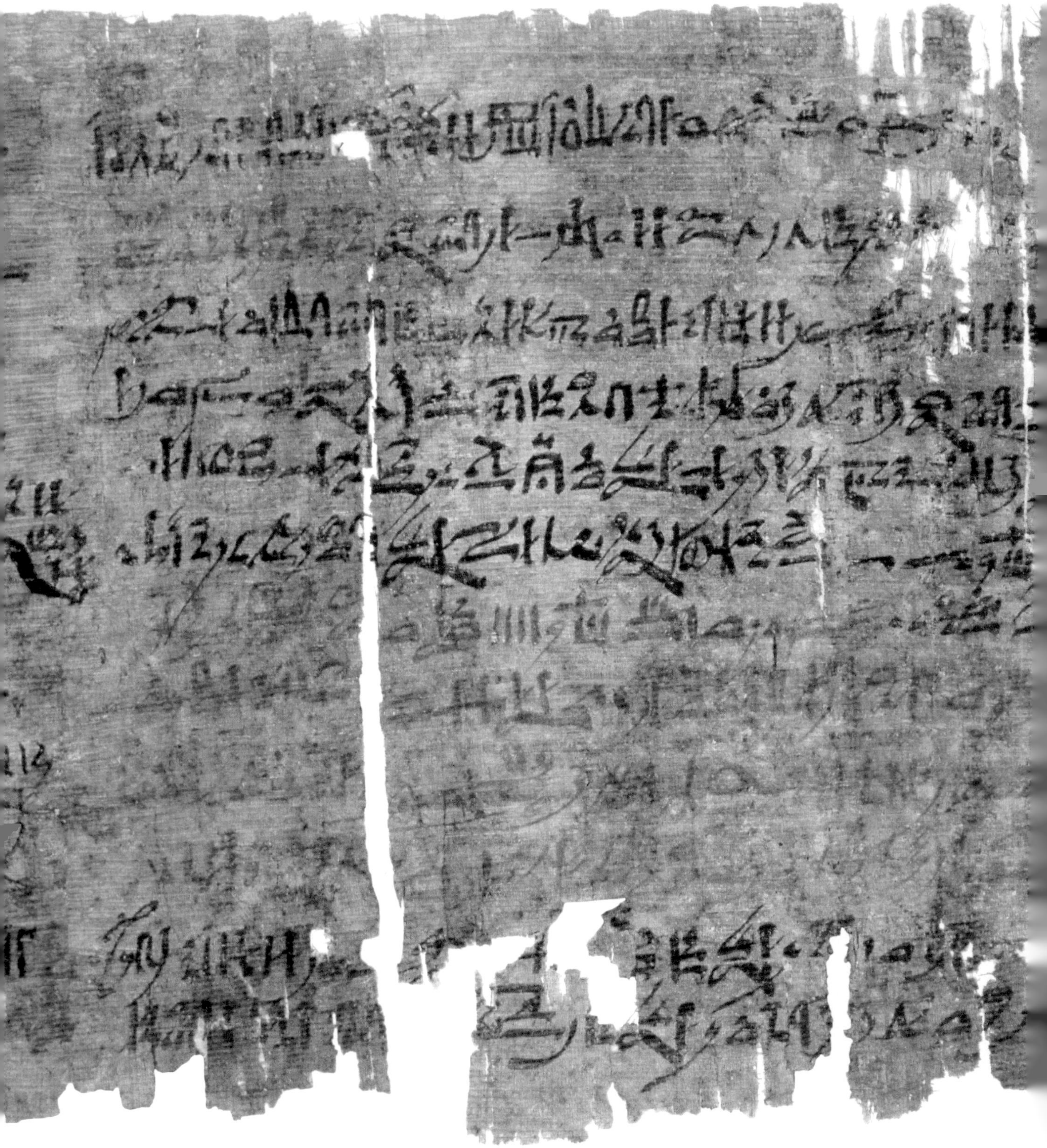

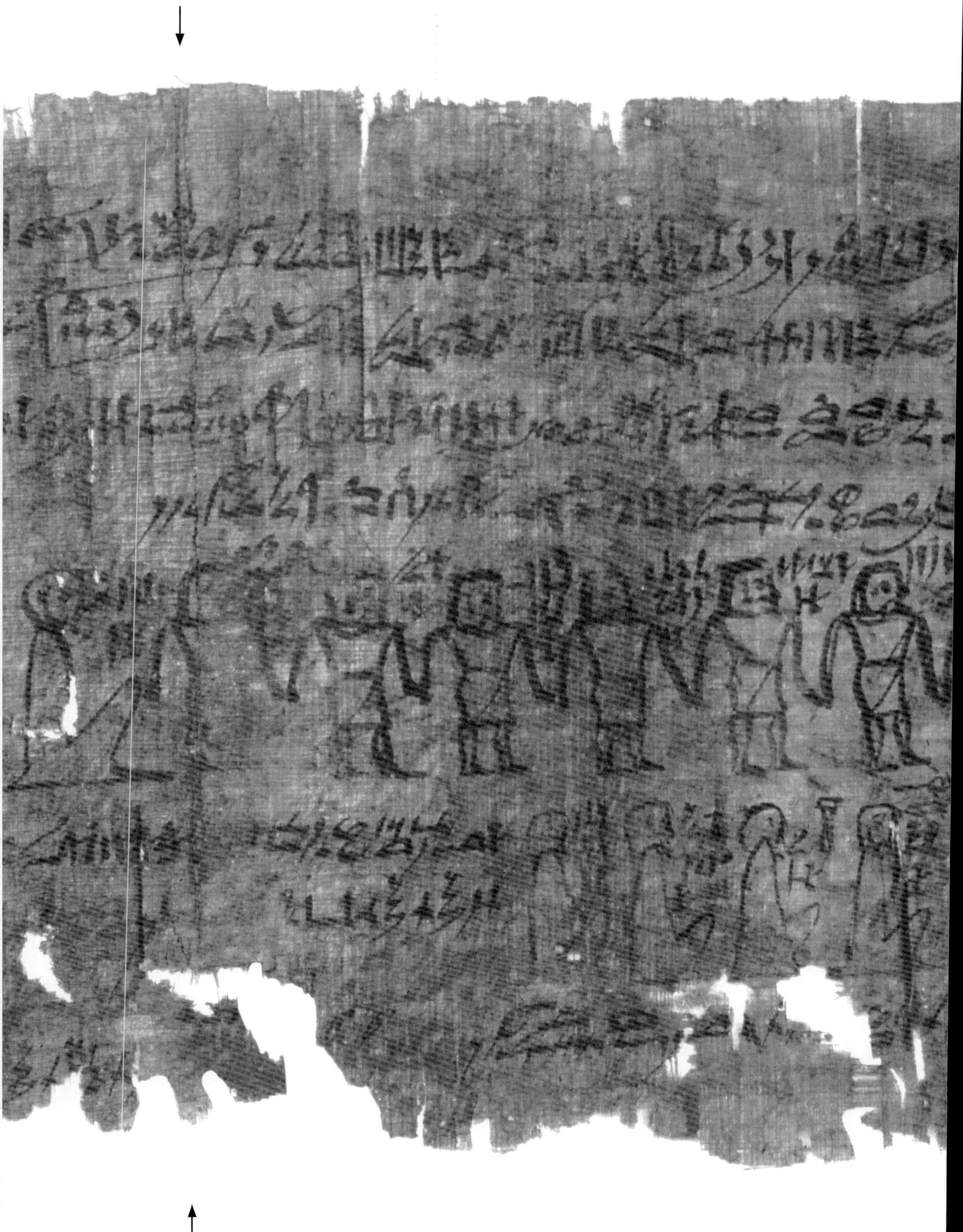

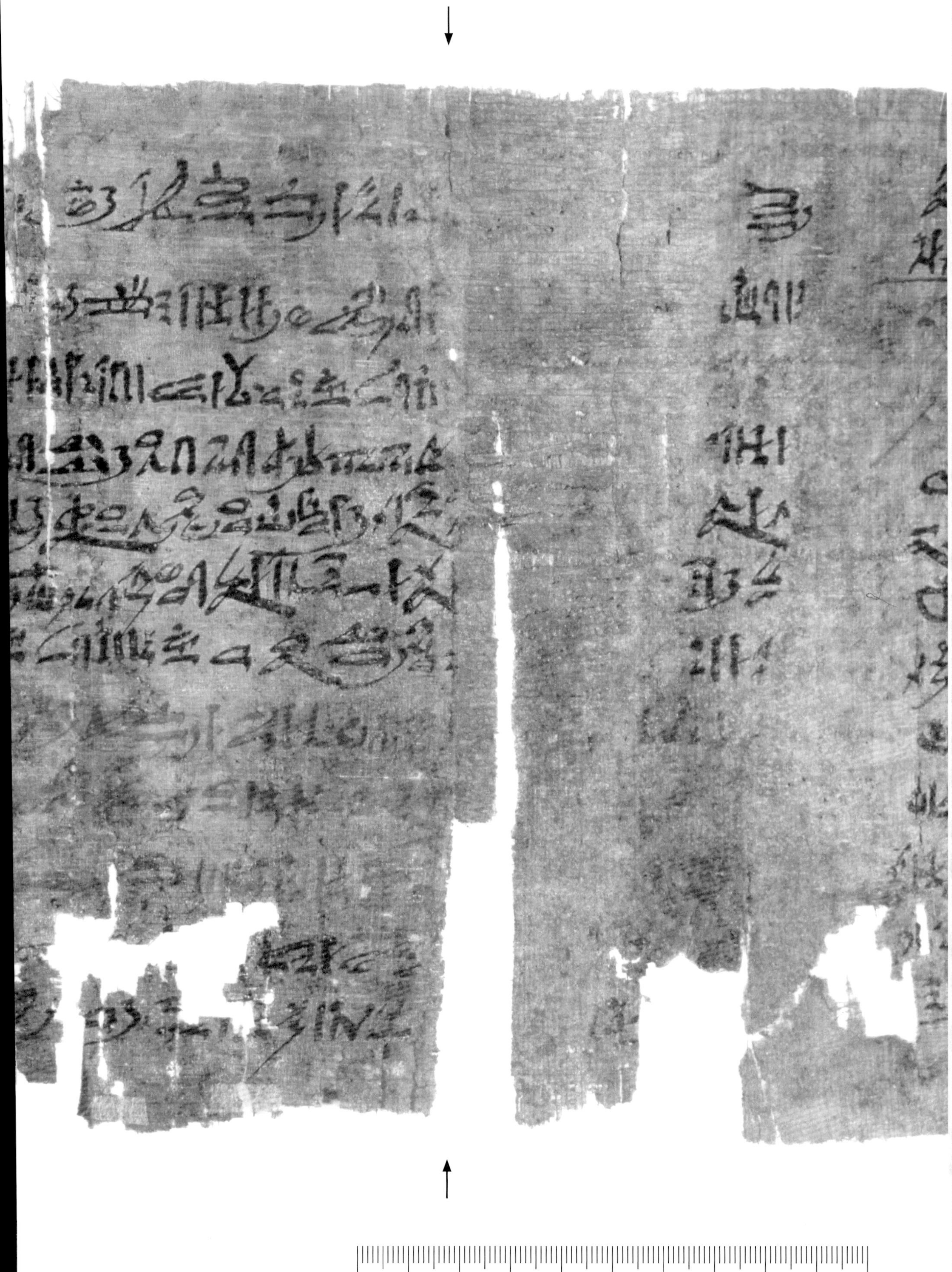
0
10 cm

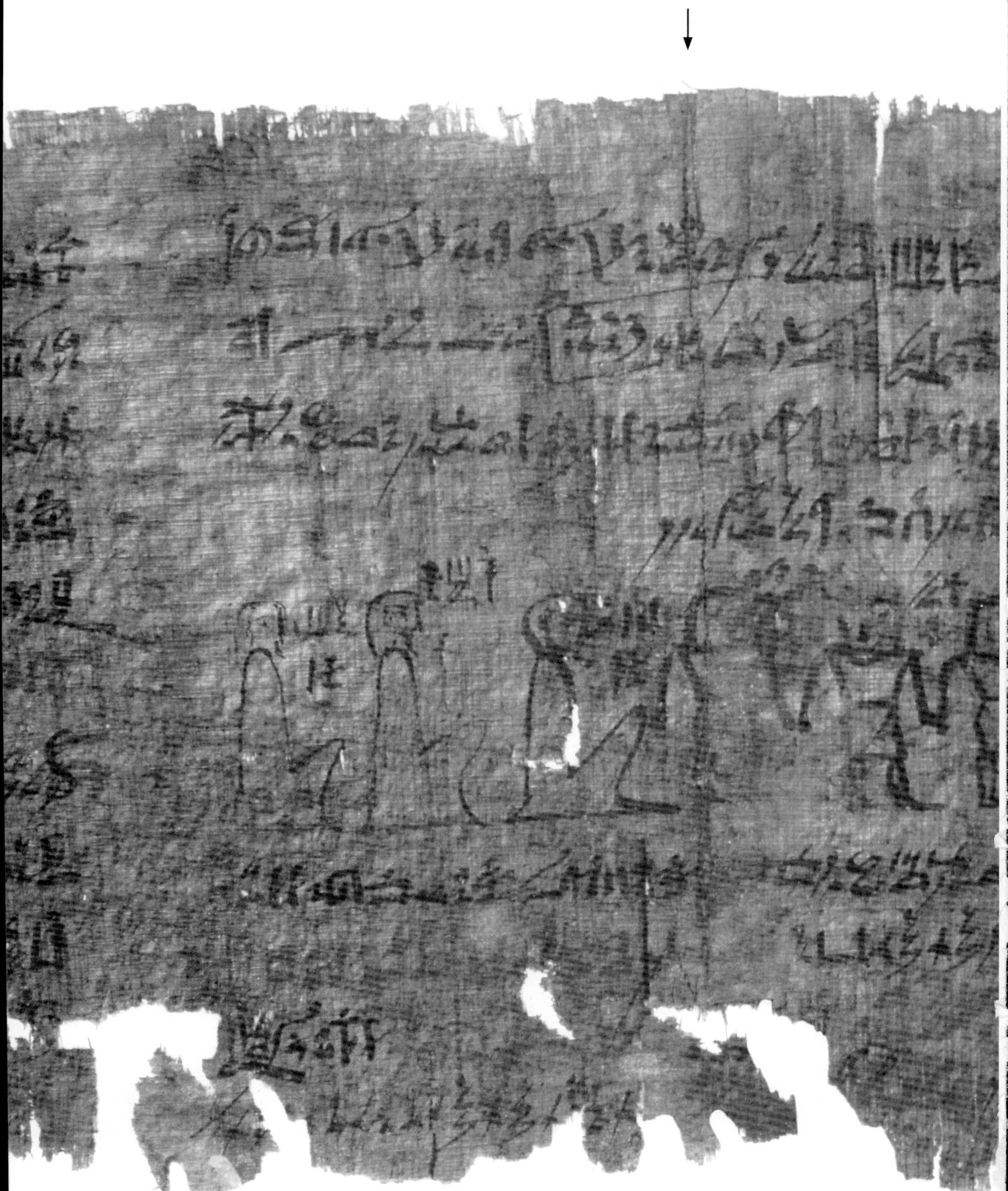

Kol. x+2 links

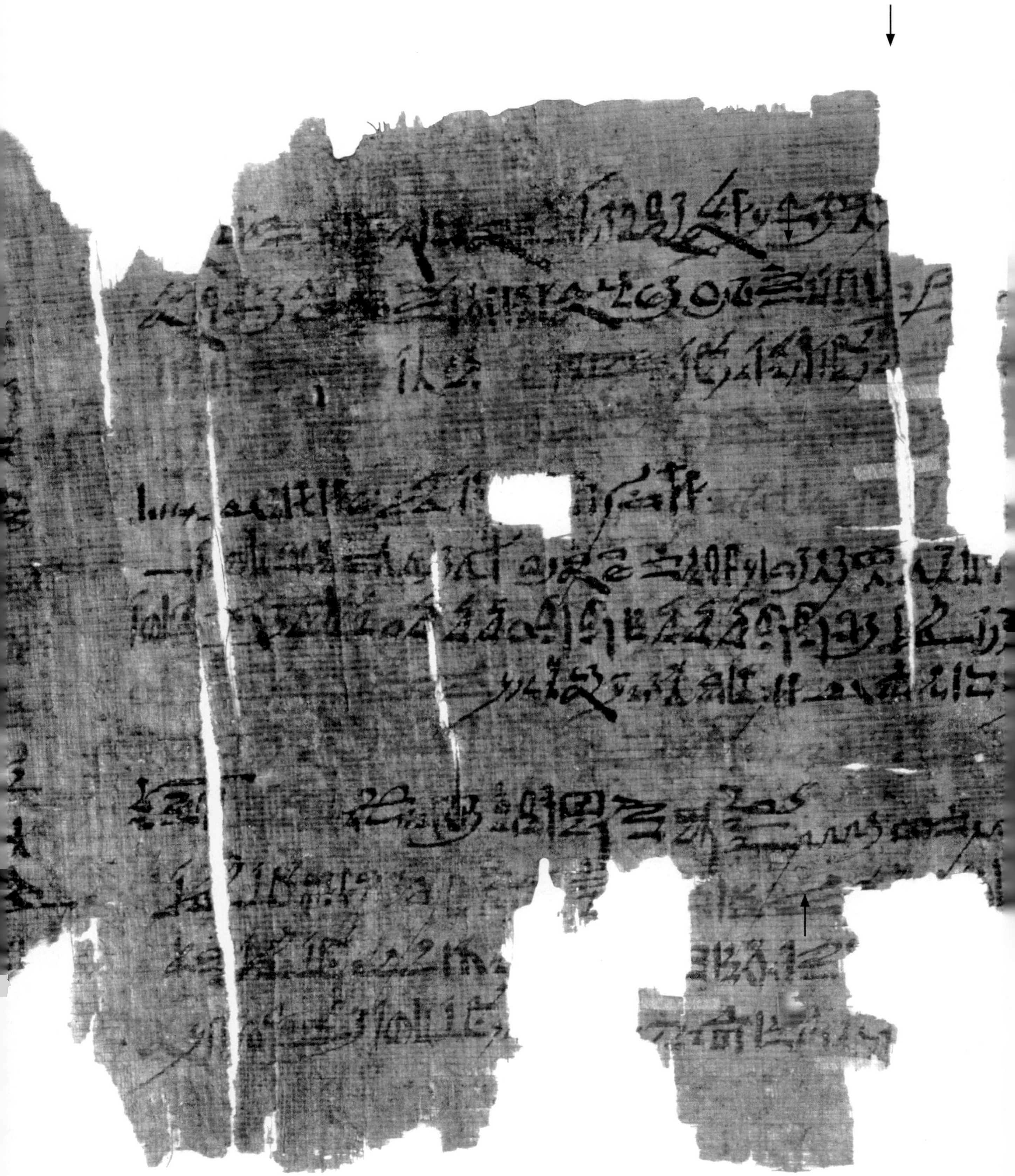

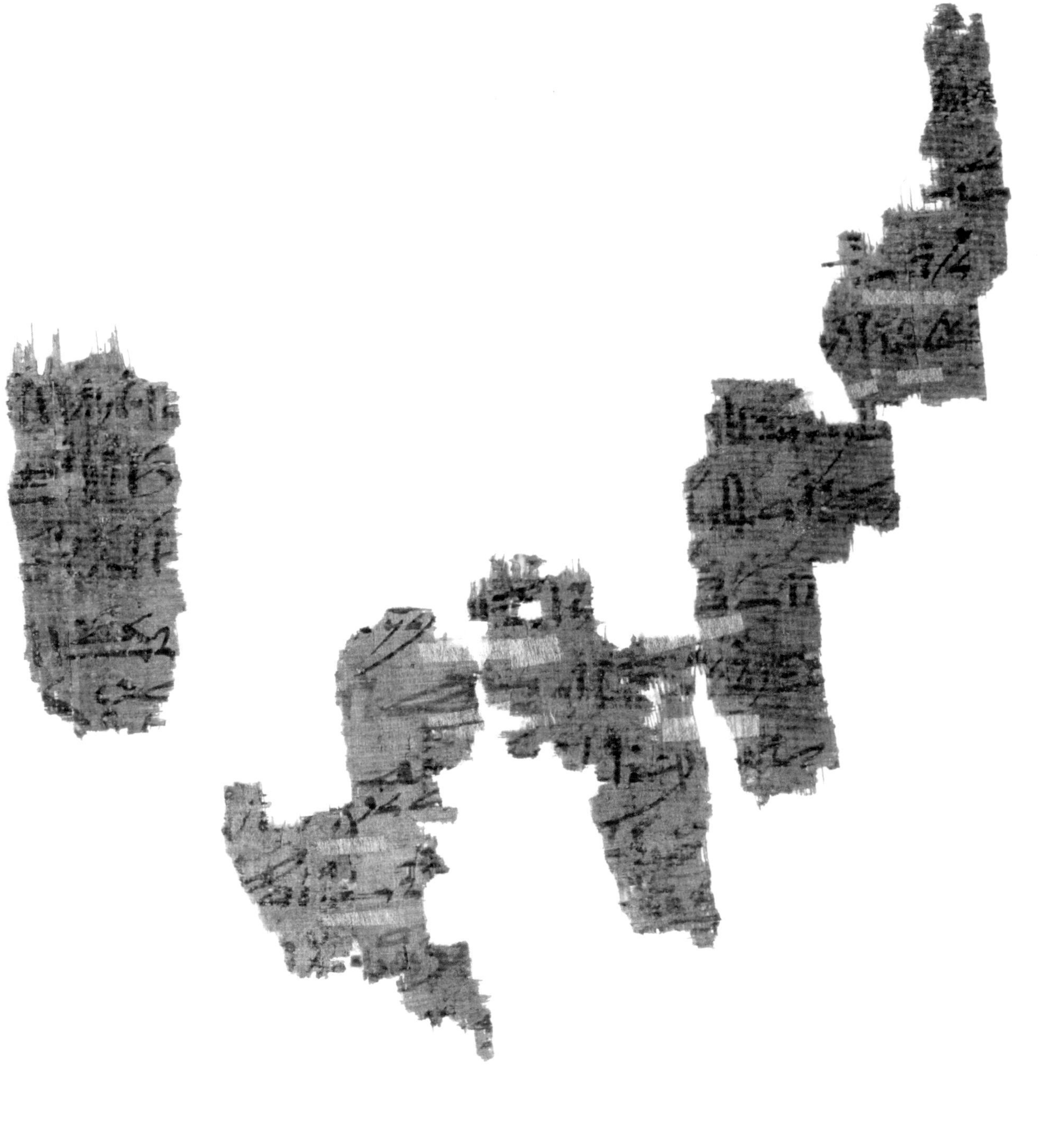

0
10 cm

Kol. x+1 links

Kol. x+9 (auf 70% verkleinert)

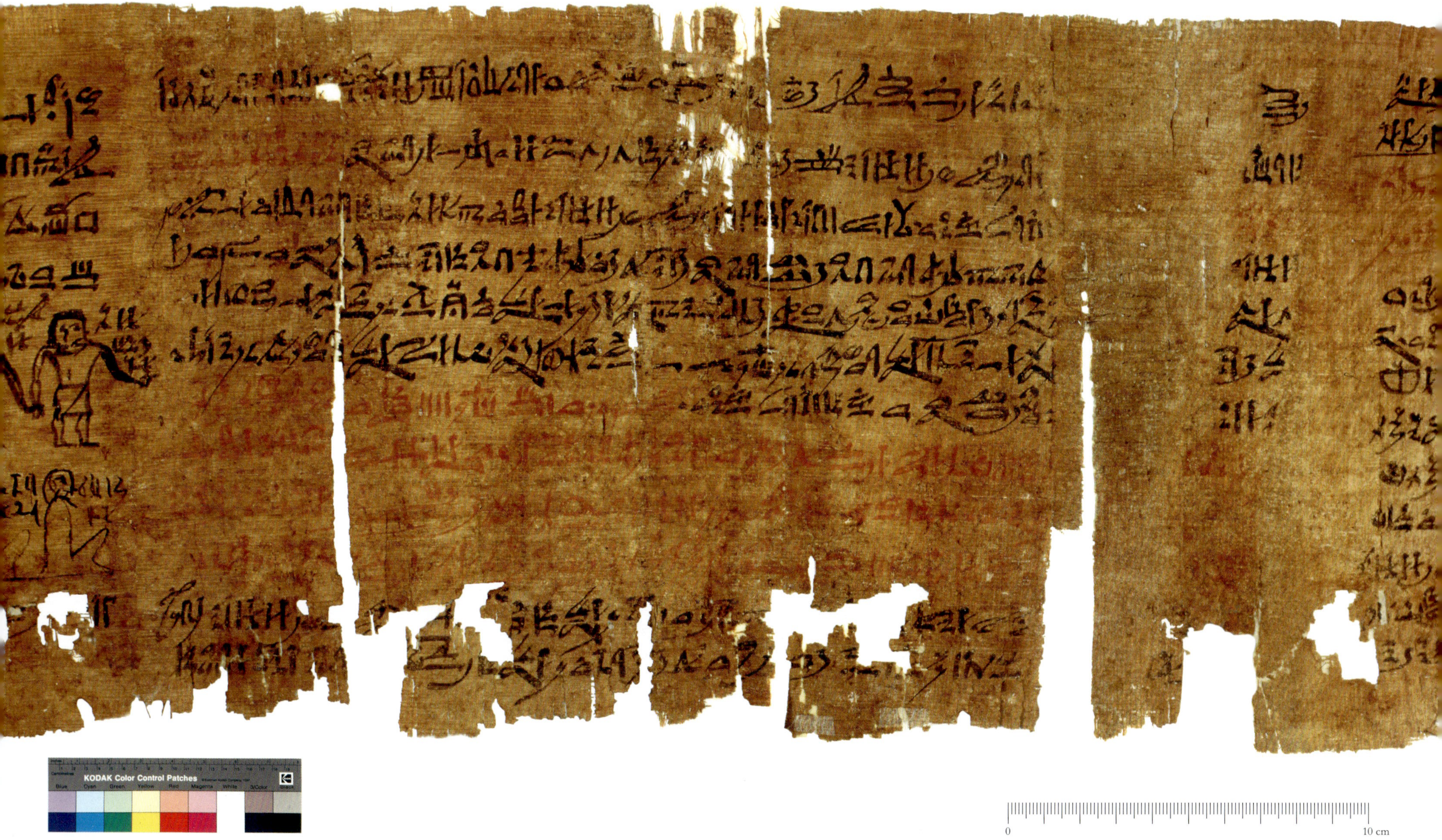

Da die Tinte der Rubren meist sehr stark verblaßt ist, sind die Abbildungen so verändert, daß ein Maximum an Lesbarkeit herausgeholt worden ist. Um einen Eindruck von der wirklichen Farbe des Papyrus und dem Zustand der Rubren zu vermitteln, wurde Kolumne x+9 auf Taf. 1 in ihrem tatsächlichen Farbton wiedergegeben.

Von den Fragmenten ist nur eine Auswahl in der vorliegenden Publikation ediert worden (zu den Kriterien s. S. 218). Die Nummern der entsprechenden Stücke ist auf den Tafeln 38–45 fett gedruckt.

Die in der untenstehenden Auflistung kursiv gesetzten Stücke sind von uns überhaupt nicht bearbeitet worden, da es sich um dokumentarische Texte handelt, die teils auf der Rückseite des großen Papyrus stehen, teils auf Verstärkungsstreifen, die schon in der Antike an verschiedenen Stellen auf die Rolle geklebt worden sind.

Wir erinnern daran, daß Fragment 1 zwar auch als Verstärkungsstück gedient hatte, aber auf seiner Vorderseite einen magischen Text trägt, den wir in unserer Edition berücksichtigt haben.

Pfeile markieren Klebungsstellen des großen Papyrus. Alle Tafeln bis auf Taf. 1 sind im Maßstab 1 : 1.

Taf. 1	Kol. x+9 (auf 70% verkleinert)
Taf. 2–3	Kol. x+1
Taf. 4–5	Kol. x+2
Taf. 6–7	Kol. x+3
Taf. 8–9	Kol. x+4
Taf. 10–11	Kol. x+5
Taf. 12–13	Kol. x+6
Taf. 14–15	Kol. x+7
Taf. 16–17	Kol. x+8
Taf. 18–19	Kol. x+9
Taf. 20–21	Kol. x+10
Taf. 22–23	Kol. x+11
Taf. 24–25	Kol. x+12
Taf. 26–27	Kol. x+13
Taf. 28–29	Kol. x+14
Taf. 30–31	Kol. x+15
Taf. 32–33	Kol. x+16
Taf. 34–35	Kol. x+17
Taf. 36–37	Fragment 1
Taf. 38–39	Fragmente 2–15
Taf. 40–41	Fragmente 16–32
Taf. 42–43	Fragmente 33–47
Taf. 44–45	Fragmente 48–65
Taf. 46	*Rückseite von Kol. x+1 und x+2*
Taf. 47	*Rückseite von Kol. x+9*
Taf. 48–51	*abgenommene Verstärkungsstreifen*

Tafeln

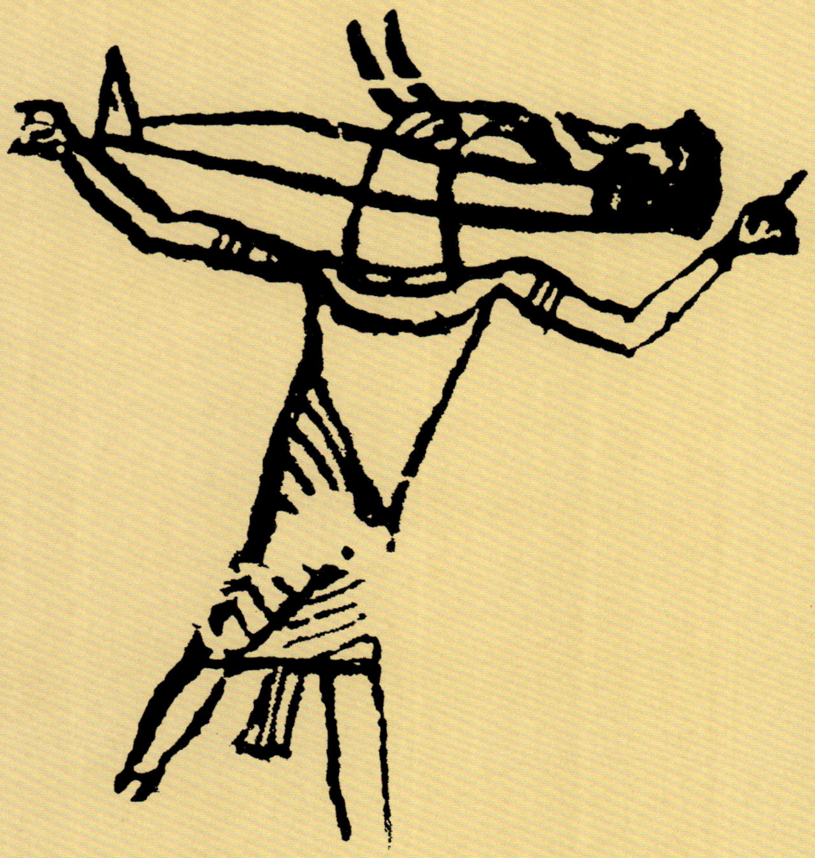

Hans-W. Fischer-Elfert,
Friedhelm Hoffmann

Die magischen Texte von Papyrus Nr. 1826 der Nationalbibliothek Griechenlands

Tafeln

ÄGYPTOLOGISCHE ABHANDLUNGEN
77

Harrassowitz